协和医考

全国乡村全科执业助理医师资格考试

核心考点精讲

主　编　沈　会

编　者　（按姓氏笔画排序）

于　涛　王红微　付那仁图雅　刘　静　刘艳君
齐丽娜　孙丽娜　李　东　李　瑾　沈　会
张　彤　张　楠　张黎黎　侯燕妮　董　慧

扫码赠送历年考题

中国协和医科大学出版社

北　京

图书在版编目（CIP）数据

2024全国乡村全科执业助理医师资格考试核心考点精讲 / 沈会主编. —北京：中国协和医科大学出版社，2024. 1

（协和医考）

ISBN 978-7-5679-2285-3

Ⅰ. ①2… Ⅱ. ①沈… Ⅲ. ①家庭医学-资格考试-自学参考资料 Ⅳ. ①R499

中国国家版本馆CIP数据核字（2023）第190211号

协和医考

2024全国乡村全科执业助理医师资格考试核心考点精讲

主　　编：沈　会
策划编辑：沈紫薇
责任编辑：刘　婷　郑成巍
封面设计：邱晓俐
责任校对：张　麓
责任印制：张　岱

出版发行：中国协和医科大学出版社
（北京市东城区东单三条9号　邮编100730　电话010-65260431）
网　　址：www.pumcp.com
经　　销：新华书店总店北京发行所
印　　刷：三河市龙大印装有限公司

开　　本：850mm×1168mm　1/16
印　　张：45
字　　数：1550千字
版　　次：2024年1月第1版
印　　次：2024年1月第1次印刷
定　　价：142.00元

ISBN 978-7-5679-2285-3

出版说明

我国执业医师资格考试已经进入第25个年头，这项政策对于加强我国医师队伍建设，提高执业医师的综合素质，保护医师合法权益，规范医师管理制度，完善医师培养制度，发挥了积极的作用。

为帮助考生在繁忙的临床实践期间更有效地复习，更方便地了解与掌握执业医师资格考试的要求，提高考生分析问题、解决问题的能力，从而顺利通过考试，中国协和医科大学出版社推出了“协和医考”系列丛书。25年来，中国协和医科大学出版社在本套丛书的出版过程中，以及每年与广大考生读者反馈交流的工作中，摸索出了我国执业医师资格考试的基本规律，积累了丰富的出版应试丛书的经验，为考生提供了不同层次、不同阶段和不同需求的应试参考书。

本套丛书由中国协和医科大学出版社组织相关专业专家编写，并邀请了专职从事执业医师资格考试研究的培训专家进行审定。内容紧扣最新版《医师资格考试大纲》，以规划教材为基础，以临床能力为重点，侧重于理论与实践的综合运用。本套丛书品类齐全，从应试指导、核心考点精讲，到各类习题集和模拟试卷等，能够满足广大考生复习考试的需要。

“当医生就当好医生，当好医生就读协和医书”，拥有25年执业医师资格考试用书出版经验的中国协和医科大学出版社为全国争当好医生的读者，提供这套全面、准确、实用的应试丛书。我们期望能够对广大考生顺利通过执业医师资格考试有所助益，为我国医学教育及医学事业的发展作出积极的贡献。丛书内容如有不当之处，欢迎各位考生和同仁批评指正。如有关于丛书内容及考试的相关问题，请扫描下方二维码，有专属微信客服为你解答。

前　言

乡村全科执业助理医师资格考试按照国家医师资格考试相关规定，由国家行业主管部门制定考试大纲，统一组织，单独命题，考试合格者发放乡村全科执业助理医师资格证书，限定在乡镇卫生院或村卫生室执业。取得乡村全科执业助理医师资格的人员可以按规定参加医师资格考试。乡村全科执业助理医师资格考试分为实践技能考试、医学综合笔试两部分。实践技能考试合格者可以参加医学综合笔试，医学综合笔试合格者，方可获得乡村全科执业助理医师资格。

实践技能考试采用三站式考试的方式。考生在实践技能考试基地依次接受“三站”实践技能的测试。每位考生必须在同一考试基地内完成全部考站的测试。医学综合笔试于每年 8 月举行，具体时间以国家卫生健康委员会医师资格考试委员会公告时间为准。乡村全科执业助理医师资格考试的考试时间为 1 天，分 2 个单元，每单元均为 2.5 小时。

按照最新版大纲要求，医学综合笔试考试内容共分为三部分，即医学人文（占 5%~10%）、公共卫生（占 30%~35%）、全科医疗（占 55%~65%），其中，中医辨证施治和适宜技术应用占 30%。乡村全科执业助理医师资格考试的笔试总题量为 300 题，分 2 个单元，每个单元 150 个选择题，全部为单选题。题型分为 A_1、A_2、A_3/A_4型题，每个选择题均由题干和 5 个备选答案组成。

本书作为乡村全科执业助理医师资格考试的复习参考书，按照 2024 年新大纲的要求进行编写，内容主要更新如下：医学人文部分，删除了“医师行为规范”“不属于医疗事故的情形”“按照假药、劣药论处的情形”等内容，新增了“医疗事故的报告”内容；公共卫生部分，新增了“健康中国战略”“健康素养”“消渴的中医健康管理”等内容；全科医疗部分，新增了“急性左心衰竭”“中医学基本概念中的五脏”，以及“心悸”“淋证”“郁证”等常见病的中医辨证论治内容，按照新大纲补充了“中风恢复期风痰瘀阻”“风热头痛”“痰浊头痛”“气秘”等证的辨证论治内容，同时按照新大纲增加了常用腧穴的定位与操作内容，将考试大纲和复习指导用书融为一体，以历年考题或常考习题为重点，划出“必考热点”，对部分重点、难点还给出了“热点提示”和“重点提醒”，非常便于复习。在编写过程中力求紧扣“核心考点”这一宗旨，分析历年考试中的必考点和常考点，总结分析历年考题，精练内容，在帮助考生牢固掌握重点知识的同时，又为考生节约了时间成本，使考生在短时间内掌握命题重点和命题规律，通过认真复习，一举通过乡村全科执业助理医师资格考试。

本书涉及内容广泛，由于编写时间紧迫，书中不妥之处在所难免，恳请各位读者批评指正，以利再版时修订。

编　者

2023 年 12 月

目　录

第一部分　医学人文

第二部分　公共卫生

第三部分 全科医疗

第一部分

医学人文

第一章 医学心理

第一节 概 述

考点：医学模式的转化

医学模式是指一定时期内人们对疾病和健康的总体认识，并成为医学发展的指导思想，也可以说是哲学观在医学上的反映。

1. 神灵主义医学模式 大约在形成于1万年以前的原始社会。由于当时的生产力水平极其低下，人们对健康和疾病的理解是超自然的，相信"万物有灵"，认为人类的生命和健康是由神灵所主宰，疾病和灾祸是天谴神罚，因此，当时治疗疾病的方法是祈求神灵和巫医、巫术。随着生产力水平的不断提高，这种模式虽然已经失去了存在的意义，但是在我国的一些偏远地区和某些文化群体中还是可见到它的遗迹。

2. 自然哲学医学模式 大约出现在公元前3000年。中医著作中有关"天人合一""天人相应"的观点，正是这一模式的反映。

3. 生物医学模式 从15世纪文艺复兴以后，西方医学开始摆脱宗教的禁锢，哈维（Harvey）等人提出的血液循环学说，把医学推向了一个新的时期，这是以生物躯体为中心的医学整体观的时期。随着医学科学的发展，逐渐暴露出生物医学的片面性，即忽略了人体具有社会性和整体性的特点。

4. 生物-心理-社会医学模式 1977年美国医生恩格尔（Engle）提出了"生物-心理-社会医学模式"的观点。这一模式认为，对于疾病和健康问题而言，无论是致病、治病、预防及康复，都应将人视为一个整体，充分考虑到患者的心理因素和社会因素的特点，综合考虑各方面因素的交互作用，而不是机械地将它们分割开。20世纪90年代，中国有些专家学者又提出了"整体医学模式"，这是对医学发展更新的观点。

必考热点

生物-心理-社会医学模式认为，对于疾病和健康问题而言，无论是致病、治病、预防及康复，都应将人视为一个整体，充分考虑到患者的心理因素和社会因素的特点，综合考虑各方面因素的交互作用，而不是机械地将它们分割开。

第二节 心理健康

考点：心理健康的概念及意义

1. 心理健康的概念 心理健康也称心理卫生，指以积极有益的教育和措施，维护和改进人们的心理状态，去适应当前和不断发展的社会环境。

必考热点

适应社会环境，预防疾病，消除不良行为的专业是心理卫生学。

2. 心理健康的意义 见表1-1。

表1-1 心理健康的意义

项目	内容
有助于心理疾病的防治	心理卫生运动的开展，将使人们更好地适应社会，从而减少心理疾病的发生，有助于心理疾病的防治
有助于人们心理健康的发展	心理卫生知识的普及，将有助于促进个体的心理健康
有助于推动精神文明的建设	心理卫生事业是精神文明建设的重要组成部分，是建设精神文明的基石

考点：心理健康的标准

1. 美国心理学家马斯洛（Maslow）的十项标准 ①有充分的适应能力。②充分了解自己，并对自己的能力作恰当的估计。③生活目标能切合实际。④与现实环境保持接触。⑤能保持人格的完整和谐。⑥有从经验中学习的能力。⑦能保持良好的人际关系。⑧适度的情绪发泄与控制。⑨在不违背集体意志的前提下，有限度地发挥个性。⑩在不违背社会规范的情况下，个人基本需求能恰当满足。

2. 我国心理学家阐述的心理健康标准 我国心理学家从适应能力、耐受力、控制力、意识水平、社会交往能力、康复力、愉快胜于痛苦等方面阐述了心理健康的标准。其中，以下五条标准值得重视，见表1-2。

表1-2 我国心理学家阐述的心理健康标准中重要的五条

项目	内容
智力正常	智力为一个人的观察力、注意力、想象力、思维力等能力的综合
情绪良好	情绪在人的心理健康中起着核心的作用
人际和谐	和谐的人际关系是心理健康必不可少的条件，也是获得心理健康的重要途径
适应环境	能否适应变化的社会环境是判断一个人心理上是否健康的重要基础
人格完整	①人格的各个结构要求不存在明显的缺陷与偏差。②具有清醒的自我意识，不产生自我同一性混乱。③以积极进取的人生观作为人格的核心。④有相对完整统一的心理特征

第三节 心理应激

考点：应激源

应激源是指引起应激反应的各种内外刺激因素，是引起应激的原因。应激源的分类及概念见表1-3。

表1-3 应激源的分类及概念

分类	概念
社会性应激源	生活事件、日常困扰、重大变故和文化冲突等

续 表

分类	概念
职业性应激源	指与工作有关的应激源，常由于个体与工作岗位的要求不相适应而造成。不良的作业环境、人际关系障碍、组织的激励机制与组织结构问题也是重要的应激源
环境性应激源	各种特殊环境、理化和新型冠状病毒等生物学刺激物
心理性应激源	如挫折与心理冲突。挫折是由于各种障碍造成动机行为而不能达到目的或趋向目标的进程受阻而延搁时产生的紧张状态和情绪反应。心理冲突包括双趋冲突、双避冲突、趋避冲突和多重趋避冲突

必考热点

心理冲突包括双趋冲突、双避冲突、趋避冲突和多重趋避冲突。

考点：心理应激对健康的影响

心理应激对健康的影响见表 1-4。

表 1-4 心理应激对健康的影响

项目	内容
积极意义	1. 适度的心理应激是人成长和发展以及维持人正常功能活动的必要条件 2. 适当的刺激和心理应激，有助于维持人的生理、心理和社会功能，可以消除厌烦情绪，激励人们投入行动，克服前进道路上的困难 3. 缺乏适当的环境刺激会损害人的心身功能
消极作用	1. 长期或强烈的应激反应会引起心身疾病和心理障碍 2. 心理应激下的心理和生理反应，特别是较强烈的消极反应，会加重一个人已有的疾病，或造成疾病复发

必考热点

心理应激对健康的影响是积极与消极两方面。

考点：影响心理应激中介因素及心理应激的应对方法

1. 影响心理应激中介因素 应激的心理反应的类型和强度取决于应激源的强度、当事人本身的心身特点和环境因素。

2. 心理应激的应对方法 ①消除、逃避或回避应激源。②调整对刺激事件的认知。③增加可控性和可预测性。④提高自身心理素质与应对经验。⑤采用自我防御机制。⑥学会放松和自我调节。⑦取得社会支持，利用各种有效的应对资源。⑧请心理治疗师给予帮助，必要时选用药物。

第四节 心 身 疾 病

考点：心身疾病

1. 概念 心身疾病又称心理生理疾病，指心理社会因素在疾病发生、发展、转归和防治过程中起重要作用的躯体器质性疾病和躯体功能性障碍。

2. **影响心身疾病的心理社会因素** 见表1-5。

表1-5 影响心身疾病的心理社会因素

项目	内容
社会文化因素	个体在社会生活中，总是根据从社会获得的信息不断调整自己的心理、行为和生理功能，以便适应社会的要求，而这种适应性行为一旦失败，必然会导致心理上出现冲突或困扰，进而引起个体的应激反应，产生不良因素，最终导致疾病的发生
情绪因素	在社会生活中，个体总有一定的情绪反应，正性情绪和负性情绪是人类适应环境的正常心理反应，而情绪活动总伴有相应的生理、生化反应
人格特征	研究发现一些心身疾病与一定的人格有相关性

3. **心身疾病的诊断要点** 心身疾病的诊断包括躯体诊断和心理诊断两方面，主要依据以下几方面的要点进行：①确定心理社会因素存在，其与患者的躯体症状有明确的时间关系。②躯体症状有明确的器质性病理改变，或存在已知的病理生理学变化。③病情的加剧、缓解与情绪因素密切相关。④排除神经症或精神病。

必考热点

心身疾病是心理社会因素引起的躯体疾病。

第五节 心理干预

考点：心理治疗的性质与适应证

1. **性质** 心理治疗的性质见表1-6。

表1-6 心理治疗的性质

项目	内容
自主性	帮助患者自己改变自己是心理治疗的关键。在心理治疗过程中的医患关系，不是传统意义上的关系，而是一种合作努力、伙伴或同盟的关系。患者从一开始就发挥主动的作用。通过治疗，患者变得越来越具有自主性和自我导向能力，对自己的情感和行为更负责任
学习性	心理治疗的一个基本假设就是个体的情感、认识以及行为都是个体过去生活经历的产物，它们是“学习”而来的。因此心理治疗需要具备3个条件：①患者自愿主动并且配合治疗，应有强烈的求助动机。②有一个可能提供转变的外环境，环境允许他的改变。③能克服学习的内部阻碍，这需要转变其防御机制，放弃其“面具”，与治疗师取得密切配合
实效性	心理治疗是一项有实效的工作，它是有效的，可以从许多实际的观察中发现，心理治疗后人体有确切的生理、生化或免疫方面的改变；心理治疗同时也是有益的，而且是人道的

2. **适应证** 心理治疗可以广泛地应用于临床与心理的许多疾病与问题。最常应用在神经症、儿童与成人的行为障碍，包括性心理障碍、应激或挫折后的情绪反应、重性精神病的恢复期、心身疾病的辅助治疗、学习问题、人格问题以及某些慢性病患者的康复治疗等。

必考热点

心理治疗的适应证主要包括神经症、行为障碍，以及某些慢性病患者的康复治疗等。

考点：心理治疗的主要方法

1. **行为疗法**　又称行为矫正或学习疗法。它是根据行为学习及条件反射理论，消除和纠正异常并建立一种新的条件反射和行为的治疗方法。行为治疗的具体方法见表1-7。

表1-7　行为治疗的具体方法

名称	内容	具体操作
系统脱敏法	1. 又称对抗条件疗法、交互抑制法等 2. 这一疗法是南非心理学家沃帕于1958年从治疗动物实验性神经症获得成功而创立的	1. 制定焦虑等级值：根据引起症状的体验和生理多导记录仪或生物反馈治疗仪的监测数据综合判断，将引起症状的相应情绪由弱到强排序 2. 放松训练：学会使自身保持轻松 3. 脱敏治疗：关键是由轻到重、有顺序（系统）地进行。在门诊做完脱敏后，还要带到实地去进行脱敏
冲击疗法	1. 又称满灌法 2. 是治疗开始即将患者处于他最怕的情境中，如果并没有真正可怕的事情发生，那么紧张、焦虑不安便会明显减轻	1. 为防止过度强烈的心身反应对原本有心血管疾病患者的危害，应用此方法前应严格做必要的检查，且征得患者同意 2. 治疗时医师应在现场严密观察与适时终止 3. 本法也可多次应用，逐渐延长暴露时间
厌恶疗法	是将令患者厌恶的刺激与对患者有吸引力的不良刺激相结合形成条件反射，以消退不良刺激对患者的吸引力，使症状消退	1. 常用的厌恶刺激有电击法、橡皮筋法、氨水法、阿扑吗啡法、厌恶想象法等 2. 此法是给患者带来不愉快的体验，甚至是痛苦，因而应将此疗法作为其他疗法无效后的选择 3. 应用前要征得患者同意及配合

2. **以人为中心疗法**　是美国的心理治疗家罗杰斯所创建的一种心理疗法，是人本主义疗法的代表。以人为中心疗法的特点及主要技术见表1-8。

表1-8　以人为中心疗法的特点及主要技术

项目	内容
以人为中心疗法的特点	1. 以来访者为中心 2. 把心理治疗看成一个转变过程 3. 非指令性治疗的技巧
以人为中心疗法的主要技术	1. 真诚 2. 无条件积极关注 3. 同感的了解

重点提醒

人本主义的治疗过程是让来访者处于治疗的中心地位，依靠调动来访者的自身潜力来控制自己。

必考热点

1. 患者，女性，20岁。到村医务室寻求医疗帮助，自述近3年害怕见人，特别是陌生人，不知如何说话，紧张脸红。村医诊断该患者为社交恐惧症。针对该患者的心理疾病，医生宜采用的心理治疗方法为系统脱敏法。

2. 患者，男性，19 岁。每逢路过商店就会有被售货员怀疑偷窃的想法，无法自制，十分痛苦，遂到心理门诊寻求帮助。心理治疗师指导其每当出现该想法时就用力拉弹手腕上的橡皮筋，使其产生疼痛，从而逐步消除强迫症状。这种心理治疗方法是厌恶疗法。

3. 患者，女性，31 岁。因慢性皮肤溃疡迁延不愈需接受高压氧治疗。患者对高压氧舱的封闭环境感到十分恐惧。心理医生与患者先进行了充分的沟通，再做好各种应急准备，让患者直接进入高压氧舱以快速克服恐惧心理，同时完成高压氧治疗。这种心理治疗方法是冲击疗法。

考点：心理治疗的原则

1. 心理治疗关系的建立原则（表 1-9）

表 1-9　心理治疗关系的建立原则

项目	内容
单向性	心理治疗关系一旦建立就是单向性的，一切为了患者的利益。其不同于友谊的双向互利关系
系统性	心理治疗有着明确的目的和对象。治疗者要采取一系列有计划、明确、针对性强的措施帮助患者解决问题，增进自我理解、改善行为以及更有效地适应与应对环境
正式性	治疗的目的和职责就是给患者提供帮助，是正式建立的关系，一切活动均不能超出这种关系约定的目标与范围
时限性	治疗关系要以目标达到为终结，以后如果再有问题，还可以重新建立治疗关系

2. 心理治疗的原则（表 1-10）

表 1-10　心理治疗的原则

项目	内容
保密原则	医师不得将患者的具体材料公布于众。即使在学术交流中不得不详细介绍患者的材料时，也应隐去其真实姓名
真诚原则	这是心理治疗的一个重要条件。医师对患者要真诚。在此基础上，患者才能不断接受医师提供的各种信息，逐步建立治疗动机，并能无保留地吐露个人心理问题的细节，为医师的准确诊断及设计、修正治疗方案提供可靠的依据，同时医师向患者提出的各种治疗要求也能得到遵守和认真执行
“中立”原则	心理治疗的目的是帮助患者自我成长。心理治疗师不是“救世主”，因此在心理治疗过程中，不能替患者作选择，而应保持某种程度的“中立”
回避原则	心理治疗中往往会涉及个人的隐私，交谈是十分深入的。因此不宜在熟人之间做此项工作。亲人与熟人均应在治疗中回避

重点提醒

遇到违反原则、触犯法律等问题，治疗师则应表明自己明确的态度，而不是“模棱两可”。

必考热点

1. 当遇到来访者询问：“我应该离婚吗？”等问题时，要让来访者自己作出决定，这是心理治疗原则中的“中立”原则。

2. 有一位患者，在心理治疗期间询问医生自己是否要与朋友合作开展某个项目，此心理医生并未对此进行回答，此医生遵循的是“中立”原则。

3. 一位心理医生在公园散步时遇到了自己的朋友和朋友的同事，而且朋友的同事曾是他的患者，但是，此心理医生却装作不认识，任由他的朋友介绍，此医生遵循的是保密原则。

考点：心理咨询的方式、手段和技巧

1. 心理咨询的方式（表 1-11）

表 1-11　心理咨询的方式

咨询方式	适用情况	特点
门诊心理咨询	在综合医院、精神卫生中心和卫生保健部门均可设置心理咨询门诊，接待来访者	与来访者直接见面，能进行面对面的对话，故咨询较深入，效果较好
信函心理咨询	多为外地要求心理咨询者，或本地要求咨询者出于暂时保密或试探心理以信函开路	只能初步了解情况，对咨询者进行安抚和稳定情绪，无法面对面深入磋商，故最终还是会来门诊咨询
电话心理咨询	多为处于急性情绪危象，濒于精神崩溃或企图自杀的人，拨专用电话向心理咨询门诊告急、诉苦和求援	对一些不愿面谈和怕暴露身份的人，通过电话咨询也比较方便
专题心理咨询	针对公众关心的心理问题，在报纸、杂志、电台、电视台进行专题讨论和答疑。国内有些报刊已经开辟了心理咨询专栏，系列讨论和回答群众质疑	具有心理卫生宣传性质
互联网心理咨询	通过互联网心理咨询可以深入分析求助者的问题并进行案例讨论等	突破地域的限制，还可以凭借行之有效的软件程序进行心理问题的评估与测量，同时将心理咨询过程全程记录下来

2. 心理咨询的主要手段（表 1-12）

表 1-12　心理咨询的主要手段

项目	内容
宣泄	指来访者将其郁积已久的情绪烦恼与变态行为倾诉给咨询人员的过程
领悟	指来访者在咨询人员的帮助下，全面深刻地认识其心理不适与情绪障碍的过程
强化自我控制	在心理咨询中，任何形式的“痛”，都是自我控制不力的表现。强化自我控制可使来访者解除某种不良情绪状态与行为方式对自我的禁锢，协调个人与环境的关系，从而获得内心的和谐
增强自信心	是心理“通”的最高表现。能使来访者在战胜恶劣心境，摆脱情绪不良的基础上，积极面对生活矛盾，调节自我与环境的不协调，以乐观的态度对待人生

3. 心理咨询的常用技巧（表 1-13）

表 1-13　心理咨询的常用技巧

项目	内容
倾听技术	是心理咨询的基本技术，也是建立良好咨访关系的基本要求。既可以表达对来访者的尊重，也可使对方在比较宽松和信任的氛围下诉说自己的烦恼，有助于来访者不良情绪的宣泄，也有利于咨询师了解来访者的情况

续 表

项目	内容
同感技术	可以理解为：①咨询师从来访者内心的参照体系出发，设身处地地体验来访者的精神世界。②运用咨询技巧把自己对来访者内心体验的理解准确地传达给对方。③引导来访者对其感受做进一步思考
真诚技术	是指在咨询过程中，咨询师应以“真正的我”出现，表里如一、真实可信。一方面，能够为来访者提供一种安全自由的氛围，使其知道可以表露自己的软弱、失败、过错，切实感到被接纳和关爱；另一方面，咨询师的真诚坦白可向来访者提供一个良好的榜样，使来访者受到鼓励，以真实的自我和咨询师交流，更好地宣泄情感，从而发现和认识自我，并在咨询师的帮助下做相应改变
询问技术	询问可分为开放式和封闭式两种类型。开放式询问常使用“什么”“怎样”“为什么”等词来发问。这种询问的目的在于扩大叙述信息，获得深层次、更详细的材料，被认为是最有用的了解来访者的技巧。封闭式询问常使用“是不是”“对不对”“有没有”等词，而回答也是“是”“否”等简单答案。这种询问常用来收集资料并加以条理化，以便澄清事实、获取重点、缩小谈话范围、控制谈话主题

必考热点

1. 患者，女性，38 岁。因与婆婆发生争执而心情郁闷，到村卫生室就诊。患者见到医生后开始抱怨，诉说自己生活中的种种不易，医生没有过多打断，结束时该女士感到舒服多了。医生此次主要采用的心理咨询手段是宣泄。

2. 患者，女性，52 岁。在初次心理治疗中，衣着整洁，年貌相当，言语清晰，但语速较快逻辑欠清晰，倾诉欲特别强，说话滔滔不绝，不带丝毫停顿。为了节省时间，尽快了解患者的主要问题，医师应对这位患者使用封闭式提问。

第六节 医患沟通

考点：言语沟通的技巧

言语沟通是信息交流的一个重要方式，主要指以口头言语为主的沟通方式，即交谈或称晤谈。

1. 交谈的原则（表 1-14）

表 1-14 交谈的原则

项目	内容
尊重患者	交谈要在平等和谐的医患关系中进行。在医患关系中，患者一方常处于弱势地位，因而在医疗过程中经常会出现医务人员居高临下，患者被动服从的情形，这时患者信息往往不能很好地表达，产生沟通障碍
有针对性	医患沟通毕竟是医疗活动的一部分，交谈应该有目的、有计划地进行。在交谈之前，医务人员应做好充分的准备，明确交谈的目的、步骤、方式
及时反馈	在交谈过程中应及时对患者的谈话进行反馈，采用插话、点头肯定、表情等手段对患者的谈话进行应答。及时的反馈有利于交谈顺利进行，也有利于医患间的双向信息交流。另外，在交谈中获得的信息也应及时整理分析，并将有关内容反馈给患者，如对疾病的诊断、病情的进展、治疗方案的实施、疾病的预后等

2. 交谈的技巧（表 1-15）

表 1-15　交谈的技巧

项目	内容
注意倾听	在医患交流中，“听”往往比说更重要。听的过程，既是获得患者有关信息的过程，又是对这些信息进行归纳、总结的过程。倾听时，也有一定的技巧和需求，比如应与患者有一定的目光接触，而不能一边做其他事一边听。倾听的过程是让患者表达自己思想感情的过程，患者向医务人员“倾诉”还可以起到消除心理紧张的作用
体会患者的感受	患者谈到的许多感受，都是医务人员没有亲身经历过的，如不能很好体会，很容易导致理解的偏差。因此在交谈中医务人员应学会“心理换位”，设身处地从患者的角度去理解、体会他所谈的问题，做到“同感”。这样会促进医患双方的认识及情感交流，加强交谈的效果
抓住主要问题	交谈中应广泛思索，思考患者讲了什么内容，这些内容说明了什么问题，并理解患者谈话中的感情色彩、心理倾向等弦外之音。结合交谈目的和提纲，抓住主要问题作进一步深入的了解，以节省时间，提高交谈效率
善于引导话题	交谈过程必须围绕交谈目的，既要充分交流，又要简单明了。运用提问引导话题有利于抓住核心问题。但是在提问时切忌生硬地打断患者，而应在恰当的时机，比如患者谈话的间隙，礼貌地提出问题，转移话题
恰当应对反应	根据谈话的情景和内容，医务人员可用微笑、点头、沉默、重复患者谈话，以及使用“是”“好”“是吗”等语言来应答患者的谈话

必考热点

1. 医患言语沟通中交谈遵循的原则有尊重患者、有针对性、及时反馈。

2. 医患言语沟通中交谈的技巧有注意倾听、体会患者的感受、抓住主要问题、善于引导话题、恰当应对反应。

考点：非言语沟通的技巧

非言语沟通在人际沟通中亦占有重要地位，因为在许多情况下，人们相互沟通不可能全部以言语的方式来表达，但是可以通过表情动作、目光接触、周围环境信息等手段表达自己的情感，从而达到沟通的目的。非言语沟通可分为动态与静态 2 种。动态包括面部表情、身段表情和人际距离等。静态包括衣着打扮、环境信息等。

考点：医患交往的障碍

医患交往的障碍包括：①信息缺乏或不足。②沟通方式有误。③记不住医嘱。④同情心不够。⑤依从性差。

考点：建立良好的医患关系

建立良好的医患关系应做到：①树立新的医学模式下的医学观。②具备广博的专业知识和精湛的技术。③培养良好的道德品质和心理素质。

第二章 医学伦理

第一节 概 述

考点：中医学的道德传统

1. **对待患者** 至亲之想。
2. **治学态度** 至精至微。
3. **服务态度** 一心赴救。
4. **医疗作风** 端正纯良。
5. **对待同道** 谦和谨慎。

必考热点

“博极医源，精勤不倦”反映了中医学道德传统中的治学态度至精至微。

第二节 医学伦理的基本原则

考点：医学伦理的基本原则

医学伦理的基本原则是指在医学实践活动中调节医疗人际关系以及医务人员、医疗卫生保健机构与社会关系的最基本的出发点和指导准则，具体包括尊重、不伤害、有利、公正4个原则。

1. 尊重原则

（1）尊重原则的概念：指在医护实践中对患者的人格尊严、隐私及其自主性的尊重。人格尊严是人生来就有的、不被侵犯和侮辱的权利，不管是什么样的人，其人格尊严就应得到肯定和保护。

（2）患者自主性的条件：①它是建立在医务人员为患者提供适量的、正确的且患者能够理解的信息基础之上的。②患者必须具有一定的自主能力。③患者作出决定时情绪必须处于稳定状态，是基于理性的考量。④患者的自主性决定必须是经过深思熟虑、完全自愿的。⑤患者的自主性决定不会与他人、社会的利益发生严重冲突。

（3）对医务人员的要求：①平等尊重患者及其家属的人格与尊严。②尊重患者知情同意和选择的权利。在生命的危急时刻，家属或监护人不在场而又来不及赶到医疗机构时，可以按照相关规定和程序行使“特殊干涉权”。③要履行帮助、劝导甚至限制患者选择的责任。

重点提醒

对于丧失自主能力的患者如昏迷、植物人状态等，或缺乏自主能力的患者如婴儿、少年，他们的自主权需要由监护人或代理人代理。

2. 不伤害原则 在医学实践中，不伤害是指在诊治、护理过程中不使患者的躯体、精神、经济等方面受到损害。

3. 有利原则

（1）狭义：是医务人员的诊治、护理行为应当对患者确有助益，要能够减轻患者的痛苦，促进其康复。

（2）广义：不仅对患者有利，而且医务人员的行为还应当有利于医学事业和医学科学的发展，有利于促进人群、人类的健康和福利。

4. 公正原则　公正即公平与正义。公正包括形式公正和实质公正。

（1）形式公正：是指分配负担和收益时，相同的人给予同样对待，不同的人给予不同对待；在医护实践中，形式公正是指类似的个案以同样的准则处理，不同的个案以不同的准则处理，在我国仅限于基本的医疗护理及基本公共卫生服务。

（2）实质公正：是指应当根据个人的需要、能力、对社会的贡献、在家庭中的角色地位等分配负担和收益。现阶段我国稀有卫生资源、非基本医疗卫生服务的分配，依据的就是实质公正。

重点提醒

医学伦理学的尊重原则、不伤害原则、有利原则和公正原则，在具体运用过程中相互间可能发生冲突，此时需要进行权衡。一般来说，尊重原则与不伤害原则是最底线原则。

必考热点

1. 医学伦理学的基本原则具体包括尊重、不伤害、有利、公正4个原则。
2. 一足部患有严重溃疡的糖尿病患者，经治疗病情未减轻，且有发生败血症的危险。此时为保证患者的生命而需要对患者进行截肢。这里包含的冲突是不伤害原则与有利原则的冲突。
3. 医生给患者实施粗暴性的检查属于违背不伤害原则。
4. 医生的行为使某个患者受益，但却给其他患者带来了损害，属于违背有利原则。
5. 医生尊重患者是指满足患者的一切要求属于违背尊重原则。
6. 患者，男性，32岁。因咳嗽1周到村卫生室就诊。患者取药后，询问药物的不良反应，该医生回答："跟你说了你也不懂，回去照着药袋上写的方法按时服药就行了。"该医生违背的医学伦理原则是尊重原则。

第三节　医患关系伦理

考点：医患关系的含义

1. 狭义的医患关系是特指医师与患者在诊疗活动中形成的人际关系。
2. 广义的医患关系则指以医师为中心的群体（医方）与以患者为中心的群体（患方）在医疗活动中所建立起来的人际关系。

考点：医患关系模式

医患关系模式是医患之间相互影响、相互作用的基本行为模式。分为主动-被动模式、指导-合作模式和共同参与模式。医患关系模式分类的区别见表2-1。

表2-1　医患关系模式分类的区别

模式	医师的角色	患者的角色	临床应用	模式原型
主动-被动模式	主动地位	被动地位并以服从为前提	适用于昏迷、休克、精神病患者发作期、严重智力低下者以及婴幼儿等一些难以表达主观意志的患者及需要立即抢救的急危重症患者	父母-婴儿

续 表

模式	医师的角色	患者的角色	临床应用	模式原型
指导-合作模式	主导地位	具有一定的主动性，能够主动述说病情	适用于大多数有自主能力的患者，这种模式有助于发挥患者的积极性，提高诊治效果，也是较普遍采用的一种模式	父母-未成年人
共同参与模式	与患者共同参与医疗方案的决定与实施	与医师共同参与医疗方案的决定与实施	适用于具有一定医学知识背景的患者或长期慢性病患者，是最理想的模式	成人-成人

重点提醒

3种医患关系模式各有其特点，在其特定的范围内都是适当、有效的，但对大多数患者来说应当按照指导-合作模式或共同参与模式来实施诊疗。

必考热点

1. 对于切除阑尾的术后患者，宜采取的医患模式是指导-合作模式。
2. 1名昏迷患者被送到医院，医生对他进行处理，这种医患关系属于主动-被动模式。
3. 适用于婴幼儿患者的医患模式为主动-被动模式。
4. 医师劝患者应该参加一些晨间锻炼，这种医患关系属指导-合作模式。
5. 对于长期慢性疾病患者，宜采取的医患模式为共同参与模式。

考点：医患双方的道德权利与义务

1. 医师的道德权利与道德义务（表2-2）

表2-2 医师的道德权利与道德义务

项目	内容
医师的道德权利	1. 在注册的执业范围内，进行医学检查、疾病调查、医学处置、出具相应的医学证明文件，选择合理的医疗、预防、保健方案 2. 按照国务院卫生行政部门规定的标准，获得与本人执业活动相当的医疗设备基本条件 3. 从事医学研究、学术交流，参加专业学术团体 4. 参加专业培训，接受医学继续教育 5. 在执业活动中，人格尊严、人身安全不受侵犯 6. 获取工资报酬和津贴，享受国家规定的福利待遇 7. 对所在机构的医疗、预防、保健工作和卫生行政部门的工作提出意见和建议，依法参与所在医疗机构的管理
医师的道德义务	1. 遵守法律、法规，遵守技术操作规范 2. 树立敬业精神，遵守职业道德，履行医师职责，尽职尽责为患者服务 3. 关心、爱护、尊重患者，保护患者的隐私 4. 努力钻研业务，更新知识，提高专业技术水平 5. 宣传卫生保健知识，对患者进行健康教育

2. 患者的道德权利与道德义务（表 2-3）

表 2-3　患者的道德权利与道德义务

项目	内容
患者的道德权利	1. 平等医疗权 2. 知情同意权 3. 隐私保护权 4. 损害索赔权 5. 医疗监督权
患者的道德义务	1. 配合医者诊疗的义务 2. 遵守医院规章制度，尊重医务人员及其劳动的义务 3. 给付医疗费用的义务 4. 保持和恢复健康的义务 5. 支持临床实习和医学发展的义务

必考热点

一因车祸受重伤的男子被送去医院急救，因没带押金，医生拒绝为患者办理住院手续，当患者家属拿来钱时，已错过了抢救最佳时机，患者死亡。本案例违背了患者享有基本的医疗权。

考点：构建和谐医患关系的伦理要求

1. 医患双方应密切沟通与交流　为了防范医患纠纷，促进医患关系的和谐，医患之间应当加强语言和非语言的密切沟通与交流，并且要注意克服彼此的心理障碍、文化差异。

2. 医患双方应自觉维护对方的权利　防范医患纠纷和促进医患和谐，既需要医务人员自觉维护患者的权利，也需要患者自觉维护医务人员的权利。但是，在处理维护医患双方权利的关系时，要把维护患者的权利放在优先的地位。同时，还应认识到维护患者权利的关键是保证医疗的质量和安全，而维护医务人员权利的关键是尊重其人格尊严和人身安全。

3. 医患双方应自觉履行各自的义务　医患双方都要提高认识、端正态度，认识到履行各自义务有助于保障相应权利的实现、医患关系的协调与合作以及缓解医患关系紧张而减少医患纠纷等。还要克服认识或观念上的一些误区，在履行各自的义务时，必须发自内心并认为是必需或应该尽的职责，而不能认为是约束自由。双方履行各自义务的关键是做到“尊医爱患”。

4. 医患双方应加强道德自律并遵守共同的医学道德规范　见表 2-4。

表 2-4　医患双方应加强道德自律并遵守共同的医学道德规范

项目	内容
医务人员	在医疗卫生保健服务中要重视对患者的情感投入，开展人性化服务，视患者为亲人，使患者有一种温暖感和信赖感。认真负责，一丝不苟，提高责任感和事业感。做到廉洁服务，不接受患者的吃请、红包等，重塑白衣天使的形象
患者	文明就医，要理解医务人员的辛苦和医疗卫生保健的困难。尊重医务人员的劳动和人格尊严，不恶语伤人，不做违法之事。实事求是地对待疾病，冷静、客观地要求医务人员

在上述双方加强道德自律的基础上，双方还要遵守以下共同的道德规范：彼此平等和尊重、互相理解和信任、彼此关爱和帮助、共同遵守法律和法规等。

重点提醒

和谐医患关系的基础是医患双方相互尊重、彼此信任。

第四节　乡村全科诊疗的伦理要求

考点：病史采集的伦理要求

具体要求：①举止端庄，态度热情。②全神贯注，语言得当。③耐心倾听，正确引导。④注重细节，避免遗漏。

重点提醒

乡村全科医生的诊疗工作主要集中在常见病的诊治。病史采集是乡村全科医生进行疾病临床诊断的第一步。

必考热点

村医在询问病史时大声接听朋友打来的电话，且边说边笑。患者对此感到不悦。本案例中，该医生违背的伦理要求是全神贯注，耐心倾听。

考点：体格检查的伦理要求

具体要求：①全面系统，认真细致。②关心体贴，减少痛苦。③尊重患者，心正无私。

在体格检查中，乡村全科医生也会借助一些辅助检查手段，对于辅助检查的使用，乡村全科医生应遵循的伦理要求有：①综合考虑确定检查项目，目的纯正。②患者知情同意，医师尽职尽责。③综合分析检查结果，切忌片面性。

必考热点

医生在体格检查时应遵循的道德要求是尊重患者，心正无私。

考点：药物治疗的伦理要求

具体要求：①对症下药，剂量安全。②科学用药，合理配伍。③认真负责，细致观察。④节约费用，公正分配。⑤严格用药，避免滥用。

必考热点

村医在考虑患者为病毒性感冒后，便嘱其静脉滴注头孢菌素、口服阿莫西林及罗红霉素。本案例中，该医生主要违背的药物治疗伦理要求是严格用药，避免滥用。

考点：转诊的伦理要求

为确保患者的生命健康利益，在转诊中乡村全科医生应遵循以下伦理要求：①患者健康利益为重，果断、及时转诊。②积极配合患者家属，准确提供安全指导。③改变服务模式，不断提高医疗技术水平与能力。

必考热点

某农村患者夜间突发急腹症被送到某医院看急诊，初诊为急性胆囊炎。负责的乡村全科医生因自己年轻，怕担风险，未做任何处理，即让家属把患者送到10km外的中心医院就诊，延误了治疗时间，致使患者胆囊穿孔，脓毒症休克。之后虽经抢救挽救了生命，但医药费用去2万多元。

1. 对该医师的正确伦理评价是不正确，违反首诊负责制要求，给患者造成严重伤害。

2. 对该医师的行为进行伦理评价时，应该主要考虑的是有利原则中的对利害全面权衡，选择受益最大、伤害最小的行动方案。

【热点提示】乡村全科医生在指导患者家属转诊患者时，一方面要履行转诊手续，另一方面要积极地为家属提供必要的技术指导，不能把转诊患者的事情交给患者家属而完全放手不管。患者利害共存时，要使行为给患者带来最大的益处和最小的危害。

第五节　乡村公共卫生服务的伦理要求

考点：疾病防控的伦理要求

1. 传染病的特点　传染病是对人类健康危害最大的疾病，具有起病急、传播快、死亡率高的特点。

2. 农村传染病的主要防控工作

（1）传染病的预防：主要是通过免疫接种、健康教育和卫生环境改善以及提高村民的卫生和健康意识与能力来实现。

（2）传染病的管理：主要是对传染病患者和易感人群的治疗、隔离等以避免疫情进一步扩散。

3. 传染病防控工作的伦理要求

（1）要具有对居民健康负责的意识，积极开展传染病防控。

（2）要认真做好传染病的监测和报告，履行法定的传染病防控责任。

（3）尊重科学，掌握传染病防控的知识，具有职业奉献精神。

（4）在传染病防控中，尊重传染病患者的权利和人格尊严。

4. 慢性非传染性疾病概述　慢性非传染性疾病已成为导致当今人类过早死亡和影响健康水平的主要原因。不仅损害国民健康，威胁劳动力人口，疾病大量增加造成了心理和经济负担，如不加以控制还会影响和谐社会构建，妨碍社会稳定和经济可持续发展。

5. 慢性非传染性疾病防控的伦理要求

（1）对健康或处于亚健康的居民，要积极开展健康教育，促进人们健康行为、生活方式的转变。

（2）对处于健康风险中的人群，要加强慢性病的监测、筛查和普查工作，履行早发现、早诊断和早治疗的职业责任。

考点：健康教育与健康促进的伦理要求

1. 健康教育的概念　健康教育是指通过有计划、有组织的社会性的教育活动，促进人们能够自觉地采纳有益于身心健康的行为和生活方式，消除或减轻影响健康的危险因素，以达到从群体的角度预防疾病，促进人群健康和提高人们生活质量的目的。

2. 乡村全科医生应遵循的健康教育和健康促进的伦理要求

（1）要认识到健康教育和健康促进的重大意义，并意识到其在国家健康战略中的重要地位，它既是乡村全科医生的职业责任，也是一项法律义务。

（2）乡村全科医生在农村健康教育的第一线，要积极参与有利于健康促进的公共政策的制定、支持性环境的创建和卫生保健体系的建立。

（3）深入农村居民中间，将健康教育工作渗透在初级卫生保健等日常的工作中。

（4）不断完善自我，提高个人的健康观念和健康知识水平，并以科学态度和群众喜闻乐见的形式开展健康教育工作。

考点：特殊人群公共卫生服务的伦理要求

1. 儿童公共卫生服务的伦理要求 针对儿童的公共卫生服务主要是预防接种和0~6岁儿童健康管理2项工作，需要遵循的伦理要求如下。

（1）关爱儿童，树立对儿童终身负责的精神。

（2）细致入微，一丝不苟。

（3）精益求精，努力提高业务能力。

2. 孕产妇健康管理服务中的伦理要求 孕产妇健康管理服务主要包括为孕产妇建立保健手册、孕期健康指导、产后访视、产后42天健康检查等工作，需要遵循的伦理要求主要有以下几方面。

（1）转变观念，提高认识，重视孕产妇保健工作。

（2）提高业务能力，赢得公众信任。

（3）加强健康教育，提高孕产妇的健康意识。

（4）尊重孕产妇，注意保护隐私。

3. 老年人健康管理服务中的伦理要求 老年人健康管理服务的对象是65岁及以上的老人，服务内容包括生活方式和健康状况评估、体格检查、辅助检查及健康指导等。在老年人健康服务工作中应主要遵循以下伦理要求。

（1）充分认识老年人的健康权利，积极开展健康管理工作。

（2）理解和尊重老年人。

（3）关心和帮助老年人。

4. 严重精神障碍患者健康管理服务中的伦理要求 严重精神障碍患者健康管理服务的对象是辖区内诊断明确、在家居住的严重精神障碍患者。包括精神分裂症、偏执性精神病、癫痫所致精神障碍、精神发育迟滞伴发精神障碍等患者。开展此项服务工作应遵循以下伦理要求。

（1）尊重患者的人格和权利。

（2）同情和关怀患者。

（3）关心和帮助患者家属。

（4）培养认真负责的态度和奉献精神。

必考热点

1. 针对儿童的公共卫生服务主要是预防接种和0~6岁儿童健康管理2项工作。
2. 孕产妇健康管理服务主要包括为孕产妇建立保健手册、孕期健康指导、产后访视、产后42天健康检查等工作。
3. 老年人健康管理服务的对象是65岁及以上的老人。
4. 严重精神障碍患者健康管理服务的对象是辖区内诊断明确、在家居住的严重精神障碍患者。

第三章　卫生法规

第一节　中华人民共和国基本医疗卫生与健康促进法

考点：《中华人民共和国基本医疗卫生与健康促进法》概述

为了发展医疗卫生与健康事业，保障公民享有基本医疗卫生服务，提高公民健康水平，推进健康中国建设，2019年12月28日，第十三届全国人大常委会第十五次会议通过了《中华人民共和国基本医疗卫生与健康促进法》（以下简称《基本医疗卫生与健康促进法》），自2020年6月1日起施行。

《基本医疗卫生与健康促进法》有总则、基本医疗卫生服务、医疗卫生机构、医疗卫生人员、药品供应保障、健康促进、资金保障、监督管理、法律责任、附则10章，共110条。

《基本医疗卫生与健康促进法》规定，医疗卫生与健康事业应当坚持以人民为中心，为人民健康服务。医疗卫生事业应当坚持公益性原则。

考点：《中华人民共和国基本医疗卫生与健康促进法》基本内容

1. 尊重、保护公民的健康权　《基本医疗卫生与健康促进法》规定，国家和社会尊重、保护公民的健康权。

2. 基本医疗卫生服务的内容和分级诊疗制度

（1）基本医疗卫生服务的内容：《基本医疗卫生与健康促进法》规定，基本医疗卫生服务包括基本公共卫生服务和基本医疗服务。基本公共卫生服务由国家免费提供。基本医疗服务主要由政府举办的医疗卫生机构提供。

（2）基本医疗服务分级诊疗制度：《基本医疗卫生与健康促进法》规定，国家推进基本医疗服务实行分级诊疗制度，引导非急诊患者首先到基层医疗卫生机构就诊，实行首诊负责制和转诊审核责任制，逐步建立基层首诊、双向转诊、急慢分治、上下联动的机制，并与基本医疗保险制度相衔接。

3. 医疗卫生服务体系　《基本医疗卫生与健康促进法》规定，国家建立健全由基层医疗卫生机构、医院、专业公共卫生机构等组成的城乡全覆盖、功能互补、连续协同的医疗卫生服务体系。

4. 保障医疗卫生人员执业环境　《基本医疗卫生与健康促进法》规定，全社会应当关心、尊重医疗卫生人员，维护良好安全的医疗卫生服务秩序，共同构建和谐医患关系。医疗卫生人员的人身安全、人格尊严不受侵犯，其合法权益受法律保护。禁止任何组织或者个人威胁、危害医疗卫生人员人身安全，侵犯医疗卫生人员人格尊严。国家采取措施，保障医疗卫生人员执业环境。

5. 健康知识宣传和普及　《基本医疗卫生与健康促进法》规定，医疗卫生机构应当开展健康知识的宣传和普及。

第二节　中华人民共和国传染病防治法

考点：传染病的分类

根据传染病病种的传播方式、传播速度、流行强度以及对人类健康危害程度的不同，参照国际统一分类标准，《中华人民共和国传染病防治法》（以下简称《传染病防治法》）将多种急性和慢性传染病列为法定管理的传染病，并分为甲、乙、丙3类。

1. 甲类传染病　是指鼠疫、霍乱。

2. 乙类传染病　是指严重急性呼吸综合征（传染性非典型肺炎）、获得性免疫缺陷综合征（艾滋病）、病毒性肝炎、脊髓灰质炎、人感染高致病性禽流感、麻疹、流行性出血热、狂犬病、流行性乙型脑炎、登革热、炭疽、细菌性痢疾和阿米巴性痢疾、肺结核、伤寒和副伤寒、流行性脑脊髓膜炎、百日咳、白喉、新生儿破伤风、猩红热、布鲁菌病、淋病、梅毒、钩端螺旋体病、血吸虫病、疟疾。

3. 丙类传染病 是指流行性感冒、流行性腮腺炎、风疹、急性出血性结膜炎、麻风病、流行性和地方性斑疹伤寒、黑热病、棘球蚴病、丝虫病，除霍乱、细菌性痢疾和阿米巴性痢疾、伤寒和副伤寒以外的感染性腹泻病。

上述规定以外的其他传染病，根据其暴发、流行情况和危害程度，需要列入乙类、丙类传染病的，由国务院卫生行政部门决定并予以公布。2008年5月2日，卫生部决定将手足口病列入传染病防治法规定的丙类传染病进行管理。

《传染病防治法》规定，对乙类传染病中传染性非典型肺炎、炭疽中的肺炭疽和人感染高致病性禽流感，采取传染病防治法所称甲类传染病的预防、控制措施。其他乙类传染病和突发原因不明的传染病需要采取传染病防治法所称甲类传染病的预防、控制措施的，由国务院卫生行政部门及时报经国务院批准后予以公布、实施。2009年4月30日，卫生部经国务院批准，将甲型H1N1流感纳入乙类传染病，并采取甲类传染病的预防、控制措施。

2013年10月28日，国家卫生和计划生育委员会发出《关于调整部分法定传染病病种管理工作的通知》，将人感染H7N9禽流感纳入法定乙类传染病；将甲型H1N1流感从乙类调整为丙类，并纳入现有流行性感冒进行管理；解除对人感染高致病性禽流感采取的传染病防治法规定的甲类传染病预防、控制措施。

2020年1月20日，经国务院批准，国家卫生健康委员会发布公告将新型冠状病毒感染的肺炎纳入乙类传染病，并采取甲类传染病的预防、控制措施。2022年12月26日，国家卫生健康委员会发布公告，将新型冠状病毒肺炎更名为新型冠状病毒感染，自2023年1月8日起实施“乙类乙管”。

2023年9月15日，国家卫生健康委员会发布公告，自2023年9月20日起将猴痘纳入《传染病防治法》规定的乙类传染病进行管理，采取乙类传染病的预防、控制措施。

必考热点

1. 我国《传染病防治法》规定的甲类传染病包括鼠疫、霍乱。

2.《传染病防治法》规定，为乙类传染病而按照甲类传染病管理的一类传染病是严重急性呼吸综合征(SARS)、肺炭疽和人感染高致病性禽流感。

3. 患者，男性，24岁。食欲缺乏，黄疸，被诊断为病毒性肝炎。属于乙类传染病。

4. 患者，男性，53岁。因急性腹泻就诊。经医师诊断排除伤寒和副伤寒，为感染性腹泻病。属于丙类传染病。

考点：医疗机构在传染病预防中的职责

1.《传染病防治法》规定，医疗机构必须严格执行国务院卫生行政部门规定的管理制度、操作规范，防止传染病的医源性感染和医院感染。

2. 医疗机构应当确定专门的部门或者人员，承担传染病疫情报告、本单位的传染病预防、控制以及责任区域内的传染病预防工作；承担医疗活动中与医院感染有关的危险因素监测、安全防护、消毒、隔离和医疗废物处置工作。

考点：传染病疫情的报告

《传染病防治法》规定，医疗机构及其执行职务的人员发现规定的传染病疫情或者发现其他传染病暴发、流行以及突发原因不明的传染病时，应当遵循疫情报告属地管理原则，按照国务院规定的或者国务院卫生行政部门规定的内容、程序、方式和时限报告。依法负有传染病疫情报告职责的医疗机构及其工作人员不得隐瞒、谎报、缓报传染病疫情。

考点：医疗机构在传染病疫情控制中应当采取的措施

1.《传染病防治法》规定，医疗机构发现甲类传染病时，应当及时采取下列措施。

（1）对患者、病原携带者，予以隔离治疗，隔离期限根据医学检查结果确定。

（2）对疑似患者，确诊前在指定场所单独隔离治疗。

（3）对医疗机构内的患者、病原携带者、疑似患者的密切接触者，在指定场所进行医学观察和采取其他必要的预防措施。

（4）拒绝隔离治疗或者隔离期未满擅自脱离隔离治疗的患者，可以由公安机关协助医疗机构采取强制隔离治疗措施。

2. 医疗机构发现乙类或者丙类传染病患者，应当根据病情采取必要的治疗和控制传播措施。医疗机构对本单位内被传染病病原体污染的场所、物品以及医疗废物，必须依照法律、法规的规定实施消毒和无害化处置。

必考热点

1. 患者，35 岁。从霍乱疫区回来后，因发热、腹泻到医院就诊，接诊医师考虑患者的发热腹泻与霍乱有关。按照传染病防治法的规定，对疑似甲类传染病患者在明确诊断前，应在指定的场所进行隔离。

2. 李先生系鼠疫患者，在传染病医院隔离治疗期间，擅自逃出医院回家。为防止鼠疫传播，对李先生可以采取的措施是强制隔离治疗措施。

考点：医疗机构应当开展的医疗救治活动

1.《传染病防治法》规定，国家和社会关心、帮助传染病患者，病原携带者和疑似传染病患者，使其得到及时救治。任何单位和个人不得歧视传染病患者、病原携带者和疑似传染病患者。

2. 医疗机构应当按照国务院卫生行政部门规定的传染病诊断标准和治疗要求，采取相应措施，提高传染病医疗救治能力。

3.《传染病防治法》规定，医疗机构应当对传染病患者或者疑似传染病患者提供医疗救护、现场救援和接诊治疗，书写病历记录以及其他有关资料，并妥善保管。

4. 医疗机构应当实行传染病预检、分诊制度；对传染病患者、疑似传染病患者，应当引导至相对隔离的分诊点进行初诊。医疗机构不具备相应救治能力的，应当将患者及其病历记录复印件一并转至具备相应救治能力的医疗机构。

第三节 中华人民共和国疫苗管理法

考点：《中华人民共和国疫苗管理法》概述

为了加强疫苗管理，保证疫苗质量和供应，规范预防接种，促进疫苗行业发展，保障公众健康，维护公共卫生安全，2019 年 6 月 29 日，第十三届全国人大常委会第十一次会议通过了《中华人民共和国疫苗管理法》（以下简称《疫苗管理法》），自 2019 年 12 月 1 日起施行。

《疫苗管理法》有总则、疫苗研制和注册、疫苗生产和批签发、疫苗流通、预防接种、异常反应监测和处理、疫苗上市后管理、保障措施、监督管理、法律责任、附则 11 章，共 100 条。

《疫苗管理法》规定，国家对疫苗实行最严格的管理制度，坚持安全第一、风险管理、全程管控、科学监管、社会共治。

考点：疫苗的分类

1.《疫苗管理法》规定，国家实行免疫规划制度。疫苗包括免疫规划疫苗和非免疫规划疫苗。

（1）免疫规划疫苗，是指居民应当按照政府的规定接种的疫苗，包括国家免疫规划确定的疫苗，省、自治区、直辖市人民政府在执行国家免疫规划时增加的疫苗，以及县级以上人民政府或者其卫生主管部门组织的应急接种或者群体性预防接种所使用的疫苗。

（2）非免疫规划疫苗，是指由居民自愿接种的其他疫苗。

2.《疫苗管理法》规定，居住在中国境内的居民，依法享有接种免疫规划疫苗的权利，履行接种免疫规划疫苗的义务。政府免费向居民提供免疫规划疫苗。省、自治区、直辖市人民政府在执行国家免疫规划时，可以根据本行政区域疾病预防、控制需要，增加免疫规划疫苗种类，报国务院卫生主管部门备案并公布。

考点：预防接种

1. 预防接种单位

（1）预防接种单位的条件：《疫苗管理法》规定，接种单位应当具备下列条件：①具有医疗机构执业许可证件。②具有经过县级人民政府卫生主管部门组织的预防接种专业培训并考核合格的医师、护士或者乡村医生。③具有符合疫苗储存、运输管理规范的冷藏设施、设备和冷藏保管制度。

（2）疫苗的接收或购进：《疫苗管理法》规定，疫苗上市许可持有人在销售疫苗时，应当提供加盖其印章的批签发证明复印件或者电子文件；销售进口疫苗的，还应当提供加盖其印章的进口药品通关单复印件或者电子文件。接种单位在接收或者购进疫苗时，应当索取上述规定的证明文件，并保存至疫苗有效期满后不少于5年备查。

接种单位应当按照规定，建立真实、准确、完整的接收、购进、储存、配送、供应记录，并保存至疫苗有效期满后不少于5年备查。

接种单位接收或者购进疫苗时，应当索取本次运输、储存全过程温度监测记录，并保持至疫苗有效期满后不少于5年备查；对不能提供本次运输、储存全过程温度监测记录或者温度控制不符合要求的，不得接收或者购进，并应当立即向县级以上地方人民政府药品监督管理部门、卫生健康主管部门报告。

（3）遵守预防接种工作规范：《疫苗管理法》规定，接种单位应当加强内部管理，开展预防接种工作应当遵守预防接种工作规范、免疫程序、疫苗使用指导原则和接种方案。接种单位接种免疫规划疫苗不得收取任何费用。接种单位接种非免疫规划疫苗，除收取疫苗费用外，还可以收取接种服务费。

2. 医疗卫生人员

（1）告知和询问：《疫苗管理法》规定，医疗卫生人员在实施接种前，应当告知受种者或者其监护人所接种疫苗的品种、作用、禁忌、不良反应以及现场留观等注意事项，询问受种者的健康状况以及是否有接种禁忌等情况，并如实记录告知和询问情况。受种者或者其监护人应当如实提供受种者的健康状况和接种禁忌等情况。有接种禁忌不能接种的，医疗卫生人员应当向受种者或者其监护人提出医学建议，并如实记录提出医学建议情况。

（2）检查和核对：医疗卫生人员在实施接种前，应当按照预防接种工作规范的要求，检查受种者健康状况、核查接种禁忌，查对预防接种证，检查疫苗、注射器的外观、批号、有效期，核对受种者的姓名、年龄和疫苗的品名、规格、剂量、接种部位、接种途径，做到受种者、预防接种证和疫苗信息相一致，确认无误后方可实施接种。

医疗卫生人员应当对符合接种条件的受种者实施接种，受种者在现场留观期间出现不良反应的，医疗卫生人员应当按照预防接种工作规范的要求，及时采取救治等措施。

（3）做好接种记录：医疗卫生人员应当按照国务院卫生主管部门的规定，真实、准确、完整记录疫苗的品种、上市许可持有人、最小包装单位的识别信息、有效期、接种时间、实施接种的医疗卫生人员、受种者等接种信息，确保接种信息可追溯、可查询。接种记录应当保存至疫苗有效期满后不少于5年备查。

考点：预防接种异常反应的报告和处理

1. 预防接种异常反应

（1）预防接种异常反应的概念：是指合格的疫苗在实施规范接种过程中或者实施规范接种后造成受种者机体组织器官、功能损害，相关各方均无过错的药品不良反应。

（2）预防接种异常反应的报告和处理：《疫苗管理法》规定，接种单位、医疗机构等发现疑似预防接种异常反应的，应当按照规定向疾病预防控制机构报告。对疑似预防接种异常反应，疾病预防控制机构应当按照规定及时报告，组织调查、诊断，并将调查、诊断结论告知受种者或者其监护人。对调查、诊断结论有争议的，可以根据国务院卫生健康主管部门制定的鉴定办法申请鉴定。

因预防接种导致受种者死亡、严重残疾，或者群体性疑似预防接种异常反应等对社会有重大影响的疑似预防接种异常反应，由设区的市级以上人民政府卫生主管部门、药品监督管理部门按照各自职责组织调查、处理。

2. 不属于疫苗接种异常反应的情形　《疫苗管理法》规定，下列情形不属于预防接种异常反应：①因疫苗本身特性引起的接种后一般反应。②因疫苗质量问题给受种者造成的损害。③因接种单位违反预防接种工作规范、免疫程序、疫苗使用指导原则、接种方案给受种者造成的损害。④受种者在接种时正处于某种疾病的潜伏期或者前驱期，接种后偶合发病。⑤受种者有疫苗说明书规定的接种禁忌，在接种前受种者或者其监护人未如实提供受种者的健康状况和接种禁忌等情况，接种后受种者原有疾病急性复发或者病情加重。⑥因心理因素发生的个体或者群体的心因性反应。

3. 预防接种异常反应受种者的补偿　《疫苗管理法》规定，国家实行预防接种异常反应补偿制度。预防接种异常反应补偿应当及时、便民、合理。实施接种过程中或者实施接种后出现受种者死亡、严重残疾、器官组织损伤等损害，属于预防接种异常反应或者不能排除的，应当给予补偿。补偿范围实行目录管理，并根据实际情况进行动态调整。

接种免疫规划疫苗所需的补偿费用，由省、自治区、直辖市人民政府财政部门在预防接种经费中安排；接种非免疫规划疫苗所需的补偿费用，由相关疫苗上市许可持有人承担。国家鼓励通过商业保险等多种形式对预防接种异常反应受种者予以补偿。

第四节　突发公共卫生事件应急条例

考点：医疗卫生机构发现突发公共卫生事件的报告

《突发公共卫生事件应急条例》规定，突发事件监测机构、医疗卫生机构和有关单位发现有下列情形之一的，应当在2小时内向所在地县级人民政府卫生行政主管部门报告：①发生或者可能发生传染病暴发、流行的。②发生或者发现不明原因的群体性疾病的。③发生传染病菌种、毒种丢失的。④发生或者可能发生重大食物和职业中毒事件的。任何单位和个人对突发事件，不得隐瞒、缓报、谎报或者授意他人隐瞒、缓报、谎报。

必考热点

1.《突发公共卫生事件应急条例》规定，突发事件监测机构、医疗卫生机构和有关单位发现突发公共卫生事件，应当在2小时内向所在地县级人民政府卫生行政主管部门报告。

2. 某县工厂食堂误食亚硝酸盐，致使300名工人发生食物中毒。县医院接到报告后应当向县卫生主管部门报告的时限是2小时。

考点：医疗卫生机构在突发事件发生时的应急措施

1. 提供医疗救治　《突发公共卫生事件应急条例》规定，医疗卫生机构应当对因突发事件致病的人员提供医疗救护和现场救援，对就诊患者必须接诊治疗，并书写详细、完整的病历记录；对需要转送的患者，应当按照规定将患者及其病历记录的复印件转送至接诊的或者指定的医疗机构。

2. 防止交叉感染和污染 《突发公共卫生事件应急条例》规定，医疗卫生机构内应当采取卫生防护措施，防止交叉感染和污染。

3. 采取医学观察措施 《突发公共卫生事件应急条例》规定，医疗卫生机构应当对传染病患者密切接触者采取医学观察措施，传染病患者密切接触者应当予以配合。

4. 依法报告 《突发公共卫生事件应急条例》规定，医疗机构收治传染病患者、疑似传染病患者，应当依法报告所在地的疾病预防控制机构。接到报告的疾病预防控制机构应当立即对可能受到危害的人员进行调查，根据需要采取必要的控制措施。

第五节 医疗废物管理条例

考点：医疗卫生机构对医疗废物的管理

1. 及时收集本单位产生的医疗废物 《医疗废物管理条例》规定，医疗卫生机构应当及时收集本单位产生的医疗废物，并按照类别分置于防渗漏、防锐器穿透的专用包装物或者密闭的容器内。医疗废物专用包装物、容器，应当有明显的警示标识和警示说明。

2. 建立医疗废物暂时贮存设施、设备

（1）《医疗废物管理条例》规定，医疗卫生机构应当建立医疗废物的暂时贮存设施、设备，不得露天存放医疗废物；医疗废物暂时贮存的时间不得超过2天。

（2）医疗废物的暂时贮存设施、设备应当远离医疗区、食品加工区和人员活动区以及生活垃圾存放场所，并设置明显的警示标识和防渗漏、防鼠、防蚊蝇、防蟑螂、防盗以及预防儿童接触等安全措施。医疗废物的暂时贮存设施、设备应当定期消毒和清洁。

3. 使用专用运送工具 《医疗废物管理条例》规定，医疗卫生机构应当使用防渗漏、防遗撒的专用运送工具，按照本单位确定的内部医疗废物运送时间、路线，将医疗废物收集、运送至暂时贮存地点。运送工具使用后应当在医疗卫生机构内指定的地点及时消毒和清洁。

4. 及时交由医疗废物集中处置单位处置 《医疗废物管理条例》规定，医疗卫生机构应当根据就近集中处置的原则，及时将医疗废物变由医疗废物集中处置单位处置。医疗废物中病原体的培养基、标本和菌种、毒种保存液等高危险废物，在交医疗废物集中处置单位处置前应当就地消毒。

5. 污水的排放 《医疗废物管理条例》规定，医疗卫生机构产生的污水、传染病患者或者疑似传染病患者的排泄物，应当按照国家规定严格消毒，达到国家规定的排放标准后，方可排入污水处理系统。

6. 自行处置医疗废物的基本要求 《医疗废物管理条例》规定，不具备集中处置医疗废物条件的农村，医疗卫生机构应当按照县级人民政府卫生行政主管部门、环境保护行政主管部门的要求，自行就地处置其产生的医疗废物。自行处置医疗废物的，应当符合下列基本要求：①使用后的一次性医疗器具和容易致人损伤的医疗废物，应当消毒并做毁形处理。②能够焚烧的，应当及时焚烧。③不能焚烧的，消毒后集中填埋。

必考热点

《医疗废物管理条例》规定，医疗废物暂时贮存的时间不得超过2天。

第六节 中华人民共和国母婴保健法

考点：母婴保健专项技术许可

1. 医疗保健机构开展专项技术的许可 医疗保健机构依照《中华人民共和国母婴保健法》（以下简称《母

婴保健法》）规定开展婚前医学检查、遗传病诊断、产前诊断以及施行结扎手术和终止妊娠手术的，必须符合国务院卫生行政部门规定的条件和技术标准，并经县级以上地方人民政府卫生行政部门许可。严禁采用技术手段对胎儿进行性别鉴定，但医学上确有需要的除外。

2. 母婴保健人员的许可　从事《母婴保健法》规定的遗传病诊断、产前诊断的人员，必须经过省、自治区、直辖市人民政府卫生行政部门的考核，并取得相应的合格证书。从事婚前医学检查、施行结扎手术和终止妊娠手术的人员，必须经过县级以上地方人民政府卫生行政部门的考核，并取得相应的合格证书。

必考热点

1.《母婴保健法》规定，从事规定的婚前医学检查、施行结扎手术和终止妊娠手术的人员以及从事家庭接生的人员，必须经过县级以上卫生行政部门考核，并取得相应的合格证书。

2.《母婴保健法》规定，医疗保健机构依照规定开展各个项目，必须符合国务院卫生行政部门规定的条件和技术标准，并经县级以上地方人民政府卫生行政许可。

第七节　中华人民共和国人口与计划生育法

考点：医疗保健机构计划生育技术服务

1.《中华人民共和国人口与计划生育法》（以下简称《人口与计划生育法》）规定，国家建立婚前保健、孕产期保健制度，防止或者减少出生缺陷，提高出生婴儿健康水平。各级人民政府应当采取措施，保障公民享有计划生育服务，提高公民的生殖健康水平。医疗卫生机构应当针对育龄人群开展优生优育知识宣传教育，对育龄妇女开展围孕期、孕产期保健服务，承担计划生育、优生优育、生殖保健的咨询、指导和技术服务，规范开展不孕不育症诊疗。

2. 计划生育技术服务人员应当指导实行计划生育的公民选择安全、有效、适宜的避孕措施。

考点：严禁非医学需要的胎儿性别鉴定和选择性别的人工终止妊娠

1. 非医学需要的胎儿性别鉴定和选择性别人工终止妊娠，是指除经医学诊断胎儿可能为伴性遗传病等需要进行胎儿性别鉴定和选择性别人工终止妊娠以外所进行的胎儿性别鉴定和选择性别人工终止妊娠。

2.《人口与计划生育法》规定，严禁利用超声技术和其他技术手段进行非医学需要的胎儿性别鉴定；严禁非医学需要的选择性别的人工终止妊娠。

第八节　中华人民共和国医师法

考点：医师的基本要求及职责、医师执业规则

1. 医师的基本要求及职责　《中华人民共和国医师法》（以下简称《医师法》）规定，医师应当坚持人民至上、生命至上，发扬人道主义精神，弘扬敬佑生命、救死扶伤、甘于奉献、大爱无疆的崇高职业精神，恪守职业道德，遵守职业规范，提高执业水平、履行防病治病，保护人民健康的神圣职责。

2. 医师在执业活动中享有的权利

（1）在注册的执业范围内，按照有关规范进行医学诊查、疾病调查、医学处置、出具相应的医学证明文件，选择合理的医疗、预防、保健方案。

（2）获得符合国家规定标准的执业基本条件和职业防护装备。

（3）从事医学教育、研究、学术交流。

（4）参加专业培训，接受继续医学教育。

（5）获取劳动报酬，享受国家规定的福利待遇，按照规定参加社会保险并享受相应待遇。

（6）对所在医疗卫生机构和卫生健康主管部门的工作提出意见和建议，依法参与所在机构的民主管理。

（7）法律、法规规定的其他权利。

3. 医师在执业活动中履行的义务

（1）遵循临床诊疗指南，遵守临床技术操作规范和医学伦理规范等。

（2）树立敬业精神，恪守职业道德，履行医师职责，尽职尽责救治患者，执行疫情防控等公共卫生措施。

（3）尊重、关心、爱护患者，依法保护患者的隐私和个人信息。

（4）努力钻研业务，更新知识，提高医学专业技术能力和水平，提升医疗卫生服务质量。

（5）宣传推广与岗位相适应的健康科普知识，对患者及公众进行健康教育和健康指导。

（6）法律、法规规定的其他义务。

4. 医师执业要求

（1）医师实施医疗、预防、保健措施，签署有关医学证明文件，必须亲自诊查、调查，并按照规定及时填写病历等医学文书，不得隐匿、伪造、篡改或者擅自销毁病历等医学文书及有关资料；医师不得出具虚假医学证明文件以及与自己执业范围无关或者执业类别不相符的医学证明文件。

（2）对需要紧急救治的患者，医师应当采取紧急措施进行诊治，不得拒绝急救处置。

（3）医师应当使用经依法批准或者备案的药品、消毒药剂和医疗器械，采用合法、合规、科学的诊疗方法。除按照规范用于诊断治疗外，不得使用麻醉药品、医疗用毒性药品、精神药品和放射性药品等。

（4）医师在诊疗活动中应当向患者说明病情、医疗措施和其他需要告知的事项。需要实施手术、特殊检查、特殊治疗的，医师应当及时向患者具体说明医疗风险、替代医疗方案等情况，并取得其明确同意；不能或者不宜向患者说明的，应当向患者的近亲属说明，并取得其明确同意。

（5）医师不得利用职务之便，索要、非法收受患者财物或者牟取其他不正当利益；不得对患者实施不必要的检查、治疗。

（6）遇有自然灾害、事故灾难、公共卫生事件和社会安全事件等严重威胁人民生命健康的突发事件时，县级以上人民政府卫生健康主管部门根据需要组织医师参与卫生应急处置和医疗救治，医师应当服从调遣。

（7）医师开展药物、医疗器械临床试验和其他医学临床研究应当符合国家有关规定，遵守医学伦理规范，依法通过伦理审查，取得书面知情同意。

（8）医师应当坚持安全有效、经济合理的用药原则，遵循药品临床应用指导原则、临床诊疗指南和药品说明书等合理用药。

（9）执业医师按照国家有关规定，经所在医疗卫生机构同意，可以通过互联网等信息技术提供部分常见病、慢性病复诊等适宜的医疗卫生服务。国家支持医疗卫生机构之间利用互联网等信息技术开展远程医疗合作。

（10）在执业活动中有下列情形之一的，医师应当按照有关规定及时向所在医疗卫生机构或者有关部门、机构报告：①发现传染病、突发不明原因疾病或者异常健康事件。②发生或者发现医疗事故。③发现可能与药品、医疗器械有关的不良反应或者不良事件。④发现假药或者劣药。⑤发现患者涉嫌伤害事件或者非正常死亡。⑥法律、法规规定的其他情形。

必考热点

某医院夜间急诊送来一无主无钱危急患者，值班医师处置应是对危急患者紧急施救。

考点：执业助理医师执业范围与要求

《医师法》规定，执业助理医师应当在执业医师的指导下，在医疗卫生机构中按照其注册的执业类别、执业范围执业。在乡、民族乡、镇和村医疗卫生机构以及艰苦边远地区县级医疗卫生机构中执业的执业助理医师，可以根据医疗卫生服务情况和本人实践经验，独立从事一般的执业活动。

第九节 医疗损害责任

考点：医疗机构承担赔偿责任的情形

1.《中华人民共和国民法典》（以下简称《民法典》）规定，患者在诊疗活动中受到损害，医疗机构及其医务人员有过错的，由医疗机构承担赔偿责任。

2. 因药品、消毒产品、医疗器械的缺陷，或者输入不合格的血液造成患者损害的，患者可以向药品上市许可持有人、生产者、血液提供机构请求赔偿，也可以向医疗机构请求赔偿。患者向医疗机构请求赔偿的，医疗机构赔偿后，有权向负有责任的药品上市许可持有人、生产者、血液提供机构追偿。

3. 未尽到说明义务 《民法典》规定，医务人员在诊疗活动中应当向患者说明病情和医疗措施。需要实施手术、特殊检查、特殊治疗的，医务人员应当及时向患者说明医疗风险、替代医疗方案等情况，并取得其明确同意；不能或者不宜向患者说明的，应当向患者的近亲属说明，并取得其明确同意。医务人员未尽到前述义务，造成患者损害的，医疗机构应当承担赔偿责任。

4. 未尽到与当时医疗水平相应的诊疗义务 《民法典》规定，医务人员在诊疗活动中未尽到与当时的医疗水平相应的诊疗义务，造成患者损害的，医疗机构应当承担赔偿责任。

5. 泄露患者隐私 《民法典》规定，医疗机构及其医务人员应当对患者的隐私和个人信息保密。泄露患者的隐私和个人信息，或者未经患者同意公开其病历资料的，应当承担侵权责任。

重点提醒

在诊疗活动中，医务人员说明病情和实施医疗措施的首要对象是患者。

必考热点

1. 患者，男性，25岁。车祸大出血，需急诊手术，但无法取得患者意见又无家属或者关系人在场，应医疗机构负责人或者被授权负责人员批准后实施。

【热点提示】《民法典》规定，因抢救生命垂危的患者等紧急情况，不能取得患者或者其近亲属意见的，经医疗机构负责人或者授权的负责人批准，可以立即实施相应的医疗措施。

2. 少女小王，未婚。因食欲缺乏，经医师老刘诊断为早孕。之后乡邻从老刘处得之此信息，传得沸沸扬扬，小王无脸见人而服毒自尽。小王亲属状告老刘，对老刘不适用的处罚是卫生行政部门责令其向患者家属赔礼道歉。

【热点提示】《民法典》规定，医疗机构及其医务人员应当对患者的隐私保密。泄露患者隐私或者未经患者同意公开其病历资料，造成患者损害的，应当承担侵权责任。向患者家属赔礼道歉不属于卫生行政部门的处罚条例。

考点：推定医疗机构有过错的情形

《民法典》规定，患者在诊疗活动中受到损害，有下列情形之一的，推定医疗机构有过错：①违反法律、行政法规、规章以及其他有关诊疗规范的规定。②隐匿或者拒绝提供与纠纷有关的病历资料。③遗失伪造、篡改或者违法销毁病历资料。

考点：医疗机构不承担赔偿责任的情形

《民法典》规定，患者在诊疗活动中受到损害，有下列情形之一的，医疗机构不承担赔偿责任：①患者或者其近亲属不配合医疗机构进行符合诊疗规范的诊疗。②医务人员在抢救生命垂危的患者等紧急情况下已经尽到合理诊疗义务。③限于当时的医疗水平难以诊疗。

重点提醒

在患者或者其近亲属不配合医疗机构进行符合诊疗规范的诊疗情形中，医疗机构及其医务人员也有过错的，应当承担相应的赔偿责任。

考点：紧急情况下医疗措施的实施和对医疗行为的规范

1.《民法典》规定，因抢救生命垂危的患者等紧急情况，不能取得患者或者其近亲属意见的，经医疗机构负责人或者授权的负责人批准，可以立即实施相应的医疗措施。

2.《民法典》规定，医疗机构及其医务人员不得违反诊疗规范实施不必要的检查。

第十节　中华人民共和国精神卫生法

考点：精神障碍患者权益保护

1.《中华人民共和国精神卫生法》（以下简称《精神卫生法》）规定，精神障碍患者的人格尊严、人身和财产安全不受侵犯。精神障碍患者的教育、劳动、医疗以及从国家和社会获得物质帮助等方面的合法权益受法律保护。有关单位和个人应当对精神障碍患者的姓名、肖像、住址、工作单位、病历资料以及其他可能推断出其身份的信息予以保密；但是，依法履行职责需要公开的除外。

2. 全社会应当尊重、理解、关爱精神障碍患者。任何组织或者个人不得歧视、侮辱、虐待精神障碍患者，不得非法限制精神障碍患者的人身自由。新闻报道和文学艺术作品等不得含有歧视、侮辱精神障碍患者的内容。

3. 医疗机构不得因就诊者是精神障碍患者，推诿或者拒绝为其治疗属于本医疗机构诊疗范围的其他疾病。

考点：基层卫生机构对于严重精神障碍患者康复的义务

1. 精神障碍康复，是指对精神障碍患者尽可能利用药物、社会、执业、经济和教育的方法使残疾的风险降到最低程度。

2.《精神卫生法》规定，医疗机构应当为在家居住的严重精神障碍患者提供精神科基本药物维持治疗，并为社区康复机构提供有关精神障碍康复的技术指导和支持。

3.《精神卫生法》规定，社区卫生服务机构、乡镇卫生院、村卫生室应当建立严重精神障碍患者的健康档案，对在家居住的严重精神障碍患者进行定期随访，指导患者服药和开展康复训练，并对患者的监护人进行精神卫生知识和看护知识的培训。

第十一节　医疗机构管理条例

考点：医疗机构执业规则

《医疗机构管理条例》规定，任何单位或者个人，未取得“医疗机构执业许可证”或者未经备案，不得开展诊疗活动。医疗机构执业，必须遵守有关法律、法规和医疗技术规范。

1. 医疗机构必须将“医疗机构执业许可证”、诊疗科目、诊疗时间和收费标准悬挂于明显处所。

2. 医疗机构必须按照核准登记或者备案的诊疗科目开展诊疗活动。

3. 医疗机构不得使用非卫生技术人员从事医疗卫生技术工作。

4. 医疗机构应当加强对医务人员的医德教育。

5. 医疗机构工作人员上岗工作，必须佩带载有本人姓名、职务或者职称的标牌。

6. 医疗机构对危重患者应当立即抢救，对限于设备或者技术条件不能诊治的患者，应当及时转诊。

7. 未经医师（士）亲自诊查患者，医疗机构不得出具疾病诊断书、健康证明书或者死亡证明书等证明文件；未经医师（士）、助产人员亲自接产，医疗机构不得出具出生证明书或者死产报告书。

8. 医务人员在诊疗活动中应当向患者说明病情和医疗措施。需要实施手术、特殊检查、特殊治疗的，医务人员应当及时向患者具体说明医疗风险、替代医疗方案等情况，并取得其明确同意；不能或者不宜向患者说明的，应当向患者的近亲属说明，并取得其明确同意。因抢救生命垂危的患者等紧急情况，不能取得患者或者其近亲属意见的，经医疗机构负责人或者授权的负责人批准，可以立即实施相应的医疗措施。

9. 医疗机构发生医疗事故，按照国家有关规定处理。

10. 医疗机构对传染病、精神病、职业病等患者的特殊诊治和处理，应当按照国家有关法律、法规的规定办理。

11. 医疗机构必须按照有关药品管理的法律、法规，加强药品管理。

12. 医疗机构必须按照人民政府或者物价部门的有关规定收取医疗费用，详列细项，并出具收据。

13. 医疗机构必须承担相应的预防保健工作，承担县级以上人民政府卫生行政部门委托的支援农村、指导基层医疗卫生工作等任务。

14. 发生重大灾害、事故、疾病流行或者其他意外情况时，医疗机构及其卫生技术人员必须服从县级以上人民政府卫生行政部门的调遣。

必考热点

1. 任何单位或者个人开展诊疗活动，必须依法取得“医疗机构执业许可证”。
2. 医师亲自接产后，医疗机构可以出具的证明文件是“出生证明书”。
3. 医疗机构工作人员上岗工作，必须佩带载有本人姓名、职务或者职称的标牌。

第十二节 医疗纠纷预防和处理条例

考点：解决医疗纠纷的途径

《医疗纠纷预防和处理条例》规定，发生医疗纠纷，医患双方可以通过下列途径解决：①双方自愿协商。②申请人民调解。③申请行政调解。④向人民法院提起诉讼。⑤法律、法规规定的其他途径。

发生医疗纠纷，医疗机构应当告知患者或者其近亲属下列事项：①解决医疗纠纷的合法途径。②有关病历资料、现场实物封存和启封的规定。③有关病历资料查阅、复制的规定。患者死亡的，还应当告知其近亲属有关尸检的规定。

必考热点

1.《医疗纠纷预防和处理条例》规定，医患双方选择协商解决医疗纠纷的，应当推举代表进行协商，每方代表人数不超过5人。
2.《医疗纠纷预防和处理条例》规定，人民调解的程序是：申请、调解期限、调解协议书。
3. 医疗纠纷人民调解委员会应当自受理之日起30个工作日内完成调解。
4. 医患双方申请医疗纠纷行政调解的，应当按规定向医疗纠纷发生地县级人民政府卫生主管部门提出申请。卫生主管部门应当自收到申请之日起5个工作日内作出是否受理的决定。卫生主管部门应当自受理之日起30个工作日内完成调解。

考点：病历书写、保管与查阅、复制

1. 病历书写、保管 《医疗纠纷预防和处理条例》规定，医疗机构及其医务人员应当按照国务院卫生主管部门的规定，填写并妥善保管病历资料。

2. 病历查阅、复制 《医疗纠纷预防和处理条例》规定，患者有权查阅、复制其门诊病历、住院志、体温单、医嘱单、化验单（检验报告）、医学影像检查资料、特殊检查同意书、手术同意书、手术及麻醉记录、病理资料、护理记录、医疗费用以及国务院卫生主管部门规定的其他属于病历的全部资料。患者要求复制病历资料的，医疗机构应当提供复制服务，并在复制的病历资料上加盖证明印记。复制病历资料时，应当有患者或者其近亲属在场。医疗机构应患者的要求为其复制病历资料，可以收取工本费，收费标准应当公开。患者死亡的，其近亲属可以依照本条例的规定，查阅、复制病历资料。

重点提醒

任何单位和个人不得篡改、伪造、隐匿、毁灭或者抢夺病历资料。

必考热点

因紧急抢救未能及时填写病历的，医务人员应当在抢救结束后6小时内据实补记，并加以注明。

考点：病历资料、现场实物的封存和启封

1. 病历资料的封存和启封 发生医疗纠纷需要封存、启封病历资料的，应当在医患双方在场的情况下进行。封存的病历资料可以是原件，也可以是复制件，由医疗机构保管。病历尚未完成需要封存的，对已完成病历先行封存；病历按照规定完成后，再对后续完成部分进行封存。医疗机构应当对封存的病历开列封存清单，由医患双方签字或者盖章，各执一份。

2. 现场实物的封存和启封 疑似输液、输血、注射、用药等引起不良后果的，医患双方应当共同对现场实物进行封存、启封，封存的现场实物由医疗机构保管。需要检验的，应当由双方共同委托依法具有检验资格的检验机构进行检验；双方无法共同委托的，由医疗机构所在地县级人民政府卫生主管部门指定。疑似输血引起不良后果，需要对血液进行封存保留的，医疗机构应当通知提供该血液的血站派员到场。

必考热点

病历资料和现场实物封存后医疗纠纷已经解决，或者患者在病历资料封存满3年未再提出解决医疗纠纷要求的，医疗机构可以自行启封。

考点：尸检的时限和拒绝尸检的责任

1. 尸检的时限 《医疗纠纷预防和处理条例》规定，患者死亡，医患双方对死因有异议的，应当在患者死亡后48小时内进行尸检；具备尸体冻存条件的，可以延长至7天。

2. 拒绝尸检的责任 尸检应当经死者近亲属同意并签字，拒绝签字的，视为死者近亲属不同意进行尸检。不同意或者拖延尸检，超过规定时间，影响对死因判定的，由不同意或者拖延的一方承担责任。尸检应当由按照国家有关规定取得相应资格的机构和专业技术人员进行。医患双方可以委派代表观察尸检过程。

必考热点

患者因脑干出血死亡，患者家属认为是医师用药有误造成。医患双方当事人对死因有异议，准备尸检。

1. 如果当地不具备尸体冻存条件，尸检的期限是在患者死亡后48小时内进行。
2. 如果当地具备尸体冻存条件，可以延长至1周。
3. 尸检应当经死者近亲属同意并签字。

第十三节　医疗事故处理条例

考点：医疗事故的概念及其处理要求

本条例所称医疗事故，是指医疗机构及其医务人员在医疗活动中，违反医疗卫生管理法律、行政法规、部门规章和诊疗护理规范、常规，过失造成患者人身损害的事故。

处理医疗事故，应当遵循公开、公平、公正、及时、便民的原则，坚持实事求是的科学态度，做到事实清楚、定性准确、责任明确、处理恰当。

必考热点

处理医疗事故，应当遵循公开、公平、公正、及时、便民的原则。

考点：医疗事故的报告

医务人员在医疗活动中发生或者发现医疗事故、可能引起医疗事故的医疗过失行为或者发生医疗事故争议的，应当立即向所在科室负责人报告，科室负责人应当及时向本医疗机构负责医疗服务质量监控的部门或者专（兼）职人员报告；负责医疗服务质量监控的部门或者专（兼）职人员接到报告后，应当立即进行调查、核实，将有关情况如实向本医疗机构的负责人报告，并向患者通报、解释。

发生医疗事故的，医疗机构应当按照规定向所在地卫生行政部门报告。

发生下列重大医疗过失行为的，医疗机构应当在12小时内向所在地卫生行政部门报告：①导致患者死亡或者可能为二级以上的医疗事故。②导致3人以上人身损害后果。③国务院卫生行政部门和省、自治区、直辖市人民政府卫生行政部门规定的其他情形。

必考热点

1. 医务人员在医疗活动中发生或者发现医疗事故、可能引起医疗事故的医疗过失行为或者发生医疗事故争议的，应当立即向所在科室负责人报告。
2. 发生医疗事故的，医疗机构应当按照规定向所在地卫生行政部门报告。
3. 发生导致患者死亡或者可能为二级以上的医疗事故的，医疗机构应当在12小时内向所在地卫生行政部门报告。

第十四节　乡村医生从业管理条例

考点：乡村医生执业规则

1. 乡村医生在执业活动中享有的权利　具体权利：①进行一般医学处置，出具相应的医学证明。②参与医学经验交流，参加专业学术团体。③参加业务培训和教育。④在执业活动中，人格尊严、人身安全不受侵犯。⑤获取报酬。⑥对当地的预防、保健、医疗工作和卫生行政主管部门的工作提出意见和建议。

2. 乡村医生在执业活动中履行的义务 具体义务：①遵守法律、法规、规章和诊疗护理技术规范、常规。②树立敬业精神，遵守职业道德，履行乡村医生职责，为村民健康服务。③关心、爱护、尊重患者，保护患者的隐私。④努力钻研业务，更新知识，提高专业技术水平。⑤向村民宣传卫生保健知识，对患者进行健康教育。

3. 乡村医生执业要求

（1）乡村医生应当协助有关部门做好初级卫生保健服务工作；按照规定及时报告传染病疫情和中毒事件，如实填写并上报有关卫生统计报表，妥善保管有关资料。

（2）乡村医生在执业活动中，不得重复使用一次性医疗器械和卫生材料。对使用过的一次性医疗器械和卫生材料，应当按照规定处置。

（3）乡村医生应当如实向患者或者其家属介绍病情，对超出一般医疗服务范围或者限于医疗条件和技术水平不能诊治的患者，应当及时转诊；情况紧急不能转诊的，应当先行抢救并及时向有抢救条件的医疗卫生机构求助。

（4）乡村医生不得出具与执业范围无关或者与执业范围不相符的医学证明，不得进行实验性临床医疗活动。

（5）乡村医生应当在乡村医生基本用药目录规定的范围内用药。

第十五节 医院感染管理办法

考点：执行医疗器械、器具的消毒工作技术规范

《医院感染管理办法》规定，医疗机构应当按照《消毒管理办法》，严格执行医疗器械、器具的消毒工作技术规范，并达到以下要求。

1. 进入人体组织、无菌器官的医疗器械、器具和物品必须达到灭菌水平。
2. 接触皮肤、黏膜的医疗器械、器具和物品必须达到消毒水平。
3. 各种用于注射、穿刺、采血等有创操作的医疗器具必须一用一灭菌。

医疗机构使用的消毒药械、一次性医疗器械和器具应当符合国家有关规定。一次性使用的医疗器械、器具不得重复使用。

重点提醒

消毒是指用化学、物理、生物的方法杀灭或者消除环境中的病原微生物。灭菌是指杀灭或者消除传播媒介上的一切微生物。

考点：控制医院感染危险因素

《医院感染管理办法》规定，医疗机构应当制定具体措施，保证医务人员的手卫生、诊疗环境条件、无菌操作技术和职业卫生防护工作符合规定要求，对医院感染的危险因素进行控制。

第十六节 处方管理办法

考点：处方书写的规则

1. 处方书写 《处方管理办法》规定，处方书写应当符合下列规则。

（1）患者一般情况、临床诊断填写清晰、完整，并与病历记载相一致。

（2）每张处方限于1名患者的用药。

（3）字迹清楚，不得涂改；如需修改，应当在修改处签名并注明修改日期。

（4）药品名称应当使用规范的中文名称书写，没有中文名称的可以使用规范的英文名称书写；医疗机构或者医师、药师不得自行编制药品缩写名称或者使用代号；书写药品名称、剂量、规格、用法、用量要准确规范，药品用法可用规范的中文、英文、拉丁文或者缩写体书写，但不得使用"遵医嘱""自用"等含混不清字句。

（5）患者年龄应当填写实足年龄，新生儿、婴幼儿写日、月龄，必要时要注明体重。

（6）西药和中成药可以分别开具处方，也可以开具一张处方，中药饮片应当单独开具处方。

（7）开具西药、中成药处方，每一种药品应当另起一行，每张处方不得超过5种药品。

（8）中药饮片处方的书写，一般应当按照"君、臣、佐、使"的顺序排列；调剂、煎煮的特殊要求注明在药品右上方，并加括号，如布包、先煎、后下等；对饮片的产地、炮制有特殊要求的，应当在药品名称之前写明。

（9）药品用法用量应当按照药品说明书规定的常规用法用量使用，特殊情况需要超剂量使用时，应当注明原因并再次签名。

（10）除特殊情况外，应当注明临床诊断。

（11）开具处方后的空白处画一斜线以示处方完毕。

（12）处方医师的签名式样和专用签章应当与院内药学部门留样备查的式样相一致，不得任意改动，否则应当重新登记留样备案。

2. 药品剂量与数量的书写　《处方管理办法》规定，药品剂量与数量用阿拉伯数字书写。

（1）剂量应当使用法定剂量单位：重量以克（g）、毫克（mg）、微克（μg）、纳克（ng）为单位，容量以升（L）、毫升（ml）为单位，国际单位（IU）、单位（U），中药饮片以克（g）为单位。

（2）片剂、丸剂、胶囊剂、颗粒剂分别以片、丸、粒、袋为单位；溶液剂以支、瓶为单位；软膏及乳膏剂以支、盒为单位；注射剂以支、瓶为单位，应当注明含量；中药饮片以剂为单位。

必考热点

医师开具处方时，除特殊情况外必须注明的是临床诊断。

考点：处方的开具

1. 开具处方的规则　《处方管理办法》规定，医师开具处方应当遵守以下规则。

（1）医师应当根据医疗、预防、保健需要，按照诊疗规范、药品说明书中的药品适应证、药理作用、用法、用量、禁忌、不良反应和注意事项等开具处方。开具医疗用毒性药品、放射性药品的处方应当严格遵守有关法律、法规和规章的规定。

（2）医师开具处方应当使用经药品监督管理部门批准并公布的药品通用名称、新活性化合物的专利药品名称和复方制剂药品名称；开具院内制剂处方时应当使用经省级卫生行政部门审核、药品监督管理部门批准的名称；可以使用由国务院卫生行政部门公布的药品习惯名称开具处方。

（3）医师利用计算机开具、传递普通处方时，应当同时打印出纸质处方，其格式与手写处方一致；打印的纸质处方经签名或者加盖签章后有效。药师核发药品时，应当核对打印的纸质处方，无误后发给药品，并将打印的纸质处方与计算机传递处方同时收存备查。

2. 开具处方的要求　《处方管理办法》规定，医师开具处方应当符合以下要求。

（1）处方开具当日有效。特殊情况下需延长有效期的，由开具处方的医师注明有效期限，但有效期最长不得超过3天。

（2）处方一般不得超过7天用量，急诊处方一般不得超过3天用量；对于某些慢性病、老年病或特殊情况，处方用量可适当延长，但医师应当注明理由。医疗用毒性药品、放射性药品的处方用量应当严格按照国家有关规定执行。

（3）医师应当按照国务院卫生行政部门制定的麻醉药和精神药品临床应用指导原则，开具麻醉药、第一类精神药品处方。

（4）门（急）诊癌症疼痛患者和中、重度慢性疼痛患者需长期使用麻醉药和第一类精神药品的，首诊医师应当亲自诊查患者，建立相应的病历，要求其签署“知情同意书”。病历中应当留存下列材料复印件：①二级以上医院开具的诊断证明。②患者户籍簿、身份证或者其他相关证明文件。③为患者代办人员身份证明文件。

（5）除需长期使用麻醉药和第一类精神药品的门（急）诊癌症疼痛患者和中、重度慢性疼痛患者外，麻醉药品注射剂仅限于医疗机构内使用。

（6）为门（急）诊患者开具的麻醉药品注射剂，每张处方为1次常用量；控缓释制剂，每张处方不得超过7天常用量；其他剂型，每张处方不得超过3天常用量。精神药品开具处方要求见表3-1。

表3-1 精神药品开具处方要求

项目	内容
第一类精神药品	1. 注射剂，每张处方为1次常用量 2. 缓释制剂，每张处方不得超过7天常用量 3. 其他剂型，每张处方不得超过3天常用量 4. 哌甲酯用于治疗儿童多动症时，每张处方不得超过15天常用量
第二类精神药品	1. 一般每张处方不得超过7天常用量 2. 对于慢性病或某些特殊情况的患者，处方用量可以适当延长，医师应当注明理由

（7）为门（急）诊癌症疼痛患者和中、重度慢性疼痛患者开具的麻醉药品、第一类精神药品注射剂，每张处方不得超过3天常用量；控缓释制剂，每张处方不得超过15天常用量；其他剂型，每张处方不得超过7天常用量。

（8）为住院患者开具的麻醉药和第一类精神药品处方应当逐日开具，每张处方为1常用量。

（9）对于需要特别加强管制的麻醉药，盐酸二氢埃托啡处方为1次常用量，仅限于二级以上医院内使用；盐酸哌替啶处方为1次常用量，仅限于医疗机构内使用。

（10）医疗机构应当要求长期使用麻醉药和第一类精神药品的门（急）诊癌症患者和中、重度慢性疼痛患者，每3个月复诊或者随诊1次。

必考热点

1. 处方开具当日有效，特殊情况下可以延长有效期，但有效期最长不得超过3天。
2. 处方一般不得超过7天的用量。

考点：处方的管理

1. 限制和取消处方权

（1）《处方管理办法》规定，医疗机构应当加强对本机构处方开具、调剂和保管的管理。

（2）医疗机构应当建立处方点评制度，填写处方评价表，对处方实施动态监测及超常预警，登记并通报不合理处方，对不合理用药及时予以干预。

（3）医疗机构对医师处方权的管理：医疗机构应当对出现超常处方3次以上且无正当理由的医师提出警告，限制其处方权；限制处方权后，仍连续2次以上出现超常处方且无正当理由的，取消其处方权。

（4）取消处方权：医师出现下列情形之一的，处方权由其所在医疗机构予以取消。①被责令暂停执业。②考核不合格离岗培训期间。③被注销、吊销执业证书。④不按照规定开具处方，造成严重后果的。⑤不按照规定使用药品，造成严重后果的。⑥因开具处方牟取私利。

（5）未取得处方权的人员及被取消处方权的医师不得开具处方。未取得麻醉药和第一类精神药品处方资格的医师不得开具麻醉药和第一类精神药品处方。

（6）除治疗需要外，医师不得开具麻醉药、精神药品、医疗用毒性药品和放射性药品处方。

2. 处方的保存

（1）处方保存期限：普通处方、急诊处方、儿科处方保存期限为 1 年，医疗用毒性药品、第二类精神药品处方保存期限为 2 年，麻醉药和第一类精神药品处方保存期限为 3 年。处方保存期满后，经医疗机构主要负责人批准、登记备案，方可销毁。

（2）专册保存期限：医疗机构应当根据麻醉药品和精神药品处方开具情况，按照麻醉药品和精神药品品种、规格对其消耗量进行专册登记，登记内容包括发药日期、患者姓名、用药数量。专册保存期限为 3 年。

必考热点

1. 第二类精神类药品处方保存时间为 2 年。
2. 普通处方的保存期限为 1 年。
3. 急诊处方的保存期限为 1 年。
4. 麻醉药品处方的保存期限为 3 年。
5. 某医师，无正当理由出现 3 次以上的超常处方，则医师所在的医疗机构应当对该医师提出警告，限制其处方权。

第十七节　抗菌药物临床应用管理办法

考点：抗菌药物临床应用的原则和处方权的授予

1. 抗菌药物临床应用的原则　《抗菌药物临床应用管理办法》规定，抗菌药物临床应用应当遵循安全、有效、经济的原则。

2. 抗菌药物处方权的授予

（1）《抗菌药物临床应用管理办法》规定，具有高级专业技术职务任职资格的医师，可授予特殊使用级抗菌药物处方权。

（2）具有中级以上专业技术职务任职资格的医师，可授予限制使用级抗菌药物处方权。

（3）具有初级专业技术职务任职资格的医师，在乡、民族乡、镇、村的医疗机构独立从事一般执业活动的执业助理医师以及乡村医生，可授予非限制使用级抗菌药物处方权。

（4）药师经培训并考核合格后，方可获得抗菌药物调剂资格。

（5）二级以上医院应当定期对医师和药师进行抗菌药物临床应用知识和规范化管理的培训。医师经本机构培训并考核合格后，方可获得相应的处方权。

（6）其他医疗机构依法享有处方权的医师、乡村医生和从事处方调剂工作的药师，由县级以上地方卫生行政部门组织相关培训、考核。经考核合格的，授予相应的抗菌药物处方权或者抗菌药物调剂资格。

3. 抗菌药物的划分　根据《抗菌药物临床应用管理办法》关于抗菌药物的具体划分标准如下。

（1）非限制使用级抗菌药物是指经长期临床应用证明安全、有效，对细菌耐药性影响较小，价格相对较低的抗菌药。

（2）限制使用级抗菌药物是指经长期临床应用证明安全、有效，对细菌耐药性影响较大，或者价格相对较高的抗菌药。

（3）特殊使用级抗菌药物是指具有以下情形之一的抗菌药物：①具有明显或者严重不良反应，不宜随意使用的抗菌药物。②需要严格控制使用，避免细菌过快产生耐药的抗菌药物。③疗效、安全性方面的临床资料较少的抗菌药物。④价格昂贵的抗菌药物。

必考热点

根据《抗菌药物临床应用管理办法》关于抗菌药物的具体划分标准，非限制使用级抗菌药物和限制使用级抗菌药物的区别在于对细菌耐药性影响及价格高低。

考点：基层医疗卫生机构抗菌药物的选用

1.《抗菌药物临床应用管理办法》规定，医疗机构应当按照国家药品监督管理部门批准并公布的药品通用名称购进抗菌药物，优先选用《国家基本药物目录》《中国国家处方集》和《国家基本医疗保险、工伤保险和生育保险药品目录》收录的抗菌药物品种。

2. 基层医疗卫生机构只能选用基本药物（包括各省、区、市增补品种）中的抗菌药物品种。

考点：村卫生室使用抗菌药物开展静脉输注活动的要求

《抗菌药物临床应用管理办法》规定，医疗机构应当制定并严格控制门诊患者静脉输注使用抗菌药物比例。村卫生室、诊所和社区卫生服务站使用抗菌药物开展静脉输注活动，应当经县级卫生行政部门核准。

考点：基层医疗卫生机构抗菌药物使用情况监督

1.《抗菌药物临床应用管理办法》规定，县级卫生行政部门负责对辖区内乡镇卫生院、社区卫生服务中心（站）抗菌药物使用量、使用率等情况进行排名并予以公示。

2. 受县级卫生行政部门委托，乡镇卫生院负责对辖区内村卫生室抗菌药物使用量、使用率等情况进行排名并予以公示，并向县级卫生行政部门报告。

必考热点

负责对辖区内村卫生室抗菌药物使用量、使用率等情况进行排名并予以公示的机构是乡镇卫生院。

【热点提示】受县级卫生行政部门委托，乡镇卫生院负责对辖区内村卫生室抗菌药物使用量、使用率等情况进行排名并予以公示，并向县级卫生行政部门报告。

第十八节　中华人民共和国药品管理法

考点：假药和劣药

1. **假药**　《中华人民共和国药品管理法》（以下简称《药品管理法》）规定，禁止生产（包括配制）、销售假药。有下列情形之一的，为假药：①药品所含成分与国家药品标准规定的成分不符。②以非药品冒充药品或者以他种药品冒充此种药品。③变质的药品。④药品所标明的适应证或者功能主治超出规定范围。

2. **劣药**　《药品管理法》规定，禁止生产（包括配制）、销售、使用劣药。有下列情形之一的药品，为劣药：①药品成分的含量不符合国家药品标准。②被污染的药品。③未标明或者更改有效期的药品。④未注明或者更改产品批号的药品。⑤超过有效期的药品。⑥擅自添加防腐剂、辅料的药品。⑦其他不符合药品标准的药品。

必考热点

1. 药品所含成分与国家药品标准规定的成分不符时，此药品为假药。

2. 药品所标明的适应证或者功能主治超出规定范围时，此药品为假药。
3. 药品成分的含量不符合国家药品标准时，此药品为劣药。

考点：药品不良反应报告

1. 药品不良反应是指合格药品在正常用法用量下出现的与用药目的无关的或意外的有害反应。

2.《药品管理法》规定，国家建立药物警戒制度，对药品不良反应及其他与用药有关的有害反应进行监测、识别、评估和控制，药品上市许可持有人、药品生产企业、药品经营企业和医疗机构应当经常考查本单位所生产、经营、使用的药品质量、疗效和不良反应。发现疑似不良反应的，应当及时向药品监督管理部门和卫生健康主管部门报告。

3. 对已确认发生严重不良反应的药品，由国务院药品监督管理部门或者省、自治区、直辖市人民政府药品监督管理部门根据实际情况采取停止生产、销售、使用的紧急控制措施，并应当在5天内组织鉴定，自鉴定结论作出之日起15天内依法作出行政处理决定。

必考热点

发现严重不良反应的药品，国家及省级药监局可采取停止生产、销售、使用的紧急控制措施，并应当在5日内组织鉴定。

第十九节　中华人民共和国中医药法

考点：中医药工作的管理部门

1. **国务院中医药主管部门**　负责全国的中医药管理工作。

2. **县级以上人民政府**　应当将中医药事业纳入国民经济和社会发展规划，建立健全中医药管理体系，统筹推进中医药事业发展。

3. **县级以上地方人民政府中医药主管部门**　负责本行政区域的中医药管理工作。

考点：中医药服务

1. **中医医疗机构管理**　举办中医医疗机构应当按照国家有关医疗机构管理的规定办理审批手续，并遵守医疗机构管理的有关规定。

（1）政府举办的中医医疗机构：合并、撤销政府举办的中医医疗机构或者改变其中医医疗性质，应当征求上一级人民政府中医药主管部门的意见。

政府举办的综合医院、妇幼保健机构和有条件的专科医院、社区卫生服务中心、乡镇卫生院，应当设置中医药科室。县级以上人民政府应当采取措施，增强社区卫生服务站和村卫生室提供中医药服务的能力。

（2）社会力量举办中医医疗机构：社会力量举办的中医医疗机构在准入、执业、基本医疗保险、科研教学、医务人员职称评定等方面享有与政府举办的中医医疗机构同等的权利。

（3）中医诊所：举办中医诊所，将诊所的名称、地址、诊疗范围、人员配备情况等报所在地县级人民政府中医药主管部门备案后即可开展执业活动。中医诊所应当将本诊所的诊疗范围、中医医师的姓名及其执业范围在诊所的明显位置公示，不得超出备案范围开展医疗活动。中医诊所备案和管理的具体办法由国务院中医药主管部门拟订，报国务院卫生行政部门审核、发布。

2. **中医从业人员管理**

（1）中医从业人员的执业资格：从事中医医疗活动的人员应当依照《中华人民共和国医师法》规定，通过中医医师资格考试取得中医医师资格，并进行执业注册。

（2）中医从业人员的配备与服务：中医医疗机构配备医务人员应当以中医药专业技术人员为主，主要提供中医药服务。社区卫生服务中心、乡镇卫生院、社区卫生服务站以及有条件的村卫生室应当合理配备中医药专业技术人员，并运用和推广适宜的中医药技术方法。

3. 中医药公共卫生服务

（1）县级以上人民政府应当发展中医药预防、保健服务，并按照国家有关规定将其纳入基本公共卫生服务项目统筹实施。

（2）应当发挥中医药在突发公共卫生事件应急工作中的作用，加强中医药应急物资、设备、设施、技术与人才资源储备。

（3）医疗卫生机构应当在疾病预防与控制中积极运用中医药理论和技术方法。

4. 中医医疗广告 医疗机构发布中医医疗广告，应当经所在地省、自治区、直辖市人民政府中医药主管部门审查批准。

5. 中医药服务的监督检查

（1）中医医疗机构、中医医师是否超出规定的范围开展医疗活动。

（2）开展中医药服务是否符合国务院中医药主管部门制定的中医药服务基本要求。

（3）中医医疗广告发布行为是否符合本法的规定。

中医药主管部门依法开展监督检查，有关单位和个人应当予以配合，不得拒绝或者阻挠。

必考热点

1. 政府举办的综合医院、妇幼保健机构和有条件的专科医院、社区卫生服务中心、乡镇卫生院，应当设置中医药科室。

2. 从事中医医疗活动的人员应当依照《中华人民共和国医师法》规定，通过中医医师资格考试取得中医医师资格，并进行执业注册。

3. 医疗机构发布中医医疗广告，应当经所在地省、自治区、直辖市人民政府中医药主管部门审查批准。

4. 某人在医院以师承方式进行中医学习已近5年，他想从事中医医疗活动，需具备的条件是通过医师资格考试并注册取得执业证书。

考点：中药保护与发展

1. 中药材保护与发展

（1）中药材规范化种植：国家鼓励发展中药材规范化种植养殖，严格管理农药、肥料等农业投入品的使用，禁止在中药材种植过程中使用剧毒、高毒农药，支持中药材良种繁育，提高中药材质量。

（2）道地药材：国家建立道地中药材评价体系，支持道地中药材品种选育，扶持道地中药材生产基地建设，加强道地中药材生产基地生态环境保护，鼓励采取地理标志产品保护等措施保护道地中药材。

（3）中药材质量监测：国务院药品监督管理部门组织并加强对中药材质量的监测，定期向社会公布监测结果。

（4）中药材流通体系：药品生产企业购进中药材应当建立进货查验记录制度。中药材经营者应当建立进货查验和购销记录制度，并标明中药材产地。

（5）药用野生动植物资源保护：国家保护药用野生动植物资源，对药用野生动植物资源实行动态监测和定期普查，建立药用野生动植物资源种质基因库，鼓励发展人工种植养殖，支持依法开展珍贵、濒危药用野生动植物的保护、繁育及其相关研究。

（6）乡村医生使用中药材：根据当地实际工作需要，乡村中医药技术人员自种自采自用的中草药，只限于其所在的医疗机构内使用，不得上市流通，不得加工成中药制剂。

2. 中药饮片保护与发展 国家保护中药饮片传统炮制技术和工艺，支持应用传统工艺炮制中药饮片，鼓励运用现代科学技术开展中药饮片炮制技术研究。

根据临床用药需要，医疗机构可以凭本医疗机构医师的处方对中药饮片进行再加工。对市场上没有供应的中药饮片，医疗机构可以根据本医疗机构医师处方的需要，在本医疗机构内炮制、使用。医疗机构应当遵守中药饮片炮制的有关规定，对其炮制的中药饮片的质量负责，保证药品安全。医疗机构炮制中药饮片，应当向所在地设区的市级人民政府药品监督管理部门备案。

3. 中成药保护与发展　国家鼓励和支持中药新药的研制和生产。保护传统中药加工技术和工艺，支持传统剂型中成药的生产，鼓励运用现代科学技术研究开发传统中成药。

必考热点

1. 乡村中医药技术人员自种自采自用的中草药，只限于其所在的医疗机构内使用，不得上市流通，不得加工成中药制剂。
2. 医疗机构炮制中药饮片，应当向所在地设区的市级人民政府药品监督管理部门备案。

考点：中医药人才培养

1. 中医药学校教育　国家完善中医药学校教育体系，支持专门实施中医药教育的高等学校、中等职业学校和其他教育机构的发展。

2. 中医药师承教育　国家发展中医药师承教育，支持有丰富临床经验和技术专长的中医医师、中药专业技术人员在执业、业务活动中带徒授业，传授中医药理论和技术方法，培养中医药专业技术人员。

3. 中医药人才培训　国家加强对中医医师和城乡基层中医药专业技术人员的培养和培训。

考点：中医药科学研究

1. 中医药文献资料管理　国家采取措施支持对中医药古籍文献、著名中医药专家的学术思想和诊疗经验以及民间中医药技术方法的整理、研究和利用；鼓励组织和个人捐献有科学研究和临床应用价值的中医药文献、秘方、验方、诊疗方法和技术。

2. 中医药创新措施　国家建立和完善符合中医药特点的科学技术创新体系、评价体系和管理体制，推动中医药科学技术进步与创新。

考点：中医药传承与文化传播

1. 中医药传承　对具有重要学术价值的中医药理论和技术方法，省级以上人民政府中医药主管部门应当组织遴选本行政区域内的中医药学术传承项目和传承人，并为传承活动提供必要的条件。传承人应当开展传承活动，培养后继人才，收集整理并妥善保存相关的学术资料。属于非物质文化遗产代表性项目的，依照《中华人民共和国非物质文化遗产法》的有关规定开展传承活动。

国家建立中医药传统知识保护数据库、保护名录和保护制度。中医药传统知识持有人对其持有的中医药传统知识享有传承使用的权利，对他人获取、利用其持有的中医药传统知识享有知情同意和利益分享等权利。

国家对经依法认定属于国家秘密的传统中药处方组成和生产工艺实行特殊保护。

2. 中医药文化传播　县级以上人民政府应当加强中医药文化宣传，普及中医药知识，鼓励组织和个人创作中医药文化和科普作品。

开展中医药文化宣传和知识普及活动，应当遵守国家有关规定。任何组织或者个人不得对中医药作虚假、夸大宣传，不得冒用中医药名义牟取不正当利益。

广播、电视、报刊、互联网等媒体开展中医药知识宣传，应当聘请中医药专业技术人员进行。

必考热点

1. 国家对经依法认定属于国家秘密的传统中药处方组成和生产工艺实行特殊保护。
2. 医疗机构炮制中药饮片，应当向所在地设区的市级人民政府药品监督管理部门备案。
3. 广播、电视、报刊、互联网等媒体开展中医药知识宣传，应当聘请中医药专业技术人员进行。

考点：保障措施

1. 政策支持 县级以上人民政府应当为中医药事业发展提供政策支持和条件保障，将中医药事业发展经费纳入本级财政预算。

县级以上人民政府及其有关部门制定基本医疗保险支付政策、药物政策等医药卫生政策，应当有中医药主管部门参加，注重发挥中医药的优势，支持提供和利用中医药服务。应当按照国家规定，将符合条件的中医医疗机构纳入基本医疗保险定点医疗机构范围，将符合条件的中医诊疗项目、中药饮片、中成药和医疗机构中药制剂纳入基本医疗保险基金支付范围。应当按照法定价格管理权限，合理确定中医医疗服务的收费项目和标准，体现中医医疗服务成本和专业技术价值。

2. 中医药标准体系建设 国家加强中医药标准体系建设，根据中医药特点对需要统一的技术要求制定标准并及时修订。推动建立中医药国际标准体系。

中医药国家标准、行业标准由国务院有关部门依据职责制定或者修订，并在其网站上公布，供公众免费查阅。

3. 与中医药有关的评审或者鉴定 开展法律、行政法规规定的与中医药有关的评审、评估、鉴定活动，应当成立中医药评审、评估、鉴定的专门组织，或者有中医药专家参加。

4. 少数民族医药发展 国家采取措施，加大对少数民族医药传承创新、应用发展和人才培养的扶持力度，加强少数民族医疗机构和医师队伍建设，促进和规范少数民族医药事业发展。

考点：法律责任

1. 县级以上人民政府中医药主管部门及其他有关部门未履行职责 县级以上人民政府中医药主管部门及其他有关部门未履行本法规定的职责的，由本级人民政府或者上级人民政府有关部门责令改正；情节严重的，对直接负责的主管人员和其他直接责任人员，依法给予处分。

2. 超范围执业

（1）诊所超范围开展医疗活动：中医诊所违反《中华人民共和国中医药法》的规定，超出备案范围开展医疗活动的，由所在地县级人民政府中医药主管部门责令改正，没收违法所得，并处1万元以上3万元以下罚款；情节严重的，责令停止执业活动。

中医诊所被责令停止执业活动的，其直接负责的主管人员自处罚决定作出之日起5年内不得在医疗机构内从事管理工作。医疗机构聘用上述不得从事管理工作的人员从事管理工作的，由原发证部门吊销执业许可证或者由原备案部门责令停止执业活动。

（2）医师超范围执业：经考核取得医师资格的中医医师违反《中华人民共和国中医药法》规定，超出注册的执业范围从事医疗活动的，由县级以上人民政府中医药主管部门责令暂停6个月以上1年以下执业活动，并处1万元以上3万元以下罚款；情节严重的，吊销执业证书。

3. 未依法备案 违反《中华人民共和国中医药法》的规定，举办中医诊所、炮制中药饮片、委托配制中药制剂应当备案而未备案，或者备案时提供虚假材料的，由中医药主管部门和药品监督管理部门按照各自职责分工责令改正，没收违法所得，并处3万元以下罚款，向社会公告相关信息；拒不改正的，责令停止执业活动或者责令停止炮制中药饮片、委托配制中药制剂活动，其直接责任人员5年内不得从事中医药相关活动。

4. 中医医疗广告违法 违反《中华人民共和国中医药法》的规定，发布的中医医疗广告内容与经审查批准的内容不相符的，由原审查部门撤销该广告的审查批准文件，1年内不受理该医疗机构的广告审查申请。发布中医医疗广告其他违法行为，依照《中华人民共和国广告法》的规定给予处罚。

5. **中药材种植过程违法**　违反《中华人民共和国中医药法》的规定，在中药材种植过程中使用剧毒、高毒农药的，依照有关法律、法规规定给予处罚；情节严重的，可以由公安机关对其直接负责的主管人员和其他直接责任人员处5日以上15日以下拘留。

6. **其他法律责任**　违反《中华人民共和国中医药法》的规定，造成人身、财产损害的，依法承担民事责任；构成犯罪的，依法追究刑事责任。

必考热点

1. 中医诊所被责令停止执业活动的，其直接负责的主管人员自处罚决定作出之日起5年内不得在医疗机构内从事管理工作。

2. 违反《中华人民共和国中医药法》的规定，发布的中医医疗广告内容与经审查批准的内容不相符的，由原审查部门撤销该广告的审查批准文件，1年内不受理该医疗机构的广告审查申请。

第四章　基本技能

职业素质

考点：医师职业素质

1. **医患沟通能力**　沟通能力是和谐医患关系的促进因素，体现在医疗实践的各个环节，渗透于医师的一言一行，是医师职业素质的重要反映。沟通能力包括医师对沟通技巧的把控能力、沟通障碍的处理能力，以及医患矛盾的应对能力等方面。在医患沟通中，医师应坚持理解、平等、关怀的沟通理念，尊重患者的权利，保护患者的隐私，熟练地掌握言语沟通和非言语沟通的技巧。

2. **伦理判断能力**　在医疗实践中，医师不仅需要进行好坏、是非、善恶的价值判断，还会遇到善与善、恶与恶的道德选择。一位合格的医师要有能力识别医疗实践中的道德问题，并给出正确的道德评价，能够正确判断何时对患者隐瞒信息或不保守秘密在道德上是合理的，能够正确处理放弃治疗、无效治疗、终止治疗等特殊医疗活动中的伦理难题。

3. **依法执业能力**　依法执业能力，是医务人员了解掌握并在医疗执业过程中遵守法律、法规和诊疗规范的规定和要求，履行法定义务的专业技术和人文素质的综合体现。①执业必须具备执业资质。②执业要遵守法律、法规和诊疗规范。③对重危患者应当履行紧急救治义务。④依法书写病历和医学证明文件。⑤履行医疗风险告知与说明义务。⑥特殊事项报告义务。

必考热点

在医患沟通中，医师应坚持理解、平等、关怀的沟通理念，尊重患者的权利，保护患者的隐私，熟练地掌握言语沟通和非言语沟通的技巧。

第二部分

公共卫生

第五章　卫生管理和政策

第一节　疾病预防策略

考点：第一级预防

1. 概念　第一级预防又称病因预防或者发病前期预防，是指在疾病尚未发生时针对疾病“易感期”的致病因素或危险因素采取措施，是积极预防疾病的根本措施。包括个体预防和社区预防。

2. 个体预防措施　是针对个人实施的预防措施，如个体化健康教育，提倡自主健康和自我保健，按照合理膳食、适量运动、戒烟限酒、心理平衡的健康基本原则，改变不良的行为和生活方式，建立可行的有益于健康的行为与生活方式。

3. 社区预防措施　是针对社区人群实施的预防措施，如社区居民的健康教育活动、利用各种媒体普及常见病预防常识、举行趣味健身比赛、长期供应碘盐预防地方性甲状腺肿、预防接种、高危人群预防服药、职业人群健康监护、卫生立法、改善社区环境卫生、禁止公共场所吸烟及乱扔垃圾。

重点提醒

社区卫生服务中的第一级预防必须以个体预防和社区预防并重。对群体的普遍预防和对高危人群的重点预防结合起来，全人群策略和高危人群策略的互相补充就形成一级预防双向策略。

必考热点

1. 某社区开展高血压病防治工作，采取的措施包括：广泛宣传高血压防治知识，提高社区人群自我保健意识，鼓励社区人群改变不良行为和生活方式；对辖区内35岁及以上常住居民，每年在其第一次就诊时为其测量血压；对原发性高血压患者，每年进行一次较全面的健康检查；对原发性高血压患者，每年要提供定期面对面的随访；固定责任医生建立高血压门诊、实行档案制，进行跟踪服务；根据患者血压控制情况进行分类干预及定期随访；积极开展高血压治疗，针对危重患者采取会诊和转诊，确诊伴有高血压危象及并发症的患者及时联络转送上级医院。在该社区高血压防治过程中，鼓励人群改变不良行为和生活方式属于第一级预防。

2. 为防治冠心病，该社区卫生服务中心采取了下列措施：进行社区居民冠心病筛查，宣传减少饮食中饱和脂肪酸的摄入；加强病例报告制度；及早发现心电图改变。其中属于第一级预防的措施是宣传减少饮食中饱和脂肪酸的摄入。

【热点提示】第一级预防又称病因预防，通过切断危害因素及病因，提高人群健康水平。

考点：第二级预防

第二级预防又称“三早”预防或者临床前期预防，是在疾病的临床前期做好早期发现、早期诊断、早期治疗的“三早”预防工作，为防止或者减缓疾病发展而采取的措施。对于传染病，除了“三早”，还需做到疫情早报告及患者早隔离，即“五早”。

必考热点

1. 对吸烟人群进行肺癌筛查属于第二级预防。

【热点提示】第二级预防指的是早期发现、早期诊断、早期治疗，防患于开端。常用的第二级预防方法是筛检普查。

2. 对糖尿病患者进行早期治疗，属于第二级预防。

【热点提示】通过病例的筛查，早期发现、早期诊断、早期治疗，属于第二级预防。

考点：第三级预防

第三级预防又称发病后期预防，指在疾病的“临床期”针对患者采取积极的对症治疗和康复治疗措施，及时有效地防止病情恶化，预防并发症和残疾。对已经丧失劳动力和伤残者，通过功能康复、心理康复、家庭护理指导等，使患者尽快恢复生活和劳动能力，提高生活质量，延长生存期，降低死亡率。

重点提醒

在三级预防策略中，第一级预防最为重要，第一级预防是积极主动、有效、经济、无痛苦的预防措施。对不同类型的疾病，有不同的三级预防策略。慢性病的预防控制要从源头抓起，以第一级预防为主，还应兼顾第二级、第三级预防。

必考热点

保护糖尿病患者的劳动能力、提高生活质量、延长寿命这些措施属于糖尿病第三级预防。

第二节 基本公共卫生服务和重大公共卫生服务项目

考点：实施项目的目的和意义

1. 国家基本公共卫生项目和重大公共卫生项目是促进基本公共卫生服务逐步均等化的重要内容，是深化医药卫生体制改革的重要工作。

2. 基本公共卫生服务项目是针对当前城乡居民存在的主要健康问题，以儿童、孕产妇、老年人、慢性病患者、严重精神障碍患者和肺结核患者为重点人群，由基层医疗机构（乡镇卫生院、村卫生室、社区服务中心、社区服务站）组织实施，面向全体居民免费提供的最基本的公共卫生服务。

考点：项目的主要内容

1. 基本公共卫生服务项目的内容 到2017年，由基层医疗机构正在实施的国家基本公共卫生服务项目有12项，包括居民健康档案管理、健康教育、预防接种、0~6岁儿童健康管理、孕产妇健康管理、老年人健康管理、慢性病患者健康管理（包括高血压患者健康管理、2型糖尿病患者健康管理）、严重精神障碍患者管理、肺结核患者健康管理、传染病及突发公共卫生事件报告和处理、中医药健康管理、卫生监督协管。

为贯彻落实《国务院办公厅关于印发医疗卫生领域中央与地方财政事权和支出责任划分改革方案的通知》，2019年起，将原重大公共卫生服务和计划生育项目中的主要包括农村妇女“两癌”检查项目、基本避孕服务项目、贫困地区儿童营养改善项目、贫困地区新生儿疾病筛查项目、增补叶酸预防神经管缺陷项目、国家免费孕前优生健康检查项目、地中海贫血防控项目等19项工作新划入基本公共卫生服务。对于新划入基本公共卫生服务的内容，将地方病防治、职业病防治、重大疾病及危害因素监测3项重点工作按项目单列，明确资金和任务；其他疾病预防控制、妇幼健康服务、老年健康与医养结合服务、食品安全保障、卫生监督管理、卫生应急队伍建设、人口监测与计划生育服务、健康素养促进等16项工作，由国家卫生健康委提供工作规范和绩效评价指标，由各省份结合本地实际实施。

2022年，根据财政部等5部门联合印发的《关于修订基本公共卫生服务等5项补助资金管理办法的通知》和国家卫生健康委等3部委联合印发的《关于做好2022年基本公共卫生服务工作的通知》，基本公共卫生服务项目包括：①国家基本公共卫生服务项目的12项内容，即居民健康档案管理、健康教育、预防接种、0~6岁儿童健康管理、孕产妇健康管理、老年人健康管理、慢性病患者健康管理（包括高血压患者健康管理和2型糖尿病患者健康管理）、严重精神障碍患者管理、肺结核患者健康管理、传染病及突发公共卫生事件报告和处理、中医药健康管理、卫生监督协管。②不限于基层医疗卫生机构实施的地方病防治、职业病防治、人禽流感和SARS防控、鼠疫防治、国家卫生应急队伍运维保障、农村妇女“两癌”检查、基本避孕服务、脱贫地区儿童营养改善、脱贫地区新生儿疾病筛查、增补叶酸预防神经管缺陷、国家免费孕前优生健康检查、地中海贫血防控、食品安全标准跟踪评价、健康素养促进、老年健康与医养结合服务、卫生健康项目监督等16项服务内容。重大疾病及危害因素监测、国家随机监督抽查以及人口监测不再列入基本公共卫生服务。

2. 重大公共卫生服务项目的内容 主要包括纳入国家免疫规划的常规免疫及国家确定的群体性预防接种和重点人群应急接种所需疫苗和注射器购置，艾滋病、结核病、血吸虫病、棘球蚴病（包虫病）等防控，精神心理疾病综合管理，重大慢性病防控管理模式和适宜技术探索等，由国家负责组织实施。

考点：新划入项目的基层职责

原12类基本公共卫生服务项目主要由乡镇卫生院、社区卫生服务中心（站）、村卫生室等基层医疗卫生机构提供，由疾病预防控制中心、妇幼保健院、卫生监督所等专业公共卫生机构提供技术指导。新划入的原重大公共卫生服务和计划生育项目中的妇幼卫生、老年健康服务、医养结合、卫生应急、孕前检查等内容，按原管理途径管理，不限于基层医疗卫生机构提供。

第三节　家庭医生签约服务

考点：主要目标与签约对象

从2022年开始，在现有服务水平基础上，全人群和重点人群签约服务覆盖率每年提升1~3个百分点，到2035年，签约服务覆盖率达到75%以上，基本实现家庭全覆盖，重点人群签约服务覆盖率达到85%以上，满意度达到85%左右。老年人、孕产妇、儿童、残疾人、脱贫人口、计划生育特殊家庭成员以及高血压、糖尿病、结核病和严重精神障碍患者等作为签约服务重点人群，优先签约服务。脱贫地区逐步将脱贫不稳定户、边缘易致贫户、突发严重困难户等群体中的慢性病患者、老年人等纳入签约服务重点人群范围。

考点：家庭医生签约服务内容

1. 家庭医生团队为签约居民提供基本医疗、公共卫生和约定的健康管理服务。
2. 基本医疗服务涵盖常见病和多发病的中西医诊治、合理用药、就医路径指导和转诊预约等。

3. 公共卫生服务要涵盖国家基本公共卫生服务项目和规定的其他公共卫生服务，包括建立电子健康档案、优先预约就诊、转诊绿色通道、慢性病长期处方、健康教育和健康促进、预防接种、重点疾病健康管理，以及儿童、老年人、孕产妇重点人群健康管理等服务。

4. 约定的健康管理服务包括健康评估、康复指导、家庭病床服务、家庭护理、远程健康监测、医养结合、安宁疗护、智能辅助诊疗，以及特定人群和特殊疾病健康管理及上门服务等，满足居民多样化的健康服务需求。

5. 实施弹性化服务协议，服务协议有效期可为1~3年，服务关系稳定的家庭医生和签约居民签订2年、3年有效期的服务协议。

考点：签约服务主体

1. 家庭医生为签约服务第一责任人，现阶段家庭医生主要包括基层医疗卫生机构注册全科医生（含助理全科医生和中医类别全科医生）、具备能力的乡镇卫生院医师和乡村医生、公立医院医师和中级以上职称的退休临床医师，以及三级医院对口支援、科室共建、人才下沉、多点执业等形式的医师。

2. 签约服务可以个人为签约主体，也可采取团队服务形式，家庭医生团队主要由家庭医生、社区护士、公共卫生医师（含助理公共卫生医师）等组成，二级以上医院选派医师（含中医类别医师），有条件的地区可吸收药师、健康管理师、心理咨询师、社（义）工等加入团队。

第四节　健康中国战略

考点："健康中国2030"规划纲要——总体战略

1. **指导思想**　推进健康中国建设，必须高举中国特色社会主义伟大旗帜，全面贯彻党的十八大和十八届三中、四中、五中全会精神，以马克思列宁主义、毛泽东思想、邓小平理论、"三个代表"重要思想、科学发展观为指导，深入学习贯彻习近平总书记系列重要讲话精神，紧紧围绕统筹推进"五位一体"总体布局和协调推进"四个全面"战略布局，认真落实党中央、国务院决策部署，坚持以人民为中心的发展思想，牢固树立和贯彻落实新发展理念，坚持正确的卫生与健康工作方针，以提高人民健康水平为核心，以体制机制改革创新为动力，以普及健康生活、优化健康服务、完善健康保障、建设健康环境、发展健康产业为重点，把健康融入所有政策，加快转变健康领域发展方式，全方位、全周期维护和保障人民健康，大幅提高健康水平，显著改善健康公平，为实现"两个一百年"奋斗目标和中华民族伟大复兴的中国梦提供坚实健康基础。主要遵循的原则有健康优先、改革创新、科学发展、公平公正。

2. **战略主题**　"共建共享、全民健康"是建设健康中国的战略主题。核心是以人民健康为中心，坚持以基层为重点，以改革创新为动力，预防为主，中西医并重，把健康融入所有政策，人民共建共享的卫生与健康工作方针，针对生活行为方式、生产生活环境以及医疗卫生服务等健康影响因素，坚持政府主导与调动社会、个人的积极性相结合，推动人人参与、人人尽力、人人享有，落实预防为主，推行健康生活方式，减少疾病发生，强化早诊断、早治疗、早康复，实现全民健康。共建共享是建设健康中国的基本路径。全民健康是建设健康中国的根本目的。

3. **战略目标**　到2020年，建立覆盖城乡居民的中国特色基本医疗卫生制度，健康素养水平持续提高，健康服务体系完善高效，人人享有基本医疗卫生服务和基本体育健身服务，基本形成内涵丰富、结构合理的健康产业体系，主要健康指标居于中高收入国家前列。到2030年，促进全民健康的制度体系更加完善，健康领域发展更加协调，健康生活方式得到普及，健康服务质量和健康保障水平不断提高，健康产业繁荣发展，基本实现健康公平，主要健康指标进入高收入国家行列。到2050年，建成与社会主义现代化国家相适应的健康国家。

到2030年具体实现以下目标：人民健康水平持续提升，主要健康危险因素得到有效控制，健康服务能力大幅提升，健康产业规模显著扩大，促进健康的制度体系更加完善。

必考热点

1. “共建共享、全民健康”是建设健康中国的战略主题。

2. 到2030年具体实现以下目标：人民健康水平持续提升，主要健康危险因素得到有效控制，健康服务能力大幅提升，健康产业规模显著扩大，促进健康的制度体系更加完善。

考点：“健康中国2030”规划纲要——普及健康生活

1. 加强健康教育

（1）提高全民健康素养：推进全民健康生活方式行动，强化家庭和高危个体健康生活方式指导及干预，开展健康体重、健康口腔、健康骨骼等专项行动，到2030年基本实现以县（市、区）为单位全覆盖。开发推广促进健康生活的适宜技术和用品。

（2）加大学校健康教育力度：将健康教育纳入国民教育体系，把健康教育作为所有教育阶段素质教育的重要内容。

2. 塑造自主自律的健康行为

（1）引导合理膳食：制订实施国民营养计划，深入开展食物（农产品、食品）营养功能评价研究，全面普及膳食营养知识，发布适合不同人群特点的膳食指南，引导居民形成科学的膳食习惯，推进健康饮食文化建设。

（2）开展控烟限酒：全面推进控烟履约，加大控烟力度，运用价格、税收、法律等手段提高控烟成效。加强限酒健康教育，控制酒精过度使用，减少酗酒。加强有害使用酒精监测。

（3）促进心理健康：加强心理健康服务体系建设和规范化管理。加大全民心理健康科普宣传力度，提升心理健康素养。

（4）减少不安全性行为和毒品危害：强化社会综合治理，开展性道德、性健康和性安全宣传教育和干预，加强对性传播高危行为人群的综合干预。加强全国戒毒医疗服务体系建设，早发现、早治疗成瘾者。

3. 提高全民身体素质

（1）完善全民健身公共服务体系：统筹建设全民健身公共设施，加强健身步道、骑行道、全民健身中心、体育公园、社区多功能运动场等场地设施建设。

（2）广泛开展全民健身运动：继续制订实施全民健身计划，普及科学健身知识和健身方法，推动全民健身生活化。

（3）加强体医融合和非医疗健康干预：发布体育健身活动指南，建立完善针对不同人群、不同环境、不同身体状况的运动处方库，推动形成体医结合的疾病管理与健康服务模式。

（4）促进重点人群体育活动：制订实施青少年、妇女、老年人、职业群体及残疾人等特殊群体的体质健康干预计划。

考点：“健康中国2030”规划纲要——优化健康服务

1. 强化覆盖全民的公共卫生服务

（1）防治重大疾病：实施慢性病综合防控战略，加强国家慢性病综合防控示范区建设。加强重大传染病防控。完善传染病监测预警机制。

（2）完善计划生育服务管理：健全人口与发展的综合决策体制机制，完善有利于人口均衡发展的政策体系。

（3）推进基本公共卫生服务均等化。

2. 提供优质高效的医疗服务

（1）完善医疗卫生服务体系：全面建成体系完整、分工明确、功能互补、密切协作、运行高效的整合型医疗卫生服务体系。

（2）创新医疗卫生服务供给模式：建立专业公共卫生机构、综合和专科医院、基层医疗卫生机构“三位一体”的重大疾病防控机制，建立信息共享、互联互通机制，推进慢性病防、治、管整体融合发展，实现医防结合。

（3）提升医疗服务水平和质量：建立与国际接轨、体现中国特色的医疗质量管理与控制体系，基本健全覆盖主要专业的国家、省、市三级医疗质量控制组织，推出一批国际化标准规范。

3. 充分发挥中医药独特优势　①提高中医药服务能力。②发展中医养生保健治未病服务。③推进中医药继承创新。

4. 加强重点人群健康服务　①提高妇幼健康水平。②促进健康老龄化。③维护残疾人健康。

必考热点

创新医疗卫生服务供给模式的措施：建立专业公共卫生机构、综合和专科医院、基层医疗卫生机构“三位一体”的重大疾病防控机制，建立信息共享、互联互通机制，推进慢性病防、治、管整体融合发展，实现医防结合。

考点：“健康中国2030”规划纲要——完善健康保障

1. 健全医疗保障体系　①完善全民医保体系。②健全医保管理服务体系。③积极发展商业健康保险。

2. 完善药品供应保障体系　①深化药品、医疗器械流通体制改革。②完善国家药物政策。

考点：“健康中国2030”规划纲要——建设健康环境

1. 深入开展爱国卫生运动　①加强城乡环境卫生综合整治。②建设健康城市和健康村镇。

2. 加强影响健康的环境问题治理　①深入开展大气、水、土壤等污染防治。②实施工业污染源全面达标排放计划。③建立健全环境与健康监测、调查和风险评估制度。

3. 保障食品药品安全　①加强食品安全监管。②强化药品安全监管。

4. 完善公共安全体系　①强化安全生产和职业健康。②促进道路交通安全。③预防和减少伤害。④提高突发事件应急能力。⑤健全口岸公共卫生体系。

考点：“健康中国2030”规划纲要——发展健康产业

1. 优化多元办医格局。
2. 发展健康服务新业态。
3. 积极发展健身休闲运动产业。
4. 促进医药产业发展：①加强医药技术创新。②提升产业发展水平。

考点：“健康中国2030”规划纲要——健全支撑与保障

1. 深化体制机制改革：①把健康融入所有政策。②全面深化医药卫生体制改革。③完善健康筹资机制。④加快转变政府职能。
2. 加强健康人力资源建设：①加强健康人才培养培训。②创新人才使用评价激励机制。
3. 推动健康科技创新：①构建国家医学科技创新体系。②推进医学科技进步。
4. 建设健康信息化服务体系：①完善人口健康信息服务体系建设。②推进健康医疗大数据应用。
5. 加强健康法治建设。
6. 加强国际交流合作。

考点：“健康中国2030”规划纲要——强化组织实施

1. 加强组织领导。
2. 营造良好社会氛围。
3. 做好实施监测。

考点：健康中国行动（2019—2030年）——总体要求

1. 指导思想 以习近平新时代中国特色社会主义思想为指导，全面贯彻党的十九大和十九届二中、三中全会精神，认真落实党中央、国务院决策部署，坚持以人民为中心的发展思想，牢固树立“大卫生、大健康”理念，坚持预防为主、防治结合的原则，以基层为重点，以改革创新为动力，中西医并重，把健康融入所有政策，针对重大疾病和一些突出问题，聚焦重点人群，实施一批重大行动，政府、社会、个人协同推进，建立健全健康教育体系，引导群众建立正确健康观，形成有利于健康的生活方式、生态环境和社会环境，促进以治病为中心向以健康为中心转变，提高人民健康水平。

2. 基本路径

（1）普及健康知识。把提升健康素养作为增进全民健康的前提，根据不同人群特点有针对性地加强健康教育与促进，让健康知识、行为和技能成为全民普遍具备的素质和能力，实现健康素养人人有。

（2）参与健康行动。倡导每个人是自己健康第一责任人的理念，激发居民热爱健康、追求健康的热情，养成符合自身和家庭特点的健康生活方式，合理膳食、科学运动、戒烟限酒、心理平衡，实现健康生活少生病。

（3）提供健康服务。推动健康服务供给侧结构性改革，完善防治策略、制度安排和保障政策，加强医疗保障政策与公共卫生政策衔接，提供系统连续的预防、治疗、康复、健康促进一体化服务，提升健康服务的公平性、可及性、有效性，实现早诊、早治、早康复。

（4）延长健康寿命。强化跨部门协作，鼓励和引导单位、社区、家庭、居民个人行动起来，对主要健康问题及影响因素采取有效干预，形成政府积极主导、社会广泛参与、个人自主自律的良好局面，持续提高健康预期寿命。

3. 总体目标 到2022年，覆盖经济社会各相关领域的健康促进政策体系基本建立，全民健康素养水平稳步提高，健康生活方式加快推广，心脑血管疾病、癌症、慢性呼吸系统疾病、糖尿病等重大慢性病发病率上升趋势得到遏制，重点传染病、严重精神障碍、地方病、职业病得到有效防控，致残和死亡风险逐步降低，重点人群健康状况显著改善。

到2030年，全民健康素养水平大幅提升，健康生活方式基本普及，居民主要健康影响因素得到有效控制，因重大慢性病导致的过早死亡率明显降低，人均健康预期寿命得到较大提高，居民主要健康指标水平进入高收入国家行列，健康公平基本实现，实现《“健康中国2030”规划纲要》有关目标。

必考热点

1.《健康中国行动（2019—2030年）》（简称《健康中国行动》）以习近平新时代中国特色社会主义思想为指导思想，坚持预防为主、防治结合的原则。

2.《健康中国行动》的基本路径有普及健康知识、参与健康行动、提供健康服务、延长健康寿命。

考点：健康中国行动（2019—2030年）——重大行动

1. 健康知识普及行动 本行动旨在帮助每个人学习、了解、掌握有关预防疾病、早期发现、紧急救援、及时就医、合理用药等维护健康的知识与技能，增强自我主动健康意识，不断提高健康管理能力。

2. 合理膳食行动 本行动旨在对一般人群、超重和肥胖人群、贫血与消瘦等营养不良人群、孕妇和婴幼儿等特定人群，分别给出膳食指导建议，并提出政府和社会应采取的主要举措。

3. 全民健身行动　本行动主要对健康成年人、老年人、单纯性肥胖患者以及以体力劳动为主的人群，分别给出身体活动指导建议，并提出政府和社会应采取的主要举措。

4. 控烟行动　本行动针对烟草危害，提出了个人和家庭、社会、政府应采取的主要举措。

5. 心理健康促进行动　近年来，我国以抑郁障碍为主的心境障碍和焦虑障碍患病率呈上升趋势。本行动给出正确认识、识别、应对常见精神障碍和心理行为问题，特别是抑郁症、焦虑症的建议，并提出社会和政府应采取的主要举措。

6. 健康环境促进行动　爱国卫生运动是促进健康环境的有效手段。本行动主要针对影响健康的空气、水、土壤等自然环境问题，室内污染等家居环境风险，道路交通伤害等社会环境危险因素，分别给出健康防护和应对建议，并提出政府和社会应采取的主要举措。

7. 妇幼健康促进行动　我国出生缺陷多发，妇女“两癌”高发，严重影响妇幼的生存和生活质量，影响人口素质和家庭幸福。本行动主要针对婚前和孕前、孕期、新生儿和儿童早期各阶段分别给出妇幼健康促进建议，并提出政府和社会应采取的主要举措。

8. 中小学健康促进行动　中小学生正处于成长发育的关键阶段。本行动给出健康行为与生活方式、疾病预防、心理健康、生长发育与青春期保健等知识与技能，并提出个人、家庭、学校、政府应采取的举措。

9. 职业健康保护行动　劳动者依法享有职业健康保护的权利。我国职业病危害因素已成为影响成年人健康的重要因素。本行动主要依据《中华人民共和国职业病防治法》和有关职业病预防控制指南，分别提出劳动者个人、用人单位、政府应采取的举措。

10. 老年健康促进行动　我国是世界上老年人口最多的国家。本行动针对老年人膳食营养、体育锻炼、定期体检、慢病管理、精神健康以及用药安全等方面，给出个人和家庭行动建议，并分别提出促进老有所医、老有所养、老有所为的社会和政府主要举措。

11. 心脑血管疾病防治行动　心脑血管疾病是我国居民第一位死亡原因。本行动主要针对一般成年人、心脑血管疾病高危人群和患者，给出血压监测、血脂检测、自我健康管理、膳食、运动的建议，提出急性心肌梗死、脑卒中发病的自救措施，并提出社会和政府应采取的主要举措。

12. 癌症防治行动　癌症严重影响人民健康。本行动主要针对癌症预防、早期筛查及早诊早治、规范化治疗、康复和膳食指导等方面，给出有关建议，并提出社会和政府应采取的主要举措。

13. 慢性呼吸系统疾病防治行动　慢性呼吸系统疾病以哮喘、慢性阻塞性肺疾病（慢阻肺）等为代表，患病率高，严重影响健康水平。本行动主要针对慢阻肺、哮喘的主要预防措施和膳食、运动等方面，给出指导建议，并提出社会和政府应采取的主要举措。

14. 糖尿病防治行动　我国是全球糖尿病患病率增长最快的国家之一。本行动主要针对糖尿病前期人群和糖尿病患者，给出识别标准、膳食和运动等生活方式指导建议以及防治措施，并提出社会和政府应采取的主要举措。

15. 传染病及地方病防控行动　传染病、地方病严重威胁人民健康。本行动针对艾滋病、病毒性肝炎、结核病、流感、寄生虫病、地方病，分别提出了个人、社会和政府应采取的主要举措。

必考热点

1.“心理健康促进行动”针对常见精神障碍和心理行为问题，特别是抑郁症、焦虑症的建议，提出社会和政府应采取的主要举措。

2.“妇幼健康促进行动”主要针对婚前和孕前、孕期、新生儿和儿童早期各阶段分别给出妇幼健康促进建议，并提出政府和社会应采取的主要举措。

考点：健康中国行动（2019—2030 年）——保障措施

1. 加强组织领导　健康中国行动推进委员会（以下简称推进委员会）负责《健康中国行动》的组织实施，统筹政府、社会、个人参与健康中国行动，协调全局性工作，指导各地根据本地实际情况研究制定具体行动方案，研究确定年度工作重点并协调落实，组织开展行动监测评估和考核评价，下设专项行动工作组负责推动落实有关任务。各相关部门通力合作、各负其责。各省（区、市）要将落实本行动纳入重要议事日程，健全领导体制和工作机制，针对本地区威胁居民健康的主要健康问题，研究制定具体行动方案，分阶段、分步骤组织实施，确保各项工作目标如期实现。推动将健康融入所有政策，巩固提升卫生城镇创建，推进健康城市、健康村镇建设，并建成一批示范市（乡村），开展全民运动健身模范市（县）评选，有效整合资源，形成工作合力，确保行动实效。

2. 开展监测评估 监测评估工作由推进委员会统筹领导，各专项行动工作组负责具体组织实施。在推进委员会的领导下，各专项行动工作组围绕行动提出的目标指标和行动举措，健全指标体系，制定监测评估工作方案。以现有统计数据为基础，完善监测评估体系，依托互联网和大数据，发挥第三方组织作用，对主要倡导性指标和预期性指标、重点任务的实施进度和效果进行年度监测评估。各专项行动工作组根据监测情况每年形成各专项行动实施进展专题报告，推进委员会办公室发挥第三方组织作用，形成总体监测评估报告，经推进委员会同意后上报国务院并通报各有关部门和各省（区、市）党委、政府。在监测评估基础上，适时发布监测评估报告。各省（区、市）按要求开展本地区监测评估。

3. 建立绩效考核评价机制 把《健康中国行动》实施情况作为健康中国建设国家总体考核评价的重要内容，强化各地党委、政府和各有关部门的落实责任。建立督导制度，每年开展一次专项督导。针对主要指标和重要任务，制定考核评价办法，强化对约束性指标的年度考核。建立考核问责机制，对各地区、各部门、各单位等的落实情况进行考核评价，把考评结果作为对各地区、各相关部门绩效考核的重要依据。对考评结果好的地区和部门，予以通报表扬并按照有关规定给予适当奖励；对进度滞后、工作不力的地区和部门，及时约谈并督促整改。各相关责任部门每半年向推进委员会报告工作进展。充分调动社会组织、企业的积极性，发挥行业协（学）会作用，做好专项调查，探索建立第三方考核评价机制。

4. 健全支撑体系 在推进委员会的领导下，从相关领域遴选专家，成立国家专家咨询委员会，各省（区、市）成立省级专家咨询委员会，为行动实施提供技术支撑，及时提出行动调整建议，并完善相关指南和技术规范。医疗保障制度要坚持保基本原则，合理确定基本医保待遇标准，使保障水平与经济社会发展水平相适应。从治疗方案标准、评估指标明确的慢性病入手，开展特殊慢性病按人头付费，鼓励医疗机构做好健康管理。促进"互联网+医疗健康"发展，创新服务模式。加大政府投入力度，强化支持引导，确保行动落实到位。依托社会力量依法成立健康中国行动基金会，为行动重点工作实施提供支持。鼓励金融机构创新产品和服务，推动形成资金来源多元化的保障机制。针对行动实施中的关键技术，结合国家科技重大专项、重点研发计划，加强科技攻关，对各项行动给予支持；同步开展卫生技术评估，不断增强行动的科学性、有效性和经济性。完善相关法律法规体系，以法治保障健康中国建设任务落实和目标实现。

5. 加强宣传引导 设立健康中国行动专题网站，大力宣传实施行动、促进全民健康的重大意义、目标任务和重大举措。各有关责任部门要根据本行动要求，编制群众喜闻乐见的解读材料和文艺作品，并以有效方式引导群众了解和掌握，推动个人践行健康生活方式。设立健康形象大使，评选一批"健康达人"，发挥形象大使和"健康达人"的示范引领作用。加强正面宣传、科学引导和典型报道，增强社会的普遍认知，营造良好的社会氛围。高度重视医疗卫生机构和医务人员在行动实施中的重要作用，完善培养培训、服务标准、绩效考核等制度，鼓励引导广大医务人员践行"大卫生、大健康"理念，做好健康促进与教育工作。

必考热点

1.《健康中国行动》中规定的保障措施有加强组织领导、开展监测评估、建立绩效考核评价机制、健全支撑体系、加强宣传引导。

2. 健康中国行动推进委员会负责《健康中国行动》的组织实施，统筹政府、社会、个人参与健康中国行动，协调全局性工作。

3. 监测评估工作由健康中国行动推进委员会统筹领导，各专项行动工作组负责具体组织实施。

4. 在推进委员会的领导下，从相关领域遴选专家，成立国家专家咨询委员会。

第五节　中医预防与养生保健

考点：中医预防与养生保健基本原则

中医预防与养生保健基本原则如下：①天人相应，顺应自然。②形神合一，形神共养。③动静互涵，协调平衡。④重视先兆，防微杜渐。

考点：中医预防与养生保健服务方式

中医药预防与养生保健主要服务方式如下：①针灸、推拿、刮痧拔罐及经络养生。②四时养生。③食疗与药膳。④冬病夏治。⑤五禽戏、八段锦、太极拳等。⑥调摄情志。⑦体质养生。

考点：中医预防与养生保健主要内容

1. **制定中医预防与养生保健方案**　制定适合本地区实际情况的中医预防与养生保健方案，为不同人群提供相应的中医养生保健服务。

2. **易感疾病和传染性疾病的健康教育与健康干预**　针对季节性易感疾病和传染性疾病的易感人群，开展中医药健康教育，并采取中医药干预措施。

3. **孕产妇中医保健**　针对孕产妇，运用中医药知识开展孕期、产褥期、哺乳期保健服务。

4. **其他重点人群的健康教育与健康干预**　通过健康教育，向中年人群、妇女、儿童、老年人等社区居民宣传相应的中医药预防保健、养生调摄知识以及中医药慢性病防治和传染病防治知识。

5. **社区开展中医“治未病”服务**　应用《中医体质分类与判定表》开展中医体质辨识，对平和质、气虚质、阳虚质、阴虚质、痰湿质、湿热质、血瘀质、气郁质、特禀质等九种体质类型的不同人群指导个体化调护方案，指导居民的起居调养、药膳食疗、情志调摄、动静养生和经络腧穴针灸、刮痧、拔罐以及按摩保健等。

6. **在社区开展中医药养生保健科普活动**　传授养生保健和健康生活方式，推广普及五禽戏、八段锦、太极拳等运动。

必考热点

1. 在流感易发季节预防流感可采取的中医干预措施是板蓝根等中药煎水服用。
2. 产妇应忌食刺激性食品。
3. 患者产后出现腰酸、腰痛，不能久站，可服用的药膳是猪腰子菜末粥。

第六章　卫生统计学和流行病学基本知识

第一节　卫生统计学概述

考点：卫生统计学的基本概念

1. **统计学**　统计学是关于数据收集、整理、分析、表达和解释的普通原理与方法，目的是求得可靠的结果。

2. 同质 指总体中的观测单位都具有某种共同的特征或属性。观测单位即每个被调查对象。

3. 变异 指总体内观测单位之间的某种特征或属性有不同的表现。将观测单位的某种特征或属性称为变量，变量的具体取值就是变量值。

4. 总体 是根据研究目的确定的同质观测单位的变量值的集合。

5. 样本 样本是指从总体中随机抽取的一部分有代表性的观测单位的变量值的集合。抽取的样本包含的观测单位数称为该样本的样本含量（用 n 表示）。

必考热点

1. 样本是总体的有代表性的部分。

【热点提示】样本是从总体随机抽取的部分个体。随机抽取的意义在于样本对总体具有代表性，所以样本是总体有代表性的部分。

2. 某年某市计划计算全部活产新生儿出生时的平均体重，因此从该市各医疗卫生机构内，按随机抽样方法，抽取在该年出生的部分活产新生儿，其出生时的体重值的集合就构成了样本。

3. 调查2022年某地正常成年男子的红细胞数，总体是2022年该地全部正常成年男子的红细胞数的集合。

考点：统计工作的基本步骤

统计设计、收集资料、整理资料和分析资料是统计工作的4个基本步骤。

1. 统计设计 设计的内容包括明确研究目的和研究假说；确定研究对象、抽样方法和样本含量；拟定研究内容、设计调查问卷、研究方法和技术路线、预期研究结果、质量控制方法、研究进度与费用预算等。

2. 收集资料 医疗卫生工作中的原始数据主要来自3个方面：①统计报表。②经常性工作记录。③专题调查或实验。

3. 整理资料

（1）数据净化：通过检查、核对，对数据进行纠错、改正的方法。

（2）分组和汇总：常用的分组方式有两种。①质量分组。②数量分组。

4. 分析资料

（1）统计描述：统计描述是统计推断的基础。

（2）统计推断：指用样本信息推断总体特征。包括参数估计和假设检验。

必考热点

统计工作的基本步骤是统计设计、收集资料、整理资料和分析资料。

考点：统计资料的类型

1. 计量资料 计量资料亦称为定量资料或数值变量资料，指对每个观测单位的某种变量用测量的方法准确获得的定量结果，表现为数值大小，一般有度量衡单位。

2. 计数资料 计数资料亦称为定性资料或无序分类变量资料，是将观察单位按某种属性进行分组计数的定性观察结果。

3. 等级资料 等级资料亦称为有序分类变量资料，指将观察单位按某种属性的不同程度或次序分成等级后分组计数的观察结果。

必考热点

测量某镇40岁以上健康成年男性脉搏次数（次/分）所获得的资料是数值变量资料。

第二节 统 计 表

考点：统计表的编制原则

具体原则：①重点突出，简单明了。②主谓分明，层次清楚。③结构完整。

必考热点

统计表的编制原则：①重点突出，简单明了，一张统计表一般只表达一个中心内容，便于分析比较。②主谓分明，层次清楚。③统计表结构完整并符合规定的结构要求，能让读者正确理解表内数据的意义。

考点：统计表的基本结构

统计表一般由标题、标目、线条、数字和备注5个部分构成。统计表的基本结构见表6-1。

表6-1 统计表的基本结构

横标目名称	纵标目	合 计
横标目		
合计		

* 备注

统计表结构的具体内容及写作要求见表6-2。

表6-2 统计表结构的具体内容及写作要求

项目	内容
标题	标题应概括说明表的主要内容，通常包括研究的时间、地点和主要内容等
标目	用以说明表内纵、横方向的内容
线条	统计表的线条应简洁，主要有顶线、底线和纵标目下的横线3条，称为三线表
数字	要求用阿拉伯数字表示，同一指标小数位数要保持一致，小数点要对齐。表中不能留空格，数字不存在或数字无意义的用“—”表示，数字缺省或未记录用“…”表示，数字为零则写明“0”
备注	备注不是统计表的固有组成部分，一般不列入表内

必考热点

1. 备注不是统计表的固有组成部分，一般不列入表内。
2. 一般来说，一个基本的统计表其标题、标目和线条的数量为1、2、3。

【热点提示】一般来说，一个基本的简单统计表有1个标题、2个标目、3条横线。

3. 统计表的主语通常放在统计表左侧。

【热点提示】统计表的主语是指横标目，通常放在统计表的左侧。

考点：常用统计表的种类

按分组标志多少分为简单表与复合表。①简单表：研究对象只按一种标志或特征分组的统计表。②复合表：将研究对象按两种或两种以上的标志或特征分组的统计表。

第三节 算术平均数

考点：频数与频数分布表

1. 频数 即相同变量值的个数，常用f表示。

2. 频数分布表 是把资料的取值范围分割成若干个互不相交的组段，然后用画记“正”字的方法统计每个组段观测值的个数作为对应的频数。

考点：算术平均数的定义及计算方法

1. 算术平均数 简称均数，是描述一个变量的所有观测值的平均水平。适用于数值资料呈对称分布或呈正态分布、近似正态分布的资料。

临床上大多数同年龄、同性别正常人的生理、生化指标（如身高、体重、胸围、血红蛋白值、红细胞数等）都适合用均数表达平均水平。通常用希腊字母μ表示总体算术平均数，用$\overline{X}$表示样本算术平均数。

2. 算术平均数计算方法 算术平均数的计算公式是所有观测值之和除以观测值个数所得的商。

（1）小样本资料（$n<30$）：$\overline{X}=\dfrac{\sum X}{n}$

$$\sum X = X_1 + X_2 + X_3 + X_n \quad (X\text{为观测值})$$

（2）大样本资料（$n\geqslant30$）：$\overline{X}=\dfrac{\sum fX}{\sum f}$

$\sum fX = f_1X_1 + f_2X_2 + f_3X_3 + \cdots + f_nX_n$ （X_1，X_2，X_3，……，X_n为各组的组中值，组中值等于本组段的下限值与上限值相加除以2）

3. 标准差 标准差是用于描述观测值变异程度大小的指标之一。

必考热点

1. 若X值的均数等于7，标准差等于2，则$X+3$的均数等于10。
2. 表示儿童体重资料的平均水平，最常用的指标是算术平均数。

考点：医学参考值范围

1. 确定参考值范围是单侧或双侧　首先要根据医学标准确定医学参考值范围是单侧或双侧。如果该指标过大或过小（如血红蛋白值、白细胞计数、体内的必需元素含量等），在医学中界定为异常，则需要确定既有上限又有下限的双侧医学参考值范围，称为双侧范围；若一个指标值过大为异常（或过小为异常），则只需要确定仅有上限的医学参考值范围（或仅有下限的医学参考值范围），称为单侧范围。

2. 确定适当的百分范围值　根据需要选择适当的医学参考值范围的百分值。通常选择95%或99%。若选95%，表示包含了95%的医学参考值波动范围，不包含在此范围的仅为5%。

3. 选择适当的计算公式　医学参考值的频数分布往往呈正态分布，利用正态分布的面积分布规律可以估计医学参考值的波动范围。

必考热点

特定年龄段健康人的体重值不能过低也不能过高，即此医学参考值范围是双侧。

第四节　常用人口统计指标

考点：人口总数、人口构成、人口生育、人口死亡、人口寿命

1. 人口总数　指一个国家或地区在某一特定时间的人口数。例如，在我国第七次人口普查时，规定2020年11月1日零时作为普查标准时点，统计该标准点的全国人口总数为14.3亿。

2. 人口构成　指一个国家或地区的人口总数中，按年龄、性别、职业、文化程度等人口学基本特征计算其在总人口中的分布情况。

3. 人口生育　是反映人口生育状况的统计指标，如粗出生率、总生育率、人工流产率、人口自然增长率等。

$$粗出生率=\frac{同年活产数}{某年年平均人口数}\times 1000‰$$

$$人口自然增长率=粗出生率-粗死亡率$$

4. 人口死亡

（1）人口死亡是反映社会卫生状况和居民健康水平的重要基础指标，如粗死亡率、年龄别死亡率、婴儿死亡率、死因别死亡率、死因构成比、死因顺位。

（2）死因顺位：是将各类死因构成比的大小按由高到低排列的位次。

5. 人口寿命　是指一个人从出生到死亡所经历的时间。人口寿命指标反映了人群的健康状况和经济发展水平，如期望寿命、平均寿命。

必考热点

1. 在我国第七次人口普查时，规定的普查标准时点是2020年11月1日零时。
2. 与粗出生率计算公式分母相同的指标是粗死亡率。

第五节　常用流行病学方法

考点：流行病学的定义

1. 流行病学是研究疾病与健康状态在人群中的分布及其影响因素，借以制定和评价预防、控制和消灭疾病及促进健康的策略和措施的科学。

2. 应用流行病学基本方法描述疾病和健康状况的分布特征（不同时间、不同地区、不同人群的发病率、患病率或死亡率等），以发现、提供疾病病因线索。

3. 通过筛检早期发现、早期诊断高危人群并进行有效干预。

4. 用流行病学方法科学客观评价人群疾病防制措施的效果。

5. 认识疾病自然史和影响预后转归因素，对各种疾病的结局作出正确的预测。

重点提醒

流行病学被称为群体医学，研究对象是人群。

考点：流行病学研究方法

流行病学研究方法分为观察法、实验法和数理法。观察法按是否有事先设立的对照组又进一步分为描述性研究和分析性研究。因此，流行病学研究按设计类型又分为描述流行病学、分析流行病学、实验流行病学和理论流行病学四大类。

在社区公共卫生服务中，主要应用描述性研究（不设立对照组）与分析性研究（设立对照组）。

必考热点

理论流行病学是通过对疾病或疾病状况分布与影响因素之间内在关系的深入研究，建立数学模型以描述疾病流行规律、预测疾病流行趋势、检验疾病防治效果，属于观察法。

考点：描述流行病学的定义与方法

1. **定义**　描述流行病学又称描述性研究，是指利用已有的资料或专门调查获取的资料，按照不同地区、不同时间及不同人群特征进行分组，描述疾病或健康状况的三间分布特征，进而提出病因假设或线索。

2. **方法**　最常用的方法有个案调查、病例报告、现况调查与生态学研究等。在基层医疗卫生机构以开展个案调查为主。

考点：个案调查的目的、内容与方法

1. **目的**　个案调查的目的见表6-3。

表6-3　个案调查的目的

项目	内容
对病例的调查	是查明患者患病的原因及其可能传播的范围，从而确定疫源地的范围和接触者，指导医疗护理、隔离消毒、检疫接触者、开展健康教育等一系列紧急措施，防止或减少类似病例的发生

续　表

项目	内容
总结疾病分布特征	对某种疾病多次个案调查积累形成的资料，可用于描述疾病的三间分布特征，有助于掌握疫情，为疾病监测提供资料

2. 内容　个案调查的内容见表6-4。

表6-4　个案调查的内容

项目	内容
人口统计学信息	包括姓名、性别、年龄、民族、职业、住址、联系方式等
主要临床表现	开始发病的时间、症状（首发症状、全身症状）、体征，诊疗情况及疾病预后，已进行的实验室检验项目及结果，隔离日期、隔离方式、转归等
疾病流行病学史	感染日期、地点，传播方式、传播因素，预防接种史、居住条件、个人卫生状况、饮食卫生状况、有害因素暴露史（接触史）等
其他个人高危因素信息	外出史、与类似病例的接触史、动物接触史、基础疾病史及过敏史等

3. 方法　个案调查的方法见表6-5。

表6-5　个案调查的方法

项目	内容
访问	面访、信访、电话访问、自填问卷式调查
现场调查	调查人员在事件发生后应尽快到达现场，观察现场环境、采集标本、收集事件第一手资料，为探索病因提供线索

必考热点

对某种疾病多次个案调查积累形成的资料，可用于描述疾病的三间分布特征，有助于掌握疫情，为疾病监测提供资料。

第六节　疾病的分布与影响因素

考点：疾病分布常用的测量指标

疾病分布常用的测量指标见表6-6。

表6-6　疾病分布常用的测量指标

常用指标	概念	公式	意义及用途
发病率	是指在一定期间内（一般为1年）特定人群中某病新病例出现的频率	发病率=一定期间内某人群中某病新病例数/同时期暴露人口数×K（K=100%、1000‰、10 000/万……）	发病率是衡量疾病发生情况的动态指标，常用于描述死亡率极低或不致死的疾病的发病情况

续 表

常用指标	概念	公式	意义及用途
患病率	也称现患率，指某观察期间内总人口中现患某病者（包括新、旧病例）所占的比例	患病率=观察期间一定人群中现患某病的新旧病例数/同期的平均人口数（被观察人口数）×K（K=100%、1000‰、10 000/万或100 000/10万）	患病率的高低与发病率和病程有关。患病率主要用于描述病程较长的慢性病的发生和流行情况
感染率	指在某个时间内所检查的整个人群样本中，某病现有感染人数所占的比例	感染率=（受检者中阳性人数/受检人数）×100%	感染率是评价人群健康状况的常用指标，可用于研究某些传染病或寄生虫病的感染情况、流行态势和分析防治工作的效果，也可为制定防治措施提供科学依据
死亡率	是指某人群在一定期间内死亡的人数在该人群中所占的比例。死亡率是测量人群死亡危险常用的指标	死亡率=某期间内死于所有原因的死亡总数/同期的平均人口数×K（K=100%、1000‰、10 000/万或 100 000/10 万）	死亡率可反映人群的健康状况和卫生保健水平。疾病死亡率可用于描述某病在时间、地点和人群中的死亡变化情况
病死率	表示一定期间内，患某病的全部患者中因该病而死亡的比例	病死率 = 一定期间内因某病死亡人数/同期确诊的某病病例数×100%	病死率通常用以衡量疾病对人生命威胁的程度，多用于病程短的急性病。病死率越高，说明该疾病对生命的威胁越大。可用于评价医院的医疗水平

必考热点

1. 某地方病研究所普查地方性甲状腺肿，半个月内查完全乡 12 000 人，查出各型患者 420 人，则该乡地方性甲状腺肿患病率为 3.5%。

2. 某地区欲找出对患者的生命威胁最大的疾病，以便制定防治对策，需要计算和评价的统计指标为某病病死率。

3. 某地区欲找出对患者的生命威胁最大的疾病，以便制定防治对策，需要计算和评价的统计指标是病死率。

4. 2000 年在某镇新诊断 200 例高血压患者，该镇年初人口数为 9500 人，年末人口数为10 500人，在年初该镇有 800 名高血压患者，在这一年中有 40 人死于高血压，2000 年该镇高血压的期间患病率是（200+800）÷10 000。

【热点提示】发病率是指一定期间内，一定人群中（同时期平均人口数）某病新发生的病例出现的频率。患病率是指某特定时间内一定人群（同时期平均人口数）中某病新旧病例所占的比例。死亡率是指一定期间内，一定人群中，死于某病（或死于所有原因）的频率。病死率是指一定时期内，患某病的全部患者中因该病死亡者所占的比例。

5. 某地区在一周内进行了高血压普查，可计算当地高血压的患病率。

【热点提示】普查是为了解某病的患病率或健康状况，于一定时间内对一定范围的人群中每一个成员所做的调查，因此对高血压的普查，可计算当地高血压的患病率。

6. 某地区欲找出对患者的生命威胁最大的疾病，以便制定防治对策，需要计算和评价的统计指标是病死率。

考点：疾病流行强度

1. 散发

（1）散发是指某病在某地区人群中呈历年的一般发病率水平，病例在人群中散在发生或零星出现，病例间无明显联系。

（2）散发用于描述较大范围（如区、县以上）人群某病的流行强度，不适用于人口较少的居民区或单位

（如工厂、学校等）。

（3）疾病呈散发的原因：①传播机制难以实现的传染病，如虱传回归热。②以隐性感染为主的疾病，如脊髓灰质炎。③潜伏期较长的传染病，如麻风、炭疽。④该病常年流行，人群有一定的免疫力或因为预防接种人群维持较高免疫力，如麻疹、结核。

2. 流行 流行指某地区、某病在某时间的发病率显著超过历年该病的散发发病率水平。疾病发生流行时，病例间呈现明显的时间和空间关联。

3. 暴发

（1）在局部地区或集体单位的人群中，短时间内突然出现许多临床症状相似的患者的现象。

（2）暴发具有时间集中、空间聚集的特点，往往是通过共同的传播途径感染或由共同的传染源引起的，暴发时大多数患者常同时出现在该病的最长潜伏期内。

4. 大流行 大流行是指某病发病率显著超过该病历年发病率水平，疾病迅速蔓延，涉及地区广，在短期内跨越省界、国界、洲界，甚至形成全球性大流行。例如世界卫生组织（WHO）于2020年3月11日宣布新型冠状病毒感染疫情已构成全球大流行。

重点提醒

暴发是流行的特例情况，短时间局限于小范围发生大量病例。

必考热点

1. 疾病流行强度有散发、流行、暴发、大流行。

2. 今年夏天，某沿海地区的甲型肝炎患者数，明显超过历年的散发发病率水平，则认为该病流行。

【热点提示】流行即超过历年散发发病率。

3. 某市统计了该市2004年当年及前三年的流行性感冒发病率的相关情况，2004年流行性感冒发病率为12%，前三年的流行性感冒发病率为11%，基本无差别，此种流行强度被称为散发。

【热点提示】发病率呈历年一般水平，各病例间在发生时间和地点方面无明显联系，表现为散在发生，俗称散发。

4. 1988年1月19日，某市急性病毒性肝炎发病人数骤然上升，数日内发病人数成倍增长，至3月18日，共发生急性病毒性肝炎292 301例，平均罹患率82%，为常年发病率的12倍。死亡11例，病死率为76/10万。该现象属于暴发。

【热点提示】暴发是指在一个局部地区或集体单位中，短时间内突然发生很多症状相同的患者。这些患者多有相同的传染源或传播途径。大多数患者常同时出现在该病的最短和最长潜伏期之间。

考点：疾病的三间分布

1. 疾病三间分布的概念 疾病的三间分布是流行病学研究的重要内容，是描述性研究的核心，是分析性研究的基础，是制定疾病预防控制策略和措施的依据。

2. 时间分布 分析疾病的时间分布特点可了解疾病的流行动态，有助于验证可能的致病因素与疾病的关系，为制定疾病防治措施提供依据。疾病时间分布特征及其概念见表6-7。

表6-7 疾病时间分布特征及其概念

项目	内容
短期波动	是疾病在一定地区或较大数量的人群中发病率突然增高的时间分布现象，一般是由于短时间内大量人员接触同一致病因素所致，且大多数患者集中在最短和最长潜伏期之间，发病高峰与该病的平均潜伏期基本一致，如流行性脑脊髓膜炎等

续 表

项目	内容
季节性	疾病在一定季节内发病频率升高的现象
周期性	是指疾病有规律地每隔一段时间发生1次流行的现象
长期变异	经过相当长的时期（通常为几年或几十年），疾病的发病率、死亡率或临床表现等的变化趋势

3. 地区分布 由于地理因素、环境条件、气象条件、特殊风俗习惯及其遗传特征、社会文化背景等因素的影响，有些疾病分布存在地域上的差异。研究疾病的地区分布时，常根据研究目的来划分地区。一方面可按行政区域划分（如国家、省、市、区、街道、乡等），另一方面可依据自然地理因素进行地区划分（如高原、平原、山区、湖泊、森林、热带等）。

4. 人群分布 疾病发生在不同年龄、性别、职业、种族、民族、婚姻状况等人群中呈现不同的特征。研究疾病在人群的分布，有助于确定危险人群，提前采取干预措施预防疾病发生。

必考热点

1. 疾病的三间分布是指时间、地区和人群分布。
2. 进行疾病三间分布综合描述的典型是传染病流行病学。

【热点提示】传染病流行病学旨在研究人群中传染病的发生、发展和传播规律，探索传染病的临床识别标志，评价影响传染病流行的因素，提出预防和控制传染病流行的措施和策略，有效地控制和消灭传染病。传染病流行病学对疾病的三间分布可作出具体的描述，是分析性研究的基础，是制定疾病防制策略和措施的依据。

第七节 公共卫生监测

考点：公共卫生监测的定义

公共卫生监测是指长期、连续、系统地收集有关健康事件、卫生问题的资料，经过科学分析和解释后获得重要的公共卫生信息，并及时将信息反馈给相关机构，用以指导制定、完善和评价公共卫生干预措施与策略的过程。

重点提醒

收集整理、分析解释、反馈利用是公共卫生监测的3个阶段。信息收集是基础，利用是目的。

考点：公共卫生监测的种类和内容

1. 疾病监测 包括传染病监测、慢性非传染病监测、死因监测等。

2. 症状监测 症状监测的具体内容见表6-8。

表6-8 症状监测的具体内容

项目	内容
临床症状或症候群监测	如流感症状监测、发热监测、胃肠道症状监测

续　表

项目	内容
与疾病相关的现象监测	如门诊就医情况、药店非处方药、医疗相关用品销售量、学生或职工的缺勤率。起到早期探查预警的作用

3. 行为及行为危险因素监测　行为监测有利于探讨病因。行为危险因素监测则可以有助于预测疾病的发生或制定实施针对性的干预措施。如对吸烟、饮酒、不良饮食习惯、不安全性行为等进行监测。

4. 其他公共卫生监测　包括环境监测、食品卫生监测、学校卫生监测、药物不良反应监测等方面。

必考热点

1986年以来，我国已有百余所医院定期上报、反馈医院内感染与病原菌耐药的信息，这属于流行病学研究中的疾病监测。

第七章　健康教育与健康促进

第一节　概　　述

考点：健康教育与健康促进的定义

1. 健康教育的概念　是通过传播、教育和干预，帮助个人和群体掌握健康知识，树立健康观念，自愿采纳有利于健康的行为和生活方式的一系列活动与过程。

2. 健康教育的核心目标　帮助人们建立健康行为，它追求的是“知-信-行”的统一，知识是基础，信念是动力，行为是目标。

3. 健康教育的目的　消除或减轻影响健康的危险因素，预防疾病，促进健康。

4. 健康促进的定义　世界卫生组织定义：“健康促进是促进人们维护和提高他们自身健康的过程，是协调人类与他们环境之间的战略，规定个人与社会对健康各自所负的责任。”

5. 健康教育与健康促进的区别与联系

（1）健康教育要求人们通过自身认知态度和价值观念的改变而自觉采取有益于健康的行为和生活方式，而健康促进是在组织、政策、经济、法律上提供支持环境，它对行为改变具有约束性。

（2）健康教育的对象针对个体和人群，其内容也往往是某一或某些与疾病相关的危险因素，侧重于行为与生活方式因素。健康促进涉及整个人群和社会生活的各个方面，侧重于影响健康的社会、环境等方面因素的改变。

（3）健康教育是健康促进的核心，健康促进需要健康教育的推动和落实，营造健康促进的氛围，没有健康教育，健康促进就缺乏基础。而健康教育必须有健康促进支持，并逐步向健康促进发展，否则其作用会受到极大的限制。

（4）与健康教育相比，健康促进融客观支持与主观参与于一体。健康促进包括健康教育和环境支持，健康教育是个人与群体的知识、信念和行为的改变。

必考热点

1. 健康教育的对象是全体人群。

【热点提示】健康教育是以传播、教育、干预为手段，以帮助个体和群体改变不健康行为和建立健康行为为目标，以促进健康为目的所进行的系列活动及其过程。因此健康教育的对象是全体人群。

2. 健康教育在帮助个人和群体掌握卫生保健知识、树立健康观念，以及自愿采纳有利于健康行为与生活方式的教育活动中，运用的两大手段是信息传播与行为干预。

3. 健康教育是健康促进的核心。

4. 健康促进包括健康教育和环境支持，健康教育是个人与群体的知识、信念和行为的改变。

考点：健康的影响因素

健康的影响因素如下：①行为与生活方式因素。②环境因素。③生物学因素。④卫生服务因素。

必考热点

1. 行为是人类在内、外因素作用下产生的外部活动，分为本能行为和社会行为两大类。

2. 1992年国际心脏保健会议提出的维多利亚心脏保健宣言指出：健康的四大基石是合理膳食、适量运动、戒烟和限制饮酒、心理平衡。

3. 环境因素是指以人为主体的外部世界，或说围绕人们的客观事物的总和。包括自然环境和社会环境。

4. 生物学因素包括病原微生物、遗传、生长发育、衰老、个人生物学特征（包括年龄、性别、形态和健康状况等）。

5. 卫生服务的目标是整个人群的健康，服务对象包括患者，也包括健康人。

6. 保障人群具有一定健康水平的重要前提是适宜、有效、有针对性的卫生服务。

考点：健康相关行为

1. 健康相关行为概念及其分类 健康相关行为指个体或群体的与健康和疾病有关的行为。通常可以按照行为对行为者自身和他人健康状况的影响，健康相关行为可分为促进健康行为和危害健康行为两大类。

2. 促进健康行为

（1）促进健康行为的概念：促进健康行为是指个体或群体表现出的、客观上有益于自身和他人健康的一组行为。

（2）促进健康行为的特点：有利性、规律性、和谐性、一致性、适宜性。

（3）健康促进行为的分类：见表7-1。

表7-1 健康促进行为的分类

项目	内容
基本健康行为	日常生活中的合理营养、平衡膳食、适当的身体活动、积极的休息与适量睡眠等行为
戒除不良嗜好行为	戒烟、戒毒、戒酗酒，以及戒除药品滥用、网络成瘾等属于戒除不良嗜好行为
预警及避开环境危害行为	对可能发生的危害健康的事件预先采取预防措施从而预防事故发生，以及能在事故发生后正确处置的行为。比如驾车使用安全带，溺水、车祸、火灾等意外事故发生后的自救和他救行为等。当发生疫情时，接种疫苗也属于一种预警行为
合理利用卫生服务行为	①科学就医行为：当人们感到不适，或者察觉到自己患有疾病时，主动寻求科学可靠的医疗帮助的行为。②遵医行为：个体在确诊疾病后，积极遵从医嘱检查、用药，配合治疗的一系列行为

3. 危害健康行为

（1）危害健康行为的概念：危害健康行为指偏离个人、他人乃至社会的健康期望，直接或潜在地威胁人们现在或将来健康的一组行为。

（2）危害健康行为的特点：见表7-2。

表 7-2　危害健康行为的特点

项目	内容
危害性	行为对个体、他人乃至社会的健康有直接或间接的危害
稳定性	行为非偶然发生，有一定的强度，行为维持需保持相当的时间
习得性	危害健康的行为都是在个体后天的生活经历中学会的
有一定聚集性	非孤立存在，常伴有其他危险行为
可预防控制	可通过干预手段预防控制其发生

（3）危害健康行为分类：①不良生活方式与习惯。②致病行为模式。③不良疾病行为。④违反社会法律、道德的危害健康行为。

4. 行为及影响因素

（1）影响健康的行为：在所有影响健康的行为中，根据该行为与健康的关联是否密切，以及是否经常发生，判断其重要程度，将其区分为重要行为和不重要行为；也可以根据行为改变的难易程度，判断其是高可变行为还是低可变行为。

（2）行为影响因素：①倾向因素，即个人的知识、态度、信念、价值观，以及行为动机和意向。②促成因素，即形成某种行为所必需的技能、资源、服务、环境和社会条件（客观条件）等。③强化因素，即社会支持、他人赞许鼓励，以及自身对行为后果的感受等。

重点提醒

致病行为模式是导致特异性疾病发生的行为模式，较多见的是 A 型行为模式和 C 型行为模式。

必考热点

1. 促进健康行为的特点：有利性、规律性、和谐性、一致性、适宜性。

2. 患者，67 岁。近年爱生闷气，表面隐忍而内在情绪起伏大。他属于 C 型行为模式。

【热点提示】C 型行为模式是一种与肿瘤发生有关的行为模式，其核心行为表现是情绪过分压抑和自我克制，爱生闷气，表面隐忍而内在情绪起伏大。

3. 某人多次体检正常，却总怀疑自己患有心脏病，这属于不良疾病行为。

【热点提示】危害健康行为包括不良生活方式与习惯、致病行为模式、不良疾病行为和违反社会法律、道德的危害健康行为。讳疾忌医、疑病行为、瞒病行为都属于不良疾病行为。

4. 患病后及时就诊在促进健康行为中属于合理利用卫生服务行为。

5. 某大学生参加朋友聚会，席间不少人吸烟，整个房间烟雾缭绕。劝阻不成后，只好找个借口先行离开，该大学生的这一行为属于避开环境危害行为。

第二节　健康教育内容

考点：特殊人群的健康教育

1. 妇女健康教育内容

（1）各生理周期健康教育要点：妇女各生理周期健康教育要点见表 7-3。

表 7-3 妇女各生理周期健康教育要点

项目	内容
月经期	包括对青春期少女进行月经初潮教育，以及经期卫生保健的知识、技能与心理健康教育等
妊娠前期	1. 选择适宜的生育年龄，女性最佳的生育年龄是24~29岁 2. 做到计划受孕，孕前须做孕前咨询和医学检查，患有慢性病和传染性疾病者要在医生指导下怀孕 3. 准备怀孕的妇女，从孕前3个月到孕后3个月，每天服用0.4mg叶酸，预防胎儿神经管畸形 4. 夫妇双方怀孕前3~6个月开始要戒烟、戒酒，避免接触有毒、有害物质，在有毒、有害环境下工作的女性，要调离该环境并进行相应检查后再怀孕 5. 准备怀孕的妇女必要时应接种麻疹、乙肝、流感疫苗，及早发现和治疗口腔疾病
妊娠期	包括妊娠的生理卫生知识，妊娠期母体的变化，妊娠期劳动、休息、营养等保健知识，孕期用药及性生活注意事项，孕期的自我监护、定期产前检查及胎教的意义，母乳喂养的知识和技能，倡导住院分娩等
围生期和哺乳期	围生期的生理和心理知识、分娩的先兆、临产和分娩的过程，产褥期的卫生保健常识、产后常见病的预防，新生儿护理、喂养、保健及教育等
更年期	更年期生理、心理及社会适应的健康教育，帮助女性正确对待更年期，学习心理调节的方法

（2）合理膳食教育：学习营养学知识和技能，根据家人的健康状况科学、合理地安排饮食，平衡膳食，把好病从口入关。

（3）妇女常见病的教育：常见妇科疾病的防治知识，乳腺癌和妇科肿瘤的定期普查和早期发现。

（4）心理健康教育：掌握行之有效的情绪转移、疏导及心理调节的方法。

2. 0~6岁儿童健康教育内容 本阶段健康教育的对象除了儿童本人，还包括儿童的家长（照料者），通过教育家长（照料者）影响孩子。0~6岁儿童健康教育重点见表7-4。

表 7-4 0~6岁儿童健康教育重点

年龄	健康教育内容
3岁以下婴幼儿阶段	养成良好的饮食行为习惯。0~6个月首选用纯母乳喂养婴儿，纯母乳喂养能满足6个月龄以内婴儿所需要的全部液体、能量和营养素。6个月龄后及时合理添加辅食
	养成良好的生活和个人卫生习惯。规律充足的睡眠，勤洗手、常洗澡，保持口腔卫生，做好口腔护理，学会刷牙，预防龋齿等
	引导婴幼儿逐步形成规则和安全意识。预防异物吸入、烧烫伤、跌落伤、溺水、中毒等伤害发生
	预防接种，防控传染病
	培养良好的用眼习惯。0~3岁婴幼儿禁用手机、电脑等电子显示屏类电子产品
	合理运动，保证充足的户外活动时间，选择适宜强度、频次的运动
3~6岁学龄前儿童	建立良好的亲子、师生、同伴关系，在集体生活中情绪安定、愉快
	培养良好的饮食习惯
	保证充足睡眠，每天应有10~13小时的睡眠
	养成良好的卫生习惯
	提高自我保护意识和能力，学会保护自己，预防意外伤害
	预防传染病、营养不良等儿童时期常见病，开展防控健康教育
	合理运动：多种目标、多种环境、多种形式、多种强度，以满足更多的身体生理活动要求
	预防近视。0~6岁是早期近视防控的关键期。户外活动能有效预防和控制近视的发生

3. 老年人健康教育内容（表 7-5）

表 7-5　老年人健康教育内容

项目	内容
行为指导	戒烟限酒，保持良好睡眠，每天最好午休 1 小时左右。如果长期入睡困难或有严重的打鼾并呼吸暂停者，应当及时就医
心理健康教育	鼓励老年人多参加社会活动、参加有益身心健康的体育健身、文化娱乐等活动，与子女相互适应、相互支持，保持乐观的情绪，避免孤独，减少焦虑情绪
膳食营养教育	提倡科学合理的平衡膳食，饮食定时定量，食物多样，控制烹调油和食盐摄入量；合理选择保健品
常见病防治	心脑血管疾病、糖尿病、白内障、青光眼、腰腿痛、关节炎等老年期常见疾病的防治知识和自我管理、防控技能和方法
体能活动指导	根据自身特点选择适合自己的体育活动项目。上午 10~11 点和下午 3~5 点为最佳运动时间，每次运动时间以 30~60 分钟为宜
预防跌倒	平时应注意加强下肢力量和平衡能力的练习。行、走、坐、卧注意步态平稳，尽量慢走、慢转身。起床、起夜时遵循 3 个半分钟原则（醒后继续平卧半分钟，在床上坐半分钟，双腿下垂坐在床边半分钟）。保证房间光线充足。室内物品摆放规则，清除易导致磕绊跌倒的障碍物。家庭卫生间和浴室安装无障碍扶手，放置淋浴凳等
合理用药、定期体检	用药须严格遵守医嘱，掌握适应证、禁忌证，避免重复用药、多重用药。不滥用抗生素、镇静催眠药、麻醉药、抗炎镇痛药、抗心律失常药、强心药等。用药期间出现不良反应暂时停药，及时就诊。老年人每年至少做 1 次体检，重视异常肿块、肠腔出血、体重减轻等癌症早期危险信号。早发现、早干预慢性疾病，采取有效干预措施，降低疾病风险。保存完整病历资料。外出随身携带健康应急卡

必考热点

1. 为预防胎儿发生神经管畸形，孕期应补充叶酸，开始补充的时间应在孕前 3 个月。

【热点提示】叶酸有助于胎儿神经系统发育，建议准备怀孕的妇女在孕前 3 个月和孕后 3 个月连续每日服用 0.4mg 叶酸。

2. 女性最佳的生育年龄是 24~29 岁。

3. 早期近视防控的关键期是 0~6 岁。

考点：重点疾病的健康教育

1. 高血压的健康教育内容

（1）高血压健康教育核心信息和行为指导见表 7-6。

表 7-6　高血压健康教育核心信息和行为指导

项目	内容
了解高血压及其危险因素	1. 持续血压升高会对心、脑、肾、眼、血管等靶器官造成急性和慢性危害，出现心肌梗死、心力衰竭、脑卒中、肾衰竭、视物模糊等不可逆损害 2. 中度甚至轻度高血压也可能出现靶器官损害 3. 有些高血压患者没有任何症状，多是在例行检查、因其他疾病就医或后期出现其他器官损害或并发症时才发现，有些患者会有头痛、头晕、心悸、耳鸣、肢体麻木、疲倦、失眠等症状 4. 遗传因素、年龄、高钠低钾饮食、超重和肥胖、过量饮酒、长期精神紧张、吸烟、久坐不动等均是高血压的主要危险因素

续 表

项目	内容
知晓自己的血压及血压测量方法	1. 40岁以下的人群，如果没有高血压的危险因素，自己也不是高血压患者，建议1年左右测量1次血压 2. 如果年龄在40岁以上，并且没有高血压的危险因素，自己也不是高血压患者，建议3~6个月测量1次血压 3. 如果有高血压的危险因素，建议2~3个月测量1次血压 4. 高血压患者建议每周测量血压2~3次，每日测量的时间可选择早晨服药前、服药后2小时、下午或睡前几个时间段，尤其是季节变换或血压不稳时更要密切监测自己血压的动态变化，并据此请医师帮助调整治疗方案
合理膳食	1. 建议高血压患者和有进展为高血压风险的正常血压者，饮食以水果、蔬菜、低脂奶制品、富含食用纤维的全谷物、植物来源的蛋白质为主，减少饱和脂肪和胆固醇摄入 2.《中国居民膳食指南（2022）》将中国人的食盐推荐量定为5g/d 3. 增加钾摄入有助于降低血压，主要措施有：增加富钾食物（新鲜蔬菜、水果和豆类）的摄入量；肾功能良好者可选用低钠富钾替代盐；不建议服用钾补充剂（包括药物）来降低血压，肾功能不全者应咨询医师
控制体重	推荐将体重维持在健康范围内（BMI<24，男性腰围<90cm，女性腰围<85cm）
戒烟限酒	戒烟可降低心血管疾病风险。限制饮酒可使血压降低。建议高血压患者最好不饮酒
规律运动	建议非高血压人群（为降低高血压发生风险）或高血压患者（为降低血压），除日常生活的活动外，每周5~7天进行30~60分钟的中等强度运动。运动形式可采取有氧、阻抗和伸展等。运动强度须因人而异，高危患者运动前须进行评估
减轻精神压力，保持心情愉悦	必要时可到专业医疗机构就诊，避免由于精神压力导致的血压波动

（2）不同目标人群的健康教育重点内容见表7-7。

表7-7 不同目标人群的健康教育重点内容

项目	内容
高血压患者及家属健康教育	1. 加强随访和管理，使其知道遵医行为的重要性 2. 定期监测血压，形成健康生活方式，提高个人和家庭自我保健能力，预防病情恶化
高危人群健康教育	1. 矫正不良的行为习惯，消除或减少高血压的行为危险因素 2. 定期测量血压，做到早诊断，早治疗
社区人群健康教育	1. 使儿童青少年树立全面的健康观念，从小养成良好的行为习惯，防患于未然 2. 使成年人的知、信、行向有利于全身心健康的方向发展，发现并矫正不良行为习惯
社区领导和决策者的健康教育	提供必要的信息，让其了解高血压预防的重要性，预防工作的社会效益、经济效益、可行方法，促使领导决策，使高血压预防成为全社会的行动，获得政策、组织协调、环境、舆论和经费的支持

2. 糖尿病的健康教育内容（表7-8）

表7-8 糖尿病的健康教育内容

项目	内容
糖尿病高危人群的判断	具备以下因素之一，即为糖尿病高危人群：超重与肥胖、高血压、血脂异常、糖尿病家族史、妊娠糖尿病史、巨大儿（出生体重≥4kg）生育史。6.1mmol/L≤空腹血糖（FBG）<7.0mmol/L，或7.8mmol/L≤餐后2小时血糖（2hPG）<11.1mmol/L，为糖调节受损，也称糖尿病前期，属于糖尿病的极高危人群
糖尿病定义	糖尿病的典型症状是"三多一少"（多饮、多食、多尿、体重减轻）。出现糖尿病典型症状并符合以下任何一个条件者，可以诊断为糖尿病：1天中任一时间血糖≥11.1mmol/L，空腹血糖≥7.0mmol/L，口服葡萄糖耐量试验2小时血糖≥11.1mmol/L

续 表

项目	内容
糖尿病控制不良的危害	长期高血糖可引起多种器官，尤其是眼、心、血管、肾、神经损害或器官功能不全或衰竭，导致残疾或者过早死亡。糖尿病常见并发症包括卒中、心肌梗死、视网膜病变、糖尿病肾病、糖尿病足等
预防糖尿病的高危人群干预策略	普及糖尿病防治知识。倡导合理膳食、经常运动的健康生活方式。动员高危人群积极参加糖尿病筛查：健康人群从40岁开始每年检测1次空腹血糖，糖尿病前期人群建议每半年检测1次空腹血糖或餐后2小时血糖。及早干预糖尿病前期人群；通过饮食控制和运动，使超重与肥胖者体重指数达到或接近24，或体重至少下降7%，可使糖尿病前期人群发生糖尿病的风险下降35%~58%
糖尿病患者的综合干预策略	营养治疗、运动治疗、药物治疗、健康教育和血糖监测是糖尿病的五项综合治疗措施

3. 艾滋病的健康教育内容（表 7-9）

表 7-9 艾滋病的健康教育内容

项目	内容
艾滋病的严重性	是一种目前尚无有效治愈方法但是完全可以预防的严重传染病。已感染艾滋病病毒的人在发展成为艾滋病患者以前通常可以没有任何症状地生活很多年，外表看上去完全正常，但他们能够将病毒传染给其他人
艾滋病的传播途径	1. 性传播 2. 血液途径传播 3. 母婴传播
艾滋病的预防	1. 预防艾滋病经性传播：遵守性道德是预防经性途径传播艾滋病的根本 2. 预防艾滋病经血液传播：避免不必要的输血和注射，必须输血时使用经艾滋病病毒抗体检测合格的血液制品以及一次性输液注射器具；共用注射器吸毒是传播艾滋病的重要途径，拒绝毒品；不与他人共用刮脸刀、剃须刀、牙刷等；不在消毒不严格的理发店、美容店等处刮胡子、美容、穿耳洞、文身、修脚；避免使用未消毒的器械拔牙和其他侵入人体的操作；医务人员应严格遵守操作规程，避免医源性感染 3. 预防艾滋病经母婴传播：已感染艾滋病病毒的妇女避免怀孕和哺乳可以预防经母婴途径传播艾滋病
关爱和不歧视	关爱和不歧视艾滋病感染者及艾滋病患者是预防与控制艾滋病的重要策略。歧视行为如下。 1. 强制性 HIV 抗体检测 2. 拒绝为 HIV 感染者提供相应的医疗服务 3. 拒绝为 HIV 感染者提供就业、教育、住房、医疗保险、社会福利及其他社会性服务 4. 对 HIV 感染者强行隔离或拘留 5. 有意地泄露感染者或者患者隐私 6. 强迫感染 HIV 的孕妇终止妊娠
自愿性艾滋病病毒咨询和检测	包括检测前的咨询、自愿性检测、检测后咨询、检测后医疗关怀服务及精神关怀与社会支持服务

必考热点

1. 根据中国人体重指数（BMI）的标准，BMI在18.5~23.9者为正常体重，>24者为超重，>28者为肥胖。

2. 男性腰围≥85cm、女性腰围≥80cm者患高血压的危险为腰围低于此界限者的3.5倍。

考点：控烟健康教育

1. 宣传控烟健康教育核心信息

（1）吸烟的危害：见表 7-10。

表 7-10 吸烟的危害

项目	内容
烟草中的有害成分	烟草燃烧产生的有害物质中最主要、危害最大的 3 种化学物质是烟焦油、尼古丁和一氧化碳。其中烟焦油吸入肺沉积于肺泡表面，是导致肺癌和多种肺部炎症的主凶。尼古丁是引发心脑血管疾病的重要致病毒物。一氧化碳削弱红细胞的携氧能力。另外，尼古丁可导致烟草依赖，而烟草依赖是一种慢性成瘾性疾病
烟草导致的疾病	1. 多种恶性肿瘤，包括肺癌、口腔癌、鼻咽部恶性肿瘤、喉癌、食管癌、胃癌、肝癌、胰腺癌、肾癌、膀胱癌、子宫颈癌、结肠直肠癌、乳腺癌和急性白血病等 2. 慢性阻塞性肺疾病（慢阻肺）、青少年哮喘 3. 增加呼吸道感染的发病风险 4. 增加肺结核患病和死亡的风险 5. 冠心病、脑卒中和外周动脉疾病 6. 2 型糖尿病，增加其并发症的发生风险 7. 牙周炎、白内障、手术后伤口愈合不良、皮肤老化、阿尔茨海默病、绝经后女性骨密度降低和消化道溃疡 8. 男性吸烟可以导致勃起功能障碍 9. 女性吸烟可以导致受孕概率降低、流产、死胎、早产、婴儿低出生体重，增加婴儿猝死综合征的发生风险
不存在无害的烟草制品	只要吸烟即有害健康。研究显示，电子烟有害公共健康，更不是戒烟手段，必须加强对其进行管制，杜绝对青少年和非吸烟者产生危害

（2）被动吸烟的危害：二手烟暴露可以导致肺癌、冠心病、脑卒中、乳腺癌、鼻窦癌；导致成年人急慢性呼吸道症状、肺功能下降、支气管哮喘和慢性阻塞性肺疾病。孕妇暴露于二手烟可以导致婴儿出生体重降低、婴儿猝死综合征、早产、新生儿神经管畸形和唇腭裂。二手烟暴露可导致儿童支气管哮喘、肺功能下降和中耳炎。

（3）戒烟的益处：戒烟可以显著降低吸烟者肺癌、冠心病、慢性阻塞性肺疾病等多种疾病的发病和死亡风险，延缓上述疾病的进展，并改善预后。吸烟的女性在妊娠前和妊娠早期戒烟，可以降低早产、胎儿生长受限、新生儿低出生体重等多种问题的发生风险。

（4）不在公共场所吸烟。

2. 传授控烟技巧和方法

（1）没有戒烟意愿：此阶段不必在干预上花太多的精力，仅是让他们去思考吸烟的利弊，并告知他们在需要时可以提供进一步的帮助。

（2）犹豫不决阶段：开诚布公地和吸烟者讨论吸烟的利弊，启发“自我意识”和“自我评价”，认真听取吸烟者的意见，允许吸烟者在戒烟前有充分的时间考虑是否戒烟，让吸烟者自己作出抉择，让其产生戒烟的动机而主动戒烟。

（3）准备戒烟阶段：这时吸烟者开始向亲朋好友作出戒烟的承诺，并向别人咨询戒烟的事宜，寻找相关的书籍或资料，并制定戒烟的时间表。此时需要获得社会支持，包括同事、朋友和家属的支持，确定在戒烟过程中可能遇到的问题和困难，以及如何解决可能遇到的问题和困难。

（4）正式戒烟阶段：正式戒烟阶段的戒烟技巧和方法见表 7-11。

表 7-11 正式戒烟阶段的戒烟技巧和方法

项目	内容
行为技巧	推迟、躲避、避免、分心、支持
认知策略	戒烟者应提醒自己吸烟可能带来的严重后果，回忆周围由于吸烟而生病的人给家庭和个人带来的严重后果，以增强自己戒烟的信心，相信自己有能力控制自己的行为
替代疗法	对于烟瘾较大或戒断症状较严重的吸烟者可以采用替代疗法，常用的有尼古丁口香糖等
药物戒烟	为非尼古丁替代疗法，选用什么药物需在医师的指导下进行

（5）预防复吸阶段：确认造成吸烟的高危状态，制订长期预防复吸的计划。复吸者应总结造成复吸的原因，以避免复吸再次发生。

必考热点

1. 国际上评价烟草有害物质的含量，通常采用烟焦油、尼古丁和一氧化碳三项指标。
2. 行为技巧包括推迟、躲避、避免、分心、支持。

【热点提示】行为技巧具体如下。①推迟：如想吸烟，将吸烟的时间推迟，是降低由戒烟引起的焦虑及恐慌最有效的方法。②躲避：别人吸烟时离开。为避免诱发烟瘾，暂时离开吸烟的场所。③避免：在戒烟最初的2周避免接触主要的刺激物和场所，如会见吸烟的朋友、参加聚会、避免生气等，即回避吸烟的机会。④分心：分散注意力。想吸烟时可以通过打电话、饮水、散步、淋浴等活动分散注意力。⑤支持：来自周围人、家人、社会的支持。

3. 降低吸烟危害的唯一方法是不吸烟。

第三节 健康教育服务形式和要求

考点：健康教育材料的种类和使用方法

健康教育材料的种类和使用方法见表 7-12。

表 7-12 健康教育材料的种类和使用方法

名称	特点	用途	适用场所
健康教育处方	具有针对性	应该在医师的讲解和指导下使用，以提高医嘱的依从性和疾病控制效果	一般适用于基层卫生服务机构
折页	通常彩色印刷，图文并茂、简单明了、通俗易懂，吸引力强	适合文化程度较低的居民。可以宣传知识、倡导理念，也可以具体指导某项操作技能，便于携带和保存	一般放置于乡镇卫生院、村卫生室的候诊区、诊室、咨询台
传单	文字信息简单、成本较低，不易被留存，可大量印刷，广泛散发	不局限于某种特定的疾病，而且特别适用于针对某一中心任务或急需解决的问题时，应急性强	一般放置于乡镇卫生院、村卫生室、社区卫生服务中心（站）的候诊区、诊室、咨询台
小册子	以文字为主，信息量大，内容丰富，可读性强	适用于较为系统、全面地传播健康知识、信息、技术；以文字为主，适宜于有阅读能力的人群使用；可以发放到居民家中使用，每户一册，便于保存	一般放置在乡镇卫生院、村卫生室的候诊区、诊室、咨询台

续 表

名称	特点	用途	适用场所
黑板报/宣传栏	制作简便，成本低	比较普遍采用的健康信息传播方式，宣传目标人群共同需要的卫生知识	基层，特别是在农村
招贴画/海报	简洁、突出，图文并茂	唤醒人们对健康问题的关注，传播健康知识	社区、医院的宣传栏中、墙上，居民楼道、电梯里，卫生服务机构
标语/横幅	制作简单、成本低廉	在卫生科普活动中制造舆论、引起群众关注，传播卫生知识中的关键信息	农村和城市社区、卫生服务中心、医院、街道、广场等场所
VCD/DVD 光碟	直观、生动。可以重复使用，传播的信息稳定	适用于健康行为、操作技能的教育、培训与指导，当然也可以用于健康知识的传播、教育	卫生服务机构的候诊区域、健康教育室播放；发放至企事业单位、学校、社区等场所组织播放
电子显示屏	亮度高、字号大，可悬挂在位置稍高的地方；电子显示屏的信息可以滚动播放	适用于简单信息的传播	电子显示屏可以设立在卫生服务机构的大厅，门诊的候诊区、学校等场所
实物材料	具有实用性，受目标受众喜爱	日常生活中可反复使用	在雨伞、围裙、盐勺、油壶、纸杯、日历等物品上印制健康教育信息
新媒体材料	新媒体形式传播速度快、形式多样，可多次传播，影响力大，受众可灵活选择	利用移动终端设备随时随地搜寻健康信息，阅读健康知识	手机短信、QQ、微信群、微信公众号等数字媒体形式开展

必考热点

黑板报/宣传栏的使用要点包括定期更换，一般1~3个月要更新1次。

考点：健康教育的常用方法

1. **讲座** 讲座适用于健康知识的讲解、发病机制的讲解与分析、健康技能的传授等。

2. **小组学习** 一般将目标人群6~8人分为1个小组，小组成员可以围绕1个健康问题展开讨论，共同学习，也可以从组内其他人那里寻求帮助和建议。小组学习主要用于知识、技能的传授，适宜于讨论目标人群不太了解的内容或主题。

3. **同伴教育** 同伴教育可用于劝阻吸烟、预防和控制药物滥用、促进住院分娩、营养改善计划、社会教育和语言教育、艾滋病/性病预防教育等诸多领域。

4. **演示/示范** 演示/示范主要适用于操作技能的学习，目标人群通过观察演示者的演示，能够将理论和方法运用于实际操作中，学会新的技能，纠正以往不规范的操作。

5. **入户访谈** 入户指导的主要对象是新生儿、产妇、儿童及看护人、老年人、重症护理患者、残疾人等重点人群。

6. **电话和网络咨询** 患者和普通人群都可以是电话和网络咨询的指导对象，尤其是对于路途远、身体不方便前来当面咨询的人群来说更方便。

必考热点

讲座具有容易组织、针对性强、内容系统、信息量大、反馈较及时等优点。

考点：国家基本公共卫生服务健康教育的服务要求

1. 提供健康教育资料

（1）发放印刷资料：印刷资料包括健康教育折页、健康教育处方和健康手册等。放置在乡镇卫生院、村卫生室、社区卫生服务中心（站）的候诊区、诊室、咨询台等处。

（2）播放音像资料：音像资料包括 VCD、DVD 等视听传播资料，机构正常应诊的时间内，在乡镇卫生院、社区卫生服务中心（站）门诊候诊区、观察室、健教室等场所或宣传活动现场播放。

2. 设置健康教育宣传栏

（1）乡镇卫生院和社区卫生服务中心宣传栏不少于 2 个，村卫生室和社区卫生服务站宣传栏不少于 1 个，每个宣传栏的面积不少于 $2m^2$。宣传栏一般设置在机构的户外、健康教育室、候诊室、输液室或收费大厅的明显位置，宣传栏中心位置距地面 1.5~1.6m。

（2）每个机构每 2 个月最少更换 1 次健康教育宣传栏内容。

3. 开展公众健康咨询活动　利用各种健康主题日或针对辖区重点健康问题，开展健康咨询活动并发放宣传资料。每个乡镇卫生院、社区卫生服务中心每年至少开展 9 次公众健康咨询活动。

4. 举办健康知识讲座　每个乡镇卫生院和社区卫生服务中心每月至少举办 1 次健康知识讲座，村卫生室和社区卫生服务站每 2 个月至少举办 1 次健康知识讲座。

5. 开展个体化健康教育　乡镇卫生院、村卫生室和社区卫生服务中心（站）的医务人员在提供门诊医疗、上门访视等医疗卫生服务时，要开展有针对性的个体化健康知识和健康技能的教育。

必考热点

按照《国家基本公共卫生服务规范（第三版）》的要求，乡镇卫生院、村卫生室和社区卫生服务中心（站）等城乡基层医疗卫生机构应提供健康教育服务形式有提供健康教育资料、设置健康教育宣传栏、开展公众健康咨询活动、举办健康知识讲座、开展个体化健康教育。

第四节　健康素养

考点：健康素养的定义

健康素养是指人的一种能力，它使一个人能够获得和理解基本的健康信息和服务，并运用这些信息和服务作出正确的判断和决定，以维持并促进自己的健康。

考点：提升健康素养的意义

健康素养的意义包括以下内容。①精力充沛，能从容不迫地应付日常生活和工作。②处世乐观，态度积极，乐于承担任务，不挑剔。③善于休息，睡眠良好。④应变能力强，能适应各种环境的变化。⑤对一般感冒和传染病有一定的抵抗力。⑥体重适当，体态匀称，头、臂、臀比例协调。⑦眼睛明亮，反应敏捷，眼睑不发炎。⑧牙齿清洁，无缺损，无疼痛，牙龈颜色正常，无出血。⑨头发光洁，无头屑。⑩肌肉、皮肤有弹性，走路轻松。

考点：健康素养基本知识和技能

《中国公民健康素养——基本知识与技能（2015 年版）》列出了我国居民应该知晓和掌握的基本健康知识和技能，共有 66 条，其中第 1~25 条为基本知识和理念，第 26~54 条为健康生活方式与行为，第 55~66 条为基本技能。针对公众健康教育的重点内容是普及宣传“健康素养66条”，提升公众的健康素养水平。“健康素养66条”概述如下。

（1）健康不仅仅是没有疾病或虚弱，而是身体、心理和社会适应的完好状态。

（2）每个人都有维护自身和他人健康的责任，健康的生活方式能够维护和促进自身健康。

（3）环境与健康息息相关，保护环境，促进健康。

（4）无偿献血，助人利己。

（5）每个人都应当关爱、帮助、不歧视病残人员。

（6）定期进行健康体检。

（7）成人的正常血压为收缩压≥90mmHg且<140mmHg，舒张压≥60mmHg且<90mmHg；腋下体温36~37℃；平静呼吸16~20次/分；心率60~100次/分。

（8）接种疫苗是预防一些传染病最有效、最经济的措施，儿童出生后应当按照免疫程序接种疫苗。

（9）在流感流行季节前接种流感疫苗可减少患流感的机会或减轻患流感后的症状。

（10）艾滋病、乙型和丙型病毒性肝炎通过血液、性接触和母婴三种途径传播，日常生活和工作接触不会传播。

（11）肺结核主要通过患者咳嗽、打喷嚏、大声说话等产生的飞沫传播；出现咳嗽、咳痰2周以上，或痰中带血，应当及时检查是否得了肺结核。

（12）坚持规范治疗，大部分肺结核患者能够治愈，并能有效预防耐药结核的产生。

（13）在血吸虫病流行区，应当尽量避免接触疫水；接触疫水后，应当及时进行检查或接受预防性治疗。

（14）家养犬、猫应当接种兽用狂犬病疫苗；人被犬、猫抓伤、咬伤后，应当立即冲洗伤口，并尽快注射抗狂犬病免疫球蛋白（或血清）和人用狂犬病疫苗。

（15）蚊子、苍蝇、老鼠、蟑螂等会传播疾病。

（16）发现病死禽畜要报告，不加工、不食用病死禽畜，不食用野生动物。

（17）关注血压变化，控制高血压危险因素，高血压患者要学会自我健康管理。

（18）关注血糖变化，控制糖尿病危险因素，糖尿病患者应当加强自我健康管理。

（19）积极参加癌症筛查，及早发现癌症和癌前病变。

（20）每个人都可能出现抑郁和焦虑情绪，正确认识抑郁症和焦虑症。

（21）关爱老年人，预防老年人跌倒，识别老年期痴呆。

（22）选择安全、高效的避孕措施，减少人工流产，关爱妇女生殖健康。

（23）保健食品不是药品，正确选用保健食品。

（24）劳动者要了解工作岗位和工作环境中存在的危害因素，遵守操作规程，注意个人防护，避免职业伤害。

（25）从事有毒有害工种的劳动者享有职业保护的权利。

（26）健康生活方式主要包括合理膳食、适量运动、戒烟限酒、心理平衡四个方面。

（27）保持正常体重，避免超重与肥胖。

（28）膳食应当以谷类为主，多吃蔬菜、水果和薯类，注意荤素、粗细搭配。

（29）提倡每天食用奶类、豆类及其制品。

（30）膳食要清淡，要少油、少盐、少糖，食用合格碘盐。

（31）讲究饮水卫生，每天适量饮水。

（32）生、熟食品要分开存放和加工，生吃蔬菜、水果要洗净，不吃变质、超过保质期的食品。

（33）成人每日应当进行6~10千步当量的身体活动，动则有益，贵在坚持。

（34）吸烟和二手烟暴露会导致癌症、心血管疾病、呼吸系统疾病等多种疾病。

（35）“低焦油卷烟”“中草药卷烟”不能降低吸烟带来的危害。

（36）任何年龄戒烟均可获益，戒烟越早越好，戒烟门诊可提供专业戒烟服务。

（37）少饮酒，不酗酒。

（38）遵医嘱使用镇静催眠药和镇痛药等成瘾性药物，预防药物依赖。

（39）拒绝毒品。

（40）劳逸结合，每天保证 7~8 小时睡眠。
（41）重视和维护心理健康，遇到心理问题时应当主动寻求帮助。
（42）勤洗手、常洗澡、早晚刷牙、饭后漱口，不共用毛巾和洗漱用品。
（43）根据天气变化和空气质量，适时开窗通风，保持室内空气流通。
（44）不在公共场所吸烟、吐痰，咳嗽、打喷嚏时遮掩口鼻。
（45）农村使用卫生厕所，管理好人畜粪便。
（46）科学就医，及时就诊，遵医嘱治疗，理性对待诊疗结果。
（47）合理用药，能口服不肌内注射，能肌内注射不输液，在医生指导下使用抗生素。
（48）戴头盔、系安全带，不超速、不酒驾、不疲劳驾驶，减少道路交通伤害。
（49）加强看护和教育，避免儿童接近危险水域，预防溺水。
（50）冬季取暖注意通风，谨防煤气中毒。
（51）主动接受婚前和孕前保健，孕期应当至少接受 5 次产前检查并住院分娩。
（52）孩子出生后应当尽早开始母乳喂养，满 6 个月时合理添加辅食。
（53）通过亲子交流、玩耍促进儿童早期发展，发现心理行为发育问题要尽早干预。
（54）青少年处于身心发展的关键时期，要培养健康的行为生活方式，预防近视、超重与肥胖，避免网络成瘾和过早性行为。
（55）关注健康信息，能够获取、理解、甄别、应用健康信息。
（56）能看懂食品、药品、保健品的标签和说明书。
（57）会识别常见的危险标识，如高压、易燃、易爆、剧毒、放射性、生物安全等，远离危险物。
（58）会测量脉搏和腋下体温。
（59）会正确使用安全套，减少感染艾滋病、性病的危险，防止意外怀孕。
（60）妥善存放和正确使用农药等有毒物品，谨防儿童接触。
（61）寻求紧急医疗救助时拨打 120，寻求健康咨询服务时拨打 12320。
（62）发生创伤出血量较多时，应当立即止血、包扎；对怀疑骨折的伤员，不要轻易搬动。
（63）遇到呼吸、心搏骤停的伤病员，会进行心肺复苏。
（64）抢救触电者时，要首先切断电源，不要直接接触触电者。
（65）发生火灾时，用湿毛巾捂住口鼻、低姿逃生，拨打火警电话 119。
（66）发生地震时，选择正确避震方式，震后立即开展自救互救。

必考热点

1. 健康生活方式主要包括合理膳食、适量运动、戒烟限酒、心理平衡 4 个方面。
2. 出现咳嗽、咳痰 2 周以上，或痰中带血，应及时检查是否得了肺结核。

第八章　传染病及突发公共卫生事件

第一节　传染病流行过程

考点：传染病流行的基本环节

1. **传染源**　传染源是指体内有病原体生长，繁殖并能将病原体排出体外的人和动物，包括患者、隐性感染者、病原携带者、受感染动物。

2. **传播途径**　呼吸道传播，消化道传播，接触传播，虫媒传播，血液、体液传播，医源性传播，垂直传播或母婴传播。

3. 人群易感性 人群易感性是指人群作为一个整体对传染病的易感程度。影响人群易感性升高的主要因素有新生儿增加、易感人口迁入、免疫人口免疫力自然消退和免疫力人口死亡等。影响人群易感性降低的主要因素有计划免疫、传染病流行和隐性感染等。

重点提醒

1. 传染病流行的3个基本环节：传染源、传播途径和人群易感性。

2. 许多传染病可通过1种以上途径传播，取决于病原体所处环境的流行病学特征和病原体自身的流行病学特征。

必考热点

影响人群易感性升高的主要因素有新生儿增加、易感人口迁入、免疫人口免疫力自然消退和免疫力人口死亡等。

【热点提示】人群易感性是指人群作为一个整体对传染病的易感程度。影响人群易感性升高的主要因素有新生儿增加、易感人口迁入、免疫人口免疫力自然消退和免疫力人口死亡等。影响人群易感性降低的主要因素有计划免疫、传染病流行和隐性感染等。

考点：潜伏期和传染期

1. 潜伏期

（1）概念：潜伏期是指病原体侵入机体至最早出现临床症状的这段时间。潜伏期的长短需要病原学检查和流行病学调查确定。

（2）潜伏期的流行病学意义：①判断患者受感染的时间，以追踪传染源，确定传播途径。②确定接触者的留验、检疫和医学观察期限，一般以常见潜伏期或平均潜伏期增加1~2天为准，危害严重者可按该病的最长潜伏期予以留验。③确定免疫接种时间。④评价预防措施效果。一项预防措施实施后经过一个潜伏期，如果发病数明显下降，则认为可能与措施有关。⑤潜伏期长短还可影响疾病的流行特征。一般潜伏期短的传染病来势猛，病例成簇出现，常呈现暴发，而潜伏期长的传染病流行持续时间可能较长。

2. 传染期

（1）概念：传染期指患者排出病原体的整个时期。

（2）传染期的流行病学意义：传染期是决定传染病患者隔离期限的重要依据。传染期在一定程度上也影响疾病的流行特征，传染期短的疾病，续发病例成簇发生，持续时间较短；传染期长的疾病，续发病例陆续发生，持续时间较长。

考点：疫源地

1. 形成疫源地的条件 传染源、传播途径和易感人群的存在。

2. 疫源地的范围 因病而异，主要取决于传染源的活动范围、传播途径的特点和周围人群的免疫状况。当传染源活动范围较大，传播距离较远，周围易感者比例较高时，疫源地的范围也相应较大。

3. 疫源地消灭的条件 ①传染源被移走（住院或死亡）或不再排出病原体。②传染源散播在外环境中的病原体被彻底消灭。③所有的易感接触者经过了该病最长潜伏期未出现新病例或被证明未受到感染。

必考热点

疫源地消灭的条件：①传染源已被移走（住院或死亡）或不再排出病原体（治愈）。②通过各种措施消灭了传染源排于外环境的病原体。③所有的易感接触者，经过该病最长潜伏期而未出现新病例或证明未受感染。

考点：影响流行过程的因素

1. 自然因素　包括地理、气候、土壤和动植物等，对传染病流行因素影响最明显的是气候因素和地理因素。

2. 社会因素　包括社会制度、经济状况、生活条件和文化水平等。

3. 个人行为因素　包括人类自身不文明、不科学的行为习惯，体现在旅游、打猎、集会、日常生活、豢养宠物等过程中。

第二节　传染病及突发公共卫生事件报告和处理

考点：突发公共卫生事件的定义、分级

1. 突发公共卫生事件是指突然发生，造成或者可能造成社会公众健康严重损害的重大传染病疫情，群体性不明原因疾病，重大食物和职业中毒，以及其他严重影响公众健康的事件。

2.《国家突发公共卫生事件应急预案》规定，根据突发公共卫生事件性质、危害程度、涉及范围，将突发公共卫生事件划分为特别重大（Ⅰ级）、重大（Ⅱ级）、较大（Ⅲ级）和一般（Ⅳ级）四级。

必考热点

突发公共卫生事件分为四级。

考点：风险管理

1. 在疾病预防控制机构和其他专业机构指导下，乡镇卫生院、村卫生室和社区卫生服务中心（站）协助开展传染病疫情和突发公共卫生事件风险排查、收集和提供风险信息，参与风险评估和应急预案制（修）订。

2. 公共卫生风险评估是指利用风险评估的理论和方法，对疾病或事件的公共卫生风险进行识别、分析和评价，确定其公共卫生风险等级，指导公共卫生风险的管理与控制。

考点：传染病发现和登记

医疗机构执行首诊负责制，依法依规及时发现、登记和报告法定传染病，负责传染病信息报告管理要求的落实。首诊医生在诊疗过程中发现传染病患者及疑似患者后，按要求填写“中华人民共和国传染病报告卡”或通过电子病历、电子健康档案自动抽取符合交换标准的电子传染病报告卡。

1. 法定传染病病种

根据《中华人民共和国传染病防治法》及国家卫生健康委员会相关法律法规规定，法定传染病分为甲类、乙类和丙类共41种。

（1）甲类（2种）：鼠疫、霍乱。

（2）乙类（28种）：新型冠状病毒感染、严重急性呼吸综合征（传染性非典型肺炎）、艾滋病、病毒性肝

炎、脊髓灰质炎、人感染高致病性禽流感、麻疹、流行性出血热、狂犬病、流行性乙型脑炎、登革热、炭疽、细菌性和阿米巴性痢疾、肺结核、伤寒和副伤寒、流行性脑脊髓膜炎、百日咳、白喉、新生儿破伤风、猩红热、布鲁菌病、淋病、梅毒、钩端螺旋体病、血吸虫病、疟疾、人感染H7N9禽流感、猴痘。

（3）丙类（11种）：流行性感冒、流行性腮腺炎、风疹、急性出血性结膜炎、麻风病、流行性和地方性斑疹伤寒、黑热病、棘球蚴病、丝虫病，除霍乱、细菌性和阿米巴性痢疾、伤寒和副伤寒以外的感染性腹泻病，手足口病。

国家卫生健康委员会决定列入乙类、丙类传染病管理的其他传染病和按照甲类管理开展应急监测报告的其他传染病。目前，乙类按甲类管理的传染病为传染性非典型肺炎、肺炭疽。

2. 传染病诊断及分类

（1）传染病诊断：责任报告人应按照传染病诊断标准（卫生行业标准）及时对传染病患者或疑似患者进行诊断。根据不同传染病诊断分类，分为疑似病例、临床诊断病例、确诊病例和病原携带者四类。其中，需报告病原携带者的病种包括霍乱、脊髓灰质炎以及国家卫生健康委员会规定的其他传染病。

（2）传染病分类：①传染病按传播方式分为呼吸道传染病、消化道传染病、血源性传染疾病、性传播疾病、虫媒传染病、自然疫源性传染病。②法定传染病按病原学分为细菌性疾病（17种）、病毒性疾病（18种）、寄生虫病性疾病（6种）。③新发传染性疾病。

3. 疫情报告工作指标

（1）传染病疫情报告率=网络报告的传染病病例数/登记传染病病例数×100%。

（2）传染病疫情报告及时率=报告及时的病例数/报告传染病病例数×100%。

（3）突发公共卫生事件相关信息报告率：及时报告的突发公共卫生事件相关信息数/报告突发公共卫生事件相关信息数×100%。

考点：突发公共卫生事件信息报告范围与标准

1. 传染病

（1）鼠疫：发现1例及以上鼠疫病例。

（2）霍乱：发现1例及以上霍乱病例。

（3）传染性非典型肺炎：发现1例及以上严重急性呼吸综合征病例患者或疑似患者。

（4）人感染高致病性禽流感：发现1例及以上人感染高致病性禽流感。

（5）炭疽：发生1例及以上肺炭疽病例，或1周内，同一学校、幼儿园、自然村寨、社区、建筑工地等集体单位发生3例及以上皮肤炭疽或肠炭疽病例，或1例及以上职业性炭疽病例。

（6）甲型肝炎/戊型肝炎：1周内，同一学校、幼儿园、自然村寨、社区、建筑工地等集体单位发生5例及以上甲型肝炎/戊型肝炎病例。

（7）伤寒（副伤寒）：1周内，同一学校、幼儿园、自然村寨、社区、建筑工地等集体单位发生5例及以上伤寒（副伤寒）病例，或出现2例及以上死亡。

（8）细菌性痢疾和阿米巴性痢疾：3天内，同一学校、幼儿园、自然村寨、社区、建筑工地等集体单位发生10例及以上细菌性痢疾和阿米巴性痢疾病例，或出现2例及以上死亡。

（9）麻疹：1周内，同一学校、幼儿园、自然村寨、社区、建筑工地等集体单位发生10例及以上麻疹病例。

（10）风疹：1周内，同一学校、幼儿园、自然村寨、社区等集体单位发生10例及以上风疹病例。

（11）流行性脑脊髓膜炎（简称“流脑”）：3天内，同一学校、幼儿园、自然村寨、社区、建筑工地等集体单位发生3例及以上流脑病例，或者有2例及以上死亡。

（12）登革热：1周内，一个县（市、区）发生5例及以上登革热病例，或首次发现病例。

（13）流行性出血热：1周内，同一自然村寨、社区、建筑工地、学校等集体单位发生5例（高发地区10例）及以上流行性出血热病例，或者死亡1例及以上。

（14）钩端螺旋体病：1周内，同一自然村寨、建筑工地等集体单位发生5例及以上钩端螺旋体病病例，或者死亡1例及以上。

（15）流行性乙型脑炎（简称“乙脑”）：1 周内，同一乡镇、街道等发生 5 例及以上乙脑病例或者死亡 1 例及以上。

（16）疟疾：以行政村为单位，1 个月内，发现 5 例（高发地区 10 例）及以上当地感染的病例，或在近 3 年内无当地感染病例报告的乡镇，以行政村为单位，1 个月内发现 5 例及以上当地感染的病例，或在恶性疟流行地区，以乡（镇）为单位，1 个月内发现 2 例及以上恶性疟死亡病例，或在非恶性疟流行地区，出现输入性恶性疟疾感染病例。

（17）血吸虫病：在未控制地区，以行政村为单位，2 周内发生急性血吸虫病病例 10 例及以上，或在同一感染地点 1 周内连续发生急性血吸虫病病例 5 例及以上，或在传播控制地区，以行政村为单位，2 周内发生急性血吸虫病 5 例及以上，或在同一感染地点 1 周内连续发生急性血吸虫病病例 3 例及以上，或在传播阻断地区或非流行区，发现当地感染的患者、病牛或感染性钉螺。

（18）流行性感冒（简称“流感”）：1 周内，在同一学校、幼儿园或其他集体单位发生 30 例及以上流感样病例，或 5 例及以上因流感样症状住院病例，或发生 1 例及以上流感样病例死亡。

（19）流行性腮腺炎：1 周内，同一学校、幼儿园等集体单位中发生 10 例及以上流行性腮腺炎病例。

（20）感染性腹泻（除霍乱、痢疾、伤寒和副伤寒以外）：1 周内，同一学校、幼儿园、自然村寨、社区、建筑工地等集体单位中发生 20 例及以上感染性腹泻病例，或死亡 1 例及以上。

（21）猩红热：1 周内，同一学校、幼儿园等集体单位中，发生 10 例及以上猩红热病例。

（22）水痘：1 周内，同一学校、幼儿园等集体单位中，发生 10 例及以上水痘病例。

（23）输血性乙型肝炎、丙型肝炎、HIV 感染：医疗机构、采供血机构发生 3 例及以上输血性乙型肝炎、丙型肝炎病例或疑似病例或 HIV 感染。

（24）新发或再发传染病：发现本县（区）从未发生过的传染病或发生本县近 5 年从未报告的或国家宣布已消灭的传染病。

（25）不明原因肺炎：发现不明原因肺炎病例。

2. 食物中毒

（1）1 次食物中毒人数 30 人及以上或死亡 1 人及以上。

（2）学校、幼儿园、建筑工地等集体单位发生食物中毒，1 次中毒人数 5 人及以上或死亡 1 人及以上。

（3）地区性或全国性重要活动期间发生食物中毒，1 次中毒人数 5 人及以上或死亡 1 人及以上。

3. 职业中毒　发生急性职业中毒 10 人及以上或者死亡 1 人及以上的。

4. 其他中毒　出现食物中毒、职业中毒以外的急性中毒病例 3 例及以上的事件。

5. 环境因素事件　发生环境因素改变所致的急性病例 3 例及以上。

6. 意外辐射照射事件　出现意外辐射照射人员 1 例及以上。

7. 传染病菌、毒种丢失　发生鼠疫、炭疽、严重急性呼吸综合征、艾滋病、霍乱、脊髓灰质炎等菌毒种丢失事件。

8. 预防接种和预防服药群体性不良反应

（1）群体性预防接种反应：1 个预防接种单位 1 次预防接种活动中出现群体性疑似异常反应；或发生死亡。

（2）群体预防性服药反应：1 个预防服药点 1 次预防服药活动中出现不良反应（或心因性反应）10 例及以上，或死亡 1 例及以上。

9. 医源性感染事件　医源性、实验室和医院感染暴发。

10. 群体性不明原因疾病　2 周内，1 个医疗机构或同一自然村寨、社区、建筑工地、学校等集体单位发生有相同临床症状的不明原因疾病 3 例及以上。

11. 其他　各级人民政府卫生行政部门认定的其他突发公共卫生事件。

必考热点

突发公共卫生事件中流行性腮腺炎是指 1 周内，同一学校、幼儿园等集体单位中发生 10 例及以上流行性腮腺炎病例。

考点：突发公共卫生事件报告内容、报告方式、时限和程序

1. 报告内容 报告内容包括事件名称、事件类别、发生时间、地点、涉及的地域范围、发病人数、死亡人数、年龄、性别和职业分布、主要症状和体征、可能的原因、已经采取的措施、事件的发展趋势等。

2. 报告方式 各级、各类医疗卫生机构发现或怀疑为突发公共卫生事件时，按要求填写“突发公共卫生事件相关信息报告卡”。具备网络直报条件的机构，在规定时间内进行突发公共卫生事件相关信息的网络直报；不具备网络直报条件的，按相关要求通过电话、传真等方式进行报告，同时向辖区县级疾病预防控制机构报送“突发公共卫生事件相关信息报告卡”。

突发公共卫生事件报告分为首次报告、进程报告和结案报告。应根据事件的严重程度、事态发展、控制情况，及时报告事件的进程。不同类别的突发公共卫生事件应分别填写基本信息报表和相应类别的事件分类信息报表。

3. 报告时限和程序 突发公共卫生事件监测机构、医疗卫生机构及有关单位发现突发公共卫生事件，应在2小时内向所在地区县级人民政府的卫生行政部门报告。

必考热点

某镇卫生院收治了镇中心小学30名食物中毒的学生，在采取一系列紧急救治措施的同时，还按规定时限向县卫生行政部门做了报告。该时限是2小时。

考点：传染病及突发公共卫生事件调查处理

1. 主要内容

（1）患者医疗救治和管理：对传染病患者、疑似患者采取隔离、医学观察等措施，对突发公共卫生事件伤者进行急救，及时转诊，书写医学记录及其他有关资料并妥善保管，尤其是要按规定做好个人防护和感染控制，严防疫情传播。

（2）传染病密切接触者和健康危害暴露人员的管理：协助开展传染病接触者或其他健康危害暴露人员的追踪、查找，对集中或居家医学观察者提供必要的基本医疗和预防服务。

（3）流行病学调查：协助对本辖区患者、疑似患者和突发公共卫生事件开展流行病学调查，收集和提供患者、密切接触者、其他健康危害暴露人员的相关信息。

（4）疫点疫区处理：做好医疗机构内现场控制、消毒隔离、个人防护、医疗垃圾和污水的处理工作。协助对被污染的场所进行卫生处理，开展杀虫、灭鼠等工作。

（5）应急接种和预防性服药：协助开展应急接种、预防性服药、应急药品和防护用品分发等工作，并提供指导。

（6）宣传教育：根据辖区传染病和突发公共卫生事件的性质和特点，开展相关知识技能和法律法规的宣传教育。

2. 传染病的预防和控制措施

（1）经常性预防措施：改善卫生条件、健康教育、预防接种、国境卫生检疫和传染病报告等。

（2）传染病暴发、流行的紧急措施：①限制或停止集市、集会、影剧院演出或其他人群聚集活动。②停工、停业、停课。③临时征用房屋、交通工具。④封闭被传染病原体污染的公共饮用水源。

（3）针对传染源的措施如下。①对患者的措施：早发现、早诊断、早报告、早隔离、早治疗。甲类传染病必须实施隔离治疗。乙类传染病患者根据病情可在医院或家中隔离。传染病疑似患者必须接受医学检查、随访和隔离措施。②对病原携带者的措施：对重要疾病的病原携带者应做好登记、管理和随访，直至病原体检测2~3次阴性为止。对饮食行业工作的病原携带者，需暂时离开工作岗位。艾滋病、乙型和丙型病毒性肝炎、疟疾的病原携带者严禁做献血员。③对接触者的措施：留验、医学观察、应急接种、药物预防等不同措施。④对

动物传染源的措施：对危害大的病畜和野生动物予以捕杀、焚烧或深埋，对危害不大且有经济价值的病畜可予以隔离治疗。

（4）针对传播途径的措施：切断传播途径。

（5）针对易感人群的措施：免疫预防、药物预防和个人防护。

重点提醒

1. 对外环境抵抗力较强的病原体需要进行终末消毒，如鼠疫、霍乱、炭疽、伤寒、副伤寒、痢疾、病毒性肝炎、脊髓灰质炎、结核、白喉、猩红热。

2. 对外环境抵抗力较弱的病原体不需要进行终末消毒，如麻疹、水痘、流行病感冒。

必考热点

1. 虫媒传染病切断传播途径的有效措施是消毒、杀虫。

2. 免疫预防包括主动免疫和被动免疫。

3. 某村民被诊断为伤寒，在乡卫生院隔离治疗。随后，该院工作人员对该村民家进行了彻底消毒。此行为属于终末消毒。

4. 2018 年 4 月，某乡小学发生 6 例麻疹病例，均为学生。针对该校未发病学生最有效的预防措施是应急接种。

考点：新发传染病特点及监测

1. 新发传染病特点　新发传染病是指在人群中新出现的病原体或经过变异具有新的生物学特征的已知病原体引起的人和动物传染病，是过去存在于人群中但没有被认识的传染性疾病。新发传染病的流行特征如下。

（1）不确定性：即不知道何时何地会发生何种传染病，给防控的准备工作带来困难。

（2）无治疗和免疫措施：缺乏有效的治疗药物和免疫预防。

（3）伤害医务人员：容易造成医院内感染的暴发流行，对医务人员容易造成直接伤害。

（4）病原体多为动物源性：有研究资料显示，新发传染病的病原体 75% 为动物源性。

（5）全球性易感：人群对新发传染病缺乏免疫力，全球人群均易感。

（6）造成恐慌：在疫情发生初期，不能充分被认识，大众得不到有效的宣传和教育，容易导致心理恐慌和社会不稳定。

（7）易暴发或流行：新发传染病的病原体、传播因素及防治对策尚不清楚，易形成暴发或流行，病死率高。

2. 新发传染病监测　要高度重视不明原因传染病及新发传染病早期的大数据风险监测，充分发挥大数据在此类不明原因和新发不确定风险很高的传染病防控应急管理中的监测预警作用。

第三节　预防接种

考点：国家免疫规划、免疫程序

国家免疫规划是由国务院卫生健康主管部门制定的；国家免疫规划疫苗种类是由国务院卫生健康主管部门会同国务院财政部门拟订，报国务院批准后公布。

省、自治区、直辖市人民政府在执行国家免疫规划时，可以根据本行政区域疾病预防、控制需要，增加免疫规划疫苗种类，报国务院卫生健康主管部门备案并公布。

1. 国家免疫规划疫苗儿童免疫程序表（表8-1）

表8-1 国家免疫规划疫苗儿童免疫程序表（2021版）

可预防疾病	疫苗种类	接种途径	剂量	英文缩写	接种年龄														
					出生时	1月	2月	3月	4月	5月	6月	8月	9月	18月	2岁	3岁	4岁	5岁	6岁
乙型病毒性肝炎	乙肝疫苗	肌内注射	10或20μg	HepB	1	2					3								
结核病①	卡介苗	皮内注射	0.1ml	BCG	1														
脊髓灰质炎	脊髓灰质炎灭活疫苗	肌内注射	0.5ml	IPV			1	2											
	脊髓灰质炎减毒活疫苗	口服	1粒或2滴	bOPV					3								4		
百日咳、白喉、破伤风	百白破疫苗	肌内注射	0.5ml	DTaP				1	2	3				4					
	白破疫苗	肌内注射	0.5ml	DT															5
麻疹、风疹、流行性腮腺炎	麻腮风疫苗	皮下注射	0.5ml	MMR								1		2					
流行性乙型脑炎②	乙脑减毒活疫苗	皮下注射	0.5ml	JE-L								1			2				
	乙脑灭活疫苗	肌内注射	0.5ml	JE-I								1、2			3				4
流行性脑脊髓膜炎	A群流脑多糖疫苗	皮下注射	0.5ml	MPSV-A							1		2						
	A群C群流脑多糖疫苗	皮下注射	0.5ml	MPSV-AC												3			4
甲型病毒性肝炎③	甲肝减毒活疫苗	皮下注射	0.5或1.0ml	HepA-L										1					
	甲肝灭活疫苗	股内注射	0.5ml	HepA-I										1	2				

注：①主要指结核性脑膜炎、粟粒型肺结核等。

②选择乙脑减毒活疫苗接种时，采用两剂次接种程序。选择乙脑灭活疫苗接种时，采用4剂次接种程序；乙脑灭活疫苗第1、2剂间隔7~10天。

③选择甲肝减毒活疫苗接种时，采用一剂次接种程序。选择甲肝灭活疫苗接种时，采用2剂次接种程序。

2. 国家免疫规划疫苗儿童免疫程序说明（2021版）

（1）接种年龄：具体如下。①接种起始年龄：免疫程序表所列各疫苗剂次的接种时间，是指可以接种该剂次疫苗的最小年龄。②儿童年龄达到相应剂次疫苗的接种年龄时，应尽早接种，建议在表8-2推荐的年龄完成国家免疫规划疫苗相应剂次的接种。

表8-2 完成国家免疫规划疫苗的年龄

接种年龄	疫苗名称及剂次
出生后24小时内完成	乙肝疫苗第1剂
小于3月龄完成	卡介苗

续　表

接种年龄	疫苗名称及剂次
小于 12 月龄完成	乙肝疫苗第 3 剂、脊髓灰质炎疫苗第 3 剂、百白破疫苗第 3 剂、麻腮风疫苗第 1 剂、乙脑减毒活疫苗第 1 剂或乙脑灭活疫苗第 2 剂
小于 18 月龄完成	A 群流脑多糖疫苗第 2 剂
小于 24 月龄完成	麻腮风疫苗第 2 剂、甲肝减毒活疫苗或甲肝灭活疫苗第 1 剂、百白破疫苗第 4 剂
小于 3 周岁完成	乙脑减毒活疫苗第 2 剂或乙脑灭活疫苗第 3 剂、甲肝灭活疫苗第 2 剂
小于 4 周岁完成	A 群 C 群流脑多糖疫苗第 1 剂
小于 5 周岁完成	脊髓灰质炎疫苗第 4 剂
小于 7 周岁完成	白破疫苗、A 群 C 群流脑多糖疫苗第 2 剂、乙脑灭活疫苗第 4 剂

如果儿童未按照上述推荐的年龄及时完成接种，应根据补种通用原则和每种疫苗的具体补种要求尽早进行补种。

（2）接种部位：疫苗接种途径通常为口服、肌内注射、皮下注射和皮内注射，注射部位通常为上臂外侧三角肌处和大腿前外侧中部。当多种疫苗同时注射接种（包括肌内、皮下和皮内注射）时，可在左右上臂、左右大腿分别接种，卡介苗选择上臂。

（3）同时接种原则：具体如下。①不同疫苗同时接种：两种及以上注射类疫苗应在不同部位接种。严禁将两种或多种疫苗混合吸入同一支注射器内接种。②现阶段的国家免疫规划疫苗均可按照免疫程序或补种原则同时接种。③不同疫苗接种间隔：两种及以上注射类减毒活疫苗如果未同时接种，应间隔不小于 28 天进行接种。国家免疫规划使用的灭活疫苗和口服类减毒活疫苗，如果与其他灭活疫苗、注射或口服类减毒活疫苗未同时接种，对接种间隔不做限制。

（4）补种通用原则：未按照推荐年龄完成国家免疫规划规定剂次接种的小于 18 周岁人群，在补种时掌握以下原则。①应尽早进行补种，尽快完成全程接种，优先保证国家免疫规划疫苗的全程接种。②只需补种未完成的剂次，无须重新开始全程接种。③当遇到无法使用同一厂家同种疫苗完成接种程序时，可使用不同厂家的同种疫苗完成后续接种。

（5）流行季节疫苗接种：国家免疫规划使用的疫苗都可以按照免疫程序和预防接种方案的要求，全年（包括流行季节）开展常规接种，或根据需要开展补充免疫和应急接种。

必考热点

1. 小儿计划免疫实施程序中，乙肝疫苗初种年龄是出生时、1 个月、6 个月。
2. 麻疹疫苗初种年龄是 8 个月。
3. 百白破疫苗初种年龄是 3 个月。
4. 某儿童在下列各年龄时，应进行的预防接种的初种制剂如下。

（1）新生儿期内计划免疫接种的疫苗应是乙肝疫苗和卡介苗。

（2）生后 2~4 个月时应接种的计划免疫疫苗是脊髓灰质炎疫苗。

（3）生后 8 个月时应接种的计划免疫疫苗是麻腮风疫苗。

考点：疫苗使用管理

1. 根据《疫苗流通和预防接种管理条例》，将疫苗分为第一类疫苗和第二类疫苗。第一类疫苗是指政府免费向公民提供，公民应当依照政府的规定受种的疫苗。第二类疫苗是指由公民自费并且自愿受种的其他疫苗。

2. 根据疫苗的性质可分为减毒活疫苗和灭活疫苗。目前使用的减毒活疫苗有卡介苗，脊髓灰质炎、麻疹、风疹、腮腺炎、甲型病毒性肝炎、流行性乙型脑炎（乙脑）等活疫苗。

考点：冷链系统管理

1. 疫苗和稀释液储存温度要求

（1）疫苗应按品种、批号分类码放。采用冷库和大容量冰箱存放疫苗时，底部应留有一定的空间。疫苗要摆放整齐，疫苗与箱壁、疫苗与疫苗之间应留有1~2cm的空隙。疫苗不应放置冰箱门内搁架上，含吸附剂疫苗不可贴壁放置。

（2）用冰衬冰箱储存疫苗时，应将可冷冻保存的疫苗存放在底部、冷藏保存的疫苗放在冰箱上部，避免冻结。

（3）在2~8℃条件下避光储存和运输的疫苗有乙肝疫苗、卡介苗、脊髓灰质炎灭活疫苗、百白破疫苗、白破疫苗、麻疹疫苗、麻腮风疫苗、麻风疫苗、乙脑疫苗、A群流脑多糖疫苗、A群C群流脑多糖疫苗、甲肝疫苗、钩体疫苗、出血热疫苗、炭疽疫苗等。

（4）脊髓灰质炎减毒活疫苗在-20℃以下保存，运输过程可在冷藏条件下进行。

2. 疫苗储存温度监测 在使用冷库、冰箱等储存设备时，应配备温度测量器材，每天进行温度记录。管理人员每天应至少2次（上午和下午各1次）查看并填写温度记录表。保证设备的正常运转，确保疫苗质量的合格稳定。

接种点疫苗温度监测：在预防接种现场，对疫苗批号、开始时间、环境温度、开始接种时疫苗保存温度、完成接种时疫苗保存温度、累计接种时间进行监测记录，并填写接种点疫苗温度记录表。

必考热点

1. 疫苗与箱壁、疫苗与疫苗之间应留有1~2cm的空隙。
2. 脊髓灰质炎减毒活疫苗在-20℃以下保存，运输过程可在冷藏条件下进行。

考点：预防接种服务

1. 接种单位具备的条件 ①取得医疗机构执业许可证。②具有经过县级人民政府卫生健康主管部门组织的预防接种专业培训并考核合格的医师、护士或者乡村医生。③具有符合疫苗储存、运输管理规范的冷藏设施、设备和冷藏保管制度。

2. 预防接种分类 预防接种分类见表8-3。

表8-3 预防接种分类

接种分类	内容
常规接种	接种单位按照国家免疫规划疫苗儿童免疫程序、疫苗使用指导原则、疫苗使用说明书，在相对固定的接种服务周期时间内，为接种对象提供的预防接种服务
临时接种	在出现自然灾害、控制疫苗针对传染病流行等情况，开展应急接种、补充免疫或其他群体性预防接种时，按应急接种、补充免疫或群体性预防接种方案，在适宜的地点和时间，设立临时预防接种点，对目标人群开展的预防接种服务
群体性预防接种	在特定范围和时间内，针对可能受某种传染病威胁的特定人群，有组织地集中实施的预防接种活动
应急接种	在传染病疫情开始或有流行趋势时，为控制传染病疫情蔓延，对目标人群开展的预防接种活动

3. 预防接种管理

（1）及时为辖区内所有居住满3个月的0~6岁儿童建立预防接种证和预防接种卡（簿）等儿童预防接种

档案。

（2）采取预约、通知单、电话、手机短信、网络、广播通知等适宜方式，通知儿童监护人，告知接种疫苗种类、时间、地点和相关要求。在边远山区、海岛、牧区等交通不便的地区，可采取入户巡回的方式进行预防接种。

（3）每半年对辖区内儿童的预防接种卡（簿）进行1次整理，查漏补缺，并及时进行补种。

4. 预防接种实施　预防接种前、接种时、接种后的工作见表8-4。

表8-4　预防接种前、接种时、接种后的工作

项目	内容
接种前工作	医疗卫生人员在实施接种前，应当按照预防接种工作规范的要求，检查受种者健康状况，核查接种禁忌，查对预防接种证，检查疫苗、注射器的外观、批号、有效期，核对受种者的姓名、年龄和疫苗的品名、规格、剂量、接种部位、接种途径，做到受种者、预防接种证和疫苗信息相一致，确认无误后方可实施接种
接种时的工作	接种工作人员在预防接种操作时再次查验并核对受种者姓名、预防接种证、接种凭证和本次接种的疫苗品种，核对无误后严格按照《预防接种工作规范》规定的接种月（年）龄、接种部位、接种途径、安全注射等要求予以接种。接种工作人员在接种操作时再次进行“三查七对”，无误后予以预防接种。“三查”：检查受种者健康状况和接种禁忌证，查对预防接种卡（簿）与儿童预防接种证，检查疫苗、注射器外观与批号、效期；“七对”：核对受种对象姓名、年龄、疫苗品名、规格、剂量、接种部位、接种途径
接种后的工作	告知儿童监护人，受种者在接种后应留观室观察30分钟。接种后及时在预防接种证、卡（簿）做好记录，与儿童监护人预约下次接种疫苗的种类、时间和地点。有条件的地区录入计算机并进行网络报告

5. 疫苗接种

（1）肌内注射：肌内注射的适用疫苗、接种部位、操作方法见表8-5。

表8-5　肌内注射的适用疫苗、接种部位、操作方法

项目	内容
适用疫苗	百白破疫苗、白破疫苗、乙肝疫苗、脊髓灰质炎灭活疫苗、甲肝灭活疫苗、出血热疫苗等
接种部位	上臂外侧三角肌、大腿前外侧中部肌肉
操作方法	监护人固定儿童，露出儿童接种部位。用相应规格注射器吸取1人份疫苗，排尽注射器内空气，皮肤常规消毒，左手将注射肌肉部位绷紧，右手持注射器，与皮肤成90°，将针头快速垂直刺入肌肉，进针深度约为针头的2/3，松左手，固定针管，缓慢推注疫苗，注射完毕后用消毒干棉球或干棉签轻压针刺处，快速拔出针头，观察有无渗血或药液渗出，若有渗出，应将消毒干棉球或干棉签按压片刻

（2）皮下注射：皮下注射的适用疫苗、接种部位、操作方法见表8-6。

表8-6　皮下注射的适用疫苗、接种部位、操作方法

项目	内容
适用疫苗	麻疹疫苗、麻风疫苗、麻腮风疫苗、乙脑疫苗、A群流脑多糖疫苗、A群C群流脑多糖疫苗、甲肝减毒活疫苗、钩体疫苗等
接种部位	上臂外侧三角肌下缘附着处
操作方法	监护人固定儿童，露出儿童接种部位。预防接种人员用相应规格注射器吸取1人份疫苗后，排尽注射器内空气，皮肤常规消毒，左手绷紧皮肤，右手持注射器，针头斜面向上，与皮肤成30°~40°，快速刺入皮下，进针深度为针头的1/2~2/3，松左手，固定针管，缓慢推注疫苗，注射完毕后用消毒干棉球或干棉签轻压针刺处，快速拔出针头

（3）皮内注射：皮内注射的适用疫苗、接种部位、操作方法见表 8-7。

表 8-7　皮内注射的适用疫苗、接种部位、操作方法

项目	内容
适用疫苗	卡介苗
接种部位	上臂外侧三角肌中部略下处
操作方法	监护人固定儿童，露出儿童接种部位。用注射器吸取 1 人份疫苗，排尽注射器内空气，皮肤常规消毒，待乙醇干后，左手绷紧注射部位皮肤，右手以平执式持注射器，示指固定针管，针头斜面向上，与皮肤成 10°～15°刺入皮内。再用左手拇指固定针栓，然后注入疫苗，使注射部位形成一个圆形隆起的皮丘，皮肤变白，毛孔变大，注射完毕，针管顺时针方向旋转 180°后，迅速拔出针头

（4）口服接种：口服接种的适用疫苗、操作方法见表 8-8。

表 8-8　口服接种的适用疫苗、操作方法

项目	内容
适用疫苗	口服脊髓灰质炎减毒活疫苗等
操作方法	1. 液体剂型疫苗直接将规定剂量的疫苗滴入儿童口中 2. 糖丸剂型疫苗用消毒药匙送入儿童口中，用凉开水送服。对于小月龄儿童，喂服糖丸剂型时可将糖丸放在消毒的小药袋中，用手碾碎后放入药匙内，加少许凉开水溶解成糊状服用，或将糖丸溶于约 5ml 凉开水中，使其完全溶化后口服

考点：预防接种一般反应及处理

1. 全身反应　①受种者发热在≤37.5℃时，应加强观察，适当休息，多饮水，防止继发其他疾病。②受种者发热>37.5℃或≤37.5℃并伴有其他全身症状、异常哭闹等情况，应及时到医院诊治。

2. 局部反应　①红肿直径和硬结<15mm 的局部反应，一般不需任何处理。②红肿直径和硬结在15～30mm 的局部反应，可用干净的毛巾先冷敷，出现硬结者可热敷，每日数次，每次 10～15 分钟。③红肿和硬结直径≥30mm 的局部反应，应及时到医院就诊。④接种卡介苗出现的局部红肿，不能热敷。

考点：预防接种异常反应及处理原则

预防接种异常反应及处理原则见表 8-9。

表 8-9　预防接种异常反应及处理原则

异常反应	治疗处置原则
无菌性脓肿	1. 干热敷，每天 2～3 次，每次 15 分钟左右 2. 脓肿未破溃前可用注射器抽取脓液，并可注入适量抗生素 3. 脓肿如已破溃或发生潜行性脓肿且已形成空腔需切开排脓，必要时还需扩创，将坏死组织剔除 4. 有继发感染时加用抗生素等药物治疗
热性惊厥	1. 静卧，防咬伤舌头，保持呼吸道通畅，必要时给氧 2. 止痉，紧急情况下也可针刺人中 3. 可用物理降温和药物治疗退热

续　表

异常反应	治疗处置原则
过敏性休克	1. 使患者平卧、头部放低、保持安静、注意保暖 2. 立即皮下注射 1∶1000 肾上腺素 3. 用肾上腺素 15~30 分钟后血压仍不回升者，宜用地塞米松、氢化可的松等 4. 发生呼吸衰竭，给予插管给氧，或肌内注射洛贝林（山梗菜碱）或尼可刹米等。基层单位做上述处理后，待病情稍有好转立即转院以便进一步处理，或至少留观 12 小时，以防晚期变态反应的出现
过敏性皮疹	1. 轻症仅口服抗组胺药如氯苯那敏、西替利嗪等即可 2. 重症给予 1∶1000 肾上腺素 3. 必要时用 10%葡萄糖酸钙 10ml，加于 25%葡萄糖 20ml 中缓慢静脉注射 4. 出现以下情况应给予特殊处理：伴支气管痉挛应吸入或口服支气管扩张药，喉水肿者立即喷入或雾化吸入 1∶1000 肾上腺素，并可考虑皮质激素治疗，抽搐者尽快用适当药物镇静 5. 病情稍有好转立即转院以便进一步处理，或至少留观 12 小时，以防晚期变态反应的出现
过敏性紫癜	1. 给予大剂量维生素 C、维生素 PP 2. 糖皮质激素治疗 3. 免疫抑制剂等药物联合应用 4. 重症紫癜肾炎宜早期使用甲泼尼龙冲击治疗
血小板减少性紫癜	1. 适当限制活动，避免外伤 2. 糖皮质激素治疗 3. 严重出血者可用丙种球蛋白 4. 难治性血小板减少性紫癜可用免疫抑制剂 5. 危及生命的严重出血可以输注血小板
局部过敏性反应（Arthus 反应）	反应范围较小，仅有红肿或硬块，一般不需要处理；症状较重者可以予抗过敏药治疗；若坏死，局部保持清洁
血管性水肿	用干净毛巾热敷，抗过敏治疗

必考热点

1. 预防接种后局部红肿直径和硬结<15mm 的局部反应，一般不需要任何处理。

2. 接种卡介苗出现的局部红肿，不能热敷。

3. 预防接种常见异常反应有：无菌性脓肿、热性惊厥、过敏性休克、过敏性皮疹、过敏性紫癜、血小板减少性紫癜、局部过敏反应（Arthus 反应）、血管性水肿。

考点：疫苗针对性传染病的监测与控制

疫苗针对性传染病的监测与控制见表 8-10。

表 8-10　疫苗针对性传染病的监测与控制

项目	内容
疫苗针对性传染病	主要是乙型肝炎、结核病、脊髓灰质炎、百日咳、白喉、破伤风、麻疹、甲型肝炎、流行性脑脊髓膜炎、流行性乙型脑炎、风疹、流行性腮腺炎、流行性出血热、炭疽和钩端螺旋体病等 15 种传染病
常规报告	责任疫情报告单位及义务报告人发现疫苗针对传染病病例或疑似病例、聚集性病例、暴发或突发公共卫生事件相关信息时，应当按照传染病报告属地管理的原则，在规定的时限内报告

续 表

项目	内容
专病报告	发现脊髓灰质炎/急性松弛性瘫痪（AFP）、麻疹/风疹、流行性乙型脑炎或流行性脑脊髓膜炎等病例，除按传染病疫情网络直报进行报告外，疾病预防控制机构还应按中国疾病预防控制信息系统专病/单病监测信息报告管理系统进行专病报告和管理
主动监测	对AFP和麻疹病例实行主动监测，做好监测记录。出现聚集性病例、暴发疫情或突发公共卫生事件时，根据控制疫情的需要，在一定范围内实施主动监测与零病例报告工作
病例调查	开展病例个案流行病学调查。根据临床表现、实验室监测结果和流行病学调查情况对病例进行核实诊断

第九章　居民健康管理

第一节　居民健康档案管理

考点：服务对象

辖区内常住居民，包括居住半年以上的户籍及非户籍居民。以0~6岁儿童、孕产妇、老年人、慢性病患者严重精神障碍患者和肺结核患者等人群为重点。

考点：居民健康档案的内容、建立及使用

1. 居民健康档案的内容　包括个人基本信息、健康体检、重点人群健康管理记录和其他医疗卫生服务记录。

2. 居民健康档案的建立

（1）辖区居民到乡镇卫生院、村卫生室、社区卫生服务中心（站）接受服务时，由医务人员负责为其建立居民健康档案，并根据其主要健康问题和服务提供情况填写相应记录。同时为服务对象填写并发放居民健康档案信息卡。

（2）通过入户服务（调查）、疾病筛查、健康体检等多种方式，由乡镇卫生院、村卫生室、社区卫生服务中心医务人员为居民建立健康档案，并根据其主要健康问题和服务提供情况填写相应记录。

（3）已建立居民电子健康档案信息系统的地区由乡镇卫生院、村卫生室、社区卫生服务中心（站）通过上述方式为个人建立居民电子健康档案。并按照标准规范上传区域人口健康卫生信息平台，实现电子健康档案数据的规范上报。

（4）将医疗卫生服务过程中填写的健康档案相关记录表单，装入居民健康档案袋统一存放。居民电子健康档案的数据存放在电子健康档案数据中心。

3. 居民健康档案的使用

（1）已建档居民到乡镇卫生院、村卫生室、社区卫生服务中心（站）复诊时，在调取其健康档案后，由接诊医师根据复诊情况，及时更新、补充相应记录内容。

（2）入户开展医疗卫生服务时，应事先查阅服务对象的健康档案并携带相应表单，在服务过程中记录、补充相应内容。已建立电子健康档案信息系统的机构应同时更新电子健康档案。

（3）对于需要转诊、会诊的服务对象，由接诊医师填写转诊、会诊记录。

（4）所有的服务记录由责任医务人员或档案管理人员统一汇总，及时归档。

4. 居民健康档案的终止和保存

（1）居民健康档案的终止缘由包括死亡、迁出、失访等，均需记录日期。

（2）对于迁出辖区的还要记录迁往地点的基本情况、档案交接记录等。

（3）纸质和电子健康档案，由健康档案管理单位（即居民死亡或失访前管理其健康档案的单位）参照现有规定中的病历的保存年限、方式负责保存。

必考热点

1. 健康管理的首要步骤一般是收集健康信息。
2. 居民健康档案内容的查体栏中，糖尿病患者必须进行检查的项目是"足背动脉搏动"。

考点：居民健康档案的服务要求

1. 乡镇卫生院、村卫生室、社区卫生服务中心（站）负责首次建立居民民健康档案、更新信息、保存档案，其他医疗卫生机构负责将相关医疗卫生服务信息及时汇总、更新至健康档案。各级卫生行政部门负责健康档案的监督与管理。

2. 健康档案的建立要遵循自愿与引导相结合的原则，在使用过程中要保护服务对象的个人隐私，建立电子健康档案的地区，要注意保护信息系统的数据安全。

3. 乡镇卫生院、村卫生室、社区卫生服务中心（站）通过多种信息采集方式建立居民健康档案，及时更新健康档案信息。已建立电子健康档案的地区保证居民接受医疗卫生服务的信息能自动汇总到电子健康档案中，保持资料的连续性。

4. 统一为居民健康档案进行编码，采用17位编码制，第一段为6位数字，表示县及县以上的行政区划，统一使用《中华人民共和国行政区划代码》（GB/T 2260）；第二段为3位数字，表示乡镇（街道）级行政区划，按照国家标准《县以下行政区划代码编码规则》（GB/T 10114—2003）编制；第三段为3位数字，表示村（居）民委员会等，具体划分为：001~099表示居委会，101~199表示村委会，901~999表示其他组织；第四段为5位数字，表示居民个人序号，由建档机构根据建档顺序编制。

5. 按照国家有关专项服务规范要求记录相关内容，记录内容应齐全完整、真实准确、书写规范、基础内容无缺失。各类检查报告单据和转诊、会诊的相关记录应粘贴留存归档。

6. 要做好健康档案保管工作，保证健康档案完整、安全。电子健康档案应有专（兼）职人员维护。

7. 积极应用中医药方法为城乡居民提供中医健康服务，记录相关信息纳入健康档案管理。

8. 电子健康档案在建立完善、信息系统开发、信息传输全过程中应遵循国家统一的相关数据标准与规范。

9. 对于同一个居民患有多种疾病的，其随访服务记录表可以通过电子他康档案实现信息整合，免重复询问和录入。

10. 工作指标包括：①健康档案建档率=建档人数/辖区内常住居民数×100%。②电子健康档案建档率=建立电子健康档案人数/辖区内常住居民数×100%。③健康档案使用率=档案中有动态记录的档案份数/档案总份数×100%。

第二节　0~6岁儿童健康管理

考点：儿童年龄分期及各期特点

1. 胎儿期　从受精卵形成到胎儿娩出前，称为胎儿期。胎儿的周龄即为胎龄，正常孕期约为40周。妊娠期间，感染、创伤、毒品、药物滥用、放射性物质，营养不良、严重疾病或心理创伤均可影响胚胎及胎儿的正常发育，引起流产，早产、畸形或宫内发育不良等问题。

2. 新生儿期

（1）自胎儿娩出至生后28天。此期在生长发育和疾病方面具有其特殊性，发病率及死亡率与其他阶段相比均较高。

（2）新生儿死亡率是衡量一个国家和地区的卫生水平、评价妇幼卫生工作的一项重要指标。

3. 婴儿期 自出生至1岁的时期。

（1）婴儿期是生长发育极其旺盛的阶段，对营养的需求量相对较高，并因其生长发育的特殊性，食物的添加具有一定的要求和规律。

（2）各系统器官的生长发育持续进行，但不够成熟完善，尤其消化系统容易发生功能紊乱，造成营养问题，发生维生素D缺乏性佝偻病、贫血、腹泻等疾病。

（3）来自母体的免疫抗体逐渐消失，自身免疫系统尚未完全成熟，易患传染病和感染性疾病。

（4）保健重点在于提倡母乳喂养、指导及时合理添加辅食、实施预防接种和预防感染、指导适宜心理发育的养育方法、早期各类发育迟缓与残疾筛查和早期干预。良好生活习惯培养和心理卫生的养成需要从此期开始。

4. 幼儿期 1岁至满3周岁为幼儿期。

（1）儿童体格生长发育速度较前期减慢，但智能发育速度加速。活动范围增大，接触社会及事物增多，社会性明显发展。

（2）消化系统功能较前阶段明显成熟但还不完善，由于营养需求量仍然相对较高，适宜的喂养是保持正常生长发育的重要内容。

（3）小儿对危险的识别和自我保护能力有限，要注意预防伤害的发生。

5. 学龄前期 满3周岁至6~7岁。

（1）体格生长速度减慢，智能发育增快，理解能力、语言表达能力增强，好奇，自我意识快速发展，伙伴关系发展。

（2）小儿的可塑性很强，应重视良好生活习惯的培训。注重社会性良好发展，注意眼和口腔的保健，预防传染病、意外伤害等事故。

6. 学龄期 6~7岁至青春期前。

（1）除生殖系统外，各器官系统与成人接近，智能发育更加成熟，可接受系统的文化学习。

（2）应保证营养，注意心理保健、体育锻炼和保证充足的睡眠，做好眼及口腔的保健，预防意外伤害的发生。

7. 青春期 女孩从10~12岁开始到17~18岁，男孩从13~14岁开始至18~20岁结束，开始与结束年龄可相差2~4岁。

（1）体格生长再次加速，出现第二高峰。生殖系统快速发育趋于成熟，至本期结束，各系统器官发育已成熟。精神、行为和心理方面的问题开始增加。

（2）需加强良好社会适应的教育与生理、心理卫生知识教育（包括性知识教育），保证营养，做好高血压和肥胖等慢性非传染性疾病（慢性病）的防治工作。

必考热点

1. 小儿生长发育最快的时期是婴儿期。
2. 小儿体格发育的2个高峰期是婴儿期、青春期。
3. 胎儿期是指从精子和卵子结合到分娩前约40周。
4. 新生儿期是指从胎儿娩出至生后28天。

考点：儿童生长发育指标及评价

1. 儿童体格生长常用发育指标 常用反映儿童体格生长的指标有体重、身高和头围。反映儿童体格生长的常用指标内容见表9-1。

表 9-1　反映儿童体格生长的常用指标

指标	内容
体重	1. 是评价儿童生长最为重要的指标之一 2. 体重可以受多种因素影响，如营养、疾病、睡眠等，是最易获得的反映儿童生长与营养状况的指标，易于准确测量，常用于生长监测，反映近期的营养状况 3. 新生儿期有体重的生理性下降，多在生后 3~4 天达到最低点，以后逐渐回升，至生后第 7~10 天，重新达到出生时的体重，但早产儿生理性体重下降恢复的速度较慢。体重在前 3 个月增长最快，一般为每月平均增长 600~1000g，3~6 个月每月平均增长 600~800g，1 岁以内是体重增加的最快速时期，是“第一个生长高峰”。1 岁时体重可达出生体重的 3 倍，2 岁时为出生体重的 4 倍 4. 儿童体重的简单估算公式如下： <6 个月龄婴儿体重=出生体重（kg）+月龄×0. 7 7~12 个月龄婴儿体重=6（kg）+月龄×0. 25 2 岁至青春前期儿童体重（kg）：年龄（岁）×2+7（或 8）
身高（身长）	1. 是指头、脊柱与下肢长度的总和，主要反映长期的营养状况，受遗传、种族和环境的影响较为明显 2. 出生时平均身长为 50cm，生后第 1 年增长最快，1 岁时可达 75cm，2 岁时可达 85cm 3. 2 岁以下儿童立位测量不易准确，应仰卧位测量，称为身长。2 岁以上儿童立位测量时称为身高，立位测量值比仰卧位少 1~2cm 4. 2~12 岁儿童身高的简单估算公式为：身高（cm）= 年龄（岁）×7+77
头围	1. 自眉弓上缘经枕骨结节绕头 1 周的长度，反映颅骨生长和脑发育的一个重要指标 2. 2 岁以内测量头围最有监测价值，连续测量更为重要 3. 出生时头围平均 33~34cm，1 岁时 46cm，2 岁时 48cm，15 岁时 54~58cm，基本同成人

必考热点

1. 反映近期营养状况的最灵敏指标是体重。

2. 小儿头围与胸围大致相等的年龄是 1 岁。

3. 最能反映骨骼发育的重要指标是身高。

4. 一发育正常小儿，4 岁，其体重约为 16kg。

5. 一小儿体重 7kg，身长 65cm，头围 42cm，乳牙 2 枚，能独坐一会儿，不能听懂自己的名字。此小儿的年龄最可能是 6 个月。

6. 小儿，男，体重 9kg，会走，能叫“爸爸”“妈妈”，尚不能自主控制大小便，这个儿童的年龄可能是 12 个月。

7. 一名正常小儿，身高 90cm，前囟门已闭，头围 48. 5cm，乳牙 20 枚，血压是 86/55mmHg。此小儿的最大年龄可能是 3 岁。

8. 一名正常小儿，身长 88cm，体重 12. 5kg，出牙 16 颗。现会双脚跳，会用勺子吃饭。其最可能的年龄是 2 岁。

9. 一小儿体重 9kg，身长 75cm，头围 46cm，此小儿的年龄是 1 岁。

10. 一小儿身长 85cm，前囟已闭，头围 48cm，乳牙 20 枚，已会跳并能用简单的语言表达自己的需要，对人、事有喜乐之分。①此小儿的年龄最大的可能是 2 岁。②按公式计算此小儿的体重约是 12kg。

11. 一婴儿能独坐，并坐得很稳，但不会爬，能无意识地发出声音，能认识生熟人，但不能听懂自己的名字。①此小儿的年龄最大可能是 7 个月。②此小儿的身长体重按公式计算约是 66. 5cm，7. 55kg。

【热点提示】2 岁至青春前期儿童体重（kg）估算公式：年龄（岁）×2+7（或 8）。

12. 一个健康 5 岁小儿，体格生长发育正常。体重、身长分别应为 17（18）kg，112cm。

【热点提示】2~12 岁：体重（kg）= 年龄×2+7（或 8），身高（cm）= 年龄×7+77。

2. 体格生长发育评价

（1）评价指标：体重/年龄、身长（身高）/年龄、体重/身长（身高）和头围/年龄。

（2）评价方法：包括中位数离差法、百分位数法、曲线图法和指数法。

中位数离差法分为六等级划分法、五等级划分法和三等级划分法。中位数加、减 2 个标准差之间为正常范围；任何一种指标评价为“下”均为营养不良。三等级划分法见表 9-2。

表 9-2　三等级划分法

等级	中位数离差法	百分位数法
上	$>M+2SD$	$>P_{97}$
中	$M\pm2SD$	$P_3 \sim P_{97}$
下	$<M-2SD$	$<P_3$

百分位数法以参照人群的第 50 百分位（P_{50}）为基准值，其余百分位数为离散距。通常以第 3 和第 97 百分位为界值点，其中 P_3 相当于离差法中的中位数减 2 个标准差，P_{97} 相当于离差法中的中位数加 2 个标准差。百分位法数值分布较中位数离差法精细，更能准确地进行分级评价。

曲线图法能直观、快速地反映儿童的生长情况，通过追踪观察可以清楚地看到生长趋势和变化情况，及时发现生长偏离的现象。

（3）评价内容：包括生长水平、匀称度、生长速度。生长水平指个体儿童在同年龄、同性别人群中所处的位置，为该儿童生长的现况水平，见表 9-3。匀称度包括体型匀称和身材匀称，通过体重/身长（身高）可反映儿童的体型和人体各部分的比例关系，见表 9-3。

表 9-3　生长水平和匀称度的评价

指标	测量值		评价
	百分位数法	中位数离差法	
体重/年龄	$<P_3$	$<M-2SD$	低体重
身长（身高）/年龄	$<P_3$	$<M-2SD$	生长迟缓
体重/身长（身高）	$<P_3$	$<M-2SD$	消瘦
	$P_{85} \sim P_{97}$	$M+1SD \sim M+2SD$	超重
	$>P_{97}$	$\geqslant M+2SD$	肥胖

生长速度的评价一般采用生长监测图的方法，即将个体儿童不同性别、年龄组的体重、身长（身高）测量值在生长监测图上描记并连接成一条曲线，然后与生长监测图中的参考曲线比较。通过儿童生长监测图能直观地观察儿童体重、身长（身高）的生长水平、速度和趋势，可早期发现生长迟缓或超重、肥胖儿童。

生长监测评价的结果及意义见表 9-4。

表 9-4　生长监测评价的结果及意义

结果	意义
正常	儿童的生长曲线呈上升趋势，且与监测图中正常参考曲线平行。这种上升曲线表明儿童生长正常、身体健康
低偏	儿童的生长曲线虽呈上升趋势，但上升缓慢（低于正常参考曲线升高的趋势）。这种上升曲线表明儿童体重、身长（身高）增长不够，往往是体重不增或下降的前兆，必须引起重视，找出原因
不增	儿童的生长曲线无上升趋势，表明这一时期体重、身长（身高）没有增加

续 表

结果	意义
下降	儿童的生长曲线呈向下的走向，表明这一时期体重、身长（身高）已经减少，提示儿童生长停滞，可能正处于某种危险之中（近期内患过病或目前正在患病），应及时找医生明确原因并采取有效的措施进行纠正
增长过速	儿童的生长曲线上升迅速（高于正常参考曲线升高的趋势）。持续或明显的增长过速（除外疾病恢复期的“赶上生长”），须注意预防营养过剩引起的超重、肥胖；还应警惕内分泌代谢性疾病的发生

3. 儿童神经心理发育与评价

（1）儿童神经心理发育内容：包括感知、运动、语言、情感、思维、性格和意志等方面。神经心理发育异常可能是某些系统疾病的早期表现。

（2）儿童神经心理发育评价：对于神经心理的评价，目前有许多测验和量表，临床将这些方法分为筛查性和诊断性测验两大类。①筛查性测验：国内使用较为普遍的方法有丹佛发育筛查测验（DDST）、0~6岁儿童发育筛查量表（DST）、儿童心理行为发育问题预警征象、图片词汇测验（PPVT）等。②诊断性测验：常用的进行发育诊断的量表有盖塞尔（Gesell）发育测验、Bayley婴儿发育量表等；进行智力诊断的量表包括韦氏学前儿童智力量表、韦氏儿童智力量表。

考点：新生儿家庭访视

1. 访视次数 正常足月儿访视次数及高危新生儿高危因素见表9-5。

表9-5 正常足月儿访视次数及高危新生儿高危因素

项目	内容
正常足月新生儿	访视次数不少于2次。首次访视应在出院后7天之内进行，如发现问题应酌情增加访视次数，必要时转诊。满月访视应在出生后28~30天进行，满28天后结合接种乙肝疫苗第2针，在乡镇卫生院进行随访
高危新生儿	根据具体情况酌情增加访视次数。高危新生儿应具有下列高危因素之一。①早产儿（胎龄<37周）或低出生体重儿（出生体重儿<2500g）。②宫内、产时或产后窒息儿，缺氧缺血性脑病及颅内出血者。③高胆红素血症。④新生儿肺炎、败血症等严重感染。⑤新生儿患有各种影响生活能力的出生缺陷（如唇裂、腭裂、先天性心脏病等）以及遗传代谢性疾病。⑥母亲有异常妊娠及分娩史、高龄分娩（≥35岁）、患有残疾（视、听、智力、肢体、精神）并影响养育能力者等

2. 访视内容 新生儿访视内容见表9-6。

表9-6 新生儿访视内容

项目	内容
询问	需了解孕期及出生情况、一般情况、喂养情况
测量	内容包括体重及体温
体格检查	包括一般情况、皮肤黏膜、头颈部、眼、耳、鼻、口腔、胸部、腹部、外生殖器及肛门、脊柱、四肢、神经系统等内容
指导	包括居住环境、母乳喂养、护理、疾病预防、伤害预防、促进母婴交流等内容

3. 转诊 新生儿立即转诊和建议转诊的情况见表9-7。

表9-7 新生儿立即转诊和建议转诊的情况

项目	内容
立即转诊	若新生儿出现下列情况之一，应立即转诊至上级医疗保健机构 1. 体温≥37.5℃或≤35.5℃ 2. 反应差伴面色发灰、吸吮无力 3. 呼吸频率<20次/分或>60次/分，呼吸困难（鼻煽、呼气性呻吟、胸凹陷），呼吸暂停伴发绀 4. 心率<100次/分或>160次/分，有明显的心律不齐 5. 皮肤严重黄染（手掌或足跖），苍白，发绀和厥冷，有出血点和瘀斑，皮肤硬肿，皮肤脓疱达到5个或很严重 6. 惊厥（反复眨眼、凝视、面部肌肉抽动、四肢痉挛性抽动或强直、角弓反张、牙关紧闭等），囟门张力高 7. 四肢无自主运动，双下肢/双上肢活动不对称；肌张力消失或无法引出握持反射等原始反射 8. 眼窝或前囟凹陷、皮肤弹性差、尿少等脱水征象 9. 眼睑高度肿胀，结膜重度充血，有大量脓性分泌物；耳部有脓性分泌物 10. 腹胀明显伴呕吐 11. 脐部脓性分泌物多，有肉芽或黏膜样物，脐轮周围皮肤发红和肿胀
建议转诊	若新生儿出现下列情况之一，建议转诊至上级医疗保健机构。在检查中，发现任何不能处理的情况，均应转诊 1. 喂养困难 2. 躯干或四肢皮肤明显黄染、皮疹，指（趾）甲周红肿 3. 单眼或双眼溢泪，黏性分泌物增多或红肿 4. 颈部有包块 5. 心脏杂音 6. 肝、脾大 7. 首次发现五官、胸廓、脊柱、四肢畸形并未到医院就诊者

4. 服务要求

（1）新生儿访视人员应经过专业技术培训。访视时应携带新生儿访视包，出示相关工作证件。

（2）新生儿访视包应包括体温计、新生儿杠杆式体重秤/电子体重秤（最大载重为10kg，最小分度值为50g）、听诊器、手电筒、消毒压舌板、75%乙醇、消毒棉签、新生儿访视卡、笔等。

（3）注意医疗安全，预防交叉感染。检查前清洁双手；检查时注意保暖，动作轻柔；使用杠杆秤时注意不要离床或地面过高。

（4）加强宣教和健康指导。告知访视目的和服务内容，反馈访视结果，提供新生儿喂养、护理和疾病防治等健康指导，对新生儿疾病筛查的情况进行随访。

（5）若发现新生儿危重征象，应向家长说明情况，立即转上级医疗保健机构治疗。

（6）保证工作质量，按要求询问相关信息，认真完成测量和体检。完整、准确填写新生儿家庭访视记录表，并纳入儿童健康档案。

重点提醒

新生儿期是婴儿期的特殊阶段，是从完全依赖母体生活的宫内环境到宫外环境生活的过渡期。新生儿保健重点是预防出生时缺氧、窒息，预防低体温和感染的发生，并进行新生儿筛查。

必考热点

1. 早产儿的胎龄小于37周。
2. 正常足月新生儿访视次数不少于2次。

3. 新生儿生后数天开始补充维生素 D，足月儿每日口服 400U，早产儿每日口服 800U。

4. 有吸氧治疗史的早产儿，在生后 4~6 周或矫正胎龄 32 周转诊到开展早产儿视网膜病变（ROP）筛查的指定医院进行眼底病变筛查。

考点：婴幼儿健康管理

1. 健康检查内容

（1）询问：婴幼儿健康检查询问内容见表 9-8。

表 9-8　婴幼儿健康检查询问内容

项目	内容
喂养及饮食史	喂养方式，食物转换（辅食添加）情况，食物品种、餐次和量，饮食行为及环境，营养素补充剂的添加等情况
生长发育史	既往体格生长、心理行为发育情况
生活习惯	睡眠、排泄、卫生习惯等情况
过敏史	药物、食物等过敏情况
患病情况	两次健康检查之间患病情况

（2）体格测量：具体如下。①体重：体重记录以千克（kg）为单位，至小数点后 1 位。②身长（身高）：儿童身长（身高）记录以厘米（cm）为单位，至小数点后 1 位。③头围：儿童头围记录以厘米（cm）为单位，至小数点后 1 位。

（3）体格检查：婴幼儿健康检查体格检查的内容见表 9-9。

表 9-9　婴幼儿健康检查体格检查的内容

项目	内容
一般情况	观察儿童精神状态、面容、表情和步态
皮肤	有无黄染、苍白、发绀［口唇、指（趾）甲床］、皮疹、出血点、瘀斑、血管瘤，颈部、腋下、腹股沟部、臀部等皮肤皱褶处有无潮红或糜烂
淋巴结	全身浅表淋巴结的大小、个数、质地、活动度、有无压痛
头颈部	有无方颅、颅骨软化，前囟大小及张力，颅缝，有无特殊面容、颈部活动受限或颈部包块
眼	外观有无异常，有无结膜充血和分泌物，眼球有无震颤。婴儿是否有注视、追视情况
耳	外观有无异常，耳道有无异常分泌物
鼻	外观有无异常，有无异常分泌物
口腔	有无唇腭裂，口腔黏膜有无异常。扁桃体是否肿大，乳牙数、有无龋齿及龋齿数
胸部	胸廓外形是否对称，有无漏斗胸、鸡胸、肋骨串珠、肋软骨沟等，心脏听诊有无心律不齐及心脏杂音，肺部呼吸音有无异常
腹部	有无腹胀、疝、包块、触痛，检查肝、脾大小
外生殖器	有无畸形、阴囊水肿、包块，检查睾丸位置及大小
脊柱、四肢	脊柱有无侧弯或后突，四肢是否对称、有无畸形，有条件者可进行发育性髋关节发育不良筛查
神经系统	四肢活动对称性、活动度和肌张力

（4）实验室及其他检查：婴幼儿健康检查实验室及其他检查的内容见表9-10。

表9-10 婴幼儿健康检查实验室及其他检查的内容

项目	内容
血常规检查	婴幼儿分别在6~8、18、30月龄各进行1次检查
听力筛查	对有听力损失高危因素的儿童，采用便携式听觉评估仪及筛查型耳声发射仪，在儿童6、12、24和36月龄各进行1次听力筛查

2. 健康评价 健康评价见表9-11。

表9-11 健康评价

项目	内容
体格生长评价	根据国家卫生健康委员会选用的儿童生长发育评价标准，采用三等级划分法，以体重/年龄、身长（身高）/年龄为评估指标，评估儿童体格发育情况
心理行为发育评估	采用儿童生长发育监测图、儿童神经心理发育预警征象监测评估婴幼儿心理行为育情况。未通过者，需进行心理行为发育筛查或转诊

3. 指导

（1）喂养与营养：包括母乳喂养与辅食添加。

1）母乳喂养。婴儿6月龄内应纯母乳喂养，无须给婴儿添加水、果汁等液体和固体食物。婴儿母乳摄入不足可出现下列表现：①体重增长不足，生长曲线平缓甚至下降，尤其新生儿期体重增长低于600g。②尿量每天少于6次。③吸吮时不能闻及吞咽声。④每次哺乳后常哭闹，不能安静入睡，或每次睡眠时间小于1小时（新生儿除外）。

2）辅食添加。6个月后，应当在继续母乳喂养基础上引入其他营养丰富的食物。过早（早于4月龄）、过迟（晚于8月龄）添加辅食均会影响婴儿生长发育。辅食应首先选择含铁丰富、易消化且不易引起过敏的泥糊状食物，如添加强化铁的米粉，逐步增加食物硬度和颗粒大小，再过渡到半固体或固体食物。食物添加应遵循一定的原则：由少到多，由1~2勺到数勺，直至一餐；由一种到多种，婴儿接受一种新食物通常需尝试8~10次，3~5日至婴儿习惯该种口味后再换另一种。制作辅食的食物包括谷薯类、豆类和坚果类、动物性食物（鱼、禽、肉及内脏）、蛋、含维生素A丰富的蔬果、其他蔬果、乳类及乳制品等7类。

（2）体格生长：指导家长正确使用儿童生长发育监测图进行生长发育监测。

（3）心理行为发育：根据儿童发育年龄进行预见性指导，促进儿童心理行为发育。

（4）伤害预防：针对不同地区、不同年龄儿童伤害发生特点，对溺水、跌落伤、烧烫伤、道路交通伤害等进行预防指导。

（5）疾病预防：指导家长积极预防儿童消化道、呼吸道等常见疾病，按时预防接种，加强体格锻炼，培养良好卫生习惯。

（6）口腔保健：牙齿萌出后，家长应当用温开水浸湿消毒纱布、棉签或指套牙刷轻轻擦洗婴儿牙齿，每日1~2次。当多颗牙齿萌出后，家长可选用婴幼儿牙刷为幼儿每日刷牙2次。牙齿萌出后应逐渐减少夜间喂养次数，不要养成含着乳头或奶嘴睡觉的习惯。

4. 转诊

（1）对低体重生长迟缓、消瘦、肥胖、营养性缺铁性贫血及维生素D缺乏性佝偻病儿童进行登记，并转入儿童营养性疾病管理。

（2）对儿童心理行为发育筛查结果可疑或异常的儿童进行登记并转诊。

（3）出现以下情况之一，且无条件诊治者应转诊：①皮肤有皮疹、糜烂、出血点等，淋巴结肿大、压痛。②头围过大或过小，前囟张力过高，颈部活动受限或颈部包块。③眼外观异常、溢泪或溢脓、结膜充血、眼球震颤，婴儿不注视、不追视。④耳、鼻有异常分泌物，龋齿。⑤听力筛查未通过。⑥心脏杂音，心律不齐，肺部呼吸音异常。⑦肝、脾大，腹部触及包块。⑧脊柱侧弯或后凸，四肢不对称、活动度和肌张力异常，疑有发育性髋关节发育不良。⑨外生殖器畸形、睾丸未降、阴囊水肿或包块。

（4）在健康检查中，发现任何不能处理的情况均应转诊。

必考热点

1. 生后1~3个月添加的辅食是果汁、菜汁、鱼肝油。
2. 生后4~6个月添加的辅食是果泥、菜泥、米糊。
3. 生后7~9个月添加的辅食是肉末、豆腐、芋头。
4. 家长带5个月的婴儿进行营养咨询，在该月龄应该添加的辅食是米糊、蛋黄。
5. 建议儿童18个月后停止使用奶瓶。

考点：学龄前儿童健康管理

1. 时间　为4~6岁儿童每年提供1次健康管理服务。

2. 询问　学龄前儿童健康管理询问内容见表9-12。

表9-12　学龄前儿童健康管理询问内容

项目	内容
饮食	儿童摄入食物的品种、餐次和量，饮食行为及环境，营养素补充剂的添加等情况
过敏	儿童药物、食物等过敏情况
患病	儿童两次健康检查之间患病情况。儿童在视物时是否有异常的行为表现，例如不会与家人对视或对外界反应差，对前方障碍避让迟缓，暗处行走困难，视物明显歪头或距离近，畏光或眯眼、眼球震颤等
生长发育	体格生长、心理行为发育情况
生活习惯	睡眠、排泄、卫生习惯等情况

3. 体格检查　学龄前儿童健康管理体格检查内容见表9-13。

表9-13　学龄前儿童健康管理体格检查内容

项目	内容
体格测量与评估	测量身高和体重，方法同婴幼儿健康管理。采用三等划分法判断儿童体格发育等级，评价儿童的生长水平和匀称度
一般状态	观察儿童精神状态、面容、表情和步态
眼及视力	1. 眼：检查结膜是否充血，有无分泌物，畏光、流泪等 2. 视力检查对象：4岁、5岁、6岁儿童 3. 视力检查方法：采用国际标准视力表或对数视力表检查儿童视力 4. 结果判定和处理：对4岁视力≤0.6，5岁和6岁视力≤0.8的视力低常儿童，或两眼视力相差两行及以上的儿童，都应当在2周至1个月复查1次
耳	检查耳道有无异常分泌物
口腔	1. 检查牙齿数目：检查儿童20颗乳牙是否全部萌出。6岁儿童第一磨牙是否完全萌出。记录牙齿数目，并注意牙齿的形态、颜色、排列、替换及咬合情况 2. 检查龋齿数目：检查牙齿是否有褐色或黑褐色斑点或斑块，或者出现明显的龋洞。记录已经治疗和未治疗龋齿数目

续 表

项目	内容
胸部	确定心率是否在正常范围、心律是否规则、有无心音异常及心脏杂音，肺部呼吸音有无异常
腹部	检查有无肝脾大等

4. 心理行为发育评估 按照相应年龄段的神经心理发育预警征象进行发育评估，定期了解儿童心理行为发育情况，及时发现偏离儿童。

5. 血常规检查 每年检查1次。记录血红蛋白值，判定是否为贫血及贫血的程度。

6. 指导

（1）合理膳食：学龄前儿童合理膳食指导内容见表9-14。

表9-14 学龄前儿童合理膳食指导内容

项目	内容
食物品种及量	每天应摄入300~400ml牛奶及奶制品、180~260g谷类、120~140g肉蛋类动物性食物、25g豆类及豆制品、200~250g蔬菜、150~300g水果、25~30g植物油
饮水量	根据季节和儿童活动量决定饮水量，以白开水为好，幼儿园可安排每日上、下午各1~2次集中饮水，每次饮水量100~150ml
饮食安排	每天的进食可安排三餐餐主食、2~3次乳类与营养点心，餐间控制零食。为儿童提供安全、营养、易于消化和美味的健康食物，注意食物的均衡和营养，多提供富含铁食物，鼓励进食蔬菜和水果，促进肠道铁吸收，少提供高脂、高糖食物、快餐食品、碳酸饮料及含糖饮料
培养良好的饮食习惯	良好的饮食习惯包括定时、定量进食，不偏食、不挑食、不过量进食，不贪吃零食，进餐时专心致志，不在进餐时看电视、看书或边玩边吃。要固定进餐地点，在餐桌边进食，进餐时充分咀嚼，不狼吞虎咽

（2）生长发育：学龄前儿童体格生长评价及体格锻炼内容见表9-15。

表9-15 学龄前儿童体格生长评价及体格锻炼内容

项目	内容
体格生长评价	告知家长定期测量儿童体重、身高的重要性，检查后及时反馈测评结果
体格锻炼	1. 利用日光、空气、水和器械，有计划地进行儿童体格锻炼 2. 做好运动前的准备工作 3. 运动中注意观察儿童面色、精神状态、呼吸、出汗量和儿童对锻炼的反应，若有不良反应要及时采取措施或停止锻炼；加强运动中的保护，避免运动伤害 4. 运动后注意观察儿童的精神、食欲、睡眠等状况

（3）预防伤害：家庭和幼儿园要结合日常生活对儿童进行安全教育，同时做好室内和户外活动的安全防护，开展火灾、地震等灾害发生时的防护和自救演练。

（4）口腔保健：学龄前儿童口腔保健内容见表9-16。

表9-16 学龄前儿童口腔保健内容

项目	内容
培养良好饮食习惯	定时饮食，少吃甜食及饮用碳酸饮品，均衡营养，鼓励孩子进食含膳食纤维食物，如蔬菜、粗粮

续　表

项目	内容
纠正不良习惯	纠正吮指、咬唇、吐舌、口呼吸等不良习惯
口腔清洁	3岁以后，使用儿童含氟牙膏以“画圈法”刷牙，家长还应每日帮儿童刷牙1次（最好是晚上），保证刷牙的效果
定期检查	建议每半年检查1次，发现龋齿及时治疗
局部应用氟化物预防龋病	建议每年2次接受由口腔专业人员实施的局部应用氟化物防龋措施
窝沟封闭预防龋病	窝沟封闭是预防磨牙窝沟龋的最有效方法

（5）疾病预防：学龄前儿童疾病预防内容见表9-17。

表9-17　学龄前儿童疾病预防内容

项目	内容
传染性疾病	集体儿童要特别注意预防肝炎、麻疹、水痘、流行性感冒、流行性腮腺炎、细菌性痢疾、猩红热、流行性脑脊髓膜炎、流行性乙型脑炎等传染性疾病
近视	0~6岁儿童视觉发育还没有完全成熟，容易受到外界环境的干扰或损伤，是预防近视的关键时期，预防近视应从小从早做起。预防措施为：增加户外活动；控制电子产品使用；培养良好用眼卫生习惯；保障营养；早发现、早干预

必考热点

1. 对儿童乳磨牙及第一恒磨牙进行窝沟封闭。
2. 儿童每天户外活动2小时可以预防近视的发生，也可在一定程度上延缓近视的进展。
3. 儿童连续观看电子屏幕时间不宜超过20分钟，每天累计时间不宜超过1小时。

考点：常见儿童健康问题处理

1. 营养不良　儿童营养不良的评估及分类、处理和转诊见表9-18。

表9-18　儿童营养不良的评估及分类、处理和转诊

项目	内容
评估及分类	1. 低体重：体重/年龄处于中位数减2个标准差至中位数减3个标准差之间为中度低体重，小于中位数减3个标准差为重度低体重 2. 生长迟缓：身长（身高）/年龄处于中位数减2个标准差至中位数减3个标准差之间为中度生长迟缓，小于中位数减3个标准差为重度生长迟缓 3. 消瘦：体重/身长（身高）处于中位数减2个标准差至中位数减3个标准差之间为中度消瘦，小于中位数减3个标准差为重度消瘦
处理	1. 喂养指导：进行喂养咨询和病因分析，指导家长为儿童提供满足其恢复正常生长需要的膳食，纠正偏食、挑食的习惯 2. 对患儿进行登记管理、每月进行营养监测、生长发育评估和指导，直到恢复正常生长
转诊	重度、中度营养不良儿童，连续2次治疗体重增长不良或营养改善3~6个月后但身长或身高仍增长不良者，需及时转上级妇幼保健机构或专科门诊进行会诊或治疗

必考热点

1. 蛋白质-能量营养不良小儿最先出现的症状是体重不增。

2. 患儿，女，10个月。因食欲差，母乳少，以米糊、稀饭喂养，未添加其他辅食，诊断为营养不良Ⅰ度。最先出现的症状是体重不增。

【热点提示】营养不良主要是由于能量摄入不足或消化吸收不良或消耗过多引起的一种慢性营养缺乏性疾病。最早出现患儿体重不增加的症状，继之体重下降，逐渐出现消瘦。

3. 反映儿童近期营养不良或急性营养不良的指标是低体重，反映过去或长期慢性营养不良的指标是生长迟缓，反映儿童近期急性营养不良的指标是消瘦。

2. 营养性缺铁性贫血 多发生在6个月至3岁的婴幼儿，可显著影响儿童的体格发育、智力发育、抗感染能力、学习行为能力、协调平衡能力以及人际交流能力等各方面。儿童营养性缺铁性贫血的评估及分度、处理和转诊见表9-19。

表9-19 儿童营养性缺铁性贫血的评估及分度、处理和转诊

项目	内容
评估及分度	1. Hb降低：6月龄至6岁<110g/L 2. 轻度贫血：Hb 90~109g/L 3. 中度贫血：Hb 60~89g/L 4. 重度贫血：Hb<60g/L
处理	1. 喂养指导：给予含铁丰富且易吸收的食物，如动物肝脏、血及瘦肉。多吃富含维生素C的蔬菜水果，帮助食物中铁的吸收 2. 病因治疗：分析可能的病因，采取相应的干预措施 3. 药物治疗：补充铁剂和维生素C制剂，服药1个月后复查Hb，如果Hb恢复正常，继续服药4~6周
转诊	中、重度贫血患儿，轻度贫血患儿经铁剂正规治疗1个月后无改善或进行性加重者，应及时转上级妇幼保健机构或专科门诊会诊或转诊治疗

3. 龋齿 儿童龋齿的原因及其处理见表9-20。

表9-20 儿童龋齿的原因及其处理

项目	内容
儿童易患龋齿的原因	1. 儿童牙齿抵抗力低 2. 儿童睡眠时间长，睡眠时唾液分泌量较少，对牙齿清洁冲刷作用减弱，有利于细菌繁殖 3. 儿童不能很好地刷牙 4. 儿童喜欢吃甜食，且以软性食物为主，黏稠性强，含糖量高，易发酵产酸
乳牙龋齿的发现及处理	1. 频繁吃饭塞牙，家长除了要及时用牙线清除嵌塞的食物外，还要警惕乳磨牙之间相邻面龋，应及时去医院检查诊治 2. 儿童乳牙患龋后自觉症状不明显，不易早期发现，应定期口腔检查，做到早发现、早诊断、早治疗 3. 经常牙疼的儿童，应及时诊治 4. 及时治疗乳牙龋齿

4. 视力低常

（1）对4岁视力≤0.6、5岁及以上视力≤0.8的视力低常儿童，或两眼视力相差两行及以上的儿童，都应当在2周至1个月复查1次。

（2）复查后视力，4岁儿童≤0.6，5岁及以上儿童≤0.8，或两眼视力相差两行及以上，应转诊至相关专科门诊进一步诊治。

必考热点

1. 营养性巨幼红细胞贫血多见于婴幼儿。

2. 预防营养性缺铁性贫血应强调及时添加蛋黄、肉类、鱼类、肝泥等辅食。

3. 重度贫血的血红蛋白浓度是30~59g/L。

【热点提示】常规或血红蛋白（Hb）检查结果为Hb降低：6月龄至6岁<110g/L。Hb 90~109g/L为轻度贫血，60~89g/L为中度贫血，<60g/L为重度贫血，<30g/L为极重度贫血。由于海拔高度对Hb的影响，海拔每升高1000m，Hb上升约4%。

4. 患儿，女，1岁。诊断为营养性缺铁性贫血，给予铁剂治疗，其疗程为用药至血红蛋白含量恢复正常后再用药4~6周。

5. 患儿，男，8个月。一直母乳喂养，未添加辅食。近1月来出现面色苍白，查外周血示小细胞低色素性贫血，白细胞和血小板正常。该患儿诊断首先考虑营养性缺铁性贫血。

6. 患儿，女，11个月。面色苍白1个月，易疲乏，时而烦躁，食欲缺乏。查体：肝肋下3cm，质中，脾肋下1.5cm。实验室检查：Hb 86g/L，RBC 3.45×10^{12}/L，MCV 65fl，MCH 20pg，MCHC 26%。最可能的诊断是缺铁性贫血。

7. 患儿，女，1岁。牛奶喂养，面色苍白2个月，烦躁，肝肋下2cm，脾肋下刚及。实验室检查：血红蛋白70g/L，红细胞3.6×10^{12}/L，网织红细胞0.01，外周血涂片红细胞大小不等，中心淡染。初步诊断是营养性缺铁性贫血。

8. 6岁小儿轻度贫血的诊断指标是Hb 90~120g/L。

9. 8岁小儿重度贫血的诊断指标是Hb 30~60g/L。

重点提醒

儿童定期检查视力，早期发现和早期治疗眼部疾病可以减轻视觉发育对儿童的影响和避免终身缺陷。

考点：常见儿童伤害的预防

1. 溺水

（1）绝不能将儿童单独留在浴缸、浴盆里，或待在开放的水源边。无论儿童在家里、室外或其他地点的水中或水旁，家长与儿童的距离要伸手可及，专心看管，不能分心。

（2）在儿童乘船、嬉水、学习游泳时，家长应为儿童准备并使用合格的漂浮设备，如救生衣等。

（3）家长应带儿童在设有专职救生员的公共游泳场所游泳，教育孩子不要在标示禁止游泳的区域游泳和嬉水。

（4）水缸、水桶等蓄水容器应加盖。使用澡盆、浴缸等后马上将水倾倒干净。水井安装汲水泵或加设防护盖。

2. 中毒

（1）药品最好储存在防止儿童开启的安全包装中，包装盖在用后应立即再盖好，并将药品妥善保管。

（2）成人避免在儿童面前服药。给孩子吃药时，不要哄骗孩子是糖果，以免造成孩子概念上的错误。

（3）家用化学品要存放在儿童接触不到之处，并储存在原来的包装容器中以免孩子误服。

（4）应注意经皮肤吸收中毒的预防。婴幼儿使用外用药如乙醇、水杨酸、碘制剂等应仅限于病变部位，不应大面积应用于皮肤表面以防吸收中毒。

（5）注意饮食卫生。生吃瓜果、蔬菜时要反复浸泡，彻底清洗或削皮，避免食用被农药污染的蔬菜和水果。

（6）注意通风，防范有害气体。燃气使用过程中要打开通风设备或开窗通风，以免有害气体积聚。冬季用煤炉取暖一定要安装排气道并保证良好的排气效果，同时要经常检修，保证排气道通畅。

3. 烧烫伤

（1）保温水瓶、热水杯要放到孩子够不到的地方。

（2）给小儿洗澡时，水盆内要先放凉水再放热水。

（3）装有热粥/汤的锅不要放在地面上，以免小儿坐人其中或碰翻而被烫伤。

（4）家长为小儿保温时，热水袋不要直接接触小儿皮肤，可用毛巾将热水袋包好后放在小儿身边，并且要经常变换热水袋的位置，以免烫伤。

4. 电击伤

（1）家长要经常检验家用电器运行情况，杜绝漏电。家电的电源线不要乱接乱拉。

（2）电热器（电饭锅、电水壶、电磁炉等）、充电手机等要放在儿童不能触摸到的地方，避免接触；电源开关尤其是插座不要让儿童触摸，并应该选用安全电插座。

（3）选购电动玩具时，要注意辨明生产厂家，特别注意玩具的设计和安全性。

（4）婴幼儿在户外活动时，家长更要注意看管，远离变压器材及对人有危险的带电设施，尤其要注意发现活动场所周围裸露的电线。

5. 意外窒息

（1）哺乳母亲尽量不要躺着给小婴儿喂奶，以免熟睡后乳房压住婴儿的鼻孔，引起婴儿窒息。

（2）寒冷季节里，成人不要与婴儿合睡一个被窝，也不要将婴儿搂在成人的怀里睡觉，避免成人熟睡后将手臂或后背等压迫、阻塞婴儿呼吸道。

（3）婴儿在睡觉时不要把被子盖过头部。家长在抱婴儿外出时，不要把孩子头部盖得太严，如果要盖孩子头部，宜用透气性好的纱布或丝巾。

（4）不要在婴儿枕头旁边放塑料布或给宝宝使用塑料围嘴来防止婴儿吐奶弄脏床单和衣服，一旦有风就会将塑料布吹到婴儿脸上，使婴儿窒息。

（5）家长不要把婴儿单独留在家里，爱吐奶的孩子可能会因吐出的奶块呛到气管里造成窒息。

必考热点

儿童溺水2分钟便失去意识，溺水4~6分钟神经系统便遭受不可逆的损伤。

考点：儿童健康管理的服务要求

儿童健康管理的服务要求见表9-21。

表9-21 儿童健康管理的服务要求

项目	内容
基本设备	开展儿童健康管理的乡镇卫生院、村卫生室应当具备所需的基本设备包括儿童体重秤、量床、身高计、软尺、听诊器、手电筒、消毒压舌板、听力和视力筛查工具、儿童生长发育监测图（表）和必要的实验室检查设备
工作人员资格	从事儿童健康管理工作的乡村医生应取得相应的执业资格，并接受过儿童保健专业技术培训，按照国家儿童保健有关规范的要求进行儿童健康管理
服务途径	乡镇卫生院、村卫生室应通过妇幼卫生网络、预防接种系统以及日常医疗卫生服务等多种途径掌握辖区中的适龄儿童数，并加强与托幼机构的联系，取得配合，做好儿童的健康管理
宣传	加强宣传，向儿童监护人告知服务内容，使更多的儿童家长愿意接受服务
服务时间	儿童健康管理服务在时间上应与预防接种时间相结合。鼓励在儿童每次接受免疫规划范围内的预防接种时，对其进行体重、身长（高）测量，并提供健康指导服务

续　表

项目	内容
信息归档	每次服务后及时记录相关信息，纳入儿童健康档案
健康指导	积极应用中医药方法，为儿童提供生长发育与疾病预防等健康指导

第三节　孕产妇健康管理

考点：妊娠的判定

1. 早期妊娠的判定（表 9-22）

表 9-22　早期妊娠的判定

项目	内容
停经	停经是妊娠最早的症状，但不是妊娠的特有症状。生育期、有性生活史的健康妇女，平时月经周期规律，一旦月经过期，应考虑妊娠可能，出现月经过期 10 天以上应高度怀疑妊娠。若停经 2 个月以上，则妊娠的可能性更大
早孕反应	早孕反应在停经 6 周左右出现，包括畏寒、头晕、乏力、嗜睡、食欲缺乏、喜食酸物、厌恶油腻、恶心、晨起呕吐等症状。早孕反应多在停经 12 周左右逐渐自行消失
尿频	前倾增大的子宫在盆腔内压迫膀胱导致孕妇产生尿频
乳房变化	乳房胀痛，乳房体积逐渐增大，乳头乳晕着色加深。乳晕周围皮脂腺增生出现的深褐色结节称为蒙氏结节
妇科检查	妊娠期阴道黏膜和宫颈阴道部充血，呈紫蓝色。停经 5~6 周时子宫增大、饱满，呈球形。停经 6~8 周时子宫峡部极软，感觉宫颈与宫体之间似不相连，称为黑加征。停经 8 周时子宫为非孕时 2 倍，停经 12 周时为非孕时 3 倍，子宫底超出盆腔，在耻骨联合上方可以触及
妊娠试验	临床上多用早孕试纸法检测受检者尿液，结果阳性结合临床表现可以判定妊娠
超声检查	妊娠早期超声检查的主要目的是确定宫内妊娠，估计孕龄及胎数，排除异位妊娠、滋养细胞疾病、盆腔肿块及子宫异常。在停经 5 周时可见妊娠囊，在停经 6 周时可见胚芽和原始心管搏动
胎心音	在停经 11~12 周时，可以通过超声多普勒仪听到胎心音

2. 中、晚期妊娠的判定（表 9-23）

表 9-23　中、晚期妊娠的判定

项目	内容
子宫增大	不同孕周的子宫底增长速度不同，妊娠 20~24 周时增长速度较快，平均每周增长 1.6cm，而 36~40 周增长速度减慢，平均每周增长 0.25cm。正常情况下子宫高度在妊娠 36 周时最高，而后略有下降
胎动	妊娠 20 周孕妇可开始感到胎动，时间因孕妇的个人感觉敏感度不同而略有差异。有时在腹部检查时可以看到或触到胎动
胎体	妊娠 20 周后经腹壁可触到子宫内的胎体。妊娠 24 周后能够区分胎头、胎背、胎臀和胎儿肢体
胎心音	妊娠 18~20 周用听诊器经孕妇腹壁能够听到胎心音。胎心音呈双音，似钟表“嘀嗒”声，正常时每分钟 110~160 次
超声检查	可了解胎儿生长发育、羊水和胎盘等情况

必考热点

1. 早期妊娠的确诊依据是B超检查。

2. 足月妊娠时的胎心率正常值应是每分钟110~160次。

3. 女性，28岁。已婚，2年未孕。以往月经4~5天/1~6个月，现停经2个月，停经33天妊娠试验（-），停经40天曾每日肌内注射孕酮20mg持续5天，停药无阴道流血，基础体温双相持续3周。诊断可能为妊娠。

【热点提示】测定双相型体温且有性生活的妇女，出现高温相18天持续不降，则其早孕可能性大。高温相持续超过3周，高度怀疑早期妊娠可能。已婚加停经史，而且孕酮试验阴性，基础体温双相持续3周均提示妊娠可能。

4. 孕妇，24岁。G1P0，末次月经记不清。产科检查：宫高34cm（宫底于剑突下2横指），胎头入盆，胎心位于脐右下方。其孕周是妊娠40周。

【热点提示】初孕妇于临产前1~2周胎头入盆，根据宫高34cm推测妊娠已足月。

5. 孕妇，25岁。停经18周，不觉胎动。产科检查：宫底高度在脐耻之间，胎方位及胎心不清。监测宫内胎儿情况首选的方法是B超检查。

【热点提示】超声检查可了解胎儿生长发育、羊水和胎盘等情况。在妊娠18~24周可使用超声对胎儿进行系统检查以筛查出胎儿的结构畸形。超声检查在妊娠24周前可以准确估计胎龄。

6. 患者，女性，28岁。妊娠9周。阵发性下腹痛2日，阴道少量流血1日就诊。为确定是否能够继续妊娠，此时应进行的辅助检查是B超检查。

7. 女性，26岁。停经11周，1个月前自测尿妊娠试验阳性，恶心呕吐3周，近1周加重，做B超示宫内早孕。

（1）孕妇尿妊娠试验阳性，开始出现早孕反应的日期，一般是在末次月经后的41~50天。

（2）孕妇出现恶心呕吐等早孕反应，与其有关激素是人绒毛膜促性腺激素。

考点：孕早期健康管理

孕早期健康管理对象是从怀孕开始到怀孕13周前（12^{+6}周前）的孕妇。孕早期保健至少1次。基层医疗卫生机构为孕早期孕妇建立《母子健康手册》，进行孕早期健康教育和指导，同时提供第1次产前检查服务。

1. 孕妇健康状况评估

（1）询问：孕早期健康状况评估询问内容见表9-24。

表9-24 孕早期健康状况评估询问内容

项目	内容
月经史	1. 询问初潮年龄、月经周期，了解末次月经的时间，末次月经为怀孕前最后一次月经的第一天 2. 预产期计算应按末次月经第1天算起，月份加9或减3，天数加7 3. 如果孕妇记不清末次月经日期或者哺乳期尚无月经来潮而受孕者，可根据早孕反应开始时间、盆腔检查子宫大小以及采用超声检查来推算孕周及预产期
孕产史	1. 了解孕次，即怀孕的次数，包括本次妊娠 2. 了解产次，即指此次怀孕前、孕期超过28周的分娩次数 3. 了解有无自然流产、人工流产、死胎、死产、新生儿死亡及出生缺陷儿等情况
既往史及手术史	了解既往是否患有心脏病、肾脏病、肝脏病、高血压、贫血、糖尿病等，注意其发病时间及治疗情况，并了解做过何种手术
家族史	了解家族有无结核病、高血压、糖尿病、双胎妊娠及其他与遗传相关疾病
个人史	了解吸烟、饮酒、服用药物、接触有毒有害物质及接触放射线等情况
丈夫健康情况	了解健康状况，有无遗传性疾病等

（2）检查：孕早期健康状况评估检查内容见表 9-25。

表 9-25　孕早期健康状况评估检查内容

项目		内容
一般检查		1. 测量身高和体重，计算体重指数（BMI）。体重指数（BMI）= 体重（kg）/身高的平方（m^2） 2. 测量血压 3. 心肺听诊
妇科检查		检查外阴、阴道、子宫颈、子宫及附件有无异常情况
辅助检查	基本检查项目	1. 血常规：了解血红蛋白值、白细胞计数、血小板计数等 2. 尿常规：了解尿蛋白、尿糖、尿酮体、尿潜血等 3. 血型：了解 ABO 血型和 Rh 血型 4. 肝功能：了解血清谷丙转氨酶、血清谷草转氨酶、白蛋白、总胆红素、结合胆红素等 5. 肾功能：了解血清肌酐和尿素等 6. 乙型肝炎：了解乙型肝炎病毒表面抗原、表面抗体、e 抗原、e 抗体及核心抗体
	有条件地区建议进行的检查项目	1. 血糖：了解空腹血糖 2. 阴道分泌物：了解滴虫、假丝酵母菌及阴道清洁度等 3. 梅毒血清学试验、HIV 抗体检测：了解阴性或阳性 4. B 超：了解胚胎的发育情况

（3）妊娠风险筛查：首诊医疗机构应当对首次建册的孕产妇进行妊娠风险筛查，孕产妇符合筛查表中 1 项及以上情形的即认为筛查阳性。

2. 分类和处理　孕早期健康状况评估未发现异常和发现异常的处理见表 9-26。

表 9-26　孕早期健康状况评估未发现异常和发现异常的处理

项目	内容
未发现异常	应当在其《母子健康手册》上标注绿色标识，提供孕早期保健指导，同时告知出生缺陷的产前筛查和产前诊断的意义和最佳时间
发现异常	对于筛查结果阳性的孕妇，应当在其《母子健康手册》上标注筛查阳性。有下列情况之一，及时转诊，2 周内随访转诊结果：①妊娠剧吐。②阴道出血或腹痛。③妊娠期合并内科疾病、精神神经疾病、传染性疾病等情况者。④辅助检查异常等

3. 保健指导　保健指导包括生活方式指导、营养指导、心理保健指导、避免致畸因素和疾病对胚胎的影响等指导。孕早期保健指导的具体内容见表 9-27。

表 9-27　孕早期保健指导的具体内容

项目	内容
生活方式指导	1. 指导孕妇建立良好的生活习惯 2. 生活起居要规律，保障充足的睡眠 3. 进行适宜的运动 4. 控制不良嗜好 5. 戒烟戒酒

续 表

项目	内容
营养指导	1. 膳食应清淡、适口 2. 早孕反应较重者，宜少食多餐 3. 保证摄入足量富含碳水化合物的食物 4. 多摄入富含叶酸的食物并补充叶酸
心理保健指导	鼓励孕妇通过看书和听讲座等学习途径，了解妊娠及分娩等知识，减轻孕妇焦虑等不良心理反应
避免接触致畸因素的指导	1. 预防病毒（如风疹病毒、巨细胞病毒、单纯疱疹病毒）和弓形虫感染 2. 远离有毒有害的作业和环境，避免接触高温、电离辐射、有机溶剂、农药等有毒有害因素的影响 3. 谨慎用药，抗癌药、性激素、抗癫痫药、抗甲状腺药和降糖药等对胚胎有致畸作用

必考热点

1. 随着孕产妇健康管理的开展，孕早期保健至少保健1次。

【热点提示】孕早期是指孕13周之前的妊娠。孕早期保健至少1次。孕早期保健的主要目的是确定宫内妊娠及孕周，全面评价孕妇与胎儿健康状况，筛查不宜妊娠者，提供孕产期保健指导。

2. 女性，28岁。G1P0，末次月经是2022年4月25日，预产期应是2023年2月1日。

【热点提示】预产期月份=最后月经月份+9（或−3），日期=最后月经日期+7。本题算得的结果是1月32日，1月只有31天，故要将多出来的这一天转移到下一月，即1月32日就是2月1日。预产期为2月1日。

3. 女性，27岁，停经45天。3天来，晨起恶心、轻度呕吐，诊断为早期妊娠。该孕妇曾分娩1早产儿。查体：身高150cm，血压110/70mmHg。实验室检查：血红蛋白112g/L。该孕妇的高危因素是早产史。

考点：孕中期健康管理

孕中期是指妊娠13周至妊娠27^{+6}周的妊娠。孕中期保健至少2次，可分别在妊娠16～20周、21～24周各检查1次。

1. 孕妇健康状况评估

（1）询问及检查：孕中期健康状况评估的询问及检查内容见表9-28。

表9-28 孕中期健康状况评估的询问及检查内容

项目	内容
询问	了解胎动开始时间，胎动情况，询问有无头晕、头痛或视物不清、水肿、心悸、气短、有无腹痛、阴道流血、流液及阴道分泌物异常等症状
称体重，测血压	注意双下肢有无水肿
产科检查	手测子宫底的高度或用皮尺测量耻骨上子宫长度（cm），估计胎儿大小及孕周，并听胎心
辅助检查	每次检查均应进行血常规、尿常规检查
特殊辅助检查	在妊娠20~24周，应进行超声检查，了解胎儿发育、胎盘及羊水情况，筛查胎儿有否严重的形态和结构的畸形。在妊娠16~20周，知情选择进行唐氏综合征筛查。在妊娠24~28周，对有糖尿病危险因素的孕妇需进行妊娠糖尿病筛查，主要是通过口服葡萄糖耐量试验进行筛查

（2）筛查妊娠风险因素：主要包括妊娠期高血压疾病、妊娠糖尿病、贫血、胎儿宫内发育异常等。

重点提醒

简易妊娠图主要由宫高曲线组成，每次产前检查时，将宫高标记在妊娠图上，并逐渐连成一曲线，观察是否在正常范围内。正常发育时曲线应在第 10 和第 90 百分位之间，小于第 10 百分位，连续 2 次或间断 3 次，提示胎儿发育不良，超过第 90 百分位，提示胎儿发育过度。产科检查时，通过手测子宫底高度或者尺测耻骨上子宫底高度可以估计胎儿大小及孕周。

（3）识别需要做产前诊断的孕妇：孕妇有下列情形之一的应建议进行产前诊断。①有羊水过多或过少。②筛查发现染色体核型异常的高危人群、胎儿发育异常或可疑结构畸形。③妊娠早期接触过可能导致胎儿先天缺陷的物质。④夫妇一方患有先天性疾病或遗传性疾病，或有遗传病家族史。⑤曾经分娩过先天性严重缺陷婴儿。⑥年龄达到或超过 35 周岁。

2. 分类和处理 孕中期健康状况评估未发现异常和发现异常的处理见表 9-29。

表 9-29 孕中期健康状况评估未发现异常和发现异常的处理

项目	内容
未发现异常	提供孕中期保健指导，进行预防出生缺陷的产前筛查和产前诊断的宣传告知
发现异常	有下列情况之一者应及时转诊，2 周内随访转诊结果：①头晕、头疼、心悸、气短、多食、消瘦、易疲劳。②阴道出血或腹痛。③体重和宫高增长异常。④胎儿发育异常。⑤辅助检查异常

3. 保健指导（表 9-30）

表 9-30 孕中期保健指导

项目	内容
营养指导	1. 适当增加鱼、禽、蛋、瘦肉、海产品等优质蛋白的摄入量 2. 适当增加奶类摄入：从妊娠中期开始，每日至少摄入 250ml 的牛奶或相当量的奶制品及补充 300mg 的钙 3. 常吃含铁丰富的食物，同时多摄入含维生素 C 的蔬菜和水果，或补充维生素 C，以促进对铁的吸收和利用 4. 适当增加主粮摄入，米、面等主粮是热能的主要来源 5. 禁烟戒酒，少吃刺激性食物
运动指导	孕妇应每天进行不少于 30 分钟的中等强度的身体活动
孕妇自我监护指导	1. 自我监测胎动：孕妇应于每天早晨、中午、晚上固定一个时间，分别数 3 次胎动，每次数 1 小时。3 次的胎动数相加再乘 4，即为 12 小时胎动数。正常胎动次数每小时 3~5 次以上，12 小时应在 30~40 次 2. 体重自我管理：孕中晚期每周体重增长在 0. 35~0. 50kg，孕期总增长是 11. 5~16. 0kg 3. 指导孕妇能识别异常症状：主要异常症状有阴道出血、腹痛、流水、胎动异常如胎动减少、消失或增加，有双下肢水肿、头晕、头痛或视物不清、心悸、气短或夜间不能平卧恶心、呕吐，上腹不适等，孕妇如有异常症状要及时就医
心理保健指导	指导孕妇按照自己喜爱的方式放松紧张与焦虑情绪；指导家庭提供支持，学会照料和体贴孕妇，疏导孕妇紧张情绪，创造温暖和谐的环境，并引导孕妇学会自我放松，督促并陪伴孕妇及时进行孕产期保健
母乳喂养指导	1. 母乳喂养对婴儿的好处：①含有婴儿所需要的全部营养物质，容易消化吸收，有利于婴儿生长发育。②含有丰富的免疫物质，可以增强婴儿的抗病能力。③有利于增进母子感情，促进婴儿健康的心理行为发育等 2. 母乳喂养对母亲的好处：①促使子宫收缩，有利于产后恢复。②有利于减少卵巢癌和乳腺癌发生。③母乳经济、方便、省钱等 3. 树立母乳喂养的信心：①哺乳不会影响母亲的体型。②乳房大小与乳汁量无关。③坚信自身能够分泌足够的乳汁，满足喂养需求。④坚持做到纯母乳喂养 6 个月等

重点提醒

12小时胎动数小于20次，或每小时小于3次，提示胎儿有异常。12小时胎动数小于10次则提示胎儿宫内明显缺氧，应及时去医院进一步检查。

必考热点

1. 确定胎儿安危最简便而准确的方法是胎动计数。
2. 妊娠12周末手测子宫底高度为耻骨联合上2~3横指。

考点：孕晚期健康管理

孕晚期健康管理对象是妊娠28周以后至临产前的孕妇。孕晚期保健至少2次，可分别在妊娠28~36周、37~40周各检查1次。

1. 孕妇健康状况评估 孕晚期健康状况评估内容见表9-31。

表9-31 孕晚期健康状况评估内容

项目	内容
确认	随访时孕妇的孕周
询问	有无异常主诉，包括有无头晕、头痛、眼花或视物不清、水肿，有无恶心、厌油腻、心悸、气短、胸闷、尿频、尿少等症状，有无胎动减少或频繁，有无腹痛、阴道流血、流液等情况
体格检查	称体重、测血压
产科检查	用皮尺测量宫高和腹围，听胎心，检查胎位
辅助检查	进行血常规及尿常规检查，了解血红蛋白及尿蛋白情况，或需要增加的其他辅助检查项目
妊娠风险筛查	主要包括妊娠期高血压疾病、贫血、心脏病、肝脏病、肾脏病、胎盘早剥、前置胎盘、胎儿窘迫、胎儿宫内生长受限等妊娠合并症及并发症

2. 分类和处理 孕晚期健康状况评估未发现异常和发现异常的处理见表9-32。

表9-32 孕晚期健康状况评估未发现异常和发现异常的处理

项目	内容
未发现异常	提供孕晚期保健指导
发现异常	有下列情况之一者应及时转诊，2周内随访转诊结果：①头晕、头疼、心悸、气短、多食、消瘦、易疲劳。②阴道出血或腹痛。③体重和宫高增长异常。④胎儿发育异常。⑤胎动异常。⑥辅助检查异常等

3. 保健指导 孕晚期保健指导内容见表9-33。

表9-33 孕晚期保健指导内容

项目	内容
生活方式指导	最后1个月避免性生活，以免发生早产、胎膜早破或感染

续　表

项目	内容
营养指导	同孕中期
心理保健指导	让孕妇了解分娩是自然的生理过程，做好分娩前的心理准备，有助于减轻孕妇的焦虑等不良心理反应。鼓励家庭及社会支持，对孕妇家庭成员进行有关心理卫生宣教，预防或减轻孕妇的不良情绪，鼓励孕妇树立自然分娩的信心
运动指导	适当运动可以促进血液循环及肌肉运动，减少因胃肠蠕动缓慢所致的腹胀、便秘等不适。如无并发症，可适当运动直到分娩，如散步
自我监护指导	指导孕妇自我监测胎动、自我体重管理、异常症状的识别。告知孕妇出现以下异常情况之一应及时到医院就诊：①阴道出血、腹痛、流水、胎动异常。②双下肢水肿，自感头晕、头痛或视物不清。③有心悸、气短或夜间不能平卧。④恶心、呕吐或上腹不适。⑤妊娠 41 周仍未有临产征兆等
分娩准备指导	当产妇具备自然分娩的条件时，应给予积极的鼓励和指导，引导产妇选用对母婴都有利的自然分娩方式。对于妊娠晚期孕妇要注意以下临产征兆，如不规律宫缩；胎儿下降感，胃部压迫感消失；出现尿频，阴道少量淡血性分泌物（俗称见红）等情况。在临近预产期 4~5 周时要将住院所需物品（孕妇、婴儿用品）集中备好
母乳喂养及新生儿护理指导	1. 产前乳房准备：①不要用肥皂等洗剂清洗乳头。②不推荐挤初乳 2. 早吸吮的重要性：①初乳可使婴儿获得首次免疫。②可以刺激催乳素分泌，保证早开奶。③增强母婴情感交流。④促进子宫收缩，预防和减少产后出血

必考热点

1. 孕晚期保健的目的主要是监测与评估胎儿生长发育及宫内健康状况、筛查与治疗妊娠合并症及并发症、进行分娩前鉴定、分娩前头盆评估、预测分娩方式、确定分娩地点。

2. 在妊娠 36 周后的产前检查，应当根据病史、本次妊娠情况、胎儿大小、胎位和骨盆条件、各项辅助检查结果等综合判断，确定分娩地点及分娩方式。

3. 孕妇，妊娠 32 周，胎动正常。近 2 天偶有头晕，到乡镇卫生院进行产科检查，血压 150/90mmHg，血红蛋白（Hb）112g/L，血糖及尿常规正常，双眼检查正常。该孕妇最可能的诊断是妊娠高血压综合征。

考点：产后访视

产后 28 天内的产妇为产后访视对象。

1. 产妇健康状况评估（表 9-34）

表 9-34　产妇健康状况评估内容

项目	内容
询问	一般情况，了解有无头晕、疲乏，有无产后出血及感染，有无会阴或腹部伤口感染等异常情况。了解哺乳情况，乳汁量是否充足，了解饮食、睡眠、大小便情况
观察	产妇的面色、精神状态、是否有产后抑郁症状，观察产妇喂奶的全过程
检查	测量体温和血压，检查乳房和乳头有无红、肿、硬结或异常隆起；检查子宫复旧，了解子宫底高度，有无压痛；检查会阴或腹部伤口愈合情况，有无红肿、疼痛；了解恶露情况，包括其颜色、量和异味等
异常情况筛查	包括产褥感染、产后出血、产褥期抑郁症以及妊娠合并症未恢复等情况

2. 分类和处理 产后访视未发现异常和发现异常的处理见表9-35。

表9-35 产后访视未发现异常和发现异常的处理

项目	内容
未发现异常	进行产褥期保健指导
发现异常	1. 对产妇母乳喂养困难、产后便秘、痔疮、会阴或腹部伤口等问题进行处理 2. 有下列情况之一者应及时转诊，2周内随访转诊结果：①发热、疼痛、异常恶露。②贫血、子宫复旧不佳、反复多次阴道出血或突然大量出血或伴有寒战、低热。③情绪淡漠、焦虑、睡眠障碍、厌食等。④会阴或腹部伤口感染或裂开等情况

3. 保健指导 产后访视保健指导具体内容见表9-36。

表9-36 产后访视保健指导具体内容

项目	内容
个人卫生	注意皮肤、外阴的清洁、干燥，宜淋浴，勿盆浴，勤换衣服和被褥单。注意口腔卫生，早晚刷牙，每次进食后要漱口
营养指导	增加富含优质蛋白的食物及水产品的摄入。适当增加乳类，乳母除了每天摄入足量的水分以外，还要进食汤类食物。食物多样，不过量，以利于乳母健康，保证乳汁的质与量。产后因卧床休息、食物缺乏纤维素，加之肠蠕动减弱，产褥早期腹肌、盆底肌张力降低，容易发生便秘，应鼓励产妇多吃蔬菜及早日下床活动
心理保健指导	家人、亲人多给予产妇心理关爱，为产妇创造安静、舒适、健康的居住环境，及时了解和帮助解决产妇在哺育新生儿时的问题和困难。为产妇准备清淡而营养的产后饮食。适度活动可调节产妇心理状态
产后活动指导	鼓励产妇适当活动及做产后康复锻炼，有助于体力恢复、排尿和排便，同时减少静脉栓塞的发生，能使盆底及腹肌张力恢复
母乳喂养指导	鼓励纯母乳喂养，按需哺乳，指导正确哺乳方法
预防产褥中暑	应做好卫生宣教，破除旧风俗习惯，居室保持通风，避免室温过高，同时产妇应穿着宽大透气的舒适衣物

重点提醒

乡镇卫生院、村卫生院、村卫生室和社区卫生服务中心（站）在收到分娩医院转来产妇分娩信息后，应于产妇出院后1周内到产妇家中进行产后访视、产褥期健康管理，加强母乳喂养和新生儿护理指导，同时进行新生儿访视。

必考热点

女性，28岁。孕足月剖宫产分娩，产后第28天。医生产后访视发现产妇体温38.5℃，血性恶露有异味，伴下腹压痛。正确的处理措施是及时转至上级医疗保健机构诊疗。

考点：产后 42 天健康检查

产后 42 天的产妇为健康检查对象。

1. 产妇健康状况评估 产后 42 天产妇健康状况评估具体内容见表 9-37。

表 9-37 产后 42 天产妇健康状况评估具体内容

项目	内容
询问	分娩日期及出院日期，产后康复及母乳喂养情况，对患有内科合并症者了解其疾病的症状
观察	产妇的面色、精神状态，以及是否有产后抑郁症状
一般体检	量血压，检查乳房，如剖宫产者检查腹部切口
妇科检查	了解会阴伤口愈合情况、阴道分泌物情况，有无阴道前壁或后壁膨出、子宫脱垂等情况，子宫是否恢复至非孕状态等
辅助检查	针对异常情况应进行必要的辅助检查。有生殖道感染史者，应予相应的生殖道感染实验室检查；妊娠期高血压疾病的产妇，应予检查尿蛋白；糖耐量试验异常者，复查糖耐量试验；妊娠期肝功能损害（或妊娠胆汁淤积症）者，复查肝功能；妊娠期贫血的产妇，应检查血常规
异常情况筛查	主要包括子宫复旧不佳、产褥期抑郁症以及妊娠合并症未恢复等情况

2. 分类和处理 产后 42 天恢复正常者和尚未恢复正常者的处理见表 9-38。

表 9-38 产后 42 天恢复正常者和尚未恢复正常者的处理

项目	内容
恢复正常者	进行健康指导，填写产后健康检查记录表并结案
尚未恢复正常者	生殖系统尚未恢复正常或检查中发现有异常情况者，以及妊娠合并症未恢复者，需转至原分娩医疗卫生机构或上一级医疗卫生机构，2 周内随访转诊结果

3. 保健指导 产后 42 天性保健指导和避孕指导见表 9-39。

表 9-39 产后 42 天性保健指导和避孕指导

项目	内容	
性保健指导	产后健康检查未发现异常者可恢复性生活，同时采取避孕措施	
避孕指导	工具避孕	阴茎套是哺乳期选用的最佳避孕方式
	宫内节育器	阴道分娩 3 个月后，剖宫产 6 个月后可放置
	避孕药	哺乳期不推荐口服避孕药。不哺乳的妇女可根据个人情况选用口服避孕药或针剂

重点提醒

乡镇卫生院、社区卫生服务中心（站）为正常产妇做产后健康检查，异常产妇到原分娩医疗卫生机构检查。

考点：孕产妇健康管理服务要求

孕产妇健康管理服务要求见表9-40。

表9-40 孕产妇健康管理服务要求

项目	内容
机构服务条件及人员要求	1. 开展孕产妇健康管理的乡镇卫生院和社区卫生服务中心应当具备服务所需的基本设备和条件 2. 从事孕产妇健康管理服务工作的人员应取得相应的执业资格，并接受过孕产妇保健专业技术培训
健康管理服务的工作要求	1. 按照国家孕产妇保健有关规范要求，进行孕产妇全程追踪与管理工作 2. 加强与村（居）委会、妇联相关部门的联系，掌握辖区内孕产妇人口信息 3. 加强宣传，在基层医疗卫生机构公示免费服务内容 4. 每次服务后及时记录相关信息，纳入孕产妇健康档案 5. 积极运用中医药方法开展孕期、产褥期、哺乳期保健服务
机构部门职责分工要求	1. 有助产技术服务资质的基层医疗卫生机构在孕中期和孕晚期对孕产妇各进行2次随访 2. 无助产技术服务资质的基层医疗卫生机构督促孕产妇前往有资质的机构进行相关随访
孕产妇健康管理的工作指标	1. 早孕建册率 $\text{早孕建册率}=\frac{\text{辖区内怀孕13周之前建册并进行第一次产前检查的产妇人数}}{\text{该地该时间内活产数}}\times100\%$ 2. 产后访视率 $\text{产后访视率}=\frac{\text{辖区内产妇出院后28天内接受过产后访视的产妇人数}}{\text{该地该时间内活产数}}\times100\%$

必考热点

孕产妇健康管理的工作指标有早孕建册率和产后访视率。

第四节 老年人健康管理

考点：服务对象和生活方式的评估

1. **服务对象** 辖区内65岁及以上常住居民。
2. **生活方式的评估内容（表9-41）**

表9-41 生活方式的评估内容

项目	内容
饮食行为评估	膳食热量及脂肪、蛋白质、碳水化合物来源比例，食物多样，脂肪、食盐、蔬菜、水果、酒精等摄入量
运动锻炼的评估	运动形式和运动量
体重控制情况	体重指数和体重分类、腰围和是否是中心型肥胖、是否控制体重、控制体重采取的方法等
吸烟行为的评估	是否吸烟、开始吸烟年龄、目前吸烟量、烟的种类，以及对戒烟的态度、是否曾经戒烟等
饮酒行为的评估	是否饮酒、饮酒量、饮酒种类、是否有酒精依赖等
遵医嘱行为的评估	老年人中的各种慢性病患者遵医嘱服药、是否遵医嘱监测血压、血糖等

3. 生活方式的评估方法（表 9-42）

表 9-42　生活方式的评估方法

项目	内容
健康体检	对健康体检表中生活方式要求的内容逐项询问
调查问卷	以询问的方式对评估内容逐项询问
日常诊疗和随访	根据老年人健康状况进行针对性询问
健康教育工作	开展健康教育工作中沟通交流获得相关信息

考点：老年人生活自理能力评估

1. **评估内容**　老年人生活自理能力评估内容及程度等级见表 9-43。

表 9-43　老年人生活自理能力评估内容及程度等级

评估内容	程度等级				
	可自理	轻度依赖	中度依赖	不能自理	判断评分
进餐：使用餐具将饭菜送入口、咀嚼、吞咽等活动	独立完成	—	需要协助	完全需要帮助	
评分	0	0	3	5	
梳洗：梳头、洗脸、刷牙、剃须、洗澡等活动	独立完成	能独立洗头、梳头、洗脸、刷牙、剃须等；洗澡需要协助	在协助下和适当的时间内，能完成部分梳洗活动	完全需要帮助	
评分	0	1	3	7	
穿衣：穿衣裤、袜子、鞋子等活动	独立完成	—	需要协助，在适当的时间内完成部分穿衣	完全需要帮助	
评分	0	0	3	5	
如厕：小便、大便等活动及自控	不需要协助，可自控	偶尔失禁，但基本上能如厕或使用便具	经常失禁，在很多提示和协助下尚能如厕或使用便具	完全失禁，完全需要帮助	
评分	0	1	5	10	
活动：站立、室内行走、上下楼梯、户外活动	独立完成所有活动	借助较小的外力或辅助装置能完成站立、行走、上下楼梯等	借助较大的外力才能完成站立、行走，不能上下楼梯	卧床不起，活动完全需要帮助	
评分	0	1	5	10	
总评分					

2. **评估方法**

（1）老年人生活自理能力评估表为自评表，由老年人自己完成评估；对于阅读能力、理解能力不能满足要求的老年人，可由了解老年人生活情况和健康情况的家人代为进行评估。

（2）评估时要对评估表中五个方面的评估事项进行自理能力程度等级的选择。

（3）自评完成后由医务人员判断评分，并计算总评分。

（4）根据总评分判断老年人生活自理能力的程度。

重点提醒

判断老年人生活自理能力程度的判断依据：0~3 分者为可自理，4~8 分者为轻度依赖，9~18 分者为中度依赖，19 分者为不能自理。

必考热点

女性，80 岁。在老年人生活自理能力评估表中，得分为 7 分。该女性生活自理能力评估程度为轻度依赖。

考点：老年人健康状况的评估

1. 健康档案可提供的信息 老年人健康档案可提供的信息见表 9-44。

表 9-44 老年人健康档案可提供的信息

项目	内容
个人基本信息表	个人基础信息和疾病的现病史、既往史、家族史，以及残疾情况、生活环境、有害物质暴露史、药物过敏史，同时还可提供文化程度、婚姻、医疗费用支付方式等社会经济特征等信息
健康体检表	1. 一般状况，包括身高、腰围、老年人健康状况自我评价、老年人认知功能、老年人情感状况 2. 生活方式，包括吸烟、饮酒、职业危害因素接触史等 3. 脏器功能，包括口腔、视力、听力、运动功能 4. 身体检查记录，包括全身各系统相关检查的记录 5. 辅助检查，包括血常规、尿常规、空腹血糖、心电图、尿微量白蛋白、大便潜血、肝功能、肾功能、血脂、胸部 X 线片、B 超等信息 6. 存在的健康问题，包括心血管、神经系统等身体各系统出现的健康问题等 7. 住院治疗和主要用药情况，以及既往提供的健康指导等重要的信息等
重点人群健康管理记录表	高血压患者随访服务记录表；2 型糖尿病患者随访服务记录表；重性精神疾病患者管理记录表

2. 问诊 可了解老年人患病的相关症状。

考点：老年人体格检查和辅助检查

1. 体格检查 体温、脉搏、呼吸、血压、身高、体重、腰围、皮肤、浅表淋巴结、心脏、肺部、腹部等常规体格检查，并对口腔、视力、听力和运动功能等进行粗测判断。

2. 辅助检查 血常规、尿常规、肝功能（血清谷草转氨酶、血清谷丙转氨酶和总胆红素）、肾功能（血清肌酐和血尿素氮）、空腹血糖、血脂、心电图和腹部 B 超检查。

考点：老年人健康指导

1. 健康指导原则

（1）对发现已确诊的原发性高血压患者、2 型糖尿病患者，应纳入相应的慢性病患者健康管理。

（2）对患有其他疾病的（非高血压或糖尿病），应及时治疗或转诊。

（3）对体检中发现有异常的老年人建议定期复查或向上级医疗机构转诊。

（4）进行健康生活方式以及疫苗接种、骨质疏松预防、防跌倒措施、意外伤害预防和自救、认知和情感等健康指导。

（5）告知或预约下一次健康管理服务的时间。

2. 健康指导“5A”方法　老年人健康指导“5A”方法见表9-45。

表9-45　老年人健康指导“5A”方法

项目	内容
评估	包括饮食、运动锻炼、体重控制、吸烟、饮酒、遵医嘱等行为及精神压力等因素
建议	1. 合理膳食：《中国老年人膳食指南》提出的合理膳食建议如下。①少量多餐细软，预防营养缺乏。②主动足量饮水。③积极户外活动，延缓肌肉衰减。④维持适宜体重。⑤摄入足量食物 2. 增加运动：选择适宜的运动形式和运动量，循序渐进，并提出注意事项，防止运动损伤和意外。《中国老年人膳食指南》提出老年人运动的四项原则包括安全、全面、自然、适度 3. 戒烟：戒烟或减少吸烟量 4. 适量饮酒：《中国居民膳食指南》建议成年男性1天饮用酒的酒精量不超过25克，相当于啤酒750ml或葡萄酒250ml，或38度的白酒75g，或高度白酒50g；成年女性1天饮用酒的酒精量不超过15g，相当于啤酒450ml，或葡萄酒150ml，或38度的白酒5g 5. 心理平衡、缓解精神压力：鼓励参加各种活动来进行自我调节和放松心情 6. 监测血压和血糖：对老年人中的高血压患者和糖尿病患者，建议遵医嘱监测血压和血糖，并教会患者测量血糖、血压的方法
服务对象的认同	了解老年人喜欢的活动形式与预计目标。帮助老年人制定一个符合其意愿的目标，而不应是医师主观地去设定目标
支持	了解老年人达到目标面临的最大挑战和克服困难曾经采取的措施。为老年人制订书面的行为干预计划，方便患者对照实施。为老年人实现目标提供咨询、指导和运动场所等社区支持性环境
计划	预约下次随访时间。了解老年人在接受指导期间合理膳食、体力活动、控制体重、戒烟限酒等执行情况，以及利用社区资源的情况。随时调整和改进个体干预方案

重点提醒

《中国居民膳食指南》中合理膳食包括：①食物多样，谷类为主，粗细搭配。②多吃蔬菜、水果和薯类。③每天吃奶类、大豆或其制品。④常吃适量的鱼、禽、蛋和瘦肉。⑤减少烹调油用量，吃清淡少盐膳食；每天烹调油摄入量为25~30g；每天食用盐摄入不超过6g。⑥食不过量，天天运动，保持健康体重。⑦三餐分配要合理，零食要适当。⑧每天足量饮水，合理选择饮料。⑨如饮酒，应适量。⑩吃新鲜卫生的食物。

必考热点

1.《中国居民膳食指南》建议成年男性一天饮用酒的酒精量不超过25g。

【热点提示】《中国居民膳食指南》建议成年男性1天饮用酒的酒精量不超过25g，相当于啤酒750ml，或葡萄酒250ml，或38度白酒75g，或高度白酒50g。

2. 老年人身体对缺水的耐受性下降，建议每天的饮水量不低于1200ml，以1500~1700ml为宜。

3. 老年人最好每天坚持锻炼，每周至少锻炼3次，每天户外活动时间至少30分钟，最好60分钟。

考点：老年人健康管理服务要求

老年人健康管理服务要求见表 9-46。

表 9-46 老年人健康管理服务要求

项目	内容
机构服务条件	开展老年人健康管理服务的乡镇卫生院应当具备服务内容所需的基本设备和条件
服务内容	每年为老年人提供 1 次健康管理服务，包括生活方式和健康状况评估、体格检查、辅助检查和健康指导
工作要求	1. 加强与村（居）委会、派出所等相关部门的联系，掌握辖区内老年人口信息变化 2. 加强宣传，告知服务内容，使更多的老年人愿意接受服务 3. 每次健康检查后及时将相关信息记入健康档案 4. 对于已纳入相应慢性病健康管理的老年人，本次健康管理服务可作为一次随访服务 5. 积极应用中医药方法为老年人提供养生保健、疾病防治等健康指导

第五节 高血压患者健康管理

考点：高血压患者健康管理服务对象及筛查

1. 服务对象 辖区内 35 岁及以上常住居民中原发性高血压患者。

2. 筛查

（1）对辖区内 35 岁及以上常住居民，每年为其免费测量 1 次血压（非同日 3 次测量）。

（2）对第一次发现收缩压≥140mmHg 和/或舒张压≥90mmHg 的居民在去除可能引起血压升高的因素后预约其复查，非同日 3 次血压高于正常，可初步诊断为高血压。

如有必要，建议转诊到上级医院确诊，2 周内随访转诊结果，对已确诊的原发性高血压患者纳入高血压患者健康管理。对可疑继发性高血压患者，及时转诊。

（3）如有以下六项指标中任一项高危因素，建议每半年至少测量 1 次血压，并接受医务人员的生活方式指导。①血压高值（收缩压 130～139mmHg 和/或舒张压 85～89mmHg）。②超重或肥胖和/或腹型肥胖。超重：24≤BMI≤28。肥胖：BMI≥28。腰围：男≥90cm（2.7 尺）、女≥85cm（2.6 尺）为腹型肥胖。③长期膳食高盐。④高血压家族史（一、二级亲属）。⑤长期过量饮酒（每日饮白酒≥100ml）。白酒与其他类型酒折算：白酒 1 两相当于葡萄酒 4 两、黄酒半斤、啤酒 1 瓶、果酒 4 瓶。⑥年龄大于 55 岁。

重点提醒

测量血压正确的方法：要安静休息 5 分钟以上开始测量；测量时裸露右（左）上臂或只隔件单衣，不能卷起衣袖测量；测量过程中不要说话或是移动，保持测量过程安静；测量稳定状态下的血压值，多次测量确认。

必考热点

患者，男性，67 岁。吸烟 30 年，喜食油腻食品，自认为身体健康，体检发现血压为 160/94mmHg，之后于第 2 天、第 5 天到乡镇卫生院测量血压，分别为 164/100mmHg 和 168/104mmHg。后到县医院进一步检查，排除了继发性高血压。按照国家基本公共卫生服务规范要求，对该男子应进行的健康管理是高血压患者管理。

考点：随访评估

对原发性高血压患者，每年要提供至少4次面对面的随访。

1. 测量患者血压并评估是否存在危急情况，如出现收缩压≥180mmHg和/或舒张压≥110mmHg；意识改变、剧烈头痛或头晕、恶心呕吐、视物模糊、眼痛、心悸、胸闷、喘憋不能平卧及处于妊娠期或哺乳期同时血压高于正常等危急情况之一，或同时存在不能处理的其他疾病时，须在处理后紧急转诊。紧急转诊者，乡镇卫生院、村卫生室、社区卫生服务中心（站）应在2周内主动随访转诊情况。

2. 若不需紧急转诊，询问上次随访到此次随访期间的症状。

3. 测量体重、心率，计算体重指数（BMI）。

4. 询问患者疾病情况和生活方式，包括心脑血管疾病、糖尿病、吸烟、饮酒、运动以及摄盐情况等。

5. 了解患者服药情况。

考点：分类干预

1. 对血压控制满意、无药物不良反应、无新发并发症或原有并发症无加重的患者，预约进行下一次随访时间。

2. 对第一次出现血压控制不满意，或出现药物不良反应的患者，结合其服药依从性，必要时增加现用药物剂量、更换或增加不同类的降压药，并且在2周内随访。

3. 对连续两次出现血压控制不满意或药物不良反应难以控制以及出现新的并发症或原有并发症加重的患者，建议其转诊到上级医院，2周内主动随访转诊情况。

4. 对所有的患者进行有针对性的健康教育，与患者一起制定生活方式改进目标并在下一次随访时评估进展。告诉患者出现哪些异常时应立即就诊。

重点提醒

血压控制满意是指：一般高血压患者血压降至140/90mmHg以下；≥65岁老年高血压患者的血压降至150/90mmHg以下，如果能耐受，可进一步降至140/90mmHg以下；一般糖尿病或慢性肾脏病患者的血压目标可以在140/90mmHg基础上再适当降低。

考点：健康指导

高血压健康指导内容包含饮食调整、生活习惯调整等几个方面，主要是在明确诊断高血压而开始接受药物治疗，或高血压病情较轻而暂时不用服药治疗等情况下进行。

1. **饮食调整**　研究表明，盐的摄入与高血压密切相关，属于以上情况的人群，需要在日常生活中注意低盐饮食，多吃绿色蔬菜、水果，尽量避免使用腌制食物，如腊肉、咸菜、酱菜、咸鸭蛋。此外，在烹调方式上也需注意，多用煮、蒸、炒的烹调方式，避免煎炸、烧烤、红烧等烹调方式。

2. **生活习惯调整**　包括戒除不良习惯，如熬夜、抽烟喝酒，保持作息规律，并且适时参加体育运动，控制体重，肥胖也是影响血压的一个非常重要因素。

通过上述方式调理，若出现血压波动的情况，建议及时复诊，听从专家建议，可能会涉及调整用药。

考点：服务要求

1. 高血压患者的健康管理由医师负责，与门诊服务相结合，对未能按照管理要求接受随访的患者，乡镇卫生院、村卫生室、社区卫生服务中心（站）医务人员应主动与患者联系，以保证管理的连续性。

2. 随访可以通过预约患者到门诊就诊、电话追踪和家庭访视等方式。

3. 乡镇卫生院、村卫生室、社区卫生服务中心（站）医务人员可通过本地区社区卫生诊断和就诊服务等途径筛查和发现高血压患者。有条件的地区，可参考《中国高血压防治指南》对高血压患者进行健康管理。

4. 发挥中医药在改善临床症状、提高生活质量、防治并发症中的特色和作用，积极应用中医药方法开展高血压患者健康管理服务。

5. 加强宣传，告知服务内容，使更多的患者和居民愿意接受服务。

6. 每次提供服务后及时将相关信息记入患者的健康档案。

第六节 2型糖尿病患者健康管理

考点：2型糖尿病患者健康管理服务对象及筛查

1. 服务对象 辖区内35岁及以上2型糖尿病患者。

2. 筛查

（1）对工作中发现的2型糖尿病高危人群进行有针对性的健康教育，建议其每年至少测量1次空腹血糖，并接受医务人员的健康指导。

（2）2型糖尿病的高危人群主要包括：年龄≥40岁；体重指数（BMI）≥24；男性腰围≥90cm，女性腰围≥85cm；有糖尿病家族史者；以往有空腹血糖处在6.1~6.9mmol/L状态（IFG）者或餐后2小时血糖处在7.8~11.0mmol/L状态者（IGT）；有高密度脂蛋白胆固醇降低［高密度脂蛋白胆固醇（HDL-C）≤0.91mmol/L］和/或高甘油三酯血症［甘油三酯（TG）≥2.22mmol/L］或正在接受调脂治疗者；有高血压（收缩压≥140mmHg和/或舒张压≥90mmHg）或正在接受降压治疗者；有心脑血管病变者；静坐生活方式者；有妊娠糖尿病的妇女，多囊卵巢综合征（PCOS）患者；长期接受抗精神病药物和/或抗抑郁药物治疗的患者。

（3）健康指导：主要包括饮食控制、运动治疗、控制体重、保持良好的心理状态及支持性环境。糖尿病患者治疗要采取综合治疗，包括饮食治疗、运动治疗、血糖监测、健康教育和药物治疗。其中饮食治疗的基本原则是控制总能量，达到或维持合理体重；平衡膳食，合理安排各种营养素比例；避免高脂肪、适量蛋白质、适宜碳水化合物；增加膳食纤维摄入；清淡饮食，减少钠盐摄入；不推荐糖尿病患者饮酒；保持饮食摄入和身体活动的平衡。

考点：随访评估、分类干预及服务要求

1. 随访评估 对确诊的2型糖尿病患者，每年提供4次免费空腹血糖检测，至少进行4次面对面随访。

（1）测量空腹血糖和血压时，紧急转诊的情况：出现血糖≥16.7mmol/L或≤3.9mmol/L；收缩压≥180mmHg和/或舒张压≥110mmHg；有意识或行为改变、呼气有烂苹果样丙酮味、心悸、出汗、食欲缺乏、恶心、呕吐、多饮、多尿、腹痛、有深大呼吸、皮肤潮红；持续性心动过速（心率超过100次/分）；体温超过39℃或有其他突发异常情况，如视力骤降、妊娠期及哺乳期血糖高于正常等危险情况之一，或存在不能处理的其他疾病时，须在处理后紧急转诊。

（2）若不需要紧急转诊，询问上次随访到此次随访期间的症状。

（3）测量体重，计算体重指数，检查足背动脉搏动。

（4）询问患者疾病情况和生活方式，包括心脑血管疾病、吸烟、饮酒、运动、主食摄入情况等。

（5）了解患者服药情况。

2. 分类干预

（1）对血糖控制满意（空腹血糖值<7.0mmol/L），无药物不良反应、无新发并发症或原有并发症无加重的患者，预约进行下一次随访。

（2）对第一次出现空腹血糖控制不满意（空腹血糖值≥7.0mmol/L）或药物不良反应的患者，结合其服药依从情况进行指导，必要时增加现有药物剂量、更换或增加不同类的降糖药物，2周内随访。

（3）对连续两次出现空腹血糖控制不满意，或药物不良反应难以控制以及出现新的并发症或原有并发症加重的患者，建议其转诊到上级医院，2 周内主动随访转诊情况。

（4）对所有的患者进行针对性的健康教育，与患者一起制定生活方式改进目标，并在下一次随访时评估进展。告诉患者出现哪些异常时应立即就诊。

3. 服务要求

（1）2 型糖尿病患者的健康管理由医生负责，与门诊服务相结合，对未能按照健康管理要求接受随访的患者，乡镇卫生院、村卫生室、社区卫生服务中心（站）应主动与患者联系。

（2）随访可以通过预约患者到诊室就诊、电话追踪和家庭访视等方式。

（3）乡镇卫生院、村卫生室、社区卫生服务中心（站）要通过本地区社区卫生诊断和门诊服务等途径筛查和发现 2 型糖尿病患者，掌握辖区内居民 2 型糖尿病的患病情况。

（4）发挥中医药在改善临床症状、提高生活质量、防治并发症中的特色和作用。

（5）加强宣传，告知服务内容，使更多的患者愿意接受服务。

（6）每次提供服务后及时将相关信息记入患者的健康档案。

必考热点

1. 针对 2 型糖尿病高危人群，测量空腹血糖的建议是每年至少测量 1 次。

2. 患者，女性，65 岁。确诊 2 型糖尿病 4 年，在村卫生室进行健康管理。3 个月前查空腹血糖为 6.7mmol/L，告知患者按期随访。今晨自测空腹血糖为 10.37mmol/L，到乡卫生院就诊，测空腹血糖为 9.8mmol/L。患者能遵医嘱服药、控制饮食和运动。根据患者病情，医生应做的处置是调整药物，2 周内随访。

3. 对于紧急转诊者，乡镇卫生院、村卫生室、社区卫生服务中心（站）应在 2 周内主动随访转诊情况。

考点：工作指标

1. 2 型糖尿病患者规范管理率 $=\dfrac{\text{按照规范要求进行 2 型糖尿病患者健康管理的人数}}{\text{年内已管理 2 型糖尿病患者人数}}\times 100\%$

2. 管理人群血糖控制率 $=\dfrac{\text{年内最近一次随访空腹血糖达标人数}}{\text{年内已管理的 2 型糖尿病患者人数}}\times 100\%$

重点提醒

最近一次随访血糖指的是按照规范要求最近一次随访的血糖，若失访则判断为未达标，空腹血糖达标是指空腹血糖<7mmol/L。

必考热点

某乡镇居民 5000 人，糖尿病患者 500 人，其中 150 人参加了 2 型糖尿病患者的健康管理，达到规范管理要求的 50 人。该乡镇的糖尿病患者规范健康管理率是 50/150×100%。

第七节 结核病患者健康管理

考点：结核病患者健康管理服务对象、筛查及推介转诊

1. 服务对象 辖区内确诊的肺结核患者。

2. 筛查及推介转诊 对辖区内前来就诊的居民或患者，如发现有慢性咳嗽、咳痰≥2 周、咯血、血痰，或

发热、盗汗、胸痛或不明原因消瘦等肺结核可疑症状者，在鉴别诊断的基础上，填写“双向转诊单”。推荐其到结核病定点医疗机构进行结核病检查。1 周内进行电话随访，看是否前去就诊，督促其及时就医。

考点：第一次入户随访

1. 第一次入户随访时间 乡镇卫生院、村卫生室接到上级专业机构管理肺结核患者的通知单后，要在 72 小时内第一次入户访视患者。

2. 第一次入户随访内容

（1）确定督导人员，督导人员优先为医务人员，也可为患者家属。

（2）对患者的居住环境进行评估，告诉患者及家属做好防护工作，防止传染。

（3）告诉患者出现病情加重、严重不良反应、并发症等异常情况时，要及时就诊。

（4）若 72 小时内 2 次访视均未见到患者，则将访视结果向上级专业机构报告。

（5）对患者及家属进行结核病防治知识宣传教育

第一次入户随访对患者及家属进行结核病防治知识宣传教育内容见表 9-47。

表 9-47 第一次入户随访对患者及家属进行结核病防治知识宣传教育内容

项目		内容
肺结核治疗疗程		服用抗结核药 1 个月以后，传染性一般就会消失。初治肺结核患者的治疗疗程为 6 个月，复治肺结核患者为 8 个月，耐多药肺结核患者为 24 个月
不规律服药危害		会导致初次治疗失败，严重者会发展为耐多药结核病。治愈率也会大大降低，甚至终生不愈。治疗费用也会大幅度增加。如果传染给其他人，被传染者一旦发病也是耐药结核病
服药方法及药品存放		抗结核药宜采用空腹顿服的服药方式，1 天的药量要在同一时间 1 次服用。药物应放在阴凉干燥、孩子接触不到的地方。夏天宜放在冰箱的冷藏室
服药后不良反应及处理		常见的不良反应有胃肠道不舒服、恶心、皮肤瘙痒、关节痛、手脚麻木等，严重者可能会呕吐、视物不清、皮疹、听力下降等。服用利福平后出现尿液变红、红色眼泪现象为正常现象。每月应到定点医疗机构进行血常规、肝肾功能复查
治疗期间复诊查痰	时间	初治肺结核患者应在治疗满 2、5、6 个月时、复治肺结核患者在治疗满 2、5、8 个月时、耐多药肺结核患者注射期每个月、非注射期每两个月均需复查痰涂片和培养
	方法	深呼吸 2~3 次，用力从肺部深处咳出痰液，将咳出的痰液留置在痰盒中，并拧紧痰盒盖。复查的肺结核患者应收集两个痰标本（夜间痰、清晨痰）
	注意事项	患者在留痰前吃过东西，则应先用清水漱口，再留存咳出的第 2 口、第 3 口痰液。装有义齿的患者在留取痰标本前应先将义齿取出。唾液或口水为不合格标本
生活习惯及注意事项		1. 患者最好住在单独的光线充足的房间，经常开窗通风。不能随地吐痰，也不要下咽，应把痰吐在纸中包好后焚烧，或吐在有消毒液的痰盂中；不要对着他人大声说话、咳嗽或打喷嚏；传染期内应尽量少去公共场所，如需外出应佩戴口罩 2. 治疗期间应严格戒烟、禁酒。要注意休息，避免重体力活动，加强营养，多吃奶类、蛋类、瘦肉等高蛋白食物，还应多吃绿叶蔬菜、水果以及杂粮等富含维生素和无机盐的食品，避免吃过于刺激的食物
密切接触者检查		建议患者的家人、同班、同宿舍同学、同办公室同事或经常接触的好友等密切接触者，及时到定点医疗机构进行结核分枝杆菌感染和肺结核筛查
外出期间如何坚持服药		如果患者需要短时间的外出，应告知医师，并带够足量的药品继续按时服药，同时要注意将药品妥善保存；如果改变居住地，应及时告知医师，以便能够延续治疗

重点提醒

夜间痰：送痰前一日，患者晚间咳出的痰液。清晨痰：患者晨起立即用清水漱口后，留存咳出的第2口、第3口痰液。

考点：督导服药和随访管理

结核病患者的督导服药和随访管理见表9-48。

表9-48　结核病患者的督导服药和随访管理

项目	内容
督导服药	1. 医务人员督导：患者服药日，医务人员对患者进行直接面视下督导服药 2. 家庭成员督导：患者每次服药要在家属的面视下进行
随访评估	1. 由医务人员督导的患者，医务人员至少每月记录1次对患者的随访评估结果；由家庭成员督导的患者，基层医疗卫生机构要在患者的强化期或注射期内每10天随访1次，继续期或非注射期内每1个月随访1次 2. 评估是否存在危急情况，如有则紧急转诊，2周内主动随访转诊情况 3. 对无须紧急转诊的，了解患者服药情况，询问上次随访至此次随访期间的症状。询问其他疾病状况、用药史和生活方式
分类干预	1. 对于能够按时服药，无不良反应的患者，则继续督导服药，并预约下一次随访时间 2. 患者未按医嘱服药，要查明原因。若是不良反应引起的，则转诊；若其他原因，则要对患者强化健康教育。若患者漏服药次数超过1周及以上，要及时向上级专业机构进行报告 3. 对出现药物不良反应、并发症或合并症的患者，要立即转诊，2周内随访 4. 提醒并督促患者按时到定点医疗机构进行复诊

考点：结案评估

1. 在患者抗结核治疗停止后，要对其进行结案评估，包括记录患者停止治疗的时间及原因，对其全程服药管理情况进行评估，收集和上报患者的“肺结核患者治疗记录卡”或“耐多药肺结核患者服药卡”。

2. 同时将患者转诊至结核病定点医疗机构进行治疗转归评估，2周内进行电话随访，了解是否前去就诊及确诊结果。

第八节　严重精神障碍患者健康管理

考点：服务对象

1. 严重精神障碍的定义　《中华人民共和国精神卫生法》第八十三条规定为“疾病症状严重，导致患者社会适应等功能严重损害、对自身健康状况或者客观现实不能完整认识，或者不能处理自身事务的精神障碍”。

2. 基本公共卫生服务中所指的严重精神障碍　是指临床表现有幻觉、妄想、严重思维障碍、行为紊乱等精神病性症状，且患者社会生活能力严重受损的一组精神疾病。具体包括精神分裂症、分裂情感性障碍、偏执性精神病、双相障碍、癫痫所致精神障碍、精神发育迟滞伴发精神障碍6种精神疾病。

3. 服务对象

（1）服务对象的诊断要由精神科执业医师作出。诊断明确的患者才可纳入基本公共卫生健康管理，未明确诊断的患者不是基本公共卫生健康管理的对象。

（2）服务对象应为辖区常住患者，即在本辖区内有固定居所，并且连续居住半年以上，不论是否具有辖区户籍。固定居所包括家庭、疗养院、养老院、护理院等康复与照料机构等，但不包括精神专科医院和综合医院。

重点提醒

基本公共卫生服务中所指的严重精神障碍强调要具有精神病性症状，要注意，精神发育迟滞不伴发精神障碍不包括在内。

必考热点

1. 严重精神障碍指临床表现有幻觉、妄想、严重思维障碍、行为紊乱等精神病性症状，且患者社会生活能力严重受损的一组精神疾病，具体包括6种。

2. 严重精神障碍患者的服务对象应为辖区常住患者，即在本辖区内有固定居所，并且连续居住半年以上，不论是否具有辖区户籍。

3. 患者，男性，25岁。当地县医院中医科医生怀疑其有精神疾病，患者母亲希望其接受健康管理。依据严重精神障碍患者健康管理要求，村医正确的做法是暂不纳入严重精神障碍患者健康管理。

考点：患者信息管理

1. 个人信息补充表 严重精神障碍患者的个人信息补充表见表9-49。

表9-49 严重精神障碍患者的个人信息补充表

项目	内容
监护人姓名、电话、住址以及与患者的关系	1. 监护人指法律规定的、目前行使监护职责的人 2. 监护人住址应填写目前的居住地址，电话应为可以及时联系到的电话
患者所在辖区村（居）委会的联系人及电话	以便在联系不到监护人或需要跟村（居）委会沟通患者信息时使用
知情同意	1. 为患者建立居民健康档案时，须同时告知患者本人和/或其家属将进一步对其进行随访管理，在获得同意后方可进行随访 2. 例外情况，即由精神卫生专业机构转来的符合《严重精神障碍发病报告管理办法（试行）》规定的患者，不论患者及其监护人是否同意，乡村医生在向患者本人或监护人告知后与民警、村（居）委会人员等共同对患者进行随访服务和管理
初次发病时间	为患者首次出现精神症状的时间，应尽可能精确
既往主要症状和治疗情况	1. 根据患者从第一次发病到填写此表之时的情况，勾选及填写患者曾出现过的主要症状，存在多个症状时，可选择多项 2. 治疗情况根据患者接受的门诊和住院治疗情况填写 3. 首次抗精神病药治疗时间应尽可能精确，无法填全时可只填写到年份 4. 若未住过精神专科医院或综合医院精神科，住院次数填写“0”，住过院的填写具体次数
目前诊断和治疗效果	根据家属提供或精神卫生专业机构转来的诊疗资料填写患者目前所患精神障碍的诊断名称，并填写确诊医院的名称和确诊日期

续　表

项目	内容
危险行为	1. 若未发生过，填写“0”并选择“无”；若发生过，填写相应的次数 2. 轻度滋事是指公安机关出警但仅作一般教育等处理的案情，例如患者打、骂他人或者扰乱秩序，但没有造成生命财产损害的 3. 肇事是指患者的行为触犯了《中华人民共和国治安管理处罚法》但未触犯《中华人民共和国刑法》，如患者有行凶伤人毁物，但未导致被害人轻、重伤的 4. 肇祸是指患者的行为触犯了《中华人民共和国刑法》，属于犯罪行为的
既往关锁情况	根据患者从第一次发病至此表期间的情况
经济状况	根据患者本人而非家庭的经济状况进行填写。贫困指低保户
专科医生意见	是指建档时由家属或精神卫生专业机构提供的精神专科医生的意见

2. 随访服务记录表　严重精神障碍患者随访服务记录表见表 9-50。

表 9-50　严重精神障碍患者随访服务记录表

项目	内容
自知力	1.“自知力完全”指患者真正认识到自己有病，能透彻认识到哪些是病态表现，并认为需要治疗 2.“自知力不全”指患者承认有病，但缺乏正确认识和分析自己病态表现的能力 3.“自知力缺失”指患者否认自己有病
社会功能情况	包括个人生活料理、家务劳动、生产劳动及工作、学习能力、社会人际交往 5 方面
实验室检查	包括在上级医院或其他医院所做的检查
服药依从性	“规律”指按照医嘱服药，包括剂量、时间等。“间断”指虽然服药但未按医嘱，包括服药频次或数量不足等。“不服药”则为医师开了处方需要服药，但患者实际未使用此药
药物不良反应	应具体描述哪种药物，以及何种不良反应
转诊情况	此项是根据患者此次随访的情况作出是否需要转诊的判断
用药情况	根据本次随访掌握的患者总体情况，填写患者即将服用的抗精神病药物名称，并写明用法，而不仅是正在服用的药物
康复措施	根据患者此次随访的情况给出建议，下一步应采取何种康复措施，可多选
本次随访分类	根据从上次随访到此次随访期间患者的总体情况进行选择。未访到指本次随访阶段因各种情况未能直接或间接访问到患者
下次随访日期	根据患者的情况确定下次随访时间，并告知患者和家属

必考热点

社会功能情况包括个人生活料理、家务劳动、生产劳动及工作、学习能力、社会人际交往。

考点：随访评估

1. 随访时间　根据应管理严重精神障碍患者的病情分类开展随访工作，依病情变化及时调整随访周期。至少每 3 个月随访 1 次，全年至少随访 4 次。

2. 随访内容　严重精神障碍患者随访评估的具体随访内容见表 9-51。

表 9-51 严重精神障碍患者随访评估的具体随访内容

项目	内容
危险性	0 级：无符合以下 1~5 级中的任何行为 1 级：口头威胁，喊叫，但没有打砸行为。强调危险性仅限口头，无具体的攻击行为 2 级：打砸行为，局限在家里，针对财物，能被劝说制止。重点在患者虽然有攻击行为，但仅在自己家中，未到公共场合，同时仅针对财物，未攻击人 3 级：明显打砸行为，不分场合，针对财物，不能接受劝说而停止。重点在患者的攻击行为已经发生在家庭以外的场合，同时劝说无效 4 级：持续的打砸行为，不分场合，针对财物或人，不能接受劝说而停止。包括自伤、自杀。伤害自身的行为均属于危险性 4 级 5 级：持管制性危险武器的针对人的任何暴力行为，或者纵火、爆炸等行为，无论在家里还是公共场合。如患者发生持械伤害他人的行为，即使在家中、针对家人，同样属于危险性 5 级
精神状况	包括患者上次随访到本次随访期间的精神症状（从感觉、知觉、思维、情感和意志行为等多个方面询问）、自知力、社会功能、服药及不良反应情况、住院情况等
躯体状况	包括患者上次随访到本次随访期间的睡眠、饮食等一般情况，以及躯体疾病及相关实验室检查结果等

重点提醒

危险性评估简记“1 动口，2 动手，3 不劝，4 自杀，5 纵火”。

必考热点

1. 严重精神障碍患者至少每 3 个月随访 1 次，全年至少随访 4 次。

2. 明显打砸行为，不分场合，针对财物，不能接受劝说而停止。重点在患者的攻击行为已经发生在家庭以外的场合，同时劝说无效。以上行为属于危险性 3 级。

3. 持续性的打砸行为，不分场合，针对财物或人，不能劝说而停止。经危险性评估为 4 级。

4. 患者，男性，52 岁。精神分裂症患者。1 年前接受健康管理，病情稳定，危险性评估为 0 级。根据病情，第二年管理该患者，村医全年至少应安排随访的次数是 4 次。

考点：分类干预

严重精神障碍患者的分类干预见表 9-52。

表 9-52 严重精神障碍患者的分类干预

项目	内容
病情稳定患者	1. 定义：指危险性为 0 级，同时，患者精神症状基本消失，自知力基本恢复，社会功能为一般或良好，无严重药物不良反应，躯体疾病稳定，无其他异常 2. 处理：继续执行上级医院制定的治疗方案，3 个月时随访
病情基本稳定患者	1. 定义：指危险性为 1~2 级，或患者的精神症状、自知力、社会功能状况至少有一方面较差 2. 处理：采取在规定剂量范围内调整现用药物剂量和查找原因对症治疗的措施，必要时与患者原主管医师联系，或在精神专科医师指导下治疗。经初步处理后观察 2 周，若情况趋于稳定，可维持目前治疗方案，3 个月时随访；经初步处理无效，应请精神专科医师进行技术指导，或转诊到上级医院，治疗后 1 个月时随访

续 表

项目	内容
病情不稳定患者	1. 定义：指危险性为3~5级，或患者的精神症状、自知力、社会功能状况、躯体状态等多个方面均较差，如存在明显的精神病性症状、自知力缺乏、有急性药物不良反应或严重躯体疾病 2. 处理：立即转诊至精神卫生专业机构接受治疗。必要时请当地公安部门予以协助。住院治疗者2周内随访，居家治疗者应协助精神专科医师进行应急医疗处置，并至少每2周在村（居）委会人员、民警的共同协助下随访1次

必考热点

病情基本稳定患者的危险性为1~2级。

考点：健康检查

1. 健康检查为免费项目，针对所有管理的严重精神障碍患者开展，每年进行1次。

2. 健康检查可单独进行，也可与随访相结合。

3. 健康检查的内容包括检查和化验等。检查包括一般体格检查、测血压、量体重、心电图；抽血化验包括血常规（含白细胞分类）、转氨酶和血糖。

4. 如患者病情有需要，应增加相应检查项目，如尿常规、B超，费用由医保、医疗救助、个人负担等其他方式或渠道解决。

考点：服务要求

1. 基本公共卫生健康管理应由接受过严重精神障碍管理相关培训的专职或兼职人员开展。

2. 管理需要与公安、民政、残联、村（居）委会等相关部门加强联系，及时为辖区内新发现的严重精神障碍患者建立健康档案并及时更新。

3. 健康管理的随访形式包括3种，即预约患者到门诊就诊，通过电话随访患者情况，以及入户进行家庭访视。

4. 对拒绝当面随访者，乡村医生可采用电话随访，但应保证至少每半年当面随访一次；电话随访发现患者病情有波动时要尽早面访或建议至精神卫生专业机构就诊。

5. 基本公共卫生健康管理工作还需要加强宣传，鼓励和帮助患者进行生活功能康复训练，指导患者参与社会活动，接受职业训练，促进患者回归社会。

第九节 中医药健康管理

考点：体质的概念和构成

1. 体质的概念 体质的概念、内容、影响因素、标准见表9-53。

表9-53 体质的概念、内容、影响因素、标准

项目	内容
体质的概念	体质是指人类个体在生命过程中，由遗传性和获得性因素所决定的表现在形态结构、生理机能和心理活动方面综合的相对稳定的特征

续　表

项目	内容
内容	①身体形态发育水平。②生理生化功能水平。③身体素质和运动能力。④心理状态。⑤适应能力
影响因素	遗传、环境、营养、教育、体育锻炼、卫生保健、生活方式等，在这些因素中学校教育，特别是学校体育锻炼，对增强学生体质具有重要影响
标准	2009年，《中医体质分类与判定》标准正式发布，该标准是我国第一部指导和规范中医体质研究及应用的文件，旨在为体质辨识及与中医体质相关疾病的防治、养生保健、健康管理提供依据，使体质分类科学化、规范化

2. 体质的类型

（1）平和质（A型）：平和质（A型）特点见表9-54。

表9-54　平和质（A型）特点

项目	内容
总体特征	阴阳气血调和，以体态适中、面色红润、精力充沛等为主要特征
形体特征	形体匀称健壮
常见表现	面色、肤色润泽，头发稠密有光泽，目光有神，鼻色明润，嗅觉通利，唇色红润，不易疲劳，精力充沛，耐受寒热，睡眠良好，胃纳佳，大小便正常，舌色淡红，苔薄白，脉和缓有力
心理特征	性格随和开朗
发病倾向	平素患病较少
对外界环境适应能力	对自然环境和社会环境适应能力较强

必考热点

以阴阳气血调和，以体态适中、面色红润、精力充沛等为主要特征的体质类型是平和质（A型）。

（2）气虚质（B型）：气虚质（B型）特点见表9-55。

表9-55　气虚质（B型）特点

项目	内容
总体特征	元气不足，以疲乏、气短、自汗等气虚表现为主要特征
形体特征	肌肉松软不实
常见表现	平素语音低弱，气短懒言，容易疲乏，精神不振，易出汗，舌淡红，舌边有齿痕，脉弱
发病倾向	易患感冒、内脏下垂等病；病后康复缓慢
对外界环境适应能力	不耐受风、寒、暑、湿邪

必考热点

常见表现为平素语音低弱，气短懒言，容易疲乏，精神不振，易出汗，舌淡红，舌边有齿痕，脉弱的体质类型是气虚质（B型）。

（3）阳虚质（C型）：阳虚质（C型）特点见表9-56。

表9-56　阳虚质（C型）特点

项目	内容
总体特征	阳气不足，以畏寒怕冷、手足不温等虚寒表现为主要特征
形体特征	肌肉松软不实
常见表现	平素畏冷，手足不温，喜热饮食，精神不振，舌淡胖嫩，脉沉迟
发病倾向	易患痰饮、肿胀、泄泻等病；感邪易从寒化
对外界环境适应能力	耐夏不耐冬；易感风、寒、湿邪

必考热点

形体特征为肌肉松软不实，发病倾向为易患痰饮、肿胀、泄泻等病，感邪易从寒化的体质类型是阳虚质（C型）。

（4）阴虚质（D型）：阴虚质（D型）特点见表9-57。

表9-57　阴虚质（D型）特点

项目	内容
总体特征	阴液亏少，以口燥咽干、手足心热等虚热表现为主要特征
形体特征	形体偏瘦
常见表现	手足心热，口燥咽干，鼻微干，喜冷饮，大便干燥，舌红少津，脉细数
发病倾向	易患虚劳、失精、不寐等病；感邪易从热化
对外界环境适应能力	耐冬不耐夏；不耐受暑、热、燥邪

必考热点

形体偏瘦，阴液亏少，以口燥咽干、手足心热等虚热表现为主要特征的体质类型是阴虚质（D型）。

（5）痰湿质（E 型）：痰湿质（E 型）特点见表 9-58。

表 9-58 痰湿质（E 型）特点

项目	内容
总体特征	痰湿凝聚，以形体肥胖、腹部肥满、口黏苔腻等痰湿表现为主要特征
形体特征	形体肥胖，腹部肥满松软
常见表现	面部皮肤油脂较多，多汗且黏，胸闷，痰多，口黏腻或甜，喜食肥甘甜黏，苔腻，脉滑
发病倾向	易患消渴、中风、胸痹等病
对外界环境适应能力	对梅雨季节及湿重环境适应能力差

必考热点

形体肥胖，腹部肥满松软，常见表现为面部皮肤油脂较多，多汗且黏，胸闷，痰多，口黏腻或甜，喜食肥甘甜黏，苔腻，脉滑的体质类型是痰湿质（E 型）。

（6）湿热质（F 型）：湿热质（F 型）特点见表 9-59。

表 9-59 湿热质（F 型）特点

项目	内容
总体特征	湿热内蕴，以面垢油光、口苦、苔黄腻等湿热表现为主要特征
形体特征	形体中等或偏瘦
常见表现	面垢油光，易生痤疮，口苦口干，身重困倦，大便黏滞不畅或燥结，小便短黄，男性易阴囊潮湿，女性易带下增多，舌质偏红，苔黄腻，脉滑数
发病倾向	易患疮疖、黄疸、热淋等病
对外界环境适应能力	对夏末秋初湿热气候，湿重或气温偏高环境较难适应

必考热点

对夏末秋初湿热气候，湿重或气温偏高环境较难适应，面垢油光，易生痤疮，口苦口干，身重困倦，大便黏滞不畅或燥结，小便短黄，男性易阴囊潮湿，女性易带下增多，舌质偏红，苔黄腻，脉滑数，以上表现的体质类型是湿热质（F 型）。

（7）血瘀质（G 型）：血瘀质（G 型）特点见表 9-60。

表 9-60 血瘀质（G 型）特点

项目	内容
总体特征	血行不畅，以肤色晦暗、舌质紫黯等血瘀表现为主要特征
形体特征	胖瘦均见
常见表现	肤色晦暗，色素沉着，容易出现瘀斑，口唇黯淡，舌黯或有瘀点，舌下络脉紫黯或增粗，脉涩

续　表

项目	内容
发病倾向	易患癥瘕及痛证、血证等
对外界环境适应能力	不耐受寒邪

必考热点

易患癥瘕及痛证、血证等，血行不畅，以肤色晦暗、舌质紫黯等血瘀表现为主要特征的体质类型是血瘀质（G型）。

（8）气郁质（H型）：气郁质（H型）特点见表9-61。

表9-61　气郁质（H型）特点

项目	内容
总体特征	气机郁滞，以神情抑郁、忧虑脆弱等气郁表现为主要特征
形体特征	形体瘦者为多
常见表现	神情抑郁，情感脆弱，烦闷不乐，舌淡红，苔薄白，脉弦
心理特征	性格内向不稳定、敏感多虑
发病倾向	易患脏躁、梅核气、百合病及郁证等
对外界环境适应能力	对精神刺激适应能力较差；不适应阴雨天气

必考热点

常见表现为神情抑郁，情感脆弱，烦闷不乐，舌淡红，苔薄白，脉弦。心理特征为性格内向不稳定、敏感多虑的体质类型是气郁质（H型）。

（9）特禀质（Ⅰ型）：特禀质（Ⅰ型）特点见表9-62。

表9-62　特禀质（Ⅰ型）特点

项目	内容
总体特征	先天失常，以生理缺陷、变态反应等为主要特征
形体特征	过敏体质者一般无特殊；先天禀赋异常者或有畸形，或有生理缺陷
常见表现	过敏体质者常见哮喘、风团、咽痒、鼻塞、喷嚏等；患遗传性疾病者有垂直遗传、先天性、家族性特征；患胎传性疾病者具有母体影响胎儿个体生长发育及相关疾病特征
心理特征	随禀质不同情况各异
发病倾向	过敏体质者易患哮喘、荨麻疹、花粉症及药物过敏等；遗传性疾病如血友病、唐氏综合征等；胎传性疾病如五迟（立迟、行迟、发迟、齿迟和语迟）、五软（头软、项软、手足软、肌肉软、口软）、解颅、胎惊等
对外界环境适应能力	适应能力差，如过敏体质者对易致过敏季节适应能力差，易引发宿疾

必考热点

适应能力差，如过敏体质者对易致过敏季节适应能力差，易引发宿疾。先天失常，以生理缺陷、变态反应等为主要特征的体质类型是特禀质（Ⅰ型）。

考点：中医药保健指导

依据体质类型的中医药保健指导见表9-63。

表9-63　依据体质类型的中医药保健指导

体质类型	保健指导内容
平和质	1. 注意节制饮食，粗细粮搭配 2. 充足睡眠，适度运动 3. 保持积极、乐观、开朗的心态 4. 不宜吃过冷、过热或不干净的食物，蔬菜、水果要合理搭配
气虚质	1. 避免外感，避免过劳，保持充足睡眠时间，适度运动，保持积极、乐观、开朗的心态 2. 不宜多食生冷苦寒、辛辣燥热的食物，不宜选择过于滋腻、难于消化的食品 3. 宜多食用具有益气健脾作用的食物
阳虚质	1. 多食有温补阳气作用的食品 2. 不宜过食生冷，少饮绿茶 3. 可做一些舒缓柔和的运动 4. 秋冬注意保暖，尤其是手足、背部及下腹部丹田部位的防寒保暖 5. 自行按摩气海、足三里、涌泉等穴位，或艾灸足三里、关元，可适当洗桑拿、温泉浴
阴虚质	1. 饮食宜清淡，远肥腻厚味、燥烈之品（包括葱、姜、蒜之类） 2. 多食甘凉滋润之品，少食性温燥烈之品 3. 适合太极拳、太极剑等项目
血瘀质	1. 常食具有活血祛瘀作用的食物 2. 可少量常饮黄酒、葡萄酒或白酒，醋可多吃 3. 少食肥肉等滋腻之品 4. 可参加各种舞蹈、步行健身法、徒手健身操等
痰湿质	1. 饮食宜清淡，少食肥甘厚腻、生冷之品 2. 酒类也不宜多饮，且勿过饱 3. 多吃蔬菜、水果，尤其是一些具有健脾利湿，化痰祛痰作用的食物 4. 根据自己的具体情况循序渐进，长期坚持运动锻炼
湿热质	1. 减少饮酒，减少辛辣食物，饮食以清淡为主 2. 可多食甘寒的食物 3. 适合中长跑、游泳、爬山、各种球类、武术等
气郁质	1. 多食能行气的食物 2. 可少量饮酒，以活动血脉，提高情绪 3. 多食具有行气、解郁、消食、醒神作用的食物 4. 不要总待在家里，要多参加群众性的体育运动项目
特禀质	1. 饮食宜清淡，少食辛辣刺激，忌变应原食物 2. 多食益气固表的食物，少食荞麦（含致敏物质荞麦荧光素）、蚕豆等 3. 居室宜通风良好 4. 保持室内清洁，被褥、床单要经常洗晒，可防止对尘螨过敏

必考热点

1. 气虚体质不宜多食生冷苦寒、辛辣燥热的食物，不宜选择过于滋腻、难于消化的食品。
2. 阳虚体质不宜过食生冷，少饮绿茶。
3. 阴虚体质宜多食甘凉滋润之品。
4. 血瘀体质常食具有活血祛瘀作用的食物。
5. 痰湿体质饮食宜清淡，少食肥甘厚腻、生冷之品。
6. 湿热体质可多食甘寒的食物。
7. 气郁体质多食能行气的食物。
8. 特禀体质饮食宜清淡，少食辛辣刺激，忌变应原食物。

考点：儿童中医体质调养

1. 服务流程及说明　儿童中医体质调养服务流程及说明见表9-64。

表9-64　儿童中医体质调养服务流程及说明

服务流程	说明
预约	在儿童6、12、18、24、30、36月龄时，结合儿童健康体检和预防接种的时间，预约儿童家长来基层医疗卫生机构接受儿童中医药健康指导
儿童中医饮食起居指导	根据不同月龄儿童的特点，向家长提供儿童中医饮食调养、起居活动指导
传授中医穴位按揉方法	1. 在儿童6、12月龄时，传授摩腹和捏脊的方法 2. 在18、24月龄时，传授按揉迎香穴、足三里穴的方法 3. 在30、36月龄时，传授按揉四神聪穴的方法

重点提醒

儿童中医按摩简记“1岁摩腹捏脊，2岁迎香三里，3岁四神聪明”。

必考热点

在儿童6、12月龄时，向家长传授摩腹和捏脊的方法；在18、24月龄时，向家长传授按揉迎香穴、足三里穴的方法；在30、36月龄时，向家长传授按揉四神聪穴的方法。

2. 0~36月龄儿童中医保健方法和技术

（1）饮食调养和起居调摄：儿童中医保健饮食调养和起居调摄见表9-65。

表9-65　儿童中医保健饮食调养和起居调摄

项目	内容
饮食调养	1. 养成良好的哺乳习惯，尽量延长夜间喂奶的间隔时间 2. 养成良好饮食习惯，避免偏食，节制零食，按时进食，提倡“三分饥”，防止乳食无度 3. 食物宜细、软、烂、碎，而且应品种多样 4. 严格控制冷饮，寒凉食物要适度

续 表

项目	内容
起居调摄	1. 保证充足的睡眠时间，逐步养成夜间睡眠、白天活动的作息习惯 2. 养成良好的小便习惯，适时把尿；培养每日定时大便的习惯 3. 衣着要宽松，不可紧束而妨碍气血流通，影响骨骼生长发育 4. 春季注意保暖；夏季纳凉要适度；秋季避免保暖过度；冬季室内不宜过度密闭保暖，应适当通风，保持空气新鲜 5. 经常到户外活动，多见风日，以增强体质

（2）推拿方法：儿童中医保健推拿方法见表9-66。

表9-66 儿童中医保健推拿方法

项目		内容
摩腹		1. 位置：腹部 2. 操作：用手掌掌面或示指、中指、环指的指面附着于小儿腹部，以腕关节连同前臂反复做环形有节律的移动，每次3分钟 3. 功效：改善脾胃功能，促进消化吸收
捏脊		1. 位置：背脊正中，督脉两侧的大椎至尾骨末端处 2. 操作：用双手的中指、环指和小指握成空拳状，示指半屈，拇指伸直并对准示指的前半段。施术从长强穴开始，操作用双手示指与拇指合作，在示指向前轻推患儿皮肤的基础上与拇指一起将长强穴的皮肤捏拿起来，然后沿督脉两侧，自下而上，左右两手交替合作，按照推、捏、捻、提、放的前后顺序，自长强穴向前捏拿至脊背上端的大椎穴捏1遍。如此循环，根据病情及体质可捏拿4~6遍 3. 功效：消食积、健脾胃、通经络
穴位按揉	足三里	1. 位置：在小腿前外侧，当膝眼下3寸，距胫骨前缘一横指处 2. 操作：用拇指端按揉，每次3分钟 3. 功效：健脾益胃、强壮体质
	迎香	1. 位置：在鼻翼外缘中点旁，当鼻唇沟中 2. 操作：用指端按揉在迎香穴处，做顺时针方向按揉，每次3分钟 3. 功效：宣通鼻窍
	四神聪	1. 位置：在头顶部，百会前后左右各旁开1寸处，共4穴 2. 操作：用手指逐一按揉，先按左右神聪穴，再按前后神聪穴，每次3分钟 3. 功效：醒神益智

必考热点

推拿小儿四神聪穴的功效是醒神益智。

考点：老年人中医体质辨识及健康管理

1. 概述 主要内容包括：①中医体质信息采集。②中医体质辨识。③中医药保健指导。

2. 老年人中医体质的特征与判定

（1）平和质：老年人平和质的特征与判定见表9-67。

表 9-67　老年人平和质的特征与判定

项目	内容
总体特征	阴阳气血调和，以体态适中、面色润泽、精力充沛等为主要特征
形体特征	形体匀称，无明显驼背
常见表现	面色、肤色润泽，头发较密，目光有神，不易疲劳，精力充沛，耐受寒热，睡眠良好，胃纳佳，大小便正常，舌色淡红、苔薄白，脉和缓有力
心理特征	性格随和开朗
发病倾向	平素患病较少
对外界环境适应能力	对自然环境和社会环境适应能力较强

（2）气虚质：老年人气虚质的特征与判定见表 9-68。

表 9-68　老年人气虚质的特征与判定

项目	内容
总体特征	元气不足，以疲乏、气短、自汗等表现为主要特征
形体特征	形体偏胖，肌肉松软不实
常见表现	平素语音低弱，气短懒言，容易疲乏，精神不振，易出汗，易头晕，活动量减少，舌淡红，舌边有齿痕，脉弱
心理特征	性格偏内向，喜安静
发病倾向	易患感冒、内脏下垂等病；病后康复缓慢
对外界环境适应能力	不耐受风、寒、暑、湿邪

（3）阳虚质：老年人阳虚质的特征与判定见表 9-69。

表 9-69　老年人阳虚质的特征与判定

项目	内容
总体特征	阳气不足，以畏寒怕冷、手足不温等表现为主要特征
形体特征	肌肉松软不实
常见表现	平素畏冷，以胃脘、背部、腰膝多见，手足不温，喜热饮食，精神不振，舌淡胖嫩，脉沉迟
心理特征	性格内向，多沉静
发病倾向	易患痹证、咳喘、泄泻等病；感邪易从寒化
对外界环境适应能力	耐夏不耐冬；易感风、寒、湿邪

（4）阴虚质：老年人阴虚质的特征与判定见表 9-70。

表 9-70　老年人阴虚质的特征与判定

项目	内容
总体特征	阴液亏少，以口燥咽干、手足心热等表现为主要特征

续 表

项目	内容
形体特征	形体偏瘦
常见表现	眼睛干涩，口燥咽干，鼻微干，皮肤干燥、脱屑，偏好冷饮，大便干燥，舌红少津，脉细数
心理特征	性格外向，易急躁
发病倾向	易患便秘、燥证、消渴等病；感邪易从热化
对外界环境适应能力	耐冬不耐夏；不耐受暑、热、燥邪

（5）痰湿质：老年人痰湿质的特征与判定见表9-71。

表9-71　老年人痰湿质的特征与判定

项目	内容
总体特征	痰湿凝聚，以形体肥胖、腹部肥满、口黏苔腻等表现为主要特征
形体特征	形体肥胖，腹部肥满松软
常见表现	面部皮肤油脂较多，多汗且黏，胸闷，痰多，口黏腻或甜，喜食肥甘甜黏，苔腻，脉滑
心理特征	性格温和、稳重，善于忍耐
发病倾向	易患鼾症、中风、胸痹等病
对外界环境适应能力	对梅雨季节及湿重环境适应能力差

（6）湿热质：老年人湿热质的特征与判定见表9-72。

表9-72　老年人湿热质的特征与判定

项目	内容
总体特征	湿热内蕴，以面垢油光、口苦、苔黄腻等表现为主要特征
形体特征	形体中等或偏瘦
常见表现	面垢油光，口苦口中异味，身重困倦，大便黏滞不畅，小便短黄，男性易阴囊潮湿，女性易带下发黄，舌质偏红，苔黄腻，脉滑数
心理特征	性格多变，易烦恼
发病倾向	易患皮肤湿疹、疮疖、口疮、黄疸等病
对外界环境适应能力	对夏末秋初湿热气候，湿重或气温偏高环境较难适应

（7）血瘀质：老年人血瘀质的特征与判定见表9-73。

表9-73　老年人血瘀质的特征与判定

项目	内容
总体特征	血行不畅，以肤色晦暗、舌质紫黯等表现为主要特征

续　表

项目	内容
形体特征	形体胖瘦均见
常见表现	肤色、目眶晦暗，色素沉着，容易出现瘀斑，肢体麻木，好卧，口唇黯淡，舌黯或有瘀点，舌下络脉紫黯或增粗，脉涩
心理特征	性格偏浮躁，易健忘
发病倾向	易患胸痹、癥瘕及痛证、血证等
对外界环境适应能力	不耐受寒邪

（8）气郁质：老年人气郁质的特征与判定见表 9-74。

表 9-74　老年人气郁质的特征与判定

项目	内容
总体特征	气机郁滞，以神情抑郁、紧张焦虑等表现为主要特征
形体特征	形体瘦者为多
常见表现	神情抑郁，紧张焦虑，烦闷不乐，有孤独感，容易受到惊吓，舌淡红，苔薄白，脉弦
心理特征	性格不稳定，敏感多虑
发病倾向	易患不寐、郁证等
对外界环境适应能力	对精神刺激适应能力较差，不适应阴雨天气

（9）特禀质：老年人特禀质的特征与判定见表 9-75。

表 9-75　老年人特禀质的特征与判定

项目	内容
总体特征	过敏体质者，禀赋不耐、异气外侵，以变态反应等为主要特征；先天失常者为另一类特禀质，以禀赋异常为主要特征
形体特征	过敏体质者一般无特殊；先天失常者或有畸形，或有生理缺陷
常见表现	过敏体质者常见哮喘、风团、咽痒、鼻塞、喷嚏等；先天失常者患遗传性疾病者，有垂直遗传、先天性、家族性特征
心理特征	随禀质不同情况各异
发病倾向	过敏体质者易患哮喘、荨麻疹、变应性鼻炎及药物过敏等，遗传疾病如血友病等
对外界环境适应能力	适应能力差，如过敏体质者对季节变化、异气外侵适应能力差，易引发宿疾

重点提醒

癥瘕：相当于西医学各种实体恶性肿瘤，尤其腹腔肿瘤。

第十节　中风、痹证、消渴的中医健康管理

考点：中风

1. 中风的发病特点

（1）具有突然昏仆，不省人事，半身不遂，偏身麻木，口眼歪斜，言语謇涩等特定的临床表现。

（2）轻证：眩晕，偏身麻木，口眼歪斜，半身不遂等；多急性起病，好发于40岁以上年龄；发病之前多有头晕、头痛、肢体一侧麻木等先兆症状，常有眩晕、头痛、心悸等病史。

（3）病发多有情志失调、饮食不当或劳累等诱因。

2. 常见病因　多是在内伤积损的基础上，复因劳逸失度、情志不遂、饮酒饱食或外邪侵袭等原因，导致脑脉痹阻或血溢脑脉之外，最终造成脑髓神机受损，从而发生猝然昏仆、半身不遂诸症。

3. 辨证干预　中经络以平肝息风，化痰祛瘀通络为主。恢复期及后遗症期，多为虚实兼夹，当扶正祛邪，标本兼顾，平肝息风，化痰祛瘀与滋养肝肾，益气养血并用。

> **重点提醒**
>
> 中风的中医健康干预主要是早期重视发病先兆，及时通过情志调摄、中药针灸等综合干预措施防治疾病，恢复期发挥中医核心作用，促进患者早日康复。

考点：痹证

1. 痹证的发病特点　不分年龄、性别，但青壮年和体力劳动者、运动员以及体育爱好者易于罹患。同时，发病及病情的轻重与寒冷、潮湿、劳累以及天气变化、节气等有关。

2. 常见病因

（1）外邪侵袭：居处、劳动环境寒冷潮湿，或阴雨潮湿季节，感受风寒湿邪则成风寒湿痹。风寒湿痹，郁久化热，而致风湿热合邪痹阻经络为患。

（2）正气不足：素体虚弱，或病后、产后气血亏虚，或劳倦过度，正气不足，卫外不固，外邪乘虚而入致病。

3. 辨证干预

（1）痹证的治疗应以祛邪通络为基本原则，并根据邪气的偏盛，分别予以祛风、散寒、胜湿、清热、祛痰、化瘀。

（2）痹证的治疗，还宜重视养血活血，即所谓“治风先治血，血行风自灭”；治寒宜结合温阳补火；治湿宜结合健脾益气。久痹正虚者，应重视扶正，补肝肾、益气血是常用之法。

> **重点提醒**
>
> 痹证的中医健康干预要从预防致病因素着手，重在缓解疼痛症状，恢复患者活动能力，提高患者生活质量。

考点：消渴

1. 消渴的发病特点　消渴是由阴津亏耗、燥热偏盛、五脏虚弱引起的常见病症，其主要临床表现为口干多饮、多食、多尿、乏力，或伴体重减轻，甚至消瘦。其主要病理变化是阴虚燥热，与肺、胃、肾三脏关系密

切，尤以肾为关键。

2. 常见病因　本病的常见病因有禀赋不足、饮食失节、情志失调、劳欲过度等。

3. 辨证干预　消渴的临床表现多样，肺燥、胃热、肾虚程度有别，临证过程中应辨上、中、下三消之不同。以肺燥为主，以口渴多饮为主要表现的为上消；以胃热为主，以多食善饥为主要表现的为中消；以肾虚为主，以小便频数而量多为主要表现的为下消。清热润燥、养阴生津为本病的基本治法。阴虚津伤则养阴清热，气阴两虚则益气养阴，阴阳两虚则益肾健脾、滋阴温阳，伴见血瘀者活血化瘀，并根据具体临床表现不同随证加减。

在病情发展的中后期，易发生诸多并发症是消渴的另一特点，但仍以本症为主，以并发症为次。少数患者，尤其是中老年患者，没有典型的多饮、多食、多尿和乏力、消瘦之表现，而是以痈疽、眼疾心脑病证来诊，最后确诊为本病。但在治疗上都以清热润燥、养阴生津为基础，针对具体病情及出现的痈疽、眼疾、劳嗽等并发症，及时合理地采用活血化瘀、清热解毒、健脾益气、滋补肾阴、温补肾阳等治法，选取相应的药物加减治疗。

必考热点

1. 消渴的主要临床表现为口干多饮、多食、多尿、乏力，或伴体重减轻，甚至消瘦。
2. 消渴的主要病理变化是阴虚燥热，与肺、胃、肾三脏关系密切，尤以肾为关键。
3. 消渴的常见病因有禀赋不足、饮食失节、情志失调、劳欲过度等。
4. 清热润燥、养阴生津为消渴的基本治法。

第十章　卫生监督协管

第一节　基本知识

考点：食源性疾病、食物中毒的概念

1. 食源性疾病　是指通过摄入食物进入人体的各种致病因子引起的，通常具有感染或中毒性质的一类疾病。食源性疾病包括食物中毒，还包括经食物而感染的肠道传染病、食源性寄生虫病、人畜共患传染病、食物过敏以及因摄入食物中的有毒有害物质引起的人体慢性损害等。

2. 食物中毒　是指摄入了含有生物性、化学性有毒有害物质的食物或把有毒有害物质当作食品摄入后出现的非传染性的急性、亚急性疾病。

考点：食物中毒的发病特点及预防控制措施

1. 食物中毒的发病特点

（1）发病潜伏期短，发病急剧，短时间内可能有多数人发病，发病曲线呈突然上升趋势。

（2）发病与食物有关，患者有食用同一污染食物史，流行波及范围与污染食物供应范围相一致，停止该食物供应后，流行即告终止。

（3）中毒患者临床表现基本相似，以恶心、呕吐、腹痛、腹泻等胃肠道症状为主。

（4）中毒患者对健康人不具有传染性，人与人之间不直接传染。

2. 不同食物中毒的特点（表10-1）

表10-1 不同食物中毒的特点

项目	内容
细菌性食物中毒	1. 四季都可发生，尤以夏秋季为主；发病率高、病死率低、恢复快；各类食物均可发生；临床症状分胃肠型和神经型，以消化道症状为主 2. 常见的细菌性食物中毒有沙门菌食物中毒、变形杆菌食物中毒、葡萄球菌肠毒素食物中毒、副溶血性弧菌食物中毒、肉毒梭菌食物中毒等
真菌及其毒素食物中毒	1. 食品被真菌污染；一般的烹调和加热处理不能破坏食品中的真菌毒素；没有传染性和免疫性；有明显的季节性和地区性 2. 常见的真菌及其毒素食物中毒有霉变谷物（黄曲霉毒素）、霉变甘蔗（3-硝基丙酸）引起的中毒
动物性食物中毒	1. 诊断的主要依据是流行病学资料，患者的潜伏期和特有的临床表现，形态学鉴定资料，实验室结果，必要时进行毒理学试验 2. 常见的动物性食物中毒有河豚，含高组胺的鱼类、鱼胆、贝类
有毒植物中毒	1. 误食有毒植物或有毒植物种子，发病季节性、地区性比较明显，临床表现各异 2. 常见的植物性食物中毒有毒蘑菇、发芽马铃薯、菜豆、白果、苦杏仁等
化学性食物中毒	1. 发病与进食时间、进食量有关；发病有群体性，有相同的临床表现；无地域性、季节性、传染性 2. 常见的有有机磷、亚硝酸盐、鼠药、甲醇中毒等

3. 细菌性食物中毒的预防原则

（1）防止致病菌污染食品：在食品生产、加工、贮存、运输、销售等所有环节采取各种措施防止食源性致病菌污染食品，做好对所有接触直接入口食品的加工工具、容器、食具等的清洗消毒，防止其污染食品。加强全民的食品卫生宣传教育，改变不良的烹调和饮食习惯。

（2）控制致病菌在食品中生长繁殖和产生毒素：应在低温条件下短时间保存食品，新鲜的食品原料应及时加工，加工后的熟食品要立即食用，剩余的食物尽可能在低温条件下保存并尽早食用。

（3）彻底加热食品：彻底加热食品可以杀灭或破坏其中所污染的不耐热的致病菌和细菌毒素，防止细菌性食物中毒的发生；加热食品时应注意保证加热的温度和时间能足以杀灭食品内部的病原菌。

4. 食物中毒技术处理总则

食物中毒技术处理总则见表10-2。

表10-2 食物中毒技术处理总则

项目	内容
对患者采取紧急处理并及时报告当地食品安全监督管理部门	1. 立即停止食用中毒或可疑中毒食品 2. 组织有关医疗机构紧急救治 3. 采集患者吐泻物、血液、尿液等标本备检
对中毒食品的控制处理	1. 保护现场，立即封存中毒或可疑中毒食品 2. 采集中毒或可疑中毒食品备检 3. 尽快通过各种方式追回已售出的中毒或可疑中毒食品，并向可能受到中毒或可疑中毒食品影响地区的卫生健康主管部门或相关部门通报，采取相应的控制和预防措施 4. 对中毒食品进行无害化处理或销毁
对中毒场所采取消毒处理	1. 立即封存被污染的食品工具、用具和设备，并对其进行清洗消毒 2. 对餐具、容器、用具、设备等用1%～2%碱水煮沸或用含200～500mg/L有效氯溶液浸泡、擦拭消毒 3. 对冰箱、冰柜以及墙壁、地面等可用有效氯溶液擦拭消毒 4. 如果是接触化学性有害物质的，应将接触的物品彻底清洗以消除污染或按照相关规定进行废弃处理

重点提醒

对造成细菌性食物中毒的食品，如果是固体应煮沸 15 分钟后掩埋或焚烧，液体可与漂白粉混合消毒。真菌性、化学性、动植物性中毒的食品应焚烧或深埋，不得用作食品用原料或饲料。

必考热点

某村医陆续接诊了 3 例腹泻患者，初步诊断均为食用霉变甘蔗中毒所致。该村医采取的预防措施：①告知患者停止食用霉变甘蔗。②组织有关医疗机构紧急救治。③协助采取患者标本以备送检。④及时报告当地食品卫生监督机构。⑤对当地村民进行卫生知识宣传。

考点：常见食品的卫生问题

常见食品的卫生问题见表 10-3。

表 10-3 常见食品的卫生问题

项目	内容
粮谷类	真菌与真菌毒素的污染、农药残留、有毒有害物质的污染、仓储害虫，以及无机夹杂物、有毒种子的污染、掺假等
果蔬类	细菌和寄生虫的污染、工业废水和生活污水污染、农药残留、不恰当存放或腌制导致亚硝酸盐含量增加等
豆类及其制品	豆类中有害物质、微生物、添加剂和化肥的残留污染
油脂类	油脂酸败、微生物污染和天然存在的有害物质
肉类及其制品	肉类的腐败变质、易受人兽共患传染病污染、药物残留
蛋类及其制品	微生物污染、化学性污染
水产品类	腐败变质、寄生虫病、工业废水污染
乳类	腐败变质、致病菌污染（如结核分枝杆菌、炭疽杆菌、布鲁氏菌、沙门菌等）
酒类	酒中的有害物质，常见的有甲醇、醛类、氰化物、铅、锰、微生物污染等

必考热点

蔬菜水果的主要卫生问题：细菌和寄生虫的污染、农药污染、工业废水污染、不恰当存放或腌制导致亚硝酸盐含量增加等。

考点：水源选择与卫生防护、饮用水常用消毒方法

1. 水源的种类 水源分为地表水（江河水、湖水、池塘水、水库水等）、地下水（浅层地下水、深层地下水、泉水等）及降水（雨、雪、雹冰）。

2. 水源选择的条件 水源选择的条件见表 10-4。

表 10-4 水源选择的条件

项目	内容
水量充足	能满足城镇或居民点的总用水量，并考虑到近期和远期的发展
水质良好	经净化处理后水源水的感观性状、化学指标、细菌学指标、毒理学指标、放射性指标都应符合生活饮用水卫生标准
便于防护	水源周围环境条件较好，取水点应设在城镇和工矿企业排污口的上游
技术和经济上合理	技术上不存在问题、经济上可支撑、群众方便取用

3. 生活饮用水卫生要求 ①水中不得含有病原微生物和寄生虫虫卵，以保证不发生和传播介水传染病。②水中所含化学物质及放射性物质不得危害人体健康。③水的感官性状良好。④应经消毒处理，并符合出厂水消毒剂限值及出厂水和管网末梢水消毒剂余量的要求。

4. 水源水的卫生防护 水源水的卫生防护见表 10-5。

表 10-5 水源水的卫生防护

项目	内容
集中式给水的卫生防护	采用地表水水源作饮用水应设置卫生防护带，取水点周围半径 100m 的水域内，严禁捕捞、水产养殖、停靠船只、游泳和从事其他可能污染水源的任何活动。取水点上游 1000m 至下游 100m 的水域不得排入工业废水和生活污水，其沿岸防护范围内不得堆放污染水源的废渣、垃圾、有毒物品，不得从事放牧等有可能污染该段水域水质的活动
分散式给水的卫生防护	采用井水做水源时，井应设在污染源上游，地势较高不易积水处，周围 30m 内，不得有渗水厕所、渗水坑、粪坑、垃圾堆和废渣堆等污染物

5. 农村饮用水常用消毒方法

（1）煮沸消毒：是农村家庭分散式供水（或农村家庭自备水）最安全有效的消毒方法。生水经过煮沸后，几乎所有的细菌和病毒都能被杀死。

（2）氯化消毒：是在水中加入氯制剂，通过制剂中有效氯的作用杀灭水中的致病微生物。

必考热点

农村家庭分期式供水（或农村家庭自备水）最安全有效的消毒方法是煮沸消毒。

考点：室内空气污染

室内空气污染的主要来源、对健康的危害、防治措施见表 10-6。

表 10-6 室内空气污染的主要来源、对健康的危害、防治措施

项目	内容
主要来源	主要有建筑及室内装饰材料、室外污染物、燃烧产物和人的活动
对健康的危害	病原微生物（如军团菌、结核分枝杆菌、白喉棒状杆菌、流行性感冒病毒等）通过空气在室内传播。二氧化硫（SO_2）和二氧化氮（NO_2）对呼吸道有损伤。一氧化碳（CO）除引起急性中毒外，其慢性影响为损伤心肌和中枢神经。颗粒物中含有大量的多环芳烃（PAH），其中有很多是致癌原
防治措施	使用空气净化技术、合理布局及分配室内外的污染源、加强室内通风换气

考点：土壤污染

土壤污染的来源、危害及防治措施见表 10-7。

表 10-7　土壤污染的来源、危害及防治措施

项目	内容
来源	主要有农业污染、工业污染、生活污染、交通污染、灾害污染、电子垃圾污染等。污染物污染土壤的方式主要有气型污染、水型污染、固体废弃物型污染等
危害	被病原体污染的土壤能传播伤寒、副伤寒、痢疾、病毒性肝炎等传染病。土壤被有毒化学物污染后，通过农作物、地面水或地下水对人体产生影响，可引起中毒。土壤被放射性物质污染后，可引起人体内、外照射的损伤，甚至发生癌变
土壤卫生防护	工业废渣、污水处理，粪便和垃圾无害化处理

必考热点

土壤污染的来源主要有农业污染、工业污染、生活污染、交通污染、灾害污染、电子垃圾污染等。

考点：非职业性一氧化碳中毒的危害及预防

1. 非职业性一氧化碳中毒的危害　一氧化碳是一种无色、无味和无刺激性的窒息性气体，密度略低于空气。一氧化碳通过呼吸道吸入进入机体引起中毒。当人在高一氧化碳浓度环境中滞留时，一氧化碳会通过呼吸道进入血液，与血红蛋白结合形成碳氧血红蛋白，阻碍氧气的释放和传递，导致低氧血症，引起机体组织缺氧，严重时可能危及生命。

非职业性一氧化碳中毒泛指公众在日常生活中发生的一氧化碳中毒，区别于生产场所发生的职业性一氧化碳中毒。非职业性一氧化碳中毒的临床表现与机体血液中碳氧血红蛋白浓度有关。非职业性一氧化碳中毒根据中毒程度可分为轻度、中度、重度三型。

（1）轻度中毒：中毒时间短，血液中碳氧血红蛋白浓度为 10%～20%，以脑缺氧症状为主，如头痛、头晕、耳鸣、眼花、恶心、呕吐、四肢无力，甚至出现短暂昏厥，原有冠心病患者出现心绞痛症状。迅速脱离中毒环境，呼吸新鲜空气后，症状可迅速消失，一般无后遗症状。

（2）中度中毒：中毒时间较长，血液中碳氧血红蛋白浓度为 30%～40%，在轻度中毒症状的基础上，还出现皮肤黏膜呈樱桃红色、面色潮红、多汗、脉搏加快、神志不清、走路不稳、意识模糊、困倦乏力、判断力下降、幻觉、浅昏迷、对光反射和角膜反射迟钝等症状。如抢救及时，可迅速清醒，数天内完全恢复，一般无后遗症状。

（3）重度中毒：中毒发现时间过晚，吸入一氧化碳过多，血液中碳氧血红蛋白浓度已达 50%以上，患者出现深度昏迷或去大脑皮质状态，各种反射明显减弱或消失，大小便失禁，四肢厥冷，口唇、面色苍白或发绀，大汗，体温升高，血压下降，呼吸抑制。重度中毒患者死亡率高，存活者可有严重后遗症状。

2. 非职业性一氧化碳中毒的预防措施

（1）煤炉、炭火等取暖设备：①在寒冷季节如有条件尽量选择集中供暖。②室内使用煤炉、炭火等取暖设备时，煤炭要烧尽，不要闷盖；要经常门窗通风换气，保持室内空气新鲜。③煤炉要安装烟筒，烟筒接口处要顺茬接牢（烟筒粗的一头朝向煤炉），严防漏气；烟筒口最好开在下风向；伸出室外的烟筒，最好加装遮风板或拐脖，防止大风将煤气吹回屋内；屋内务必安装风斗，风斗最好安装在门窗的上方。④正确安装、使用煤炉、炭火等取暖设备，定期检查炉具，维护和清扫烟筒、风斗，保持烟筒、风斗畅通。⑤煤炉、炭火等取暖设

备应远离易燃、易爆、易挥发的有毒物质，不要直接放在卧室；如条件允许，晚上睡觉前最好将炉具搬到屋外。⑥在低气压、相对湿度较大的雨雪冰雹天气等气象条件下，尽量不要使用煤炉、炭火等取暖设备；家中吃火锅时，最好不要使用煤、炭火锅，如果使用，最好放在通风的大厅或保持门窗适时打开通风。⑦家中使用煤炉、炭火等取暖设备时，最好安装一氧化碳探测器，并定期检查维护，以确保探测器正常运行。

（2）燃气、煤气热水器：①购买燃气、煤气热水器时，须选择正规厂家生产的、质量合格的热水器；须请专业人员安装，经检测合格后方能使用。②使用燃气、煤气热水器时，要保持良好的通风状态，洗浴时间切勿过长，使用完要检查热水器是否完全关闭。③定期对燃气、煤气热水器减压阀和皮管进行检修，如发现破损、锈蚀、漏气等问题，应及时更换。④家中使用燃气、煤气热水器时，最好安装一氧化碳探测器，并定期检查维护，以确保探测器正常运行。

（3）炭火火锅等餐饮炉具：①炭火炉上方配备排气罩，请专业人士安装并定期维护。②打开门窗保持室内空气流畅，避免长时间在密闭包间等环境内用餐。

（4）小型油、汽发电机：不要在室内、车库、地下室等场所使用小型油、汽发电机，要在室外使用并远离门窗、通风和排气装置。

（5）汽车：①车辆停放在车库、地下室时，不要让汽车引擎持续运转；车在停驶时，不要长时间开着空调，也不要躺在门窗紧闭、开着空调的汽车内睡觉。②定期检测汽车的排气系统，防止排气系统一氧化碳泄漏。

必考热点

当人在高一氧化碳浓度环境中滞留时，一氧化碳会通过呼吸道进入血液，与血红蛋白结合形成碳氧血红蛋白，阻碍氧气的释放和传递，导致低氧血症，引起机体组织缺氧。

第二节　服务内容和要求

考点：服务内容

卫生监督协管服务内容见表10-8。

表10-8　卫生监督协管服务内容

项目	内容
食源性疾病及相关信息报告	发现或怀疑有食源性疾病、食品污染等对人体健康造成危害或可能造成危害的线索和事件，及时报告
饮用水卫生安全巡查	1. 协助卫生监督执法机构定期对农村集中式供水、城市二次供水和学校供水进行巡查 2. 协助卫生监督执法机构开展饮用水水质抽检 3. 发现辖区内饮用水出现异常情况，及时报告卫生监督执法机构 4. 协助有关专业机构对供水单位从业人员开展业务培训
学校卫生服务	1. 协助卫生监督执法机构定期对学校传染病防控开展巡访，发现问题隐患及时报告 2. 指导学校设立卫生宣传栏，协助开展学生健康教育 3. 协助有关专业机构对校医开展业务培训
非法行医和非法采供血信息报告	定期对辖区内非法行医、非法采供血行为开展巡访，发现相关信息及时向卫生监督执法机构报告
计划生育相关信息报告	1. 协助卫生监督执法机构定期对辖区内计划生育机构计划生育工作进行巡查 2. 协助卫生监督执法机构对辖区内与计划生育相关的活动开展巡防，发现相关信息及时报告

考点：服务要求

1. 县（区）级卫生健康行政部门要建立健全各项协管工作制度和管理规定。

2. 县（区）卫生健康监督执法机构要加强对基层医疗卫生机构开展卫生健康监督协管的指导、培训并参与考核评估。

3. 乡镇卫生院、社区卫生服务中心要建立健全卫生健康监督协管服务有关工作制度，配备专（兼）职人员负责卫生健康监督协管服务工作，明确责任分工。

4. 要按照国家法律、法规及有关管理规范的要求提供卫生健康监督协管服务，及时做好相关工作记录。

第十一章　公共卫生基本技能

第一节　卫生处理操作

考点：喷洒消毒

1. 适用范围　对物体（品）表面、室内墙面和地面、室外建筑物和帐篷表面、地面、车辆外表面、装备等实施消毒。

2. 使用要求及注意事项

（1）喷洒应先从足下喷洒，开辟无害化通道至操作端点，而后按先上后下、先左后右的顺序依次喷洒。地面消毒先由外向内喷洒1次，喷药量为100~300ml/m^2，待室内消毒完毕后，再由内向外重复喷洒。

（2）喷洒有刺激性或腐蚀性消毒剂时，消毒人员应佩戴防护口罩、手套，穿防护服、胶鞋。

（3）室内喷洒时，喷前将食品、衣被及其他不需要消毒的物品收叠放好，或用塑料膜覆盖防湿。

（4）室外喷洒时，消毒人员应站在上风向。

3. 常用喷雾器的操作　常用喷雾器的操作见表11-1。

表11-1　常用喷雾器的操作

项目	内容
手动压缩喷雾器的特点和作用	重量轻，容量较大，操作简单，使用方便；喷头可调成线状或雾状，可根据喷洒部位的需要，增加喷杆长度
操作方法	安装、试喷、装药液、打气、喷雾
维护保养	①作业完毕，应将桶内余气放掉，药液倒出，桶内及打气筒用清水清洗，并打气喷雾清洗软管、喷杆和喷头。②清除并抹干喷雾器表面的灰尘、污物、药液和水。③放置在阴凉干燥、通风的地方。④如较长时间不使用，则应将喷杆，软管卸下，各连接部位擦抹少量润滑油，包装完好并存放

4. 含氯消毒剂喷洒消毒　含氯消毒剂喷洒消毒见表11-2。

表11-2　含氯消毒剂喷洒消毒

项目	内容
常用的含氯消毒剂	①“84”消毒液，含有效氯5%（*W/W*）。②泡腾片：含有效氯50%（*W/W*）。③二氯异氰尿酸钠，含有效氯60%（*W/W*）。④三氯异氰尿酸，含有效氯85%~90%（*W/W*）

续 表

项目	内容
消毒剂量	对一般污染的物品表面，用500~1000mg/L的消毒液均匀喷洒，作用30分钟以上。对经血传播病原体、结核分枝杆菌等污染表面的消毒，用含有效氯2000mg/L的消毒液均匀喷洒，作用60分钟以上。对细菌芽孢污染表面的消毒，用含有效氯5000~10 000mg/L的消毒液均匀喷洒，作用120分钟
注意事项	1. 片剂、粉剂、颗粒剂应于阴凉处避光、防潮、密封保存；水剂应于阴凉处避光、密闭保存。消毒液应现配现用 2. 使用时应戴手套和口罩，避免高浓度消毒剂接触皮肤和吸入呼吸道，如消毒剂不慎接触眼，应立即用水冲洗，严重者应就医 3. 消毒时若存在大量有机物，应提高使用浓度或延长作用时间 4. 喷洒后有强烈的刺激性气味，人员应离开现场

5. 消毒工作记录 消毒结束后，应填写消毒工作记录表，包括消毒时间、消毒地点、消毒对象、消毒剂名称、作用浓度或强度、作用时间、消毒方式、执行消毒人员等。

必考热点

1. 喷洒应先从足下喷洒，而后按先上后下、先左后右的顺序依次喷洒。
2. 室外喷洒时，消毒人员应站在上风向。
3. 对经血传播病原体、结核分枝杆菌等污染表面的消毒，用含有效氯2000mg/L的消毒液均匀喷洒，作用60分钟以上。

考点：浸泡消毒

1. 适用范围 对耐湿器械、玻璃器皿、餐（饮）具、生活用具及衣物等实施消毒。

2. 使用要求及注意事项

（1）对导管类物品应使管腔内同时充满消毒剂溶液。消毒至要求的作用时间，应及时取出消毒物品用清水或无菌水清洗，去除残留消毒剂。

（2）对仅沾染污物的物品应清洗去污垢再浸泡消毒。

（3）使用可连续浸泡消毒的消毒液时，消毒物品或器械应洗净沥干后再放入消毒液中。

3. 消毒处理

（1）含氯消毒剂：对细菌繁殖体及亲脂病毒污染的物品消毒，用含有效氯500~1000mg/L的消毒液浸泡30~60分钟；对经血传播病原体、分枝杆菌和细菌芽孢污染物品的消毒，用含有效氯2000~5000mg/L消毒液浸泡30分钟以上。

（2）戊二醛：戊二醛的理化指标、适用范围、使用方法及注意事项见表11-3。

表11-3 戊二醛的理化指标、适用范围、使用方法及注意事项

项目	内容
理化指标	戊二醛消毒液为无色至微黄色的透明液体，有醛刺激性气味，用于医疗器械灭菌的戊二醛含量范围为2.0%~2.5%，用于医疗器械消毒及机器配套加温使用的戊二醛含量范围为标示量的90.0%~110.0%
适用范围	医疗器械的浸泡消毒和灭菌及内镜消毒

续　表

项目	内容
使用方法	1. 消毒剂的配制：使用前应加入防锈剂（1L 戊二醛加 5g 亚硝酸钠）和 pH 调节剂（碳酸氢钠），充分混匀，用 pH 试纸测戊二醛的酸碱度，用于医疗器械灭菌的戊二醛消毒应用液的 pH 为 7.5~8.5，用于医疗器械消毒及与机器配套加温使用的戊二醛应用液的 pH 为标示值±1.0 2. 待消毒与灭菌器械的清洗处理：污染的器械在消毒与灭菌处理前应充分清洗干净、干燥；新启用的手术器械在消毒或灭菌处理前应除去油污及保护膜，再用洗涤剂清洗去除油脂，干燥 3. 医疗器械的浸泡消毒：将清洗后的器械放入 2.0%~2.5%戊二醛消毒液浸泡，使其完全淹没，消毒容器加盖，常温下作用 60 分钟，使用前用无菌水冲洗干净 4. 医疗器械的浸泡灭菌：将清洗后的器械放入 2.0%~2.5%戊二醛消毒液浸泡，使其完全淹没，再将消毒容器加盖，常温下作用 10 小时，使用前用无菌水冲洗干净
注意事项	1. 戊二醛消毒剂对皮肤和黏膜有刺激性，对人有毒性，戊二醛消毒剂使用液对眼有严重的伤害。应在通风良好处配制、使用，必要时，使用场所应有排风设备。操作时注意个人防护，戴防护口罩、防护手套和防护眼镜，如使用处空气中戊二醛浓度过高，建议配备自给式呼吸器（正压式防护面具）。如不慎接触，应立即用清水连续冲洗，如伤及眼应及早就医 2. 用于浸泡器械的容器，必须洁净、加盖，使用前须先经消毒或灭菌处理 3. 在常温条件下，加入碳酸氢钠和亚硝酸钠后的戊二醛消毒液最多可连续使用 14 天。连续使用过程中，应加强日常监测，掌握其浓度变化，戊二醛浓度低于 1.8%时应停止使用 4. 消毒后的医疗器械以无菌方式取出，用无菌蒸馏水反复冲洗干净，再用无菌纱布等擦干后使用 5. 用内镜清洗消毒机消毒处理时，所用的内镜清洗消毒机必须符合相关标准的规定 6. 对醛过敏的操作人员禁用 7. 不能用于室内物体表面的擦拭或喷雾消毒、室内空气消毒，以及手、皮肤黏膜消毒

必考热点

1. 对细菌繁殖体污染的物品消毒，用含有效氯 500mg/L 的消毒液浸泡 10 分钟以上。

2. 对经血传播病原体、分枝杆菌和细菌芽孢污染物品的消毒，用含有效氯 2000~5000mg/L 消毒液浸泡 30 分钟以上。

考点：擦拭消毒

擦拭消毒的适用范围、使用要求、注意事项和消毒处理见表 11-4。

表 11-4　擦拭消毒的适用范围、使用要求、注意事项和消毒处理

项目	内容
适用范围	对家具、办公用具、生活用具、玩具，器械、车辆和装备等物体表面，医院和实验室环境表面实施消毒处理。对大件物品或其他不能采用浸泡法消毒的物品，可采用擦拭消毒法消毒
使用要求	消毒时用干净的布或其他物品浸消毒剂溶液，取出拧至不滴水，按照从上到下、从左到右的顺序依次擦拭拟消毒物品表面，不得留消毒空白，拟消毒物品表面重复消毒 2 次，作用至所用消毒剂要求的时间后，再用清水擦洗，去除残留消毒剂，以减轻可能引起的腐蚀、漂白等损坏作用
注意事项	1. 物体表面有明显污物，先清理污物，然后进行擦拭消毒 2. 不耐湿物品表面不能用该方法消毒 3. 擦拭时应防止对擦拭物体表面的遗漏 4. 污物可导致消毒剂有效浓度下降，因此表面污物较多时应适时更新消毒液，防止污物中的病原体对消毒剂溶液的污染 5. 清除物体表面残留消毒剂时应将带消毒剂溶液的抹布清洗干净，或另选一块干净抹布
消毒处理	主要使用的消毒液有含氯消毒剂，消毒所用药物浓度和作用时间参见浸泡法

第二节　个人防护操作

考点：消化道传染病个人防护

1. 个人防护用品　对进行肠道传染病流行病学调查工作的人员，需配备的防护用品包括工作服、鞋套或胶靴；开展肠道传染病采样、消杀工作的人员个人防护用品包括工作帽（一次性帽子）、外科口罩或医用防护口罩、防护服、鞋套或胶靴、乳胶手套。

2. 防护用品穿脱顺序　以开展采样和消杀工作人员个人防护用品为例。

（1）穿戴防护用品

1）戴口罩：戴好口罩，双手从中间向两侧下移压紧鼻夹，或者用双指按压鼻夹，紧贴于鼻梁处。

2）戴帽子：按头的大小选择合适的帽子戴上，注意要把头发全部罩在帽子内。

3）穿防护服：先检查防护服有无破损，穿戴好防护服之后，防护服上的拉链要拉到最上面，若防护服上有帽子的，要把帽子戴上。

4）穿鞋套或胶靴：如果穿鞋套，要检查鞋套有无破损。如果穿胶靴，要把防护服塞进胶靴内。

5）戴手套：将手套套在防护服袖口外面。

（2）脱防护用品

1）摘手套：进行手消毒，将手套内面朝外，注意操作时手不要触碰手套外面，放入医疗废物专用包装袋中。

2）解防护服：解开防护服，防护服连同鞋套或胶靴一起脱下，防护服里面朝外包裹鞋套或胶靴，一起放入医疗废物专用包装袋中，注意操作时手不要触碰防护服外面。

3）摘帽子：将手指内面朝外掏进帽子，轻轻将帽子摘下，将帽子里面朝外，放入医疗废物专用包装袋中。

4）摘掉口罩：一只手按住口罩，另一只手将口罩带摘下，注意双手不接触面部，放入医疗废物专用包装袋中。

5）医疗废物专用包装袋口扎紧。

6）手清洗、消毒：用流动水清洗双手，再用手消毒剂消毒，最后用流动水冲洗干净双手；若现场没有流动水，则可用免洗手消毒剂消毒双手。

考点：呼吸道传染病个人防护

1. 个人防护用品　主要包括工作帽（一次性帽子）、外科口罩或医用防护口罩、隔离服（或连体式防护服）、鞋套或胶靴、乳胶手套。

2. 个人防护用品穿脱顺序

（1）穿戴防护用品

1）戴外科口罩或医用防护口罩：双手从中间向两侧下移压紧鼻夹，或用双指按压鼻夹，紧贴于鼻梁处。

2）戴帽子：按头的大小选择合适的帽子戴上，注意要将头发全部罩在帽子内。

3）穿防护服：先检查防护服有无破损，穿戴好防护服后，防护服上的拉链要拉到最上面，若防护服上有帽子，要把帽子戴上。

4）穿鞋套或胶靴：如果穿鞋套，要检查鞋套有无破损。如果穿胶靴，防护服要塞进胶靴内（埃博拉病毒的防护需防止液体进入，不用将防护服塞进胶靴内）。

5）戴上手套：将手套套在防护服袖口外面。

（2）脱防护用品

1）脱手套：进行手消毒，将手套内面朝外，注意操作时手不要触碰手套外面，放入医疗废物专用包装袋中。

2）解防护服：解开防护服，防护服连同鞋套或胶靴一起脱下，防护服里面朝外包裹鞋套或胶靴，一起放入医疗废物专用包装袋中，注意操作时手不要触碰防护服外面。

3）摘帽子：将手指内面朝外掏进帽子，轻轻将帽子摘下，将帽子里面朝外，放入医疗废物专用包装袋中。

4）摘口罩：一只手按住口罩，另一只手将口罩带摘下，注意双手不接触面部，放入医疗废物专用包装袋中。

5）医疗废物专用包装袋口扎紧。

6）手清洗、消毒：用流动水清洗双手，再用手消毒剂消毒，最后用流动水冲洗干净双手；若现场没有流动水，则可用免洗手消毒剂消毒双手。

第三节　手　卫　生

考点：洗手与卫生手消毒指征

手卫生是医务人员在从事职业活动过程中的洗手、卫生手消毒和外科手消毒的总称。

1. 医务人员在下列情况应洗手和/或使用手消毒剂进行卫生手消毒。

（1）接触患者前。

（2）清洁、无菌操作前，包括进行侵入性操作前。

（3）暴露患者体液风险后，包括接触患者黏膜、破损皮肤或伤口、血液、体液、分泌物、排泄物、伤口敷料等之后。

（4）接触患者后。

（5）接触患者周围环境后，包括接触患者周围的医疗相关器械、用具等物体表面后。

2. 医务人员在下列情况应洗手。

（1）当手部有血液或其他体液等肉眼可见的污染时。

（2）可能接触艰难梭菌、肠道病毒等对速干手消毒剂不敏感的病原微生物时。

3. 手部没有肉眼可见污染时，宜使用手消毒剂进行卫生手消毒。

4. 医务人员在下列情况时应先洗手，然后进行卫生手消毒。

（1）接触传染病患者的血液、体液和分泌物以及被传染性致病微生物污染的物品后。

（2）直接为传染病患者进行检查、治疗、护理或处理传染患者污物之后。

考点：医务人员洗手方法

1. 在流动水下，使双手充分淋湿。

2. 取适量肥皂（皂液），均匀涂抹至整个手掌、手背、手指和指缝。

3. 认真揉搓双手至少15秒，应注意清洗双手所有皮肤，包括指背、指尖和指缝，具体揉搓步骤如下。

（1）掌手相对，手指并拢，相互揉搓。

（2）手心相对，双手交叉指缝相互揉搓，交换进行。

（3）掌心相对，双手交叉指缝相互揉搓。

（4）弯曲手指使关节在另一手掌心旋转揉搓，交换进行。

（5）右手握住左手大拇指旋转揉搓，交换进行。

（6）将五个手指尖并拢放在另一手掌心旋转揉搓，交换进行。

4. 在流动水下彻底冲净双手，擦干，取适量护手液护肤。

考点：医务人员卫生手消毒方法

1. 取适量的速干手消毒剂于掌心，均匀涂抹双手。

2. 严格按照医务人员洗手方法中的揉搓步骤进行揉搓。

3. 揉搓时保证手消毒剂完全覆盖手部皮肤，直到手部干燥。

第四节　医疗废物处理

考点：医疗废物的种类

1. **感染性废物**　感染性废物是指携带病原微生物，具有引发感染性疾病传播危险的医疗废物，包括以下几类。

（1）被患者血液、体液、排泄物等污染的除锐器以外的废物。

（2）使用后废弃的一次性使用医疗器械，如注射器、输液器、透析器等。

（3）病原微生物实验室废弃的病原体培养基、标本，菌种和毒种保存液及其容器，其他实验室及科室废弃的血液、血清、分泌物等标本和容器。

（4）隔离传染病患者或者疑似传染病患者产生的废弃物。

2. **损伤性废物**　损伤性废物是指能够刺伤或割伤人体的废弃的医用锐器，包括以下几类。

（1）废弃的金属类锐器，如针头、缝合针、针灸针、探针、穿刺针、解剖刀、手术刀、手术锯、备皮刀、钢钉和导丝等。

（2）废弃的玻璃类锐器，如盖玻片、载玻片、玻璃安瓿等。

（3）废弃的其他材质类锐器。

考点：医疗废物处理流程

1. 医务人员按《医疗废物分类目录》对医疗废物进行分类。

2. 根据医疗废物的类别将医疗废物分置于专用包装物或容器内，但包装物和容器应符合《医疗废物专用包装物、容器和警示标志标准》（HJ 421—2008）。

3. 医务人员在盛装医疗废物前应对包装物或容器进行认真检查，确保没有破损、渗液和其他缺陷。

4. 盛装的医疗废物达到包装物或容器的3/4时，应当使用有效的封口方式，使封口紧实、严密。

5. 盛装医疗废物的每个包装物或容器外表面应有警示标记并附中文标签，标签内容包括医疗废物产生单位、产生日期、类别。

6. 放入包装物或容器内的感染性废物、病理性废物、损伤性废物不得任意取出。

7. 医疗废物管理专职人员每天从医疗废物产生地点将分类包装的医疗废物按规定的路线运送至院内临时贮存室。运送过程中应防止医疗废物的流失、泄漏，并防止医疗废物直接接触身体，每天运送工作结束之后，应当对运送工具及时进行清洁和消毒。

8. 医疗废物管理专职人员每天对产生地点的医疗废物进行过称、登记，登记内容包括来源、种类、重量、交接时间、最终去向、经办人。

9. 临时贮存室的医疗废物由专职人员交由指定的专门人员处置，贮存时间不得超过2天，并填写危险废物转移联单。

10. 医疗废物转交出去以后，专职人员应当对临时贮存地点、设施及时进行清洁和消毒处理，并做好记录。

重点提醒

1. 感染性废物收集于符合《医疗废物专用包装袋、容器和警示标志标准》的医疗废物包装袋中；病原微生物实验室废弃的病原体培养基、标本、菌种和毒种保存液及其容器，应在产生地点进行压力蒸汽灭菌或使用其他方式消毒，然后按照感染性废物收集处理；隔离传染病患者或疑似传染病患者产生的医疗废物应当使用双层医疗废物包装袋盛装。

2. 损伤性废物收集于符合《医疗废物专用包装袋、容器和警示标志标准》的利器盒中；利器盒达到3/4满时，应当封闭严密，按流程运送、贮存。

考点：注意事项

1. 收集医疗废物人员应注意个人防护，穿戴工作服、口罩、手套及胶靴。
2. 废弃的麻醉、精神、放射性、毒性等药品按照有关法律、行政、法规执行。
3. 批量的废化学试剂、废消毒剂应当交由专门机构处置。
4. 批量的含汞的体温计、血压计等医疗器具报废时应当交由专门机构处置。
5. 病原体的培养基、标本和菌种、毒种保存液等高危险废物应首先在产生地点进行高压灭菌或其他方式消毒处理，然后按感染性废物收集。
6. 隔离的传染病患者或疑似传染病患者产生的医疗废物应当使用双层包装物并及时密封。

第五节　针刺伤的处理

考点：发生针刺损伤时的处置

发生针刺损伤时的处置见表 11-5。

表 11-5　发生针刺损伤时的处置

项目	内容
冲	立即用肥皂和流动水清洗损伤污染的皮肤，用生理盐水冲洗黏膜
挤	立即在伤口旁端由近心端向远心端轻轻挤压，尽可能挤出损伤处的血液，再用皂液和流动水清洗，避免挤压伤口局部
消	受伤部位的伤口冲洗后，应当用消毒液，如用 0.5%聚维酮碘或无刺激的消毒液进行消毒，并包扎伤口，被暴露的黏膜，应当反复用生理盐水冲洗干净。伤口较深大时，经初步处理后立即采取进一步处理
报	及时报告相关部门，确保能得到及时、有效的预防措施
治	根据暴露程度及患者的传染病史选择具体的预防或治疗措施。被乙型肝炎病毒感染者，注射乙型肝炎病毒免疫球蛋白；被 HIV 感染者，服用 HIV 阻断药
检	当事人在损伤的当天进行肝炎病毒、梅毒、HIV 等病毒检测，并在损伤后的第 4 周、第 8 周、第 12 周及 6 个月进行复检，每次记录结果

必考热点

当事人在发生针刺损伤的当天进行肝炎病毒、梅毒、HIV 等病毒检测，并在损伤后的第 4 周、第 8 周、第 12 周及 6 个月进行复检，每次记录结果。

第三部分 全科医疗

第十二章 全科医学基本知识

第一单元 全科医疗

考点：全科医学和全科医疗的概念

1. 全科医学又称家庭医学，是一个面向社区与家庭，整合临床医学、预防医学、康复医学以及人文社会学科相关内容于一体的综合性医学专业学科，其范围涵盖了各种年龄、性别、器官系统以及各类疾病。1997 年 1 月，《中共中央、国务院关于卫生改革与发展的决定》明确指出，要加快发展全科医学，大力培养全科医生。

2. 全科/家庭医疗（以下简称全科医疗）是把全科/家庭医学理论应用于患者、家庭和社区卫生服务的一种基层健康照护专业服务，是一种综合了许多学科领域内容的一体化的临床专业。

考点：全科医疗的服务模式

1. 全科医疗针对社区居民的健康问题与常见疾病，无论年龄、性别与疾患类型，均提供以人为本、以健康为中心、主动性、连续性、综合性、个体化的长期负责式医疗保健服务，并把个体与群体健康照护融为一体。

2. 全科医疗的服务模式具体体现为以下特征，见表 12-1。

表 12-1 全科医疗的服务模式的特征

项目	内容
基层医疗照护	全科医疗是一种以门诊为主体的第一线医疗照护，也称为首诊服务
人性化照护	重视人胜于重视疾病，即将患者看作有个性、有情感需求的人，而不仅是疾病的载体；其服务目标不仅是要寻找有病的器官，更重要的是维护服务对象的整体健康
综合性照护	是全科医学的“全方位”或“立体性”的体现
持续性照护	1. 人生的各个阶段，从婚育咨询开始，经过孕期、产期、新生儿期、婴幼儿期、少儿期、青春期、中年期、老年期直至濒死期，都覆盖在全科医疗服务之下；当患者去世后，还要顾及其家属居丧期的健康照护 2. 疾病发生发展的各个阶段，全科医疗对疾病特别慢性疾病负有一、二、三级预防的不间断责任，从健康促进、危险因素的监控，到疾病的早、中、晚各期的长期管理，乃至其家族某些遗传危险因素和疾病的持续性管理问题 3. 任何时间、地点，包括服务对象出差或旅游期间，甚至住院或会诊期间，全科医疗都有可能根据患者需要事先或随时提供服务
协调性照护	是动员多种资源服务于患者及其家庭的枢纽
可及性照护	是方便可及的基层医疗照护，它对服务对象应体现出地理上的接近、使用上的方便、关系上的亲切、结果上的有效，以及价格上的合理等一系列使人易于利用的特点

重点提醒

全科医疗充分体现了现代生物-心理-社会医学模式，以及卫生资源利用的成本效益最大化。

必考热点

全科医疗的最大特点是强调对当事人的长期（贯穿生命周期）负责式照顾。

【热点提示】长期负责式照顾是全科医疗最大的特点之一，也是全科医疗区别专科医疗的显著特色。

考点：全科医疗与专科医疗的区别和联系

1. 全科医疗与专科医疗的区别（表 12-2）

表 12-2 全科医疗与专科医疗的区别

特性	全科治疗	专科治疗
服务人口	较少而稳定（1：±2500）	大而流动性强［1：(5 万~50 万)］
照顾范围	宽（生物-心理-社会功能）	窄（某系统/器官/细胞）
疾患类型	常见问题	疑难急重问题
技术	基本技术，不昂贵	高新技术，昂贵
方法	综合	分科
责任	持续性，从生前到死后	间断性
服务内容	综合性一体化健康服务	医疗为主
态度/宗旨	以健康为中心，全面管理	以疾病为中心，救死扶伤
	以人为中心，患者主动参与	以医师为中心，患者被动服从

2. 全科医疗与专科医疗的联系 两者既各司其职，又互补互利。根据患者需求，组织起家庭、社区和医院之间的“一条龙”服务系统，提供“无缝式”的闭环的医疗照顾。

3. 全科医疗与中医学的联系 将中医学的适用成分引进全科医疗服务，不仅能够使中国的全科医生迅速得到群众的承认，还有可能对全科医学在世界的发展提供有益的技术和启示。

重点提醒

中医学在缜密的哲学思维体系指导下积累了大量的实践经验，其整体论（“天人合一”“心身相关”“脏腑经络学说”等）、养生预防康复的原则和措施、个体化的辨证论治、因时因地制宜的处理、简便经济有效的诊治方法以及强调医德和医患关系等，不仅与全科医学如出一辙，而且更具可操作性，也更符合中国人的文化传统、思维方式和健康信念。

必考热点

中医综合有效干预的措施有针灸、按摩、食疗、体疗。

考点：临床预防

1. 临床预防的概念 又称个体预防，是预防医学的重要组成部分，是医师、护士在临床医疗服务过程中对造成健康损害的主要危险因素进行评价的基础上，对患者、早期无症状患者和健康人实施的个体预防干预措施，是在临床环境条件下向他们提供的以第一级预防和第二级预防为主的、治疗与预防一体化的卫生保健服务。

2. 临床预防的实施

（1）健康教育与咨询：对就医者进行教育是一种特定的干预方式，强调患者参与。临床预防的健康教育与咨询具体内容见表12-3。

表12-3 临床预防的健康教育与咨询具体内容

项目	内容
患者评估	1. 患者的性别及其处于生命周期的哪个阶段 2. 患者的家庭/社会角色 3. 患者对疾病的认识与观念 4. 患者与疾病有关的不良生活方式与行为 5. 患者对教育内容的理解程度 6. 患者的主观需求和客观需求 7. 患者有什么可利用的资源 8. 教育内容的优先顺序
讨论发现适宜的管理目标	包括正确用药、适当休息、降压、降糖、降脂、戒/减烟、减重（通过运动/合理膳食）、改善心情，改善家庭关系、家庭环境和社交状况等，每次应使之个体化、可操作、重点突出、循序渐进；同时还要重视患者自主权，关注相应的经济因素；并争取家庭、亲友及社区的支持
教育方式	1. 面谈：最直接和最基本的患者教育方式 2. 健康教育处方：通过医嘱形式印制的文字材料，对患者进行用药和生活方式指导 3. 环境与媒体：间接的患者教育方式

（2）筛检与周期性健康检查

1）概念和确定筛检项目的原则：筛检概念和确定筛检项目的原则见表12-4。

表12-4 筛检概念和确定筛检项目的原则

项目	内容
概念	筛检是应用快速简便的检验、检查或其他手段，对未识别的疾病或缺陷作出推断性鉴定，从外表健康者中查出可能患某病者。周期性健康检查是运用系列筛检项目组合，针对不同年龄、性别对象而编制的终生健康检查计划。它比筛检更具科学性、系统性和针对性，是各国全科医生日常诊疗中的重要工作内容
确定筛检项目的原则	1. 该疾病和健康问题是当前重大的卫生问题（如患病率高或危害严重者） 2. 该疾病有有效的诊断治疗方法 3. 对该疾病自然史了解较清楚，早期治疗效果好 4. 有适当的检测技术，安全、方便、易行，易于被接受 5. 检验费用低廉，符合成本-效益原则

2）常见筛检项目：高血压筛检、糖尿病筛检、血脂异常筛检、乳腺癌筛检见表12-5、表12-6、表12-7、表12-8。

表 12-5　高血压筛检

异常筛检结果	进一步诊断	可供参考的治疗方案	随访
BP ≥ 140/90mmHg（非同日 3 次）	全血计数、血清学检查、尿液分析、心电图、心脏超声心动图、胸片、肾图检查等	控制能量、酒的摄入，低盐饮食，适度的锻炼，控制体重，异常结果的手术治疗、药物治疗等	定期进行血压测量、适当的医嘱和治疗、控制药物不良反应

表 12-6　糖尿病筛检

异常筛检结果	进一步诊断	可供参考的治疗方案	随访
空腹血糖升高（6.1mmol/L ≤ FPG<7.0mmol/L）	若为“空腹血糖损害”（IFG），需要再做口服葡萄糖耐量试验（OGTT）	控制体重、腰围、血脂、血压	如果 OGTT 正常，每年复查一次血糖
空腹血糖升高（FPG≥7.0mmol/L）	次日再做 FPG 证实；糖化血红蛋白检测、血清肌酐检测、尿液分析、甲状腺功能试验、心电图检查	糖尿病饮食计划，适当锻炼，口服药物治疗，胰岛素治疗	体检，空腹血糖、糖化血红蛋白、尿液分析、肌酐清除率，自我监测血糖，尿糖、尿酮测定

表 12-7　血脂异常筛检

异常筛检结果	进一步诊断	可供参考的治疗方案	随访
总胆固醇（TC）升高、甘油三酯（TG）升高、LDL-C 升高、HDL-C 降低	总胆固醇等指标复查、脂蛋白的分析	非药物治疗、低脂肪、低能量饮食、适度锻炼、减肥、药物治疗	制订饮食计划、适度锻炼、体重控制、定期体检、处理药物的不良反应

表 12-8　乳腺癌筛检

异常筛检结果	进一步诊断	可供参考的治疗方案	随访
乳房检查异常、钼靶扫描异常	胸片、B 超、CT、活检冷冻切片、细针穿刺细胞学检查、综合放大或点压钼靶检查、肝功能检查	乳房部分切除、腋窝淋巴结切除、化疗、放疗、激素治疗、家庭护理、合理营养	乳房检查、骨盆检查、肝功能检查、钼靶摄片

3）周期性健康检查内容：周期性健康检查是根据年龄及性别而进行的以预防为导向的措施，对于老年、儿童和妇女围生期保健都有相应的特殊检查内容。但目前我国还没有统一的周期性健康检查的内容要求。

（3）免疫预防：目前我国尚未制定成人免疫规划，根据国际通行做法推荐以下几种疫苗。①流感疫苗（≥60 岁老人，心血管系统疾病、呼吸系统疾病、糖尿病、血液系统疾病等慢性病患者，养老护理机构入住者等人群，建议每年 1 次）。②肺炎链球菌疫苗（上述人群一次免疫可终生保护，但其中高危患者可每 6 年加强 1 次）。③乙肝疫苗（所有未接种或未全程接种或抗体不足的≥18 岁成年人）。④HPV 疫苗（9～25 岁女性）。⑤出国旅游及留学者目的地流行的地方性传染病疫苗。

（4）化学预防见表 12-9。

表 12-9　化学预防

项目	内容
在疟疾流行时	易感者服用抗疟疾药乙胺嘧啶、伯氨喹等
给育龄或妊娠的妇女和幼儿	补充含铁物质来降低罹患缺铁性贫血的危险
孕期妇女	补充叶酸降低神经管缺陷婴儿出生的危险

续 表

项目	内容
绝经后妇女	使用雌激素预防骨质疏松症和心脏病（目前尚有争议）
降低龋齿患病率	补充氟化物
预防心肌梗死、心脏病、脑卒中以及可能的肿瘤等	用低剂量阿司匹林

（5）临床营养指导：营养不足或过剩都可以引起或加速疾病的发生与发展。因此，做好临床营养指导是全科医生实施临床预防的重要内容之一。

重点提醒

筛检试验不是诊断，对阳性及可疑阳性者应当指导就医，以进一步诊断并做必要的治疗。筛检不仅可早期发现可疑疾病，还可发现高危人群，以便及早控制危险因素，防止疾病发生。

必考热点

1. 对各型疟原虫的裂殖体有强而快的杀灭作用的药物是氯喹。
2. 临床预防的工作内容包括健康教育与咨询、筛检与周期性健康检查、免疫预防、化学预防、临床营养指导。

考点：全科医疗的常用工具

1. 全科医疗特色的健康档案（病历） 全科医疗健康档案在记录上采用以问题为导向的记录方式。以问题为导向的医疗记录（POMR）能够较全面地反映患者的生理、心理、行为和社会各方面的情况，以及未分化疾病和慢性疾病的进展情况，为全科医生进行综合性、连续性、协调性的服务提供记录空间和备查依据。POMR式健康档案由基本资料、问题目录、问题描述、病情流程表等组成。SOAP式问题描述如表12-10所示。

表12-10 SOAP式问题描述

项目	内容
S（主观资料）	是由患者或其就医陪伴者提供的主诉、症状、疾病史、家族史以及社会生活史等
O（客观资料）	包括医师查体发现、实验室检查结果、心理行为测量结果，以及医师观察到的患者的态度、行为等
A（对健康问题的评估）	完整的评估应包括初步判断、鉴别诊断、问题的轻重程度及预后判断等
P（对问题的处理计划）	计划内容应包括诊断计划、治疗策略（包括用药和非药物治疗方式）、对患者的教育等

2. 以家庭为单位的照护

（1）家庭对健康和疾病的影响：①遗传方面。②儿童发育方面。③疾病传播方面。④成人发病和死亡方面。⑤疾病预后方面。⑥就医行为与生活方式方面。

（2）家庭的类型见表 12-11。

表 12-11　家庭的类型

类型	内容
核心家庭	由父母及其未婚子女组成的家庭，也包括无子女夫妇家庭和养父母及其养子女组成的家庭
扩展家庭	1. 扩展家庭是由 2 对或 2 对以上的夫妇及其未婚子女组成的家庭。是由核心家庭及夫妇单、双方的父母或亲属共同构成的 2. 主干家庭：由 1 对已婚子女及其父母、未婚子女或未婚兄弟姐妹构成的家庭 3. 联合家庭：又称复式家庭，由至少两对或两对以上同代夫妇及其未婚子女组成的家庭，包括父母与几对已婚子女及孙子女构成的家庭
其他家庭类型	单身家庭、单亲家庭、同居家庭、同性恋及混合家庭等

（3）家庭的功能和家庭生活周期见表 12-12。

表 12-12　家庭的功能和家庭生活周期

项目	内容
家庭的功能	①抚养和赡养。②满足感情需要。③满足生殖和性需要。④社会化。⑤经济功能。⑥赋予成员地位
家庭生活周期	①新婚。②第一个孩子出生。③有学龄前儿童。④有学龄儿童。⑤有青少年。⑥孩子离家创业。⑦空巢期。⑧退休

（4）家庭内资源和外资源见表 12-13。

表 12-13　家庭内资源和外资源

项目	内容
家庭内资源	1. 经济支持：家庭对成员提供的各种金钱、财物的支持 2. 维护支持：家庭对其成员名誉、地位、权利和健康的维护及支持 3. 医疗处理：为家人提供和安排医疗照护 4. 爱的支持：家庭对成员的关怀及精神支持，满足家人感情需要 5. 信息和教育：为家人提供医疗信息、建议及家庭内部的健康教育 6. 结构支持：家庭住所或设施的改变，以适应患病成员需求
家庭外资源	1. 社会资源：亲朋好友及社会团体的关怀和支持 2. 文化资源：文化、传统及习俗教育等方面的支持 3. 宗教资源：宗教信仰、宗教团体的支持 4. 经济资源：来自家庭之外的收入、赞助、保险、福利等 5. 教育资源：教育制度、方式、水平等 6. 环境资源：居住区环境、社区设施、公共环境等 7. 医疗资源：医疗保健机构、卫生保健制度及卫生服务的可及性和可用性

（5）家系图编制：家系图可用来描述家庭结构、家庭遗传问题、家庭成员相互关系、家庭重要事件等情况。家系图比较稳定，可作为家庭档案的基本资料存于病历中。家系图一般由三代组成。

3. 以社区为基础的照护　全科医疗是立足于社区的卫生服务，其特征表现如下。

（1）社区的概念，即以一定的地域为基础、以该人群的卫生需求为导向，全科医疗服务内容与形式都应适合当地人群的需求，并充分利用社区资源，为社区民众提供服务。因此“社区卫生诊断”就成为开展全科医疗必要的基础环节。

（2）以社区为导向的基层医疗，把全科医疗中个体和群体健康照护紧密结合、互相促进。

4. 以预防为导向的照护 全科医疗要求落实“预防为主”思想，也就是在人健康时、由健康向疾病转化过程中以及疾病发生早期（无症状期）就主动关注，其服务对象除了患病者外还包括高危人群与健康人群。

5. 团队合作式服务 社区护士是全科医生完成社区/家庭医疗工作的主要助手，其主要服务对象是需要在社区长期管理的慢性患者、老年患者、出院患者及残疾人等，服务内容主要包括家庭访视、家庭护理、患者小组活动指导、患者教育督导等。社区护士和全科医生的比例通常为2∶1，甚至更多，即护士的数量应超过医师。

必考热点

1. 由1对已婚子女及其父母、未婚子女或未婚兄弟姐妹构成的家庭被称为主干家庭。

2. 为使患精神疾病的儿子得到良好的康复，父母举家迁移到一个十分幽静的山村。这一举动给患者提供的家庭资源是结构支持。

【热点提示】结构支持指家庭住所或设施的改变，以适应患者成员需求。

3. 居民李某，2年前离婚，现与女儿同住，这种家庭类型属于单亲家庭。

【热点提示】一个家庭中只有父母其中一方和孩子共同生活，属于单亲家庭。

第二单元 全科医生

考点：全科医生的概念

1. 全科医生的定义 全科医生又称全科/家庭医师或家庭医生，是执行全科医疗的卫生服务提供者。全科医生是对个人、家庭和社区提供优质、方便、经济有效的、一体化的基本医疗保健服务，进行生命、健康与疾病的全过程、全方位负责式管理的医师。

2. 全科医生的角色（表12-14）

表12-14 全科医生的角色

项目	内容
对个人与家庭	①医师。②健康管理者。③咨询者。④教育者。⑤卫生服务协调者
对医疗保健与保险体系	①守门人。②团队管理与教育者
对社会	①社区或家庭成员。②社区健康组织与监测者

3. 全科医生的素质 ①强烈的人文情感。②扎实的业务技能。③出色的管理能力。④执着的科学态度。

必考热点

1. 对个人与家庭来说，全科医生的角色是医师、健康管理者、咨询者、教育者、卫生服务协调者。

2. 全科医生又称家庭医生。

【热点提示】全科医生又称家庭医生，是全科医疗服务的提供者。

考点：家庭医生签约服务

1. 签约服务的目的 强化全科医生制度建设，鼓励群众增加对基层医疗卫生服务的利用，促进基层首诊、分级诊疗的实现，落实健康中国规划和人人享有基本医疗卫生服务的目标。

2. 签约服务的方式 ①家庭医生为签约服务的第一责任人。②实行团队签约服务。③签订服务协议。④鼓励组合式签约。

3. 签约服务的内涵

（1）明确签约服务内容：①基本医疗服务。②公共卫生服务。③健康管理服务。

（2）制定实施签约服务包。

（3）体现对签约服务对象的优惠。

4. 签约服务的激励机制　要建立一个以签约服务对象数量与构成、服务质量、健康/疾病管理效果、居民满意度（包括续签率）、医药费用控制、签约居民基层就诊比例等为核心的签约服务评价考核指标体系，定期对服务团队开展评价考核，及时向社会公开结果，并与医保支付、基本公共卫生服务经费拨付以及团队和个人绩效分配挂钩。

考点：全科医生的诊疗思维

全科医生的诊疗思维见表12-15。

表12-15　全科医生的诊疗思维

<table>
<tr><th>项目</th><th colspan="2">内容</th></tr>
<tr><td>以患者为中心的全人化照护</td><td colspan="2">1. 要了解患者的就医目的、对医生的期望、就诊时的情感状态、对自己所患的疾病是否有恐惧及担忧等情绪状态，以及患者和其家庭的经济文化背景和相关生活方式，了解疾病对患者工作及家庭生活的影响，从中寻找某些发病原因方面的资料；并从生理、心理、社会“三维”角度作出整体评价及恰当的干预
2. 医生应考虑到精神与躯体之间的相互影响，以及提供整体性服务的重要性
3. 全科医生的诊治目标要从缓解症状、治愈疾病扩大到预防疾病、满足患者的需要；利用的资源应由医疗资源延伸到广泛的社会资源；医患间的交往也从接诊看病转为一种不受时空、疾患类型、患病和就诊与否等因素限制的伙伴式、连续性的交流</td></tr>
<tr><td rowspan="3">以解决问题为导向的诊疗思维方法</td><td>病情初步判断</td><td>首先要识别或排除威胁生命的严重疾病，多考虑社区常见疾病。症状不典型、非特异时考虑全身性疾病（内分泌、免疫、血液系统疾病等）。从生理-心理-社会角度鉴别亚健康与心身问题</td></tr>
<tr><td>治疗与健康问题处理</td><td>一般问题可做试验性即刻治疗，病情需要时及时转诊，慢性病及健康问题进行全方位长期管理</td></tr>
<tr><td>分类诊断处理</td><td>首先，分辨问题类型：根据症状的性质与发作过程，区分这些症状是否由危急的疾病引起，是器质性的还是功能性的；其次，分辨是急性还是慢性，是重症还是轻症；最后，决定是否转诊。根据问题类型与严重程度，将患者分为3类：在基层可直接判断，处理的；可以/需要进一步观察的；需要紧急转/会诊的</td></tr>
</table>

重点提醒

全科医生的诊疗思维方法可以描述为“小病善治，大病善识，急病善转，慢病善管”。

考点：全科医生的应诊任务与接诊技巧

1. 全科医生的应诊任务　①确认并处理现患问题。②对慢性活动性问题进行处理。③根据需要提供预防性照顾。④改善患者的就医和遵医行为。

2. 全科医生的接诊技巧 见表12-16。

表12-16 全科医生的接诊技巧

<table>
<tr><th colspan="2">项目</th><th>内容</th></tr>
<tr><td colspan="2">程序化沟通</td><td>1. 观察-询问：观察既是诊断的开始，又是沟通的开始
2. 倾听-反馈：全科医生在发出询问后几分钟内倾听患者陈述
3. 查体-辅助检查：查体是全科医生的临床基本功，在基层接诊中尤为重要
4. 解释-讨论：这是接诊过程里医患互动最集中的环节
5. 总结-约定：本环节对接诊可以起到“一锤定音”的作用</td></tr>
<tr><td rowspan="3">改善遵医行为</td><td>遵医行为的影响因素</td><td>①患者知识（误解）。②患者健康信念（动力）。③用药。④经济因素和人际支持。⑤医患关系和医疗照护方式</td></tr>
<tr><td rowspan="2">改善遵医行为的策略</td><td>医师方面：①以能够让患者听懂的方式解释问题。②最重要的内容应最先提供。③对于重要的内容必须强调2~3遍。④每次给予的内容尽量少而要点集中，便于理解及记忆。⑤较复杂的内容应写在纸上或让患者复述，以保证其正确理解</td></tr>
<tr><td>医疗行政方面：检查管理政策和教育目标，强调以“整体人”为服务对象，注意保护患者权益</td></tr>
</table>

重点提醒

1. 观察-询问：医师在观察-询问时应表达出自己对患者的高度关切。
2. 倾听-反馈：医师在本环节应持同理心，力求客观，不评判、不争辩、不急于劝告或说服患者。
3. 查体-辅助检查：在本环节应体现出医师的细致、体贴和娴熟的临床技能。
4. 解释-讨论：本环节医师要把握住平等讨论的心态。
5. 总结-约定：本环节的落实将把医师的诊疗服务转化为患者生活的重要成分，从而有利于医患双方携手实现可行的健康目标。

必考热点

对患者适当进行引导、概括与澄清一些重要事实，之后要及时将其讲述的内容予以综合整理，这一操作属于全科医生接诊技巧的倾听、反馈。

第十三章 常见症状

考点：发热

1. 概述 发热指的是人的体温超过正常高限，是体温调节异常的结果。人的正常体温是随测量部位不同而异，腋温为36~37℃，口温为36.3~37.2℃，肛温为36.5~37.7℃。正常人体温在不同个体之间略有差异，且常可有变异，通常下午较上午略高，但24小时内波动不超过1℃；妇女排卵后较高，月经期较低；运动或进食后略高；老年人略低。另外，在高温环境下体温也可稍有升高。

2. 常见病因和临床特点

（1）病因：发热的病因常分为感染性和非感染性两大类，而以感染性发热更常见。发热的常见病因见表13-1。

表 13-1 发热的常见病因

发热分类	病因
感染性发热	1. 急、慢性传染病 2. 急、慢性全身或局灶性感染
非感染性发热	1. 风湿性疾病：如风湿热、系统性红斑狼疮等 2. 恶性肿瘤：如各种恶性实体瘤、血液系统恶性肿瘤（淋巴瘤） 3. 无菌性组织坏死：如心肌梗死、肺栓塞、烧伤、大手术等 4. 内分泌及代谢疾病：如甲状腺功能亢进症（包括甲状腺危象）、严重脱水等 5. 中枢神经系统疾病：如脑出血、外伤、肿瘤等 6. 物理因素：如中暑等 7. 变态反应：如药物热、药物引起的溶血和血型不合输血引起的溶血等 8. 其他：如自主神经功能紊乱产生功能性发热，包括感染治愈后低热和神经功能性低热

（2）发热的热度分型见表 13-2。

表 13-2 发热的热度分型

热度	内容
低热（37.3~38.0℃）	慢性低热（病程 1 个月以上），可为结核、肝炎、局灶性化脓性感染；也可为非感染性，如风湿热、甲亢、肿瘤、功能性发热
中等度热（38.1~39.0℃）；高热（39.1~41.0℃）	1. 急性（病程 2 周以内）主要由感染导致，也可能是全身疾病的早期表现 2. 长期（病程 2 周以上）多由急性中高热迁延而来，常因感染、肿瘤、结缔组织病和变态反应性疾病引起，但仍以感染为主
超高热（>41℃）	多见于中暑、热射病、丘脑病变、婴幼儿急性感染病、输液反应。常急性起病，干热无汗，可伴昏迷、惊厥

（3）常见热型见表 13-3。

表 13-3 常见热型

热型	内容
稽留热	1. 体温持续在 39~40℃及以上达数天或数周，24 小时内波动不超过 1℃ 2. 常见于肺炎链球菌肺炎和伤寒等
弛张热	1. 因常见于败血症，故又称败血症热型，体温常在 39℃以上，24 小时内波动达 2℃以上，但最低体温仍高于正常水平 2. 见于败血症、风湿热、重症肺结核和化脓性炎症等
间歇热	1. 体温骤升达高峰，持续数小时后，骤降至正常，经过 1 天至数天后又骤升，如此高热期与无热期反复交替发作 2. 见于疟疾、急性肾盂肾炎等
波状热	1. 体温逐渐升高达 39℃或以上，持续数天后逐渐下降至正常水平，数天后又逐渐上升，如此反复交替发作多次 2. 见于布鲁菌病
回归热	1. 体温骤升达 39℃以上，持续数天后又骤降至正常水平，数天后又骤升，持续数天后又骤降，如此反复发作 2. 见于回归热、霍奇金淋巴瘤、周期热等
不规则热	1. 发热的体温曲线无一定规律 2. 见于结核病、风湿热、支气管炎等

重点提醒

记忆方法：败风弛化脓肺结，支渗湿结不规则。大寒稽疾盂间歇，布菌波状皆高热。解释：败风弛化脓肺结（败血症、风湿热、弛张热、化脓性炎症、重症肺结核）。支渗湿结不规则（支气管肺炎、渗出性胸膜炎、风湿热、结核病、不规则热）。大寒稽疾盂间歇（大叶肺炎、斑疹伤寒和伤寒、疟疾、急性肾盂肾炎、间歇热）。布菌波状皆高热（布鲁菌病、波状热）。

必考热点

1. 引起稽留热的常见疾病是肺炎链球菌肺炎和伤寒等。
2. 回归热是指高热（>39℃）数日，退热数日，再发热数日。
3. 体温在39~40℃及以上，24小时内波动不超过1℃的是稽留热。
4. 急性肾盂肾炎的热型常为间歇热。
5. 患者，男性，33岁。发热伴胸痛，咳嗽，体温40℃持续5日，1日内体温上下波动不超过1℃。其发热的热型应是稽留热。
6. 患者，女性，32岁。持续发热1周，体温可达39.2~41.0℃，每天最低温度为37.8℃左右。此热型属于弛张热。

【热点提示】弛张热：因常见于败血症，故又称败血症热型，体温常在39℃以上，24小时内波动达2℃以上，但最低体温仍高于正常水平，见于败血症、风湿热、重症肺结核和化脓性炎症等。

3. 诊断思路

（1）病史采集：发热的病史采集见表13-4。

表13-4 发热的病史采集

项目	内容
针对发热本身的问诊	1. 询问发热的可能诱因 2. 起病的缓急、病程的长短 3. 询问热度和发热的特点
相关鉴别问诊	1. 伴明显头痛：颅内感染、出血等 2. 伴寒战：一次性寒战见于肺炎链球菌肺炎、输血反应、输液反应；反复性寒战则见于疟疾、败血症、急性胆囊炎、感染性心内膜炎、淋巴瘤 3. 伴出血：肾综合征出血热、某些血液病（如急性白血病、急性再生障碍性贫血）、弥散性血管内凝血等 4. 伴胸痛：肺炎链球菌肺炎、胸膜炎、肺脓肿及心包炎、心肌炎、急性心肌梗死 5. 伴腹痛：急性细菌性痢疾、急性胆囊炎、急性阑尾炎、肺炎、肠结核、肝脓肿、急性病毒性肝炎、急性腹膜炎及淋巴瘤、肝癌、结肠癌等 6. 伴尿痛、尿频、尿急：急、慢性肾盂肾炎、急性膀胱炎、肾结核等 7. 伴肌肉痛：多发性肌炎、皮肌炎、军团菌病等 8. 伴皮疹：发疹性传染病如水痘、猩红热、天花、麻疹、斑疹伤寒、伤寒；非传染性疾病如风湿热、药物热、系统性红斑狼疮、败血症等 9. 伴黄疸：病毒性肝炎、淋巴瘤、急性溶血、胆囊炎、化脓性胆管炎、败血症等
诊疗经过问诊	1. 患病以来是否曾到医院就诊和检查 2. 治疗和用药情况，如是否用过抗生素和退热药等，疗效如何
患病以来的一般情况问诊	包括精神、饮食、睡眠、大小便和体重变化等

（2）体格检查：①测量体温，必要时测肛温。②全面系统的体格检查。主要包括皮疹、黄疸、淋巴结（局部或全身肿大）、局部感染灶、心肺异常体征及有无肝脾大和腹部其他异常体征等。

（3）辅助检查：发热的辅助检查见表 13-5。

表 13-5　发热的辅助检查

项目	内容
血常规	1. 白细胞计数增多伴核左移和中性粒细胞碱性磷酸酶（NAP）积分增高见于急性化脓性细菌感染 2. 白细胞计数不增多或减少可见于伤寒、副伤寒、疟疾、病毒感染及革兰阴性杆菌感染等 3. 淋巴细胞增高且异型淋巴细胞大于 10%，对传染性单核细胞增多症有诊断价值 4. 嗜酸性粒细胞增高常见于寄生虫病及变态反应性疾病 5. 贫血伴大量原始和幼稚细胞，最可能是急性白血病或淋巴瘤骨髓侵犯
尿常规	1. 发热本身可有轻度蛋白尿 2. 明显尿常规异常可由尿路感染、肿瘤或结缔组织病引起
大便常规和潜血	对肠道感染和肿瘤有诊断价值
红细胞沉降率	对结核病、自身免疫病、肿瘤性疾病的诊断有帮助
胸部 X 线片	对了解心、肺、纵隔情况及结核或肿瘤的诊断有重要价值
腹部 B 超	对了解腹部脏器病变和腹腔淋巴结是否肿大有重要价值
细菌学检查	1. 血培养：有利于伤寒、败血症、感染性心内膜炎的确诊 2. 痰培养：有利于呼吸道感染的诊断 3. 尿培养：有利于尿路感染的诊断 4. 大便培养：有利于肠道感染的诊断
其他针对性的辅助检查	如血清学试验（肥达、外斐反应）、自身抗体（抗核抗体谱等）检测、各种穿刺液（胸腔积液、腹水、脑脊液、骨髓液）检查、各种组织（淋巴结、肝、肾及各种病变组织）活检等

重点提醒

由于抗生素、糖皮质激素和解热药的应用及个体差异等，有时使热型变得不典型。

必考热点

患者，女性，28 岁。发热半个月，弛张热型，伴关节痛、恶寒。查体：皮肤瘀点、奥斯勒（Osler）结节，心脏有杂音，考虑为感染性心内膜炎。确诊的直接证据是组织学和细菌学检查。

【热点提示】细菌学检查中的血培养有利于伤寒、败血症、感染性心内膜炎的确诊。

4. 发热的处理　见表 13-6。

表 13-6　发热的处理

项目	内容
紧急降温处理的情况	①体温超过 40℃。②高热伴惊厥或谵妄。③高热伴休克或心功能不全。④高温中暑
紧急降温措施	1. 首选物理降温：包括冰袋或冷毛巾冷敷、35%左右乙醇擦浴 2. 退热药物：临床常用布洛芬、对乙酰氨基酚等退热药物。但有严重感染者，在未应用有效抗生素前，不应使用退热药，以免引起或加重休克。糖皮质激素不能作为退热药物应用，但在严重感染引起的脓毒症休克，可与有效抗生素同时应用 3. 对超高热或高热伴惊厥、谵妄者，还可应用冬眠疗法

重点提醒

冬眠疗法：氯丙嗪 50mg、异丙嗪 50mg 加入 5% 葡萄糖或生理盐水中静脉滴注。

5. 转诊指征

（1）经过处理之后高热不退，伴有某种危重症，如昏迷、抽搐、剧痛、呼吸困难、发绀、休克、重度心律失常等。

（2）经初步检查，对发热诊断不清，需要做进一步检查的患者。

（3）疑为风湿热、肿瘤、血液系统疾病引起的发热。

考点：皮疹

1. 概述 皮疹亦称皮肤损害或皮损，是指客观存在、可通过视诊或触诊检查出来的皮肤及黏膜的病变。皮疹分为原发性和继发性两大类。

2. 常见病因 皮疹的常见病因见表 13-7。

表 13-7 皮疹的常见病因

项目	内容
一般因素	年龄、性别、种族、职业、个人卫生等
外因	日光照射等物理性因素，昆虫叮咬等动物性因素，花粉等植物性因素，生活日化用品等化学性因素，病毒、真菌等微生物感染等
内因	遗传、代谢障碍、内分泌紊乱、血液及淋巴循环障碍、精神因素、内脏疾病等

3. 临床特点 皮疹的临床特点见表 13-8。

表 13-8 皮疹的临床特点

皮疹分类	内容
原发性皮疹	1. 斑疹：局限性皮肤颜色变化，既不高起也不凹陷，直径一般不超过 1cm 2. 丘疹：局限性、实质性、隆起性损害，通常直径不超过 1cm 3. 斑块：丘疹扩大或融合而成，扁平、隆起，直径大于 1cm 4. 水疱：高出皮面、内含液体的局限性腔隙性损害，直径一般小于 1cm，大于 1cm 者称为大疱 5. 脓疱：内含脓液的疱，可见于脓疱疮 6. 结节：累及真皮及皮下组织的局限性、实质性损害，多呈圆形或椭圆形 7. 囊肿：内含液体、黏稠物质和细胞成分的局限性囊性损害，如皮脂腺囊肿 8. 风团：真皮浅层水肿性、暂时性、局限性、隆起性损害，颜色可呈淡红色或苍白色，形态不一，大小不等，边缘不规则，周围有红晕，常突然发生，短时间内消退，消退后不留痕迹，自觉剧痒，最常见于荨麻疹 9. 出血：血管内血液外溢所导致皮损，针尖样局限性出血为瘀点（或出血点），较大的出血融合斑为瘀斑，大小介于瘀点与瘀斑之间者为紫癜，若大量出血并积聚于皮肤及皮下组织则称为血肿

续 表

皮疹分类	内容
继发性皮疹	1. 鳞屑：即将脱落的角质层，大小、厚薄及形态不一 2. 浸渍：皮肤长时间处于潮湿状态，角质层含水量较多后出现变软、发白、起皱 3. 抓痕：搔抓或摩擦所引起表皮或真皮浅层点状或线状缺损 4. 糜烂：表皮或黏膜上皮的缺损 5. 溃疡：深达真皮、皮下组织的局限性缺损 6. 裂隙：亦称皲裂，指皮肤的线条状裂口 7. 痂：创面上渗液、脓液、血液、药物、上皮细胞等混合干涸而成的附着物 8. 苔藓样变，亦称苔藓样化，为皮肤局限性浸润肥厚，皮沟加深，皮嵴隆起，表面粗糙，似皮革样，边缘清楚，多伴剧痒，可见于慢性湿疹 9. 萎缩：皮肤的一种退行性变导致的皮肤变薄，可发生于表皮、真皮及皮下组织

必考热点

1. 风团最常见于荨麻疹。
2. 溃疡深度可到达真皮、皮下组织。
3. 丘疹扩大或融合而成，扁平、隆起，直径大于1cm的皮疹是斑块。
4. 局限性、实质性、隆起性损害，一般直径不超过1cm的皮疹是丘疹。
5. 累及真皮及皮下组织的限局性、实质性损害，多呈圆形或椭圆形的皮疹是结节。
6. 直径大于1cm水疱称为大疱。
7. 颜色可呈淡红色或苍白色，大小不等，形态不一，边缘不规则，周围有红晕，常突然发生，短时间内消退，消退后不留痕迹，自觉剧痒。属于风团。

4. 常见疾病 皮疹常见疾病见表13-9。

表13-9 皮疹常见疾病

常见疾病	内容
过敏性皮肤病	1. 接触性皮炎、湿疹、荨麻疹 2. 药疹：有用药史，出现水肿性红斑等多种类型皮疹，严重者伴有不同程度的发热、关节痛、淋巴结肿大、内脏损害等全身表现
伴有皮疹的急性传染病	1. 麻疹：发热2~3天后出现口腔颊黏膜科氏斑，之后1~2天后自耳后出现淡红色斑丘疹，自上而下，自躯干向四肢扩展，遍及全身，有流涕、咳嗽、结膜充血等症状。多见于6个月至5岁小儿 2. 风疹：发热1~2天后最先于面部出现淡红色斑疹、斑丘疹，1天左右遍及全身，常伴有耳后、枕部淋巴结肿大，2~3天后皮疹消退。多见于1~5岁儿童 3. 猩红热：发热第2天自耳后起出诊，自上而下数小时可遍及全身，为全身皮肤充血发红基础上弥漫性针头大小鲜红色点状红斑，压之褪色，热度高低同皮疹轻重变化一致，伴有咽峡炎、舌乳头红肿呈草莓样舌、杨梅样舌 4. 流行性脑脊髓膜炎：发热、头痛、呕吐、皮肤黏膜出现鲜红色或紫红色瘀点或瘀斑，颈项强直、凯尔尼格征、布鲁津斯基征阳性。多见于15岁以下儿童 5. 水痘：有患者接触史，低热、头痛、乏力、全身不适，1~2天后出现斑疹、丘疹、水疱，皮疹向心性分布，躯干最多，皮疹最后结痂。多见于儿童 6. 其他：如伤寒（发热6~8天后，躯干出现玫瑰疹，伴有脾大，肥达反应阳性等）、肾综合征出血热、皮肤脓疱疮等
其他类型伴有皮疹的疾病	1. 系统性红斑狼疮：20~40岁女性多见，面颊与鼻梁部出现蝶形红斑、盘状红斑，可伴有发热、关节痛、乏力、消瘦、口腔溃疡、胸膜炎或心包炎、神经精神症状、肾脏受损、血液及免疫学检查异常等 2. 其他：如败血症、血小板减少性紫癜、白血病等

必考热点

1. 麻疹多见于6个月至5岁小儿。

2. 患儿，女，4岁。发热第2天自耳后起出诊，自上而下数小时遍及全身，舌乳头红肿呈草莓样舌。以上症状说明是猩红热。

5. 诊断思路

（1）病史采集：皮疹的病史采集见表13-10。

表13-10 皮疹的病史采集

项目		内容
现病史	针对皮疹本身的问诊	1. 性别与年龄 2. 诱因：异常接触物品或患者、用药、日晒、呼吸道感染、发热等 3. 部位：皮疹始发部位、扩展部位 4. 特点：皮疹的形态、色泽、大小、界限、分布及出疹顺序、皮疹是否高于或低于皮表、是否有渗液等 5. 发作形式：突发或缓慢起病 6. 发作时间：急性（数小时或数天），见于湿疹、荨麻疹、特应性皮炎、变应性接触性皮炎、虫咬皮炎、药疹、疱疹、病毒疹；亚急性（数天或数周），见于湿疹、特应性皮炎、脓疱疹、疥疮、虱病、药疹、玫瑰糠疹、银屑病、癣、念珠菌病；慢性（数周或数月），多见于湿疹、银屑病、特应性皮炎、癣、神经性皮炎 7. 加重及缓解因素
	相关鉴别问诊	伴发热多见于病毒疹、脓疱疹、药疹等；伴瘙痒见于荨麻疹、特应性皮炎、疥疮、虱病、虫咬皮炎、水痘、疱疹样皮炎、丘疹性棘层松解性皮病（Grover综合征）、癣、银屑病、药疹、玫瑰糠疹、念珠菌病、应激性瘙痒或单纯性苔藓
	诊疗经过问诊	1. 患病以来是否曾到医院就诊和检查，如血常规、皮肤病理检查等，检查结果如何 2. 治疗和用药情况，如是否内服或外用药物等，疗效如何
	患病以来的一般情况问诊	包括精神、饮食、睡眠、大便、小便和体重变化等
其他相关病史问诊		1. 既往有无全身系统性疾病，有无皮疹、湿疹、哮喘史或过敏倾向。有无食物、药物过敏史 2. 周围类似疾病流行及接触情况 3. 有无相关疾病家族史

（2）体格检查：皮疹的体格检查见表13-11。

表13-11 皮疹的体格检查

项目	内容
全身体检	体温、脉搏、呼吸、血压、淋巴结、眼结膜、口舌咽部黏膜、心、肺、肝、脾、关节等
皮肤检查	皮疹的形态、色泽、大小、界限，是否高于或低于皮表，有无渗液和触痛

6. 辅助检查　皮疹的辅助检查见表 13-12。

表 13-12　皮疹的辅助检查

项目	内容
血常规	1. 嗜酸性粒细胞升高见于变态反应性疾病、寄生虫性皮肤病 2. 中性粒细胞升高见于细菌性皮肤病，减少见于系统性红斑狼疮
皮肤免疫病理检查	适用于天疱疮、类天疱疮、红斑狼疮、皮肌炎、皮肤血管炎等自身免疫性皮肤病
显微镜检查	可发现疥疮、螨虫、真菌菌丝、细菌等
斑贴试验	检测变应性接触性皮炎的变应原
皮肤划痕试验	用于诊断荨麻疹

7. 处理与转诊

（1）处理

1）治疗原则：①首先要明确是单纯皮肤病变还是合并有其他系统病变。②重视皮肤病与环境、精神因素的关系。③根据病因及发病机制等选择药物，如针对化脓性皮肤病，宜选用抗生素类药物；针对真菌性皮肤病，选用抗真菌药物；针对变态反应性疾病，宜选糖皮质激素或抗组胺药；针对瘙痒者，宜选用止痒剂。④根据皮损特点选用外用药物的剂型。⑤注意药物的使用方法、时间、部位、次数和可能出现的不良反应。

2）皮疹的药物治疗见表 13-13。

表 13-13　皮疹的药物治疗

药物	治疗内容	
内用药物	抗组胺药、糖皮质激素、抗生素、抗病毒药、抗真菌药、维生素类药物等	
皮疹的外用药物	选择正确的药物	根据不同的病因、临床表现选择不同的药物
	选择正确的剂型	1. 急性期：有糜烂渗出多，选用溶液湿敷，湿敷期间可用油剂保护皮疹；仅有红斑、丘疹，无糜烂渗出，选用粉剂、洗剂；急性期忌用软膏或有刺激性药物 2. 亚急性期：有糜烂，渗液少，有结痂，选用油剂、糊剂；无糜烂，选用乳剂、糊剂 3. 慢性期：角化过度、增厚、苔藓样变，选用软膏、硬膏、乳剂等 4. 如仅有瘙痒而无皮疹，可用酊剂或醑剂、乳剂、洗剂等，小儿以后两种为宜
	使用注意事项	1. 必须询问患者有无药物过敏史，并告知患者外用药引起变态反应或刺激时应立即停用 2. 根据病情选适宜的剂型 3. 向患者或家属详细告知用法，如湿敷需用六层纱布浸湿溶液，以不滴水为度，紧贴于患处；分泌物多者，宜勤换湿敷；大面积湿敷时需浓度低些，以防吸收中毒 4. 用药应根据患者性别、年龄、皮损部位而有所不同 5. 刺激性强的药物，如高浓度水杨酸不宜用于婴幼儿、面部或会阴部 6. 外用药物浓度应由低至高；药物久用易产生耐受，故需经常变更药物 7. 通常先用作用较温和、浓度较低的药物

（2）转诊：遇皮疹无法明确诊断或皮疹伴全身表现严重者，如严重药疹出现大片糜烂、表皮棘层细胞松解等或皮疹经过初期治疗效果不佳者，需及时转诊到上级医院就诊。

重点提醒

皮疹处理的关键是治疗原发疾病。如过敏性皮肤病关键是寻找去除变应原，病毒感染者重点是对症治疗防治并发症，细菌感染者注意病原治疗。

考点：水肿

1. **概述** 人体组织间隙中过多液体积聚致组织肿胀称为水肿。按范围分为全身性水肿与局部性水肿；体腔内液积聚过多称为积液，包括胸腔积液、腹水和心包积液等。

2. **常见病因和临床特点**

（1）全身性水肿：全身性水肿的常见病因和临床特点见表13-14。

表13-14 全身性水肿的常见病因和临床特点

病因	临床特点
心源性水肿	主要是右心衰竭的表现，常见于瓣膜、心肌等病变引起的充血性心力衰竭、缩窄性心包炎等。水肿严重者甚至出现胸腔积液、腹水或心包积液
肾源性水肿	主要见于各类肾脏疾病。肾病综合征患者则可有“三高一低”表现（高度水肿、大量蛋白尿、高脂血症、低蛋白血症）
肝源性水肿	见于肝硬化失代偿期、肝癌等。主要为腹水，可出现下肢或全身性水肿。其水肿发展慢，先出现于足、踝部，呈上行性而至全身，头面部及上肢常无水肿
营养不良性水肿	常见于慢性消耗性疾病、长期营养缺乏、严重烧伤及维生素 B_1 缺乏等。水肿呈上行性，出现前先有消瘦及体重下降等，可有浆膜腔积液以及低蛋白血症
其他原因	1. 黏液性水肿：为甲状腺功能减退产生，水肿以颜面、下肢的胫前较明显，为非凹陷性水肿 2. 经前期紧张综合征：月经前7~14天出现眼睑、踝部与手轻度水肿，伴乳房胀痛及盆腔沉重感，经后排尿增加，水肿消退 3. 皮质醇增多症：因水钠潴留引起 4. 妊娠期高血压：多见于初产妇，于妊娠24周后出现 5. 特发性水肿：原因不明，绝大多数为女性，多出现于颜面或下肢，呈昼夜变化，可能与毛细血管通透性增加或雌激素引起水钠潴留有关 6. 药物因素：如肾上腺皮质激素、雌激素、胰岛素

（2）局限性水肿：是指液体局限性积聚于身体局部组织间隙。常见原因为局部静脉或淋巴回流受阻、毛细血管通透性增加等。如局部炎症、上腔或下腔静脉阻塞综合征、肢体静脉血栓形成或栓塞性静脉炎、象皮肿、血管变态反应等。

重点提醒

1. 肝硬化是肝源性水肿最常见的原因。
2. 静脉、淋巴回流障碍多产生局部性水肿。
3. 显性水肿是指短时间内液体潴留使体重增加超过10%，指压凹陷明显；隐性水肿是指体重增加在10%以下，早期水肿多不明显。

必考热点

1. 肾病综合征患者则可有“三高一低”表现，即高度水肿、大量蛋白尿、高脂血症、低蛋白血症。
2. 患者，女性，45岁。2年前发生心肌梗死，近1个月活动后喘憋、口唇发绀、下肢水肿、双肺底可闻及湿啰音。该患者可能存在的病理生理学改变是水钠潴留。
3. 水肿以颜面、下肢的胫前较明显，为非凹陷性水肿的是黏液性水肿。
4. 肾源性水肿开始水肿的部位是眼睑、颜面。
5. 月经前7~14天出现眼睑、踝部与手轻度水肿，伴乳房胀痛及盆腔沉重感，经后排尿增加，水肿消退，此种水肿为经前期紧张综合征。

3. 诊断思路

（1）病史采集：水肿的病史采集见表 13-15。

表 13-15　水肿的病史采集

项目	内容	
现病史	针对水肿本身问诊	1. 发病诱因：有无激烈运动、劳累、精神紧张、感染 2. 水肿特点：水肿出现的时间、持续时间、水肿发生的缓急、程度，水肿开始的部位，与体位的关系，是否为凹陷性及对称性，加重或缓解因素
	相关的鉴别问诊	1. 伴呼吸困难、心悸、不能平卧，并有颈静脉怒张、肝大等表现，考虑心源性水肿 2. 伴尿少、尿常规改变、高血压、肾功能损害等，考虑肾源性水肿 3. 伴黄疸、腹水、蜘蛛痣、腹壁静脉曲张、肝功能异常等，考虑肝源性水肿 4. 伴消瘦、体重减轻等，考虑营养不良性水肿 5. 伴乏力、怕冷、心率慢，非凹陷性水肿，考虑甲状腺功能减退症 6. 与月经周期有明显关系者，考虑经前期紧张综合征 7. 局部发热、疼痛，考虑炎症性水肿
	诊疗经过问诊	1. 患病以来是否曾到医院就诊和检查，检查结果如何 2. 治疗和用药情况，如是否用过利尿药，疗效如何
	患病以来的一般情况问诊	包括精神、饮食、睡眠、大便和体重变化情况等
其他相关病史问诊	1. 既往有无高血压、心脏病、糖尿病、慢性肾病、肝病病史，有无肺部疾病、甲状腺疾病、肿瘤、营养不良性疾病 2. 有无烟酒嗜好，有无药物过敏史，有无外伤和手术史 3. 配偶健康状况，女性月经与婚育史 4. 有无心脏病家族史	

（2）体格检查：水肿的体格检查见表 13-16。

表 13-16　水肿的体格检查

项目	内容
水肿分布	1. 全身性水肿：低蛋白血症或心、肾、肝脏的严重病变及内分泌紊乱等 2. 局限性水肿：局部静脉或淋巴回流受阻、炎症或变态反应等 3. 非凹陷性水肿：淋巴梗阻性水肿或甲状腺功能减退所致黏液性水肿 4. 局部有压痛或红肿：常属炎症性水肿
颈静脉怒张	右心衰竭、上腔静脉受压（如纵隔肿瘤、动脉瘤、血栓）等
心脏检查	心脏有病理性杂音、心脏扩大、心律不齐等，应除外心源性水肿
肺部啰音	应除外肺淤血及心源性水肿
腹部、皮肤及手掌检查	肝脾大、腹壁静脉曲张、蜘蛛痣和肝掌者应考虑肝硬化
下肢水肿	1. 双侧对称性水肿者，多见于心、肝、肾疾病或低蛋白血症，也可为大量腹水、巨大卵巢囊肿及妊娠子宫等压迫静脉所致 2. 单侧下肢水肿者，应除外静脉血栓、淋巴回流受阻、静脉曲张或感染等

（3）辅助检查：水肿的辅助检查见表13-17。

表13-17　水肿的辅助检查

项目	内容
必须要做的检查	血、尿常规及肝、肾功能测定
可选择做检查	大便潜血试验，甲状腺功能测定，24小时尿蛋白定量，血/尿渗透浓度测定、心电图、超声心动图、胸部X线片及胸腹部CT、B超等

必考热点

患者，女性，38岁。双下肢反复水肿2年。查体：BP 160/95mmHg。实验室检查：尿蛋白（++），尿沉渣镜检RBC 20~30个/高倍视野。该患者的水肿属于肾源性水肿。

4. 处理原则和转诊指征　水肿的处理原则和转诊指征见表13-18。

表13-18　水肿的处理原则和转诊指征

项目	内容
处理原则	1. 治疗原发病：如心脏病、肾脏病、肝硬化、营养不良、甲状腺功能减退等 2. 对症处理：主要是利尿 3. 低白蛋白血症者可输注白蛋白 4. 严重水肿利尿效果不佳或不宜使用利尿药者，可行血液透析治疗；腹水严重有压迫症状者可行腹腔穿刺放水（需到有条件医院治疗）
转诊指征	1. 伴有“危险信号”，如昏迷，呼吸困难，消化道出血，大量胸腔积液、腹水、心包积液 2. 不明原因水肿 3. 病因明确但水肿进行性加重 4. 原发病加重，如肾功能进行性恶化、肝硬化出现肝性脑病等 5. 经治疗后水肿症状无明显好转

重点提醒

利尿药可依据血清电解质情况选用：保钾利尿药如螺内酯、氨苯蝶啶；排钾利尿药，如氢氯噻嗪、呋塞米等。

考点：发绀

1. 概述

（1）发绀指的是由于血液中还原血红蛋白增多或异常血红蛋白衍生物增加使皮肤、黏膜呈青紫色。

（2）常发生在毛细血管丰富、皮肤较薄、色素较少的口唇、鼻尖、耳垂、颊部及指端（甲床）等部位。发绀的严重程度并不能完全反映动脉血氧下降的严重程度。

2. 常见病因和临床特点

（1）血液中还原血红蛋白增多：血液中还原血红蛋白增多的病因和临床特点见表13-19。

表 13-19　血液中还原血红蛋白增多的病因和临床特点

病因	临床特点
中心性发绀	1. 肺性发绀：见于慢性阻塞性肺疾病、重症哮喘、重症肺炎、气胸、大量胸腔积液等 2. 心脏疾病：常见于心力衰竭和先天性心脏病，如法洛四联症。前者主要由于肺内气体交换障碍，后者主要由于部分静脉血通过肺进行氧合而直接进入体循环动脉血中。如分流量超过左心输出量的 1/3，即引起发绀
周围性发绀	1. 静脉淤血：下肢静脉栓塞、静脉曲张 2. 心排血量减少：如严重休克时，因周围血管血流缓慢及血管收缩，导致组织缺血及缺氧 3. 动脉供血不足：如血栓闭塞性脉管炎、雷诺病、闭塞性周围动脉粥样硬化等
混合性发绀	见于心力衰竭（左心、右心和全心衰竭）或前述心肺病合并周围循环衰竭者

（2）血液中存在异常血红蛋白衍生物：血液中存在异常血红蛋白衍生物的病因和临床特点见表 13-20。

表 13-20　血液中存在异常血红蛋白衍生物的病因和临床特点

病因	临床特点
高铁血红蛋白血症	摄入亚硝酸盐、磺胺类、苯胺，硝基苯等，可引起血液中高铁血红蛋白增加，出现发绀，发病急、病情重，氧疗后发绀症状不减轻
硫化血红蛋白血症	患者便秘或服用硫化物后，在肠内形成硫化氢，硫化氢作用于血红蛋白生成硫化血红蛋白。特点为发绀持续时间长，可达几个月或更长的时间

重点提醒

1. 中心性发绀是呼吸系统、心脏疾病，导致的血氧饱和度降低，临床表现为弥漫性发绀，受累部位的皮肤是温暖的。

2. 周围性发绀是周围循环障碍所致，临床表现的特点是发绀常出现于肢体末端与下垂部位，受累部位的皮肤是冷的。

3. 混合性发绀是中心性和周围性发绀同时存在。

必考热点

患者，男性，48 岁。误食富含亚硝酸盐的食物后出现全身皮肤黏膜发绀伴胸闷、头晕、恶心半天。既往体健。该患者发绀最可能的原因是高铁血红蛋白血症。

3. 诊断思路

（1）病史采集：发绀的病史采集见表 13-21。

表 13-21　发绀的病史采集

项目		内容
现病史	针对发绀本身的问诊	发病年龄、发病时间、发绀出现的缓急

续 表

项目		内容
现病史	相关鉴别问诊	1. 伴呼吸困难：心源性或肺源性发绀。高铁血红蛋白血症和硫化血红蛋白血症一般呼吸困难症状不明显 2. 伴杵状指：发绀型先天性心脏病、肺动静脉瘘和肺纤维化等 3. 肢体发绀伴同侧肢体肿胀：深静脉血栓形成 4. 肢体发绀伴间歇性跛行：周围动脉疾病 5. 伴意识障碍：某些药物或化学物质急性中毒、休克、急性呼吸衰竭或急性心力衰竭等
	诊疗经过问诊	1. 患病以来是否曾到医院就诊和检查，如是否检查过血常规、尿常规、大便常规和大便潜血试验、肝肾功能及生化、血气分析、胸部X线片、超声心动图，检查结果如何 2. 治疗和用药情况，如是否用过抗生素、利尿药、血管扩张药等
	近期一般情况	包括精神、饮食、睡眠、大小便和体重变化等
其他相关病史问诊		有无与发绀相关的病史或药物、化学物质、变质蔬菜摄入史

（2）体格检查及辅助检查：发绀的体格检查及辅助检查见表13-22。

表13-22　发绀的体格检查及辅助检查

项目	内容
观察生命体征	有无异常
观察发绀分布范围	是全身性还是局部性
观察异常体征	肺部有无异常体征，心脏有无异常心音、附加音或杂音，有无杵状指
动脉血气分析	中心性发绀 SaO_2 下降，周围性发绀正常。怀疑异常血红蛋白衍生物引起发绀，可行分光镜检查。怀疑心肺疾病时，可行胸部X线检查、心电图、超声心动图检查

必考热点

1. 混合性发绀是中心性和周围性发绀同时存在，多见于全心衰竭。
2. 中心性发绀是呼吸系统、心脏疾病，导致的血氧饱和度降低，临床表现为弥漫性发绀。①呼吸系统疾病：因通气或换气功能障碍所致，见于慢性阻塞性肺疾病、重症哮喘、重症肺炎、气胸、大量胸腔积液等。②心脏疾病：常见于心力衰竭和先天性心脏病，如法洛四联症。
3. 发绀伴杵状指病程较长，见于发绀型先天性心脏病、肺动静脉瘘和肺纤维化等。
4. 严重休克时，因周围血管血流缓慢及血管收缩，导致组织缺血及缺氧。出现的发绀属于周围性发绀。
5. 肢体发绀伴间歇性跛行常见于周围动脉疾病。
6. 发绀是指血液中还原血红蛋白增多或异常血红蛋白衍生物增加使皮肤、黏膜呈青紫色。
7. 肢体发绀伴同侧肢体肿胀可见于下肢深静脉血栓形成。
8. 心脏存在解剖分流多出现法洛四联症、心脏右向左分流等，使 SaO_2 下降，出现中心性发绀。
9. 心力衰竭、心包积液、深静脉血栓形成，由于体循环淤血造成周围性发绀。

4. 处理和转诊　发绀的处理和转诊见表 13-23。

表 13-23　发绀的处理和转诊

项目	内容
处理	1. 关键是针对原发病治疗，维持生命体征稳定 2. 肺性发绀的治疗：休息，吸氧（二氧化碳潴留患者吸氧浓度不能太高）。哮喘患者予支气管扩张药雾化及激素治疗；气胸患者可进行闭式引流；胸腔积液患者可进行胸腔穿刺引流胸腔积液 3. 心脏疾病的治疗：端坐位，休息，吸氧，必要时血管活性药物维持生命体征，先天性心脏病患者考虑转诊上级医院评价手术指征 4. 周围性发绀的治疗：局部保暖，避免应用缩血管药物，改善局部循环
转诊	1. 生命体征不稳定者 2. 发绀较前进行加重者 3. 考虑异常血红蛋白衍生物增加者 4. 发绀原因不明者

考点：结膜充血

1. 概述及常见病因

（1）概述：结膜充血是眼球表层结膜血管的充血，充血形态为树枝状，颜色为鲜红色，越近穹隆部充血越明显，而越近角膜缘充血越轻。这些表层血管可随结膜机械性移动而移动，并于局部滴用肾上腺素等血管收缩剂后充血消失。

（2）常见病因：结膜充血一般为结膜疾病或者是比较表浅的刺激引起，包括感染、外伤、异物、化学性烟雾、风、紫外线和长期局部用药等刺激。

2. 临床特点及意义　结膜充血临床特点及意义见表 13-24。

表 13-24　结膜充血临床特点及意义

临床特点	意义
结膜炎	是结膜充血最常见的病因。常见感染性（细菌、衣原体、病毒）和非感染性（过敏、异物）两大类。结膜炎可引起表浅血管扩张、充血、水肿，出现分泌物等
结膜下出血	患者主诉“眼红”。目视可见单侧、局限性、边缘清楚的出血块。通常不痛，视力也不受影响。如无特殊原因，大部分不需要治疗，只需观察；同时避免高血压、剧烈咳嗽等诱因
角膜炎	最常见的局部因素是角膜外伤或角膜异物剔除术后。佩戴角膜接触镜和慢性泪囊炎也是重要原因，还有细菌性角膜炎、病毒性角膜炎等。常有眼红、畏光、疼痛不适等症状。需要转眼科就诊

3. 处理　详细询问病史，尤其注意：①症状是迅速发展还是缓慢发展，如异物性结膜炎结膜迅速充血，而病毒性结膜炎、前葡萄膜炎则结膜充血较缓慢。②是否伴有畏光、眼痛、视力下降。这些症状提示可能有角膜炎、前葡萄膜炎或闭角型青光眼，单纯结膜炎患者一般不会畏光。③仔细观察眼分泌物。

4. 转诊　“眼红”可能是不同的眼部疾病的临床表现，临床上要特别注意鉴别。当“眼红”的患者在检查、治疗的过程中发现眼痛加重、视力下降时，可能出现比较严重的眼部疾病，要注意及时转诊。

重点提醒

1. 结膜充血可表现为弥漫性的结膜充血和局限性的结膜充血。
2. 结膜充血是急性结膜炎的最常见的体征。

必考热点

1. 结膜充血通常由感染、外伤、异物、化学性烟雾、风、紫外线和长期局部用药等比较表浅的刺激引起。

2. 睫状充血的特点是越近角膜缘充血越重，越近穹隆部充血越不明显。

3. 结膜充血的患者在检查、治疗的过程中出现眼痛加重、视力下降时，要注意及时转诊。

考点：耳鸣与耳聋

1. 耳鸣概述和分类

（1）概念：耳鸣是指在无任何外界声源或刺激存在时，患者耳内或头部所感知到声音的一种主观感觉。

（2）耳鸣的分类见表13-25。

表13-25　耳鸣的分类

分类方式	内容
按照性质	可分为主观性耳鸣和客观性耳鸣
若按病程	1. 急性耳鸣（3个月以内） 2. 亚急性耳鸣（3个月至1年） 3. 慢性耳鸣（1年以上）

必考热点

慢性耳鸣是指耳鸣病程达1年以上。

2. 耳聋概述和分类

（1）概念：是指由于人体听觉系统中的传音、感音、听神经和/或各级中枢的任何结构或功能障碍所引起的不同程度的听力下降，轻者称为重听，重者听不清或听不到外界声响时则称为聋，临床上则将两者统称为聋。

（2）耳聋的分类见表13-26。

表13-26　耳聋的分类

分类方式	内容
根据病变部位	传导性聋、感音神经性聋和混合性聋
根据病变性质	器质性聋和功能性聋

3. 常见病因

（1）耳鸣的常见病因见表13-27。

表13-27　耳鸣的常见病因

病变部位	常见疾病
外耳	外耳道耵聍栓塞、异物、湿疹

续　表

病变部位	常见疾病
中耳	分泌性中耳炎、慢性中耳炎
内耳	梅尼埃病、突发性耳聋、耳毒性药物损伤、急性噪声伤害
听神经	听神经瘤、病毒性听神经炎
听觉中枢	严重中枢供血障碍、颅脑外伤、神经外科术后
听觉系统以外病变引起的耳鸣	高血压、糖尿病、贫血、白血病、甲状腺功能亢进或减退症

（2）耳聋的病因见表 13-28。

表 13-28　耳聋的病因

分类		原因
功能性耳聋		无器质性变化，又称精神性聋、癔症性聋
器质性耳聋	传导性聋	耵聍、骨瘤、外耳道炎、慢性中耳炎、咽鼓管功能障碍、鼓膜穿孔、胆脂瘤
	感音神经性聋	1. 感音性聋（耳蜗性聋）：外伤、病毒感染、老年性聋、噪声性聋、耳毒性药物、梅尼埃病、先天性耳蜗性聋 2. 神经性聋（蜗后聋）：听神经瘤、中枢性疾病、带状疱疹病毒感染等
	混合性聋	化脓性中耳炎合并迷路炎、老年性耳聋合并慢性中耳炎等

4. 临床特点和意义

（1）耳鸣：耳鸣的临床特点和意义见表 13-29。

表 13-29　耳鸣的临床特点和意义

听功能障碍部位分类	病变部位	耳鸣特点	常见疾病
传导性耳聋伴耳鸣	外耳、中耳	低频、宽频带、持续性或搏动性耳鸣	外耳道耵聍栓塞、鼓膜外伤、急性中耳炎
感音神经性聋伴耳鸣	耳蜗、听神经	高频、窄频带耳鸣	梅尼埃病、听神经瘤

（2）耳聋：耳聋的临床特点和意义见表 13-30。

表 13-30　耳聋的临床特点和意义

分类	临床特点和意义
传导性聋	分泌性中耳炎、急性和慢性化脓性中耳炎、粘连性中耳炎、急性乳突炎、急性外耳道炎或耳疖、颞骨外伤累及中耳、外耳道机械性阻塞（耵聍、异物、肿瘤、外耳道胆脂瘤等）、先天性外耳道闭锁等疾病。病因明确，诊断不难
感音神经性聋	1. 药物性聋：又称药物中毒性聋，指误用某些药物或长期接触某些化学制品造成内耳损害所致的耳聋 2. 先天性聋和遗传性聋 3. 突发性聋 4. 老年性聋 5. 噪声性聋 6. 其他常见的感音神经性聋：听神经瘤，梅尼埃病，病毒或细菌感染，创伤因素，自身免疫性疾病，全身疾病相关性聋如高血压、糖尿病、慢性肾炎、系统性红斑狼疮、甲状腺功能减退、多发性硬化均可能引起耳聋

续 表

分类	临床特点和意义
混合性聋	耳的传音与感音系统同时受累所致的耳聋
功能性聋	又称精神性聋或癔症性聋，属非器质性聋
伪聋	又称诈聋，指听觉系统无病而自称失去听觉，对声音不作搭理者的表现，严格地说，不能称为疾病

重点提醒

内耳听毛细胞、血管纹、螺旋神经节、听神经或听觉中枢病变均可阻碍声音的感受、分析或音响声音信息传递，由此引起的听力减退或听力丧失称为感音神经性聋。

必考热点

患者，男性，18 岁。双耳聋 4 年，诉出生后至 12 岁时听力、说话正常。12 岁时因患急性扁桃体炎，在当地医疗机构接受庆大霉素治疗。此后，患者听力逐渐下降至完全不能与人交流。该患者最可能的诊断是药物性聋。

考点：鼻出血

1. 概述 儿童和青少年的鼻出血部位多数在鼻中隔前下方的易出血区（利特尔动脉丛或克氏静脉丛）；中、老年者的鼻出血则多发生在鼻腔后段。

2. 常见病因及临床特点

（1）常见病因：鼻出血的常见病因见表 13-31。

表 13-31 鼻出血的常见病因

项目	内容
局部病因	1. 鼻外伤或医源性损伤：挖鼻、用力擤涕等外力均可致鼻黏膜损伤出血，鼻骨、鼻中隔或鼻窦骨折及鼻窦气压骤变等损伤黏膜或血管出血。鼻腔鼻窦手术等损伤血管导致出血 2. 鼻腔及鼻窦炎症：各种炎症均可使鼻腔鼻窦的局部黏膜发生改变而出血 3. 肿瘤：鼻腔、鼻窦及鼻咽部肿瘤溃烂出血经鼻流出，如鼻腔血管瘤、鼻咽纤维血管瘤、鼻咽癌等均可表现有鼻出血的症状 4. 其他：①鼻中隔疾病。鼻中隔偏曲、鼻中隔糜烂等易导致出血。②鼻腔异物。鼻腔异物多为一侧鼻腔出血或血涕
全身病因	1. 心血管疾病：高血压、动脉粥样硬化或充血性心力衰竭等 2. 血液病：血友病、急性白血病、再生障碍性贫血等 3. 某些急性传染病：流感、肾综合征出血热、麻疹等 4. 肝、肾等慢性疾病和风湿热：肝功能损害致凝血障碍，尿毒症可致小血管的异常，风湿热患儿常有鼻出血症状 5. 中毒：磷、汞、砷、苯等可破坏造血系统 6. 使用抗凝药及抗血小板药 7. 其他：遗传性出血性毛细血管扩张症、内分泌功能失调等

（2）不同性质血管出血的临床特点见表13-32。

表13-32　不同性质血管出血的临床特点

分类	临床特点
动脉性鼻出血	呈鲜红色，出血猛烈，似喷泉样冒出或射出
静脉性鼻出血	常呈暗红色，出血不间断，均匀地向外涌出
毛细血管渗血	多处或弥漫性渗血，常合并凝血机制障碍

3. 诊断思路

（1）病史采集：鼻出血的病史采集见表13-33。

表13-33　鼻出血的病史采集

项目		内容
现病史	针对鼻出血本身问诊	1. 询问哪侧鼻腔出血或哪侧鼻腔首先出血 2. 询问鼻出血的可能诱因，如是否有挖鼻史、打喷嚏、外伤史等 3. 询问鼻出血量的多少，以便作出正确的出血量估计 4. 询问出血的频率 5. 询问是否有伴随症状及伴随症状的特点，如伴有鼻涕、鼻塞，可见于鼻腔鼻窦炎症等，如为一侧脓血性涕，小儿可能为鼻腔异物，成人可能为鼻腔鼻窦的恶性肿瘤
现病史	相关鉴别的问诊	1. 如伴有高热，要注意与急性传染病鉴别 2. 如伴有头晕、头痛，要注意与心血管疾病鉴别 3. 如为双侧性、持续性反复性渗血，要注意与血液病鉴别
	诊疗经过的问诊	患病以来是否到医院就诊及检查，有无检查过血常规，有无进行鼻腔检查，有无止血，用什么方法止血，有无用药，效果如何
	患病以来的一般情况问诊	包括精神、饮食、睡眠、大小便和体重变化情况，以了解全身一般情况
其他相关病史问诊		有无鼻外伤史，有无鼻炎鼻窦炎史，有无心血管疾病史，有无血液病史，有无长期使用抗凝药及抗血小板药的用药史等

（2）鼻腔检查：患者取坐位或半卧位，进行前鼻镜检查，如出血量较多，可先用指压法压迫止血或0.1%肾上腺素棉片暂时止血，然后查找出血部位；必要时在鼻内镜下寻找。

（3）辅助检查：主要针对原发病进行检查。在止血之后进行病因分析时进行必要的辅助检查，如血压的测量、血常规检查、出血时间及凝血时间测定、血小板计数及毛细血管脆性试验等检查。

4. 处理　鼻出血的处理见表13-34。

表13-34　鼻出血的处理

项目	内容
一般处理	1. 患者取坐位或半卧位，安慰患者，必要时给予镇静药，并嘱患者勿将血液咽下，以免恶心呕吐 2. 若有休克症状，则先按休克处理，选平卧低头位，及时吸氧，进行静脉输液，必要时输血

续 表

项目	内容
局部处理	1. 简易止血法：多数患者出血部位在鼻中隔前下部（易出血区），且一般出血量较少。嘱患者用手指捏紧两侧鼻翼10~15分钟，同时冷敷前额和后颈，使血管收缩减少出血 2. 烧灼法：适用于反复少量且明确出血点者。传统的烧灼方法是用化学药物或电灼。近年来采用YAG激光、射频或微波烧灼 3. 填塞法：适用于出血较剧、渗血面较大或出血部位不明者。可用鼻腔可吸收性材料填塞、鼻腔纱条填塞、后鼻孔填塞和鼻腔或鼻咽部气囊或水囊压迫
全身处理	对于鼻腔、鼻窦有复杂病变或因全身疾病引起的鼻出血以及出血量较大者应视病情采取必要的全身治疗

5. 转诊指征

（1）出血量大、渗血面广或出血部位不明者，应用各种填塞方法无效，需上级医院进一步止血。

（2）出血量不大，但是疑为肿瘤、异物或其他原因导致出血者，需要治疗原发疾病。

（3）严重全身疾病所致的鼻出血。

（4）病因诊断不明的鼻出血。

必考热点

1. 风湿热患儿常有鼻出血症状。
2. 鼻出血多、渗血面较大或出血部位不明者应用填塞法止血。
3. 鼻出血伴有头晕、头痛见于心血管疾病。
4. 儿童和青少年的鼻出血区多数在鼻中隔前下方的易出血区（利特尔动脉丛或克氏静脉丛）。
5. 患者，男性，68岁。不明原因出现右侧鼻腔出血，血液呈鲜红色，出血量多，在家中自行填塞，不能控制出血，烦躁不安。就诊后重新进行鼻腔填塞仍未能止血。最恰当的处理是转至上级医院专科进一步治疗。
6. 患儿，男，6岁。右侧鼻腔反复出血2个月，量少，无其他不适。平时不爱喝水，喜挖鼻。既往体健，无家族遗传病史。该患者鼻出血时的最佳应急处理措施是手指按压鼻翼止血。

考点：口腔溃疡

1. 概述 溃疡是口腔黏膜最常见的疾病，常见的口腔溃疡有复发性口腔溃疡和创伤性溃疡。

2. 常见病因 口腔溃疡的常见病因见表13-35。

表13-35 口腔溃疡的常见病因

分类	病因
复发性口腔溃疡	病因目前尚不清楚，有关的因素有细胞免疫异常、遗传因素、系统性疾病因素（如胃、十二指肠溃疡等消化道疾病或功能紊乱）、感染因素、环境因素、微循环障碍等
创伤性溃疡	病因是口内持久的机械刺激，如残冠、残根、不良修复体、锐利的牙齿边缘等

3. 临床特点及意义

（1）复发性口腔溃疡：临床上分为三型：轻型复发性口腔溃疡、重型复发性口腔溃疡及口炎型口疮。口腔溃疡的临床特点及意义见表13-36。

表 13-36 口腔溃疡的临床特点及意义

项目	内容
轻型复发性口腔溃疡	1. 约占 80% 2. 好发于唇、舌、颊、软腭等无角化或角化较差的黏膜。初起为局灶性黏膜充血水肿，呈粟粒状红点，灼痛明显，继而形成浅表溃疡，圆形或椭圆形，直径<5mm。约 5 天溃疡开始愈合。10~14 天溃疡愈合，不留瘢痕。溃疡一般为 3~5 个，散在分布。溃疡复发的间隙期从半个月至数月不等 3. 有些患者有较规则的发病周期如月经前后，有的患者常在劳累之后发病
重型复发性口腔溃疡	1. 约占 8% 2. 溃疡大而深，似"弹坑"，直径可大于 1cm，周围组织红肿微隆起，基底微硬，表面有灰黄色假膜或灰白色坏死组织，溃疡期持续时间较长，可达 1~2 个月或更长。通常是 1~2 个溃疡。疼痛剧烈，愈合后可留瘢痕。发生于腭舌弓、软硬腭交界处等口腔后部时可造成组织缺损，影响言语及吞咽 3. 常伴低热、乏力等全身不适症状和病损局部区域的淋巴结肿痛
口炎型口疮	1. 约占 10%。多发于成年女性 2. 溃疡直径较小，约 2mm，溃疡数目多可达十几个或几十个，散在分布，似"满天星"。相邻的溃疡可融合成片，黏膜充血发红，疼痛最重，唾液分泌增加 3. 可伴有头痛、低热等全身不适、病损局部的淋巴结肿痛等症状

（2）创伤性溃疡：口内残根、残冠的尖锐边缘，不良修复物、尖锐牙尖等可使相对应的黏膜形成溃疡或糜烂面，溃疡的大小、部位、深浅不一，但与刺激物相适应。对造成创伤的刺激物应及时处理并去除。

必考热点

1. 复发性口腔溃疡在临床上可分为轻型、重型、口炎型。

2. 患者，女性，36 岁。在单位连续加班后出现口腔溃疡 2 天，不伴其他不适。既往无口腔溃疡病史。查体：舌及颊黏膜处可见数个圆形或椭圆形浅表溃疡，直径<5mm。此次病情转归最可能的结局是 10~14 天溃疡自愈，不留瘢痕。

3. 患者，女性，18 岁。2 个月内 4 次出现进食时口腔疼痛。检查发现唇、颊、舌黏膜有多个直径小于 5mm 的溃疡，呈圆形或椭圆形，散在分布。该患者最可能的诊断是复发性口疮。

考点：牙痛

1. 常见病因

（1）因感染、磨损或磨耗、创伤等因素导致牙体硬组织不同程度缺损的疾病，如龋病、牙外伤、牙齿磨损等。

（2）牙髓疾病。

（3）根尖周病。

（4）牙周疾病如急性龈乳头炎、牙周脓肿等。

2. 临床特点及意义

（1）龋病的临床特点及意义见表 13-37。

表 13-37 龋病的临床特点及意义

分类	龋损深度	临床表现
浅龋	在牙釉质和根面牙骨质内	患者一般无明显自觉症状

续 表

分类	龋损深度	临床表现
中龋	龋损进展到牙本质浅层，临床检查已有龋洞形成	患者表现为进食冷、热或酸、甜食品时有一过性敏感症状，去除刺激后症状消失
深龋	龋损进展到牙本质深层，有明显龋洞形成	患者有明显的遇冷、热、酸、甜刺激敏感症状，也可有食物嵌塞时的短暂疼痛症状，但没有自发性疼痛

（2）牙髓疾病：临床上以急性牙髓炎或慢性牙髓炎急性发作最为常见。牙髓疾病的临床特点及意义见表13-38。

表13-38　牙髓疾病的临床特点及意义

项目	内容
主要症状	尖锐、剧烈疼痛是牙髓炎的主要症状
典型症状	1. 阵发性的自发性痛 2. 温度刺激引起或加重疼痛 3. 疼痛不能定位，有发散性痛（沿三叉神经分布区放散） 4. 疼痛常在夜间发作或加重
致病因素	近髓深龋、非龋牙体疾病、充填体、深牙周袋等
温度测试反应	敏感或激发痛，疼痛持续或出现热痛冷缓解

（3）根尖周病的临床特点及意义见表13-39。

表13-39　根尖周病的临床特点及意义

分类	临床特点及意义
急性根尖周炎	早期患牙有轻度疼痛，此时患牙咬紧，疼痛可以暂时缓解，随炎症加重，患者患牙浮出和伸长的感觉逐渐加重，轻叩患牙即疼痛。根尖周炎时疼痛为自发性、持续性痛，且范围局限，患者能明确指出患牙。如果急性根尖周炎炎症继续发展，形成急性根尖脓肿，则疼痛加剧，叩痛明显，且有持续性跳痛。脓液扩散至骨膜下，疼痛、肿胀均很明显，脓液一旦穿破骨膜达到黏膜下，疼痛比以前减轻
慢性根尖周炎	患牙常由牙髓炎继发，患牙根尖部黏膜或牙龈表面可查及瘘管口，挤压瘘管口有时可有脓液溢出

（4）急性龈乳头炎：局部牙龈乳头发红肿胀，探触和吸吮时易出血，有自发性肿胀和明显的探触痛。有时局部可探查到刺激物，牙可有轻度叩痛。

（5）牙周脓肿的临床特点及意义见表13-40。

表13-40　牙周脓肿的临床特点及意义

分类	临床特点及意义
急性牙周脓肿	发病突然，在患牙的唇颊侧或舌腭侧牙龈形成椭圆形或半球形的肿胀突起，牙龈发红、水肿、表面光亮。脓肿早期患牙疼痛较明显，可有搏动性疼痛，患牙有“浮起感”叩痛、松动明显。脓肿后期，脓液局限，脓肿表面较软，触诊有波动感。脓肿可发生于单个牙齿，也可同时发生于多个牙齿
慢性牙周脓肿	常因急性期过后未及时治疗，或反复急性发作所致。一般无明显症状，可见牙龈表面有窦道开口。叩痛不明显，有时有咬合不适感或钝痛

必考热点

1. 急性龈乳头炎的主要临床特征是牙龈乳头发红、肿胀，探触和吸吮时出血。

2. 患者，男性，54 岁。牙痛发病突然，在患牙的唇颊侧或舌腭侧牙龈形成椭圆形或半球形的肿胀突起，牙龈发红、水肿、表面光亮。脓肿早期患牙疼痛较明显，有搏动性疼痛，患牙有“浮起感”叩痛、松动明显。以上牙痛的表现属于牙周脓肿。

3. 处理和转诊　接诊牙痛患者时请多了解病史、牙痛的发病过程等，查找病灶或病牙。如果急性疼痛，可以对症治疗，如服用对乙酰氨基酚，及时转牙科，请勿滥用抗生素治疗。

考点：咽痛

1. 概述

（1）概念：可由咽部疾病或咽部邻近器官疾病所致，也可以是全身疾病的伴随症状。

（2）性质：疼痛的性质可表现为刺痛、钝痛、烧灼痛、隐痛、胀痛、跳痛等。

（3）咽痛程度：视疾病的性质、程度和患者对疼痛的敏感度而异。

（4）分类：咽痛的分类见表 13-41。

表 13-41　咽痛的分类

分类	内容
自发性咽痛	指在咽部无任何动作的平静状态时出现，常局限于咽部某一部位，多由咽部疾病引起
激发性咽痛	由各种活动如吞咽、进食或压舌板等器械的刺激所引起

2. 常见病因　咽痛的常见病因见表 13-42。

表 13-42　咽痛的常见病因

项目	内容
咽部疾病	咽部的急、慢性炎症，咽部创伤、异物、溃疡、特异性感染（结核、白喉）、恶性肿瘤等
咽部邻近器官病变	亚急性甲状腺炎、会厌病变、颈动脉鞘炎、颈部纤维组织炎、咽肌风湿性病变等
某些全身疾病	如白血病、艾滋病、咽食管反流等均有不同程度的咽痛症状

3. 临床特点及意义　咽痛的临床特点及意义见表 13-43。

表 13-43　咽痛的临床特点及意义

项目	内容
咽部炎症性疾病	1. 急性咽炎、急性扁桃体炎、扁桃体周脓肿、咽后脓肿、咽旁脓肿等引起的咽痛常起病较急，常有发热等全身症状。咽部疼痛较剧，吞咽、进食时加重，严重时甚至可导致吞咽困难。咽部溃疡伴感染时疼痛也甚剧烈 2. 慢性炎症病变时，咽痛较轻，呈钝痛、隐痛表现，咽痛时往往伴有咽部异物感
咽部创伤、异物	1. 一般有创伤史或异物史，咽部可见创面或见异物滞留 2. 异物引起的咽痛，一旦异物取出，若无并发黏膜损伤，疼痛可立即减轻或消失

续 表

项目	内容
恶性肿瘤	如扁桃体癌，早期可无咽痛，晚期肿瘤表面坏死伴感染时，可有剧烈咽痛。咽部检查可见咽部肿瘤及肿瘤坏死创面，往往见脓苔附着
咽部邻近器官疾病	1. 如急性会厌炎，发病急，进展快，可有发热，可引起剧烈咽痛，吞咽困难，发声含糊，严重病例可有呼吸困难。检查时咽喉壁无明显充血，扁桃体亦无红肿及分泌物，喉镜检查可见会厌红肿呈球形，声门不能窥见，有些病例甚至有会厌脓肿。该病若不及时有效处理可引起严重呼吸困难甚至窒息 2. 亚急性甲状腺炎常表现为咽痛，颈部纤维组织炎亦可导致咽痛

重点提醒

咽部炎症性疾病是引起咽痛的最常见原因。

4. 处理和转诊 咽痛的处理和转诊见表 13-44。

表 13-44 咽痛的处理和转诊

项目		内容
处理	一般处理	1. 病毒感染是导致咽痛、咽部感染最常见的原因，治疗上不需要抗病毒和使用抗生素 2. 建议患者多喝水、注意休息，观察病情变化 3. 依据病情对症治疗，如咽痛剧烈者可有使用对乙酰氨基酚片，伴高热者可用退热药
	咽部感染性炎症的治疗	1. 如急性扁桃体炎，主要应用抗生素治疗 2. 咽部各种脓肿除应用抗生素外，还需要行脓肿切开引流 3. 对全身症状重者要进行对症支持治疗 4. 局部可给予漱口液
	急性会厌炎的治疗	要应用抗生素和糖皮质激素联合治疗
	咽部异物的处理	要取出异物
转诊		1. 咽痛在进行治疗后不能好转甚至加重者 2. 伴有呼吸困难者 3. 咽部脓肿没有条件治疗时 4. 疑有咽部异物而不能确诊或虽确诊但不能取出时，均须立即转诊

必考热点

1. 引起咽痛的最常见原因是咽部炎症性疾病。

2. 女童，7 岁。发热伴寒战、咽痛 1 天，体温 39.7℃。乙醇擦浴、口服布洛芬、糖皮质激素治疗、口服对乙酰氨基酚、冰袋或冷毛巾冷敷中不应选择的处理方法是糖皮质激素治疗。

考点：吞咽困难

1. **概述**　吞咽困难的概述见表 13-45。

表 13-45　吞咽困难的概述

项目	内容
吞咽困难	是指食物从口腔至咽、喉部、食管以至贲门运送过程中因受阻而产生咽喉部、胸骨后或剑突部位的梗阻停滞感。可伴有或不伴吞咽痛、胸骨后疼痛、呕吐
假性吞咽困难	并无食管梗阻的基础，而仅为一种咽喉部阻塞感、不适感，不影响进食

2. **常见病因和临床特点**　吞咽困难的常见病因和临床特点见表 13-46。

表 13-46　吞咽困难的常见病因和临床特点

常见疾病	代表疾病	临床特点
口腔、咽、喉部疾病	炎症	疼痛明显，常伴吞咽痛及吞咽困难
	肿瘤	食物容易滞留在口腔及咽喉部，吞咽困难症状发生早
食管疾病	反流性食管炎	多数吞咽困难症状不重，常伴有反流、胃灼热等
	食管良性肿瘤	病程进展相对较缓慢，病程相对较长
	食管癌	表现为进行性吞咽困难，常在数月内由进干食哽噎发展至进半流质，甚至进流质食物困难
一些引起食管受压的疾病	甲状腺肿大	可有颈部不适感，伴甲状腺肿大
	纵隔疾病	可伴有发声障碍和呼吸系统症状
	心血管疾病	常有心血管基础疾病的表现
中枢神经、脑神经疾病	吞咽、迷走、舌下等神经受损	常出现讲话易疲劳、言语不清、进食时呛咳等症状
	大脑皮质或脑干损害	语言障碍重于吞咽困难，可出现肢体运动障碍及病理征
肌肉病变	重症肌无力	肌无力首先出现在眼部，吞咽困难常在晚间更明显
神经肌肉功能障碍	缺铁性吞咽困难	可有慢性萎缩性胃炎、舌炎、营养不良等临床表现
	贲门失弛缓症	表现为间歇性吞咽困难、食物反流、胸骨后不适或疼痛
风湿性疾病	系统性硬化病	以局限性或弥漫性皮肤增厚和纤维化为特征，最多见和最早出现的食管受累症状是吞咽困难
	特发性炎症性肌病	对称性四肢近端肌无力为其主要临床表现，吞咽困难也不少见
中毒	肉毒中毒	最常见症状是眼肌麻痹，严重者可出现吞咽困难和失声

重点提醒

食管性吞咽困难表现为吞咽时食物阻滞于食管某一段，进食过程受阻。

3. 诊断思路

（1）病史采集：吞咽困难的病史采集见表 13-47。

表 13-47 吞咽困难的病史采集

项目		内容
现病史	针对吞咽困难本身问诊	发病情况及吞咽困难特点
	相关的疾病鉴别问诊	有无吞咽痛、胃灼热、呃逆、嗳气、反流、呕吐及呕吐物的性质，有无发声障碍、咳嗽、呛咳、呼吸困难、胸痛、胸闷、头痛、头晕、意识障碍、肢体运动障碍及皮肤改变等
	诊疗经过问诊	患病以来是否曾到医院就诊和检查，结果如何。治疗和用药情况，疗效如何
	患病以来的一般情况问诊	包括精神、饮食、睡眠、大小便和体重变化情况等
其他相关病史问诊		1. 既往有无脑血管病、甲状腺疾病、食管疾病、血液病及风湿性疾病等病史 2. 有无烟酒嗜好、喜进热烫食物及特殊饮食习惯 3. 有无药物及食物过敏史，有无手术、外伤史 4. 有无肿瘤家族史

（2）体格检查重点：吞咽困难的体格检查重点见表 13-48。

表 13-48 吞咽困难的体格检查重点

项目	内容
全身状况检查	生命体征、营养、意识状态及体位
口咽部检查	黏膜有无红肿、溃疡，扁桃体有无肿大，舌体有无肥大、萎缩，伸舌是否居中
甲状腺及头颈部淋巴结检查	有无肿大
胸部检查	肺部及心脏的叩诊和听诊情况
神经系统检查	疑为神经系统疾病所致，应做神经系统检查

（3）辅助检查：吞咽困难的辅助检查见表 13-49。

表 13-49 吞咽困难的辅助检查

项目	内容
胸部 X 线片、CT	有助于纵隔病变、心脏及主动脉病变的诊断
消化道 X 线钡餐造影	有助于食管、胃疾病的诊断
内镜检查及病理活检	对咽喉、食管、胃疾病导致的吞咽困难有确诊价值。疑为食管癌者，应首选胃镜检查，并行活组织病理学检查。疑为咽喉部疾病者，应首选喉镜检查
食管压力检测和食管 pH 监测等检查	考虑存在胃食管反流病、神经和肌肉疾病或功能障碍者，可进一步行食管压力检测和食管 pH 监测等检查

4. 处理　吞咽困难的处理见表13-50。

表13-50　吞咽困难的处理

项目	内容
一般处理	包括营养支持疗法，应根据病情需要选择肠内营养或肠外营养，维持水、电解质及酸碱平衡
病因治疗	1. 明确病因，进行相应治疗 2. 抑酸治疗：H_2受体阻断药、质子泵抑制药 3. 补充铁剂：适用于缺铁性吞咽困难患者 4. 抗感染治疗：合理应用抗感染药治疗感染性疾病所致的吞咽困难 5. 手术治疗：肿瘤患者首选的治疗

5. 转诊指征

（1）口咽部炎症经常规治疗无明显好转者。

（2）由神经系统病变导致者。

（3）疑为肿瘤病变所致，需进一步确诊和治疗者。

（4）原因不明的吞咽困难，尤其是伴有贫血、消化道出血、消瘦等报警信号者。

（5）因吞咽困难造成中、重度营养不良者。

必考热点

1. 食管癌的典型症状为进行性吞咽困难。
2. 明确食管梗阻的最简便的检查方法是饮水试验。
3. 吞咽困难的定义是食物从口腔运送到胃的过程发生困难。

考点：咳嗽与咳痰

咳嗽是为清除气道内分泌物或异物的一种反射性防御动作或自主性呼气动作。通过咳嗽动作把气管、支气管的分泌物或肺泡内渗出液排出称咳痰。

1. 常见病因和临床特点

（1）常见病因：包括呼吸道疾病、胸膜疾病、心血管疾病、中枢神经因素，以及由胃食管反流病和服用药物如血管紧张素转换酶抑制药（ACEI）等其他因素所致的咳嗽。

（2）咳嗽的特点：咳嗽的特点见表13-51。

表13-51　咳嗽的特点

项目	内容	
是否伴有咳痰	干性咳嗽	咳嗽无痰或痰量极少
	湿性咳嗽	咳嗽伴有咳痰
咳嗽的时间与规律	突发性咳嗽	吸入刺激性气体或异物、淋巴结或肿瘤压迫气管或支气管分叉处
	发作性咳嗽	百日咳、支气管内膜结核、以咳嗽为主要症状的支气管哮喘（变异性哮喘）
	长期慢性咳嗽	慢性支气管炎、支气管扩张症、肺结核、肺脓肿
	夜间咳嗽	左心衰竭、肺结核

续 表

项目	内容	
咳嗽的音色	咳嗽声音嘶哑	声带的炎症或肿瘤压迫喉返神经所致
	鸡鸣样咳嗽	连续阵发性剧咳伴有高调吸气回声，多见于百日咳、气管受压、会厌或喉部疾患
	金属音咳嗽	纵隔肿瘤、主动脉夹层或支气管肺癌直接压迫气管所致
	咳嗽声音低微或无力	严重肺气肿、声带麻痹及极度衰弱者

（3）伴随症状：咳嗽的伴随症状见表13-52。

表13-52 咳嗽的伴随症状

项目	内容
伴发热	急性呼吸道感染、肺结核、胸膜炎等
伴胸痛	肺炎、胸膜炎、支气管肺癌、肺栓塞和自发性气胸等
伴呼吸困难	喉水肿、喉肿瘤、支气管哮喘、COPD、重症肺炎、肺结核、大量胸腔积液、气胸、肺水肿（左心衰竭）、气管或支气管异物
伴咯血	支气管扩张症、肺结核、肺脓肿、支气管肺癌、二尖瓣狭窄等
伴大量脓痰	常见于支气管扩张症、肺脓肿、肺囊肿合并感染
伴有哮鸣音	支气管哮喘、慢性喘息性支气管炎、心源性哮喘、气管与支气管异物等；当支气管肺癌引起气管与支气管不完全阻塞时可出现局限性分布的哮鸣音
伴有杵状指（趾）	支气管扩张症、慢性肺脓肿、支气管肺癌和脓胸

必考热点

1. 咳嗽伴大量脓痰见于支气管扩张症、肺脓肿、肺囊肿合并感染。
2. 金属音咳嗽见于纵隔肿瘤。
3. 鸡鸣样咳嗽多见于百日咳、气管受压、会厌或喉部疾患。

（4）咳痰的性质见表13-53。

表13-53 咳痰的性质

痰的性质	临床意义
白色泡沫黏液痰	支气管炎、支气管哮喘
黄色脓样痰	化脓性感染
粉红色泡沫痰	肺水肿
铁锈色痰	肺炎链球菌引起的大叶性肺炎
黑色或灰白色痰	煤尘肺和各种硅肺
砖红色胶冻样痰	支气管肺癌、肺炎克雷伯菌肺炎
果酱样痰	肺吸虫病
大量稀薄痰	肺泡细胞癌

续 表

痰的性质	临床意义
大量脓性泡沫痰，静置分层	肺脓肿和支气管扩张症
清水样痰伴有“粉皮”样囊壁	肺包囊虫病

必考热点

1. 清水样痰伴有“粉皮”样囊壁见于肺包囊虫病。
2. 肺吸虫病的典型表现是果酱样痰。
3. 急性左心衰竭的咳痰特征是粉红色泡沫样痰。
4. 肺炎链球菌引起的大叶性肺炎的典型特点是铁锈色痰。
5. 肺泡细胞癌痰液的性质是大量稀薄痰。

2. 诊断思路

（1）病史采集：咳嗽与咳痰的病史采集见表 13-54。

表 13-54 咳嗽与咳痰的病史采集

项目		内容
现病史	针对咳嗽与咳痰本身的问诊	咳嗽的病程、特点，咳痰的性质，诱发因素（如寒冷的空气、强烈的气味）等
	相关鉴别问诊	包括流涕和咽喉疼痛（上呼吸道感染、上气道咳嗽综合征）；发热、寒战和胸痛（肺炎）；盗汗和体重下降（恶性肿瘤、结核）；胃灼热（胃食管反流病）；进食或饮水时发生吞咽困难或窒息发作（误吸）
	诊疗经过问诊	1. 患病以来是否曾到医院就诊和检查，如血常规、痰培养、胸部 X 线片或 CT 等，检查结果如何 2. 治疗和用药情况，如是否用过抗生素和祛痰药等，疗效如何
	患病以来的一般情况问诊	包括精神、饮食、睡眠、大小便和体重变化情况等
其他相关病史问诊		关注近期呼吸道感染的情况（最近的 1~2 个月）；过敏史、哮喘史、COPD 和胃食管反流病等疾病史；结核或 HIV 感染的危险因素（或已知病史）；吸烟史；药物应用史，需要特别强调 ACEI 的使用情况；慢性咳嗽患者还需要问及接触气道刺激物或变应原情况，以及真菌疾病流行地区的居住和旅游史

（2）体格检查：咳嗽与咳痰的体格检查见表 13-55。

表 13-55 咳嗽与咳痰的体格检查

项目	内容
生命体征	有无呼吸急促、发热
全身检查	有无慢性疾病的表现（如消瘦、嗜睡）
鼻腔和喉部	鼻黏膜和咽部的外观（如颜色、充血情况）和分泌物的部位（鼻腔或咽后壁、扁桃体）
颈和锁骨上区域	有无淋巴结肿大
肺部	吸气和呼气相时长，呼吸音的对称性，有无湿啰音、哮鸣音或兼有两者，有无肺实变的体征（如叩诊浊音、异常支气管呼吸音或异常支气管肺泡呼吸音）
其他体征	心脏听诊、腹部触诊、下肢水肿

（3）辅助检查：①发热患者，应行血常规检查。②有呼吸困难、咯血或高度疑似肺炎的患者需进行指尖氧饱和度和胸部X线片的检查。③有体重下降或危险因素的患者应行胸部X线片以及结核和HIV感染的检查。④其他检查包括：肺功能（支气管哮喘、COPD），鼻窦部CT（鼻窦疾病），食管pH监测（胃食管反流病），痰培养（结核等感染性疾病），痰细胞学检查、胸部CT、支气管镜（恶性肿瘤）等。

3. 处理 咳嗽与咳痰的处理原则见表13-56。

表13-56 咳嗽与咳痰的处理

项目	内容
镇咳药	右美沙芬（无成瘾性）和可待因（成瘾性）
	其他阿片类药物（如美沙酮、吗啡、罂粟壳等），极易形成药物依赖，应避免使用
祛痰药	愈创甘油醚：因其不良反应小而得到广泛应用
	其他祛痰剂，如溴己新、吐根，临床上亦可使用
	确保充足的水化，如雾化吸入等可能有助于排痰
雾化吸入	支气管扩张剂（沙丁胺醇和异丙托溴铵）、糖皮质激素吸入剂
经验性治疗	针对上气道咳嗽综合征可使用抗组胺药、减轻黏膜充血药（如盐酸伪麻黄碱）、鼻腔糖皮质激素喷剂等，针对胃食管反流病给予质子泵抑制药、H_2受体阻断药进行治疗。经过这类治疗后症状充分缓解的患者，一般无须进一步检查

考点：咯血

1. 概述 咯血是指血液从呼吸道中咳出或痰中带血。咯血量的分类见表13-57。

表13-57 咯血量的分类

分类	内容
小量咯血	24小时内咯血量小于100ml
中等量咯血	24小时内咯血量100~500ml
大咯血	24小时内咯血量超过500ml，或1次咯血量达300ml以上，或不论咯血量多少，只要出现窒息

2. 常见病因和临床特点

（1）咯血的病因来源分类见表13-58。

表13-58 咯血的病因来源分类

来源	内容
气管、支气管来源	恶性肿瘤（支气管来源、支气管转移性）：刺激性咳嗽、体重下降、有重度吸烟史
	急性支气管炎：发热、咳痰或干咳
	慢性阻塞性肺病（COPD）：既往有慢性支气管炎或吸烟史
	支气管扩张症：既往有支气管扩张症病史或反复肺部感染病史者出现慢性咳嗽和咳黏痰
	慢性未诊断（非急性）气管异物：慢性咳嗽不伴上呼吸道感染症状，有时伴有发热，以婴儿或幼儿为典型

续　表

来源	内容
肺实质来源	肺结核：午后潮热、盗汗、体重下降等
	肺脓肿：亚急性发热伴咳嗽、食欲缺乏、体重下降
	肺炎：发热、咳痰、呼吸困难和胸痛，呼吸音减弱或出现管状呼吸音及湿啰音，外周血白细胞计数增多
	肺出血-肾炎综合征：疲劳、体重下降、经常血尿，有时伴水肿
血管来源	肺静脉压力升高：肺部听诊湿啰音，中央或外周容量负荷过度的体征（如颈静脉怒张、外周性水肿），平卧位呼吸困难（端坐呼吸）或入睡后1~2小时出现呼吸困难（夜间阵发性呼吸困难）
	肺栓塞：见于具有慢性血栓栓塞疾病的危险因素（如长期卧床）的患者，突发剧烈胸痛、呼吸急促和心动过速
其他	子宫内膜异位症（月经期反复咯血）
	全身凝血系统疾病或使用抗凝药等

重点提醒

在我国，引起咯血的首要原因仍为肺结核。

必考热点

咯血常见病因包括支气管肺癌、支气管扩张症、肺结核和肺炎等。

（2）伴随症状：咯血的伴随症状及其临床意义见表13-59。

表13-59　咯血的伴随症状及其临床意义

伴随症状	临床意义
伴发热	见于肺结核、肺炎、肺脓肿、肺出血型钩端螺旋体病、肾综合征出血热、支气管肺癌
伴胸痛	见于大叶性肺炎、肺栓塞、肺结核、支气管肺癌
伴呛咳	见于支气管肺癌、肺炎支原体肺炎
伴皮肤黏膜出血	见于血液病（如白血病、血小板减少性紫癜）、肺出血型钩端螺旋体病、肾综合征出血热
伴大量脓痰	见于支气管扩张症
伴呼吸困难	见于重症肺炎、肺结核、气管或支气管异物
伴有哮鸣音	见于气管与支气管异物。支气管肺癌引起气管与支气管不完全阻塞时，可出现局限性分布的哮鸣音
伴有杵状指/趾	见于支气管扩张症、支气管肺癌
伴黄疸	见于肺出血型钩端螺旋体病

（3）咯血（咳痰）的颜色和性状及其临床意义见表13-60。

表13-60　咯血（咳痰）的颜色和性状及其临床意义

颜色和性状	临床意义
鲜红色	见于肺结核、支气管扩张症、肺脓肿和出血性疾病

续　表

颜色和性状	临床意义
铁锈色	是肺炎链球菌所致大叶性肺炎的典型特点，也可见于肺吸虫病和肺泡出血
暗红色	见于二尖瓣狭窄
黏稠暗红色血痰	见于肺栓塞
粉红色泡沫痰	见于肺水肿（急性左心衰竭）
红色胶样痰	见于支气管肺癌、肺炎克雷伯菌肺炎
果酱样痰	见于肺吸虫病

必考热点

1. 支气管扩张症咯血的性质是鲜红色。
2. 咯血伴发热、咳痰、盗汗、乏力，可见于肺结核。
3. 咯血伴胸痛、呼吸困难、下肢疼痛、水肿，可见于肺栓塞。

3. 诊断思路

（1）病史采集：咯血的病史采集见表13-61。

表13-61　咯血的病史采集

项目		内容
现病史	根据咯血情况的问诊	起病情况：首次发作或既往已有发作
		持续时间：持续存在或反复发作
		诱发的原因：如接触变应原、受凉、劳累、仰卧位
		估计咯血量：量少时仅为血丝，量较多时则以茶匙、茶杯或矿泉水瓶等易描述的容器估计出血量
	相关鉴别问诊	与病因相关的症状：发热和咳痰（肺炎、结核）；盗汗、体重下降和乏力（恶性肿瘤、结核）；胸痛和呼吸困难（肺炎、肺栓塞）；（单侧的）下肢疼胀/和水肿（肺栓塞）；血尿（肺出血-肾炎综合征）。反复鼻出血、皮肤瘀斑提示可能存在凝血功能障碍
	诊疗经过问诊	①患病以来是否曾到医院就诊和检查，检查结果如何；②治疗和用药情况，疗效如何
	发病以来一般情况问诊	包括精神、饮食、睡眠、大小便等情况
其他相关病史的问诊		相关疾病：慢性肺部疾病（如COPD、支气管扩张症、结核）、恶性肿瘤、出凝血功能异常、心力衰竭、慢性肝病
		相关的危险因素：HIV感染、使用免疫抑制剂（易发生结核、真菌感染）；结核暴露史；长期吸烟（恶性肿瘤）；近期制动如手术或长距离旅行、已知的恶性肿瘤、既往或家族凝血系统疾病史、妊娠、使用含雌激素药物如避孕药（肺栓塞）
		是否使用抗血小板药如阿司匹林、抗凝药如华法林等
		食用生或不熟的螃蟹、蝲蛄（"小龙虾"）史
		出凝血系统疾病家族史

重点提醒

真性咯血出现泡沫痰，多呈鲜红色，大量咯血则伴窒息感；假性咯血，如鼻咽部出血导致的痰中带血，典型表现包括有鼻涕倒流感及没有咳嗽的痰中带血；呕血：有消化系统疾病，如消化性溃疡、慢性肝炎或肝硬化，伴恶心、呕吐，吐出物为黑色、棕色、暗红色或鲜红色，常混有食物残渣。

（2）体格检查：具体如下。①一般情况：有无发热、脉搏过速、呼吸急促或呼吸窘迫、发绀、烦躁、意识水平下降等。全身体征如恶病质。②肺部：有无肺实变的体征，注意呼吸音的对称性，有无干、湿啰音。③心脏听诊：有无心音改变、额外心音或杂音（提示心力衰竭和肺动脉压力升高）。④腹部有无肝淤血或肿块的体征。⑤其他：颈、锁骨上区域有无淋巴结肿大（提示恶性肿瘤或结核）；有无颈静脉怒张、下肢和骶尾部凹陷性水肿；皮肤和黏膜有无瘀斑、瘀点、毛细血管扩张；有无牙龈炎、口腔或鼻腔出血。

（3）辅助检查：咯血的辅助检查见表13-62。

表13-62　咯血的辅助检查

项目	内容
影像学检查	必须行胸部X线检查。必要时可行CT、支气管镜、肺血管造影、胃镜等检查。胃镜检查可区分有无呕血
实验室检查	1. 通常应查血常规（全血细胞计数、血小板计数） 2. 尿常规可寻找肾小球肾炎的依据（血尿、蛋白尿、管型） 3. 怀疑活动型结核需进行结核菌素皮肤试验

重点提醒

疾病的危险信号包括大量咯血、背部疼痛、精神萎靡、体重减轻、乏力、大量吸烟史，在检查的静息状态下出现呼吸困难、呼吸音消失或降低。

4. 处理　基层医疗机构初步治疗目标是预防血液吸入健侧肺导致窒息和预防持续出血导致的休克。咯血的具体处理见表13-63。

表13-63　咯血的具体处理

项目	内容
一般治疗	吸氧、监护、开通静脉通道
止血	云南白药口服、静脉止血药
体位	出血部位不明：取坐位或半卧位，如为卧位则头偏向一侧
	出血部位明确：取患侧卧位，防止窒息
保持呼吸道通畅	帮助患者清除口鼻分泌物；保持室内空气流通，给予吸氧
严密观察病情	呼吸、脉搏、血压、心率等生命体征及咯血情况
慎重给予镇咳药	慎用，咳嗽剧烈的大咯血患者，可适量给予
勿用力排便	防止用力大便而加重咯血
镇静	必要时可予弱的镇静药如地西泮等
窒息患者的抢救	立即体位引流，取头低足高位（可将床尾抬高45°左右），或侧头拍背；心搏骤停，应立即予以心肺复苏

重点提醒

大量咯血患者经初步处理咯血稍有缓和，血压、脉搏、呼吸相对平稳时，应尽快护送患者到附近上级医院，以便进一步救治；若出血不止，应请急救中心急救医师进行就地抢救，待病情稍微平稳、允许转运时，仍需送医院进行吸氧、监护、止血、输血、输液等对症和病因治疗。

必考热点

1. 突发剧烈胸痛伴呼吸困难和发绀常见于肺梗死。

2. 患者，男性，48岁。反复咳嗽、咳痰中带血丝8年。1小时前突发大咯血，总量约150ml，有血块，此后仍继续咯血。既往有左下肺支气管扩张症病史。患者应采取的体位是左侧卧位。

5. 转诊

（1）伴有危险信号的，如背部疼痛、体重下降、乏力，有大量吸烟史，在静息状态下出现呼吸困难、呼吸音消失或降低等。

（2）诊断不明、频繁发生或者试验性治疗无效者。

（3）怀疑肺结核、肿瘤、其他系统（心血管系统、血液系统）疾病者。

（4）大量咯血，初步治疗后应及时转诊。

考点：呼吸困难

1. 概述 是指患者主观感到空气不足、呼吸费力；客观表现为呼吸用力、呼吸辅助肌也参与活动，重者有鼻煽、张口耸肩、端坐呼吸，常伴有呼吸频率、深度与节律的异常。

2. 常见病因和临床特点

（1）肺源性呼吸困难：肺源性呼吸困难的常见病因和临床特点见表13-64。

表13-64 肺源性呼吸困难的常见病因和临床特点

病因	临床特点
吸气性呼吸困难	主要见于大气道狭窄梗阻，如急性喉炎、喉头水肿、气管异物，气管肿瘤或气管受压。临床特点是吸气费力，吸气时间延长；查体可见“三凹征”。患者可有刺激性干咳或吸气性喉鸣
呼气性呼吸困难	主要见于支气管哮喘、COPD，是由于小气道或肺泡弹性回缩力下降引起。临床特点是呼气费力，呼气时间延长；查体可闻及哮鸣音
混合型呼吸困难	主要为气体交换面积减少所致。临床特点是呼气浅快、局部呼吸音减弱或消失、可伴有病理性呼吸音。常见于重症肺炎、大面积肺栓塞、气胸、大量胸腔积液、肺间质纤维化、肺尘埃沉着病等

（2）心源性呼吸困难：心源性呼吸困难的常见病因和临床特点见表13-65。

表13-65 心源性呼吸困难的常见病因和临床特点

病因	临床特点
左心衰竭	1. 急性左心衰竭时患者有明显的喘憋、呼吸急促，伴有大汗、端坐呼吸，严重者咳粉红色泡沫痰；查体可见口唇发绀，呼吸加快、双肺湿啰音（肺底明显），有时可伴有哮鸣音。急性左心衰竭因症状酷似支气管哮喘发作，故又称为心源性哮喘。查体除原有的心脏病体征外，心尖部常可闻及舒张期奔马律 2. 慢性左心衰竭主要表现为活动后呼吸困难及夜间阵发性呼吸困难

续 表

病因	临床特点
其他心脏疾病	右心衰竭及心包大量积液时静脉回流受阻、淤血性肝大、腹水、胸腔积液，导致呼吸运动受限、肺受压、气体交换面积减少，因而出现呼吸困难。先天性发绀型心脏病由于血氧含量下降可导致呼吸困难，活动后更明显

（3）其他原因导致的呼吸困难见表13-66。

表13-66 其他原因导致的呼吸困难

类型	临床特点
中毒性呼吸困难	1. 代谢性酸中毒引起的呼吸困难表现为呼吸深大而节律规整 2. 糖尿病酮症酸中毒者呼气中有烂苹果味 3. 尿毒症所致代谢性酸中毒者呼气中有氨味 4. 一氧化碳中毒者有相应的暴露史，患者口唇呈樱桃红色 5. 有机磷中毒者可出现咳大量白色泡沫痰伴全身湿冷、肌颤、瞳孔缩小及意识障碍
中枢性呼吸困难	脑血管意外、颅内肿物引起的颅压升高者表现为呼吸深慢、节律不规则
精神性呼吸困难	1. 癔症患者呼吸浅快，常伴有口周麻木、手足搐搦 2. 神经症患者常自诉有胸闷、气短，长出气后感到舒适，查体无呼吸困难的体征
贫血引起的呼吸困难	严重贫血者有睑结膜、甲床苍白

3. 诊断思路

（1）病史采集：呼吸困难的病史采集见表13-67。

表13-67 呼吸困难的病史采集

项目		内容
现病史	针对呼吸困难的问诊	1. 发作的急缓与进程 2. 发作诱因及缓解因素 3. 呼吸困难的类型
现病史	相关鉴别问诊	1. 发热 2. 一侧胸痛 3. 咳嗽、咳黄痰，见于COPD 4. 咳大量浆液性泡沫痰见于急性左心衰竭及有机磷中毒引起的急性肺水肿
	诊疗经过问诊	1. 患病以来是否曾到医院就诊和检查，检查结果如何 2. 治疗和用药情况，疗效如何
	患病以来一般情况问诊	包括精神、饮食、睡眠、大小便和体重变化情况
其他相关病史		1. 过敏史：有过敏史者更要注意排除哮喘 2. 既往史：有高血压、心脏病者应首先除外心源性呼吸困难；有COPD等慢性肺疾病者则肺源性呼吸困难可能性大 3. 个人史：吸烟者警惕肺肿瘤；长期接触粉尘等提示为肺尘埃沉着病导致的呼吸困难

（2）体格检查：呼吸困难的体格检查见表13-68。

表13-68 呼吸困难的体格检查

项目	内容
常规检查	呼吸速率、节律、音调
一般状况	1. 意识障碍见于颅内高压、糖尿病酮症酸中毒、一氧化碳中毒、有机磷中毒 2. 端坐呼吸见于急性左心衰竭 3. 发绀见于各种肺源性呼吸困难及急性左心衰竭 4. 声音嘶哑见于急性喉炎
气管位置	1. 一侧气胸或胸腔积液时气管偏向健侧 2. 哮喘、COPD、心源性哮喘时气管无偏移
肺部检查	最重要的是心源性哮喘和肺源性哮喘的鉴别，常见肺源性及心源性呼吸困难疾病体征比较见表13-69

表13-69 常见肺源性及心源性呼吸困难疾病体征比较

疾病	肺			心	
	叩诊	呼吸音	啰音	叩诊	听诊
支气管哮喘	清音	呼气延长	哮鸣音	—	—
肺炎	局部浊音	局部异常支气管呼吸音	局部湿啰音	—	—
气胸	患侧鼓音	患侧消失	—	—	—
胸腔积液	患侧浊音或实音	患侧减弱或消失	—	—	—
COPD	全肺过清音	减弱	干、湿啰音	—	—
急性左心衰竭	—	—	肺底或全肺水泡音	心界扩大	心尖部奔马律/杂音

（3）辅助检查：呼吸困难的辅助检查见表13-70。

表13-70 呼吸困难的辅助检查

项目	内容
心电图	对判断有无急性心肌梗死、严重心律失常引起的急性左心衰竭有重要帮助
血常规	对确定有无呼吸系统感染性疾病有重要临床意义
胸部X线片	可明确气胸、胸腔积液、肺炎的诊断，对COPD、哮喘、心源性哮喘有重要参考意义

4. 处理和转诊 呼吸困难的处理和转诊见表13-71。

表13-71 呼吸困难的处理和转诊

项目		内容
处理	急救措施	1. 气道异物：应立即采用Heimlich手法进行救治；发生窒息时应及时做环甲膜穿刺术或切开术以开通气道 2. 过敏所致喉头水肿：立即使患者脱离变应原。如输注青霉素等药物时突然发生喉头水肿，应立即停止使用青霉素；皮下或肌内注射肾上腺素0.3~0.5mg，可每5~10分钟重复给药，若发生心搏骤停，可1mg静脉推注或肌内注射；静脉注射地塞米松5~10mg；异丙嗪10mg缓慢静脉注射（或25mg肌内注射） 3. 脱离中毒环境：一氧化碳中毒应及时将患者转移至空气新鲜处。有机磷农药中毒应迅速清除毒物，将患者撤离中毒环境，去除被污染的衣物，清洗污染的皮肤；口服者予以催吐或用清水洗胃

续　表

项目		内容
处理	对症处理	1. 休息、急性肺栓塞、气胸应绝对卧床休息 2. 急性左心衰竭者取半卧位或坐位，其他情况应帮助患者采取可缓解症状的体位 3. 吸氧，COPD 患者宜低流量给氧 4. 保持呼吸道通畅，及时清理分泌物，可酌情给予解痉、祛痰药
	病因处理	1. 哮喘可使用支气管解痉药 2. 心源性哮喘可用强心、利尿、扩张血管药 3. 糖尿病酮症酸中毒应使用胰岛素治疗 4. 大量胸腔积液及气胸者应作胸腔穿刺治疗
转诊指征		1. 不能明确病因的呼吸困难 2. 经初步处理不能缓解的哮喘、气道异物 3. 急性喉炎、重症哮喘、气胸、重症肺炎、急性肺栓塞、大量胸腔积液、COPD 并发严重并发症、急性心肌梗死、严重心律失常、急性左心衰竭、糖尿病酮症酸中毒、一氧化碳中毒、有机磷中毒、中枢性呼吸困难等初步处理后应紧急转诊

重点提醒

对于不能判断是支气管哮喘还是心源性哮喘的患者可先给予茶碱类药物治疗以缓解症状。

必考热点

1. 支气管哮喘与心源性哮喘一时难以鉴别，应采用的治疗药物是氨茶碱。
2. 吸气性呼吸困难常见于气管异物、喉水肿等。
3. 慢性充血性心力衰竭的特征性表现为夜间阵发性呼吸困难。
4. 劳累性呼吸困难见于心源性呼吸困难。

【热点提示】心源性呼吸困难有三种表现形式：劳力性呼吸困难、夜间阵发性呼吸困难、端坐呼吸。

5. 代谢性酸中毒可出现库斯莫尔呼吸。
6. 吸气性呼吸困难查体可见“三凹征”。

考点：胸痛

1. 概述　胸部多种脏器的疾病均可引起胸痛。最常见的有心脏、主动脉、气管、肺与胸膜、食管以及胸壁的病变。此外，某些上腹部疾病也可引起胸痛。

2. 常见病因与临床特点

（1）心脏血管疾病：心脏血管疾病胸痛的常见病因与临床特点见表 13-72。

表 13-72　心脏血管疾病胸痛的常见病因与临床特点

病因	临床特点
心绞痛	其特点是：胸骨后或心前区压榨性疼痛和/或闷痛，范围如手掌大小；疼痛可放散至左肩、下颌、左上肢，发作持续数分钟，体力负荷增加时诱发，休息或用硝酸酯类药物后可缓解；发作时心电图出现缺血性 ST-T 改变
急性心肌梗死	表现为更严重的胸痛。其特点是无明显诱发因素，突发心前区与胸骨后剧烈疼痛，伴有濒死感和恐惧感，持续时间长，服硝酸甘油无效，可伴有休克、心力衰竭、心律失常等。心电图出现单向曲线型的 ST 段抬高或 ST 段的显著降低；同时伴血清心肌坏死标志物升高

续 表

病因	临床特点
心包炎	呈急性或亚急性发病，多见于青壮年，先有呼吸道感染症状，持续性或间歇性胸痛，吸气与咳嗽可使疼痛加重；伴有发热、气短。查体可听到心包摩擦音。心电图多导联ST段轻度抬高，超声心动图可发现心包少量积液
主动脉夹层	常中年以后发病，有高血压、动脉硬化史。突然发生剧烈胸痛，可放射至头、颈、上肢、腰背、中下腹甚至下肢，疼痛剧烈可有休克征象。查体双上肢血压或上、下肢血压有明显差别；颈部血管或主动脉瓣区出现杂音。心电图改变缺乏特异性。超声心动图可能看到升主动脉增宽、主动脉出现夹层
肺栓塞	患者有慢性血栓栓塞症的危险因素。突然发生一侧胸痛伴呼吸困难、发绀、咳嗽、咯血；重症者可有晕厥。查体肺动脉瓣区第二音亢进。心电图出现 $S_{I}Q_{III}T_{III}$ 改变，或右束支传导阻滞、电轴右偏、顺钟向转位；超声心动图肺动脉高压、三尖瓣关闭不全。D-二聚体、动脉血气分析、CT等检查对诊断有重要价值

（2）胸膜疾病：胸膜疾病胸痛的常见病因与临床特点见表13-73。

表13-73 胸膜疾病胸痛的常见病因与临床特点

病因	临床特点
自发性气胸	在持重物或剧烈咳嗽后突然发病；一侧胸痛伴呼吸困难、干咳。查体：气管向健侧移位；叩诊患侧呈鼓音，患侧呼吸音减低或消失。胸部X线检查可见患侧肺压缩
胸膜炎	急性或亚急性起病，胸痛伴发热、咳嗽、气短。查体：患侧叩诊浊音，听诊有胸膜摩擦音。胸部X线片可见少量胸腔积液
肺炎	大叶肺炎当炎症涉及胸膜时可出现胸痛。急性起病，胸痛伴发热、咳嗽、咳痰。查体：叩诊患侧浊音，听诊有异常支气管呼吸音及湿啰音。胸部X线片可见片状阴影

（3）食管疾病：食管疾病胸痛的常见病因与临床特点见表13-74。

表13-74 食管疾病胸痛的常见病因与临床特点

病因	临床特点
胃食管反流病	胸骨后烧灼样疼痛，饱餐后平卧易发生，常于夜间发作。平时经常会有反酸、胃灼热的症状
食管癌	吞咽时疼痛发作或加剧，常伴有吞咽困难；患者有进行性消瘦

（4）胸壁疾病：胸壁疾病胸痛的常见病因与临床特点见表13-75。

表13-75 胸壁疾病胸痛的常见病因与临床特点

病因	临床特点
肋骨骨折	有外伤史，呼吸时疼痛加重，局部有压痛感、骨擦感。胸部X线片有时可见骨折（也可能不明显）
肋软骨炎	可持续数周或数月，呼吸及上臂活动时加重。查体肋软骨有压痛。心电图、胸部X线检查无异常

（5）神经与精神性胸痛：神经与精神性胸痛的常见病因与临床特点见表 13-76。

表 13-76　神经与精神性胸痛的常见病因与临床特点

病因	临床特点
带状疱疹	亚急性发病，一侧剧烈胸痛，夜间重。发病数天后胸壁出现疱疹、沿神经走行呈簇状分布。心电图、胸部 X 线检查无异常
肋间神经痛	胸痛为刺痛、窜痛，肋骨下缘可有压痛并沿肋间神经走行放射。心电图、胸部 X 线检查无异常
心脏神经症	青年或中年女性，有神经衰弱的症状，胸痛为短暂的刺痛或较久的隐痛；经常有胸闷、气短等不适，与情绪有关。心肺检查正常，心电图、胸部 X 线片无异常

（6）腹部疾病：腹部疾病胸痛的常见病因与临床特点见表 13-77。

表 13-77　腹部疾病胸痛的常见病因与临床特点

病因	临床特点
膈下脓肿、肝脓肿	亚急性发病，寒战高热；下胸部或背部疼痛，右侧较重。查体：局部有明显压痛。胸部透视膈运动减弱；血常规、胸部 X 线检查、B 超有助于诊断
胆囊炎、胆石症	发作时右上腹疼痛，可向右胸部及右肩部放散。腹部超声可明确诊断

3. 诊断思路

（1）病史采集：胸痛的病史采集见表 13-78。

表 13-78　胸痛的病史采集

项目		内容
现病史	根据胸痛的问诊	1. 发作的急缓：急性发作者首先要考虑急性心肌梗死、急性主动脉夹层、肺栓塞、自发性气胸、肋骨骨折等，慢性反复发作的胸痛见于心绞痛、胃食管反流病、肋软骨炎、心脏神经症等 2. 胸痛的部位：疼痛位于胸骨后方或心前区提示缺血性心脏病，胸痛位于胸骨后方的还有主动脉及食管病变，胸痛在一侧的提示肺、胸膜病变 3. 疼痛的性质：心脏缺血性疼痛为压榨性疼痛或闷痛；神经病变引起的疼痛为瞬间即过的针刺或刀割样疼痛 4. 持续时间：心绞痛发作时间一般是 3~5 分钟，通常不会超过 15 分钟；如果心绞痛 30 分钟仍未缓解，应高度警惕是否发生了急性心肌梗死。肺炎、胸膜炎引起的疼痛为持续性，呼吸时加重 5. 是否向其他部位放射：心肌缺血性疼痛（包括心绞痛及心肌梗死），疼痛可放射至左肩、下颌、左上肢；主动脉夹层，疼痛可放射至头、颈、上肢、腰背、中下腹甚至下肢 6. 诱发与缓解因素：体力负荷加重时诱发、休息可缓解者常见于心绞痛，深呼吸加重者提示胸膜、胸壁病变，肋骨病变易在上臂运动时诱发，与进食相关的胸痛提示可能是食管疾病
	相关鉴别问诊	1. 伴发热，提示感染性疾病，如胸膜炎、心包炎、肺炎。心肌梗死有时会有低热 2. 伴咳嗽、咳痰，常见于肺炎。咳嗽无痰，见于胸膜炎 3. 突发胸痛伴咳嗽、咯血、呼吸困难，应警惕肺栓塞 4. 伴有心悸、头晕、黑矇、低血压，应高度警惕急性心肌梗死 5. 伴吞咽困难的要考虑食管疾病
	诊治经过问诊	对于慢性反复发作性胸痛，了解以往的检查、诊断和治疗效果
	一般情况	发病以来精神、饮食、睡眠、大小便和体重变化情况

续 表

项目	内容
其他相关病史	1. 既往病史：有无高血压、糖尿病、慢性呼吸道疾病、慢性血栓栓塞病、胃食管反流病病史。有高血压病史的要首先排除心脏血管性疾病，有慢性血栓栓塞病史的要注意排除急性肺栓塞，有外伤史的要排除肋骨骨折，有COPD病史的要警惕自发性气胸 2. 个人史：注意了解相关疾病的危险因素 3. 家族史：有无心脑血管疾病的家族史

（2）体格检查：胸痛的体格检查见表13-79。

表13-79 胸痛的体格检查

项目	内容
生命体征	体温、脉搏、呼吸、血压；新出现的双上肢血压不等或下肢血压明显低于上肢应警惕主动脉夹层
一般情况	面色苍白、大汗，应警惕心肌梗死、主动脉夹层或肺栓塞
胸壁和胸椎	如存在局限性触/压痛，应注意排除肋骨骨折、脊柱病变；胸壁如有沿肋间神经走行分布的簇状疱疹，可能是带状疱疹引起的胸痛
胸部	气管移位、一侧听诊呼吸音消失、叩诊为鼓音、触觉语颤减弱，提示气胸；听到胸部摩擦音，提示胸膜炎；局部听到管状呼吸音或中小水泡音，提示大叶肺炎
心脏	出现心音低钝、奔马律、收缩期杂音应警惕急性心肌梗死；听到心包摩擦音提示心包炎症，主动脉瓣新出现舒张期杂音应警惕升主动脉夹层累及主动脉根部；突然出现的肺动脉第二心音亢进或三尖瓣关闭不全应警惕急性肺栓塞
颈部、锁骨上窝、背部、腹部	检查颈部、锁骨上窝、背部、腹部有无血管杂音，进一步排除主动脉夹层的可能；颈静脉充盈或怒张提示右心负荷加重
腹部触诊	检查右上腹部有触痛，提示可能存在肝胆疾病；突发肝大提示右心衰竭，也可见于急性肺栓塞
下肢	存在静脉曲张及水肿，应警惕下肢深部静脉血栓引发急性肺栓塞

（3）辅助检查：胸痛的辅助检查见表13-80。

表13-80 胸痛的辅助检查

项目	内容
心电图	对诊断心绞痛和心肌梗死非常重要，对肺栓塞和心包炎的诊断有参考作用
X线检查	用于诊断气胸、骨折、肺炎、胸膜炎，对于肺栓塞导致的大面积的肺梗死有诊断意义
超声心动图	用于诊断心包积液、心肌梗死，对于肺栓塞、主动脉夹层有一定的诊断价值
其他	血清心肌坏死标志物是诊断心肌梗死的主要依据，动脉血气分析、D-二聚体对诊断或排除肺栓塞有重要意义

必考热点

1. 胸痛常表现为呼吸时加重，屏气时消失的疾病是干性胸膜炎。
2. 食管疾病的胸痛特点是进食加剧。
3. 中老年患者胸痛的常见原因是心绞痛。

4. 胸痛、深呼吸加重者提示胸膜、胸壁病变。

5. 一侧剧烈胸痛，夜间重。发病数天后胸壁出现疱疹，沿神经走行呈簇状分布，考虑的疾病是带状疱疹

6. 扩张型心肌病与心包积液鉴别，最有帮助的检查是超声心动图。

7. 患者，男性，70岁。慢性咳嗽、咳痰20余年。每年持续3~4个月，近2~3年出现活动后气短。有时双下肢水肿。今日晨起突感左上胸针刺样疼痛。与呼吸有关。继之出现呼吸困难、大汗。不能平卧，来院就诊。

（1）询问病史的重点应是胸痛的部位、性质及伴随症状。

（2）查体重点应是胸部叩诊音及呼吸音双侧对比。

（3）检查中最有价值的检查是胸部X线检查。

8. 患者，女性，73岁。长途飞行12小时后突发右侧胸痛伴咳嗽、咯血。既往有双下肢静脉曲张病史20年。最可能的诊断是急性肺栓塞。

4. 处理和转诊　胸痛的处理和转诊见表13-81。

表13-81　胸痛的处理和转诊

项目	内容
处理	突发胸痛患者首先应排除各种致命性疾病包括急性心肌梗死、主动脉夹层、急性肺栓塞和气胸，其次排除心包炎、肋骨骨折等可能威胁生命的疾病，最后再考虑引起胸痛的其他常见原因
	明确诊断者，按相应疾病处理
	未能明确诊断的急性胸痛，在询问病史、体格检查和安排辅助检查的同时，应监测生命体征、开辟静脉通道、吸氧，血压不低者可试用硝酸甘油
转诊指征	1. 可疑急性心肌梗死、不稳定型心绞痛、急性肺栓塞、气胸、主动脉夹层者 2. 未能明确病因的突发胸痛及慢性反复发作的胸痛患者 3. 胸痛诊断明确但治疗效果不佳或出现并发症者 4. 初步判断为精神或心理疾病导致的胸痛，需进一步除外器质性疾病者

考点：心悸

1. 概述　心悸是一种症状，指患者有心悸、心脏漏跳、颤动或锤击感。

2. 常见原因

（1）心律失常：心悸最常见的原因是心律失常，以各种期前收缩及心房颤动最常见，其次是各种心动过速。导致心律失常的常见原因见表13-82。

表13-82　心律失常的常见原因

项目	内容
各种器质性心脏病	常见的有高血压心脏病、缺血性心脏病（冠心病）、心肌炎、心肌病、心脏瓣膜病、先天性心脏病、心力衰竭、甲亢性心脏病、糖尿病心肌病及某些特发性心律失常等
其他病理状态	1. 电解质紊乱（特别是低钾血症）可引起室性心律失常 2. 缺氧、酸中毒也可引起各种期前收缩、心动过速 3. 发热、脱水、休克、贫血等是窦性心动过速的常见原因 4. 甲亢可引起心房颤动和房性或室性期前收缩 5. 某些药物也可导致各种心律失常，如肾上腺素、麻黄碱、阿托品、甲状腺素片
生理状态下出现的功能性心律失常	常见的有正常人精神紧张、饮酒、大量吸烟、喝浓茶或咖啡后出现各种期前收缩

（2）心脏搏动过强：各种原因导致的心脏前负荷或后负荷增加，导致心脏搏动增强，如血压过高、主动脉瓣狭窄（后负荷增加）；主动脉瓣关闭不全、二尖瓣关闭不全、动脉导管未闭、室间隔缺损、脚气性心脏病（前负荷增加）等，甲状腺功能亢进时的心肌收缩力增强。

（3）心脏神经症：有些患者心脏本身并无器质性病变、心悸时也无任何心律失常，仅是自我有不适感，多见于青年女性。临床表现除心悸外常有心率偏快、心前区或心尖部隐痛，以及疲乏、失眠、头晕、头痛、耳鸣、记忆力减退等神经衰弱症状，并且在焦虑、情绪激动等情况下更容易发生。

3. 临床特点及意义

（1）心悸多数情况下，是机体异常状态的客观表现，但有时也可以仅仅是患者的主观感觉。心悸可见于心脏病者，也可见于无器质性心脏病的健康人。

（2）心悸最常见原因是心律失常，医师的首要任务是要明确患者是否存在心律失常。心悸发作时记录心电图（包括动态心电图）是唯一能确定或排除心律失常的有效方法。

（3）已证实心悸是由于心律失常引起的，按心律失常处理。

（4）心脏搏动过强引起的心悸，以治疗原发疾病为主。

（5）明确为心脏神经症者可适当使用镇静剂；伴有窦性心动过速者使用β受体阻断药。

（6）病理状态引发的心律失常（如发热、贫血、脱水、缺氧状态引起的窦性心动过速，电解质紊乱、酸中毒等导致的室性心律失常，甲亢引起的房颤），应以治疗原发病为主，除非心律失常危及生命。

（7）未能排除心律失常者，若发作时伴有头晕、黑矇、晕厥、抽搐、胸闷、憋气、出汗等症状，应建议患者到综合医院进一步检查；对于心悸发作时不伴有上述明显心脑缺血症状的患者，可继续观察。争取记录到发作时的心电图以明确心悸原因。

重点提醒

有心悸者不一定有心脏病。健康人在剧烈运动后也会因心脏搏动增强感到心悸。

必考热点

1. 主诉心悸就诊的患者，最常见的病因是心律失常。
2. 引起心悸的心律失常中最常见的原因是期前收缩及心房颤动。
3. 心悸发作时能确定或排除心律失常的有效方法是记录心电图（包括动态心电图）。

考点：恶心与呕吐

1. 概述 恶心与呕吐的概述见表13-83。

表13-83 恶心与呕吐的概述

项目	内容
恶心	为上腹部不适、紧迫欲吐的感觉，是迷走神经兴奋的症状，常为呕吐的前奏
呕吐	呕吐是人体的一种本能，可将食物入胃内的有害物质排出，从而起到对机体的保护作用。但剧烈、频繁的恶心与呕吐，不仅给患者带来痛苦与不适，同时由于丢失大量液体而引起脱水、电解质及酸碱平衡紊乱，甚至引起胃和食管黏膜损伤及上消化道出血。长期呕吐影响进食者，可致营养不良。儿童、老人及意识障碍者，呕吐时易发生误吸而导致肺部感染，重者窒息

重点提醒

呕吐与反食不同，反食是指无恶心与呕吐的协调动作，使胃内容物反流至口腔而排出。

2. 常见病因　恶心与呕吐的常见原因见表 13-84。

表 13-84　恶心与呕吐的常见原因

项目	内容
反射性呕吐	1. 口腔、咽喉部及消化系统疾病：口咽部炎症、理化刺激；胃肠疾病，如急性胃炎、慢性胃炎、幽门梗阻、肠梗阻、急性阑尾炎；肝、胆、胰腺疾病，如肝炎、胆囊炎、胆石症、胆道蛔虫病、急性胰腺炎 2. 其他系统疾病：心血管疾病、泌尿生殖系统疾病、眼部疾病等
中枢性呕吐	1. 颅内压增高：中枢神经系统的感染、急性脑血管病、颅脑外伤及脑肿瘤等 2. 药物或化学毒物的作用：如洋地黄、有机磷、某些抗生素及抗肿瘤药 3. 其他：甲状腺危象、尿毒症、糖尿病酮症酸中毒及妊娠反应等
前庭功能障碍性呕吐和精神性呕吐	如梅尼埃病、晕动病、功能性胃肠疾病、癔症

重点提醒

1. 反射性呕吐是由内脏等末梢神经传来的冲动刺激呕吐中枢引起的恶心、呕吐。
2. 中枢性呕吐是由颅内病变或药物等刺激呕吐中枢，使其兴奋性增加所引起的呕吐。

3. 临床特点及意义　恶心与呕吐的临床特点及意义见表 13-85。

表 13-85　恶心与呕吐的临床特点及意义

项目	内容
前驱表现	呕吐前往往有迷走神经兴奋的表现（皮肤苍白、出汗、流涎、血压降低及心动过缓等）
呕吐的时间	1. 育龄期妇女，晨起呕吐可见于妊娠早期 2. 鼻窦炎患者因起床后脓液经鼻后孔刺激咽部，可引起恶心、呕吐 3. 急、慢性咽炎患者晨起刷牙刺激咽喉部易引起恶心、呕吐 4. 夜间呕吐见于幽门梗阻
呕吐与进食的关系	1. 餐后短时间内呕吐，特别是集体发病者，多由食物中毒所致 2. 进食过程中或餐后即刻呕吐，可能为精神性呕吐 3. 餐后数小时后呕吐称延迟性呕吐，提示胃动力下降或胃排空延迟 4. 餐后几个小时内呕吐，见于幽门梗阻
呕吐的特点	1. 中枢神经系统疾病所致的呕吐，以喷射性呕吐为其特点 2. 消化系统疾病所致的呕吐，多为非喷射性呕吐

续 表

项目	内容
呕吐物的性质	1. 发酸、腐败气味提示胃潴留、幽门梗阻 2. 粪臭味提示低位小肠梗阻 3. 不含胆汁说明病变多在十二指肠乳头以上，含大量胆汁则提示胃内有胆汁反流或病变部位在十二指肠乳头以下 4. 含有大量酸性液体者多有胃泌素瘤或十二指肠溃疡，而无酸味者可能为食管贲门狭窄或贲门失弛缓症所致 5. 上消化道出血常呈咖啡渣样呕吐物 6. 呕吐物开始为胃内容物，反复剧烈呕吐后呕血，应考虑有食管贲门黏膜撕裂综合征的可能性

重点提醒

喷射性呕吐多为颅内高压性疾病所致。

必考热点

1. 餐后数小时后呕吐称延迟性呕吐，提示胃动力下降或胃排空延迟。

2. 患者，女性，37岁。恶心、恶心伴乏力、少尿6小时，呕吐量大，带粪臭味，引起脱水、电解质及酸碱平衡紊乱，以及胃和食管损伤及上消化道出血。此时患者最可能出现的呕吐原因是低位小肠梗阻。

3. 患者，男性，56岁。阵发性腹痛6天，伴呕吐伴有粪臭味2天入院，无发热。查体：腹膨隆，见肠型，肠鸣音亢进，有气过水声，可能的诊断是低位小肠梗阻。

4. 诊断思路

（1）病史采集：恶心与呕吐的病史采集见表13-86。

表13-86 恶心与呕吐的病史采集

项目		内容
现病史	针对恶心、呕吐本身问诊	1. 病因或诱因：有无饮食不当、饮酒、服用非甾体抗炎药、精神因素、咽部刺激及外伤等 2. 主要特点：呕吐发生的时间、频率，是否为喷射性，呕吐物的气味、颜色及量，加重与缓解的因素
	相关鉴别问诊	1. 伴腹痛、腹泻者：多见于急性胃肠炎或细菌性食物中毒、霍乱和各种原因的急性中毒 2. 伴右上腹痛及发热、寒战和/或有黄疸者：应考虑急性胆囊炎、胆石症、胆管炎、胆道蛔虫症 3. 呕吐大量隔夜宿食，且在晚间发生：提示有幽门梗阻、胃潴留或十二指肠淤滞症的可能性；呕吐伴有粪臭味者可见于低位肠梗阻 4. 伴头痛及喷射性呕吐者：常见于颅内高压症或青光眼 5. 伴眩晕、眼球震颤者：见于前庭器官疾病 6. 应用阿司匹林、某些抗生素及抗癌药后呕吐：可能与药物不良反应有关 7. 已婚育龄妇女：呕吐在早晨者应注意早孕反应
	诊疗经过问诊	患病以来是否曾到医院就诊和检查，检查结果如何 治疗和用药情况，疗效如何
	患病以来的一般情况问诊	包括精神、饮食、睡眠、饮食、大小便和体重变化情况等

续　表

项目	内容
其他相关病史问诊	1. 有无类似发展史 2. 既往有无胃炎、消化性溃疡、肝胆胰疾病、精神神经系统疾病、耳鼻咽喉科疾病等病史 3. 有无药物过敏史，有无腹部手术史 4. 配偶健康状况，女性患者的月经与婚育史 5. 有无肿瘤家族史

（2）体格检查：生命体征、皮肤黏膜、营养及意识状态。眼部检查。腹部检查。神经系统检查。

（3）辅助检查：恶心与呕吐的辅助检查见表 13-87。

表 13-87　恶心与呕吐的辅助检查

项目	内容
X 线钡餐、内镜、B 超	有助于胃肠及腹腔脏器疾病的诊断
脑脊液、CT	有助于中枢神经系统疾病的诊断
其他	如三大常规及血生化检查，血、尿淀粉酶，肝、肾功能检查，尿妊娠试验均有助于病因的诊断

必考热点

1. 呕吐伴头痛及喷射性呕吐多考虑为颅内高压症或青光眼。

2. 患者，男性，32 岁。上腹部被挤压 2 小时，上腹部痛、恶心、腹胀，为排除胰腺损伤，最有价值的检查为 B 超。

5. 处理原则　恶心与呕吐的处理原则见表 13-88。

表 13-88　恶心与呕吐的处理原则

项目	内容
紧急处理及病因治疗	1. 气道保护：协助患者头偏向一侧。对昏迷患者进行气道保护，以避免误吸入呼吸道 2. 胃肠减压：用于急性胰腺炎、消化道梗阻者 3. 控制血压：脑血管意外时的高血压，出血伴休克时的低血压，均应紧急处理 4. 纠正脱水与代谢性碱中毒：主要用于严重呕吐丧失胃液所致的水、电解质、酸碱失衡者 5. 其他：中枢性呕吐且呈喷射状，可能是颅高压引起，应立即给予脱水治疗，如用 20% 甘露醇 250ml 快速静脉滴注，呋塞米 20~40mg 加入 50% 葡萄糖液 40ml，静脉注射
一般治疗	严密观察，注意体位，防吸入呼吸道（对昏迷患者）。宜流质饮食，剧吐者暂禁食
对症治疗	1. 镇吐：维生素 B_6、甲氧氯普胺、氯丙嗪、多潘立酮、盐酸帕诺司琼 2. 解痉镇痛药：阿托品、山莨菪碱 3. 镇静药：苯巴比妥、地西泮 4. 其他：可以采取中医中药或针灸等

6. 转诊指征

（1）频繁呕吐，一般处理难以控制者。

（2）出现营养不良，可能出现电解质紊乱、酸碱失衡及意识障碍者。

（3）原因不明呕吐者。

（4）生命体征不稳定者。
（5）考虑由中枢神经系统等重要器官疾病导致的呕吐者。

考点：黄疸

1. 概述 黄疸的概述见表 13-89。

表 13-89 黄疸的概述

项目		内容
概念		黄疸是指血清中的胆红素升高而引起皮肤、黏膜及巩膜黄染的症状和体征。正常情况下，血中总胆红素最高为 17.1μmol/L，其中结合胆红素 3.42μmol/L，非结合胆红素 13.68μmol/L
分类	按胆红素浓度、表现	1. 隐性黄疸：血胆红素在 17.1～34.2μmol/L，临床上不易察觉 2. 显性黄疸：血胆红素超过 34.2μmol/L，巩膜及皮肤出现黄疸
	按病因	1. 溶血性黄疸 2. 肝细胞性黄疸 3. 胆汁淤积性黄疸（旧称梗阻性黄疸） 4. 先天性非溶血性黄疸
	按胆红素性质	1. 以非结合胆红素增高为主的黄疸 2. 以结合胆红素增高为主的黄疸
相关概念		1. 高胆红素血症：血液中胆红素增加而胆酸正常 2. 胆汁淤积：血液中胆酸增高而胆红素正常 3. 胆汁淤积性黄疸：若血液中胆红素、胆酸都增高

必考热点

隐性黄疸是指总胆红素在 17.1～34.2μmol/L，但无黄疸出现。

2. 常见病因 黄疸的常见病因见表 13-90。

表 13-90 黄疸的常见病因

项目	内容
溶血性黄疸	1. 由大量红细胞破坏导致大量非结合胆红素形成，并在血液中潴留 2. 见于先天性和后天性溶血性疾病（不同血型输血后溶血、自身免疫性溶血、毒蛇咬伤及毒蕈中毒等）
肝细胞性黄疸	1. 肝细胞受损后对胆红素的摄取、结合、排泄能力均降低，从而使非结合胆红素在血中潴留和结合胆红素反流入血，故血中结合胆红素和非结合胆红素均升高 2. 见于多种致肝细胞广泛损害的疾病，如病毒性肝炎、药物中毒性肝炎等
胆汁淤积性黄疸	1. 胆道梗阻造成胆红素反流入血，结合胆红素升高 2. 可由肝、胆、胰腺等炎症、狭窄、结石、肿瘤、寄生虫病等肝内外性因素所致
先天性非溶血性黄疸	1. 肝细胞对胆红素的摄取、结合和/或排泌存在缺陷 2. 临床上有吉尔伯特（Gilbert）综合征、迪宾-约翰逊（Dubin-Johnson）综合征、克里格勒-纳贾尔（Crigler-Najjar）综合征、罗托（Rotor）综合征

重点提醒

凡能引起溶血的疾病都可引发溶血性黄疸。

3. 临床特点及意义

（1）不同类型黄疸的临床特点及意义见表 13-91。

表 13-91 不同类型黄疸的临床特点及意义

黄疸类型	临床特点及意义
溶血性黄疸	通常皮肤、黏膜呈浅柠檬色。急性溶血可伴有发热、寒战、呕吐、腰背痛，并可有不同程度的贫血和血红蛋白尿（尿呈酱油色或茶色）
肝细胞性黄疸	皮肤、黏膜呈浅黄色至深黄色，常感疲乏、食欲缺乏
胆汁淤积性黄疸	皮肤多呈暗黄色或黄绿色，可伴有皮肤瘙痒、尿色深、大便颜色变浅或呈白陶土色

（2）不同疾病黄疸进展的形式见表 13-92。

表 13-92 不同疾病黄疸进展的形式

项目	内容
进行性黄疸	黄疸持续并逐步加深，应考虑由肿瘤所致的胆汁淤积性黄疸或重症肝炎
间歇性黄疸	1. 胆管结石、胆总管炎性狭窄 2. 十二指肠乳头肿瘤，当肿瘤组织坏死、脱落时，黄疸可一过性减轻 3. 肝炎患者的黄疸可出现反复 4. 药物性肝损伤所致的黄疸临床较常见，其特点为：发病前有明确的服药史，多伴有肝大，全身症状常不明显，停药后黄疸可消失

必考热点

肝细胞性黄疸患者的皮肤多为浅黄色至深黄色。

4. 诊断思路

（1）病史采集：黄疸的病史采集见表 13-93。

表 13-93 黄疸的病史采集

项目	内容	
现病史	针对黄疸的问诊	1. 发病诱因：有无暴饮暴食、进食不洁饮食、饮酒、服药、劳累、剧烈运动、输血；是否进食过量含有胡萝卜素的食物 2. 黄疸起病急或缓，呈进行性加重或波动性；皮肤、巩膜颜色，黄染的部位及程度。尿液颜色及尿量，大便颜色（是否有陶土样大便） 3. 伴随症状及相关疾病的特点：①有无发热，热型、发热和黄疸出现的顺序。黄疸伴发热多见于肝胆系统炎症或其他部位感染。病毒性肝炎常先发热后出现黄疸，其特点是平素健康者迅速出现发热、疲乏、肝区不适及消化不良症状。②有无腹痛，腹痛部位及程度。黄疸伴右上腹剧烈疼痛时，应考虑有胆道结石、蛔虫及肝脓肿的可能性。黄疸伴腹痛、寒战、发热，即查科（Charcot）三联征，提示急性化脓性胆管炎。③是否伴有皮肤感觉异常。黄疸伴皮肤瘙痒、尿色深黄、大便颜色变浅提示有胆道梗阻、胆汁淤积

续 表

项目	内容	
现病史	诊治经过	1. 患病以来是否到医院就诊 2. 做过哪些检查，结果如何 3. 是否接受治疗，疗效如何
	患病以来一般情况的问诊	包括精神、饮食、睡眠、大小便和体重变化
相关既往及其他病史的问诊	1. 有无急、慢性肝病病史，胆道系统疾病（如胆石症、胆道蛔虫）、血液病（溶血性贫血等）、心血管疾病、血脂异常及肿瘤病史 2. 有无手术、外伤及输血史，有无烟酒嗜好 3. 有无与肝炎患者接触史、流行病区居住及疫水接触史 4. 有无家族性遗传病史	

（2）体格检查：黄疸的体格检查见表13-94。

表13-94　黄疸的体格检查

项目	内容
伴肝大	1. 若轻度至中度肿大，质地软而光滑者，常见于急性肝炎、急性胆系感染或梗阻 2. 如肝脏明显肿大，质地坚硬，表面结节状，可见于肝癌。肝脏质地较硬、边缘不整。表面小结节感，常见于肝硬化
伴胆囊肿大	无痛性胆囊增大常提示胆总管梗阻、胰头癌、壶腹癌、胆总管癌等引起肝外胆管梗阻的疾病
伴脾大	可见于钩端螺旋体病、疟疾、肝硬化
伴有腹水	可见于重症肝炎、重症急性胰腺炎、肝硬化失代偿期、肝癌患者

（3）辅助检查：3种黄疸的血液生化和尿液检查比较见表13-95。

表13-95　3种黄疸的血液生化和尿液检查比较

项目	溶血性黄疸	肝细胞性黄疸	胆汁淤积性黄疸
血总胆红素	增加	增加	增加
血结合胆红素	正常	增加	明显增加
血非结合胆红素	明显增加	增加	可轻度增加
谷丙转氨酶（GPT）、谷草转氨酶（GOT）	正常	明显增高	可增高
碱性磷酸酶	正常	增高	明显增高
γ-谷氨酰转移酶	正常	增高	明显增高
血胆固醇	正常	轻度增高或降低	明显增高
血浆白蛋白	正常	可有白蛋白降低，球蛋白升高	正常
尿胆红素	（-）	（+）	（++）
尿胆原	增加	轻度增加	减少或消失

黄疸的其他辅助检查见表 13-96。

表 13-96　黄疸的其他辅助检查

项目	内容
腹部 B 超	用于了解肝的大小、形态，肝内有无占位性病变，胆囊、脾及胰腺的形态及大小等
腹部 CT	对肝、胆、胰腺等器官病变的诊断有重要的作用
磁共振成像	对软组织的分辨率较高，能多方位、多序列成像。临床常用于肝、胆、胰腺及胰胆管疾病的诊断
经内镜逆行胰胆管造影	主要用于胰胆管疾病的诊断和治疗
肝穿刺活检及腹腔镜检查	主要用于疑难或少见黄疸病例的诊断

必考热点

1. 无痛性黄疸伴胆囊增大最可能是胆总管梗阻、胰头癌、壶腹癌、胆总管癌。
2. 黄疸、尿呈酱油样，见于急性溶血。
3. 黄疸皮肤瘙痒，见于胆汁淤积性黄疸。
4. 溶血性黄疸患者的皮肤多为柠檬色。

5. **处理和转诊**　黄疸的处理和转诊见表 13-97。

表 13-97　黄疸的处理和转诊

项目	内容
一般处理	应戒酒。胆道疾病者应予低脂饮食；肝病患者应以高热量、优质蛋白、高维生素、低脂肪饮食为主
毒蛇咬伤者的处理	被毒蛇咬伤致急性溶血和血红蛋白尿者，可应用右旋糖苷、糖皮质激素，同时碱化尿液，以减少血红蛋白沉积；防止急性肾衰竭
毒蕈中毒者的处理	应积极纠正水、电解质及酸碱平衡紊乱，利尿，促使毒物排出。可用 5%碳酸氢钠碱化尿液。酌情应用保肝药。糖皮质激素对急性溶血、中毒性肝损害有一定的治疗作用
发生不同血型输血的处理	1. 应立即停止输血 2. 抗休克治疗 3. 保护肾功能：静脉滴注 5%碳酸氢钠 250ml 以碱化尿液 4. 维持水、电解质与酸碱平衡 5. 防治 DIC 6. 如果输入的异型血量过大或症状严重时可考虑换血治疗。如无抢救条件，应请会诊或适时转诊
病毒性肝炎患者的处理	防治要力争早发现、早诊断、早隔离、早报告、早处理疫点，防止流行；转诊患者，以便得到及时治疗、提高疗效。做好易感人群的保护，减少发病
胆汁淤积性黄疸的处理	应根据梗阻原因和患者的情况及时转诊，并选择手术或内镜下治疗

重点提醒

对于缺乏诊治设备和能力的医疗机构应及时转诊。

考点：腹痛

1. 概述 腹痛多由腹腔脏器疾病引起，也可由胸部及全身性疾病引起；原因可能是严重的器质性病变，也可能是功能性改变。临床上将腹痛分为急性与慢性腹痛两大类，其中需进行外科紧急处理的急性腹痛又称为急腹症。

2. 常见病因

（1）急性腹痛：急性腹痛的常见病因见表13-98。

表13-98 急性腹痛的常见病因

项目	内容
腹腔内脏器疾病	1. 消化系统疾病：急性肠胃炎、消化性溃疡并发症、阑尾炎、胆道疾病（急性胆囊炎、胆石症、胆道蛔虫等）、肠梗阻、胃肠道穿孔、过敏性紫癜、胰腺炎、憩室炎、疝、小儿肠套叠、腹腔脏器破裂等 2. 泌尿系统：尿路结石、急性尿潴留、尿路感染 3. 妇产科疾病：痛经、异位妊娠、卵巢黄体破裂出血或蒂扭转、肿瘤 4. 血管系统疾病：腹腔血管阻塞、腹主动脉夹层
腹腔外疾病	1. 心肺疾病：急性心肌梗死、肺栓塞、肺炎、胸膜炎 2. 其他疾病：带状疱疹、主动脉夹层、腹壁挫伤、铅中毒、过敏性紫癜、糖尿病酮症酸中毒

（2）慢性腹痛：慢性腹痛的常见病因见表13-99。

表13-99 慢性腹痛的常见病因

项目	内容
消化系统疾病	胃食管反流病、消化性溃疡、慢性胃炎、炎性肠病、胃肠道肿瘤、缺血性肠病、胆囊炎及胆石症、慢性胰腺炎、结核性腹膜炎、肠易激综合征等
妇科疾病	慢性盆腔炎症、子宫内膜异位症、痛经
其他	肠系膜淋巴结炎、中毒、代谢疾病及肿瘤等

3. 临床特点及意义

（1）诱发因素与病因：腹痛诱发因素与病因见表13-100。

表13-100 腹痛诱发因素与病因

诱发因素	病因
油腻饮食或暴饮暴食、酗酒	胆囊炎、胆石症、胃肠炎、急性胰腺炎
腹部术后	肠粘连、机械性肠梗阻
腹外伤	肝、脾、胃肠破裂
剧烈运动	肠套叠、肠扭转、阑尾炎

（2）性质和程度：腹痛性质和程度见表13-101。

表13-101 腹痛性质和程度

腹痛性质和程度	临床意义
进食刺激性食物或服用非甾体抗炎药后出现上腹痛	急、慢性胃炎
周期性发作、节律性疼痛	消化性溃疡
突发性、剧烈中上腹刀割样痛	多为消化性溃疡穿孔所致
阵发性绞痛（常令患者辗转不安）	可见于胆石症或尿路结石
阵发性剑突下钻顶样痛	胆道蛔虫症的典型表现
中上腹持续痛向腰背部放射	考虑急性胰腺炎
突发性腹痛，迅速向全腹蔓延伴腹膜刺激征阳性	提示消化道穿孔或破裂伴急性弥漫性腹膜炎
转移性右下腹痛	急性阑尾炎的典型表现

（3）发作时间：腹痛发作时间见表13-102。

表13-102 腹痛发作时间

发作时间	临床意义
餐后痛	多见于胃溃疡、胃炎、胆囊炎、胆石症、胰腺炎
饥饿痛	十二指肠溃疡的典型表现
易在夜间（卧位）出现症状	胃食管反流病及食管裂孔疝
月经期间痛	可见于卵泡破裂
与月经来潮相关	子宫内膜异位症的腹痛

（4）疼痛部位与器官疾病的关系：疼痛部位与器官疾病的关系见表13-103。

表13-103 疼痛部位与器官疾病的关系

<table>
<tr><th colspan="2">疼痛部位</th><th>腹内病变</th><th>腹外病变</th></tr>
<tr><td rowspan="3">上腹痛</td><td>中</td><td>胃溃疡及穿孔、胃痉挛、胃炎、胃黏膜脱垂症、急性胰腺炎、胆道蛔虫病</td><td>急性心肌梗死、急性心包炎</td></tr>
<tr><td>右</td><td>急性胆囊炎、胆石症、十二指肠溃疡及穿孔、肝脓肿、肝破裂、胆道蛔虫症、结肠癌梗阻</td><td>右肺基底部大叶性肺炎，右侧胸膜炎、右肾结石、右侧肾盂肾炎、带状疱疹</td></tr>
<tr><td>左</td><td>胃溃疡、急性胰腺炎、脾栓塞、脾破裂、结肠癌伴肠梗阻</td><td>左侧胸膜炎、左肺基底部大叶性肺炎、左肾结石、左侧肾盂肾炎、带状疱疹</td></tr>
<tr><td rowspan="3">中下腹痛</td><td>脐周</td><td>肠炎、肠道蛔虫病、急性机械性肠梗阻、急性肠系膜淋巴结炎、腹主动脉夹层、急性阑尾炎（早期）</td><td></td></tr>
<tr><td>右下腹</td><td>急性阑尾炎、克罗恩病、右侧嵌顿性腹股沟疝、右侧输卵管炎、右侧卵巢囊肿蒂扭转、右侧卵巢黄体破裂、异位妊娠破裂、痛经</td><td></td></tr>
<tr><td>左下腹</td><td>乙状结肠扭转、左侧嵌顿性腹股沟疝、左侧输卵管炎、左侧卵巢囊肿蒂扭转、左侧卵巢黄体破裂、异位妊娠破裂、痛经</td><td></td></tr>
</table>

续　表

疼痛部位	腹内病变	腹外病变
弥漫性或部位不定	急性原发性或继发性腹膜炎、急性肠穿孔、大网膜扭转、急性出血性坏死性肠炎等	慢性铅中毒、血卟啉病（血紫质病）、腹型过敏性紫癜、腹型风湿病、腹型癫痫、糖尿病酮症酸中毒、急性溶血等

（5）与体位的关系：左侧卧位时可使胃黏膜脱垂者疼痛减轻；胰体炎或胰腺癌患者仰卧时疼痛可加重；膝胸位或俯卧位可使十二指肠淤滞症患者的腹痛及呕吐症状缓解；急性胆囊炎患者弯腰时或深呼吸时会更痛等。

（6）伴随症状：腹痛的伴随症状及其临床意义见表13-104。

表13-104　腹痛的伴随症状及其临床意义

伴随症状	临床意义
伴发热、寒战	提示炎症，如急性胆道感染、腹腔脓肿、肝脓肿，尿路感染
伴休克	1. 同时有贫血者提示腹腔实质脏器（如脾、肝）破裂 2. 无贫血者可疑胃肠穿孔、绞窄性肠梗阻、急性梗阻性化脓性胆管炎、重症急性胰腺炎
伴反酸、胃灼热、嗳气	提示消化性溃疡、胃食管反流病、胃炎
伴呕吐	若呕吐量大且有异味，可疑胃肠道梗阻
伴腹泻	提示消化吸收障碍或感染
伴黄疸	提示肝胆胰疾病
伴血尿	提示泌尿系统疾病（如结石、感染）

（7）内、外科急性腹痛特点：内、外科急性腹痛特点见表13-105。

表13-105　内、外科急性腹痛特点

临床表现	外科急性腹痛	内科急性腹痛
起病	急	不定
先驱症状	一般无，但可有	有
腹痛	由轻到重，由含糊到明确，有局限到弥漫	由重到轻，含糊而平稳
发热等全身中毒反应	后于腹痛出现	先于腹痛出现
腹膜刺激征	压痛、反跳痛、腹肌紧张均匀为（+）	压痛（±）、反跳痛（-）、腹肌紧张不常见
腹膜刺激征的演变	持续、进展	间断，减轻或消失
腹部触诊包块/肿物	可有	无
腹式呼吸	受限或消失	不受限

重点提醒

1. 一般腹痛部位多为病变所在部位。
2. 急性溶血性贫血也可出现腹痛与黄疸。

必考热点

1. 胆道蛔虫症的典型表现是阵发性剑突下钻顶样痛。
2. 十二指肠溃疡的典型表现是饥饿痛。
3. 急性弥漫性腹膜炎的典型症状是持续性全腹痛伴腹壁肌紧张。
4. 急性阑尾炎的典型症状是转移性右下腹痛。
5. 诊断十二指肠淤滞症可靠的依据是膝胸位或俯卧位可使症状缓解。

4. 诊断思路

（1）病史采集（问诊）：腹痛的病史采集见表 13-106。

表 13-106　腹痛的病史采集

项目		内容
现病史	诱因	见表 13-100 中的内容
	针对疼痛本身的问诊	①起病的方式：突然起病，还是逐渐发生。②部位。③性质：如闷痛、撕裂痛、绞痛，转移性痛、钝痛等，疼痛有无放射。④阵发性或持续性，持续时间。⑤发作频率。⑥严重程度。⑦加重与缓解因素等
	相关鉴别及伴随症状问诊	①发热、畏寒。②恶心、呕吐、腹胀。③腹泻。④头晕、乏力、口干。⑤尿频、尿急、排尿困难及血尿。⑥黄疸。⑦阴道有分泌物或出血
	诊疗经过问诊	1. 患病以来是否曾到医院就诊和检查，检查结果如何 2. 治疗和用药情况，疗效如何
	患病以来的一般情况问诊	精神、饮食、睡眠、大小便和体重变化等
其他相关病史问诊		有无药物过敏史
		既往有无类似发作，有无消化性溃疡、胆石症、胆道蛔虫病、肾与尿道结石、炎性肠病、结核病、肝炎、心血管疾病、糖尿病和肿瘤等疾病史，有无外伤、手术史，有无传染病接触史，有无长期疫区居住史，有无烟酒嗜好，女性月经、婚育、避孕情况等。家族病病史

（2）体格检查：腹痛的体格检查见表 13-107。

表 13-107　腹痛的体格检查

项目	内容	
生命体征及心肺听诊	生命体征（体温、脉搏、呼吸、血压）、体位、皮肤黏膜颜色及意识状况等	
腹部查体	应考虑有急腹症的可能性的体征	腹膜刺激征（腹部压痛、反跳痛及肌紧张）
		肠鸣音亢进或消失
		伴有休克表现等
	腹部触及肿块	须注意肿块的部位、大小、有无触痛、活动度及有无搏动感等
	墨菲征阳性	提示有急性胆囊炎
	麦氏点压痛及反跳痛	提示阑尾炎症累及腹膜壁层
妇科专科查体	在必要时进行	

（3）辅助检查：腹痛的辅助检查见表13-108。

表13-108　腹痛的辅助检查

项目	内容
血液检查	1. 血常规，生化检查：若白细胞总数及中性粒细胞比例升高，常可能有急性细菌感染，有时需要监测血常规的变化 2. 血淀粉酶升高超过正常值3倍以上对确诊急性胰腺炎有重要意义 3. 血糖、酮体检查用于糖尿病及并发症的诊断
尿液检查	主要用于尿路感染、尿路结石等疾病的诊断。生育年龄女性出现下腹部疼痛时，为排除异位妊娠可做尿妊娠检查
诊断性腹腔穿刺	1. 穿刺液混浊或为脓液提示腹膜炎或腹腔脓肿，如有胃肠内容物（食物残渣、胆汁、粪汁等），提示消化道穿孔 2. 抽出不凝血液多为实质脏器破裂，如外伤性肝、脾破裂或肝癌自发性破裂 3. 穿刺液为淡红色血性可能是结核性腹膜炎、绞窄性肠梗阻、肿瘤性腹水 4. 腹水淀粉酶高多为重症急性胰腺炎
腹部B超检查	对胆结石检查其敏感度较高，对其他如肝脓肿、肝肿瘤、胰腺炎、肠道疾病及肾结石引起的腹痛也有重要的诊断价值
心电图检查	当有心血管疾病高危因素者出现急性上腹痛时；须行心电图等检查以便与心血管疾病进行鉴别
内镜检查（胃镜或结肠镜）	是消化道疾病首先的检查方法，但考虑或明确有消化道穿孔者为检查的禁忌证；生命体征不稳定者应慎重选用
X线检查	立位腹平片检查，是临床判断有无胃肠道穿孔或肠梗阻简单易行的首选项目

必考热点

1. 诊断腹腔内脏损伤最有价值的方法是腹腔穿刺。

2. 腹腔穿刺抽出血性液体，臭气重，最可能的诊断是完全性绞窄性肠梗阻。

3. 患者，男性，50岁。胃溃疡病史25年，饭后突发上腹剧痛1小时。为进一步明确诊断，首选的检查方法是立位腹部X线平片。

4. 患者，男性，24岁。腹部剧烈阵发性绞痛3小时，伴呕吐，腹部检查发现肠鸣音8次/分，伴金属音。该患者最有可能的诊断为机械性肠梗阻。

5. 处理　腹痛的处理见表13-109。

表13-109　腹痛的处理

项目	内容
急性腹痛	1. 稳定生命体征，判断是否需要住院或手术治疗 2. 对伴有休克者，立即给予抗休克治疗 3. 对怀疑急腹症者应加强监测和护理，及时请会诊或转院 4. 对可能需要手术治疗的患者，需告知要禁食 5. 后续追踪：对腹痛原因仍不确定的患者，即使腹痛已改善，但须注意后续观察及24小时后的追踪复诊 6. 对诊断明确的急性腹痛，如急性胃炎、肠炎、胆道蛔虫症等，可给予适量解痉镇痛药，如溴丙胺太林（普鲁苯辛）15mg，每日3次或每日4次（饭前服）；山莨菪碱10mg，每日3次 7. 对原因不明的腹痛，慎用镇痛药，以免掩盖病情，延误诊治 8. 怀疑为胸腔疾病如肺炎、心肌梗死所致的急性腹痛，以原发病的治疗为主
慢性腹痛	1. 以病因治疗为主，必要时可给予解痉、镇痛、止血等对症治疗 2. 对慢性腹痛或复发性腹痛患者，注意提供连续性、整体性的个性化医疗照顾

必考热点

1. 患儿，男，1岁。腹痛、哭闹、呕吐，伴果酱样血便3天，发热1天。查体：面色苍白，出汗。腹肌紧张，有压痛和反跳痛，脐右上方扪及腊肠形肿块，右下腹空虚。最佳的处理是急诊手术。

2. 患者，男性，34岁。间断脓血便4年，大便成形或糊状，每天1~3次，有时里急后重。抗生素治疗无效。最可能的诊断是溃疡性结肠炎。

3. 患者，男性，58岁。进行性贫血、消瘦、乏力半年。有时右腹隐痛，无腹泻。查体：右中腹部扪及肿块，肠鸣音活跃。可明确诊断的检查是纤维结肠镜。如果需要手术治疗。术前准备最重要的是肠道准备。

【热点提示】纤维结肠镜能够直视下观察肿瘤部位、肠管狭窄程度，并可取得组织标本进行病理确诊。术前肠道准备措施可使结肠排空并减少肠腔内细菌数量，减少术后感染。

6. 转诊指征

（1）需要手术治疗时。

（2）有危及生命情况的腹痛如主动脉夹层或腹部动脉瘤破裂、心肌梗死、内脏出血（如创伤、异位妊娠）。

（3）有休克现象，如低血压合并组织灌流不良、异常呼吸及意识障碍等，应在积极建立静脉通路、抗休克及监测的情况下通过急救机构转院。

（4）无法提供进一步检查设备和诊断能力的情况下，需转诊。

7. 需要注意的特殊问题 腹痛需要注意的特殊问题见表13-110。

表13-110 腹痛需要注意的特殊问题

项目	内容
老年人急性腹痛属高危问题	1. 老年人感觉迟钝，对疼痛不敏感 2. 症状不典型，老年人腹膜炎可不发热，无腹膜刺激征，无白细胞计数增多 3. 死亡率随年龄增长而递增：基础病多，并存各种呼吸、心脏及神经科疾患 4. 老年人的急性胃肠炎必须采用排除法确诊，上腹痛、恶心、呕吐首先考虑冠心病、腹腔疾患，排除上述疾病后才考虑胃肠炎
小儿肠套叠	如果一个健康的婴幼儿突然出现不明原因的阵发性哭闹、持续10~20分钟后有5~10分钟间歇，如此反复发作（与肠蠕动间期相一致），同时有面色苍白、出冷汗、呕吐、精神不振时，应想到肠套叠的可能。腹部可触及腊肠样包块，肛门指诊往往可见果酱样血便

重点提醒

小儿肠套叠多发于婴幼儿，特别是2岁以下的儿童。

考点：腹泻

1. 概述 腹泻是指排便次数增加，大便稀薄或带有黏液、脓血或未消化的食物。可分为急性与慢性2种。其中持续或反复发作超过2个月者称为慢性腹泻。

2. 常见病因

（1）急性腹泻：急性腹泻的常见病因见表13-111。

表 13-111 急性腹泻的常见病因

病因	内容
肠道疾病	各种原因引起的感染性腹泻、炎症性肠病，或使用抗生素后发生的抗生素相关性肠炎
急性中毒	食用毒蕈、河豚、鱼胆及化学药物如砷、磷、铅、汞等所致的急性腹泻
全身性疾病	全身性感染（败血症、伤寒或副伤寒、钩端螺旋体病）
其他	尿毒症，服用某些药物如氟尿嘧啶、泻剂等

（2）慢性腹泻：慢性腹泻的常见病因见表 13-112。

表 13-112 慢性腹泻的常见病因

病因	内容
消化系统疾病	1. 胃部病变：慢性萎缩性胃炎、胃大部切除术后胃酸缺乏 2. 肠道感染：肠结核、细菌性痢疾、阿米巴痢疾、血吸虫病、钩虫感染等 3. 肠道非感染性疾病：克罗恩病、溃疡性结肠炎、结肠多发性息肉、吸收不良综合征、放射性肠炎及一些功能性胃肠疾病（如肠易激综合征）等 4. 肠道肿瘤 5. 胰腺疾病：慢性胰腺炎、胰腺癌、胰腺广泛切除等 6. 肝胆疾病：各种病毒性肝炎、肝硬化、胆汁淤积性黄疸、慢性胆囊炎、胆石症及胆囊切除术后等
全身性疾病	1. 内分泌代谢性疾病：甲状腺功能亢进、慢性肾上腺皮质功能减退症、糖尿病性肠病等 2. 其他系统疾病：系统性红斑狼疮、系统性硬化病等 3. 药物的不良反应：某些抗生素和抗肿瘤药等

重点提醒

1. 急性腹泻多为感染或食物中毒所致。
2. 慢性腹泻多见于慢性感染、非特异性炎症、吸收不良、消化功能障碍、肠道肿瘤或神经功能紊乱等。

3. 临床特点及意义

（1）急性腹泻与慢性腹泻的临床特点及意义见表 13-113。

表 13-113 急性腹泻与慢性腹泻的临床特点及意义

主要特点	急性腹泻	慢性腹泻
起病、病程	起病急骤、病程较短	起病缓慢，或由急性腹泻迁延不愈转为慢性腹泻
腹泻次数	每天排便在 10 次以上	每日排便次数增多
大便性质	大便量多而稀薄甚至呈稀水样便。大便中可有脓血、黏液或未消化物质	大便中可含脓血、黏液或未消化的食物
与腹痛关系	可有腹痛或排便时有里急后重	可伴有或不伴有腹痛
其他表现	大量腹泻后，可有脱水、电解质失衡与代谢性酸中毒等	有的患者可有腹泻与便秘交替现象。长期腹泻者可导致营养不良、体重减轻、维生素缺乏等。慢性腹泻时可伴急性发作

（2）各类腹泻的主要特点见表 13-114。

表 13-114　各类腹泻的主要特点

腹泻类型	主要特点
分泌性腹泻	常表现为排大量水样便，主要见于霍乱弧菌外毒素引起的腹泻
渗出性腹泻	主要见于溃疡性结肠炎、缺血性肠病，患者大便中常混有黏液、脓液或血液
渗透性腹泻	可见于应用盐性泻剂或甘露醇后
动力性腹泻	常伴有腹痛或腹部不适，主要见于甲状腺功能亢进、胃肠功能紊乱
消化不良引起的腹泻	胃源性或胰源性腹泻

必考热点

1. 慢性腹泻可出现起病缓慢，病程较长，可为稀便，亦可带黏液、脓血。
2. 肠易激综合征可出现便秘与腹泻交替。
3. 分泌性腹泻的大便特点是排大量水样便。
4. 渗出性腹泻的大便特点是大便呈扁条状。

4. 诊断思路

（1）病史采集：腹泻的病史采集见表 13-115。

表 13-115　腹泻的病史采集

项目		内容
现病史	针对腹泻本身问诊	1. 病因或诱因：不洁饮食常致急性感染性腹泻，食物中毒常有群集发生，慢性腹泻常有某些慢性病史 2. 起病及病程：急性腹泻发病急，病程短；慢性腹泻起病缓，病程长 3. 排便次数、大便性状及排便量，发作频度 4. 腹泻与腹痛的关系：急性腹泻常有腹痛，尤其以感染性腹泻明显，部分患者排便时有里急后重感。慢性腹泻可伴或不伴腹痛
	相关鉴别问诊	1. 发热：常见疾病有感染性腹泻、炎性肠病、肠癌、淋巴瘤、甲状腺危象等 2. 里急后重：常提示有肛门、直肠疾病，见于细菌性痢疾、直肠炎及直肠癌 3. 腹部包块：主要见于胃肠道恶性肿瘤、肠结核、克罗恩病及血吸虫病 4. 皮疹或皮下出血：可见于伤寒或副伤寒、过敏性紫癜、糙皮病 5. 关节症状：常见伴有关节肿痛的疾病有炎性肠病、风湿性疾病、肠结核 6. 脱水：老年人及婴幼儿腹泻容易发生脱水，霍乱等容易引发严重脱水 7. 体重改变：当伴有明显消瘦，应考虑到有胃肠道恶性肿瘤及结核病等消耗性疾病、吸收不良综合征的可能性。长期腹泻但不伴有体重减轻者，需要与功能性胃肠疾病（如肠易激综合征）进行鉴别
	诊疗经过问诊	1. 患病以来是否曾到医院就诊和检查，检查结果如何 2. 治疗和用药情况，疗效如何
	患病以来的一般情况问诊	包括精神、睡眠、饮食、小便和体重变化情况等
其他相关病史问诊		1. 有无药物过敏史 2. 相关病史：有无类似发作，有无结核病，炎性肠病，感染性肠炎，肝、胆、胰腺疾病，甲状腺功能亢进症，肠道肿瘤，风湿性疾病等病史；有无疫区居住史；有无外伤、手术史；有无群集发生情况；有无烟酒嗜好。有无肿瘤家族史

（2）腹泻的体格检查和辅助检查见表13-116。

表13-116 腹泻的体格检查和辅助检查

项目	内容
体格检查	1. 一般检查：注意生命体征；体重、营养状况、皮肤黏膜等 2. 腹部检查：腹部压痛、包块，肝、脾、胆囊触诊，听诊肠鸣音。肛门直肠指检 3. 甲状腺及心肺检查
辅助检查	1. 血常规、大便常规 2. 大便潜血试验、大便培养 3. 肝肾功能检查，电解质、血脂、蛋白质检测，甲状腺功能检查，肿瘤标志物检测 4. 小肠吸收功能试验，检测变应原 5. 影像学检查：X线检查（腹部平片、钡剂造影或钡剂灌肠）、选择性血管造影、CT检查、腹部B超等 6. 内镜及活组织病理检查

必考热点

1. 腹泻伴明显消瘦者，见于胃肠道恶性肿瘤及结核病等消耗性疾病、吸收不良综合征。
2. 腹泻伴关节肿胀者，见于炎性肠病、风湿性疾病、肠结核。

5. 处理原则 腹泻的处理原则见表13-117。

表13-117 腹泻的处理原则

项目	内容
病因治疗	1. 感染性疾病：根据不同病因，选用相应的抗生素 2. 其他：如乳糖不耐受症不宜用乳制品，成人乳糜泻应禁食麦类制品。慢性胰腺炎可补充多种消化酶。药物相关性腹泻应立即停用有关药物。溃疡性结肠炎可以考虑用氨基水杨酸类药物或糖皮质激素或免疫抑制剂（酌情使用）
对症治疗	1. 饮食：急性期暂禁食或流质、半流质清淡饮食 2. 营养支持：补液及各种营养物质，纠正水、电解质和酸碱平衡紊乱 3. 止泻药：感染性腹泻不宜使用，非感染性腹泻酌情使用 4. 解痉、镇痛：可用山莨菪碱、阿托品等，但青光眼、前列腺肥大者、严重炎性肠病患者慎用 5. 其他：益生菌可以调节肠道菌群

6. 转诊指征

（1）腹泻严重、脱水、酸中毒、休克、多器官功能障碍综合征的患者。
（2）诊断困难的患者。
（3）疑为溃疡性结肠炎、克罗恩病，须转上一级医院进行确诊。
（4）疑为肿瘤引起的腹泻患者。
（5）疑为传染病时，应转至传染病医院进行诊断治疗。

考点：便秘

1. 概述

便秘是指大便次数减少，一般每周少于2~3次，或者2~3天大便1次，伴排便困难、大便量少且干结。

2. 常见病因 便秘的常见病因见表 13-118。

表 13-118 便秘的常见病因

类型	病因
功能性便秘	1. 进食量少或食物缺乏纤维素或水分不足，对结肠运动的刺激减少，肠蠕动减弱 2. 因工作紧张、生活节奏过快、工作性质和时间变化、精神因素等打乱了正常的排便习惯 3. 结肠运动功能紊乱：常见于肠易激综合征，系由结肠及乙状结肠痉挛引起，部分患者可表现为便秘与腹泻交替 4. 排便推动力不足，难以将大便排出体外。腹肌及盆腔肌张力不足，腹肌衰弱（如多胎妊娠、肥胖或急剧消瘦者）、肠平滑肌衰弱（老年人）、运动量少、肛提肌衰弱（经产妇）、妊娠后期平滑肌功能降低等 5. 滥用泻药，形成药物依赖，造成便秘 6. 结肠冗长
器质性便秘	1. 直肠与肛门病变引起肛门括约肌痉挛、排便疼痛造成恐惧排便：如痔疮、肛裂、肛周脓肿和溃疡、直肠炎等 2. 局部病变导致排便无力：如大量腹水、膈肌麻痹、系统性硬化症、肌营养不良等 3. 结肠完全或不完全性梗阻：结肠良/恶性肿瘤、克罗恩病、先天性巨结肠症。各种原因引起的肠粘连、肠扭转、肠套叠等 4. 腹腔或盆腔内肿瘤的压迫（如子宫肌瘤） 5. 全身性疾病引起的便秘 6. 应用吗啡类药、抗胆碱药、钙通道阻滞药、神经阻滞药、镇静药、抗抑郁药以及含钙、铝的抗酸药等使肠肌松弛可引起便秘

3. 临床特点

（1）急性便秘：患者多伴有腹痛、腹胀，甚至恶心、呕吐，多见于各种原因的肠梗阻。

（2）慢性便秘：部分患者诉口苦、反流、食欲缺乏、腹胀、下腹不适。

4. 伴随症状

（1）肠梗阻引起的便秘，可伴有腹痛、腹胀、呕吐、腹内包块等表现。

（2）肠肿瘤、肠结核及克罗恩病引起便秘者可触及腹部包块。

（3）伴消瘦、贫血、大便形状改变，应考虑结（直）肠癌。

（4）便秘与腹泻交替，应考虑到肠结核、溃疡性结肠炎、肠易激综合征。

（5）大便坚硬、粗大，便秘原因多在直肠。

（6）排出羊粪样便，多为结肠性便秘。

（7）伴有低热、盗汗、消瘦、乏力等症状，应警惕肠结核或结核性腹膜炎或腹腔内恶性肿瘤。

（8）生活环境改变、精神紧张后出现便秘，多为功能性便秘。

（9）慢性习惯性便秘多发生于中老年人。

（10）中老年人排便习惯改变、便秘进行性加重，应考虑结肠癌。

（11）有腹部手术史者，反复便秘伴腹痛应考虑有肠粘连的因素。

（12）新生儿严重便秘，应考虑先天性巨结肠，如新生儿无排便，应检查有无锁肛。

必考热点

1. 急性便秘患者多伴有腹痛、腹胀，甚至恶心、呕吐，多见于各种原因的肠梗阻。
2. 排出羊粪样便多为结肠性便秘。
3. 大便坚硬粗大多为直肠性便秘。
4. 便秘缓慢发病伴消瘦、贫血、粪便呈扁条状，应考虑结肠癌。

5. 功能性便秘的处理 功能性便秘可以口服乳果糖进行治疗。平时要注意调整饮食，多吃富含纤维素的水果和蔬菜，如苹果、香蕉、梨、蕨类、花椰菜、芹菜、菠菜、南瓜，还要注意劳逸结合，多做适合自己的户外运动，增加肠蠕动，养成良好的排便习惯，每天定期排便。如果通过自身调整没有明显疗效，可以采取针灸治疗，刺激穴位，来促进胃肠蠕动，达到治疗功能性便秘的效果。

考点：呕血与便血

1. 概述 呕血与便血的概述见表13-119。

表13-119 呕血与便血的概述

项目	内容
呕血	上消化道疾病（指屈氏韧带以上的消化道，包括食管、胃、十二指肠、肝、胆、胰疾病）或全身性疾病所致的上消化道出血，血液经口腔呕出。常伴有黑便，严重时可有急性周围循环衰竭的表现
便血	指消化道出血，血液由肛门排出。便血颜色可呈鲜红、暗红或黑色。少量出血不造成大便颜色改变，须经大便潜血试验才能确定者，称为潜血便

2. 常见病因 呕血与便血的常见病因见表13-120。

表13-120 呕血与便血的常见病因

项目	内容
引起呕血的病因	消化系统疾病：食管疾病、胃及十二指肠疾病，如急性糜烂出血性胃炎、消化性溃疡、胃食管肿瘤、食管胃底静脉曲张破裂出血等
	上消化道邻近器官或组织的疾病：胆、胰腺、肝脏疾病等。此外，还有肺部及纵隔疾病，主动脉瘤破入食管、胃或十二指肠等
	全身性疾病：血液疾病、感染性疾病等累及上消化道的疾病等
引起便血的病因	引起呕血的病因均可引起便血
	下消化道疾病：小肠疾病、结肠疾病、直肠肛管疾病等
	血管病变：如血管瘤、毛细血管扩张症、血管畸形、缺血性肠病

重点提醒

消化性溃疡为引起呕血的最常见病因。

必考热点

1. 呕血在胃十二指肠疾病中最常见于消化性溃疡。
2. 上消化道出血最常见的病因是消化性溃疡。

3. 临床特点及意义 呕血与便血的临床特点及意义见表13-121。

表13-121 呕血与便血的临床特点及意义

项目	内容
呕血	1. 出血量多、在胃内停留时间短、出血位于食管则呕出的血色常为鲜红、暗红色或混有凝血块 2. 当出血量较少或在胃内停留时间长，则因血红蛋白与胃酸作用形成酸化亚铁血红蛋白，呕吐物可呈咖啡渣样的棕褐色，呕血的同时可排黑便，有时呈柏油样

续　表

项目	内容
便血	1. 上消化道或小肠出血并在肠内停留时间较长，大便呈黑色，又称柏油样便 2. 食用动物肝脏、动物血、铁剂、铋剂、碳粉及中药等也可使大便呈黑色，但大便潜血试验阴性（免疫法） 3. 下消化道出血，如出血量大则呈鲜红，若血液在肠道停留时间长，则可为暗红色 4. 鲜红血不与大便相混，仅于排便后有鲜血滴出、喷射出或黏附于大便表面者，提示为肛管疾病或肛门出血，如痔、肛裂或直肠肿瘤引起的出血
失血性周围循环衰竭	1. 出血量占循环血容量10%以下时，患者一般无明显临床表现 2. 出血量占循环血容量10%~20%时，可有头晕、无力等症状，多无血压、脉搏等变化 3. 出血量达循环血容量的20%以上时，则有冷汗、四肢厥冷、心悸、脉搏增快、头晕、黑矇等急性失血症状 4. 出血量在循环血容量的30%以上，则常有神志不清、面色苍白、心率加快、脉搏细弱、血压下降、呼吸急促等急性周围循环衰竭的表现
发热	多数出血量大的患者在24小时内出现发热，一般体温不超过38.5℃，可持续3~5天
血液学改变	出血早期可无明显血液学改变，出血3~4小时以后由于组织液的渗入及输液等情况，血液被稀释，血红蛋白及红细胞比容逐渐降低。因此，大出血早期不能根据红细胞计数与血红蛋白水平来判断有无出血及出血量
氮质血症	呕血的同时因部分血液进入肠道，血红蛋白在肠内被分解并被吸收，故在出血数小时后血清尿素氮开始上升，24~48小时可达高峰，如无继续出血，3~4天即可降至正常

重点提醒

1. 呕血：胃内储血量达250~300ml时可出现呕血。呕血前常有上腹不适、恶心，随后呕吐。其颜色视出血量的多少及在胃内停留时间的长短以及出血部位而不同。

2. 便血：便血颜色可因出血部位不同、出血量的多少以及血液在肠腔内停留时间的长短而异。

3. 下消化道出血：①血色鲜红不与大便相混，仅于排便后有鲜血滴出或喷射出或黏附于大便表面者，提示为肛管疾病或肛门出血，如痔、肛裂或直肠肿瘤引起的出血。②急性细菌性痢疾多有黏液脓血便，急性出血性坏死性肠炎可排出洗肉水样血便，并有特殊的腥臭味。③阿米巴痢疾的大便多为暗红色果酱样的脓血便。仔细观察大便的颜色、性状及气味等对确立诊断及寻找病因有极大的帮助。

必考热点

1. 柏油样便见于上消化道出血或小肠出血并在肠内停留时间较长。
2. 呕血呈咖啡渣样棕褐色，是由于血红蛋白与胃酸结合而变性。
3. 洗肉水样血便见于急性出血性坏死性肠炎。
4. 黏液脓性鲜血便见于急性细菌性痢疾。
5. 暗红色果酱样脓血便见于阿米巴痢疾。
6. 胃内储血量达250~300ml时可出现呕血。
7. 出血量达循环血容量的20%以上时，会出现冷汗、四肢厥冷、心悸、脉搏增快等急性失血症状。

4. 诊断思路

（1）病史采集：呕血与便血的病史采集见表13-122。

表13-122 呕血与便血的病史采集

项目			内容
现病史	针对主要症状问诊	呕血	1. 明确是否有呕血 2. 起病诱因 3. 呕血颜色 4. 呕血次数与量 5. 有无口渴、黑矇、头晕、意识障碍、出冷汗、心悸、尿量减少等
		便血	1. 病因和诱因 2. 便血的颜色及其与大便的关系，有助推测出血部位、速度及可能的病因 3. 便血次数与量 4. 有无口渴、黑矇、头晕、意识障碍、出冷汗、心悸、尿量减少等
	伴随症状及相关鉴别问诊	伴随症状	1. 伴上腹痛 2. 伴皮肤黏膜出血 3. 伴黄疸 4. 伴肝脾大 5. 近期大面积烧伤、颅脑手术、曾服用非甾体抗炎药、脑血管疾病者和严重外伤伴呕血者，应考虑急性胃黏膜病变或急性糜烂出血性胃炎 6. 剧烈呕吐后出现呕血，应注意食管贲门黏膜撕裂综合征
		便血伴随症状	1. 伴里急后重 2. 伴腹痛 3. 伴发热 4. 腹部肿块 5. 老年人以反复便血为主要表现，常规胃镜和结肠镜检查未发现异常，应考虑到小肠疾病如血管畸形、憩室炎合并出血、息肉、肿瘤等
	诊疗经过问诊		1. 患病以来是否曾到医院就诊和检查 2. 治疗和用药情况
	患病以来的一般情况问诊		包括精神、饮食、睡眠、大便、小便和体重变化情况等
其他相关病史问诊			1. 有无药物和食物过敏史 2. 有无消化性溃疡、肛肠疾病、慢性肝病、血液系统疾病、肿瘤等病史 3. 有无肿瘤家族史、遗传病史

（2）体格检查：呕血与便血的体格检查见表13-123。

表13-123 呕血与便血的体格检查

项目	内容
全身检查	注意有无皮肤黏膜出血、黄疸，有无浅表淋巴结肿大等。便血患者一定要常规检查肛门直肠，注意有无肛裂、痔、瘘管，注意直肠指诊有无肿物
腹部检查	腹部外形、腹壁有无静脉曲张、肠型及蠕动波，腹部是否有压痛，是否有肝脾大，是否能触及腹部包块，肠鸣音是否活跃

（3）辅助检查：呕血与便血的辅助检查见表 13-124。

表 13-124　呕血与便血的辅助检查

项目	内容
实验室检查	血尿便常规、血型、出凝血时间、大便或呕吐物的潜血试验，肝功能及血肌酐、尿素氮等。有条件应测红细胞比容
胃镜检查	是目前明确上消化道出血病因的首选检查方法。能判断出血的病变部位、病因及出血情况
结肠镜检查	是诊断大肠及回肠末端病变的首选检查方法。其优点是诊断敏感性高，可以发现活动性出血，结合活检病理检查可判断病变性质
消化道 X 线钡餐检查	X 线钡餐检查主要适用于有胃镜检查禁忌或不愿进行胃镜检查者，对怀疑病变在十二指肠降段以下小肠段，则有特殊诊断价值。X 线钡剂灌肠多用于诊断大肠、回盲部及阑尾病变，一般主张进行双重气钡造影。检查一般在出血停止数天后进行
其他检查	选择性动脉造影、小肠镜检查等主要适用于不明原因的出血，腹部 B 超、CT 或 MRI 用于肝、胆、胰腺疾病的诊断

必考热点

1. 为明确上消化道大出血原因，首选的检查方法是纤维内镜检查。

2. 为确诊大肠及回肠末端病变，首选的检查方法是结肠镜检查。

3. 患者，男性，44 岁。昨日因车祸致颅底骨折。2 小时前突然呕吐咖啡色液 300ml，诊断首先考虑为应激性溃疡或急性胃黏膜病变。

【热点提示】近期大面积烧伤、颅脑手术、有服用非甾体抗炎药物史、脑血管疾病者和严重外伤伴呕血者，应考虑急性胃黏膜病变。

4. 患者，女性，46 岁，近 1 个月大便中有黏液或脓血。每日大便 4~5 次，肛门坠胀感。此时最先要作的检查为直肠指诊。

【热点提示】便血患者一定要常规检查肛门直肠，注意有无肛裂、痔、瘘管，注意直肠指诊有无肿物。

5. 处理　呕血与便血的处理见表 13-125。

表 13-125　呕血与便血的处理

项目		内容
病因治疗		针对病因进行治疗，如消化性溃疡、肝硬化等疾病
对症处理	一般处理	卧床、酌情限制饮食、镇静（可肌内注射地西泮 10mg，但肝硬化食管胃底静脉曲张出血者伴有肝性脑病或伴有呼吸衰竭者禁用），大量呕血者应给氧，观察并记录血压、脉搏、呼吸、尿量、神志、呕血及黑便情况
	补充血容量	输血是消化道大出血的重要治疗，出血量较大并有适应证者应及时输血，无条件或出血量不大者可输入 10% 葡萄糖液、生理盐水、血浆或血浆代用品

续 表

项目		内容
对症处理	有效止血	1. 药物止血：①消化性溃疡、急性胃黏膜病变出血期应静脉途径给药，应首选质子泵抑制药，也可选用雷尼替丁或法莫替丁等。②食管胃底静脉曲张破裂出血无高血压、冠心病者，可选用血管升压素，可同时舌下含服硝酸甘油以减少血管升压素引起的不良反应。③可酌情给予凝血酶、云南白药等药物辅助治疗 2. 胃内冰盐水冲洗止血 3. 内镜及手术止血 4. 三腔二囊管压迫止血法：通常用于药物治疗或内镜治疗无效，或无条件及时行内镜治疗或手术治疗时。气囊持续压迫时间不得超过24小时，压迫过久会导致食管胃黏膜溃疡、坏死，甚至使出血加重或穿孔。主要并发症有吸入性肺炎、窒息、食管损伤、心律失常等 5. 对内痔、直肠下段出血，可用0.1%盐酸麻黄碱加生理盐水棉球压迫止血，或去甲肾上腺素2~4mg加冷开水200ml做保留灌肠

必考热点

1. 中老年人，呕血伴慢性上腹痛，疼痛无明显规律性并伴有食欲减退、消瘦或贫血者，应考虑胃癌。

2. 中青年人，呕血伴慢性反复发作的上腹痛，具有一定的周期性与节律性，多见于消化性溃疡。

3. 呕血患者中，能提示胃癌或胰腺癌的是伴左锁骨上淋巴结肿大。

4. 患者，男性，43岁。有慢性胃痛史，因头晕半天，黑便3次，急诊。血压80/50mmHg，心率124次/分，面色苍白，冷汗。

（1）首先考虑上消化道出血。

（2）急救措施首选输血、补液，纠正休克。

5. 患者，男性，48岁。呕血5小时入院。查体：P 120次/分，BP 80/55mmHg。神志不清，营养状况差。巩膜明显黄染，腹壁可见静脉曲张，肝肋下可触及，质地较硬，边缘较钝，脾肋下6cm，移动性浊音阳性，肠鸣音弱。

（1）该患者呕血最可能的原因是食管胃底静脉曲张破裂。

（2）首选的检查是腹部B超。

（3）此时不宜采取的处理措施是急症手术。

6. 转诊

（1）呕血或黑便次数增多、量大者。

（2）考虑为肿瘤、肝硬化、血液病等危急重症所致出血。

（3）未能明确出血原因者。

（4）无进一步诊治条件者。

重点提醒

对于消化道大出血，尤其生命体征不稳定者，应积极建立静脉通路及补充血容量，并在有专业的急救和转运条件、充分告知病情和转运风险的情况下转运。

考点：尿频、尿急与尿痛

1. 概述　尿频、尿急与尿痛的概述见表 13-126。

表 13-126　尿频、尿急与尿痛的概述

项目	内容
尿频	单位时间内排尿次数增多，成人每天排尿>8 次
尿急	一旦有尿意需即刻排尿、难以控制
尿痛	排尿时感觉耻骨上区、会阴部和尿道内疼痛或烧灼感

重点提醒

尿频、尿急、尿痛合称为尿路刺激征。

必考热点

尿频是指单位时间内排尿次数增多，每天排尿>8 次。

2. 常见病因和临床特点　尿频、尿急与尿痛的常见病因和临床特点见表 13-127。

表 13-127　尿频、尿急与尿痛的常见病因和临床特点

病因	临床特点
尿路感染	以细菌感染最多见。急性肾盂肾炎常表现为高热、肾区叩击痛，可伴或不伴尿频、尿急和尿痛。急性膀胱炎则仅表现为尿路刺激征。尿常规检查白细胞计数增多，尿中可以找到致病微生物（培养、显微镜检查）
肿瘤	膀胱、尿道及其邻近器官的肿瘤可导致膀胱容量减少而出现尿频，也可继发感染出现尿急及尿痛。血尿可较突出，可伴排尿困难。尿病理检查可找到癌细胞
尿路结石	因可刺激黏膜而产生尿频。膀胱结石常伴排尿困难及尿线中断。影像学检查如泌尿系统 B 超、静脉肾盂造影、腹部及盆腔 CT 有助诊断
间质性膀胱炎	可见于结缔组织疾病，较常见于系统性红斑狼疮（SLE）；找不到病因者，称为特发性间质性膀胱炎
出血性膀胱炎	常见于使用环磷酰胺的患者
尿道综合征	尿液检查正常、排除了器质性疾病所致的尿路刺激征后，可考虑诊断此病，多与心理因素有关

3. 诊断思路

（1）病史采集：尿频、尿急与尿痛的病史采集见表 13-128。

表 13-128　尿频、尿急与尿痛的病史采集

项目		内容
现病史	针对尿频、尿急、尿痛本身的问诊	1. 可能的诱因 2. 起病的缓急、病程的长短 3. 排尿频次，夜尿次数，每次尿量；尿痛的部位、性质；尿的颜色

续 表

项目		内容
现病史	伴随症状问诊	1. 尿频伴尿急和尿痛，见膀胱炎和尿道炎 2. 尿路刺激征伴发热及腰痛，见肾盂肾炎 3. 尿频、尿急伴血尿、午后低热、乏力盗汗，见膀胱结核 4. 尿频、尿急伴无痛性血尿，见膀胱癌 5. 老年男性，尿频伴尿线细，进行性排尿困难，见前列腺增生 6. 尿频不伴尿急和尿痛、但伴有多饮、多尿和口渴，见糖尿病、尿崩症
	诊疗经过问诊	1. 患病以来是否曾到医院就诊和检查 2. 治疗和用药情况
	患病以来的一般情况问诊	精神、饮食、睡眠、大便和体重变化
其他相关病史问诊		1. 既往有无类似发作 2. 有无糖尿病、结核病、肾炎、尿路结石、肿瘤、精神心理疾病等病史以及接受环磷酰胺治疗史；有无外伤，手术史 3. 职业；毒物接触史；性病及冶游史 4. 婚育史，有无流产及妇科疾病

（2）辅助检查：尿频、尿急与尿痛的辅助检查见表 13-129。

表 13-129　尿频、尿急与尿痛的辅助检查

项目	内容
血常规	血白细胞总数及中性粒细胞比例升高，提示存在全身性感染
尿常规	尿路感染时尿白细胞计数增多，伴或不伴尿红细胞计数增多。尿路结石或肿瘤时尿常规以红细胞计数增多更突出，合并感染可以白细胞计数增多
清洁中段尿培养	对确诊尿路感染有价值
血糖升高	1. 糖尿病多尿导致的尿频 2. 尿路感染的易感因素
尿病理找癌细胞	对提示尿路肿瘤有意义
影像学检查	泌尿系统 B 超、静脉肾盂造影、腹部及盆腔 CT 有助发现尿路结石及肿瘤

4. 处理原则和转诊指征　尿频、尿急与尿痛的处理原则和转诊指征见表 13-130。

表 13-130　尿频、尿急与尿痛的处理原则和转诊指征

项目	内容
处理原则	关键是针对原发病治疗
转诊指征	1. 伴有发热，抗感染治疗无效，需进一步明确原因 2. 伴有无痛血尿，不能除外泌尿系统肿瘤 3. 经治疗后，症状仍反复发作

必考热点

1. 对提示尿路肿瘤有意义的检查是尿液镜检找癌细胞。

2. 尿频不伴尿急和尿痛，但伴有多饮、多尿和口渴见于糖尿病。
3. 老年男性，病程长，尿频伴尿线细，进行性排尿困难见于前列腺增生。
4. 尿频、尿急伴血尿、午后低热、乏力、盗汗见于膀胱结核。
5. 对确诊尿路感染有价值的检查是清洁中段尿培养。
6. 患者，女性，25 岁。妊娠 7 个月，发热，腰痛伴恶心、呕吐、尿频、尿急、尿痛 1 天，查体：T 38.5℃，左肾区叩击痛阳性。血常规：WBC 11.9×10^9/L，N 0.82。尿常规：RBC 5～8 个/HP，WBC 30～35 个/HP，尿蛋白（±），最可能的诊断是急性肾盂肾炎。

【热点提示】急性肾盂肾炎常表现为高热、肾区叩击痛，可伴或不伴尿频、尿急和尿痛。

考点：血尿

1. 概述

（1）血尿是指尿中红细胞计数增多，新鲜尿液沉渣镜检红细胞≥3 个/HP。根据能否被肉眼发现分为肉眼血尿和镜下血尿。

（2）肉眼血尿可呈现满视野的红细胞，其他原因的红色尿则无红细胞。血尿依其排尿先后可分为初血尿（初始 10～15ml）、终末血尿（终末 10～30ml）和全程血尿。

重点提醒

肉眼血尿要与造成红色尿的其他情况相鉴别，主要依靠新鲜尿液沉渣镜检。还要注意：①不要通过试纸条法确定是否存在血尿，因为血尿、血红蛋白尿和肌红蛋白尿都可以在试纸条法中呈现红细胞或潜血试验阳性，此外还有很多因素能够影响试纸条检测的结果，还有可能出现假阴性。②排除假性血尿，确立真性血尿。主要通过询问病史除外女性月经污染尿液和极少见的伪造血尿的情况。

必考热点

1. 最有助于区别血尿与血红蛋白尿的是做尿沉渣镜检。
2. 初血尿一般为 10～15ml。

2. 常见病因和临床特点

血尿的常见病因和临床特点见表 13-131。

表 13-131　血尿的常见病因和临床特点

项目	内容
各种原发性或继发性肾小球疾病引起的肾小球源性血尿	慢性肾小球肾炎、狼疮性肾炎等
其他疾病引起的非肾小球源性血尿	1. 全身性疾病引起的尿路出血，如抗凝药物过量、血液病（凝血功能及血小板异常），往往伴有其他部位黏膜及皮肤出血 2. 泌尿系统疾病引起的尿路出血，如结石、感染、肿瘤、多囊肾、尿路畸形、肾静脉血栓形成
特殊类型的血尿	1. 运动性血尿：仅在剧烈运动后出现的血尿 2. 直立性血尿：血尿出现在身体直立时，平卧时消失。一般具有非肾小球源性血尿的特点，但也有少数患者可以表现为肾小球源性血尿，可合并直立性蛋白尿 3. 腰痛血尿综合征：常见于年轻女性、口服避孕药者，表现为一侧或双侧腰痛伴血尿，肾动脉造影显示肾内动脉分支变狭窄，有局灶肾缺血征象

重点提醒

肾小球源性血尿具有全程、不凝、无痛、变形红细胞尿、可有红细胞管型和伴有其他肾小球疾病表现（如蛋白尿、水肿）的特点。

必考热点

1. 泌尿系统肿瘤血尿是无痛性肉眼血尿。
2. 尿路结石血尿是疼痛伴血尿。

3. 诊断思路

（1）病史采集：血尿的病史采集见表13-132。

表13-132　血尿的病史采集

<table>
<tr><th colspan="2">项目</th><th>内容</th></tr>
<tr><td rowspan="4">现病史</td><td>针对血尿的问诊</td><td>1. 诱因：有无前驱感染，与感染密切相关的反复发作的无痛性肉眼血尿提示IgA肾病的可能性大；有无特殊用药史，如使用肝素、华法林及阿司匹林等抗凝药或抗血小板药物；有无外伤、剧烈运动等
2. 尿色：肉眼血尿多略混浊，而血红蛋白尿多为透明的酱油样或红葡萄酒样
3. 血尿的特点：是间断还是持续出现，与发作性腰痛相伴随的间断血尿提示结石可能性大
4. 血尿出现的时相：肾小球源性血尿为全程血尿。非肾小球源性血尿：初血尿提示病变部位在前尿道，终末血尿提示病变部位在膀胱三角区或后尿道。病变在膀胱及输尿管开口以上部位时可表现为全程血尿
5. 尿中有无血丝或凝血块：肾小球源性血尿多为不凝血尿，而非肾小球源性血尿多有血丝或血块。无痛性肉眼血尿伴血块者应首先考虑泌尿系统肿瘤</td></tr>
<tr><td>伴随症状问诊</td><td>1. 疼痛：绝大多数肾小球源性血尿不伴有疼痛；若伴有单侧或双侧腰腹痛，则可能为尿路结石
2. 尿路刺激症状：如伴尿频、尿急、尿痛及排尿困难，可提示尿路感染或前列腺疾病
3. 发热、盗汗：泌尿系统结核时可伴有此症状。对于老年人，肾脏肿瘤时发热可以是早期症状，这时的血尿可以是镜下血尿，晚期可发展为肉眼血尿
4. 是否伴有少尿或无尿</td></tr>
<tr><td>诊疗经过问诊</td><td>1. 是否曾到医院就诊，做过哪些检查
2. 治疗和用药情况</td></tr>
<tr><td>一般情况问诊</td><td>精神、饮食、睡眠、大便和体重变化，全身一般情况</td></tr>
<tr><td colspan="2">其他相关病史问诊</td><td>1. 既往有无结核病、肝炎、尿路结石、肿瘤等病史
2. 有无传染病接触史
3. 药物和食物过敏史
4. 外伤、手术史
5. 有无长期疫区居住史
6. 有无烟酒嗜好
7. 性病和冶游史
8. 女性婚育月经史，有无流产史等
9. 有无遗传性疾病史</td></tr>
</table>

（2）体格检查：重点注意有无全身皮肤出血点或紫癜、腹部沿输尿管走行区压痛、腹部包块、肾区叩击痛。男性还应做前列腺指诊。

（3）辅助检查：血尿的辅助检查见表13-133。

表 13-133　血尿的辅助检查

项目	内容
尿常规	确诊血尿：出现红细胞管型则可以确诊为肾小球源性血尿，合并蛋白尿时提示肾小球源性血尿。若以白细胞为主，要考虑尿路感染可能
尿红细胞位相（或相差显微镜）	有助于鉴别肾小球源性与非肾小球源性血尿
血常规及凝血功能检查	有助于诊断抗凝药或血液系统疾病导致的血尿
尿病理找癌细胞	对提示尿路肿瘤有意义
影像学检查	泌尿系统 B 超、静脉肾盂造影、腹部及盆腔 CT 等检查有助发现尿路结石、肿瘤、多囊肾等

必考热点

1. 鉴别肾小球源性血尿与非肾小球源性血尿须行尿红细胞位相。

2. 患者，男性，70 岁。今日出现无痛性肉眼血尿，首先应考虑泌尿系统肿瘤。

【热点提示】无痛性肉眼血尿伴血块者应首先考虑泌尿系统肿瘤。

3. 患者，男性，57 岁。反复血尿 3 个月，血尿多在排尿结束前出现，为鲜红色，无血块排出，伴有轻微尿痛。引起该患者血尿的病变部位最可能在膀胱三角区或后尿道。

4. 处理原则和转诊指征　血尿的处理原则和转诊指征见表 13-134。

表 13-134　血尿的处理原则和转诊指征

项目	内容
处理	关键是针对原发病治疗，除了由于出、凝血功能障碍、外伤或手术导致的严重血尿，一般无须给予止血治疗
转诊指征	1. 经初步检查，对血尿原因诊断不清，需要做进一步检查的患者 2. 疑为肿瘤、血液系统疾病、结核、上尿路感染、肾小球疾病导致的血尿者

考点：阴道出血

1. 概述　阴道出血是指除正常月经外，来自女性生殖道任何部位出血的统称，绝大多数出血来自子宫体。

2. 常见病因　阴道出血的常见病因见表 13-135。

表 13-135　阴道出血的常见病因

项目	内容
卵巢内分泌功能失调	包括无排卵性和排卵性异常子宫出血以及月经间期卵泡破裂、雌激素水平短暂下降所致的子宫出血等
与妊娠有关的子宫出血	常见有流产、异位妊娠、葡萄胎、产后胎盘部分残留、子宫复旧不全等
生殖器肿瘤	子宫肌瘤最常见，其他有分泌雌激素的卵巢肿瘤及阴道癌、子宫颈癌、子宫内膜癌、子宫肉瘤等
生殖器炎症	阴道炎、急性宫颈炎、宫颈息肉、子宫内膜炎等

续 表

项目	内容
损伤、异物和外源性性激素	生殖道创伤、放置宫内节育器、服用雌激素或孕激素药物等
全身性疾病	血小板减少性紫癜、再生障碍性贫血、白血病、肝功能损害等

重点提醒

子宫肌瘤是引起阴道出血的常见良性肿瘤。

3. 临床特点 阴道出血的临床特点见表13-136。

表13-136 阴道出血的临床特点

项目	内容
经量增多	月经量过多（>80ml）或经期延长，为子宫肌瘤的典型症状，也可见于子宫腺肌病、放置宫内节育器、排卵性月经失调等
周期不规则的阴道出血	多为无排卵性功能失调性子宫出血，围绝经期妇女应注意除外早期子宫内膜癌
无任何周期可辨的长期持续阴道出血	多为生殖道恶性肿瘤，如子宫颈癌、子宫内膜癌等
停经后阴道出血	发生在育龄期妇女，多与妊娠有关，如流产、异位妊娠、葡萄胎等；发生在围绝经期妇女，多为无排卵性功能失调性子宫出血
接触性出血	性交后或阴道检查后有鲜血流出，要考虑急性宫颈炎、子宫颈癌、宫颈息肉或子宫黏膜下肌瘤等
经间出血	多为排卵期出血
经前或经后点滴出血	可见于放置宫内节育器、排卵性月经失调、子宫内膜异位症
绝经后阴道出血	持续、反复阴道出血，量较多，常见于子宫内膜癌；出血量少、持续时间短多见于绝经后子宫内膜脱落或萎缩性阴道炎
外伤后阴道出血	多见于骑跨伤后，出血量可多可少
阴道出血伴白带增多	多为子宫颈癌、子宫内膜癌、子宫黏膜下肌瘤伴感染
间歇性阴道排出血性液体	见于输卵管癌

必考热点

绝经后阴道流血应首先考虑的疾病为子宫内膜癌。

4. 诊断思路

（1）病史采集：阴道出血的病史采集见表 13-137。

表 13-137　阴道出血的病史采集

项目		内容
现病史	详细询问阴道出血的形式	询问阴道出血发生的时间、持续天数，流血的性状和量等。如为孕期，应询问妊娠经过，出血发生的周数
	相关鉴别的问诊	1. 发病年龄：年龄对诊断有重要参考价值。青春期多为无排卵性功能失调性子宫出血，育龄妇女如有停经史，考虑与妊娠有关的疾病，如异位妊娠、自然流产。绝经后妇女要首先排除妇科恶性肿瘤 2. 全身性疾病史：询问有无血液系统疾病、肝脏疾病史 3. 伴随症状：是否伴有停经、腹痛、晕厥和休克、白带增多及腹部包块，有无全身乏力、气短和心悸等
	诊疗经过问诊	1. 患病以来是否到医院就诊过，做过何种检查 2. 治疗和用药情况
	一般状况问诊	患病以来的精神、饮食、睡眠、大小便情况及体重有无变化等
其他相关病史的问诊		其他疾病史和既往出血史
		注意询问个人的月经史、婚育史、避孕方式，家族中有无妇科肿瘤等

（2）体格检查：阴道出血的体格检查见表 13-138。

表 13-138　阴道出血的体格检查

项目	内容
全身检查	检查生命体征，注意皮肤黏膜有无苍白、出血点和瘀斑，注意有无肝、脾大，有无腹部包块，下腹有无压痛、反跳痛及肌紧张，叩诊有无移动性浊音
妇科检查	观察外阴、阴道及宫颈情况，判断出血来源，注意宫口有无肿物或组织物堵塞、有无宫颈举痛，检查子宫大小、硬度及宫旁有无包块和压痛

（3）辅助检查：阴道出血的辅助检查见表 13-139。

表 13-139　阴道出血的辅助检查

项目	内容
血常规、凝血功能检查	有无贫血、感染及凝血功能异常
妊娠试验	尿或血 hCG 测定对早期诊断妊娠与妊娠相关的疾病至关重要
宫颈细胞学检查	筛查子宫颈癌及癌前病变
宫颈活组织检查	阴道镜下的定位活检。若有明确病变，可直接取活检
诊断性刮宫	刮取子宫内膜送病理检查，以明确有无子宫内膜病变
超声检查	了解子宫及卵巢的大小等，对早孕、异位妊娠、子宫内膜病变、妇科肿瘤等均有重要的诊断价值
影像学检查	对妇科恶性肿瘤的诊断有一定价值

续 表

项目	内容
宫腔镜、腹腔镜检查	宫腔镜检查对子宫内膜病变、黏膜下肌瘤有诊断价值，腹腔镜检查是异位妊娠诊断的金标准，并可在确诊的同时行镜下手术治疗

重点提醒

年龄对阴道流血的疾病诊断有重要参考价值。

必考热点

1. 了解子宫内膜周期性变化最可靠的诊断依据是诊断性刮宫。
2. 早期诊断妊娠与妊娠相关的疾病最重要的检查是妊娠试验尿或血 hCG 测定。
3. 患者，女性，31 岁。停经 43 天，阴道少量出血 1 周，偶有下腹正中隐痛。妇科检查：子宫如孕 6 周大小，双附件区无异常。最可能的诊断是先兆流产。

5. 处理和转诊 阴道出血的处理和转诊见表 13-140。

表 13-140 阴道出血的处理和转诊

项目	内容
处理	关键是明确病因，针对原发病治疗，对于出血时间长或出血量多导致贫血患者，辅以药物止血、纠正贫血及预防感染治疗。当患者阴道出血过多或疑有腹腔内出血多，伴有血压下降、脉搏增快，或出现晕厥与休克时，应立即开放静脉，快速补充血容量，抗休克治疗
转诊	1. 经处理仍出血不止，伴有贫血者 2. 可疑先兆流产、难免流产、不全流产，无清宫条件者，应尽快转诊到上级医院 3. 出血量多，甚至出现血压下降、晕厥与休克者，应立即开放静脉，给予快速补液的同时迅速转往有手术条件的医院 4. 疑为异位妊娠、妇科肿瘤、血液系统疾病和肝脏疾病导致的出血患者 5. 经初步检查，对出血诊断不清，需要做进一步检查的患者

考点：腰腿痛

1. 常见病因 腰腿痛的病因繁多，创伤、炎症、肿瘤和先天性疾患四大基本病因均可囊括在内。腰腿痛的常见病因见表 13-141。

表 13-141 腰腿痛的常见病因

病因	脊柱	软组织	椎管	内脏
损伤	骨折和/或脱位，椎弓崩裂	腰扭伤，腰背筋膜脂肪疝，腰肌劳损，棘上、棘间韧带损伤，腰 3 横突综合征，臀上皮神经炎	陈旧性骨折、脱位，畸形，硬脊膜囊肿	肾挫伤
炎症	脊柱结核、骨髓炎，强直性脊柱炎，类风湿关节炎	纤维织炎，筋膜炎，血管炎，神经炎	蛛网膜炎，硬膜外感染，脊髓炎，神经根炎	胰腺炎，肾盂肾炎，盆腔炎

续　表

病因	脊柱	软组织	椎管	内脏
退变	腰椎骨关节炎，腰椎滑脱，椎间盘突出，骨质疏松症		椎体后缘骨赘，椎管狭窄，黄韧带肥厚	内脏下垂
发育及姿势异常	第三腰椎横突综合征，侧凸、后凸，腰椎峡部裂	脊肌瘫痪性侧弯	脊膜膨出，神经根和神经节变异，血管畸形，神经根管发育性狭窄	游走肾，多囊肾
肿瘤及类肿瘤	血管瘤，转移性肿瘤，嗜伊红肉芽肿，骨巨细胞瘤，脊索瘤	脂肪瘤，纤维瘤，血管瘤	脊髓及神经根肿瘤	胰腺癌，盆腔肿瘤，肾肿瘤，腹膜后肿瘤

2. 急性腰腿痛　急性腰腿痛的原因和临床特点见表13-142。

表13-142　急性腰腿痛的原因和临床特点

项目	内容
原因	常见的有急性腰肌扭伤、腰椎棘间韧带损伤、腰椎小关节紊乱症、腰椎压缩性骨折、骶髂关节半脱位、腰椎间盘突出症、膝关节内外侧副韧带损伤等
临床特点	1. 疼痛剧烈、急骤，疼痛突然发生或早晨不能起床，自觉腰部疼痛难忍，随腰部活动而加剧，平卧后可减轻，压痛点较固定、明确，也可向大腿部放射 2. 强迫体位：严重者多卧床不起，不敢翻身，站立时不能直腰，腰弯向一侧，走路跛行，侧卧时屈膝屈髋可以减轻疼痛 3. 活动受限：腰椎前屈、后伸、侧弯、左右旋转受限，伸膝、屈膝可引起疼痛 4. 肌肉痉挛 5. “4”字试验阳性，直腿抬高试验阳性等

重点提醒

急性腰腿痛是指疼痛突然发生，多较剧烈，一般持续时间小于6周。

3. 慢性腰腿痛　慢性腰腿痛的原因和临床特点见表13-143。

表13-143　慢性腰腿痛的原因和临床特点

项目	内容
原因	常见的有腰腿部软组织损伤、椎管狭窄、腰椎或膝骨关节炎、骨质疏松、腰骶椎或膝关节的先天性畸形、腰椎结核、强直性脊柱炎、肿瘤等
临床特点	1. 病程时间长，多在3个月以上，患者往往有职业特点 2. 各个年龄段均可见，但以中老年人为多 3. 疼痛局限，两侧交替出现，叩痛、压痛明显，一般疼痛时不太剧烈，反复发作；用镇痛药可以缓解，但作用不持久
恶性肿瘤转移造成的腰腿痛特点	1. 难以忍受的电击样或烧灼样疼痛，夜间痛，严重影响睡眠，需要强镇痛药才能缓解 2. 伴有不同程度原发癌症状：如直肠癌有黏液血便，肺癌有咳嗽、咯血、胸痛，肝癌有腹胀、腹痛、肝大等表现，血液系统恶性肿瘤有高热、贫血、出血等症状 3. 病程进展快，症状、体征和X线片在短期内即可有较大的变化

重点提醒

慢性腰腿痛疼痛持续发生，多数程度较轻或时重时轻，一般持续时间大于12周。

4. 临床引起腰腿痛常见疾病的特点

（1）强直性脊柱炎：好发于16~30岁的青壮年，男性占90%，有明显的家族遗传史。早期症状主要是下腰痛或骶髂部不适、疼痛或发僵。晨起或久坐起立时腰部发僵明显，但在活动后减轻。当病变累及胸椎和肋椎关节时，胸部扩张活动受限，造成肺活量减少，胸部有狭窄感。晚期脊柱僵硬可致躯干及髋关节屈曲，最终导致驼背畸形。患者组织相容抗原（HLA-B_{27}）的阳性率很高。

（2）腰椎管狭窄症：腰背疼痛伴有间歇性跛行，最常见的表现是持续性腰腿痛，坐位或弯腰等动作却可以缓解。尽管间歇性跛行是典型表现，但是相对少见。此时神经性间歇性跛行要注意同血管源性跛行相鉴别。对活动后小腿痛的老年患者要检查足背动脉搏动情况来除外血管性跛行。

（3）腰椎间盘突出症：好发于20~50岁人群，男女比例为（4~6）：1。患者多有弯腰劳动或长期坐位工作史，首次发病常是半弯腰持重或突然作扭腰动作过程中。椎间盘突出造成的坐骨神经根性疼痛往往因咳嗽、打喷嚏或做Valsava动作诱发或加重。直腿抬高试验阳性对诊断椎间盘突出是敏感的，但特异性不佳，其阳性率约90%。怀疑腰椎间盘突出症时，应该重点对L_5与S_1神经根进行检查，由于98%的腰椎间盘突出发生在L_4~L_5与L_5~S_1。L_5神经根受累会出现踝关节力量和第一足趾背伸力弱，足背内侧与背侧区域感觉减退。S_1神经根受累时表现跟腱反射减弱（单侧跟腱反射减弱更具有意义），足背外侧与小腿后方感觉减弱，长期受累还会表现跖趾关节跖屈力弱。

（4）腰肌劳损：常由于腰扭伤治疗不彻底或累积性损伤，临床表现为慢性腰痛，为酸胀痛，休息后可缓解，但卧床过久又感不适，稍事活动后又减轻。腰痛可随时间而向上、下或对侧发展。在疼痛区有固定压痛点，位置常在肌肉起止点附近，或神经肌肉结合点。在压痛点进行叩击，疼痛反可减轻。

（5）脊柱结核：腰椎最易受累，其次为胸椎。背部疼痛常为结核性脊柱炎的首发症状。疼痛局限于病变部位。呈隐痛、钝痛或酸痛，夜间明显，活动后加剧，常伴有低热、盗汗、乏力、食欲缺乏。晚期可有脊柱畸形、冷脓肿及脊髓压迫症状。

（6）腰椎骨关节炎：好发于50岁以上人群，晨起时感腰痛、酸胀、僵直而活动不便，活动腰部后疼痛好转，但过多活动后腰痛又加重。傍晚时疼痛明显。平卧可缓解，疼痛不剧烈，敲打腰部有舒适感，腰椎无明显压痛。

（7）泌尿系统疾病：肾炎、肾盂肾炎、泌尿道结石、结核、肿瘤、肾下垂以及肾积水等多种疾病可引起腰背痛。肾炎呈深部胀痛，位于腰肋三角区，并有轻微叩痛；肾盂肾炎腰痛较鲜明，叩痛较明显；肾脓肿多为单侧腰痛，常伴有局部肌紧张及压痛；肾结石多为绞痛，叩痛剧烈；肾肿瘤导致的腰痛多为单侧钝痛或胀痛。

（8）盆腔器官疾病：男性前列腺炎和前列腺癌常导致下腰骶部疼痛，伴有尿频、尿急、排尿困难；女性慢性附件炎、宫颈炎、子宫脱垂和盆腔炎可导致腰骶部疼痛，且伴有下腹坠胀感及盆腔压痛。

5. 处理和转诊 对于疼痛严重者，应注意生命体征是否稳定，可临时对症镇痛处理，但应避免掩盖病情并尽快查找病因。对于疼痛严重、逐渐加重、治疗后不缓解、反复发作、诊断不清者，应尽快转诊到上级医院。

重点提醒

腰腿痛仅仅是一组临床症状，治疗的关键是明确致痛原因，并做好鉴别诊断，亦应注意患者心理因素的影响。

必考热点

1. 以背部疼痛为首发症状的是结核性脊柱炎。

2. 腰椎间盘突出症下肢放射痛最常见于坐骨神经分布区。

3. 患者，女性，43 岁。1 个月前抬重物时出现腰痛，疼痛沿右腿后方放射至右足，活动后加重，休息后可减轻。查体：体温 36.5℃，腰部活动受限，右侧直腿抬高试验（+），右跟腱反射减弱。最可能的诊断是腰椎间盘突出症。

4. 腰椎间盘突出症最常见的部位是 $L_4 \sim L_5$。

5. 患者，男性，24 岁。腰背痛 1 年，下腰段及骶髂关节压痛，腰椎活动明显受限。X 线片示脊柱是竹节样改变，诊断强直性脊柱炎。

6. 患者，男性，60 岁。间歇性跛行 6 年。下蹲时疼痛减轻，骑自行车正常。直腿抬高试验阴性。X 线片示腰椎骨质增生明显。最可能的诊断是腰椎管狭窄症。

7. 患者，男性，40 岁。腰痛伴右下肢放射痛 2 个月，反复发作，与劳累有关，咳嗽、用力排便时可加重疼痛。查体：右直腿抬高试验 40°阳性，加强试验阳性。X 线片示 $L_4 \sim L_5$ 椎间隙变窄。

（1）其最可能的诊断为腰椎间盘突出症。

（2）可完全排除的诊断是腰肌劳损。

（3）其右下肢麻木的区域可能为小腿外侧或足背。

（4）对诊断有定位定性意义的检查方法是心导管检查。

考点：关节痛

1. 常见病因　关节痛的常见病因见表 13-144。

表 13-144　关节痛的常见病因

分类	病因
急性关节痛	1. 与感染因素有关：如急性化脓性关节炎、病毒感染所致关节炎等 2. 与自身免疫或变态反应有关：如风湿热、过敏性紫癜（关节型）等 3. 与代谢有关：如急性痛风性关节炎等 4. 与肿瘤有关：如急性白血病关节炎等 5. 其他：关节急性损伤等
慢性关节痛	1. 弥漫性结缔组织病：如类风湿关节炎、系统性红斑狼疮等 2. 与脊柱炎有关：如强直性脊柱炎、赖特综合征等 3. 与代谢有关：如慢性痛风性关节炎等 4. 与退行性变有关：如骨关节炎等 5. 与感染因素有关：如结核性关节炎、梅毒性关节炎等 6. 骨和软骨疾病：骨质疏松症等 7. 肿瘤：多发性骨髓瘤等 8. 其他：关节慢性损伤等

重点提醒

1. 需要注意的是，慢性关节痛也常有急性发作的情况。

2. 关节痛可以是单纯的关节病变，也可以是全身疾病的局部表现。

2. 临床特点及意义

（1）外伤性关节痛：急性外伤性关节痛常在外伤后即出现受损关节疼痛、肿胀和功能障碍。慢性外伤性关节炎有明确的外伤史，反复出现关节痛，常在过度活动和负重及气候寒冷等刺激时诱发，药物及物理治疗后缓解。

（2）化脓性关节炎：是细菌感染关节所致，多见于儿童及年老体弱者，易发生在膝关节和髋关节。患者起病急，全身中毒症状明显，早期则有畏寒、寒战和高热，体温高达39℃以上。病变关节红、肿、热、痛。位置较深的肩关节及髋关节则红肿不明显。患者常感病变关节持续疼痛，功能严重障碍，各个方向的被动活动均引起剧烈疼痛，患者常不愿活动患肢。

（3）结核性关节炎：儿童和青壮年多见。其中脊柱最常见，其次为髋关节和膝关节。早期症状和体征不明显。活动期常有疲劳、低热、盗汗及食欲缺乏。病变关节肿胀疼痛，但疼痛程度较化脓性关节炎轻。活动后疼痛加重，休息后稍减轻。晚期关节畸形及功能障碍。如关节旁有窦道形成，常可见有干酪样物质流出。滑液或滑膜组织中可检出抗酸染色阳性杆菌，结核分枝杆菌培养80%为阳性。

（4）风湿热：起病急剧，是上呼吸道A族乙型溶血性链球菌感染后导致的一种自身免疫性疾病，其关节痛呈游走性、多发性，以大关节受累为主，病变关节可有红、肿、热、疼痛和压痛，肿胀消失快，常在1~6周内自然消肿，不遗留关节僵直和畸形改变。患者可同时出现心脏损害、环形红斑、舞蹈病以及皮下结节。注意抗链球菌溶血素“O”（ASO）只是链球菌感染的证据，并非风湿热的特异性抗体。

（5）类风湿关节炎：好发于20~45岁女性，男女发病率比约为1∶3。起病缓慢、隐匿。病变以手中指指间关节首发疼痛，近端指间关节梭形肿胀，呈对称性、持续性。继而出现其他指间关节与腕关节的肿胀、疼痛。也可累及踝、膝以及髋关节。病变关节活动受到限制，有僵硬感，以早晨为重，称晨僵。晚期可出现手指关节的天鹅颈样畸形。也可伴有发热、贫血、皮下结节、血管炎、心包炎及淋巴结肿大等关节外表现，血清中可查到类风湿因子（RF）等多种自身抗体。

（6）痛风：最常见于中年男性，临床上常见高尿酸血症、痛风性关节炎、痛风性肾病、痛风石等，并常与肥胖、高血压、高血脂、高血糖等并存。患者常在饮酒、劳累或高嘌呤饮食后急发关节痛，局部皮肤红肿灼热。常在夜间痛醒。以第一跖趾关节多见。踝、手、膝、腕和肘关节也可受累。病变呈自限性，有时在1~2周自行消退，但是经常复发。晚期可出现关节畸形，皮肤破溃，经久不愈，常有白色乳酪状分泌物流出。

（7）骨关节炎：主要临床表现为慢性关节疼痛、肿胀、僵硬及活动受限。中老年人多见，男女比例为1∶2。

（8）系统性红斑狼疮：好发于20~40岁的育龄期女性，男女比例为1∶9。主要临床特征为多系统受累，约90%的患者在病程中出现各种热型的发热；其关节表现为对称性多关节压痛、肿胀或积液，但关节炎为非侵蚀性；神经系统受累可导致偏头痛、性格改变、记忆力减退等。在患者血清中可出现抗核抗体、抗dsDNA抗体等多种自身抗体。

（9）强直性脊柱炎：以骶髂关节炎为标志。炎症可以向上累及腰椎、胸椎和颈椎，也可向下累及髋、膝、踝等关节，也常累及肌腱、韧带附着于骨的部位（肌腱端），可导致肿痛、纤维性及骨性强直。有明显的家族聚集倾向，同*HLA-B27*基因密切相关。

必考热点

1. 痛风者急性关节炎期常见单个关节出现红肿、热痛，最常见的部位是趾关节。
2. 骨关节结核发病率最高的部位是脊柱。
3. 系统性红斑狼疮关节表现为对称性多关节压痛、肿胀或积液，但关节炎为非侵蚀性。

考点：头痛

1. 概述 头痛是指各种原因引起的眉弓、耳郭上缘与枕外隆凸连线以上部位的疼痛。头痛大致分为原发性和继发性两类。

2. **常见病因**　头痛的常见病因见表13-145。

表13-145　头痛的常见病因

项目		内容
颅脑病变	感染	如脑膜炎、脑膜脑炎、脑炎、脑脓肿
	血管病变	如蛛网膜下腔出血、脑出血、脑血栓形成、脑栓塞、高血压脑病、脑供血不足、脑血管畸形、颅内静脉窦血栓形成、风湿性脑脉管炎
	占位性病变	如脑肿瘤、颅内转移瘤、颅内囊虫病或棘球蚴病
	颅脑外伤	如脑震荡、脑挫伤、硬膜下血肿、颅内血肿、脑外伤后遗症
	其他	偏头痛、紧张性头痛、腰椎穿刺后及腰椎麻醉后头痛
颅外病变	颅骨疾病	如颅底凹陷症、颅骨肿瘤
	颈部疾病	颈椎病及其他颈部疾病
	神经痛	如三叉神经、舌咽神经及枕神经痛
	其他	眼、耳、鼻和牙齿疾病所致的头痛和紧张性头痛
全身性疾病	急性感染	如流感、伤寒、肺炎等发热性疾病
	心血管疾病	如高血压、心力衰竭
	中毒	如铅、酒精、一氧化碳、有机磷、药物（如颠茄、水杨酸类）等中毒
	其他	尿毒症、低血糖、贫血、肺性脑病、系统性红斑狼疮、月经及绝经期头痛、中暑等
精神心理因素		抑郁、焦虑

3. 临床特点

（1）发病情况：急性起病并有发热者常为感染性疾病引起。急剧的头痛，持续不减，并伴有不同程度的意识障碍而无发热者，提示颅内血管性疾病（如蛛网膜下腔出血）。长期的反复发作头痛或搏动性头痛，多为血管性头痛（如偏头痛）或神经症。慢性进行性头痛并有颅内压增高的症状应注意颅内占位性病变。青壮年慢性头痛，但无颅内压增高，多为肌收缩性头痛（或称肌紧张性头痛）。

（2）头痛部位：了解头痛部位是单侧、双侧、前额或枕部、局部或弥散、颅内或颅外对病因的诊断有重要价值。

（3）头痛的程度与性质：见表13-146。

表13-146　头痛的程度与性质

项目	内容
程度	1. 三叉神经痛、偏头痛及脑膜刺激的疼痛最为剧烈 2. 脑肿瘤的痛多为中度或轻度 3. 有时神经功能性头痛也颇剧烈
性质	1. 高血压性、血管性及发热性疾病的头痛，往往带搏动性 2. 神经痛多呈电击样痛或刺痛，肌肉收缩性头痛多为重压感、紧箍感或钳夹样痛

（4）发病时间与持续时间：颅内占位性病变往往清晨加剧；鼻窦炎的头痛也常发生于清晨或上午；丛集性头痛常在晚间发生；女性偏头痛常与月经期有关。脑肿瘤的头痛多为持续性可有长短不等的缓解期。

（5）加重、减轻头痛的因素：见表13-147。

表 13-147 加重、减轻头痛的因素

项目	内容
加重	1. 咳嗽、打喷嚏、摇头、俯身可使颅内高压性头痛、血管性头痛、颅内感染性头痛及脑肿瘤性头痛加剧 2. 颈肌急性炎症所致的头痛可因颈部运动而加剧
缓解	1. 从集性头痛在直立时可缓解 2. 慢性或职业性的颈肌痉挛所致的头痛，可因按摩颈肌而逐渐缓解 3. 偏头痛在应用麦角胺后可获缓解 4. 低颅压性头痛可在坐位或立位时出现，仰卧位可减轻或缓解

重点提醒

头痛的程度一般分轻、中、重3种，但与病情的轻重并无平行关系。

必考热点

1. 额部头痛多见于颅内压增高。

2. 一侧颞部头痛多见于偏头痛。

3. 急剧的头痛，持续不减，并有不同程度的意识障碍而无发热者，提示颅内血管性疾病。

4. 患者，男性，31岁。持续性头痛6天，自觉后枕部紧箍样疼痛，无恶心、畏声和畏光。查体：T 36.5℃，BP 120/70mmHg，眼压无异常，张口颞颌关节无弹响，双颞肌和枕肌明显压痛，其余神经系统检查无异常。脑MRI无异常。最可能的诊断是紧张性头痛。

【热点提示】青壮年慢性头痛，但无颅内压增高，常因焦急、情绪紧张而发生，多为肌收缩性头痛，或称肌紧张性头痛。

4. 诊断思路

（1）病史采集：头痛的病史采集见表13-148。

表 13-148 头痛的病史采集

项目		内容
现病史	针对头痛本身的问诊	1. 询问头痛的可能诱因 2. 起病的缓急、病程的长短 3. 询问头痛的部位 4. 询问头痛的程度、性质 5. 头痛的持续时间 6. 影响头痛的因素
	相关鉴别问诊	1. 头痛伴偏瘫、偏身感觉障碍、偏盲等局灶性脑损害症状和体征者，急性起病的见于急性脑血管病，如脑出血、大面积脑梗死等，慢性起病的可见于脑肿瘤等 2. 伴剧烈呕吐者为颅内压增高，头痛在呕吐后减轻者见于偏头痛 3. 伴眩晕者见于小脑肿瘤、椎-基底动脉供血不足 4. 伴发热者常见于感染性疾病，包括颅内或全身性感染 5. 慢性进行性头痛出现精神症状者应注意颅内肿瘤 6. 慢性头痛突然加剧并有意识障碍者提示可能发生脑疝 7. 伴视力障碍、瞳孔大小形态或眼底改变者可见于青光眼或脑肿瘤 8. 伴脑膜刺激征者提示有脑膜炎或蛛网膜下腔出血 9. 伴癫痫发作者可见于脑血管畸形、蛛网膜下腔出血、脑内寄生虫病或脑肿瘤 10. 伴神经功能紊乱症状者可能是神经功能性头痛

续 表

项目		内容
现病史	诊疗经过问诊	1. 患病以来是否曾到医院就诊和检查 2. 治疗和用药情况
	患病以来的一般情况问诊	包括饮食、睡眠、大小便和体重变化情况等
其他相关病史问诊		1. 重点询问既往有无类似头痛病史 2. 有无高血压等与该症状相关的病史 3. 家族其他成员有无类似头痛病史 4. 传染病病史、药物和食物过敏史 5. 外伤史、手术史及个人史、月经史、婚育史、家族遗传史

（2）体格检查：①测量血压，以排除高血压引起的头痛，伴发热者需测量体温。对于急性起病、头痛较重、一般情况较差的患者首先要观察意识状态及生命体征是否平稳。②神经系统查体：意识状态；双侧瞳孔大小是否对称，对光反射是否存在；言语是否正常；是否有面舌瘫和肢体瘫痪；面部及躯干两侧浅痛觉是否对称；双侧共济运动是否正常；脑膜刺激征是否阳性。上述检查对判断是否为颅内器质性疾病有很高的诊断价值。

（3）辅助检查：头痛的辅助检查见表 13-149。

表 13-149 头痛的辅助检查

项目	内容
颅脑 CT	首次急性起病的剧烈头痛或慢性进行性加重的头痛或有神经系统定位体征者需进行颅脑 CT 检查，对判断颅内疾患的性质有重要价值
颅脑 MRI	为进一步了解颅内病变情况可进行颅脑 MRI
脑脊液检查	对于临床高度怀疑蛛网膜下腔出血，但颅脑 CT 阴性的患者及颅内感染患者可进行腰椎穿刺，并进行脑脊液检查以明确诊断
血常规	头痛伴细菌感染发热者可有白细胞计数增多等表现

必考热点

1. 临床最常见的头痛伴剧烈呕吐多提示为颅内高压。
2. 头痛突然发作提示为蛛网膜下腔出血。
3. 一青年患者，突然出现剧烈头痛、恶心和呕吐、意识清、四肢无瘫痪、颈项有阻力。为鉴别其为蛛网膜下腔出血，还是化脓性脑膜炎。宜采用的主要方法是腰椎穿刺查脑脊液。
4. 患者，男性，45 岁。因突然剧烈头痛伴恶心、呕吐 2 小时就诊。查体：心、肺和腹部未见异常，四肢肌力正常，脑膜刺激征阳性。最可能的诊断是蛛网膜下腔出血。

5. 处理原则和转诊 头痛的处理原则和转诊见表 13-150。

表 13-150 头痛的处理原则和转诊

项目	内容
处理原则	1. 若经诊断为器质性病因，如脑出血、蛛网膜下腔出血、颅内感染、中毒、脑肿瘤、颅脑外伤，以及眼、耳、鼻和牙齿疾病所致，则积极处理原发病 2. 若经诊断为功能性原因引起的头痛如偏头痛、紧张性头痛等，或高血压及发热引起的头痛，则可对症治疗

续 表

项目	内容
转诊指征	1. 首次急性起病的剧烈头痛 2. 头痛患者伴意识障碍或抽搐发作或有偏瘫、偏身感觉障碍、脑膜刺激征阳性等神经系统定位体征者 3. 慢性进行性加重的头痛

重点提醒

头痛处理原则是首先区分是器质性原因引起的头痛还是功能性原因引起的头痛。

考点：抽搐

1. 概述

（1）抽搐是指全身或局部成群骨骼肌非自主的抽动或强烈收缩，常可引起关节运动和强直。

（2）当肌群收缩表现为强直性和阵挛性时，称为惊厥。惊厥表现的抽搐一般为全身性、对称性、伴或不伴有意识丧失。

2. 常见病因

（1）特发性：常由于先天性脑部不稳定状态所致。

（2）症状性：症状性抽搐的常见病因见表13-151。

表13-151 症状性抽搐的常见病因

项目		内容
脑部疾病	感染	如脑炎、脑膜炎、脑脓肿、脑结核瘤、脑灰质炎
	外伤	如产伤、颅脑外伤
	肿瘤	包括原发性肿瘤、脑转移瘤
	血管疾病	如脑出血、蛛网膜下腔出血、高血压脑病、脑栓塞、脑血栓形成、脑血管畸形
	寄生虫病	如脑型疟疾、脑血吸虫病、脑棘球蚴病、脑囊虫病
	其他	先天性脑发育障碍
		原因未明的大脑变性等，如结节性硬化、播散性硬化、胆红素脑病
全身性疾病	感染	如急性胃肠炎、中毒型菌痢、链球菌败血症、中耳炎、百日咳、狂犬病、破伤风
	中毒	内源性，如尿毒症、肝性脑病；外源性，如酒精、苯、铅、砷、汞、氯喹、阿托品、樟脑、白果、有机磷中毒
	心血管疾病	高血压脑病或阿-斯综合征等
	代谢障碍	如低血糖、低钙及低镁血症、急性间歇性血卟啉病、维生素B_6缺乏症。其中低钙血症可表现为典型的手足搐搦症
	风湿病	如系统性红斑狼疮、脑血管炎
	其他	突然撤停安眠药、抗癫痫药，还可见于热射病、溺水、窒息、触电等
神经症		癔症性抽搐

必考热点

引起抽搐的内因性中毒因素有肝性脑病、尿毒症等。

3. 临床特点及意义

（1）分类：抽搐的分类见表 13-152。

表 13-152 抽搐的分类

分类	内容
全身性抽搐	1. 以全身骨骼肌痉挛为主要表现，多伴有意识丧失。典型者为癫痫大发作（惊厥）：患者突然意识模糊或丧失，全身强直、呼吸暂停，继而四肢发生阵挛性抽搐，呼吸不规则，大小便失禁、发绀，发作约半分钟自行停止，也可反复发作或呈持续状态。发作时可有瞳孔散大，对光反射消失或迟钝、病理反射阳性等。发作停止后不久意识恢复。如为肌阵挛性，一般只是意识障碍 2. 由破伤风引起者为持续性强直性痉挛，伴肌肉剧烈的疼痛
局限性抽搐	以身体某一局部连续性肌肉收缩为主要表现，大多见于口角、眼睑、手足等，而手足搐搦症则表现间歇性双侧强直性肌痉挛，以上肢手部最典型，“助产士手”为典型表现

重点提醒

由于病因不同，抽搐和惊厥的临床表现形式也不一样，抽搐通常可分为全身性和局限性 2 种。

（2）发作特点：抽搐的发作特点见表 13-153。

表 13-153 抽搐的发作特点

项目	内容
病程特点	1. 反复抽搐发作，病程较长者，考虑特发性癫痫 2. 新近刚出现的抽搐症状，病程较短者，考虑脑血管病、中枢神经系统感染、外伤、肿瘤、寄生虫病、中毒、心血管疾病、代谢性疾病等原因引起的症状性癫痫
伴随症状	1. 伴发热，多见于小儿的急性感染，也可见于胃肠功能紊乱、重度失水等 2. 伴血压增高，可见于高血压、肾炎、子痫、铅中毒等 3. 伴脑膜刺激征，可见于脑膜炎、脑膜脑炎、假性脑膜炎、蛛网膜下腔出血等 4. 伴瞳孔扩大与舌咬伤，可见于癫痫大发作 5. 惊厥发作前有剧烈头痛，可见于高血压、急性感染、蛛网膜下腔出血、颅脑外伤、颅内占位性病变等 6. 伴意识丧失，见于癫痫大发作、重症颅脑疾病等

必考热点

有意识障碍的抽搐见于癫痫。

4. 处理 抽搐的处理见表13-154。

表13-154 抽搐的处理

项目		内容
抽搐的处理措施		扶助患者卧倒于安全的平地上或床上，防止碰伤及坠落伤，不可强压患者肢体以防骨折。擦去口鼻分泌物，保持呼吸道通畅。有呕吐者使其头转向一侧，防止误吸。可给予吸氧
		抽搐发作停止后将患者头转向一侧，让分泌物流出，并擦拭干净，防止窒息。给予吸氧。可给予20%甘露醇静脉滴注以脱水降低颅内压。有高热等症状者给予物理降温。并发肺炎者，给予抗感染治疗。发作停止后积极寻找抽搐发作的原因，并给予相应治疗
癫痫持续状态的判断和处理原则	判断	癫痫全身性发作在2次发作间期意识未完全恢复又频繁再发，或全面强直阵挛性发作持续5分钟以上未自行停止者，称为癫痫持续状态
	处理原则	1. 首先保持生命体征稳定，如保持呼吸道通畅，吸氧，心电监护，动脉血气分析，血生化分析，保证水、电解质平衡 2. 首选地西泮10~20mg静脉缓慢注射，每分钟不超过2mg，控制发作。注意地西泮对呼吸的抑制，如有效，再将60~100mg地西泮溶于5%葡萄糖生理盐水中，于12小时内缓慢静脉滴注。发作控制后可使用苯巴比妥0.1~0.2g肌内注射，每12小时1次，巩固维持疗效，逐渐加用口服抗癫痫药，待达稳态血药浓度后逐渐停用苯巴比妥
	其他	寻找病因和诱因，处理并发症

5. 转诊

（1）所有抽搐发作患者，应立即检查指尖血糖及床旁心电图，在排除低血糖抽搐和严重心律失常后，病因仍未明者，均需转诊。

（2）癫痫持续状态的患者应及时转上级医院治疗。但是转诊前要给予相应的检查及处理，在生命体征基本稳定后，在院前急救人员的监护下转诊。

必考热点

1. 患者，男性，25岁。发作性意识丧失伴四肢抽搐8年。2天前自行调整治疗药物，次日出现频繁发作，意识不清，应立即采取的处理措施是静脉注射地西泮。

【热点提示】迅速控制抽搐可选用地西泮、异戊巴比妥钠、10%水合氯醛等。尽快终止癫痫发作地西泮为终止发作的首选药物。

2. 患者，女性，29岁。近3年多次于情绪激动或生气后出现四肢抽搐，伴颈后仰、双眼紧闭、咬牙及过度换气，每次抽搐持续数分钟至数小时不等。发作时无舌咬伤、大小便失禁，颅脑CT及脑电图检查未发现异常。最可能的诊断是癔症。

考点：眩晕

1. 概述 眩晕是机体对空间定位障碍产生的一种自体或外物运动性或位置性错觉。患者感到自身或周围环境物体旋转或摇动的一种主观感觉障碍，常伴有客观的平衡障碍，一般无意识障碍。

2. 常见病因

（1）前庭周围性眩晕（耳源性眩晕）：常见病因见表13-155。

表 13-155 前庭周围性眩晕（耳源性眩晕）常见病因

项目	内容
梅尼埃病	是一种特发性膜迷路积水的内耳病
迷路炎	多由中耳炎、中耳手术并发
内耳药物中毒	常由链霉素、庆大霉素及其同类药物中毒性损害所致。水杨酸制剂、奎宁、某些镇静安眠药（氯丙嗪、哌替啶等）亦可引起眩晕
前庭神经元炎	为前庭神经元发生炎性病变所致
良性阵发性位置性眩晕（BPPV）	又名“耳石症”，是以头位改变所诱发的，反复发作的短暂眩晕和特征性眼球震颤为表现的外周前庭病变
晕动病	见于晕船、晕车等

（2）前庭中枢性眩晕（脑性眩晕）：常见病因见表 13-156。

表 13-156 前庭中枢性眩晕（脑性眩晕）常见病因

项目	内容
颅内血管性疾病	椎-基底动脉供血不足、锁骨下动脉盗血综合征、延髓背外侧综合征、脑动脉粥样硬化、高血压脑病和小脑出血或缺血等
颅内占位性病变	听神经瘤、小脑肿瘤、第四脑室肿瘤和其他部位肿瘤等
外伤性疾病	颅脑外伤
颅内感染性疾病	颅后窝蛛网膜炎、小脑脓肿等

（3）非前庭性眩晕：常见病因见表 13-157。

表 13-157 非前庭性眩晕常见病因

项目	内容
心血管疾病	低血压、高血压、阵发性心动过速、房室传导阻滞等
血液病	各种原因所致贫血、出血等
内分泌及代谢性疾病	甲状腺功能亢进症、低血糖症、糖尿病等
眼源性疾病	眼肌麻痹、屈光不正等
颈源性眩晕	见于头部或颈椎损伤后
精神性眩晕	见于神经症、更年期综合征、抑郁症等

3. 临床特点 眩晕临床特点见表13-158。

表13-158 眩晕临床特点

项目	内容
前庭周围性眩晕	1. 常突然发病，感觉自身或周围景物旋转或摇摆，同头位变动有关，伴耳鸣、耳聋、律动性眼震。眩晕程度较重，每次眩晕持续时间短，通常为数十分钟到数小时不等，基本不超过数天，有自行缓解及反复发作倾向。前庭周围性眩晕多伴有恶心、呕吐、出冷汗等自主神经功能紊乱现象 2. 梅尼埃病以发作性眩晕伴耳鸣、听力减退及眼球震颤为主要特点，严重时可伴有恶心、呕吐、面色苍白和出汗，发作多短暂，很少超过2周，具有复发性特点。良性阵发性位置性眩晕发作时间为数秒到数十秒，通常不超过1分钟，与头位有关，多为自限性。前庭神经元炎多在发热或上呼吸道感染后突然出现眩晕，伴恶心、呕吐，持续时间较长，可达6周，痊愈后很少复发。晕动病多在乘交通工具时出现，具有运动停止眩晕亦停止的特点
前庭中枢性眩晕	中枢性眩晕时眩晕程度较轻，恶心、呕吐、出冷汗等自主神经症状较少，而平衡障碍和步态不稳表现突出。起病相对较慢，有摇晃及浮动感，较少有景物旋转感，发作与头位变动无关，一般不伴有耳聋、耳鸣，但伴有中枢神经系统的其他症状及各种不同类型的眼震，病程持续时间较长是该类型的特点，常持续数十天以上。如听神经瘤、脑血管病变如椎-基底动脉供血不足以及小脑、脑干出血和梗死等
非前庭性眩晕	可有不同程度的眩晕，但常无真正旋转感。临床表现为头晕、眼花、漂浮感、麻木感、倾斜感、站立不稳等。多见于高血压、严重贫血、心脏病、脑外伤后遗症、低血糖、神经症等疾病。颈性眩晕的特点是扭颈后出现眼黑晕厥。有原发病的其他表现

4. 诊断思路 眩晕诊断思路见表13-159。

表13-159 眩晕诊断思路

项目	内容
病史采集	首先通过病史采集了解眩晕的特点、起病的特点、眩晕的程度及持续时间、体位及头位对眩晕的影响、伴随的中枢神经系统症状、耳部症状及自主神经症状情况
辅助检查	详细的全身体格检查（包括血压测量、视力检查、眼球活动检查、心脏听诊、神经系统检查）、耳鼻咽喉专科检查（包括听力学检查、前庭功能检查等）精神心理状态评估、眼科检查，以及相关实验室检查（血常规、血糖等）、影像学检查在和心电图、脑电图等辅助检查

重点提醒

1. 前庭周围性眩晕（耳性眩晕）是指内耳前庭至前庭神经颅外段之间的病变所引起的眩晕。

2. 前庭中枢性眩晕（脑性眩晕）是指前庭神经颅内段、前庭神经核及其纤维联系、小脑、大脑等的病变所引起的眩晕。

3. 全身疾病、眼源性疾病、神经症可有不同程度眩晕，但常无真正旋转感，一般不伴听力减退、眼球震颤，少有耳鸣，有原发病的其他表现。

必考热点

1. 屈光不正导致的眩晕属于眼源性眩晕。
2. 前庭周围性眩晕的特点是常有迷走神经兴奋反应，且明显。
3. 中耳病变直接破坏迷路的骨壁引起的眩晕属于迷路炎。
4. 乘车、船或飞机时，内耳迷路受到机械性刺激，引起前庭功能紊乱所致眩晕属于晕动病。

考点：晕厥

1. **概述**　晕厥亦称昏厥，是由于一时性广泛性脑供血不足所致的短暂意识丧失状态，发作时患者因肌张力消失不能保持正常姿势而倒地。

2. **晕厥的常见病因及分类**　晕厥的常见病因及分类见表13-160。

表13-160　晕厥的常见病因及分类

项目	内容
血管舒缩障碍	见于单纯性晕厥、直立性低血压、颈动脉窦综合征、排尿性晕厥、咳嗽性晕厥及疼痛性晕厥等
心源性晕厥	见于严重心律失常、心脏排血受阻及心肌缺血性疾病等，如阵发性心动过速、阵发性心房颤动、病态窦房结综合征、高度房室传导阻滞、主动脉瓣狭窄、先天性心脏病的某些类型、心绞痛与急性心肌梗死、原发性肥厚型心肌病等，最严重的为阿-斯综合征
脑源性晕厥	见于脑动脉粥样硬化、短暂性脑缺血发作、偏头痛、无脉症、慢性铅中毒性脑病等
血液成分异常	见于低血糖、通气过度综合征、重症贫血及高原晕厥等

3. **临床特点及意义**

（1）血管舒缩障碍

1）血管迷走性晕厥（单纯性晕厥）：多见于年轻体弱女性，发作常有明显诱因如长时间站立、疼痛、情绪紧张、恐惧等，在天气闷热、空气污浊、疲劳、空腹、失眠及妊娠等情况下更易发生。晕厥前期有头晕、眩晕、恶心、上腹不适、面色苍白、肢体发软、坐立不安以及焦虑等，持续数分钟继而突然意识丧失，常伴有血压下降、脉搏微弱，持续数秒或数分钟后可自然苏醒，无后遗症。

2）直立性低血压：表现为在体位骤变（主要由卧位或蹲位突然站起）时发生晕厥，可见于以下情况。①某些长期处于固定位置及长期卧床者。②服用某些药物，如氯丙嗪、胍乙啶、亚硝酸盐类等或者交感神经切除术后患者。③某些全身性疾病，如脊髓空洞症、多发性神经根炎、脑动脉粥样硬化、急性传染病恢复期、慢性营养不良等。

3）颈动脉窦综合征：可表现为发作性晕厥或伴有抽搐。常见的诱因有用手压迫颈动脉窦、突然转头、衣领过紧等。

4）排尿性晕厥：多见于青年男性，在排尿中或排尿结束时发作，持续1~2分钟，自行苏醒，无后遗症。

5）咳嗽性晕厥：见于患慢性肺部疾病者，剧烈咳嗽后发生。

6）其他因素：如剧烈疼痛、下腔静脉综合征（晚期妊娠和腹腔巨大肿物压迫）、食管疾病、纵隔疾病、胸腔疾病、胆绞痛、支气管镜检时由于血管舒缩功能障碍或迷走神经兴奋，造成发作晕厥。

（2）心源性晕厥：最严重的为阿-斯综合征，主要表现是在心搏停止5~10秒出现晕厥，停搏15秒以上可出现抽搐，偶有大小便失禁。

（3）脑源性晕厥：由于脑部血管或主要供应脑部血液的血管发生循环障碍，导致一时性广泛性脑供血不足所致。其中短暂性脑缺血发作可表现为多种神经功能障碍症状。由于损害的血管不同而表现多样化，如偏瘫、肢体麻木、语言障碍等。

（4）血液成分异常：血液成分异常晕厥见表13-161。

表13-161　血液成分异常晕厥

项目	内容
低血糖综合征	是由于血糖低而影响大脑的能量供应所致，表现为头晕、乏力、饥饿感、恶心、出汗、震颤、神志恍惚、晕厥甚至昏迷

续 表

项目	内容
通气过度综合征	是由于情绪紧张或癔症发作时，呼吸急促、通气过度，二氧化碳排出增加，导致呼吸性碱中毒、脑部毛细血管收缩、脑缺氧，表现为头晕、乏力、颜面四肢针刺感，并因可伴有血钙降低而发生手足搐搦
重症贫血	是由于血氧低下而在用力时发生晕厥
高原晕厥	是由于短暂缺氧所引起

重点提醒

晕厥最主要的临床表现是短暂的意识丧失，意识丧失的时间一般为数秒钟，个别可超过1分钟。

必考热点

1. 排尿性晕厥多见于青年男性。
2. 患慢性肺部疾病者，剧烈咳嗽后常发生咳嗽性晕厥。
3. 血糖低而影响大脑的能量供应所致的晕厥属于低血糖综合征。
4. 心脏病心输出量突然减少或心脏停搏，导致脑组织缺氧而发生的晕厥属于心源性晕厥。
5. 脑部血管或主要供应脑部血液的血管发生循环障碍，导致一时性广泛性脑供血不足所致的晕厥属于脑源性晕厥。

4. 诊断思路

（1）病史采集：晕厥病史采集见表13-162。

表13-162 晕厥病史采集

项目	内容
针对晕厥本身	①年龄、性别。②晕厥发作的诱因、发作与体位的关系、与咳嗽及排尿的关系、与用药的关系。③晕厥发生速度，发作持续时间，发作时面色、血压及脉搏情况
相关鉴别问诊	①伴有明显的自主神经功能障碍（如面色苍白、出冷汗、恶心、乏力等）者，多见于血管迷走性晕厥或低血糖性晕厥。②伴有面色苍白、发绀、呼吸困难者，见于急性左心衰竭。③伴有心率和心律明显改变者，见于心源性晕厥。④多伴有抽搐者，多见于中枢神经系统疾病、心源性晕厥、低血糖晕厥等。⑤伴有头痛、呕吐、视听障碍者，提示中枢神经系统疾病。⑥伴有发热、水肿、杵状指者，提示心肺疾病。⑦伴有呼吸深而快、手足发麻、抽搐者，见于通气过度综合征、癔症等
既往病史	重点询问有无类似晕厥发作病史，有无心脏病、肺部疾病、中枢神经系统疾病等与该症状相关的病史，有无心脏猝死的家族史

（2）体格检查：晕厥体格检查见表13-163。

表13-163 晕厥体格检查

项目	内容
生命体征检查	病情较重者，首先要观察生命体征是否平稳，即血压、呼吸、脉搏情况，以及意识状态

续 表

项目	内容
重点系统查体	1. 心血管查体：侧重于检查有无心率过快或过慢，有无心律不齐，是否有心界扩大、心脏杂音等。测量平卧位和直立位的血压改变 2. 神经系统查体：包括意识状态；双侧瞳孔大小是否对称，对光反射是否存在，眼震情况；言语是否正常；是否有面舌瘫及肢体瘫痪；面部及躯干两侧浅痛觉是否对称；共济运动是否正常；脑膜刺激征是否阳性
特殊试验	立卧位试验对可疑直立性低血压者，在平卧位时和站立3分钟后用常规血压计分别测上臂血压，测量频率不应超过每分钟4次；如果需要，也可应用持续性无创血压监测。诊断标准：①阳性。出现症状性血压下降，与基线值相比收缩压下降≥20mmHg，或舒张压下降≥10mmHg。②可疑阳性。出现无症状性血压下降，与基线值相比收缩压下降≥20mmHg，或舒张压下降≥10mmHg，或收缩压降至90mmHg以下

（3）辅助检查：晕厥辅助检查见表13-164。

表13-164 晕厥辅助检查

项目	内容
测血糖	排除低血糖性晕厥
血常规	排除贫血导致的晕厥
心电图	对心律失常、心绞痛、心肌梗死等心源性晕厥的诊断有重要价值
血气分析、电解质等生化检查	进一步了解有无电解质及酸碱平衡紊乱
24小时动态心电图、心脏超声	进一步寻找心源性晕厥的病因
心肌坏死标志物，尤其是肌钙蛋白	对诊断急性心肌梗死有重要意义
颅脑CT或MRI	晕厥且有神经系统定位体征者需进行颅脑CT或MRI检查，对判断颅内疾病的性质有重要价值
脑电图	可除外癫痫发作所致意识丧失的可能

（4）诊断步骤：晕厥诊断步骤见表13-165。

表13-165 晕厥诊断步骤

步骤	内容
第一步明确是不是晕厥	诊断晕厥需注意以下4项：是否完全意识丧失、是否发作较快且时间短暂、是否完全自行恢复且无后遗症、是否有肌紧张消失。如果该4项均具备，则晕厥可能性极大。如果≥1项不具备，应先排除其他原因引起的意识丧失
第二步判断是不是高危患者	主要危险因素包括心电图异常、心脏疾病史、低血压及既往或目前发生心力衰竭；次要危险因素包括年龄>60岁、呼吸困难、贫血、高血压、脑血管疾病、早发猝死家族史（猝死年龄<50岁）及卧位、运动或无前驱症状的晕厥。具备1个主要危险因素者、1个或多个次要危险因素者应紧急（2周内）进行心脏评估
第三步寻找晕厥的病因	根据前述问诊的病史、体格检查以及辅助检查项目的结果初步作出判断。一般先通过基础检测项目如血糖、心电图、血常规、心肌坏死标志物等除外心源性和血液成分异常所致晕厥。常规检查无法确定病因的，应转诊上级医院进一步检查明确

必考热点

患者，女性，26岁。体型偏胖，近期为控制体重刻意节食。上午11时突然出现全身乏力、心悸、恶心、出汗、晕厥。既往体健。其最可能的诊断是低血糖症。

考点：意识障碍

1. 概述 意识障碍是指人对周围环境及自身状态的识别和觉察能力出现障碍。可表现为嗜睡、意识模糊和昏睡，严重的意识障碍为昏迷。

2. 常见病因 意识障碍的常见病因见表13-166。

表13-166 意识障碍的常见病因

项目	内容
全身性原因	1. 多灶性、弥散性或代谢性脑病：包括各种代谢物质异常、离子异常、渗透压异常、营养物质缺乏、体温过高或过低、药物过量、中毒、外伤等，均可以引起脑细胞功能异常出现意识障碍 2. 缺氧缺血性脑病：包括心肌梗死、心律失常、出血、休克、窒息、中毒、麻醉和呼吸机麻痹等。脑细胞对缺血缺氧极为敏感，如不及时纠正就会造成不可逆的损害 3. 全身性疾病：如系统性红斑狼疮和弥散性血管内凝血
局部原因	1. 弥散性中枢神经系统疾病：炎症、血管病、肿瘤、中毒、外伤和脱髓鞘病等 2. 小脑幕以下病变：脑干或小脑梗死、出血、炎症和肿瘤等病变，均可以直接影响脑干的上行网状激活系统导致意识障碍

3. 临床特点

（1）嗜睡：是最轻的意识障碍，是一种病理性倦睡，患者陷入持续的睡眠状态，可被唤醒，能够正确回答并作出各种反应，但当刺激去除后很快又再入睡。

（2）意识模糊：是意识水平轻度下降，较嗜睡为深的一种意识障碍。患者能够保持简单的精神活动，但对时间、地点、人物的定向能力发生障碍。

（3）昏睡：是接近于人事不省的意识状态。患者处于熟睡状态，不易唤醒。在强烈刺激下（如压迫眶上神经，摇动患者身体等）可被唤醒，但是很快又再入睡。醒时答话含糊或答非所问。

（4）昏迷：是严重的意识障碍，表现为意识持续的中断或完全丧失。昏迷的程度、对刺激的反应、反射见表13-167。

表13-167 昏迷的程度、对刺激的反应、反射

程度	对刺激的反应	反射
轻度昏迷	意识大部分丧失，无自主运动，对声、光刺激无反应，对疼痛刺激尚可出现痛苦的表情或肢体退缩等防御反应	角膜反射、瞳孔对光反射、眼球运动、吞咽反射等可存在
中度昏迷	对周围事物及各种刺激均无反应，对于剧烈刺激可出现防御反射	角膜反射减弱，瞳孔对光反射迟钝，眼球无转动
深度昏迷	全身肌肉松弛，对各种刺激全无反应	深、浅反射均消失

（5）谵妄：是一种以兴奋性增高为主的高级神经中枢急性活动失调状态。表现为意识模糊、定向力丧失、感觉错乱（幻觉、错觉）、躁动不安、言语杂乱。谵妄可发生于急性感染的发热期间，也可见于某些药物中毒（如颠茄类药物中毒、急性酒精中毒）、代谢障碍（如肝性脑病）、循环障碍或中枢神经疾患等。

必考热点

1. 意识持续中断或完全丧失，此为昏迷。
2. 表现为持续性睡眠，可被唤醒，醒后能正确回答问题，刺激停止后迅速入睡的是嗜睡。

3. 患者能保持简单的精神活动，但对时间、地点、人物的定向能力发生障碍，此为意识模糊。

4. 某患者需要大声唤醒，醒后可简单回答问题及勉强配合检查，停止刺激后即入睡，这种意识状态是昏睡。

5. 患者，女性，32 岁。糖尿病史 1 年，4 天前感冒发热，食欲缺乏而停用胰岛素。1 天来恶心呕吐，查体：睡眠状态，大声呼唤可醒，但醒觉反应不完全，醒时答话含糊，该患者意识障碍属于嗜睡。

4. 诊断思路

（1）病史采集：意识障碍的病史采集见表 13-168。

表 13-168 意识障碍的病史采集

项目		内容
现病史	针对意识障碍本身的问诊	1. 询问意识障碍起病的缓急 2. 询问意识障碍出现的可能诱因 3. 出现意识障碍前后的病情 4. 有无急性感染、休克、高血压、动脉硬化、糖尿病、肝肾疾病、肺源性心脏病、癫痫、颅脑外伤、肿瘤等病史 5. 意识障碍持续的时间
	相关鉴别问诊	1. 伴发热：先发热然后有意识障碍，可见于重症感染性疾病；先有意识障碍然后有发热，见于脑出血、蛛网膜下腔出血、巴比妥类药物中毒等 2. 伴呼吸缓慢：是呼吸中枢受抑制的表现，可见于吗啡、巴比妥类、有机磷杀虫剂等中毒、银环蛇咬伤等 3. 伴瞳孔散大：可见于颠茄类、酒精、氰化物等中毒以及癫痫、低血糖状态等 4. 伴瞳孔缩小：可见于吗啡类、巴比妥类、有机磷杀虫剂等中毒 5. 伴心动过缓：可见于颅内高压症、房室传导阻滞以及吗啡类、毒蕈等中毒 6. 伴高血压：可见于高血压脑病、脑血管意外、肾炎尿毒症等 7. 伴低血压：可见于各种原因引起的休克 8. 伴皮肤黏膜改变：出血点、瘀斑和紫癜等可见于严重感染和出血性疾病，口唇呈樱红色提示一氧化碳中毒 9. 伴脑膜刺激征：见于脑膜炎、蛛网膜下腔出血等
	诊疗经过问诊	1. 患病以来是否曾到医院就诊和检查 2. 治疗和用药情况
	患病以来的一般情况问诊	包括精神、饮食、睡眠、大小便和体重变化情况等
其他相关病史问诊		重点询问既往有无类似意识障碍病史；有无颅脑外伤、脑血管病、脑肿瘤；有无心脏病、糖尿病、低血糖症、肝性脑病、肺性脑病、尿毒症等与该症状相关的病史；其余病史如传染病病史、药物和食物过敏史、外伤史、手术史及个人史、月经史、婚育史、家族遗传史按常规询问

（2）体格检查：意识障碍的体格检查见表 13-169。

表 13-169 意识障碍的体格检查

项目	内容
病情观察	首先要观察意识状态和生命体征是否平稳

续 表

项目	内容
神经系统查体	1. 意识状态 2. 颅脑及全身皮肤黏膜情况，双侧瞳孔大小是否对称，对光反射是否存在 3. 是否有面瘫及肢体瘫痪 4. 脑膜刺激征是否阳性，病理征是否阳性

（3）辅助检查：意识障碍的辅助检查见表13-170。

表13-170 意识障碍的辅助检查

项目	内容
测血糖	以除外低血糖昏迷
测血生化、肝肾功能、血气分析	除外肝性脑病、肺性脑病、尿毒症性脑病等代谢性原因引起的意识障碍
颅脑CT	意识障碍者需进行颅脑CT检查，对寻找病因有重要价值
心电图、心肌酶、心肌坏死标志物等	对于鉴别心血管疾病引起的意识障碍有重要价值，必要时行24小时动态心电图检查
颅脑MRI	为进一步了解颅内病变情况可进行颅脑MRI
脑脊液检查	对于可疑中枢性神经系统感染性疾病或颅脑CT阴性的可疑蛛网膜下腔出血者，可进行腰椎穿刺，以明确诊断、指导治疗
其他针对性辅助检查	血清毒物检测

必考热点

1. 意识障碍伴瞳孔缩小，可见于有机磷农药中毒。
2. 先出现意识障碍，后出现的发热常见于脑出血。

5. 处理原则

（1）首先密切监测生命体征（脉搏、呼吸、血压）。保持呼吸道通畅，吸氧。禁止服用任何饮料或药物。若有呕吐则应将患者的头偏向一侧。对症支持治疗。

（2）尽快测血糖水平，若为低血糖症者，需立即静脉推注50%葡萄糖液40~60ml，并予5%或10%的葡萄糖液静脉滴注维持。床边心电图可及时发现心血管疾病并给予相应处理。

6. 转诊指征

对于所有意识障碍者，在排除低血糖昏迷后均需立即转诊，转诊前及转诊过程中必须严密监测生命体征。

考点：失眠

1. 概述

（1）失眠可表现为入睡困难、清晨早醒、睡眠不深或减少、多梦、易觉醒、惊醒，有时可通宵不眠。

（2）诊断标准：同时满足下列标准中的第①项和第⑥项，并且满足第②~⑤项中任意一项者，可诊断失眠。具体标准包括：①具备充分的睡眠机会和入睡环境。②睡眠潜伏期延长，上床熄灯后入睡时间超过30分钟。③夜间觉醒次数≥2次，夜间醒来时间超过30分钟，或睡眠浅、质量差、多梦。④凌晨早醒，提前至少

1 小时，并不能再入睡。⑤总睡眠时间减少，通常少于 6 小时。⑥每周至少发生 3 次且持续 1 个月以上。

2. 常见病因和临床特点

（1）精神、神经系统疾病：失眠的精神、神经系统疾病病因及临床特点见表 13-171。

表 13-171　失眠的精神、神经系统疾病病因及临床特点

项目	内容
精神疾病	心理、精神障碍如抑郁症、强迫症、焦虑症、神经衰弱、躯体化障碍、精神分裂症、躁狂症等疾病，失眠常是其伴发症状之一，常由紧张、焦虑、恐惧、兴奋等因素引起。多表现为入睡困难和易惊醒、清晨早醒。患者常有较多自觉症状，如头晕、头痛、健忘、注意力不集中、烦躁、心悸等不适
神经系统疾病	包括由脑动脉硬化、代谢内分泌疾病、慢性中毒等引起的大脑弥漫性器质性疾病时，失眠可能为早期症状，常引起睡眠不深或减少、易觉醒等。临床特点是可有智力减退

（2）躯体疾病：多种躯体疾病所引起的症状都能影响睡眠，如躯体疾病引起的疼痛、瘙痒、咳嗽、鼻塞、呼吸困难、心悸、腹泻、尿频等均可引起入睡困难和时常觉醒等。

（3）其他因素：失眠的其他因素见表 13-172。

表 13-172　失眠的其他因素

项目	内容
环境因素	卧室内噪声、异常气温或气味、光线过强、蚊虫叮咬、床铺不适，或对更换的生活环境不习惯等，均可引起不同程度的失眠
药物或饮料	如服用兴奋性药物或应用镇静药的戒断，可引起入睡困难或易醒、多梦等。用药史可提供线索。饮用浓茶或咖啡可引起入睡困难，晚间饮酒可使睡眠时间缩短
生理因素	老年人常有清晨早醒、睡眠不深，妇女妊娠后期常有入睡困难、易觉醒等
不规则的生活作息制度	如三班轮替的工作或不规则的夜班作息制度、旅行途中或双休日等可引起入睡困难、睡眠不深等
不良的睡眠卫生习惯	如无固定的睡眠时间等

（4）原发性失眠：即无任何特殊原因引起的慢性、长期失眠。这类患者一般无器质性的病变，而与遗传及患者长期形成的生活行为习惯、性格特征、认知方式和睡眠规律等因素有关。

必考热点

一般无器质性的病变，与遗传及患者长期形成的生活行为习惯、性格特征、认知方式和睡眠规律等因素有关，这一类失眠属于原发性失眠。

3. 处理　失眠的处理见表 13-173。

表 13-173　失眠的处理

项目	内容
积极寻找病因，针对病因进行相应的治疗	因躯体疾病影响睡眠者，应积极治疗原发的躯体疾病
	某些精神、神经系统疾病应请精神、神经科医师治疗
	保持稳定生活节奏，养成良好的生活习惯，建立合理的睡眠规律

续 表

项目		内容
镇静催（助）眠药物治疗	应用原则	由于催（助）眠药物多数长期服用会有药物依赖及停药反弹，原则上应使用最低有效剂量、间断给药（每周3~5次）、短期用药（常规用药不超过3周）、缓慢减药和逐渐停药（每天减掉原药的25%）
	常用催（助）眠药物	1. 苯二氮䓬类药物可缩短入睡时间、减少觉醒时间和次数、增加总睡眠时间，是安全性、耐受性较好的催眠药。缺点是比较容易形成药物依赖，停药反跳和记忆力下降等，但一般短期使用不会出现药物依赖。此药根据半衰期长短分为三类，具体如下。①短效类（半衰期<6小时）：常用药如三唑仑、咪达唑仑等，主要用于入睡困难和醒后难以入睡者；②中效类（半衰期6~24小时）：常用药如劳拉西泮、艾司唑仑、阿普唑仑等，主要用于睡眠浅、易醒和晨起需要保持头脑清醒者；③长效类（半衰期>24小时）：常用药如地西泮、氯硝西泮、氟硝西泮等，主要用于早醒者 2. 新型非苯二氮䓬催眠药包括唑吡坦、佐匹克隆和扎来普隆等。具有起效快、半衰期短、一般不产生日间困倦等特点，长期使用无显著药物不良反应
中医治疗		可经中医辨证后给予汤药或中成药治疗，针灸方法亦可用于治疗失眠

重点提醒

长效类苯二氮䓬类药物起效慢，有抑制呼吸和次日头晕、无力等不良反应。

必考热点

患者，女性，50岁。入睡困难、多梦易醒1个月，每周至少3次。同时感到精力疲乏，工作效率下降，对睡眠产生恐惧感，担心免疫力下降，否认情绪低落和消极观念。该患者最可能的诊断是失眠症。对该患者应选择的治疗药物是艾司唑仑。该患者使用药物治疗的原则是小剂量按需服用。

4. 转诊指征

（1）病情复杂、持续时间长，诊断不明者。
（2）严重失眠，伴有躯体疾病或精神症状者。
（3）诊断明确，但经上述治疗效果不佳者。
（4）除了失眠问题，原有躯体或精神疾病加重者。

第十四章　常见病与多发病

第一单元　呼 吸 系 统

考点：急性上呼吸道感染

1. 概述（常见病因）

（1）急性上呼吸道感染简称上感，为外鼻孔至环状软骨下缘包括鼻腔、咽或喉部急性炎症的概称。
（2）急性上呼吸道感染主要由病毒引起，少部分由细菌引起包括继发于病毒感染后的细菌感染。

重点提醒

上感的主要病原体是病毒，少数是细菌。

必考热点

引起急性上呼吸道感染的主要病原体为病毒。

2. **临床表现**　急性上呼吸道感染的临床表现见表 14-1。

表 14-1　急性上呼吸道感染的临床表现

项目	内容
普通感冒	多为病毒感染引起，俗称“伤风”。主要表现为鼻部症状，如喷嚏、鼻塞、流清水样鼻涕，一般经 5~7 天痊愈
急性病毒性咽炎	由病毒引起，临床表现为咽痒、咽干和灼热感，咽痛不明显。查体：咽部明显充血水肿，颌下淋巴结肿大且触痛
急性病毒性喉炎	为病毒引起，临床表现为明显声嘶、言语困难，可有发热、咽痛或咳嗽无痰。查体可见喉部充血、水肿，局部淋巴结轻度肿大和触痛，有时可闻及喉部的喘息声
急性疱疹性咽峡炎	多由柯萨奇 A 组病毒引起，表现为明显咽痛、发热，病程约为 7 天。查体可见咽部充血，软腭、腭垂、咽及扁桃体表面有灰白色疱疹及浅表溃疡，周围伴红晕
急性咽结膜炎	主要由腺病毒、柯萨奇病毒等引起。表现为发热、咽痛、畏光、流泪、咽及结膜明显充血。病程 4~6 天
急性咽扁桃体炎	多为溶血性链球菌引起。起病急，咽痛明显、伴发热、畏寒，体温在 39℃以上。查体可发现咽部明显充血，扁桃体肿大、充血，表面有黄色脓性分泌物

重点提醒

只有急性咽扁桃体炎是由溶血性链球菌引起，其余都是病毒引起。

必考热点

1. 主要由游泳传播的病症是急性咽结膜炎。

【热点提示】急性咽结膜炎多发于夏季，由游泳传播，儿童多见。

2. 引起疱疹性咽峡炎的病毒为柯萨奇 A 组病毒。

3. 疱疹性咽峡炎的主要临床特点是咽部充血，有疱疹。

4. 患者，男性。2 天前突发明显咽痛、发热，扁桃体表面有灰白色疱疹及浅表溃疡，周围伴红晕。

（1）根据表现出来的症状可判断病症是急性疱疹性咽峡炎。

（2）急性疱疹性咽峡炎的病程为 7 天左右。

（3）引起急性疱疹性咽峡炎的病毒是柯萨奇病毒。

（4）急性疱疹性咽峡炎多发于夏季。

（5）急性疱疹性咽峡炎多见于小儿。

【热点提示】急性疱疹性咽峡炎多由柯萨奇病毒引起，表现为明显咽痛、发热，病程约为 1 周。查体可见咽部充血，软腭、腭垂、咽及扁桃体表面有灰白色疱疹及浅表溃疡，周围伴红晕。多发于夏季，多见于儿童，偶见于成人。

3. 诊断与鉴别诊断

（1）诊断：根据鼻咽部的症状和体征，结合周围血象和阴性胸部X线检查可作出临床诊断。

（2）鉴别诊断：急性上呼吸道感染的鉴别诊断见表14-2。

表14-2　急性上呼吸道感染的鉴别诊断

项目	内容
过敏性鼻炎	起病急骤，突发的连续喷嚏、鼻痒、鼻塞、清涕，多由过敏因素引起。如脱离变应原，数分钟至1~2小时症状即消失。检查可见鼻黏膜苍白、水肿
流行性感冒	为流感病毒引起，可为散发，时有流行，起病急，鼻咽部症状较轻，但全身症状较重，伴高热、全身酸痛和眼结膜炎症状
急性气管-支气管炎	表现为咳嗽、咳痰，鼻部症状较轻，血白细胞计数增多，X线胸片常见肺纹理增多
急性传染病前驱症状	很多病毒感染性疾病前期表现类似，如麻疹、脊髓灰质炎、脑炎、肝炎、心肌炎等疾病。患病初期可有鼻塞、头痛等类似症状

4. 治疗原则与预防

（1）治疗原则：急性上呼吸道感染的治疗原则见表14-3。

表14-3　急性上呼吸道感染的治疗原则

项目	内容
对症治疗	对有急性咳嗽、鼻后滴漏和咽干的患者应给予伪麻黄碱治疗以减轻鼻部充血，亦可局部滴鼻应用。必要时适当加用解热镇痛药
抗生素治疗	目前已明确普通感冒无须使用抗生素。除非有白细胞计数增多、咽部脓苔、咳黄痰和流脓色鼻涕等细菌感染证据，可选口服青霉素、头孢菌素、大环内酯类或喹诺酮类
抗病毒药治疗	由于目前有滥用造成流感病毒耐药现象，所以如无发热，免疫功能正常，发病不超过2天一般无须应用。对于免疫缺陷患者，可早期常规使用。利巴韦林和奥司他韦有较广的抗病毒谱，对流感病毒、副流感病毒和呼吸道合胞病毒等有较强的抑制作用，可缩短病程
中药治疗	具有清热解毒和抗病毒作用的中药亦可选用，有助于改善症状，缩短病程

（2）预防：隔离传染源。加强锻炼、增强体质、生活饮食规律、改善营养。避免受凉和过度劳累。年老体弱易感者应注意防护，上呼吸道感染流行时应戴口罩，避免在人多的公共场合出入。

重点提醒

由于目前尚无特效抗病毒药，以对症处理为主，同时戒烟、注意休息、多饮水、保持室内空气流通和防治继发细菌感染。

5. 转诊指征

（1）明显气短表现（呼吸大于30次/分，有发绀、三凹征等），或者指尖血氧饱和度小于90%。

（2）有脱水征，间歇性呼吸暂停。

（3）持续高热2~3天不退，存在长期卧床、糖尿病、冠心病、慢性阻塞性肺疾病、慢性充血性心力衰竭、因器官移植而长期使用糖皮质激素和免疫抑制药、自身免疫性疾病如系统性红斑狼疮等基础疾病者。

（4）并发肺炎、喉头水肿、病毒性心肌炎、病毒性脑膜炎及中耳炎等。

（5）如在上呼吸道感染1周内，呼吸道症状减轻但出现新的症状，疑有急性传染病者，须转送到上级医院诊治。

考点：小儿急性上呼吸道感染

1. 概述（常见病因）

（1）急性上呼吸道感染系由各种病原引起的上呼吸道的急性感染，简称“上感”，俗称“感冒”，是小儿最常见的疾病。

（2）主要侵犯鼻、鼻咽部和咽部。根据感染部位不同可诊断为急性鼻炎、急性咽炎、急性扁桃体炎等。

（3）各种病毒和细菌均可引起急性上呼吸道感染，但90%以上由病毒引起。引起本病的病毒主要有鼻病毒、呼吸道合胞病毒、流感病毒、副流感病毒、腺病毒、柯萨奇病毒、冠状病毒等。细菌感染占急性上呼吸道感染的10%左右，其中部分为病毒感染后继发的细菌感染，最常见为溶血性链球菌，其次为肺炎链球菌、流感嗜血杆菌等。肺炎支原体等亦可引起“上感”。

（4）营养障碍性疾病、免疫缺陷病、被动吸烟、护理不当、气候改变、环境不良等因素均易致反复上呼吸道感染或使病程迁延。

2. 临床表现

（1）一般类型急性上呼吸道感染：一般类型小儿急性上呼吸道感染的临床表现见表14-4。

表14-4　一般类型小儿急性上呼吸道感染的临床表现

项目		内容
症状	局部症状	出现鼻塞、流涕、喷嚏、干咳、咽部不适和咽痛等
	全身症状	发热，热度高低不一。婴幼儿可骤然起病，高热、食欲缺乏、咳嗽，可伴有呕吐、腹泻、腹痛、烦躁，甚至热性惊厥。部分患儿发病早期出现腹痛多为脐周阵痛，无压痛，可能为肠痉挛，与发热所致反射性肠蠕动增强或肠系膜淋巴结炎有关。一般病程2~3天至1周。如体温持续不退或病情加重，应考虑炎症波及其他部位或发生继发感染
体征		体格检查可见咽部充血，扁桃体肿大，下颌和颈淋巴结肿大、触痛。肺部听诊一般正常。肠道病毒感染者，常伴不同形态的皮疹

（2）两种特殊类型小儿急性上呼吸道感染：临床表现见表14-5。

表14-5　两种特殊类型小儿急性上呼吸道感染的临床表现

疾病	疱疹性咽峡炎	咽结合膜热
病原	柯萨奇A组病毒	腺病毒3型和7型
好发季节	好发于夏秋季	常发生于春夏季
临床表现	急起高热、咽痛、流涎、厌食、呕吐等	以发热、咽炎、结膜炎为特征。可散发或发生小流行。临床表现多呈高热、咽痛、眼部刺痛
体征	可见咽部充血、咽腭弓、腭垂、软腭等处有2~4mm大小灰白色的疱疹，周围有红晕，1~2天后破溃形成小溃疡	咽部充血，可见白色点块状分泌物，周边无红晕，易于剥离，一侧或两侧滤泡性眼结膜炎，伴球结膜出血。颈部、耳后淋巴结肿大
病程	1周左右	1~2周

重点提醒

小儿上感的表现与年龄、病原体、机体抵抗力及病变部位不同有关。年长儿症状较轻，婴幼儿则较重。

必考热点

1. 引起疱疹性咽峡炎的病毒是柯萨奇病毒。

2. 患儿，4岁。发热38℃，咽痛，咳嗽2天，无痰。查体：咽部充血，咽腭弓、腭垂处可见散在小疱疹及溃疡，其病原体为柯萨奇病毒。

【热点提示】疱疹性咽峡炎的病原体为柯萨奇A组病毒。

3. 患儿，男，4岁。发热，咽痛，眼刺痛3天。查体：双眼结膜充血，咽充血，颈淋巴结肿大，其病原体应为腺病毒。

【热点提示】咽结合膜热的病原体是腺病毒3型、7型。

4. 患儿，女，9岁。流涕、咽痛伴咳嗽3天。查体：体温37℃；鼻腔黏膜充血、水肿，有分泌物；咽部轻度充血，无脓性分泌物。心肺未见异常。其最可能的诊断是普通感冒。

3. 诊断 根据病史、临床症状与体征以及某些特殊临床表现，本病诊断不难。

4. 鉴别诊断 小儿急性上呼吸道感染的鉴别诊断见表14-6。

表14-6 小儿急性上呼吸道感染的鉴别诊断

项目	内容
流行性感冒	为流感病毒、副流感病毒所引起。有明显流行病史。全身症状重，如高热、头痛、咽痛、四肢肌肉酸痛等，上呼吸道卡他症状较轻
急性传染病早期	急性上呼吸道感染常为各种急性传染病的前驱症状，应结合流行病学史、临床表现及实验室资料等综合分析，并观察病情演变过程加以鉴别
急性阑尾炎	伴腹痛者应同急性阑尾炎鉴别。急性阑尾炎腹痛常先于发热，腹痛部位以右下腹为主，呈持续性，有腹肌紧张及固定压痛点等。白细胞计数及中性粒细胞计数增多
变应性鼻炎	某些学龄前儿童及年长儿童有急性上呼吸道感染症状，如鼻塞、流涕、鼻痒、打喷嚏、咳嗽等症状，可持续超过2周或反复发作，而全身症状则较轻，应考虑变应性鼻炎。鼻拭子涂片嗜酸性粒细胞增多有助于诊断
手足口病	疱疹性咽峡炎应同手足口病鉴别。后者常见病原为柯萨奇病毒A组16型和肠道病毒71型（EV71）。只有咽腭弓、腭垂、软腭等处疱疹者，临床诊断为疱疹性咽峡炎；若伴手足掌侧出现疱疹者，则临床诊断为手足口病

5. 治疗原则 小儿急性上呼吸道感染的治疗原则见表14-7。

表14-7 小儿急性上呼吸道感染的治疗原则

项目	内容
一般治疗	应告诉患儿家长病毒性上呼吸道感染的自限性和治疗目的。注意休息、居室通风，多饮水、补充多种维生素；进行呼吸道隔离，防止交叉感染及并发症
病原治疗	抗病毒药：常用抗病毒药利巴韦林，剂量为10~15mg/(kg·d)，静脉滴注或口服，疗程为3~5天。若为流感病毒感染，可口服磷酸奥司他韦。病毒性结膜炎可用0.1%阿昔洛韦滴眼液滴眼，每1~2小时1次
	抗生素：常用的有青霉素类、头孢菌素类、大环内酯类，疗程3~5天。溶血性链球菌感染，或既往有风湿热、肾炎病史者，青霉素疗程应为10~14天
对症治疗	1. 高热：可口服对乙酰氨基酚或布洛芬，亦可用冷敷、温湿敷或温水浴；如发生高热惊厥者可予镇静、止惊等处理 2. 咽痛：可含服咽喉片、盐水漱口等 3. 鼻塞：轻者不必处理，若影响呼吸或哺乳困难时，可用0.5%麻黄碱滴鼻，常于哺乳前使用或每日滴鼻3~4次，每次1~2滴
中医中药治疗	如银翘散、板蓝根冲剂、感冒退热冲剂、藿香正气散。亦可按中医辨证施治，选用辛温解表或辛凉解表方剂

6. **预防**　加强体格锻炼以增强抵抗力；提倡母乳喂养；避免被动吸烟；防治维生素 D 缺乏性佝偻病及营养不良；避免去人多拥挤、通风不畅的公共场所。

7. **转诊**　热程长、发生高热惊厥、发热伴皮疹、出现并发症者应转诊至上级医疗机构。

必考热点

治疗小儿急性上呼吸道感染使用的抗病毒药是利巴韦林。

【热点提示】抗病毒药：主张早期应用。常用抗病毒药物利巴韦林（病毒唑），剂量为 10~15mg/（kg · d），静脉滴注或口服，疗程为 3~5 天。

考点：急性支气管炎

1. **概述（常见病因）**　急性支气管炎是由微生物、物理、化学性刺激或变态反应等因素引起的支气管黏膜的急性炎症。临床症状主要为咳嗽、咳痰。诊断前提是临床表现和影像学检查没有肺炎证据。急性支气管炎的常见病因见表 14-8。

表 14-8　急性支气管炎的常见病因

项目	内容
微生物	常见有腺病毒、流感病毒（甲、乙型）冠状病毒、鼻病毒、单纯疱疹病毒、呼吸道合胞病毒、副流感病毒及流感嗜血杆菌、肺炎链球菌、卡他莫拉菌等。近年来衣原体和支原体感染明显增多，病毒合并细菌感染亦多见
理化因素	冷空气、粉尘、刺激性气体或烟雾（二氧化硫、二氧化氮、氨气、氯气等）吸入
变态反应	机体对吸入性变应原如花粉、有机粉尘、真菌孢子、动物毛皮及排泄物及细菌蛋白质过敏，钩虫、蛔虫的幼虫在肺内移行也可致支气管急性炎症反应

2. **临床表现**　急性支气管炎的临床表现见表 14-9。

表 14-9　急性支气管炎的临床表现

项目	内容
症状	起病较急，先为干咳或少量黏液性痰，随后痰量增多，咳嗽加剧，偶有痰中带血。伴有支气管痉挛时可出现不同程度的气短、胸闷感。咳嗽、咳痰可延续 2~3 周，如迁延不愈可演变成慢性支气管炎。通常全身症状较轻，可有发热与全身不适
体征	可无明显阳性表现，也可在两肺听到干、湿啰音，部位不固定，咳嗽后可减少或消失

3. **诊断与鉴别诊断**

（1）诊断：根据病史，咳嗽、咳痰等症状，两肺呼吸音增粗或散在干、湿啰音等体征，结合血液检查（细菌性感染较重时白细胞总数可升高或中性粒细胞占比升高、红细胞沉降率加快）和胸部 X 线检查可作出临床诊断。病毒及细菌检查有助于病因诊断。

（2）鉴别诊断：急性支气管炎的鉴别诊断见表 14-10。

表 14-10　急性支气管炎的鉴别诊断

项目	内容
流行性感冒	起病急骤，发热较高，全身中毒症状（全身酸痛、头痛、乏力）明显，呼吸道局部症状较轻。流行病史、分泌物病毒分离和血清学检查有助于鉴别
急性上呼吸道感染	鼻咽部症状明显，咳嗽轻微，一般无痰。肺部无异常体征。胸部 X 线检查正常

续　表

项目	内容
其他肺部疾病	如支气管肺炎、肺结核、肺脓肿、肺癌、麻疹、百日咳等多种疾病可有类似咳嗽、咳痰症状，应详细检查，以资鉴别

必考热点

1. 诊断急性支气管炎的主要依据是症状+胸部X检查。

【热点提示】急性支气管炎症状表现为起病较急，先为干咳或少量黏液性痰，随后痰量增多，咳嗽加剧，偶有痰中带血。体格检查可无明显阳性表现。胸部X线片大多表现为正常或肺纹理增粗。诊断前提是临床和影像没有肺炎证据。

2. 急性支气管炎的血象多为细菌性感染较重时白细胞总数可升高或中性粒细胞占比升高。

【热点提示】血常规检查结果一般为白细胞计数正常，细菌性感染较重时白细胞总数可升高或中性粒细胞占比例升高，红细胞沉降率加快，痰涂片或培养可发现致病菌。

3. 急性支气管炎与流行性感冒的鉴别要点是流行病史、分泌物病毒分离和血清学检查。

4. 治疗原则　急性支气管炎的治疗原则见表14-11。

表14-11　急性支气管炎的治疗原则

项目	内容
对症治疗	1. 咳嗽无痰或少痰，可用止咳药如右美沙芬（成人15~30mg，每天2~3次）、喷托维林（成人25mg，每天3~4次）、复方甘草合剂（成人5~10ml，每天3次） 2. 咳嗽有痰而不易咳出者可选用口服祛痰药，如盐酸氨溴索（30mg，每天3次）、溴己新（8~16mg，每天3次）、桃金娘油（1粒，每天2~3次），也可雾化祛痰。还可选用具有止咳化痰作用的中成药，如咳特灵胶囊、蜜炼川贝枇杷膏等 3. 有支气管痉挛或气道反应性高的患者可选用解痉平喘和抗过敏类药物，如氨茶碱（100mg，每天3次）、长效茶碱缓释片（200mg，每天2次）、甲氧那明胶囊（2粒，每天3次）、酮替芬（1mg，每天2次）。头痛、发热时可加用解热镇痛药，如对乙酰氨基酚（0.25~0.50g，每小时6~8次），或者布洛芬（0.2g，每天3次）
抗生素治疗	痰培养阳性，按致病菌及药敏结果选用抗菌药。一般咳嗽10天以上，细菌、支原体、衣原体等感染概率较高。痰培养阴性首选青霉素，新大环内酯类如罗红霉素（150mg，bid）、阿奇霉素（0.5g，qd），亦可选用头孢菌素类或喹诺酮类如左氧氟沙星（0.5g，qd）。多数患者口服抗生素即可，根据病情连续服用5~14天。症状较重者可先静脉给药，序贯口服抗生素治疗
一般治疗	注意休息、多饮水、保暖，避免劳累等

重点提醒

急性支气管炎仅在有细菌感染证据时使用抗生素。

必考热点

1. 急性支气管炎患者咳嗽无痰或少痰，可用的药物有右美沙芬、喷托维林、复方甘草。

2. 急性支气管炎有支气管痉挛或气道反应性高的患者可选用的药物有氨茶碱、长效茶碱、复方甲氧那明胶囊、酮替芬。

【热点提示】急性支气管炎有支气管痉挛或气道反应性高的患者可选用解痉平喘和抗过敏类药物，如氨茶碱（100mg，tid）、长效茶碱（200mg，bid）、复方甲氧那明胶囊（2粒，tid）、酮替芬（1mg，bid）。

考点：慢性阻塞性肺疾病（COPD）

1. **概述及常见病因**　慢性阻塞性肺疾病的概述及常见病因见表 14-12。

表 14-12　慢性阻塞性肺疾病的概述及常见病因

项目	内容
概述	慢性阻塞性肺疾病（COPD）是一组以气流受限为特征的肺部疾病，气流受限为持续性，呈进行性发展。临床上以咳、痰、喘为主要表现，气短或呼吸困难为其标志性症状。其病理改变主要表现为慢性支气管炎及肺气肿的病理变化
病因	吸烟；接触职业粉尘和化学物质；空气污染；感染因素；其他因素，如免疫功能紊乱、气道高反应性、高龄等机体因素和气候等环境因素

必考热点

慢性阻塞性肺疾病以咳、痰、喘为主要表现，气短或呼吸困难为其标志性症状。

2. **临床表现**　慢性阻塞性肺疾病的临床表现见表 14-13。

表 14-13　慢性阻塞性肺疾病的临床表现

项目		内容
症状		1. 缓慢起病，病程长 2. 慢性咳嗽、咳痰：起床或清晨时明显，痰液多为白色黏液或浆液性泡沫痰，夜间有阵咳或排痰 3. 气短或呼吸困难：早期为劳力性，呈逐年进行性加重，晚期于静息状态下即感气短 4. 喘息、胸闷 5. 晚期常见体重下降，食欲缺乏，营养不良，肌肉萎缩/无力等肺外症状
体征	视诊	胸廓前后径增大，肋间隙增宽，剑突下胸骨下角增宽（桶状胸），部分患者呼吸变浅，频率增快
	触诊	双侧语颤减弱
	叩诊	肺部过清音，心脏相对浊音界缩小，肺下界和肝浊音界下降
	听诊	双肺呼吸音减弱，呼气延长，部分患者可闻及干、湿啰音
并发症	慢性肺源性心脏病	一般具有肺动脉高压、右心室肥厚扩大，最终发生右心功能不全
	慢性呼吸衰竭	常在极重度 COPD 或重度 COPD 急性加重时发生，具有缺氧和二氧化碳潴留的临床表现
	自发性气胸	突发一侧胸痛、气短/呼吸困难加重或出现发绀，查体见气管向健侧移位、患侧叩诊鼓音、听诊呼吸音消失，胸部 X 线检查可以确诊

重点提醒

1. COPD 体征早期无异常体征，进展期出现阻塞性肺气肿体征。体征关键词记忆：桶胸、颤弱、过清、呼长。

2. COPD 三大并发症：自发性气胸最常见，慢性呼吸衰竭最严重，慢性肺源性心脏病最终末。

必考热点

1. 诊断阻塞性肺气肿最有价值的检查是肺功能。

2. 患者，男性，60岁。活动后气短10年，轻微咳嗽，咳少量黏液痰。查体：呼吸急促，双肺叩诊呈过清音，呼吸音减弱，无啰音。胸部X线显示双肺野透亮度增加，膈肌低平。考虑为慢性阻塞性肺疾病（气肿型）。

【热点提示】过清音是肺气肿的典型体征。阻塞性肺气肿自发性气胸表现为突发一侧胸痛、气短，呼吸困难加重或出现发绀，查体气管移位、患侧叩诊鼓音、听诊呼吸音消失。

3. 患者，男性，62岁。胆结石手术后第8天突发呼吸困难2小时，有COPD史20余年。查体：血压110/80mmHg，端坐呼吸，烦躁不安，大汗，口唇发绀，双肺可闻及少量干、湿啰音，心率130次/分。该患者呼吸困难最可能的原因是并发自发性气胸。

【热点提示】阻塞性肺气肿自发性气胸表现为突发一侧胸痛、气短，呼吸困难加重或出现发绀，查体气管移位、患侧叩诊鼓音、听诊呼吸音消失。

4. COPD的标志性症状是气短或呼吸困难。

3. 诊断与鉴别诊断

（1）诊断要点：主要根据吸烟等高危因素史、临床症状、体征及肺功能检查等综合分析确定。

1）诊断COPD的必备条件：吸入支气管扩张药后第一秒用力呼气肺容积（FEV_1）/肺总容积（FVC）<70%及FEV_1<80%预计值，可确定为“持续性气流受限的界限”。

2）少数患者无咳嗽、咳痰，仅FEV_1/FVC<70%、FEV_1≥80%预计值，在除外其他疾病后，可诊断为COPD。

3）根据FEV_1/FVC、FEV_1占预计值百分比及症状对COPD严重程度作出分级。COPD严重程度分级见表14-14。

表14-14　COPD严重程度分级

分级	严重程度	FEV_1/FVC	FEV_1占预计值百分比	临床症状
Ⅰ级	轻度	<70%	≥80%预计值	有或无症状
Ⅱ级	中度	<70%	50%≤FEV_1<80%预计值	有或无症状
Ⅲ级	重度	<70%	30%≤FEV_1<50%预计值	有或无症状
Ⅳ级	极重度	<70%	FEV_1<30%预计值	有慢性呼吸衰竭症状

4）COPD病程分为急性加重期及稳定期：①急性加重期：短期内咳嗽、咳痰、气短和/或喘息加重、痰量增多，呈脓性或黏液脓性，可伴发热等。②稳定期：咳嗽、咳痰、气短等症状稳定或轻微。

（2）鉴别诊断：①应与支气管哮喘、支气管扩张症、肺结核、肺癌等相鉴别。②应与冠心病、高血压性心脏病、心脏瓣膜病等其他引起劳力性促的疾病相鉴别。③与其他原因所致肺气肿相鉴别。

必考热点

1. 目前用于判断慢性阻塞性肺疾病严重程度的肺功能指标是FEV_1/FVC、FEV_1占预计值百分比。

2. 肺功能检查时，阻塞性通气功能障碍最主要的指标是第一秒用力呼气肺容积降低。

【热点提示】诊断COPD的必备条件：吸入支气管扩张药后第一秒用力呼气肺容积（FEV_1）/肺总容积（FVC）<70%及FEV_1<80%预计值，可确定为“不完全可逆的气流受限”。

3. 70 岁 COPD 慢性肺源性心脏病患者，肺功能检查最常见的表现是阻塞性通气功能障碍。

【热点提示】COPD 患者多为气流的不完全可逆受限，肺功能多为阻塞性通气功能障碍，表现为 $FEV_1/FVC<70\%$。

4. 患者，男性，65 岁。反复咳嗽、咳痰 10 余年，活动后气短 3 年，有吸烟史 30 余年，对诊断最有意义的检查是肺功能检查。

【热点提示】肺功能检查是判断气流受限的主要客观指标，对 COPD 诊断、严重程度评价、疾病进展、预后及治疗反应等有重要意义。

4. 治疗原则

（1）稳定期的治疗：教育和劝导患者戒烟（减慢肺功能损害最有效的措施），脱离污染环境。慢性阻塞性肺疾病稳定期的治疗见表 14-15。

表 14-15 慢性阻塞性肺疾病稳定期的治疗

项目	内容
支气管扩张药	1. 是稳定期患者最主要的治疗药物 2. β_2 肾上腺受体激动药：沙丁胺醇、特布他林等 3. 抗胆碱药：异丙托溴铵、噻托溴铵 4. 茶碱类：氨茶碱、多索茶碱
祛痰药	常用药物如盐酸氨溴索、N-乙酰半胱氨酸等
糖皮质激素	1. 对重度和极重度患者以及反复加重患者，长期吸入糖皮质激素与长效 β_2 肾上腺受体激动药联合制剂 2. 常用药物有沙美特罗/氟替卡松、福莫特罗/布地奈德
长期家庭氧疗（LTOT）	1. 指征：$PaO_2\leq55mmHg$ 或 $SaO_2\leq88\%$，伴或不伴高碳酸血症；PaO_2 55~60mmHg 或 $SaO_2<89\%$，伴有肺动脉高压、右心衰竭或红细胞增多症（血细胞比容>0.55） 2. 方法：鼻导管吸氧，氧流量 1~2L/min，吸氧时间 10~15h/d

（2）急性加重期的治疗：慢性阻塞性肺疾病急性加重期的治疗见表 14-16。

表 14-16 慢性阻塞性肺疾病急性加重期的治疗

项目	内容
确定病情加重的诱因	最常见为细菌或病毒感染
控制性氧疗	低流量吸氧（氧流量 1~2L/min，吸氧浓度 28%~30%），无效者及早机械通气治疗
支气管扩张药的应用	联合 β_2 肾上腺受体激动药及抗胆碱药，使用储雾罐或雾化吸入，必要时静脉应用茶碱类药物
合理应用糖皮质激素	短期（3~7 天）使用，口服泼尼松 30~40mg/d 或静脉注射甲泼尼龙 40~80mg/d
适当应用抗生素	首选 β-内酰胺类/酶抑制药、大环内酯类或喹诺酮类
其他	合理补充液体和电解质、营养支持、积极排痰、处理伴随疾病及并发症

必考热点

1. 慢性阻塞性肺疾病患者，稳定期治疗措施有教育和劝导患者戒烟，给予支气管扩张药、祛痰药、糖皮质激素，长期家庭氧疗。

2. 治疗慢性阻塞性肺疾病低氧血症，氧气吸入的浓度一般是28%~30%。

【热点提示】慢性阻塞性肺疾病发生低氧血症者可鼻导管吸氧，或通过可调式通气面罩吸氧，一般吸入氧浓度为28%~30%，应避免吸入氧浓度过高引起二氧化碳潴留。

5. 预防

（1）主要是避免高危因素、急性加重的诱因，增强机体免疫力。

（2）严格戒烟。控制职业和环境污染，减少有害气体或颗粒的吸入。

（3）防治呼吸道感染，积极预防接种，加强体育锻炼，提高免疫力。

6. 转诊

（1）急性加重期经社区积极治疗症状未缓解。

（2）患者并发症严重，需要呼吸机支持治疗。

（3）伴呼吸衰竭时需吸氧条件下转诊，合并严重气胸时需胸腔穿刺或置管抽气后转诊。

考点：支气管哮喘

1. 概述（常见病因） 支气管哮喘的概念及病因见表14-17。

表14-17 支气管哮喘的概念及病因

项目		内容
概念		支气管哮喘是一种以反复发作喘息性呼吸困难、胸闷、气短及顽固性咳嗽，并以肺部广泛分布不固定呼气相哮鸣音为主要体征的气道慢性炎症性疾病
病因	遗传因素	与多基因遗传有关
	变应原与变态反应	通过典型的Ⅰ型变态反应，使机体内肥大细胞、嗜碱性粒细胞等合成炎症介质，导致支气管平滑肌痉挛收缩、气道分泌物增加、血管通透性增高和炎症细胞浸润
	神经系统因素	胆碱能神经元迷走张力过高、β肾上腺素能神经元功能低下均可导致支气管平滑肌痉挛，非肾上腺素能非胆碱能（NANC）神经系统则可通过产生炎症因子参与病变过程
	气道高反应性	是哮喘的基本特征，可通过支气管激发试验来量化和评估

必考热点

导致哮喘反复发作的最重要的原因是气道高反应。

2. 临床表现

（1）症状：急性发作表现为发作性伴有哮鸣音的呼气性呼吸困难或发作性咳嗽、胸闷。严重者被迫采取坐位或端坐呼吸，干咳或咳大量白色泡沫痰，严重者出现发绀等。运动型哮喘患者可因运动诱发。症状可在数分钟内发作，经数小时至数天自行缓解，或治疗后缓解。部分患者在缓解数小时后可再次发作。

哮喘持续状态指的是常规治疗无效的严重哮喘发作，持续时间一般在12小时以上，患者表现为不能平卧，烦躁不安，大汗淋漓，讲话不连贯，病情危重可能发生呼吸衰竭。

（2）体征：哮喘发作时典型的体征是双肺可闻及广泛的哮鸣音，呼气相延长，心动过速。但非常严重的哮喘发作，呼吸频数，胸廓饱满，运动幅度下降，出现胸锁乳突肌收缩，双肺哮鸣音反而减弱，甚至完全消失，表现为“沉默肺”，胸腹矛盾运动，是病情危重的表现。非发作期可无异常体征，所以未闻及哮鸣音，不能排除支气管哮喘。

（3）并发症：严重发作时可并发气胸、纵隔气肿、肺不张；长期反复发作或感染可致慢性并发症，如慢性阻塞性肺疾病、支气管扩张症和肺源性心脏病。

必考热点

1. 支气管哮喘发作时，最有诊断意义的体征是听诊两肺广泛哮鸣音。

【热点提示】哮喘发作期的主要体征：呼吸幅度减低；叩诊过清音；两肺满布哮鸣音；合并感染者可闻及湿啰音；可有发绀。

2. 哮喘持续状态是指哮喘严重发作，时间持续在12小时以上。

3. 支气管哮喘的临床表现是发作性带哮鸣音的呼气性呼吸困难。

4. 患者，男性，20岁。奔跑后出现呼吸困难、喘憋。查体：双肺布满哮鸣音。最可能的诊断是运动性哮喘。

【热点提示】激烈运动是支气管哮喘的常见诱因，该患者奔跑后出现呼吸困难，首先应考虑是否为突发自发性气胸，但查体双肺布满哮鸣音，不支持该诊断；其次考虑是否为心源性哮喘，该患者为年轻男性，无心血管基础疾病史，因此最可能的诊断为运动性哮喘。

重点提醒

血气分析结果判断病情轻重：轻症碱中毒、重症酸中毒。

3. 诊断与鉴别诊断　支气管哮喘的诊断与鉴别诊断见表14-18。

表14-18　支气管哮喘的诊断与鉴别诊断

项目	内容
诊断标准	1. 反复发作喘息、气短、胸闷或咳嗽，多与接触变应原、冷空气、物理、化学性刺激、病毒性上呼吸道感染、运动等有关 2. 发作时在双肺可闻及散在或弥漫性，以呼气相为主的哮鸣音，呼气相延长 3. 上述症状可经平喘药治疗缓解或自行缓解 4. 除外其他疾病所引起的喘息、气短、胸闷和咳嗽 5. 临床表现不典型者（如无明显喘息或体征）应有下列3项中至少1项阳性：①支气管激发试验或运动试验阳性。②支气管舒张试验阳性。③昼夜PEF变异率≥20% 符合上述1~4条或4、5条者，可以诊断为支气管哮喘
鉴别诊断	需要与心源性哮喘、慢性阻塞性肺疾病、肺肿瘤等上气道阻塞、变态反应性支气管肺曲霉病等鉴别

必考热点

1. 咳嗽变异性哮喘正确诊断的依据是咳嗽反复发作。

2. 患者，男性，20岁。突发胸闷。气急，咳嗽。听诊：两肺满布哮鸣音。应首先考虑的是支气管哮喘。

【热点提示】支气管哮喘两肺可闻及弥漫性哮鸣音。

3. 患者，男性，23岁。2天前不明原因出现干咳、胸闷，继之明显喘憋。给予静脉滴注青霉素治疗无效。近3年来，患者常于秋季出现发作性咳嗽、气短。查体：端坐呼吸，呼吸急促，皮肤黏膜轻度发绀，双肺呼吸音减低，散在哮鸣音，心界不大，脉搏120次/分，无杂音，有奇脉。诊断应首先考虑为支气管哮喘。

4. 患者，女性，24岁。在春季旅游中途觉胸闷、呼吸困难、全身大汗。查体：唇稍发绀，呼吸急促。双肺满布干啰音。心率90次/分，律齐。过去曾有类似发作。休息后自行缓解。可能性最大的诊断是支气管哮喘。

4. 治疗原则

（1）急性期处理：力求尽快控制症状，避免病情恶化。支气管哮喘的急性期处理见表14-19。

表14-19 支气管哮喘的急性期处理

项目	内容
处理诱因及对症处理	1. 患者常规吸氧 2. 重症患者应监测血氧饱和度变化及心电监护 3. 尽快脱离变应原 4. 因感染诱发者应给予抗感染药 5. 增加补液及注意酸碱失衡 6. 严重病例发生呼吸衰竭者，应及时考虑机械通气
轻度患者	1. 每日定时吸入糖皮质激素（200~500μg倍氯米松或1~2mg布地奈德） 2. 出现症状时吸入短效β_2受体激动药（沙丁胺醇） 3. 效果不佳时可加用口服β_2受体激动药控释片或小量茶碱控释片（200mg/d），或加用抗胆碱药（异丙托溴铵）吸入
中度患者	1. 表面激素吸入剂量一般为每日500~1000μg倍氯米松或4~6mg布地奈德；规则吸入β_2肾上腺素受体激动药或联合抗胆碱药吸入或口服长效β_2受体激动药（沙美特罗、福莫特罗） 2. 也可加用口服白三烯受体阻断药（孟鲁司特、扎鲁司特），如果不能缓解，可持续雾化吸入β_2受体激动药（或联合吸入抗胆碱药），或口服糖皮质激素（醋酸泼尼松<60mg/d），必要时可用氨茶碱静脉注射
重度至危重度患者	1. 持续雾化吸入β_2受体激动药，或合并抗胆碱能药；或静脉滴注氨茶碱或沙丁胺醇。加用口服白三烯受体阻断药 2. 静脉滴注糖皮质激素（甲泼尼龙80~160mg/d或地塞米松10~30mg/d），待病情缓解后（一般3~5天）改口服给药

（2）稳定期：以预防发作为主，主张使用长效β_2受体激动药+吸入型糖皮质激素治疗的方案规律治疗，常用沙美特罗吸入剂等长期使用，治疗期间注意嘱患者吸入治疗后漱口，防止口腔真菌感染，若有间断急性发作，可辅以应急吸入短效β_2受体激动药（沙丁胺醇）等治疗。可给予患者免疫支持治疗如使用匹多莫德、中医中药等。

必考热点

1. 重度至危重度哮喘发作时应静脉滴注氨茶碱或沙丁胺醇。

【热点提示】重度至危重度：持续雾化吸入β_2受体激动药，或合并抗胆碱药，也可静脉滴注氨茶碱或沙丁胺醇。加用口服白三烯受体拮抗药。静脉滴注糖皮质激素（甲泼尼龙80~160mg/d或地塞米松10~30mg/d），待病情缓解后（一般3~5天）改口服给药。

2. 治疗支气管哮喘最常用的白三烯受体拮抗药是孟鲁司特、扎鲁司特。

3. 患者，男性，21岁。因重度哮喘发作住院治疗缓解，出院后推荐其长期使用的药物是美沙特罗替卡松。

【热点提示】支气管哮喘稳定期以预防发作为主，目前主张使用长效β_2激动药+长效表面激素吸入治疗的方案规律治疗，常用沙美特罗替卡松吸入剂等长期使用，治疗期间注意嘱患者吸入治疗后漱口，避免口腔真菌感染，如有间断急性发作，可辅以应急吸入短效β_2激动药（沙丁胺醇）等治疗。可给予患者免疫支持治疗如使用匹多莫德、中医中药等。

4. 患者，男性，23岁。呼吸困难，咳嗽，汗出1小时而就诊。查体：端坐呼吸，呼吸急促，口唇微绀，心率114次/分，律不齐，双肺满布哮鸣音。为迅速缓解症状，应立即采取的最佳治法是喷吸沙丁胺醇。

【热点提示】患者呼吸困难，咳嗽，端坐呼吸，口唇微绀，考虑为突发支气管哮喘，应给予喷吸沙丁胺醇。

5. 患者，男性，18岁。幼年起反复发生喘息，多在夏秋季发作。3小时前因进入刚装饰过的房间发生严重呼吸困难，遂来急诊，呼吸急促，大汗，不能平卧。此时最需要给予的治疗措施是吸入β_2受体激动药。

6. 支气管哮喘患者，持续发作约26小时，大汗淋漓，发绀，端坐呼吸，双肺肺气肿征，有散在哮鸣音。首选的治疗是补液+糖皮质激素+氨茶碱。

7. 患者，女性，35岁。诊断支气管哮喘2年。间断口服糖皮质激素及氨茶碱治疗，时有发作。该患者应采取的主要治疗措施是规律使用吸入型糖皮质激素。

8. 患者，女性，16岁。自幼反复发作性气喘，诊断支气管哮喘。本次因急性发作而住院，经治疗症状消失，体征无异常，准备出院。出院后应采取的措施是规则吸入糖皮质激素，必要时吸入短效β_2受体激动药。

9. 患者，女性，19岁。反复发作呼吸困难、胸闷、咳嗽2年，每年秋、冬季发作，可自行缓解，此次已发作半天症状仍继续加重而来就诊。查体：双肺满布哮鸣音；心率90次/分，律齐，无杂音。

（1）该患者的诊断应首先考虑为支气管哮喘。

（2）对该患者的治疗应选用的药物为β_2受体激动药。

（3）如给予足量特布他林和氨茶碱治疗2天，病情仍无好转，呼吸困难严重，口唇发绀，心率120次/分。此时应采取的措施是应用琥珀酸氢化可的松静脉滴注。

5. 预防　提高自身对抗气道感染的能力，在发生气道感染时需及时就诊，不主张长期使用激素及抗生素治疗。通过变应原检测可指导患者避免接触诱因，嘱患者适当运动改善体质。

6. 转诊指征　重度哮喘患者及哮喘持续状态，以及经规范治疗后发作仍较频繁的患者，应转送上级医院治疗。

考点：肺炎

1. 概述（常见病因）

（1）概念：肺炎是指终末气道、肺泡和肺间质的炎症，可由病原微生物、理化因素、免疫损伤、过敏及药物所致。细菌性肺炎是最常见的肺炎，也是最常见的感染性疾病之一。

（2）分类：肺炎的分类见表14-20。

表14-20　肺炎的分类

分类	内容
解剖分类	大叶性（肺泡性）肺炎、小叶性（支气管性）肺炎、间质性肺炎
病因分类	细菌性肺炎、非典型病原体所致肺炎、病毒性肺炎、肺真菌病、其他病原体所致肺炎、理化因素所致肺炎
患病环境分类	1. 社区获得性肺炎：是指在医院外罹患的感染性肺实质炎症，包括具有明确潜伏期的病原体感染而在入院后平均潜伏期内发病的肺炎 2. 医院获得性肺炎：是指患者入院时不存在，也不处于潜伏期，而于入院48小时后在医院（包括老年护理院、康复院等）内发生的肺炎。还包括呼吸机相关性肺炎和卫生保健相关性肺炎

2. 临床表现　多数起病急骤，常有受凉、淋雨、劳累、病毒感染等诱因，约1/3患者患病前有上呼吸道感染，病程7~10天。肺炎的症状与体征见表14-21。

表 14-21 肺炎的症状与体征

项目	内容
症状	1. 寒战与高热：典型病例为突然寒战起病，继之高热，体温可高达39~40℃，年老体弱者可仅有低热或不发热 2. 咳嗽与咳痰：典型肺炎链球菌肺炎的痰为铁锈色 3. 胸痛：炎症累及胸膜时可有胸痛，常呈针刺样，随咳嗽或深呼吸而加剧，可放射至肩或腹部 4. 呼吸困难：由于肺实变、通气不足、胸痛以及毒血症而引起呼吸困难、呼吸快而浅 5. 其他症状：少数有恶心、呕吐、腹胀或腹泻等胃肠道症状。严重感染者可出现神志模糊、烦躁、嗜睡、昏迷等
体征	肺炎链球菌肺炎患者多呈急性面容，双颊绯红，可有肺实变体征，叩诊浊音，语颤增强，常可闻及支气管呼吸音，消散期病变部位可闻及湿啰音

3. 诊断与鉴别诊断

（1）肺炎的诊断：肺炎的诊断见表14-22。

表 14-22 肺炎的诊断

项目	内容
确定肺炎的诊断	①新近出现的咳嗽、咳痰或原有呼吸道疾病症状加重，并出现脓性痰，伴或不伴胸痛。②发热。③肺实变体征和/或闻及湿啰音。④白细胞增多或减少。⑤胸部X线检查显示片状、斑片状浸润性阴影或间质性改变，伴或不伴胸腔积液 ①~④项中任何1项加第⑤项可诊断
重症肺炎诊断	1. 主要标准：①需要有创机械通气。②感染性休克需要血管收缩药治疗 2. 次要标准：①呼吸频率≥30次/分。②氧合指数（PaO_2/FiO_2）≤250。③多肺叶浸润。④意识障碍/定向障碍。⑤氮质血症（BUN≥7mmol/L）。⑥白细胞计数减少（<4.0×10^9/L）。⑦血小板计数减少（<10.0×10^9/L）。⑧低体温（<36℃）。⑨低血压，需要强力的液体疗法支持 符合1项主要标准或3项次要标准以上者可诊断为重症肺炎，考虑收入ICU治疗

（2）须与下列疾病鉴别：肺结核、肺癌、急性肺脓肿、肺栓塞、非感染性肺部疾病等。

重点提醒

1. 确定肺炎诊断首先应把肺炎与呼吸道感染区别开来。呼吸道感染有咳嗽、咳痰和发热等症状，但无肺实质浸润，胸部X线检查可鉴别。其次应把肺炎与其他类似肺炎的疾病区别开来。

2. 肺炎诊断简记："看症状、量体温、听啰音、查血象、拍片子"。

3. 重症肺炎的"一主三仆"符合1项主要标准或3项次要标准以上者可诊断。氧合指数，脉氧分压与吸入氧浓度比（PaO_2/FiO_2），正常值为400~500mmHg。

必考热点

1. 患者，男性，26岁。淋雨后寒战，发热，咳嗽，咳铁锈色痰，胸痛。查体：口唇周围有单纯疱疹，叩诊右下肺轻度浊音，听诊呼吸音减低。应首先考虑的是肺炎链球菌肺炎。

【热点提示】肺炎链球菌肺炎由肺炎链球菌所引起，铁锈色痰是肺炎链球菌肺炎的特征性表现。

2. 患者，女性，42岁。近4天出现寒战、高热、咳嗽，咳少许黏痰，略带血。因气急、发绀、休克死亡。病理切片见肺泡内充满红细胞、白细胞和浆液性渗出，但肺泡壁尚完整，最可能的诊断为肺炎链球菌肺炎。

【热点提示】肺炎链球菌肺炎病理改变包括充血水肿期、红色肝变期、灰色肝变期、溶解消散期。典型肺炎链球菌肺炎病理改变包括肺泡内大量中性粒细胞和红细胞渗出，肺泡毛细血管扩张、充血，肺泡内水肿和浆液渗出，肺泡内充满大量白细胞，并有纤维蛋白，肺泡内纤维蛋白性渗出物溶解、吸收，肺泡重新充气，肺泡壁完整。

3. 患者，男性，37 岁。高热 3 天余，咳嗽，咳痰，伴右侧胸痛。X 线检查右中肺实变阴影。诊断是肺炎链球菌肺炎。

4. 患者，男性，25 岁。发热，咳嗽 3 天。检查：气管位置居中，右胸呼吸动度减弱，右中肺语音震颤增强，叩诊呈浊音，听诊可闻及湿啰音及支气管肺泡呼吸音。应首先考虑的是肺炎。

5. 患者，40 岁。高热、寒战 4 天，伴咳嗽，胸痛，痰中带血。为确诊，应首选的检查方法是 X 线检查。

6. 患者，男性，23 岁。受凉后突发寒战、高热 2 天，右下胸痛，咳铁锈色痰，胸部 X 线片发现右下肺大片阴影，最有可能的诊断是大叶性肺炎。

4. 治疗原则

（1）对症治疗：肺炎的对症治疗见表 14-23。

表 14-23　肺炎的对症治疗

项目	内容
青壮年和无基础疾病的社区获得性肺炎患者	常用青霉素类、第一代头孢菌素等，对耐药肺炎链球菌可使用对呼吸系感染有特效的氟喹诺酮类（莫西沙星、吉米沙星和左氧氟沙星）
老年人、有基础疾病或需要住院的社区获得性肺炎	常用氟喹诺酮类，第二、三代头孢菌素，β-内酰胺类/β-内酰胺酶抑制药，或厄他培南，可联合大环内酯类
医院获得性肺炎	常用第二、三代头孢菌素，β-内酰胺类/β-内酰胺酶抑制药，氟喹诺酮类或碳青霉烯类

（2）治疗疗程：肺炎的抗菌药治疗应尽早进行，如果怀疑为肺炎即马上给予首剂抗菌药。病情稳定后可从静脉途径转为口服治疗。肺炎抗菌药疗程至少 5 天，大多数患者需要 7~10 天或更长疗程。

重点提醒

抗感染治疗是肺炎治疗的最主要环节。

5. 预防　加强体育锻炼，增强体质。减少危险因素如吸烟、酗酒等，可注射肺炎疫苗。

6. 转诊指征　肺炎的转诊指征见表 14-24。

表 14-24　肺炎的转诊指征

项目	内容
与传染病有关的肺部感染情况	诊断为传染性疾病的肺部感染，如严重急性呼吸综合征、新型冠状病毒感染、麻疹病毒性肺炎、艾滋病并发肺部感染等，应按法律的有关规定转诊到定点收治医院进行治疗
	疫情（如严重急性呼吸综合征）流行期间出现的肺炎患者

续 表

项目	内容
肺部感染控制不佳的情况	社区全科医师合理应用抗生素控制超过3天，感染不能控制，病情有加重倾向者，应及时转送上级医院进行治疗
	胸片显示的新发病灶不能以普通细菌感染加重进行解释，特别是病灶发展较快，诊断不明者
肺炎的重症情况	意识障碍，咳嗽，咳痰，发热，啰音，呼吸频率大于30次/分，血压低于90/60mmHg，低氧血症，或者X线检查显示双侧或者多肺叶受累，确诊或者怀疑为重症肺炎
	并发肺脓肿、脓气胸、大咯血、心律失常等严重并发症者
肺炎患者合并的其他基础疾病出现恶化的情况	肾衰竭、糖尿病明显加重等应予转诊

必考热点

1. 治疗肺炎链球菌肺炎，应首选的抗生素是青霉素G。

【热点提示】肺炎链球菌肺炎首选青霉素G。对青霉素过敏者，可用大环内酯类，如红霉素或罗红霉素。

2. 患者，男性，66岁。咳嗽、气短伴发热3天。咳黄痰，痰中带血且量较多，呈胶冻状。给予头孢菌素抗感染治疗3天，效果不佳。查体：体温39℃，口唇发绀。乡村医生目前应采取的措施是转至上级医院诊治。

考点：小儿肺炎

1. 概述（常见病因）

（1）肺炎是不同病原体或其他因素所致的肺部炎症。肺炎为婴儿时期重要的常见病。临床上以急性支气管肺炎最为多见。急性支气管肺炎是累及支气管壁和肺泡的急性炎症，为小儿最常见的肺炎，2岁以内儿童多发。以发热、咳嗽、气短、呼吸困难以及肺部固定中、细湿啰音为其临床表现。

（2）病原体最常见为细菌和病毒感染，也可由细菌、病毒混合感染。

必考热点

1. 婴幼儿时期最常见的肺炎是支气管肺炎。

2. 小儿支气管肺炎的高危因素有营养不良、维生素D缺乏性佝偻病、先天性心脏病、低出生体重儿、免疫力低等。

2. 临床表现 小儿肺炎的临床表现见表14-25。

表14-25 小儿肺炎的临床表现

项目		内容
主要症状	发热	1. 热型不定 2. 新生儿、重度营养不良患儿可为低热或不发热，甚至体温不升或低于正常
	咳嗽	1. 较频繁，早期为刺激性干咳，极期咳嗽反而减轻，恢复期咳嗽有痰 2. 应注意弱小的患儿咳嗽可不明显，新生儿、早产儿则表现为口吐白沫
	气短	多在发热、咳嗽后出现
	全身症状	精神不振、食欲缺乏、烦躁不安，轻度腹泻或呕吐

续　表

项目	内容	
主要体征	呼吸增快与呼吸困难	呼吸40~80次/分，严重者呼气时呻吟、鼻煽、三凹征
		呼吸增快是儿童肺炎的重要表现
	发绀	轻症患儿可无发绀，严重者口周、鼻唇沟和指（趾）端发绀
	肺部叩诊	多正常，病灶融合时，可出现肺实变体征
	肺部啰音	早期不明显，可有呼吸音粗糙、减低，以后可闻及固定的中、细湿啰音，以背部两侧下方及脊柱两旁较多，于深吸气末更为明显
重症肺炎的表现	出现呼吸困难、呻吟等提示有低氧血症，即为重症肺炎	
	呼吸系统	受累严重
	心血管系统	可发生心肌炎、心力衰竭
	神经系统	并发中毒性脑病
	消化系统	一般为食欲缺乏、呕吐和腹泻
		发生中毒性肠麻痹时表现为严重腹胀，加重了呼吸困难，听诊肠鸣音消失
		重症患儿还可呕吐咖啡样物，大便潜血阳性或柏油样便
	感染性休克与DIC	全身中毒症状明显，甚至危及生命

重点提醒

1. 肺炎时，应注意弱小的患儿咳嗽可不明显，新生儿、早产儿则表现为口吐白沫。

2. WHO急性呼吸道感染防治规划特别强调，呼吸增快是儿童肺炎的重要表现。呼吸增快是指：婴幼儿<2月龄，呼吸≥60次/分；2~12月龄，呼吸≥50次/分；1~5岁，呼吸≥40次/分。

必考热点

1. 某肺炎患儿在治疗期间出现严重腹胀，肠鸣音消失是由于中毒性肠麻痹。

2. 患儿，男，6个月。咳嗽伴发热5天，加重2天。查体：T 38.5℃，P 160次/分，R 54次/分，热病容，憋喘、烦躁不安，可见三凹征；双肺哮鸣音为主，可闻及少量细湿啰音；腹软，肝肋下2.5cm。最可能的诊断是呼吸道合胞病毒肺炎。

【热点提示】呼吸道合胞病毒肺炎起病多数较急，发病前数日多先有上呼吸道感染，主要临床表现为发热、咳嗽、气短、肺部固定中细湿啰音等。呼吸增快与呼吸困难：呼吸40~80次/分，严重者呼气时呻吟、鼻煽、三凹征。

3. 患儿，男，18个月。咳嗽5天，发热，气喘1天，查体：38℃，咽红（+），呼吸急促，唇轻度发绀，诊断为小儿肺炎，对于诊断有利的体征是鼻翼扇动及三凹征阳性，肺部固定中小水泡音。

3. 诊断与鉴别诊断

（1）诊断：诊断比较简单，一般有发热、咳嗽、呼吸急促的症状，肺部听诊闻及中、细湿啰音和/或胸部影像学有肺炎的改变均可诊断。

（2）鉴别诊断：小儿肺炎的鉴别诊断见表14-26。

表 14-26 小儿肺炎的鉴别诊断

项目	内容
急性支气管炎	全身状况好，咳嗽为主，肺部啰音不固定，若鉴别困难，按肺炎处理
支气管异物	有异物吸入史，突然出现呛咳，胸部X线检查示肺不张和肺气肿
支气管哮喘	表现为持续性咳嗽的哮喘，易与肺炎混淆。过敏体质、肺功能检查及气管激发和舒张试验有助于鉴别
肺结核	粟粒型肺结核可有气短、发绀，但肺部啰音不明显。一般有结核接触史、结核菌素试验阳性、胸部X线检查示肺部有结核灶

必考热点

支气管肺炎与支气管炎的主要区别点是肺部可闻及固定湿啰音。

4. 治疗原则

（1）一般治疗及护理：室内空气要流通，以温度18～20℃、湿度60%为宜。给予营养丰富的饮食。经常变换体位。注意隔离，以防交叉感染。

（2）对症治疗：小儿肺炎的对症治疗见表14-27。

表 14-27 小儿肺炎的对症治疗

项目	内容
氧疗	有缺氧表现，如烦躁、发绀时需吸氧
气道管理	尤应注意吸痰、清鼻痂、气道湿化
腹胀的治疗	伴低钾血症者，及时补钾；如系中毒性肠麻痹，应禁食、胃肠减压。亦可使用酚妥拉明，每次0.3～0.5mg/kg
保证液体摄入量	注意水和电解质的补充，纠正酸中毒
其他对症治疗	如降温、镇静等

（3）抗生素治疗：小儿肺炎的抗生素治疗见表14-28。

表 14-28 小儿肺炎的抗生素治疗

病原体	所选药物	抗生素用药时间
肺炎链球菌	1. 青霉素敏感者首选青霉素或阿莫西林 2. 青霉素过敏者选用大环内酯类抗生素如红霉素等	1. 一般应持续至体温正常后5～7天；临床症状、体征消失后3天停药 2. 肺炎支原体肺炎至少用药2～3周 3. 金黄色葡萄球菌肺炎比较顽固，疗程宜长，一般于体温正常后继续用药2～3周可停药，一般总疗程≥6周
金黄色葡萄球菌	1. 甲氧西林敏感者首选苯唑西林钠或氯唑西林钠 2. 耐药者选用万古霉素或联用利福平	
流感嗜血杆菌	首选阿莫西林加克拉维酸（或加舒巴坦）	
大肠埃希菌和肺炎杆菌	首选头孢曲松或头孢噻肟，铜绿假单胞菌首选替卡西林加克拉维酸	
肺炎支原体和衣原体	首选大环内酯类抗生素如红霉素、罗红霉素及阿奇霉素	

（4）抗病毒治疗：小儿肺炎的抗病毒治疗见表 14-29。

表 14-29 小儿肺炎的抗病毒治疗

项目	内容
利巴韦林	可抑制多种 RNA 及 DNA 病毒。每天 10~15mg/kg，肌内注射或静脉滴注，亦可滴鼻、雾化吸入
干扰素	雾化吸入局部治疗比肌内注射疗效好。疗程 5~7 天

（5）糖皮质激素的应用：小儿肺炎糖皮质激素的应用见表 14-30。

表 14-30 小儿肺炎糖皮质激素的应用

项目	内容
适应证	1. 全身中毒症状明显 2. 严重喘憋或呼吸衰竭 3. 合并感染性休克 4. 伴有脑水肿、中毒性脑病等 5. 胸腔短期有较大量渗出
常用药物和使用方法	琥珀酸氢化可的松 5~10mg/(kg·d)，或地塞米松 0.1~0.3mg/(kg·d)，疗程 3~5 天

重点提醒

糖皮质激素可减少炎症渗出，解除支气管痉挛，改善血管通透性和微循环，降低颅内压。

必考热点

1. 支气管肺炎，患儿停用抗生素的时间是体温正常后 5~7 天。

2. 支原体肺炎应用抗生素的疗程应是 2~3 周。

3. 小儿肺炎肾上腺皮质激素常用的有地塞米松、琥珀酸氢化可的松。

【热点提示】小儿肺炎应用糖皮质激素的指征：①全身中毒症状明显。②严重喘憋或呼吸衰竭。③合并感染性休克。④伴有脑水肿、中毒性脑病等。⑤胸腔短期有较大量渗出。常用琥珀酸氢化可的松 5~10mg/（kg·d），或地塞米松 0.1~0.3mg/（kg·d），疗程 3~5 天。

4. 患者，男性，15 岁。发热 1 周，体温 38~39℃，刺激性咳嗽明显，胸痛。查体：双肺散在干啰音，胸片示左肺下野淡薄片状阴影。

（1）最可能的诊断为肺炎支原体肺炎。

（2）首选的治疗药物为阿奇霉素。

（3）持续用药的时间为至少 2~3 周。

【热点提示】支原体肺炎的症状主要为咽痛、发热、肌痛等，咳嗽多为阵发性刺激性呛咳。肺炎支原体和衣原体用药首选大环内酯类抗生素如红霉素、罗红霉素及阿奇霉素。支原体肺炎至少用药 2~3 周。

5. 患儿，男，8 个月。咳嗽，发热 1 周，喘憋 3 天，逐渐加重，今日开始嗜睡，抽搐 2 次，发热不退，体温高达 39.5℃，查体：呼吸急促，呼吸 56 次/分，心率 100 次/分，双肺广泛的中小水泡音，肝肋下 1cm，白细胞计数 4×10^9/L，脑脊液检查：压力升高，糖、氯化物正常，细胞数个，蛋白定性阴性。

（1）此时最首选的紧急措施是镇静解痉。

【热点提示】患儿已有抽搐，应首选镇静解痉。

（2）该患儿最可能的诊断是腺病毒肺炎为合并中毒性脑病。

【热点提示】典型婴幼儿腺病毒肺炎早期与一般细菌性肺炎不同之处为：①大多数病例起病时或起病不久即有持续性高热，经抗生素治疗无效。②自第3~6天出现嗜睡、萎靡等神经症状，嗜睡有时与烦躁交替出现，面色苍白发灰，肝大显著，以后易见心力衰竭、惊厥等并发症。③肺部体征出现较迟，一般在起病第3~5天以后方出现湿性啰音，病变面积逐渐增大，易有叩诊浊音及呼吸音减低，喘憋于发病第二周日渐严重。④白细胞总数较低，绝大多数患儿不超过12×10^9/L，中性粒细胞占比不超过0.7，中性粒细胞的碱性磷酸酶及四唑氮蓝染色较化脓性细菌感染时数值明显低下，但如并发化脓性细菌感染则又上升。⑤X线检查肺部可有较大片状阴影，以左下为最多见。总之，在此病流行季节遇有婴幼儿发生较严重的肺炎，且X线和血象也比较符合时，即可做出初步诊断。

5. 预防

（1）增强体质，减少被动吸烟，室内通风，积极防治营养不良、贫血及维生素D缺乏性佝偻病等，注意手卫生、避免交叉感染。

（2）针对某些常见细菌及病毒，疫苗接种可有效降低儿童肺炎患病率。

6. 转诊 缺氧不改善、气道不通、体温不退、一般状况差、需行气管插管、机械通气、重症肺炎、肺炎并发症、肺炎迁延不愈、慢性肺炎患儿应转诊治疗。

考点：肺结核

1. 概述（常见病因） 肺结核的概述见表14-31。

表14-31 肺结核的概述

项目	内容
病因	结核分枝杆菌引发
传染源	主要是继发性肺结核的患者
传播途径	呼吸道飞沫传播
易感人群	婴幼儿，老年人、HIV感染者、免疫抑制剂使用者、慢性疾病患者

必考热点

1. 结核病最重要的传染源是继发性肺结核患者。

【热点提示】肺结核是由结核分枝杆菌引发的肺部感染性疾病。结核病的传染源主要是继发性肺结核的患者。

2. 肺结核最重要的传播途径是呼吸道飞沫传播。

3. 判断肺结核有无传染性最主要的依据是痰结核分枝杆菌检查阳性。

【热点提示】结核病的传染源主要是继发性肺结核的患者。痰里查出结核分枝杆菌的患者有传染性，是传染源。

2. 临床表现 肺结核的临床表现见表 14-32。

表 14-32 肺结核的临床表现

项目		内容
症状	呼吸系统症状	1. 咳嗽、咳痰：咳嗽较轻，干咳或少量黏液痰，当合并其他细菌感染时，痰可呈脓性 2. 咯血：少数为大咯血 3. 胸痛：随呼吸运动和咳嗽加重 4. 呼吸困难：多见于干酪样肺炎和大量胸腔积液患者
	全身症状	发热为最常见症状，多为长期午后潮热，部分患者有倦怠、乏力、盗汗、食欲缺乏和体重减轻等。育龄女性患者可以有月经不调
体征		1. 病变范围较小时，可以没有任何体征 2. 渗出性病变范围较大或干酪样坏死时，则可以有肺实变体征

重点提醒

咳嗽、咳痰 2 周以上或痰中带血是肺结核的常见症状。

必考热点

肺结核最常见的全身中毒症状是长期午后低热。

【热点提示】发热为肺结核最常见的全身中毒症状，表现为长期低热，多见于午后，而其还伴有乏力、盗汗、食欲缺乏、面颊潮红等。

3. 诊断与鉴别诊断

（1）诊断：肺结核的诊断见表 14-33。

表 14-33 肺结核的诊断

项目	内容
肺结核接触史	主要是密切接触史
病史和症状体征	午后潮热、盗汗和体重减轻等对诊断有参考意义
影像学诊断	胸部 X 线或 CT 检查是诊断肺结核的重要方法，能够发现早期轻微的结核病变，确定病变范围、部位、形态、密度、与周围组织的关系、病变阴影的伴随影像；判断病变性质、有无活动性、有无空洞、空洞大小和洞壁特点等
痰结核分枝杆菌检查	1. 是确诊肺结核病的主要方法 2. 痰培养阳性是结核病诊断的金标准，但结核分枝杆菌培养费时较长，一般为 2~8 周
结核菌素试验	结核菌素试验反应越强，对结核病的诊断，特别是对婴幼儿的结核病诊断越重要

重点提醒

痰结核分枝杆菌检查：通常初诊患者至少要送 3 份痰标本，包括清晨痰、夜间痰和即时痰；复诊患者每次送 2 份痰标本。每毫升痰中至少含 5000~10 000 个细菌时，痰涂片检查才可呈阳性结果。

（2）肺结核分类标准和诊断要点：肺结核分类标准和诊断要点见表14-34。

表14-34 肺结核分类标准和诊断要点

项目	内容
原发性肺结核	含原发复合征及胸内淋巴结结核。多见于少年儿童，无症状或症状轻微，多有结核病家庭接触史，结核菌素试验多为强阳性，胸部X线检查示哑铃形阴影，即原发病灶、引流淋巴管炎和肿大的肺门淋巴结，形成典型的原发复合征
血行播散性肺结核	1. 急性粟粒型肺结核起病急，持续高热，中毒症状严重。胸部X线检查和CT检查开始为肺纹理重，在症状出现2周左右可发现由肺尖至肺底呈大小、密度和分布三均匀的粟粒状结节阴影，结节直径2mm左右 2. 亚急性、慢性血行播散型肺结核起病较缓，症状较轻
继发性肺结核	多发生在成人，病程长，易反复。含浸润性肺结核、纤维空洞性肺结核、空洞性肺结核、结核球和干酪样肺炎等
结核性胸膜炎	含结核性干性胸膜炎、结核性渗出性胸膜炎、结核性脓胸
其他肺外结核	按部位和脏器命名，如骨关节结核、肾结核、肠结核等
菌阴肺结核	菌阴肺结核为3次痰涂片及1次培养阴性的肺结核

（3）鉴别诊断：需与肺炎、慢性阻塞性肺疾病、支气管扩张、肺癌等鉴别。

重点提醒

结核菌素试验后48~72小时观察和记录结果，手指轻摸硬结边缘，测量硬结的横径与纵径，得出平均直径=（横径+纵径）/2，而不是测量红晕直径。硬结为特异性变态反应，而红晕为非特异性反应。硬结直径4mm为阴性，5~9mm为弱阳性，10~19mm为阳性，≥20mm或虽<20mm但局部出现水疱和淋巴管炎为强阳性反应。

必考热点

1. 观察小儿结核菌素试验结果的时间是48~72小时。

【热点提示】结核菌素试验选择左侧前臂屈侧中上部1/3处，0.1ml（5U）皮内注射，试验后48~72小时观察和记录结果。

2. OT试验第3天，注射局部可见硬结直径为2.2cm，可判断为（+++）。

【热点提示】硬结直径4mm为阴性，5~9mm为弱阳性，10~19mm为阳性，大于20mm或虽<20mm但局部出现水疱和淋巴管炎为强阳性反应。

3. 临床诊断肺结核的重要方法是胸部X线或CT检查。

【热点提示】胸部X线或CT检查是诊断肺结核的重要方法，可以发现早期轻微的结核病变，确定病变范围、部位、形态、密度、与周围组织的关系、病变阴影的伴随影像，判断病变性质、有无活动性、有无空洞、空洞大小和洞壁特点等。

4. 患者，男性，35岁。低热、乏力、盗汗2周，咳嗽、咯血3天，疑为肺结核。该病确诊的金标准是痰结核分枝杆菌检查。

5. 患者，男性，68岁。患糖尿病、慢性支气管炎多年。近2个月来低热，咳喘加重并有白色黏痰，胸部X线检查发现右中下肺野片絮状阴影，痰细菌培养（-），多种抗菌药物治疗未见好转。应考虑肺结核。

【热点提示】首先应考虑感染的诊断，但是痰细菌培养（-），对多种抗生素治疗无效，且病情已有较长时间。病毒性肺炎为自限性，很难持续2个月的时间。病变部位虽然在中下肺野，不是结核的好发部位，但是考虑到患者有糖尿病史，老年人，并且对抗生素疗效不好，最可能的诊断为肺结核。

6. 患者，男性，17 岁。低热、咳嗽 2 个月，食欲缺乏，消瘦，X 线右中肺片状阴影，右肺门淋巴结肿大。最可能的诊断是原发性肺结核。

【热点提示】患者有结核中毒症状，同时胸部 X 线片显示肺部感染和肺门淋巴结病变共存，因此首先考虑为原发复合征。继发性肺结核和血行播散型肺结核的影像学有其各自的特点。而支原体肺炎和肺炎链球菌肺炎病程相对较短，引起肺门淋巴结肿大亦非常少见。

7. 患者，女性，18 岁。低热、咳嗽 1 个月，查体：消瘦。右颈部可触及数个绿豆大小淋巴结，稍硬、活动、无压痛，右肺呼吸音稍减弱。胸部 X 线片见右上肺斑片状阴影，右肺门淋巴结肿大。诊断首先考虑的是原发性肺结核。

【热点提示】肺结核胸部 X 线片表现为哑铃形阴影，即原发病灶、引流淋巴管炎和肿大的肺门淋巴结，为原发复合征表现，加之患者发病年龄小，考虑原发性肺结核。

4. 治疗原则　肺结核治疗原则见表 14-35。

表 14-35　肺结核治疗原则

项目	内容
化学药物治疗原则	早期、规律、全程、适量、联合。主要用药有异烟肼、利福平、吡嗪酰胺和乙胺丁醇
对症治疗	咯血时应患侧卧位，并注意镇静、止血，预防和抢救因咯血所致的窒息并防止肺结核播散。发热时予物理或药物降温；咳痰较多时可加用化痰药
肺结核外科手术治疗	适用于经合理化学治疗后无效、多重耐药的厚壁空洞、大块干酪灶、结核性脓胸、支气管胸膜瘘和大咯血保守治疗无效者

必考热点

1. 抢救肺结核大咯血窒息患者时最关键的措施是立即采用解除呼吸道梗阻的措施。

【热点提示】肺结核病患者咯血时应患侧卧位，并注意镇静、止血，预防和抢救因咯血所致的窒息并防止肺结核播散，最关键的措施为保持呼吸道畅通。

2. 肺结核化学药物治疗原则应该是早期、规律、全程、适量、联合。

3. 肺结核病化学药物治疗主要用药有异烟肼、利福平、吡嗪酰胺和乙胺丁醇。

4. 患者，女性，25 岁。12 岁时曾患结核病，近 1 个月余胸闷，咳嗽、痰少，偶有血丝痰，痰结核分枝杆菌（+），规范治疗 4 个月仍痰结核分枝杆菌（+），应首先考虑结核分枝杆菌培养+药敏试验。

【热点提示】患者为复发肺结核患者，规范治疗 4 个月痰结核分枝杆菌仍（+），说明可能药物疗效欠佳，可能为耐药肺结核，故应进行结核分枝杆菌培养+药物敏感试验，根据药物敏感试验结果选药治疗。

5. 患者，女性，23 岁。乏力、低热 1 个月，5 天来高热，体温 39.5℃，伴右胸痛，咳嗽，咳少量白痰。胸部 X 线检查示右上肺大片密度增高阴影、密度不均。末梢血白细胞计数：8.9×10^9/L，红细胞沉降率：56mm/h，痰涂片抗酸染色镜检阳性。

（1）胸部的体征是右上肺叩诊呈浊音，语颤增强。

（2）药物治疗主要是给予链霉素+异烟肼+乙胺丁醇。

（3）该患者进行联合用药的主要目的在于防止耐药菌的发生。

5. 预防

（1）管理好传染源。各级医疗预防机构要专人负责，及时、准确、完整地报告肺结核疫情，治疗和隔离传染源，防止其传播。

（2）切断传播途径。注意家庭通风，注意个人和环境卫生，以减少结核病传播。

（3）保护易感人群。婴幼儿细胞免疫系统不完善，老年人、HIV 染者、免疫抑制剂使用者、慢性疾病患者等免疫力低下，都是结核病的易感人群，应注意保护。对新生儿常规进行卡介苗接种，对受结核分枝杆菌感染易发病的高危人群实行预防性化学治疗等。

6. 转诊指征

（1）对具有咳嗽、咳痰 2 周及咯血或血痰等症状的疑似肺结核病例。

（2）确诊为结核的患者应转至当地疾病预防控制中心或结核病防治院（站）进行治疗。

第二单元　心血管系统

考点：慢性心力衰竭

1. 概述（常见病因）　慢性心力衰竭的概念、常见病因和诱因见表 14-36。

表 14-36　慢性心力衰竭的概念、常见病因和诱因

项目	内容
概念	心力衰竭是由于任何原因引起的心肌损伤或心脏负荷过重，引起心脏结构和/或功能改变，导致心脏泵血功能和/或充盈功能异常的一组临床综合征
常见病因	1. 原发心肌损害导致心肌收缩、舒张功能障碍：心肌梗死、心肌炎、心肌病等 2. 心脏后负荷增加：高血压、主动脉瓣狭窄、肺动脉高压等 3. 心脏前负荷增加：二尖瓣关闭不全、主动脉瓣关闭不全，伴有左、右心或动、静脉分流的先天性心血管病如室间隔缺损
诱因	1. 感染：呼吸道感染尤为常见 2. 治疗不当：突然停用利尿药、应用抑制心肌收缩力药物或使用导致水钠潴留药物（大剂量激素等） 3. 心律失常：快速性心律失常（心房颤动等）或缓慢性心律失常 4. 合并代谢需求增加的疾病：甲状腺功能亢进症、严重贫血等 5. 体力运动过大 6. 肺栓塞

重点提醒

1. 无论泵血功能减弱还是充盈功能受损最终导致心力衰竭的核心是心排血量减少。简记：心脏泵血功能减弱→“挤不动”，心脏充盈功能受损→“吃不饱”，最终心脏排出的血量减少。

2. 心脏后负荷即压力负荷，前负荷即容量负荷。

3. 心力衰竭病因三方面：收缩力+后负荷+前负荷。

必考热点

心力衰竭诱发因素中一般最常见的为感染。

【热点提示】感染为心力衰竭最常见的诱因，尤以呼吸道感染为最多见。

2. 临床表现　慢性心力衰竭的临床表现见表 14-37。

表 14-37　慢性心力衰竭的临床表现

项目		内容
左心衰竭	症状	主要表现为肺淤血导致的呼吸困难和心排血量下降导致的乏力。病情多为渐进性，轻重表现不一。最先出现劳力相关呼吸困难，随着病情加重逐渐出现活动耐力进行性下降，静息性呼吸困难，发展至夜间不能平卧、阵发夜间呼吸困难、端坐呼吸。严重时可咳粉红色泡沫痰
	体征	典型左心衰竭表现为双侧肺底湿啰音，当支气管黏膜充血、支气管痉挛时可闻及哮鸣音。心脏扩大，心率增快、可闻及 P_2 亢进、舒张早期奔马律等
右心衰竭	症状	主要表现为体循环淤血所致的腹胀、食欲缺乏、恶心、水肿、体重增加等
	体征	可表现为颈静脉怒张、肝颈静脉回流征阳性、胸腔积液及腹水、下肢或腰骶部可凹陷性水肿
全心衰竭表现		左心衰竭和右心衰竭同时存在，可同时表现出肺淤血和体循环淤血的症状和体征

重点提醒

左心衰竭以肺循环淤血及心排血量降低为主要表现，右心衰竭以体循环淤血为主要表现。

必考热点

1. 左心衰竭主要表现为肺淤血，肺水肿。

2. 左心衰竭时最早出现和最重要的症状是劳力性呼吸困难。

【热点提示】左心衰竭指左心室代偿功能不全而发生的心力衰竭，以肺循环淤血及心排血量降低表现为主，劳力性相关的呼吸困难是其最早和最重要的症状。

3. 右心衰竭主要表现为体循环静脉淤血。

4. 右心衰竭时典型的体征是下垂部位凹陷性水肿。

【热点提示】右心衰竭主要见于肺源性心脏病及某些先天性心脏病，以体循环淤血为主要表现，身体最低垂部位的对称性可压陷性水肿是其典型体征。

5. 提示左心衰竭最有诊断意义的体征是心尖区听到舒张期奔马律。

【热点提示】奔马律表明左心室功能严重受损。急性左心衰竭因症状酷似支气管哮喘发作，故又称为心源性哮喘。查体除原有的心脏病体征外，心尖部常可闻及舒张期奔马律。

6. 患者，女性，反复咳、痰、喘 10 年，加重伴下肢水肿 1 周入院。查体：体温 37.8℃，血压 140/80mmHg，HR 110 次/分钟，心律齐，两肺闻及湿啰音，肝肋下 3cm，肝颈静脉反流征阳性，双下肢凹陷性水肿。应首先考虑的诊断是右心衰竭。

7. 男者，女性，66 岁。夜间阵发性呼吸困难 1 个月余，喘憋不能平卧 2 天，无咳嗽、咳痰，有陈旧性心肌梗死病史，查体：BP 130/90mmHg，心率 98 次/分，无颈静脉怒张，双肺底可闻及细湿啰音，双下肢无水肿。导致该患者喘憋最可能的原因是左心衰竭。

【热点提示】夜间阵发性呼吸困难，端坐呼吸，双肺底湿啰音，为左心衰竭典型的临床表现。

3. 心力衰竭临床分级和分期

（1）纽约心脏病学会（NYHA）心功能分级见表14-38。

表14-38　纽约心脏病学会（NYHA）心功能分级

分级	内容
Ⅰ级	体力活动不受限，日常活动无心力衰竭症状
Ⅱ级	体力活动轻度受限，日常活动出现呼吸困难、乏力等心力衰竭症状
Ⅲ级	体力活动明显受限，低于日常活动即出现上述心力衰竭症状
Ⅳ级	体力活动完全受限，休息时出现心力衰竭症状

（2）临床分期：慢性心力衰竭临床分期见表14-39。

表14-39　慢性心力衰竭临床分期

临床分期	内容
A期	指心力衰竭的高危人群，但目前尚无心力衰竭症状
B期	已发展为结构性心脏病，但没有心力衰竭的症状和体征
C期	指既往或目前存在心力衰竭症状伴结构性心脏病
D期	包括难治性心力衰竭；经积极强化药物治疗后，休息时仍有症状，需要特殊干预的患者。包括因心力衰竭反复入院及应用心脏机械辅助装置的患者

重点提醒

NYHA心功能分级简便易行，但缺点是仅凭患者的主观感受和/或医师的主观评价，短时间内变化的可能性较大，患者个体间的差异也较大。

必考热点

1. 心功能分4级。

2. 患者，男性，54岁。患高血压性心脏病6年近1年来，每天从事原有日常活动时出现心悸，气短，休息后好转，判定为心功能Ⅱ级。

3. 患者，女性，47岁。2年前发现患有风湿性心脏病，近半年来。体力活动明显受限，轻度活动即出现心悸，气短。其心功能为Ⅲ级。

4. 患者，男性，68岁。陈旧性前壁心肌梗死5年，劳累后心悸、气短3年，双下肢水肿半年，近1周气短加重，体力活动明显受限，从事一般家务活动即感喘憋，入院时心电图与2个月前相比无变化。该患者的心功能分级为NYHA分级Ⅲ级。

【热点提示】Killip分级常用于急性冠脉综合征的患者心功能分级，由于此次患者发病无新发心肌梗死，所以心功能应用NYHA分级。患者体力活动受限，所以应为Ⅲ级。

5. 患者，男性，50岁。高血压病史5年，一直接受正规治疗，日常活动不受限。体检无异常发现，心电图正常。该患者目前心功能的临床分期属于A期。

4. 诊断（鉴别诊断）

（1）诊断：慢性心力衰竭的诊断见表 14-40。

表 14-40　慢性心力衰竭的诊断

项目	内容
判断是否为心力衰竭	1. 根据心力衰竭的症状（如腹部胀满、水肿、活动后气短、夜间阵发呼吸困难）及典型肺循环淤血和/或体循环淤血体征（如端坐呼吸、双肺湿啰音、肝大、颈静脉怒张、双下肢凹陷性水肿），结合胸部 X 线检查示心影增大，肺淤血表现及超声心动图心脏收缩、舒张功能评价来明确心力衰竭诊断 2. 需与其他引起呼吸困难或水肿的疾病相鉴别：肺源性呼吸困难、右心衰竭引起的水肿要和肾脏疾病、肝脏疾病等引起的水肿相鉴别
寻找心力衰竭的病因	包括冠心病、扩张型心肌病、高血压、心脏瓣膜病等
寻找此次心力衰竭复发加重的诱因	比如感染、劳累、贫血、服药不规律等
评价心力衰竭严重程度	NYHA 分级和心力衰竭的分期

（2）鉴别诊断：慢性心力衰竭的鉴别诊断见表 14-41。

表 14-41　慢性心力衰竭的鉴别诊断

项目	内容
肺源性呼吸困难	1. 结合患者既往病史、发作时咳粉红色泡沫痰以及超声心动图心脏收缩或舒张功能下降则支持心力衰竭诊断 2. 若呼吸困难患者 BNP<100pg/ml 或 NT-proBNP<300pg/ml 可排除心力衰竭可能
右心衰竭引起的水肿	1. 生化检查肝肾功能可帮助鉴别 2. 甲状腺功能减退患者引起的水肿多为非凹陷性水肿 3. 右心衰竭引起的下肢水肿多是双侧对称性的 4. 丹毒、静脉血栓形成、静脉曲张等原因引起的水肿往往是单侧的，非对称性的

重点提醒

心力衰竭诊断三步走：一诊断，二寻因，三定级。

必考热点

1. 患者，男性，37 岁。劳力性呼吸困难，心悸，气短，少尿，下肢水肿 1 年余，1 周前咽痛、咳嗽、咳黄痰后呼吸困难加重，夜间不能平卧。超声心动图示左右心室扩张，弥漫性运动不良，左心室射血分数 30%。口服地高辛 0.25mg，1 次/天，既往无任何特殊病史。诊断首先考虑慢性心力衰竭。

【热点提示】患者呼吸困难，心悸，气短，少尿，下肢水肿 1 年余，呼吸困难加重。左心室射血分数 30%。正常情况下，左心室射血分数≥50%，若小于此值即为心功能不全。考虑是慢性心力衰竭。

2. 患者，女性，45 岁。风湿性心脏病 5 年，近半月来食欲缺乏，恶心，呕吐，肝区疼痛，尿少。查体：颈静脉怒张。三尖瓣区可闻及收缩期杂音。肝肋下 2cm。应首先考虑的是右心衰竭。

【热点提示】右心衰竭以体循环淤血的表现为主。可见颈静脉搏动增强、怒张、充盈，肝颈静脉反流征阳性，三尖瓣关闭不全的反流性杂音等。结合题中症状，考虑为右心衰竭。

3. 患者，男性，71岁。2周来反复胸痛，发作与劳累及情绪有关。休息可以缓解。3小时前出现持续性疼痛，进行性加剧，气短，不能平卧，BP 110/70mmHg，HR 120次/分，心律齐，心尖部可闻及3/6级收缩期杂音。双肺散在哮鸣音及湿啰音。

（1）根据上述临床表现，该患者的诊断最可能是急性心肌梗死并发左心衰竭。

（2）应首选的检查是心电图。

【热点提示】急性心肌梗死表现为更严重的心绞痛。其特点是无明显诱发因素，突发心前区与胸骨后剧烈疼痛，伴有濒死感和恐惧感，持续时间长，服硝酸甘油无效，可伴有休克、心力衰竭、心律失常等。心电图出现单向曲线型的ST段抬高或ST段的显著降低；同时伴心肌坏死标志物升高。心电图对判断有无急性心肌梗死、严重心律失常引起的急性左心衰竭有重要帮助。

5. 治疗原则

（1）一般治疗：去除诱因、限制水钠摄入、监测体重及出入量。

（2）药物治疗

1）改善症状的药物：改善慢性心力衰竭症状的药物见表14-42。

表14-42 改善慢性心力衰竭症状的药物

药物	内容	
利尿药	适应证	有呼吸困难和水钠潴留的心力衰竭患者
	用法	1. 小剂量开始，逐渐加量，达到患者干体重后可予最小有效剂量长期维持 2. 肾功能下降患者应用噻嗪类药物疗效不佳，需要应用袢利尿药，对于难治性心衰患者，需要多种利尿药联合使用
	不良反应	长期服用利尿药患者注意电解质紊乱、低血压、肾功能恶化等
地高辛	适应证	左心室射血分数（LVEF）≤45%且在应用β受体阻断药、血管紧张素转换酶抑制药（ACEI）或血管紧张素Ⅱ受体阻断药（ARB）及醛固酮受体阻断药后仍有症状的患者，也可用于心力衰竭伴有快速心室率的房颤患者
	用法	地高辛常规用量为0.125~0.250mg/d，70岁以上、低体重或肾功能下降患者应减量使用。低血钾时容易发生洋地黄中毒，应定期检测电解质及地高辛血药浓度
	不良反应	洋地黄中毒临床表现：食欲缺乏、恶心、呕吐、黄绿视、各种类型心律失常（室性期前收缩二联律、交界性逸搏等）
硝酸酯类药物	扩张血管，改善心力衰竭症状，主要不良反应为低血压、头痛	

2）改善预后药物：改善慢性心力衰竭预后药物见表14-43。

表14-43 改善慢性心力衰竭预后药物

药物	内容	
血管紧张素转换酶抑制药（ACEI）或血管紧张素Ⅱ受体阻断药（ARB）	适应证	所有心力衰竭和LVEF<40%患者，还适用于高血压、冠心病、糖尿病患者
	禁忌证	1. 妊娠妇女、血管性水肿、双侧肾动脉狭窄 2. 高钾血症及严重肾功能不全患者慎用
	用药原则	小剂量起始，逐渐加量至目标剂量或最大耐受剂量并长期使用
	不良反应	干咳、肾功能恶化、高钾血症、低血压

续　表

药物	内容	
β受体阻断药	适应证	1. 临床情况相对稳定、无明显水钠潴留的心力衰竭患者 2. 近期心力衰竭失代偿患者如果不依赖静脉利尿、强心药，可在住院严密监控的情况下应用
	禁忌证	支气管哮喘、二度以上房室传导阻滞
	用药原则	从小剂量开始，严密监测血压、心率、有无心力衰竭加重的症状和体征，缓慢加量，直至目标剂量或最大耐受剂量并长期服用
醛固酮受体阻断药	适应证	应用ACEI、β受体阻断药治疗后仍有症状（NYHA Ⅱ～Ⅲ级）的患者
	禁忌证	高钾血症、严重肾功能不全
	不良反应	高钾血症、肾功能恶化及乳腺增生

重点提醒

1. LVEF即左心射血分数，指心脏收缩期与舒张期的比值，一般50%以上属于正常范围。
2. 心力衰竭治疗三板斧：利尿、强心、扩管。
3. 心力衰竭改善三剑客："ABQ"（ACEI或ARB、β受体阻断药、醛固酮受体阻断药）。

必考热点

1. 判断洋地黄中毒的最可靠的诊断是服用期间新出现各种心律失常，以异位快速心律失常伴传导阻滞为特征。

2. 患者，男性，64岁。慢性左心衰竭，经休息、限盐、利尿、扩张血管和使用洋地黄制剂后出现食欲缺乏、视物模糊、神情淡漠等表现，最可能的原因是洋地黄中毒。

【热点提示】洋地黄中毒常见的毒性反应有胃肠道反应、心血管系统以及神经系统的反应。

6. 预防　心力衰竭患者的预防是防止心力衰竭进展以及因为心力衰竭再次住院的关键。患者需遵医嘱坚持服药，同时注意监测血压、心率、体重变化以及化验检查，根据结果及时调整用药；避免感染，纠正心力衰竭的诱因，治疗如贫血、肾功能不全、甲状腺功能亢进症等；注意限制盐的摄入，监测出入量。

7. 转诊指征

（1）慢性心力衰竭急性加重，生命体征不稳定的患者均有转诊指征。

（2）规律药物治疗的情况下病情出现进行性恶化、药物疗效不佳的情况需转诊上级医院就诊。

（3）出现严重药物不良反应，如肾功能恶化、高钾血症以及洋地黄中毒等情况需要转诊。

重点提醒

心力衰竭转诊三指标：不稳+恶化+不良反应。

考点：心律失常

1. 概述 心律失常的概述见表 14-44。

表 14-44 心律失常的概述

项目	内容
原因	各种心脏病、电解质紊乱、药物过量或中毒，缺血、缺氧，情绪激动，烟、酒、茶过量等，但仍有些原因不明
表现	临床表现轻重不一，从无症状到症状明显。最常见为心悸，严重的可有头晕、血压下降甚至晕厥
诊断	确诊心律失常有赖于发作时描记心电图
治疗	首先要去除或控制可能导致心律失常的原因，并根据心律失常的严重程度以及临床症状和血流动力学变化的轻重缓急来确定治疗方案。无器质性心脏病的期前收缩、无症状的窦性心动过缓等，不影响健康，不需要特殊治疗。但快速心房颤动可诱发心力衰竭、室性心动过速等可危及生命，需立即抢救

2. 临床表现、心电图特点及处理

（1）期前收缩：期前收缩是在基础心律中提前出现的异位搏动。按起源部位分为房性期前收缩、室性期前收缩、交界性期前收缩。房性期前收缩和室性期前收缩的临床表现、心电图特点及处理见表 14-45。

表 14-45 房性期前收缩和室性期前收缩的临床表现、心电图特点及处理

项目		内容
房性期前收缩（房早）	临床表现	多数患者可有心悸感，部分患者无症状，仅心电图检查时发现
	听诊特点	在心律规则的基础上，有提前出现的心搏
	心电图特点	窦性心律的基础上有一个提前出现的、形态有变异的 P 波，PR 间期>0.12 秒，QRS 形态与窦性时相同，有时可伴差异性传导，代偿间歇不完全
	处理	1. 多数情况下不需要药物控制 2. 部分心悸患者可短期服用镇静药或小剂量 β 受体阻断药
室性期前收缩（室早）	临床表现	除心悸外，部分患者有颈部不适感，连续出现联律间期较短的室性期前收缩可使原有心脏病者出现一过性黑矇症状
	心电图特点	提前出现宽大、畸形的 QRS 波，其前无相关的 P 波；QRS 宽大畸形伴 ST 段异常；T 波与 QRS 主波方向相反；代偿间歇完全
	处理	1. 正常心脏的室性期前收缩多无临床意义，不需要长期治疗，但应定期随访 2. 症状明显的可使用 β 受体阻断药治疗，必要时也可短期口服美西律等药物治疗 3. 发生在器质性心脏病患者的室性期前收缩需进一步检查判定是否需长期药物治疗 4. 有室性心动过速病史者出现的室性期前收缩应给予严格的抗心律失常治疗

必考热点

1. 在正常人和各种心脏病患者中，最为常见的心律失常为室性期前收缩。
2. 对于无器质性心脏病无症状的室性期前收缩的患者，应采取的治疗是去除病因和诱因。

【热点提示】室性期前收缩既可见于冠心病、心肌病等心脏病患者，也可见于正常人。初次发现室性期前收缩的患者应详细检查以除外器质性心脏疾病。正常心脏的室性期前收缩多无临床意义，不需要长期治疗，但应定期随访。

（2）心动过速

1）阵发性室上性心动过速（阵发室上速）：阵发性室上性心动过速的临床表现、心电图特点及处理见表 14-46。

表 14-46 阵发性室上性心动过速的临床表现、心电图特点及处理

项目	内容
临床表现	可见于各种年龄；多数心脏无器质性病变，少数患者可能合并有心脏病。发作具有突发、突止的特点，症状轻重与发作时的速率、持续时间长短、有无基础心脏病变及严重程度有关
听诊特点	心率 150~240 次/分，节律规整，第一心音强弱一致
心电图特点	QRS 波与窦性时相同，有时可伴差异性传导；RR 间期匀齐，频率多在 150~240 次/分；P 波与 QRS 波关系固定，但有时 P 波不易辨认
发作时的终止	可采用刺激迷走神经的物理方法 1. 分别压迫一侧颈动脉窦（可先右后左）：每次 10~20 秒 2. 刺激咽部引起恶心反射 3. 嘱患者深吸气后，屏气的同时用力做呼气动作 4. 将面部浸没于冰水内
	药物终止 1. 维拉帕米：5mg 稀释后缓慢静脉注射，无效者 5 分钟后可重复一次（有窦性心动过缓史者慎用） 2. 普罗帕酮：首次 70mg，静脉缓慢注射，无效者 20 分钟可重复 35mg，总量一般不超过 210~280mg（使用中注意 QRS 波及 QT 间期，如延长超过 25%则应停止使用） 3. 毛花苷 C：0.4mg，缓慢静脉注射，无效时，间隔 2 小时重复 0.2mg
预防复发	心动过速终止后酌情选用药物预防发作或手术根治

必考热点

1. 用刺激迷走神经的方法常可以终止阵发性室上性心动过速。

【热点提示】刺激迷走神经主要影响窦房结和房室结的功能，导致相应不应期延长，窦性心律减慢，房室结传导功能下降，可使阵发性心动过速终止。刺激迷走神经对心房肌的影响较小，对心房扑动和心房颤动无效。窦性心律不齐时一般不需要治疗，刺激迷走神经也无效。

2. 阵发性室上性心动过速最常发生于正常心脏者。

【热点提示】阵发性室上性心动过速最常见的是房室结内折返性心动过速，一般患者无器质性心脏病表现，不同性别与年龄均可发生。

3. 患者，男性，45 岁。有高血压史。因阵发性心悸 2 天来诊。查体：血压 120/70mmHg，心率 180 次/分，律齐，心音正常，无杂音。1 分钟后心率降至 80 次/分，律齐。30 秒后又回复至 180 次/分。最可能的诊断为阵发性室上性心动过速。

4. 患者，男性，28 岁。阵发性心悸 3 年，每次心悸突然发生，持续半小时至 3 小时不等。本次发作时心律齐，200 次/分，按摩颈动脉窦心律能突然减慢至正常；心电图 QRS 波形态正常，P 波不明显。诊断为阵发性室上性心动过速。

5. 患者，女性，30 岁。反复突发心悸、胸闷伴尿频 5 年。今无诱因症状又现，持续 1 小时来院急诊。心电图示心率 150~250 次/分。P 波在Ⅱ、Ⅲ、aVF 导联倒置。QRS 波时限及形态均正常并与 P 波保持固定关系。其诊断应是阵发性室上性心动过速。

6. 患者，男性，13 岁。因阵发性心悸 3 年，再次发作 2 小时入院。查体无异常发现。心电图示：心率 180 次/分，节律规整，QRS 波群时限 0.11 秒，可见逆行 p 波，该患者最可能的诊断为阵发性室上性心动过速。

7. 患者，男性，30岁。10年来阵发性心悸，每次心悸突然发作，持续半小时至3小时不等，此次发作持续半小时而来就诊。查体：血压90/60mmHg，心率200次/分，心律绝对规则，无杂音，肺（-）。

（1）估计此次心律失常最可能的是阵发性室上性心动过速。

（2）最佳治疗措施是静脉注射毛花苷C。

（3）心电图示QRS波宽0.14~0.16秒，起始部粗钝，RR间期绝对不等，此时心律失常最大可能是预激综合征伴心房颤动。

（4）此时最佳治疗方案为电复律。

【热点提示】房颤时心室率超过150次/分，有预激并发房颤的可能，如果患者出现头晕、血压下降、晕厥等症状，电复律较为安全。

2）阵发性室性心动过速（阵发室速）：阵发性室性心动过速的临床表现、心电图特点及处理见表14-47。

表14-47 阵发性室性心动过速的临床表现、心电图特点及处理

项目	内容
临床表现	常见于各种心脏病，发作时多数有出冷汗、头晕、黑矇甚至晕厥，但发生于正常心脏的特发室速症状较轻。查体除原有的心脏病体征外，可听到第一心音强弱不等，颈静脉搏动频率小于听诊心率
心电图特点	1. QRS波宽大畸形伴发ST-T改变 2. RR间期不很匀齐，频率140~200次/分 3. P波与QRS波无关，P波常为窦性，P波频率小于QRS波频率
处理	利多卡因：首剂50~100mg，缓慢静脉注射，后以1~2mg/min维持（是急性心肌梗死患者的首选） 普罗帕酮：用法同阵发室上性心动过速（因其有负性肌力作用，急性心肌梗死患者不可选用）。伴有严重低血压、心力衰竭的阵发室速应首选电复律

必考热点

1. 患者，女性，65岁。冠心病心绞痛史8年。无高血压史，夜间突发心前区疼痛8小时入院。入院时血压为150/90mmHg。经心电图检查，诊断急性前壁心肌梗死。上述患者出现频发室性期前收缩，有时呈短暂室速，最恰当的处理是静脉使用利多卡因。

【热点提示】阵发室速必须尽快终止：利多卡因首剂50~100mg，缓慢静脉注射，后以1~2mg/min维持，这是急性心肌梗死患者的首选。

2. 室性心动过速伴严重血流动力学障碍时，终止发作的首选方法是同步电复律。

（3）心房颤动（房颤）：心房颤动的病因、临床表现、心电图特点及处理见表14-48。

表14-48 心房颤动的病因、临床表现、心电图特点及处理

项目	内容
病因	1. 心房颤动可见于心脏瓣膜病、高血压心脏病、心肌病、冠心病以及甲状腺功能异常、酒精性心肌病、心包疾病、病窦综合征等情况，高龄也是心房颤动的常见原因 2. 部分房颤原因不明，称为特发性房颤
临床表现	1. 房颤可诱发心功能不全、急性肺水肿。慢性房颤容易形成左心房附壁血栓，血栓脱落可导致脑动脉或外周动脉栓塞 2. 体检可见第一心音强弱不等；节律不整，心率与脉率不等
心电图特点	P波消失，代之以大小不等、形态各异、间距不等的f波，f波频率350~600次/分，RR间期不等，频率多在100~140次/分，QRS波形态为室上性，偶尔有差异性传导

续 表

项目	内容
处理	控制心室率：对初发房颤且短时间不能自行转复者，应迅速控制心室率，可选用静脉注射毛花苷C或口服β受体阻断药，但在心动过缓基础上发生的房颤不能使用
	电复律：出现头晕、血压下降、晕厥等症状
	抗凝药：预防血栓并发症

重点提醒

1. 房性期前收缩的代偿间歇一般不完全，室性期前收缩的代偿间歇完全。
2. 心房颤动的治疗原则主要为抗凝、转复窦律、维持窦律、减慢心室率。

必考热点

1. 心力衰竭合并快速心房颤动患者，控制心室率首选毛花苷C。

2. 患者，男性，65岁。心悸3天来医院就诊。既往有高血压病史20年。查体：P 90次/分，BP 140/66mmHg，双肺听诊未见异常，心率130次/分，第一心音强弱不等，心律绝对不规整。导致患者心悸最可能的原因是心房颤动。

3. 患者，女性，32岁。有心脏病病史4年，最近感到心悸，听诊：心率100次/分，律不齐，第一心音强弱不等，心尖部有舒张期隆隆样杂音。

（1）听诊的发现最可能是心房颤动。

（2）为进一步检查心律失常性质应首选心电图检查。

【热点提示】心房颤动体征是心率绝对不规则，心音强弱不等，脉搏短绌，心律不齐，第一心音强弱不等。心房颤动的确诊首选心电图。

4. 患者，女性，38岁。突发心悸伴烦躁和胸闷30分钟，四肢发凉，曾出现黑矇，收入急诊监护病房。查体：血压70/50mmHg，心率180次/分，心律绝对不齐，心音强弱不等，心脏各瓣膜区未闻及杂音。心电图提示"预激综合征伴心房颤动"。该患者最适宜的处理是电复律。

5. 患者，女性，33岁。心悸、气短8年，反复咯血，心尖部舒张期隆隆样杂音。第一心音亢进。可闻及开瓣音。P_2亢进。近日阵发性心悸，心电图示快速房颤，胸部X线检查示呈梨形心。此病例的快速房颤处理应选用毛花苷C。

【热点提示】迅速控制心室率，可选用静脉注射毛花苷C。

（4）心室颤动（室颤）：指心室内心肌纤维发生快而微弱的、不协调的乱颤，心室完全丧失射血能力，是最严重的心律失常，相当于心室停搏。心室颤动的病因、临床表现、心电图特点及处理见表14-49。

表14-49 心室颤动的病因、临床表现、心电图特点及处理

项目	内容
病因	常见于急性心肌梗死，洋地黄中毒、严重低钾血症、心脏手术、电击伤以及胺碘酮、奎尼丁中毒等也可引起；是器质性心脏病和其他疾病危重病人临终前发生的心律失常
临床表现	一旦发生，表现为迅速意识丧失、抽搐、发绀，继而呼吸停止，瞳孔散大，甚至死亡。查体心音消失、脉搏触不到、血压测不到
心电图特点	QRS波群与T波消失，呈完全无规则的波浪状曲线，形状、频率、振幅高低各异

续 表

项目	内容
处理	室颤可致心搏骤停，一旦发生应立即作非同步直流电除颤，同时配合胸外心脏按压及人工呼吸，保持呼吸道通畅，迅速建立静脉通路，并经静脉注射复苏和抗心律失常药物等抢救措施

3. 转诊指征

（1）心律失常发作时出现意识丧失或低血压、晕厥、心绞痛、心力衰竭等血流动力学不稳定表现者。

（2）既往有严重基础性心脏病（包括心肌炎、心肌梗死、不稳定心绞痛等），新出现严重心律失常。

（3）室性心动过速。

（4）初发心房颤动初步处理后未能转复者以及转复后需明确病因者。

（5）在心动过缓基础上发生的心房颤动；房颤发作时心室率超过150次/分，需除外预激伴发心房颤动者。

（6）新发生的室性期前收缩，需要治疗的房性期前收缩。

（7）室上性心动过速未能转复者以及频繁发作的室上速需确定预防发作方案或进行手术根治者。

考点：原发性高血压

1. 概述

（1）原发性高血压：在血压升高的患者中，90%～95%的患者原因不明，既有遗传因素又有环境因素，是两者相互作用、相互影响的多因性疾病，故称为原发性高血压，简称高血压。

（2）继发性高血压：肾实质性高血压、内分泌性疾病、肾动脉狭窄、主动脉缩窄、阻塞性睡眠呼吸暂停低通气综合征以及药物引起的血压升高。

必考热点

1. 患者，男性，26岁。上肢血压（180～200）/（100～110）mmHg，下肢血压140/80mmHg，查体：肩胛间区可闻及血管杂音，伴震颤，尿17-酮、17-羟类固醇正常，尿苦杏仁酸正常。其高血压原因应考虑为继发于主动脉狭窄。

2. 患者，女性，24岁。血压220/120mmHg，无高血压家族史，查体时在右上腹可闻及血管杂音。其高血压最可能的病因是肾动脉狭窄。

【热点提示】血压高，血管有杂音，应该属于继发性高血压中的肾动脉狭窄。

2. 临床表现　原发性高血压的临床表现见表14-50。

表14-50　原发性高血压的临床表现

项目		内容
缓进型		多数高血压患者在出现靶器官损害前并无特殊不适，经常是在常规体检筛查中被发现，当血压过高时患者可出现头晕、头痛
急性并发症	恶性高血压	出现持续舒张压≥130mmHg，并伴有头痛、视物模糊，眼底出血、渗出和视盘水肿，持续蛋白尿、血尿、管型尿，肾功能下降
	高血压急症	1. 高血压患者，在某些诱因作用下，短时间内血压突然和显著升高，超过180/120mmHg；同时伴严重靶器官损害 2. 同时伴严重靶器官损害，包括高血压脑病、颅内出血、脑梗死、急性心肌梗死、急性心力衰竭、肺水肿、急性冠脉综合征、主动脉夹层、子痫
	高血压亚急症	血压显著升高超过180/120mmHg，但不伴严重靶器官损害
慢性并发症		主要为心脏、脑、肾脏、血管等靶器官损害。脑卒中最常见

重点提醒

血压升高的程度不是区别高血压急症与亚急症的标准，区别两者的唯一标准是有无新近发生的急性进行性靶器官损害。

必考热点

1. 高血压最严重的病变是脑出血。

【热点提示】大量脑出血可危及患者生命。

2. 恶性高血压与急进型高血压的区别要点是眼底有无视乳头水肿。

3. 患者，男性，62 岁。高血压多年，近日由于精神刺激，突然感到头痛、头晕、烦躁，呕吐两次，手足抽搐。查体：BP 260/130mmHg，HR 80 次/分，颈无抵抗，神志清，视盘水肿。诊断为高血压脑病。

【热点提示】患者具有高血压病史，受到诱因刺激后血压迅速升高，舒张压超过 130mmHg，且主要是神经系统表现的症状，因此应该属于高血压脑病。

3. 诊断与鉴别诊断 高血压的诊断性评估主要包括 4 个方面：①确定高血压是否存在。②鉴别是原发性还是继发性高血压。③血压分级。④危险分层。

（1）测量血压：在未用抗高血压药物的情况下，非同日 3 次测量，成年人收缩压≥140mmHg 和/或舒张压≥90mmHg 即为高血压。患者既往有高血压病史，目前正在服用降压药，血压虽低于 140/90mmHg，也应诊断为高血压。

（2）排除继发性高血压：①肾脏实质性疾病。②肾血管性高血压。③多囊肾。④醛固酮增多症。⑤库欣综合征。⑥嗜铬细胞瘤。⑦主动脉缩窄。⑧睡眠呼吸暂停综合征。

必考热点

患者，女性，40 岁。高血压 5 年，血压为（160～170）/100mmHg，常感乏力、心悸，间断服用卡托普利治疗，效果不佳。此次化验血钾 3.0mmol/L，未用其他降压药治疗。其最可能的诊断是原发性醛固酮增多症。

【热点提示】原发性醛固酮增多症临床表现为高血压、低血钾、碱血症、碱性尿。

（3）高血压分级：18 岁以上成人血压水平的定义和分级见表 14-51。

表 14-51 18 岁以上成人血压水平的定义和分级

级别	血压
正常血压	收缩压<120mmHg 并且舒张压<80mmHg
正常高值	收缩压 120～139mmHg 和/或舒张压 80～89mmHg
高血压	收缩压≥140mmHg 和/或舒张压≥90mmHg
1 级高血压（轻度）	收缩压 140～159mmHg 和/或舒张压 90～99mmHg
2 级高血压（中度）	收缩压 160～179mmHg 和/或舒张压 100～109mmHg
3 级高血压（重度）	收缩压≥180mmHg 和/或舒张压≥110mmHg
单纯收缩期高血压	收缩压≥140mmHg 并且舒张压<90mmHg

必考热点

1. 诊断高血压的标准是收缩压和/或舒张压大于等于140/90mmHg。
2. 患者，男性，59岁。血压140/95 mmHg，他的血压属于1级高血压。

（4）高血压的危险分层：高血压患者心血管危险分层标准见表14-52。

表14-52 高血压患者心血管危险分层标准

其他危险因素和病史	高血压			
	正常高值	1级	2级	3级
无	—	低危	中危	高危
1~2个其他危险因素	低危	中危	中危	很高危
≥3个其他危险因素，靶器官损害，或慢性肾脏疾病（CKD）3期，无并发症的糖尿病	中/高危	高危	高危	很高危
临床并发症，或CKD≥4期，有并发症的糖尿病	高/很高危	很高危	很高危	很高危

必考热点

1. 患者，男性，62岁。糖尿病病史5年，血压190/110mmHg。按照高血压危险分层为高血压3级，很高危。
2. 患者，男性，54岁，吸烟，高脂血症。门诊查体，血压190/110mmHg。该患者高血压病应属于很高危险组。
3. 患者，女性，66岁。体检发现血压高，无不适，其父亲于49岁时死于急性心肌梗死。查体：血压155/100mmHg。实验室检查：血清总胆固醇5.90mmol/L。尿蛋白定量240mg/d，对该患者高血压的诊断应为2级，高危。

（5）作出完整诊断：除应明确为原发性高血压外，还应注明如下几点。①高血压分级。②危险分层。③靶器官损害。

重点提醒

1. 血压分级以病史中最高血压数值为依据。若患者的收缩压与舒张压分别属于不同级别时，则以较高的分级为准；单纯收缩期高血压也可按照收缩压水平分为1、2、3级。

2. 高血压危险分层的其他危险因素包括：年龄（男性>55岁、女性>65岁）；正在吸烟；血脂异常；早发心血管病家族史；肥胖或腹型肥胖。靶器官损害包括左心室肥厚、颈动脉超声内膜增厚或动脉粥样硬化、估测的肾小球滤过率（eGFR）<60ml/（min·1.73m^2）或血肌酐轻度升高、尿微量白蛋白30~300mg/24h或白蛋白/肌酐≥30mg/g。并存临床疾病包括：脑血管病、心脏病、肾脏疾病、周围血管病、糖尿病等。

4. 治疗原则

（1）治疗目的：最大限度降低心血管病并发症的发生与死亡的总体风险，治疗所有可逆性心血管危险因素，靶器官损害以及各种并存的临床疾病。

（2）治疗目标：在患者能耐受的情况下，逐步降压达标。①一般高血压患者，血压降至140/90mmHg以下，如果耐受，还可以降低。②伴有糖尿病、慢性肾脏疾病、心力衰竭和病情稳定的冠心病合并高血压患者，血压控制目标为130/80mmHg以下。③对于老年人收缩期高血压患者，收缩压应该控制在150mmHg以下，如果耐受，可降至140mmHg；冠心病患者舒张压低于60mmHg不利于冠状动脉的血流灌注，应在密切监测血压的前提下，逐渐实现收缩压达标。

（3）治疗策略：原发性高血压的治疗策略见表14-53。

表14-53　原发性高血压的治疗策略

项目	内容
高血压初步诊断后立即采取治疗性生活方式干预（非药物治疗）	减少钠盐摄入，增加钾盐摄入：每人每日钠盐的摄入应低于6g
	控制体重：成人BMI应控制在18.5~23.9。腰围：男、女分别应小于90cm及85cm
	不吸烟（包括二手烟）
	限制饮酒：所有高血压患者应限制饮酒量，每日酒精摄入量男性不应超过25g，女性不应超过15g
	体育运动：定期的体育锻炼可产生重要的治疗作用、降低血压、改善糖代谢
	减轻精神压力，保持心态平衡
降压药物治疗对象	高血压2级或以上患者
	高血压合并糖尿病，或已经有心、脑、肾靶器官损害或并发症的患者
	血压持续升高，生活方式改善后血压仍未获得有效控制者

必考热点

1. 一般高血压患者血压控制目标为140/90mmHg。

【热点提示】一般高血压患者，血压降至140/90mmHg，如果耐受，还可以降低。

2. 患者，男性，30岁。头晕、乏力2年，血压160/100mmHg，血红蛋白80g/L，尿比重1.014，尿蛋白（++），颗粒管型0~2个/HP，BUN 16.4mmol/L，血肌酐309.4μmol/L，眼底视网膜动脉细窄迂曲。该患者最佳治疗方案是饮食和对症治疗等非透析综合治疗。

【热点提示】其临床症状及辅助检查结果符合肾实质性高血压的表现，最佳治疗方案是饮食和对症治疗等非透析综合治疗。

3. 患者，男性，48岁。高血压病史6年，最高血压达160/100mmHg，糖尿病3年。该患者血压的控制目标是130/80mmHg以下。

（4）治疗高血压的常用药物表14-54。

表14-54　治疗高血压的常用药物

项目	内容
常用药物	钙通道阻滞药（CCB，主要是二氢吡啶类）、肾素血管紧张素转换酶抑制药（ACEI）、血管紧张素Ⅱ受体阻断药（ARB）、利尿药、β受体阻断药五大类
药物选择	在降压药物的选择上，应根据患者的血压水平、临床特点、靶器官损害及各种并存的临床疾患选择适宜的药物
联合用药	1. 联合用药的目的是加强降压效果、减轻不良反应，达到24小时平稳降压。对于2级高血压或高于目标血压20/10mmHg和/或伴有多种危险因素、靶器官损害或临床疾病的高危人群，往往初始即需要2种小剂量降压药，必要时可能需3种甚至以上降压药联合使用 2. 推荐的几种联合用药是：CCB+ARB，CCB+ACEI，ARB+利尿药，ACEI+利尿药，CCB+利尿药，CCB+β受体阻断药

必考热点

1. 高血压联合用药的原则2级以上高血压开始治疗时应该采用联合治疗。

【热点提示】药物治疗从小剂量开始以减少不良反应，如果患者对单一药物有较好反应，但血压未能达到目标，应当在患者能够很好耐受的情况下增加该药物的剂量，可以通过联合用药最大程度降低血压，将可能存在的与剂量相关的副作用减到最小。如果一个药物的疗效反应很差，或是耐受性差，可换另一类型药物，而非加大第1种药物剂量或加用第2种药物。对2级或3级高血压患者，或总心血管风险处于高危或极高危的患者，一开始即应使用联合治疗。

2. ACEI/ARB类抗高血压药的绝对禁忌证是妊娠、双侧肾动脉狭窄。

【热点提示】ACEI/ARB类抗高血压药的绝对禁忌证是妊娠、血管性水肿、双侧肾动脉狭窄。高钾血症及严重肾功能不全患者慎用。

3. 患者，男性，34岁。尿常规检查示蛋白尿（+），较适合的抗高血压药物是ACEI/ARB。

【热点提示】ACEI/ARB类抗高血压药具有肾脏保护作用，适用于有蛋白尿的患者。

（5）高血压的预防见表14-55。

表14-55　高血压的预防

项目	内容
一级预防	危险因素的控制
二级预防	对高血压患者早发现、早诊断、早治疗、预防并发症的发生
三级预防	治疗并发症、延长生命、降低致残致死率

重点提醒

1. 并非所有高血压患者确诊后即需要服药，而应首选非药物治疗。
2. 用降压药应遵循以下4项原则，即小剂量开始，优先选择长效制剂，联合用药及个体化。

5. 转诊　高血压转诊见表14-56。

表14-56　高血压转诊

项目	内容
初诊患者转诊条件	合并严重的临床情况或靶器官损害
	患者年轻且血压水平高达3级
	怀疑继发性高血压
	妊娠和哺乳期妇女
	怀疑白大衣高血压的可能，需明确诊断
	为诊断分级、危险分层需要到上级医院进一步检查
随诊高血压转诊条件	按治疗方案用药2~3个月血压不达标
	血压控制平稳的患者，再度血压升高并难以控制
	血压波动较大，基层医师处理困难

续　表

项目	内容
随诊高血压转诊条件	出现新的临床疾病
	出现不能解释或难以处理的药物不良反应
	高血压伴发多重危险因素或靶器官损害而处理困难

考点：冠状动脉粥样硬化性心脏病

1. 概念　冠状动脉粥样硬化性心脏病的概念、分型、病理、危险因素见表 14-57。

表 14-57　冠状动脉粥样硬化性心脏病的概念、分型、病理、危险因素

项目	内容
概念及临床分型	1. 冠状动脉粥样硬化性心脏病（简称冠心病）是一种缺血性心脏病 2. 临床表现主要有 5 型：①隐匿型（或无症状型）冠心病。②心绞痛（分为稳定型和不稳定型）。③心肌梗死（急性分为 ST 段抬高型心肌梗死和非 ST 段抬高型心肌梗死两类）。④缺血性心肌病。⑤猝死 3. 根据发病特点和治疗原则将冠心病分为 2 种：①慢性冠脉疾病（包括隐匿型冠心病、稳定型心绞痛和缺血性心肌病）；②急性冠脉综合征（包括不稳定型心绞痛、急性心肌梗死及猝死）
病理变化	1. 冠状动脉内膜隐匿性出现粥样硬化斑块，斑块逐渐增大导致管腔发生狭窄，如狭窄达到 70% 以上，患者体力活动时心肌供血不足，出现心绞痛（稳定型心绞痛） 2. 一些偏心性斑块表面容易发生破裂，引起血小板聚集及局部血栓，伴随血栓的增大、血管的狭窄迅速加重，患者心绞痛在短期内明显加重；临床上表现为不稳定型心绞痛 3. 血栓进一步扩大，完全阻塞血管，心肌发生坏死；临床出现急性心肌梗死
危险因素	高血压、血脂异常、吸烟、糖尿病、肥胖、缺乏体力活动、遗传因素（有早发心脑血管病家族史）、高龄等

重点提醒

1. 临床上将不稳定型心绞痛及急性心肌梗死合并称为急性冠脉综合征。
2. 少数冠心病患者以猝死或心力衰竭为首发症状。

2. 临床表现

（1）稳定型心绞痛：稳定型心绞痛的临床表现和心电图见表 14-58。

表 14-58　稳定型心绞痛的临床表现和心电图

项目	内容
部位	在胸骨中下部之后方以及左前胸部，手掌范围大小
疼痛性质	压迫性、发闷或紧缩感。疼痛可放射到左肩、左上臂内侧达环指和小指，咽、颈部、下颌，持续数分钟，休息或舌下含服硝酸甘油后数分钟可缓解
诱因	以体力负荷加重为诱发因素
体征	可有心率加快、血压升高、表情焦虑、出冷汗等
心电图	有缺血性 ST 段下移及 T 波倒置，症状缓解后可恢复

必考热点

1. 冠心病心绞痛疼痛的性质为压迫性疼痛。

2. 典型心绞痛胸部疼痛的部位是胸骨体中下段之后。

3. 典型心绞痛患者，含服硝酸甘油片后，缓解的时间一般是1~3分钟。

4. 胸痛，含化硝酸甘油可缓解的是心绞痛。

【热点提示】心绞痛的症状：①部位，主要在胸骨上段或中段之后，常放射至左肩、左臂内侧及无名指和小指，或至颈、咽或下颌部。②性质，是阵发性、突然发生的胸痛，常为压榨性、闷胀性或窒息性。③诱因，发作常由体力劳动或情绪激动所致等。④持续时间，疼痛出现后常逐渐加重，然后在3~5分钟内逐渐消失，很少超过15分钟。⑤缓解方式，休息或舌下含服硝酸甘油能在几分钟内缓解。

5. 患者，男性，59岁。肥胖，血压160/90mmHg，已经10年，近1周，在早晨跑步时，出现胸骨后疼痛，伴有窒息感，疼痛持续5分钟。急送医院，应首先考虑诊断稳定型心绞痛。

【热点提示】稳定型心绞痛是由于劳力引起心肌缺血，导致胸部及附近部位的不适，可伴心功能障碍，但没有心肌坏死。其特点为前胸阵发性的压榨性窒息样感觉，主要位于胸骨后，可放射至心前区和左上肢尺侧面，也可放射至右臂和两臂的外侧面或颈与下颌部，持续数分钟，往往经休息或舌下含服硝酸甘油后迅速消失。

（2）不稳定型心绞痛：不稳定型心绞痛的临床表现和心电图见表14-59。

表14-59 不稳定型心绞痛的临床表现和心电图

项目	内容
临床表现	近1~2个月内新发生心绞痛
	原有稳定型心绞痛，近期明显加重，表现为诱发心绞痛的体力负荷量明显下降、疼痛更剧烈、更频繁、持续时间更长、需要更长的时间或更多的药物才能缓解
	休息时发作且持续时间>20分钟
心电图	发作时心电图有缺血性ST段下移及T波倒置，心绞痛缓解后可恢复

必考热点

1. 患者，男性，56岁。2年前因急性心肌梗死接受冠脉介入治疗，术后活动时无不适。近2周出现快步行走时心前区憋闷，活动终止后1~2分钟症状消失。心电图检查提示Ⅰ、aVL导联呈QR型，ST段无偏移。最可能的诊断是不稳定型心绞痛。

2. 患者，女性，58岁。近半年自觉心前区阵发性疼痛，常在休息或清晨时发作，持续时间15分钟，含服硝酸甘油后缓解，疼痛发作时，心电图胸前导联ST段抬高，运动负荷试验阴性，其诊断为变异型心绞痛。

【热点提示】变异型心绞痛：通常在昼夜某一固定时间自发性发作心前区疼痛，发作时心电图示有关导联ST段抬高及相对应导联ST段压低，常伴有严重心律失常或房室传导阻滞。为冠状动脉突然痉挛所致，患者迟早发生ST段抬高部位的心肌梗死。

（3）急性心肌梗死：急性心肌梗死的临床表现、心电图和血清心肌坏死标志物见表 14-60。

表 14-60 急性心肌梗死的临床表现、心电图和血清心肌坏死标志物

项目	内容
临床表现	心绞痛发作无体力负荷增加的诱因，疼痛持续时间长，伴窒息感，硝酸甘油不能缓解，还可伴有恶心、呕吐、大汗、头晕，甚至晕厥。查体血压偏低，第一心音减弱、出现第四心音；心尖部可出现收缩期杂音，常出现室性期前收缩等心律失常
心电图	ST 段抬高型心肌梗死：心电图先后出现 T 波高耸、相邻导联 ST 段单相曲线性抬高、病理性 Q 波等改变
	非 ST 段抬高型心肌梗死：部分患者心电图表现为明显的缺血性 ST 段下移及 T 波倒置
血清心肌坏死标志物	明显升高并随时间动态改变

重点提醒

1. 部分不稳定型心绞痛患者发作时 ST 段出现一过性抬高，含服硝酸甘油后 ST 段可迅速降至正常，这类患者的发病机制是冠状动脉痉挛，属不稳定型心绞痛的一种特殊类型，称为变异型心绞痛。

2. 严重的不稳定型心绞痛发作时可有肌钙蛋白轻度（低于正常值3倍）升高。

必考热点

1. 心肌梗死的心电图特征性表现是病理性 Q 波。

【热点提示】心肌梗死的心电图表现为：宽而深的 Q 波（病理性 Q 波），在面向透壁心肌坏死区的导联上出现；ST 段抬高呈弓背向上型，在面向坏死区周围心肌损伤区的导联上出现；T 波倒置，在面向损伤区周围的心肌缺血区的导联上出现。

2. 心肌梗死最先出现和最突出的症状是剧烈胸痛。

【热点提示】心肌梗死时发生心肌缺血坏死，由于缺血、坏死、局部多种炎症致痛物质的释放，最先出现的症状是剧烈胸痛，难以缓解。

3. 患者，男性，42 岁。突发胸骨后疼痛 2 小时来诊。查体：右上肢血压 150/80mmHg，左上肢血压 140/72mmHg。肺听诊无啰音，心率 52 次/分，心律齐。心电图示Ⅱ、Ⅲ、aVF 导联 ST 段水平抬高 0.3mV。最可能的诊断是急性心肌梗死。

3. 诊断与鉴别诊断

（1）心绞痛的诊断见表 14-61。

表 14-61 心绞痛的诊断

项目	内容
初步诊断	根据典型的心绞痛症状，并排除其他原因导致的心绞痛，可初步诊断
确定诊断	有心绞痛发作时心肌缺血的心电图可确定诊断；必要时可做激发试验（如心电图运动试验）
	对少数症状不典型的心绞痛，冠脉造影可确定病变的部位、程度，是明确诊断及手术治疗的依据
	冠脉 CT 是借助计算机辅助成像技术、检查冠状动脉的无创性方法

必考热点

1. 患者，男性，49岁。晚上饱餐饮酒后突然出现胸骨后压榨性疼痛，持续半小时不缓解，伴出汗、恶心、呕吐来诊。首先采用的诊断方法是心电图检查。

【热点提示】根据典型的心绞痛症状，并排除其他原因导致的心绞痛，可初步诊断冠心病，有心绞痛发作时心肌缺血的心电图可确定诊断。

2. 患者，男性，66岁。高血压病史10年。劳力性心前区疼痛2年。平时活动量稍大或上3楼时出现胸部疼痛，休息缓解。近1个月发作频繁。1~2次/天，约15分/次。休息时也有发作。发作时做心电图示ST段压低。

（1）该患者应该诊断为不稳定型心绞痛。

（2）具有确诊意义的检查是冠状动脉造影。

【热点提示】不稳定型心绞痛发作时心电图有缺血性ST段下移及T波倒置，心绞痛缓解后可恢复。冠脉造影可确定病变的部位、程度，是明确诊断及手术治疗的依据。

（2）心绞痛鉴别诊断见表14-62。

表14-62 心绞痛鉴别诊断

项目	内容
急性心肌梗死	心肌梗死相发作无诱因，胸痛更剧烈，伴有濒死感和恐惧感，持续时间长，服硝酸甘油无效，可伴有休克、心力衰竭、心律失常。心电图ST段抬高或ST段显著降低伴心肌坏死标志物升高（大于高限2倍符合急性心肌梗死的动态变化）
其他原因引起的心绞痛	肥厚型梗阻性心脏病者常有猝死的家族史，听诊胸骨左缘第3、4肋间可听到收缩期杂音，心电图可见深而窄的Q波；主动脉瓣狭窄者在主动脉瓣可听到收缩期杂音
胃食管反流病	胸骨后烧灼样疼痛，饱餐后平卧易发生，多伴有反酸等反流症状，常于夜间发作
肋间神经痛	胸痛为刺痛、串痛并沿肋间神经分布，肋骨下缘可有压痛并沿肋间神经放散。心电图、胸部X线检查未见异常
肋软骨炎	可持续数周或数月，深呼吸及上臂活动时加重，肋软骨有压痛。心电图、胸部X线检查未见异常
心脏神经症	青年或中年女性，有神经衰弱的症状；胸痛为短暂的刺痛或较久的隐痛；胸闷、气短与情绪有关；心肺检查正常。心电图、胸部X线检查未见异常

重点提醒

诊断心绞痛最常用的方法是心电图检查。

4. 治疗原则

（1）稳定型心绞痛的治疗见表14-63。

表14-63 稳定型心绞痛的治疗

项目	内容	
预防心肌梗死、改善预后的治疗	抗血小板	除非有禁忌证，所用患者均应口服阿司匹林75~150mg/d治疗
	降脂治疗	控制血脂、稳定粥样硬化斑块、抗炎、保护血管内皮功能

续　表

项目	内容	
改善缺血、减轻症状的治疗	β受体阻断药	常用有美托洛尔、比索洛尔。除非有禁忌证，均应持续、无限期使用
	硝酸酯类药物治疗	常用有单硝酸异山梨酯、硝酸异山梨酯、硝酸甘油等。根据症状使用
	钙通道阻滞药	常用有硝苯地平（控释或缓释剂型）、氨氯地平、硫氮䓬酮等。根据病情选用
积极治疗高血压、糖尿病、高脂血症	合并糖尿病、肾病者，血压应控制在<130/80mmHg	
	糖尿病的控制目标是糖化血红蛋白正常	
	高脂血症的控制目标依危险分层确定	
改变生活方式	戒烟（包括被动吸烟）、运动（每天30~60分钟适当强度有氧运动），减少饱和脂肪酸、反式脂肪酸和胆固醇摄入，保持正常体重	

（2）不稳定型心绞痛的治疗：除上述稳定型心绞痛的各项治疗措施外，不稳定型心绞痛最重要的治疗措施是强化抗血小板治疗及抗凝（使用肝素）治疗，有些患者还需要介入/手术治疗。不稳定型心绞痛的治疗见表14-64。

表14-64　不稳定型心绞痛的治疗

项目	内容
强化抗血小板治疗	常需要两种抗血小板药（如阿司匹林+氯吡格雷）联合使用
抗凝治疗	使用肝素、防止血栓形成及扩展，避免心肌损伤、坏死
强化降脂	使用大剂量他汀类药物稳定斑块，抗炎、保护血管内皮功能
抗心绞痛	硝酸酯类可酌情增加剂量或静脉注射，在无禁忌证的情况下口服β受体阻断药
变异性心绞痛者（发作时出现ST段一过性抬高者）	使用硫氮䓬酮，解除冠状动脉痉挛

重点提醒

稳定型心绞痛缓解胸痛首选硝酸甘油。

必考热点

1. 不稳定型与稳定型心绞痛的药物治疗中，最明显的不同在于前者强调抗凝抗栓治疗。

2. 终止心绞痛发作应选用硝酸甘油。

3. 患者，男性，40岁。半年来剧烈活动时诱发胸骨后疼痛，休息数分钟可自行缓解，近3天来发作频繁，且于上楼或步行时均可诱发，夜间也有发作。BP 130/80mmHg，P 60次/分。该患者的最佳治疗方案是硝酸甘油静脉滴注+肝素静脉滴注。

4. 患者，女性，50岁。间发心前区闷痛1个月，常夜间发作。发作时心电图Ⅱ、Ⅲ、aVF导联ST段上抬考虑为冠心病心绞痛，缓解期治疗最好选用硫氮䓬酮。

【热点提示】发作时心电图Ⅱ、Ⅲ、aVF导联ST段上抬，这是心绞痛中的一个特殊类型，变异型心绞痛，缓解期治疗首选钙离子阻滞药。

5. 冠心病的预防（表 14-65）

表 14-65 冠心病的预防

预防	含义	措施
一级预防	主要是针对冠心病的危险因素进行宣教	1. 不吸烟（包括二手烟） 2. 饮食调整：总热量控制，减少胆固醇摄入 3. 增加体力活动、防止肥胖 4. 积极治疗高血压、糖尿病、血脂异常
二级预防	对冠心病患者早诊断、早治疗，积极采取药物及非药物措施，控制病情发展、预防并发症的发生	1. 药物治疗包括长期服用阿司匹林、β受体阻断药、他汀类降脂药，有心肌梗死病史的患者应长期使用血管紧张素转换酶抑制药 2. 其他措施与一级预防相同
三级预防	积极治疗并发症，防止病情恶化，延长患者寿命，减低死亡率	

6. 转诊

（1）对于确诊或疑诊为急性心肌梗死患者。

（2）所有不稳定型心绞痛均应转诊。其中48小时内频繁发作的静息心绞痛患者、发作时ST段明显抬高或下移>1mm、发作持续时间>20分钟或伴发严重的心律失常、血压下降者，需安排专业医护人员护送转诊。

（3）稳定型心绞痛及陈旧性心肌梗死患者出现以下情况时需转诊：①原有的危险因素控制不理想或者发现新的危险因素（伴发糖尿病、严重血脂异常等）。②原有并发症控制不佳或者又出现新的并发症（如心功能不全、心律失常等）。③出现药物不良反应，需调整治疗方案。④首次发现陈旧性心肌梗死。

第三单元 消化系统

考点：胃食管反流病

1. 常见病因 胃食管反流病是指胃十二指肠内容物反流入食管引起的不适症状和/或组织学改变。胃食管反流病由多种因素造成，是以食管下端括约肌部功能障碍为主的胃食管动力障碍性疾病。

2. 临床表现 胃食管反流病的临床表现见表 14-66。

表 14-66 胃食管反流病的临床表现

症状	食管症状	食管外症状	并发症
常见和典型症状	胃灼热、反酸等反流症状	咽喉炎	上消化道出血
非典型症状	胸痛，是非心源性胸痛常见病因之一；吞咽困难；胸骨后不适感或背部不适感	咽部异物感、咽部堵塞感、慢性咳嗽、哮喘、睡眠障碍	食管狭窄、食管腺癌

重点提醒

胃灼热和反酸等反流症状是胃食管反流病最常见和典型的症状。

必考热点

1. 胃食管反流病的典型症状是反酸、胃灼热。

【热点提示】胃食管反流病的临床表现包括：①胃灼热和反酸。②吞咽疼痛和吞咽困难。③其他：咽喉炎、非季节性哮喘、吸入性肺炎、肺间质纤维化等。

2. 胃食管反流病常发生的消化道外症状是咳嗽、哮喘。

【热点提示】胃食管反流病可发生咳嗽、哮喘及咽喉炎等消化道外症状，少部分患者甚至以咳嗽、哮喘为首发或主要表现。这些消化道外症状与反流物刺激食管黏膜至炎症和痉挛有关。

3. 患者，男性，37 岁。3 年来常有发酸、胃灼热、胸骨后有烧灼感，近 2 天症状加重并排黑便 4 次，既往有食管裂孔疝。患者消化道出血的病因最可能是反流性食管炎出血。

3. 诊断与鉴别诊断 胃食管反流病的诊断与鉴别诊断见表 14-67。

表 14-67 胃食管反流病的诊断与鉴别诊断

项目	内容
胃镜	1. 是诊断反流性食管炎最准确的方法 2. 若患者出现吞咽困难、消化道出血、呼吸困难、体重减轻或有肿瘤家族史等任何报警症状时，应及时行胃镜检查，以便与食管其他良恶性疾病、胃食管交界部疾病进行鉴别
24 小时食管 pH 监测	能为食管内有无病理性酸反流提供客观依据
食管 X 线钡餐检查	主要用于不适合或不愿意接受胃镜检查者，对反流性食管炎诊断敏感性较胃镜差
食管压力测定	可以检测食管上、下括约肌及食管体部的功能状态，对鉴别诊断、术前及术后食管功能的评估有重要价值
滴酸试验	可用于胸骨后疼痛的鉴别诊断
质子泵抑制药（PPI）试验治疗	对疑诊为本病，而内镜检查阴性或不具备内镜检查的条件，且没有警报信号者，常用的试验方法是 PPI 1 片，每天 2 次，连用 7~14 天。如效果明显。胃食管反流病的临床诊断基本成立

必考热点

1. 诊断反流性食管炎最准确的方法是食管内镜检查。

2. 女，37 岁。反酸、胃灼热、上腹胀 3 年余。3 个月前行胃镜检查无明显异常。对明确诊断有帮助的是质子泵抑制药试验治疗。

【热点提示】对有典型症状而内镜检查阴性者，可用质子泵抑制药做试验性治疗，如疗效明显，一般可考虑诊断胃反流食管病。

3. 患者，男性，40 岁。胸痛、反酸、胃灼热、嗳气 2 个月，胃镜检查食管黏膜未见明显异常，最有助于明确诊断的检查是 24 小时胃食管 pH 监测。

4. 胃镜下反流性食管炎的分级（洛杉矶分级法） 见表 14-68。

表 14-68 胃镜下反流性食管炎的分级（洛杉矶分级法）

分级	胃镜改变
正常	食管黏膜没有破损
A 级	1 个或 1 个以上食管黏膜破损，长径小于 5mm

续 表

分级	胃镜改变
B级	1个或1个以上食管黏膜破损，长径大于5mm，但没有融合性病变
C级	食管黏膜破损有融合，但小于75%的食管周径
D级	食管黏膜破损融合，至少达到75%的食管周径

重点提醒

对症状不典型的胃食管反流病患者，常需结合胃镜检查、24小时食管pH监测和试验性治疗进行综合分析。

必考热点

1. 某患者，诊断为反流性食管炎，经食管胃镜检查可见食管黏膜有破损，最大直径为4mm，此患者根据反流性食管炎分级（洛杉矶分级）属于A级。

【热点提示】直径小于5mm，一个或一个以上食管黏膜破损，属于是A级。大于5mm的一个或一个以上的未融合的黏膜破损属于B级。有融合但是小于75%的食管周径属于C级。食管黏膜破损融合，至少达到75%的食管周径属于D级。

2. 患者，女性，52岁。1个月来反复出现夜间入睡时胸骨下段疼痛，性质呈刺痛、烧灼样，有时向后背、胸部放射，坐起或喝水后症状可减轻，偶尔在饱餐后1小时左右发生，口含硝酸甘油无效。既往有高血压、十二指肠溃疡病史，否认糖尿病病史。该患者最可能的诊断是胃食管反流病，最有效的治疗措施是口服质子泵抑制药。

5. 防治原则 胃食管反流病的治疗目标是缓解症状、治愈食管炎、预防复发和并发症。胃食管反流病的治疗原则是改变生活方式、规范药物治疗，慎重选用内镜和手术治疗。

（1）改变生活方式：是胃食管反流病的基础治疗。抬高床头、睡前3小时不再进食、避免高脂肪饮食、戒烟酒、减少摄入可降低食管下段括约肌的压力的食物（如巧克力、咖啡、酒、浓茶、酸性或辛辣食物）、肥胖者应减轻体重。

（2）药物治疗：抑制胃酸分泌是目前治疗胃食管反流病的主要措施，包括初始治疗和维持治疗。质子泵抑制药（PPI）是治疗胃食管反流病最有效的药物。

（3）手术治疗：腹腔镜胃底折叠术是目前最常用的抗反流手术。对于持续存在与反流相关的慢性咳嗽、咽喉炎及支气管哮喘，且应用PPI疗效欠佳者，可考虑行抗反流手术。

考点：急性胃炎

1. 常见病因 急性胃炎的常见病因见表14-69。

表14-69 急性胃炎的常见病因

病因分类	常见病因	主要致病机制
应激状态	严重创伤、手术、败血症、脑血管疾病、颅脑外伤、多脏器衰竭及严重心理障碍等	致胃微循环障碍、缺氧、黏液分泌减少、胃酸分泌增加

续　表

病因分类	常见病因	主要致病机制
药物	抗血小板药、非甾体抗炎药（NSAIDs）：是导致急性糜烂出血性胃炎较常见的原因，如阿司匹林、氯吡格雷、对乙酰氨基酚、吲哚美辛、布洛芬等	致前列腺素 E 合成不足，黏液屏障受损，黏膜修复障碍
	糖皮质激素：如泼尼松、地塞米松、甲泼尼龙	促胃酸和胃蛋白酶原分泌，使黏液分泌减少
	抗肿瘤药	对胃肠黏膜产生细胞毒作用，使合并感染机会增加
	其他：铁剂、氯化钾	直接刺激胃黏膜
创伤	放置鼻胃管、胃镜下治疗	刺激、损伤黏膜
十二指肠-胃反流	上消化道动力障碍、幽门括约肌功能不全、胃 Billroth Ⅱ式手术后、十二指肠远端梗阻等	胆汁酸和胰液损伤胃黏膜
饮食	过冷、过热、过于粗糙的食物，病原体污染的食物，咖啡、酒精、刺激性调味品等	刺激黏膜，破坏黏膜屏障
其他	剧烈恶心、呕吐，胃石	损伤胃黏膜

必考热点

1. 导致急性糜烂性出血性胃炎较常见原因是应用非甾体抗炎药、抗凝血药。

2. 非甾体抗炎药引起急性胃炎的主要机制是抑制前列腺素合成。

【热点提示】非甾体抗炎药通过抑制环氧合酶的作用而抑制胃黏膜生理性前列腺素的产生，造成黏膜修复障碍。

3. 一般认为应激导致急性胃炎的重要环节是黏膜缺血、缺氧。

【热点提示】急性应激引起急性糜烂出血性胃炎的确切机制尚未完全明确，但一般认为应激状态下胃黏膜微循环不能正常运行而造成黏膜缺血、缺氧是发病的重要环节。

2. 诊断　急性胃炎的诊断见表 14-70。

表 14-70　急性胃炎的诊断

项目	内容
临床表现	出现上腹痛、恶心、呕吐和食欲缺乏等临床表现，应考虑到有急性胃炎的可能性。药物或应激状态所致的急性胃炎，可以呕血或黑便为首发表现；由食物中毒引起的急性胃炎，常同时伴有腹泻；也有部分患者无明显症状
内镜检查	确诊有赖于急诊胃镜。胃镜应在发病后 24～48 小时内进行。内镜下可见到胃黏膜充血、水肿、出血、糜烂、溃疡（一般为浅溃疡）。活检组织病理学检查常可见以中性粒细胞为主的炎症细胞浸润
实验室检查	疑有消化道出血者，应做呕吐物或大便潜血试验，外周血红细胞计数、血红蛋白测定
	考虑感染因素引起者，应行外周血白细胞计数、分类检查，必要时行病原学检查

重点提醒

腐蚀剂性胃炎急性期严禁行胃镜检查。

必考热点

1. 确诊急性胃炎应选用胃镜检查。

【热点提示】急性胃炎的确诊有赖于急诊胃镜。胃镜应在发病后24~48小时进行。内镜下可见到胃黏膜充血、水肿、出血、糜烂、溃疡（一般为浅溃疡）。活检组织病理学检查常可见以中性粒细胞为主的炎症细胞浸润。

2. 胃炎的急诊胃镜检查应在上消化道出血后1~2天进行。

【热点提示】根据急性胃炎的诱因，临床表现，一般可做出临床诊断，但是要确诊行急诊胃镜检查，一般应在大出血后24~48小时进行，可见以多发性糜烂、出血灶和黏膜水肿为特征的急性胃黏膜损害。

3. 患者，女性，48岁。既往无胃病史，因关节痛曾服解热镇痛药数片，今晨突然呕吐咖啡色液体300ml，应考虑急性糜烂性胃炎。

3. 鉴别诊断

（1）以急性上腹痛、呕吐为主要表现者，需与急性胆囊炎、急性阑尾炎、急性胰腺炎、冠心病等进行鉴别。

（2）有呕血、便血时，应与消化性溃疡、反流性食管炎、食管贲门黏膜撕裂综合征、门静脉高压症等进行鉴别。

4. 治疗原则 急性胃炎的治疗原则见表14-71。

表14-71 急性胃炎的治疗原则

项目	内容
去除病因	停用致病药物。若需要用阿司匹林或氯吡格雷，可选择药物剂型，病情严重者应暂停用药；积极治疗原发病；适当限制饮食
应用抑酸药、抗酸药或胃黏膜保护药	常用抗酸药有组胺受体阻断药（H_2RA），质子泵抑制药（PPI）。抗酸药包括氢氧化铝、碳酸氢钠等。常用的胃黏膜保护药有吉法酯、铋剂、硫糖铝等
其他治疗	出血严重者，除了限制饮食、抑制胃酸外，应输血、补液，也可采用冰盐水100~200ml+1‰去甲肾上腺素8~16ml或凝血酶分次口服或经胃管、胃镜喷洒止血治疗

重点提醒

急性胃炎的治疗主要是去除病因，积极治疗原发疾病和创伤，纠正其引起的病理生理紊乱。

必考热点

1. 急性胃炎治疗原则是应用抑酸药、抗酸药或胃黏膜保护药。

2. 患者，男性，71岁。饮酒1小时后呕咖啡样物100ml，后排黑便100g。既往体健。查体：P 110次/分，BP 90/50mmHg。首选的治疗药物是氢氧化铝。

考点：慢性胃炎

1. 常见病因　慢性胃炎的常见病因见表 14-72。

表 14-72　慢性胃炎的常见病因

病因分类	机制
幽门螺杆菌（Hp）感染	通过产生氨和细胞毒素、促上皮细胞释放炎症介质、自身免疫反应等机制引起或加重黏膜炎症反应
十二指肠-胃反流	与各种原因引起的胃肠道动力异常、肝胆道疾病及远端消化道梗阻有关
自身免疫	壁细胞抗体和内因子抗体引起自身免疫性炎症；胃黏膜萎缩、内因子减少导致维生素 B_{12} 吸收不良、巨幼细胞贫血，称为恶性贫血
年龄因素	老年人常存在胃黏膜营养不良、分泌功能下降和屏障功能降低等问题
缺乏黏膜营养因子	长期消化不良、营养缺乏可使胃黏膜修复和再生功能降低，炎症慢性化，上皮增殖异常或胃腺萎缩
其他	长期不当饮食或应用一些药物可刺激、损伤胃黏膜

重点提醒

1. 在引起慢性胃炎的病因中，幽门螺杆菌感染最为常见。

2. 恶性贫血不是指恶性疾病导致的贫血，而是因为自身免疫因素很难去除，导致维生素 B_{12} 长期吸收不良，贫血难以纠正，称为恶性贫血。

必考热点

1. 慢性胃炎最主要的病因是幽门螺杆菌感染。
2. 与消化性溃疡和慢性胃炎有密切关系的病原菌是幽门螺杆菌。

2. 临床表现　慢性胃炎起病较隐伏，症状较轻或无明显症状。可表现为上腹疼痛或不适，也可有上腹胀满、烧灼感、早饱、嗳气、恶心和食欲缺乏等消化不良症状。

3. 诊断

（1）胃镜及活检组织病理学检查：是疾病诊断最可靠的方法。临床上还常用于评估疾病程度、鉴别诊断及随访。慢性胃炎组织病理学改变及其特点见表 14-73。

表 14-73　慢性胃炎组织病理学改变及其特点

组织病理学改变	特点
炎症反应	以淋巴细胞和浆细胞为主的炎症细胞浸润
化生	胃黏膜表层上皮和腺上皮被杯状上皮所取代，或胃体、胃底部腺体被类似幽门腺的黏液分泌细胞所取代的现象分别称为肠上皮化生和假幽门腺化生
萎缩	腺体破坏，腺体数量减少，黏膜变薄。波及胃窦、胃体多灶性萎缩
不典型增生（异型增生、上皮内瘤变）	细胞增生过度、分化缺失，增生的上皮细胞核大、失去极性，有丝分裂象增多，腺体结构紊乱。重度者有时难以与高分化腺癌区分，应密切观察、随诊

（2）Hp检测：检测方法分为侵入性和非侵入性。慢性胃炎Hp检测方法及其特点见表14-74。

表14-74 慢性胃炎Hp检测方法及其特点

方法	检测名称	特点
侵入性	快速尿素酶试验	可快速观察，敏感性欠佳
	胃黏膜组织切片染色镜检	特异性高，Hp检测“金标准”之一
	细菌培养	多用于科研
非侵入性	^{13}C或^{14}C-尿素呼气试验	患者依从性好，准确性高。Hp检测“金标准”之一
	大便Hp抗原检测	特异性、敏感性待定
	血清抗体检测	常反映感染过Hp

（3）血常规、血清壁细胞抗体、内因子抗体及维生素B_{12}水平测定：有助于诊断慢性自身免疫性胃炎。

重点提醒

在慢性炎症向胃癌的进程中，化生、萎缩及不典型增生均为癌前病变，需定期随访。

必考热点

1. 诊断慢性胃炎最可靠的方法是胃镜及活组织检查。

【热点提示】幽门螺杆菌检查是间接检测感染的方法，阳性表明受试者感染了幽门螺杆菌，但不表示目前仍有幽门螺杆菌存在，故最适合于流行病学调查。胃镜及组织学检查是慢性胃炎诊断的最可靠方法。

2. 患者，女性，63岁。反复不规律上腹部隐痛8年，胃镜诊断为萎缩性胃炎，则验证活动性炎症的客观依据是中性粒细胞浸润。

【热点提示】慢性胃炎是胃黏膜损伤与修复的一种慢性过程，主要组织病理学特征是炎症、萎缩和肠化生，炎症表现为黏膜层以淋巴细胞和浆细胞为主的慢性炎症细胞浸润，有中性粒细胞浸润时显示有活动性炎症，称为慢性活动性胃炎，多提示存在幽门螺杆菌感染。

3. 患者，女性，45岁。3年来逐渐出现上腹胀满，食欲缺乏，伴舌炎及巨幼细胞贫血，胃镜见胃黏膜，红白相间以白为主，该患者的诊断首先考虑慢性萎缩性胃炎。

【热点提示】慢性萎缩性胃炎内镜下表现为黏膜呈颗粒状、红白相间，以白为主，黏膜血管显露。其中自身免疫性胃炎由于壁细胞分泌的内因子丧失，可引起维生素吸收不良而导致恶性贫血。

4. 患者，男性，49岁。上腹部无规律胀痛2年余，常因饮食不当而发作，偶有反酸，嗳气。心血管检查无异常。应首先考虑的是慢性胃炎。

【热点提示】中年患者，上腹部胀痛，与饮食有关，偶反酸、嗳气，应为胃部疾病，结合病史，应为慢性胃炎。胃溃疡腹痛常有规律，为进食后痛；胆囊炎、心绞痛的疼痛性质、部位与本例不符。

5. 患者，女性，63岁。间断上腹胀痛5年，进食凉、辣等刺激性食物后明显，时伴嗳气、上腹部烧灼感。发病以来食欲缺乏，尿色及尿量正常，体重稳定。既往曾诊断为胆石症。最可能的诊断是慢性胃炎。

6. 患者，男性，60岁。2年前因上腹隐痛反复发作于当地医院就诊，胃镜检查后诊断为“慢性萎缩性胃炎伴重度不典型增生”。该病发展最严重的结局是胃癌。

4. 鉴别诊断

（1）以上腹痛为主要症状者，需与消化性溃疡、胃食管反流病、肝脏疾病、胆囊炎和胆石症、心脏疾病进行鉴别。

（2）伴有头晕、心悸等贫血症状者，需与消化道出血、肿瘤、慢性肾疾病和营养不良性疾病进行鉴别。

（3）以胃灼热、嗳气、腹胀及睡眠障碍为主要表现者，应考虑到有胃肠功能障碍和/或神经精神疾病存在或并存的可能性。

5. 治疗原则　慢性胃炎的治疗原则见表14-75。

表14-75　慢性胃炎的治疗原则

项目		内容
去除病因	合理饮食	主张食物多样化，避免过于粗糙、浓烈、辛辣食物及大量长期饮酒，少吃熏制、腌制食物
	抗Hp治疗	1. 标准三联（PPI+阿莫西林+克拉霉素/甲硝唑），一个疗程为7~14天。该方案所面临的主要问题是耐药人群增多，根除率下降 2. 含铋剂四联（PPI+2种抗菌药+铋剂），一个疗程为7~14天，这个方案也许是有效的选择
	抗十二指肠－胃反流	可用助消化、促进胃肠动力药等
	对有胃黏膜营养因子缺乏者的治疗	可补充维生素，改善胃肠营养
个体化治疗		在实际工作中，应根据患者的具体情况制订治疗方案。①上腹痛、反酸、胃灼热：合理应用移酸剂、抗酸或胃黏膜保护剂。②腹胀、早饱、恶心、呕吐：单独用或加用促胃肠动力剂，如多潘立酮、莫沙比利等。③明显精神症状或情绪不稳定：酌情抗抑郁或抗焦虑治疗或请专科会诊。④贫血症状：补充维生素 B_{12}、叶酸，必要时补充铁剂
癌前状况的处理		应视病情而确定随访时间。对用药不能逆转的重度不典型增生（高级别瘤变），可酌情选择胃镜下黏膜剥离术或外科手术治疗

重点提醒

抗Hp药的选择：①应根据患者的具体情况或当地耐药情况，合理选择治疗方案。②若在抗Hp治疗过程中，需同时服用抗凝药，不主张选择奥美拉唑，因其可能降低氯吡咯雷血药浓度、增加心脑血管事件的发生率。

必考热点

1. 慢性胃炎的治疗应特别注意采用抗幽门螺杆菌治疗。

【热点提示】幽门螺杆菌（Hp）感染是慢性胃炎最主要病因。慢性胃炎的治疗应特别注意采用抗幽门螺杆菌治疗。

2. 患者，男性，49岁。间断性上腹不适10年，近来有饱胀感，嗳气，食欲缺乏。胃镜及病理检查诊断：慢性胃炎伴轻度肠上皮化生，^{14}C-尿素呼气试验阳性。最主要的治疗是根除幽门螺杆菌。

【热点提示】建议根除幽门螺杆菌。本法适用于下列幽门螺杆菌感染的慢性胃炎患者：①有明显异常的慢性胃炎，如胃黏膜有糜烂，中至重度萎缩等。②有胃癌家族史。③伴糜烂性十二指肠炎。④消化不良症状经常规治疗疗效差者。

3. 患者，女性，48岁。上腹饱胀不适5年，伴无规律性隐痛及嗳气，无反酸，胃镜检查见胃窦。黏膜苍白，皱襞变细而平坦，活检示有重度不典型增生。首选治疗措施是外科手术切除。

考点：消化性溃疡

1. 概述（常见病因）

（1）概念：主要指发生在胃和十二指肠球部的溃疡，分别称为胃溃疡（GU）和十二指肠溃疡（DU）。

（2）常见病因：消化性溃疡的常见病因见表14-76。

表14-76　消化性溃疡的常见病因

项目	内容
Hp感染	是消化性溃疡的主要病因
药物	长期服用NSAIDs、抗血小板药物（如阿司匹林）、糖皮质激素、化疗药物者易发生消化性溃疡。NSAIDs和抗血小板药物是导致胃黏膜损伤最常见的药物
遗传易感性	部分患者有家族史
胃排空障碍	常见于幽门梗阻、慢性肠梗阻、功能性消化不良者
其他	应激、吸烟、饮酒、长期精神紧张、进食无规律等

重点提醒

胃溃疡以黏膜屏障功能降低为主，十二指肠溃疡则以胃酸分泌增加起主导作用。

必考热点

消化性溃疡形成的主要病因是Hp感染。

2. 临床表现及并发症

（1）消化性溃疡的症状和体征见表14-77。

表14-77　消化性溃疡的症状和体征

项目	内容
症状	上腹痛是消化性溃疡的主要症状，少部分患者症状轻或无症状，以消化道出血、穿孔等并发症为首发症状
	典型消化性溃疡的疼痛特点是：慢性经过，周期性发作，疼痛呈节律性
体征	部分患者有剑突下压痛
	合并消化道出血者，可有不同程度的贫血，甚至出现失血性休克的表现。可闻及肠鸣音活跃
	合并幽门梗阻者，可有呕吐后脱水表现；典型的患者可出现胃型及胃蠕动波，进餐6~8小时后，上腹部振水音仍为阳性
	合并胃肠穿孔者，可有腹膜感染，甚至感染性休克的表现。急性穿孔典型的腹部体征为：肝浊音界消失或缩小；腹膜刺激征，即压痛、反跳痛和肌紧张，甚至为板状腹
	胃溃疡癌变可出现贫血、营养不良，甚至恶病质。晚期肿瘤者可触及肿大的左锁骨上淋巴结和上腹部包块

必考热点

1. 胃溃疡最主要的症状是上腹疼痛。

2. 消化性溃疡上腹胀满、疼痛，餐后加重，呕吐后症状缓解。应首先考虑的是幽门梗阻。

【热点提示】胃神经症的腹痛无规律可循，可发生于餐前，亦可发生于餐后。消化道穿孔常表现为突然剧烈腹痛，持续性加重，板状腹。消化道出血临床表现是呕血、便血。癌变时腹痛呈持续性，且进行性加重。幽门梗阻时出现的腹痛于餐后加重，呕吐后疼痛可暂时缓解。

（2）一些特殊类型溃疡的临床特点：见表 14-78。

表 14-78　特殊类型溃疡的临床特点

类型	病因、好发部位或人群	临床特点
复合溃疡	胃、十二指肠	幽门梗阻发生率较高，癌变率较低
幽门管溃疡	幽门管	餐后很快发生疼痛，早期出现呕吐，易发生出血、穿孔、梗阻
球后溃疡	十二指肠降部、水平段	疼痛可向右上腹和背部放射，易出血
巨大溃疡	溃疡直径>2cm，常见于服 NSAIDs 者和老年人	发生在十二指肠后壁者，疼痛剧烈而顽固，多放射至背部，易并发穿孔。需与恶性病变鉴别
老年人溃疡	常与使用 NSAIDs 有关，多发胃体上部	症状不典型，可以没有症状或疼痛不规律。较易出现贫血、体重减轻，溃疡较大，需与恶性病变鉴别
儿童溃疡	儿童	腹痛多位于脐部，常出现呕吐，与幽门、十二指肠水肿和痉挛有关
无症状溃疡	长期服用 NSAIDs 者，老年人	可以消化道出血、穿孔等并发症为首发症状
难治性溃疡	病因未去除，Hp 感染，持续用 NSAIDs，老年人	经正规治疗，症状不能改善，溃疡不愈合

（3）消化性溃疡的常见并发症见表 14-79。

表 14-79　消化性溃疡的常见并发症

项目	内容
消化道出血	是最常见的并发症。病变累及血管可引起出血
穿孔	溃破入腹腔引起急性弥漫性腹膜炎
	穿孔受阻于邻近实质性器官，病情发展较慢。腹痛失去节律性，持续而顽固
	穿入空腔脏器
幽门梗阻	多由十二指肠溃疡或幽门管溃疡引起。炎性水肿和幽门管痉挛引起的梗阻常为可逆性。慢性梗阻主要由溃疡瘢痕形成所致，常需要外科手术治疗
癌变	据估计胃溃疡有<1%的癌变率，十二指肠溃疡一般不发生癌变

必考热点

1. 患者，男性，43 岁。胃溃疡病史 10 余年，1 小时前进食后突发剧烈上腹痛，持续性加重，并迅速波及全腹。查体：BP 80/55mmHg，HR 125 次/分，体温 38.8℃，板状腹，上腹部压痛、反跳痛及肌紧张，肠鸣音减弱，肝浊音界消失。最可能的诊断是溃疡穿孔。

【热点提示】患者有胃溃疡病史，因进食后出现上腹剧痛，呈持续加重，波及全腹，且出现血压下降、心率加快及体温升高，板状腹，上腹部压痛、反跳痛及肌紧张等腹膜炎的表现，考虑该患者为溃疡穿孔并发腹膜炎。

2. 患者，男性，36岁。间歇性上腹痛3年，近日出现呕吐，吐后自觉舒适，吐物有酸臭味。查体：上腹饱满，有振水音。诊断可能为消化性溃疡并幽门梗阻。

3. 患者，男性，56岁。反复上腹痛10年，腹痛常在饭后。持续1~2小时。近半年疼痛加剧，食欲缺乏，体重减轻。检查：贫血貌。左锁骨上触及肿大淋巴结。红细胞沉降率46mm/h。大便潜血试验持续阳性。应首先考虑的是胃溃疡癌变。

3. 诊断 消化性溃疡的诊断见表14-80。

表14-80 消化性溃疡的诊断

项目	内容
胃镜	是确诊消化性溃疡首选的检查方法，可直接观察胃、十二指肠黏膜，也可进行活组织病理及幽门螺杆菌检查，对并发症的诊断及良性、恶性溃疡的鉴别具有重要的价值
消化道X线钡餐检查	主要用于了解胃、十二指肠的运动情况；有胃镜检查禁忌证者；不愿接受胃镜检查和没有胃镜检查设备时
Hp检测	有消化性溃疡病史者，无论溃疡处于活动期还是瘢痕期，均应检测Hp
血常规及粪潜血	主要用于消化道出血、感染、营养不良等的诊断

重点提醒

穿孔或高度可疑有穿孔者，禁忌行胃镜检查；消化道大出血并生命体征不稳定者，应慎重选择胃镜检查。在上消化道出血急性期，一般不适宜进行X线钡餐检查。

必考热点

1. 鉴别良恶性消化道溃疡的最重要方法是胃黏膜组织病理学检查。

【热点提示】溃疡的大小、大便潜血试验、胃液分析结果有助于溃疡良恶性的鉴别，胃黏膜组织病理学检查为鉴别良恶性溃疡的最准确方法。

2. 患者，男性，50岁。反复上腹部疼痛伴反酸10年，近来食欲欠佳，体重明显下降，下一步应该首选的检查是胃镜+活检。

【热点提示】胃镜检查是确诊消化性溃疡的首选检查方法，不仅可对胃十二指肠黏膜直接观察、摄像，还可在直视下取活组织做病理学检查及幽门螺杆菌检测。

3. 患者，男性，28岁。上腹部灼痛1年。饥饿时加重。进食后可缓解，伴反酸。查体：上腹部稍偏右有压痛。应首先考虑的是十二指肠溃疡。

4. 患者，女性，32岁。阵发性上腹痛2年；夜间加重，疼痛有季节性，冬季明显，有反酸。为进一步确诊，首选的检查方法是X线钡餐检查。

【热点提示】胃溃疡以黏膜屏障功能降低为主，十二指肠溃疡则以胃酸分泌增加起主导作用。患者考虑为十二指肠溃疡，X线钡餐检查主要用于了解胃十二指肠的运动情况。

5. 患者，男性，37岁。中上腹饥饿性隐痛反复发作7年，伴反酸、嗳气，进食和服用抗酸药可缓解。

（1）该患者最可能的疾病是消化性溃疡。

（2）患者4小时前突然出现右上腹剧痛且腹痛持续存在，该患者可能发生的并发症是消化性溃疡并发急性穿孔。

（3）如进行腹部检查，最具诊断价值的体征是肝浊音界消失或缩小。

（4）为确诊应选择的检查手段是腹部X线片。

【热点提示】上腹痛是消化性溃疡的主要症状。典型消化性溃疡的疼痛特点是：慢性经过，周期性发作，疼痛呈节律性。消化性溃疡合并胃肠穿孔者，可有腹膜感染，甚至感染性休克的表现。消化性溃疡急性穿孔：典型患者表现为腹痛突然发生或加重，腹肌紧张，肝浊音界减小或消失，立位X线检查可发现膈下游离气体。胃镜是确诊消化性溃疡首选的检查方法，但穿孔或高度可疑有穿孔者，禁忌行胃镜检查，所以应该选择腹部X线检查。

4. 治疗原则 消化性溃疡治疗的目的：去除病因，控制症状，促进溃疡愈合，预防复发，避免并发症。

（1）抑制胃酸分泌：消化性溃疡抑制胃酸分泌的治疗方法见表14-81。

表14-81 消化性溃疡抑制胃酸分泌的治疗方法

类型	常用药名	规格/mg	治疗剂量/mg	维持剂量/mg	不要不良反应	特点
H_2受体阻断药	雷尼替丁	150	150（bid）	150（qd）	孕妇、哺乳期妇女及8岁以下儿童禁用。肝、肾功能不全者慎用	疗效较好，用药方便，价格适中，不良反应较少
	法莫替丁	20	20（bid）	20（qd）	头痛、头晕、便秘和腹泻，偶有荨麻疹（应停药）、白细胞计数减少、转氨酶升高、肾衰竭或肝病者慎用，孕妇慎用，哺乳期妇女使用时应停止哺乳	
	尼扎替丁	150	150（bid）	150（qd）	贫血和荨麻疹	
质子泵抑制药（PPI）	埃索美拉唑	20，40	40（qd）	20（qd）	口干、恶心、便秘或腹泻，肝功能异常，头晕、失眠	具有抑酸作用强、作用时间长（可达72小时）的特点。促溃疡愈合率超过H_2受体阻断药，是难治性溃疡和伴有消化道出血者的首选
	兰索拉唑	30	30（qd）	30（qd）	皮疹；白细胞计数减少，腹泻；肝功能异常；头痛、失眠	
	奥美拉唑	10，20	20（qd）	20（qd）	口干、恶心、腹泻，肝功能异常，长期应用可致胃酸及维生素B_{12}缺乏	
	泮托拉唑	20，40	40（qd）	20（qd）	头晕、失眠或嗜睡、恶心、便秘、皮疹和肌肉疼痛	
	雷贝拉唑	10	10（qd）	10（qd）	腹泻、恶心、咽炎、背痛，偶有过敏	

（2）抗Hp治疗：对于幽门螺杆菌感染引起的消化性溃疡，抗Hp可以治愈溃疡、预防复发。

（3）保护胃黏膜：消化性溃疡的保护胃黏膜治疗见表14-82。

表14-82 消化性溃疡的保护胃黏膜治疗

项目	内容
铋剂	在酸性溶液中呈胶体状，与溃疡基底面形成蛋白-铋复合物，覆盖于溃疡表面，阻断胃酸、胃蛋白酶对黏膜的消化作用。铋剂还可以通过包裹Hp菌体、干扰Hp代谢，发挥抗菌作用
弱碱性抗酸药	常用的有铝碳酸镁、硫糖铝、氢氧化铝凝胶等。这类药物可中和胃酸，缓解疼痛

（4）内镜及手术治疗：用于有严重并发症者。

重点提醒

为使溃疡愈合率超过90%，应用抗酸药的疗程通常为4~6周，部分患者需要应用8周。

必考热点

胃溃疡外科手术的适应证是有严重并发症者。

【热点提示】胃溃疡治疗中，内镜及手术治疗用于有严重并发症者。

5. 预防及健康教育 建议有症状患者适当休息，减轻精神压力，停服 NSAIDs 药物。若必须使用对胃肠黏膜有刺激或损害的药物时，酌情加用抗酸药及黏膜保护药，改善饮食习惯、戒烟限酒。

6. 转诊

（1）消化道出血，药物治疗无效者。

（2）发生急性穿孔、慢性穿透性溃疡的患者。

（3）溃疡瘢痕导致幽门梗阻者。

（4）既往有胃溃疡史，近期疼痛节律发生改变，并伴有消瘦、贫血、呕血或便血等报警信号。疑似为溃疡癌变者。

（5）治疗过程中，症状无改善或者出现严重药物不良反应者。

（6）缺乏抗 Hp 感染的药物、经验或治疗失败。

重点提醒

在患者出现急性并发症、转诊前，应检测患者的生命体征，对患者的一般情况进行认真评估，并将具体情况客观地记录在病历上。如果患者生命体征不稳定，搬动和长途转运均应慎重。

考点：肝硬化

1. 概述（常见病因） 肝硬化的概念、病理、病因见表 14-83。

表 14-83 肝硬化的概念、病理、病因

项目	内容
概念	肝硬化是由 1 种或几种病因长期、反复作用所致的慢性肝脏疾病
病理	肝细胞广泛变性、坏死，残存肝细胞结节性再生，肝组织弥漫性纤维化及假小叶形成
病因	1. 病毒感染，主要见于乙型、丙型或与丁型肝炎病毒重叠感染 2. 长期大量饮酒 3. 持续肝内、外胆汁淤积 4. 免疫紊乱导致自身免疫性肝损害 5. 长期接触毒物或服用肝损害性药物 6. 循环障碍，如右心衰竭、肝静脉或下腔静脉阻塞等

必考热点

对肝硬化有确诊价值的是肝穿刺活检有假小叶形成。

2. 临床表现

（1）症状：肝硬化症状见表 14-84。

表 14-84　肝硬化症状

分期	症状
代偿期	可表现为乏力、食欲缺乏、腹胀
失代偿期	有多系统受累，以肝功能损害和门静脉压力增高为主要表现

（2）体征：肝硬化体征见表 14-85。

表 14-85　肝硬化体征

<table>
<tr><th colspan="2">分期</th><th>体征</th></tr>
<tr><td colspan="2">代偿期</td><td>肝脏是否增大取决于不同类型的肝硬化。脾脏可因门静脉高压而呈轻、中度肿大</td></tr>
<tr><td rowspan="7">失代偿期</td><td rowspan="4">与肝功能减退相关的体征</td><td>1. 营养不良所致皮肤干燥或水肿
2. 促黑素细胞激素增加所致面色黑黄、晦暗无光，即肝病面容
3. 肝细胞损伤造成皮肤巩膜黄染
4. 蜘蛛痣和肝掌与雌激素灭活障碍有关</td></tr>
<tr><td>雄激素分泌减少和雌激素增加可致男性乳房发育</td></tr>
<tr><td>贫血及皮肤黏膜出血与肝脏合成凝血因子减少、脾功能亢进和毛细血管脆性增加有关</td></tr>
<tr><td>低蛋白血症是导致腹水及下肢水肿重要原因之一</td></tr>
<tr><td rowspan="3">与门静脉高压有关的体征</td><td>腹水：是肝硬化失代偿期最突出的表现，是肝功能减退和门静脉高压的共同结果</td></tr>
<tr><td>门、腔侧支循环开放：食管胃底静脉曲张、腹壁静脉扩张、痔静脉扩张</td></tr>
<tr><td>脾大：门静脉高压时，脾由于慢性淤血，脾索纤维增生而轻、中度肿大，脾大时可伴有脾功能亢进，导致全血细胞或单系血液细胞成分的减少</td></tr>
</table>

必考热点

1. 肝硬化代偿期可出现肝、脾大。

【热点提示】肝硬化代偿期可出现肝大及质地改变，部分有脾大、肝掌和蜘蛛痣。肝功能正常或有轻度异常。

2. 肝硬化失代偿期诊断的主要依据是腹水。

3. 肝硬化内分泌失调引起的表现是肝掌、蜘蛛痣。

4. 男性肝硬化患者常出现性欲减退，睾丸萎缩，乳房发育，蜘蛛痣。其主要原因是雌激素过多。

5. 肝硬化患者出现蜘蛛痣和男性乳房发育的主要机制是肝脏对血管活性物质和雌激素的灭活功能降低。

【热点提示】肝病时雌激素在肝脏代谢障碍，使体内雌激素水平增高而易引起蜘蛛痣。男性乳房发育是生理性或病理性因素引起的雌激素与雄激素比例失调，而导致的男性乳房发育异常、乳腺结缔组织异常增生的一种临床病症。

6. 肝硬化门静脉高压诊断具有特征性意义的表现是侧支循环建立。

【热点提示】肝硬化门静脉高压三大临床表现：脾大、侧支循环建立、腹水。尤其是侧支循环建立对门静脉高压的诊断有特征性意义。

3. 常见并发症 肝硬化常见并发症见表14-86。

表14-86 肝硬化常见并发症

项目	内容
上消化道出血	是最常见的并发症。严重时可引发休克和肝性脑病
肝性脑病	本病最严重的并发症，是肝硬化最常见的死亡原因
感染	肝硬化患者抵抗能力减弱，易并发感染，如肺炎、胆道感染、败血症、自发性细菌性腹膜炎
肝肾综合征	临床主要表现为少尿或无尿及氮质血症
原发性肝癌	特点为肝脏进行性增大、肝区持续性胀痛或钝痛
电解质和酸碱平衡紊乱	长期钠摄入不足、使用利尿药、大量放腹水、腹泻和继发性醛固酮增多时导致电解质紊乱的常见原因

重点提醒

1. 临床常用的检查腹水方法分别是液波震颤检查法、移动性浊音检查法和水坑征检查法。水坑征阳性提示游离腹水量超过120ml；移动性浊音阳性提示游离腹水量超过1000ml；液波震颤阳性提示腹水量超过3000ml。

2. 自发性细菌性腹膜炎的致病菌多为革兰阴性杆菌，可表现为发热（多为低热）、腹胀、腹痛明显、腹水持续不减或腹水迅速增加。

必考热点

1. 肝硬化患者最常见的并发症是上消化道出血。

2. 肝硬化患者最严重的并发症是肝性脑病。

3. 肝硬化最常见的死亡原因是肝性脑病。

【热点提示】肝性脑病是肝硬化最严重的并发症，亦是最常见的死亡原因。

4. 患者，男性，50岁。乙型病毒性肝炎病史6年，呕血1天。检查：腹壁静脉曲张，肝肋下未触及，脾肋下3cm，腹水征（+）。HBsAg（+），白蛋白降低，白蛋白与球蛋白比值<1，谷丙转氨酶升高。其诊断为肝硬化合并上消化道出血。

5. 患者，男性，49岁。因肝硬化失代偿期入院，1天前突然出现少尿且血肌酐明显升高。最可能发生的并发症是肝肾综合征。

【热点提示】肝肾综合征：患者肾脏无实质性病变，是由多种原因导致体循环血流量明显减少、血管床扩张而引起肾脏血流量不足。临床主要表现为少尿或无尿及氮质血症。

4. 诊断

（1）肝功能储备能力的评估：临床广泛应用的Child-Pugh肝功能分级法对于评估肝功能状态、预后及对手术耐受性十分重要。Child-Pugh肝功能分级见表14-87。

表14-87 Child-Pugh肝功能分级*

临床及生化测定	异常程度的分数		
	1分	2分	3分
肝性脑病（期）	无	Ⅰ~Ⅱ	Ⅲ~Ⅳ

续　表

临床及生化测定	异常程度的分数		
	1分	2分	3分
腹水	无	少	中等以上
白蛋白/（$g \cdot L^{-1}$）	>35	28~35	<28
凝血酶原时间（PT）/s	<4	4~6	>6
胆红素/（$\mu mol \cdot L^{-1}$）	<34	34~51	>51
原发性胆汁性肝硬化（PBC）时胆红素/（$\mu mol \cdot L^{-1}$）	17~<68	68~170	>170

注：*5~6分为A级，7~9分为B级，10~15分为C级。

（2）代偿期肝硬化：一般肝功能属于Child-Push A级。患者可有轻度乏力、腹胀等消化不良症状，血清白蛋白降低，但常大于35g/L，凝血酶原活动度多大于60%，血清GPT及GOT可有升高，可有门静脉高压症的表现，食管静脉多为轻度曲张。患者通常无腹水及肝性脑病或上消化道出血等严重并发症。

（3）失代偿期肝硬化：一般肝功能属于Child-Pugh B或C级。患者常有明显的消化不良症状，血清白蛋白小于35g/L，A/G<1.0，凝血酶原活动度小于60%，食管胃底静脉曲张明显。患者可出现腹水及肝性脑病、上消化道出血等严重并发症。

（4）肝炎病毒学检查：用于判断有无病毒感染及感染病毒的类型。

（5）甲胎蛋白（AFP）：是诊断肝细胞癌特异性的标志物。

（6）腹水检查：有助于鉴别诊断。

（7）腹部B超：能够显示脾脏大小及外形；门静脉高压时可见门静脉和脾静脉直径增宽，有腹水时可以见到液性暗区。

（8）上消化道X线钡餐检查：食管静脉曲张时，检查显示食管腔内虫蚀样或蚯蚓状充盈缺损；胃底静脉曲张时可见菊花样充盈缺损。

（9）内镜检查：可观察曲张静脉的部位、数量及程度。诊断敏感性高于X线钡餐检查。

（10）肝穿刺活组织检查：假小叶形成是确定肝硬化诊断的依据。

必考热点

1. 对肝硬化诊断最有价值的是上消化道钡餐检查见食管下端有蚯蚓状充盈缺损。

【热点提示】肝硬化失代偿期时，门静脉压力增高，上消化道钡餐检查见食管下端有蚯蚓状充盈缺损为食管及胃底静脉曲张的征象。而食管及胃底静脉曲张是诊断门静脉高压最可靠的指标。B超示肝内回声粗糙不均，只能提示肝脏有病变，并不能直接完全提示肝硬化。

2. 患者，男性，43岁。慢性肝炎病史15年，2年来腹胀、乏力、双下肢水肿。查体：肝病面容；颈部数枚蜘蛛痣；巩膜黄染；心肺听诊无异常；腹膨隆；肝大肋下3cm，质硬，无触痛。胃镜显示胃底静脉曲张。可能的诊断是肝硬化。

3. 患者，女性，58岁，慢性乙型肝炎10年，近来腹胀来诊。检查超声提示肝硬化、脾大。患者脾大的原因是门静脉压力升高。

【热点提示】脾脏因长期淤血（门静脉压力升高）而大，多为轻、中度脾大，消化道出血后可暂时性缩小。

4. 患者，男性，47岁。因突然呕血入院。10年前患乙型肝炎，因肝功能损害曾多次住院治疗。近感腹胀，乏力。查体：脾大，腹水。应首先考虑的是肝硬化，食管下端静脉丛破裂出血。

5. 患者近来尿少，大便反复带有鲜血，查体：面部有蜘蛛痣，左肋缘下触及脾脏，腹部叩诊出现移动性浊音。应首先考虑的是肝硬化。

5. 治疗原则与预防

（1）一般治疗：①休息。②饮食以碳水化合物为主，肝功能严重损害或出现肝性脑病时，应禁止或限制蛋白质摄入；腹水患者应选用少盐或无盐饮食。

（2）去除或减轻病因的方式：具体如下。①抗病毒治疗：乙型肝炎病毒肝硬化失代偿期患者，若 HBV DNA 阳性时，应予抗病毒治疗。②抗丙型肝炎病毒治疗适用于肝功能代偿的丙型肝炎肝硬化患者。③戒酒，治疗其他基础疾病。

（3）避免或慎用损伤肝脏的药物。

（4）应用保护肝细胞的药物，如多烯磷脂酰胆碱、水飞蓟素、甘草酸二铵等。

（5）腹水治疗和预防：①限制钠、水的摄入。②应用利尿药：联合应用保钾利尿药（如螺内酯）与排钾利尿药（如呋塞米），两者的比例为 100mg : 40mg。使用过程中应监测尿量、体重变化及血电解质等生化指标。③提高血浆胶体渗透压：对低蛋白血症者应输注白蛋白。放腹水加输白蛋白能够治疗难治性腹水。④可通过颈静脉肝内门体分流术等措施，降低门静脉压力，减轻或消除由门静脉高压导致的腹水。

必考热点

1. 患者，男性，49 岁。因无力、食欲缺乏、腹胀 20 天诊断为肝炎后肝硬化（失代偿期）入院。肝功能试验显著异常，其中白蛋白水平降低，球蛋白水平升高，白蛋白/球蛋白比率倒置。为治疗低蛋白血症，首选的血液制品是人血白蛋白。

【热点提示】对低蛋白血症者应输注白蛋白。放腹水加输白蛋白可以治疗难治性腹水。

2. 患者，男性，47 岁。肝硬化 8 年，查体有中等量腹水。如应用利尿药，首选的是螺内酯。

【热点提示】腹水治疗和预防在休息、增加营养、加强支持疗法基础上，还应注意合理应用利尿药：通常联合应用保钾利尿药（如螺内酯）和排钾利尿药（如呋塞米）。

（6）并发症的治疗和预防：肝硬化并发症的治疗和预防见表 14-88。

表 14-88 肝硬化并发症的治疗和预防

项目	内容
上消化道出血	一级预防：主要针对已有食管胃底静脉曲张，尚未出血者。措施包括：①对因治疗，口服抑酸药减少胃酸对曲张静脉的损伤。②口服普萘洛尔和 5-单硝酸盐山梨醇酯降低门静脉压力。③内镜治疗等
	二级预防：主要针对已经发生食管胃底静脉曲张出血者。措施包括：①急性出血期应禁食、静卧、加强监护、补充血容量（静脉补液、输血）。②应酌情选择垂体后叶激素、血管升压素、生长抑素、内镜治疗、手术治疗或气囊压迫止血法
自发性腹膜炎	抗菌药的选择应遵循广谱、足量、肝肾毒性小的原则，首选第三代头孢菌素，如头孢哌酮+舒巴坦，用药时间不得少于 2 周
肝性脑病	及早识别并去除诱因：纠正电解质和酸碱平衡失调、止血、消除肠道出血（如服用乳果糖、生理盐水或弱酸液灌肠、导泻等）、防治感染，慎用镇静剂和肝损伤的药物
	营养支持：保证热量和维生素的供应。急性期限制或禁食蛋白质
	减少肠道毒物的生成与吸收
	促进体内氨的代谢
	治疗基础疾病
肝肾综合征	积极防治上消化道出血，纠正水电解质紊乱，避免肾毒性药物及大剂量应用利尿药等是预防肝肾综合征发生的重要措施。积极抗感染、输注人血白蛋白

（7）手术治疗：肝硬化的手术治疗见表 14-89。

表 14-89　肝硬化的手术治疗

项目	内容
目的	切断或减少曲张静脉的血流来源，降低门静脉压力，消除脾功能亢进
方法	分流术、断流术、脾切除术
适应证	无黄疸或腹水以及肝功能损害较轻者

重点提醒

气囊压迫止血法：压迫 15~30 分钟放气观察，持续压迫时间不应超过 24 小时；主要并发症：吸入性肺炎、窒息、心律失常等。

必考热点

1. 门静脉高压症手术治疗最主要的目的是治疗食管胃底静脉破裂出血。

2. 某肝硬化患者，今日进餐时突发呕血，量约 400ml，遂急诊来院治疗。医生为预防发展为肝性脑病，重要治疗措施为弱酸溶液洗肠。

【热点提示】弱酸性溶液灌肠可保持肠道呈酸性环境，既能清除积食和积血，又能减少氨的生成和吸收。

3. 患者，女性，63 岁。反复呕血伴黑便 4 小时。呕吐 3 次，每次呕血量约 300ml，为暗红色，伴血块，混有少量胃内容物；排暗红色血便 2 次，每次量约 150ml，不伴腹痛。查体：P 120 次/分，BP 86/50mmHg，皮肤苍白，巩膜略黄染，腹软、无压痛，肝肋下未触及，脾肋下 3cm，腹水征（+）。导致该患者消化道出血最可能的病因是肝硬化（失代偿期）。该患者应立即采取的治疗措施是迅速补充血容量。

6. 转诊

（1）合并消化道出血，用抗酸药及其他药物难以控制病情。
（2）考虑消化道出血原因为食管胃底曲张静脉破裂出血所引起。
（3）合并感染性疾病，尤其感染原因不明或疗效不好时，如自发性腹膜炎者。
（4）肝硬化腹水患者使用利尿药或大量放腹水后出现意识障碍。
（5）肝硬化腹水患者出现少尿或无尿，特别是出现肾功能指标异常时。
（6）肝硬化患者出现不明原因消瘦、肝区疼痛，不除外肝癌。
（7）需要抗病毒的治疗。

考点：急性阑尾炎

1. 概述（常见病因）　急性阑尾炎的病因、病理类型和转归见表 14-90。

表 14-90　急性阑尾炎的病因、病理类型和转归

项目	内容
病因	阑尾腔梗阻和细菌侵入阑尾壁

续 表

项目	内容
病理类型	急性单纯性阑尾炎
	急性化脓性阑尾炎
	坏疽性及穿孔性阑尾炎
	阑尾周围脓肿
转归	炎症消退：一部分单纯性阑尾炎经及时药物治疗后炎症消退。大部分将转为慢性阑尾炎，易复发
	炎症局限化：形成阑尾周围脓肿。需用大量抗生素或中药治疗，治愈缓慢
	炎症扩散：阑尾炎症重，进展快，未及时手术切除，又未能被大网膜包裹局限，炎症扩散，发展为弥漫性腹膜炎、化脓性门静脉炎、感染性休克等

重点提醒

阑尾管腔阻塞是急性阑尾炎最常见的病因。阑尾管腔阻塞的最常见原因是淋巴滤泡的明显增生，多见于年轻人。

2. 临床表现 急性阑尾炎的临床表现见表14-91。

表14-91 急性阑尾炎的临床表现

项目	内容
腹痛	典型患者腹痛开始的部位多在上腹、剑突下或脐周围，经6~8小时疼痛转移，最后固定于右下腹部。这种腹痛部位的变化，临床上称为转移性右下腹痛
胃肠道反应	恶心、呕吐最为常见，早期的呕吐多为反射性，晚期的呕吐与腹膜炎有关
全身反应	部分患者自觉全身疲乏，四肢无力或头痛、头晕。病程中发热，体温多在37.5~38.0℃，化脓性和穿孔性阑尾炎时，体温较高，可达39℃左右，极少数患者出现寒战、高热，体温可升到40℃以上
腹膜刺激征	包括右下腹压痛，肌紧张和反跳痛。右下腹麦氏点压痛是最常见、最重要的体征
腹部包块	阑尾周围脓肿形成时，部分患者可于右下腹触到包块
可作为辅助诊断的其他体征（间接体征）	结肠充气试验（即Rovsing征）
	腰大肌试验
	闭孔内肌试验
	经肛门直肠指检：阑尾所在位置（直肠右侧壁）触痛阳性或触及肿块

重点提醒

患急性阑尾炎时压痛点通常位于麦氏点，可随阑尾位置的变异而改变，但压痛点始终在一个固定的位置上。

必考热点

1. 急性阑尾炎的主要症状是转移性右下腹痛。

【热点提示】急性阑尾炎腹痛多起于上腹部或脐周部，数小时后，腹痛转移并固定在右下腹部。

2. 诊断阑尾炎最重要的体征是右下腹有明显固定压痛点。

3. 急性阑尾炎患者，当腹痛尚未转移至右下腹前，在诊断上具有重要意义的是压痛已固定在右下腹。

【热点提示】急性阑尾炎患者，当腹痛尚未转移至右下腹时说明病情尚属早期，此时发热、白细胞显著升高等全身中毒症状很少，当腹部出现反跳痛时，说明炎症已达壁腹膜，是腹膜刺激征的表现，已不是早期阑尾炎的体征，所以固定在右下腹的压痛才是对诊断急性阑尾炎有重要意义的体征。

4. 患者转移性右下腹痛 2 天，全腹痛 1 天。检查：腹膜刺激征阳性，以右下腹为著，肠鸣音减弱。血白细胞计数 18×10^9/L。应首先考虑的是阑尾炎穿孔并发腹膜炎。

3. 诊断（鉴别诊断）

（1）诊断：临床诊断主要依靠病史、临床表现、查体、实验室检验和影像学检查。急性阑尾炎的诊断检查见表 14-92。

表 14-92 急性阑尾炎的诊断检查

项目	内容
血常规检查	白细胞总数和中性粒细胞可有不同程度的升高
尿常规化验	多数患者正常，但炎症刺激到输尿管和膀胱时，尿中可出现少量红细胞和白细胞
X 线检查	合并弥漫性腹膜炎时，为除外溃疡穿孔、急性绞窄性肠梗阻，立位腹部平片是必要的
腹部 B 超检查	病程较长者应行右下腹 B 超检查，了解是否有炎性包块及脓肿存在

（2）鉴别诊断：急性阑尾炎的鉴别诊断见表 14-93。

表 14-93 急性阑尾炎的鉴别诊断

项目	内容
胃、十二指肠溃疡穿孔	腹痛发生突然或突然加重，开始就达到最严重的程度。查体除右下腹压痛外，上腹仍有疼痛和压痛，肌紧张往往更为明显，肝浊音界缩小或消失，站立后前位腹部平片可显示膈下有新月形游离气体影
妇产科疾病	异位妊娠破裂有急性失血症状和腹腔内出血体征，有停经史和阴道不规则流血，查体有宫颈举痛、附件肿块，阴道后穹隆穿刺抽出不凝血
	卵巢滤泡或黄体囊肿破裂病情较轻，发病多在排卵期或月经中期以后
	卵巢囊肿蒂扭转会有突发剧烈腹痛，下腹部可触及高张力并有明显压痛的肿块
	急性输卵管炎和急性盆腔炎，常有脓性白带和盆腔压痛
右侧输尿管结石	多为右下腹绞痛，向会阴部和外生殖器放射，右侧肾区通常有叩击疼痛，沿右侧输尿管压痛。尿常规通常可查到大量红细胞。腹部 X 线平片可发现阳性结石影，超声检查可发现右侧肾盂积水及输尿管扩张
急性肠系膜淋巴结炎	多见于儿童，常有上呼吸道感染史或症状，先发生高热，后有腹痛或两者同时出现。无转移性右下腹痛特征，范围较广且不固定，患者左侧卧位时压痛部位可向内侧偏移

4. 治疗原则

（1）手术治疗：不同阑尾炎的手术治疗原则如下。①急性单纯性阑尾炎：条件允许时可先行非手术治疗，但必须仔细观察。②化脓性、坏疽性及穿孔性阑尾炎：原则上应立即实施急诊手术，行阑尾切除术，术后应积极抗感染，预防并发症。③发病已数日且合并炎性包块的阑尾炎：暂行保守治疗，促进炎症的尽快恢复，待 3~6 个月后如仍有症状者，再考虑切除阑尾。保守期间如脓肿有扩大并可能破溃时，应急诊引流。④高龄患者，小儿及妊娠期急性阑尾炎：原则上应急诊手术。

（2）非手术治疗：具体如下。①适应证：仅适用于单纯性阑尾炎及急性阑尾炎的早期阶段，以及患者不接受手术治疗或客观条件不允许，或伴存其他严重器质性疾病有手术禁忌证者。②主要措施：选择有效的抗生素和补液治疗，也可经肛门直肠内给予抗生素栓剂。

重点提醒

绝大多数急性阑尾炎一旦确诊，应早期施行阑尾切除。

必考热点

患者，女性，32岁。2天前饱餐后出现脐周疼痛不适，伴恶心，未呕吐，半天后右下腹明显疼痛，阵发加重。1天前开始发热。既往曾行剖宫产，末次月经为2周前。查体：T 38.3℃，P 100次/分，BP 110/70mmHg，麦氏点有压痛、反跳痛，右下腹肌紧张，肠鸣音2次/分，移动性浊音阴性。该患者最可能的诊断是急性阑尾炎，首选的治疗方法是手术治疗。

5. 转诊

（1）诊断不明的腹痛，应转诊进一步检查，以防误诊、漏诊，尤其急性腹痛如重症胰腺炎、肠梗阻、胃肠穿孔，若未得到及时救治会危及生命。

（2）需要手术治疗的腹痛患者，应尽早安排转诊。

（3）伴休克、水、电解质、酸碱平衡紊乱的严重患者，应该在社区医院测量并记录血压、心率、呼吸等生命体征，给予补液、扩容、使用升压药、补充电解质等，维持生命体体征稳定，同时积极护送转诊。

重点提醒

1. 诊断未明确的腹痛患者，转诊前尽量不要用镇痛药。
2. 功能性腹痛伴抑郁，社区处理后效果不明显者，可转精神专科治疗。

考点：特殊类型阑尾炎

1. 小儿急性阑尾炎的特点

（1）病情发展较快而且严重，早期即可出现高热和呕吐。

（2）右下腹体征不明显，但有局部明显压痛和肌紧张。

（3）穿孔率高，并发症及死亡率也较高。

2. 小儿急性阑尾炎的治疗原则 早期手术，并配合输液、纠正脱水，应用广谱抗生素等。

3. 妊娠期急性阑尾炎特点

（1）腹痛部位上移，腹痛位置随妊娠时间不断上移。可达上腹部。

（2）压痛部位上移，压痛、肌紧张以及反跳痛均不明显。

（3）大网膜难以包裹炎症阑尾，腹膜炎不易被局限而易在腹腔内扩散。

（4）炎症进展易造成流产或早产，威胁母子生命安全。

4. 妊娠期急性阑尾炎治疗原则 尽早手术切除阑尾。妊娠后期的腹腔感染难以控制，更应早期手术。

必考热点

1. 妊娠期急性阑尾炎的临床特点是压痛和腹痛部位上移。
2. 急性阑尾炎穿孔最易形成弥漫性腹膜炎者为儿童。

考点：胆石症

1. 概述（常见病因）

（1）胆石症的分类见表 14-94。

表 14-94　胆石症的分类

分类依据	分类内容
结石位置	胆囊结石：胆囊内的结石
	肝外胆管结石：左右肝管汇合部以下的肝总管和胆总管结石
	肝内胆管结：汇合部以上
结石成分	胆固醇类结石、胆色素类结石、其他结石（碳酸钙、磷酸钙等）

（2）胆石症的病因见表 14-95。

表 14-95　胆石症的病因

结石类型	病因
胆囊结石	影响胆固醇与胆汁酸和磷脂浓度比例和造成胆汁淤积的因素，如高脂肪饮食、长期肠外营养、糖尿病、高脂血症、胃切除或胃肠吻合术后、肝硬化、溶血性贫血等
原发性肝外胆管结石	包括胆道感染、胆道梗阻、胆管节段性扩张、胆道异物如既往手术缝线线结等
继发性肝外胆管结石	胆囊结石进入胆管并停留
肝内胆管结石	病因相对复杂，主要与胆道感染、胆道寄生虫、胆汁淤积、胆管解剖变异、营养不良等有关

2. 临床表现

（1）胆囊结石：大多数患者为无症状胆囊结石。若有症状，则会在进食油腻食物后出现右上腹部隐痛不适、饱胀，可伴嗳气、呃逆等症状，易误诊为“胃病”。当结石嵌顿在胆囊壶腹或颈部，会发生典型的胆绞痛症状。疼痛位于右上腹部，阵发性，或持续疼痛阵发加重，可向右肩胛部和背部放射，可伴有恶心、呕吐。较少导致黄疸。

（2）肝外胆管结石：继发胆管炎后，可发生典型的查科（Charcot）三联征，即腹痛、寒战高热、黄疸。肝外胆管结石的临床表现见表 14-96。

表 14-96　肝外胆管结石的临床表现

项目	内容
腹痛	由结石嵌顿于胆总管下端或壶腹部、胆总管平滑肌或 Oddi 括约肌痉挛所致，症状类似胆绞痛
高热	通常为弛张热，体温在 39~40℃
黄疸	胆管梗阻后可出现黄疸，胆道黏膜水肿致胆道完全梗阻时，黄疸可进行性加重。当胆道黏膜水肿减轻后，结石与胆道黏膜间出现缝隙，黄疸可减轻。因此黄疸呈现间歇性与波动性
	黄疸发生时，患者可有皮肤瘙痒，尿色加深，完全梗阻时大便可呈白陶土样
	若胆道梗阻未能解除，胆管炎未被控制，可发生急性梗阻性化脓性胆管炎（AOSC），患者可在查科三联征的基础上出现休克、意识障碍，即雷诺（Reynolds）五联征

（3）肝内胆管结石：部分患者在查体做超声检查时发现。常见的临床症状是胆管炎引起的寒战、高热和腹痛，局限于肝段的结石可不引起黄疸，反复胆管炎可造成多发肝脓肿。长期梗阻甚至导致肝硬化。

必考热点

1. 查科（Charcot）三联征反复发作最大的可能是胆总管结石。

【热点提示】Charcot三联征（腹痛、寒战高热、黄疸）是胆管炎的典型症状，胆总管结石常导致胆道梗阻，继发感染，出现Charcot三联征。

2. 上腹部疼痛、寒战高热和黄疸，最常见于胆总管结石合并感染。

【热点提示】若胆管结石阻塞胆管并继发胆管炎，则会出现典型的Charcot三联征，即腹痛、寒战高热和黄疸。

3. 肝外胆管结石合并胆管炎的典型胆绞痛表现是腹痛、寒战高热、黄疸。

【热点提示】Charcot三联征是指出现腹痛、寒战高热、黄疸，为肝外胆管结石继发胆管炎的典型症状。

4. 急性梗阻性化脓性胆管炎的临床表现是在Charcot三联征的基础上增加休克、意识障碍。

【热点提示】如果胆道梗阻未能解除，胆管炎未被控制，可发生急性梗阻性化脓性胆管炎（AOSC），患者可在查科三联征的基础上出现休克、意识障碍的症状，即雷诺（Reynolds）五联征。

3. 诊断（鉴别诊断）

（1）肝外胆管结石的诊断见表14-97。

表14-97 肝外胆管结石的诊断

项目	内容
诱因	饱餐或油腻饮食史
主要表现	典型胆绞痛表现，肝外胆管结石合并胆管炎具有Charcot三联征，进展为AOSC时为Reynolds五联征
体征	右上腹压痛，不同程度肌紧张，Murphy征阳性，肝区叩痛
影像学检查	1. 腹部B超是首选检查方法 2. 腹部CT、磁共振胆胰管成像（MRCP）可明确结石的大小、部位、数量，胆道梗阻的部位和程度
实验室检查	血常规、血清胆红素可有相应变化。部分患者血清淀粉酶可有轻度增高

（2）鉴别诊断：肝外胆管结石的鉴别诊断见表14-98。

表14-98 肝外胆管结石的鉴别诊断

项目	内容
右肾结石	部分含钙量较高的胆囊结石可在前后位、立位腹部平片上显影，位置与右肾结石可重叠，侧位摄片可区别。典型临床症状、腹部超声可明确诊断
胆囊息肉	多数无症状，少数患者会有右上腹疼痛，伴有消化道症状，腹部超声可以与胆囊结石鉴别
壶腹周围癌和胰头癌	常表现为无痛性进行性加重的黄疸，B超、CT或MRCP有助于诊断

必考热点

1. 患者，男性，54岁，右上腹阵发性绞痛伴恶心、呕吐1小时，既往胆结石病史4年。查体：体温37℃，右上腹存在轻度压痛，无腹肌紧张，墨菲（Murphy）征阴性，为确诊进一步检查应首选B超和腹部CT。

【热点提示】B超诊断胆囊结石的准确率可达95%以上，但对肝外胆管结石的诊断率只有60%~80%。其主要原因是胃肠道气体对胆总管下段的干扰所致。诊断肝内胆管结石的准确率为60%以上，但需与肝内钙化灶相鉴别。CT由于不受十二指肠气体干扰，对胆总管下段病变的显示优于B超，对胆道系统及肝胰等脏器占位性病变可做出较准确诊断。

2. 患者，女性，54岁。有胆囊结石病史8年。上腹剧痛2天，向腰部放射，伴恶心、呕吐，血清淀粉酶升高2倍，最有价值的检查是腹部CT。

4. 治疗原则

（1）无症状的胆囊结石和肝内胆管结石可定期观察、密切随访。

（2）伴有临床症状并反复发作者需手术治疗。手术的原则包括去除结石部位和感染病灶、解除胆道梗阻、恢复和建立通畅的胆汁引流、尽可能取净结石、防止结石复发。根据结石的部位，手术方式包括胆囊切除术（开腹或腹腔镜）、胆管切开取石、胆肠吻合术、肝切除术等方式。胆囊切除术及胆总管探查术的适应证见表14-99。

表14-99 胆囊切除术及胆总管探查术的适应证

项目	内容
胆囊切除术	1. 有症状的胆囊结石，首选腹腔镜胆囊切除术 2. 无症状的胆囊结石，胆囊切除术适应证：①结石直径≥2cm。②胆囊壁钙化或瓷性胆囊。③伴有>1cm的胆囊息肉。④胆囊壁增厚>3mm，即伴有慢性胆囊炎
胆总管探查术	胆囊切除手术中，如有下列情况应行胆总管探查术： 1. 病史、临床表现或影像学检查提示胆总管有梗阻，有黄疸或黄疸史，反复发生胆管炎、胆源性胰腺炎 2. 术中触到胆总管结石或异物者 3. 术中探查发现胆总管直径>1cm，或胆总管壁明显增厚，或胆管穿刺抽出血性、脓性胆或泥沙样胆色素颗粒 4. 胆囊内为泥沙样结石或多发小结石，有可能通过胆囊管进入胆总管

（3）临床症状急性发作时，非手术治疗也可作为手术前的准备。治疗措施包括：①应用抗生素。②禁食、解痉、利胆、保护肝功能。③维持水、电解质、酸碱平衡。④营养支持。

必考热点

1. 有症状的胆囊结石，首选的治疗方式是腹腔镜胆囊切除术。

【热点提示】有症状的胆囊结石，首选的手术方式是腹腔镜胆囊切除术。

2. 患者，男性，70岁。健康体检时B超发现胆囊内有一直径约0.8cm结石，随体位活动，口服法胆囊造影胆囊显影，充盈缺损不明显。既往无胃病史，无胆囊炎发作史，无心脏病、糖尿病史。目前的治疗建议是观察、随诊。

【热点提示】无症状的胆囊结石和肝内胆管结石可定期观察、密切随访。

5. 预防

（1）饮食规律，避免长期高脂肪、高热量饮食，多食含纤维素丰富的食品。

（2）控制甜食摄入，不过多饮用咖啡。

（3）适当运动，避免肥胖。

6. 转诊

（1）有明确胆囊结石病史，胆囊炎反复发作者。

（2）胆囊结石伴有胆囊息肉者。

（3）出现梗阻性黄疸的患者，尤其是黄疸伴有腹痛、高热的患者。

（4）有胆囊结石病史，油腻饮食或饮酒后出现右上腹部疼痛，且不能除外胆囊炎急性发作者。

（5）既往无明确胆囊结石病史，但右上腹疼痛、Murphy 征阳性者。

（6）突发右上腹疼痛，在有条件的基层医疗机构经超声检查提示胆囊结石者，若发现胆总管扩张或内有结石者更应及时转诊。

考点：急性胆囊炎

1. 概述（常见病因） 急性胆囊炎是胆囊发生的急性细菌性炎症，根据是否合并胆囊结石分为结石性胆囊炎和非结石性胆囊炎。急性胆囊炎的致病原因见表 14-100。

表 14-100　急性胆囊炎的致病原因

类型	致病因素
结石性胆囊炎	胆囊管梗阻：胆囊结石堵塞或嵌顿
	细菌感染：主要是革兰阴性杆菌，以大肠埃希菌最常见，多从胆道逆行进入胆囊
非结石性胆囊炎	不清楚

必考热点

1. 急性胆囊炎最常见的致病菌是革兰阴性杆菌。
2. 引起急性胆囊炎的常见病因是胆囊结石堵塞胆囊管。

【热点提示】胆囊结石堵塞或嵌顿，胆汁排出受阻，浓缩的胆汁使胆囊黏膜发生炎症、水肿甚至坏死，是引起急性胆囊炎的常见病因。

2. 临床表现 急性发作时患者会出现右上腹不适，逐渐发展至典型的阵发性胆绞痛表现，常见的诱因为饱餐或进食油腻食物。疼痛可放射到右肩胛、背部，并可伴有恶心、呕吐等消化道症状。患者常有发热症状，如发生胆囊坏疽、穿孔或合并胆管炎，患者可出现寒战、高热。有部分患者可出现轻度黄疸。

必考热点

1. 急性胆囊炎疼痛放射部位为右肩或背部。
2. 急性胆囊炎常见的诱因是饱餐或进食油腻食物。

【热点提示】急性发作时患者出现右上腹不适，逐渐发展至典型的阵发性胆绞痛表现，常见的诱因是饱餐或进食油腻食物。

3. 诊断 急性胆囊炎的诊断见表 14-101。

表 14-101　急性胆囊炎的诊断

项目	内容
病史	女性多见，多数患者既往有胆囊结石病史，并且在发作前有油腻饮食史
临床症状	典型的右上腹胆绞痛表现，如病情进展，疼痛可转为持续性并阵发性加重。疼痛可向肩背部放射
体征	右上腹可有压痛、反跳痛及肌紧张，程度与炎症严重程度有关，胆囊发生穿孔后可有全腹弥漫性腹膜炎表现。Murphy 征阳性
实验室检查	白细胞有不同程度增多，约半数患者血清胆红素增高。部分患者血清淀粉酶可有不同程度增高

续　表

项目	内容
影像学检查	腹部B超：为首选检查方法，可显示胆囊增大，胆囊壁增厚、可呈“双边”征，胆囊内可见到结石强回声光团后伴声影，可随体位变动
	腹部CT或磁共振胆胰管成像（MRCP）：了解胆囊病变情况及肝内外胆管情况

必考热点

1. 急性胆囊炎B超提示胆囊出现双边征。

2. 怀疑急性胆囊炎首选的检查方法是腹部B超。

【热点提示】影像学检查腹部B超为首选检查方法，可显示胆囊增大，胆囊壁增厚、可呈“双边”征，胆囊内可见到结石强回声光团后伴声影，可随体位变动，并可观察及除外肝内外胆管是否有扩张及其内是否有结石梗阻。

3. 患者，女性，42岁。6小时前进食油腻食物后突发右上腹持续性疼痛，阵发性加重，伴恶心，呕吐胃内容物1次，疼痛向右肩部放射。查体：T 38.0℃，P 100次/分，BP 130/80mmHg，皮肤、巩膜无黄染，右上腹有压痛、反跳痛，轻度肌紧张，Murphy征阳性。最可能的诊断是急性胆囊炎。

4. 患者，女性，54岁。有胆囊结石病史8年。上腹剧痛2天，向腰部放射，伴恶心、呕吐，血清淀粉酶升高2倍。最有价值的检查是腹部CT。

【热点提示】腹部CT或磁共振胆胰管成像（MRCP）可了解胆囊病变情况及肝内外胆管情况。

5. 患者，女性，54岁。发作性剑突下及右上腹绞痛2天，伴寒战，8个月前曾有过类似发作史。查体：体温39℃，脉搏110次/分，血压140/85mmHg。血常规：WBC 12×10^9/L，N 0.80，意识清楚，皮肤、巩膜轻度黄染。右肋缘下触及肿大的胆囊，触痛。

（1）最可能的诊断是肝外胆管结石合并胆管炎。

（2）首选检查方法是B超。

4. **治疗原则**　急性胆囊炎的治疗原则见表14-102。

表14-102　急性胆囊炎的治疗原则

项目		内容
非手术治疗		非手术治疗的措施包括禁食（必要时胃肠减压）、补液、营养支持、维持水电解质平衡、有效的抗感染治疗。抗菌药物通常联合应用对革兰阴性细菌及厌氧菌有效的药物。一旦患者病情加重，应及时决定进行手术治疗
急症手术适应证	急性结石性胆囊炎	1. 确诊的急性胆囊炎，发病在72小时以内者 2. 经非手术治疗无效且病情恶化者 3. 有胆囊穿孔、弥漫性腹膜炎、急性胆管炎、急性胰腺炎等并发症者
	急性非结石性胆囊炎	一经诊断，应及早手术治疗
手术方式		1. 腹腔镜或开腹手术切除胆囊 2. 高危患者，或胆囊局部炎症水肿、粘连严重，局部解剖关系不清的患者，急症手术中宜选用胆囊造瘘术进行胆道减压引流，病情平稳3个月后再择期行胆囊切除术

重点提醒

急性结石性胆囊炎最终需手术治疗，原则上应争取择期手术。

必考热点

1. 急性梗阻性化脓性胆管炎需要急行胆道减压。

2. 急性重症胆管炎并发休克，最重要的治疗措施是解除胆管梗阻，通畅引流。

3. 患者，女性，45岁。反复腹痛、发热、黄疸1年，近3天上述症状加重，高热、黄疸不退。入院体温40℃，脉搏120次/分，血压70/50 mmHg，该患者首选的治疗为积极抗休克同时及早手术。

5. 转诊

（1）查体有腹膜炎体征，不能除外并发胆囊坏疽、穿孔等并发症者。

（2）右上腹疼痛伴有高热及黄疸等症状，不能除外有急性梗阻性化脓性胆管炎者。

（3）有剑突下疼痛及其他消化道症状，不能排除伴有急性胰腺炎者。

（4）诊断不明确，或考虑为非结石性胆囊炎者。

（5）临床诊断的结石性急性胆囊炎，通过抗炎、对症治疗症状不缓解或进展者。

考点：急性胰腺炎

1. 概述（常见病因） 急性胰腺炎是由多种病因导致胰腺组织自身消化所致的胰腺水肿、出血及坏死等炎性损伤性疾病。急性胰腺炎的概述见表14-103。

表14-103 急性胰腺炎的概述

病因	致病机制
胆道疾病	在我国最常见。胆石症、胆道感染所致胰腺损伤
酒精及暴饮暴食	通过刺激胃酸分泌，促进胰液分泌，奥迪（Oddi）括约肌痉挛和十二指肠乳头水肿，促胰液内蛋白成分沉淀、胰液排出受阻、胰管内压增高等机制致病
代谢性疾病	高脂血症性胰腺炎和高钙血症，发病与刺激胰液分泌增加、胰液引流不畅、损伤胰腺组织细胞有关
胰管阻塞	胰管结石、蛔虫、狭窄、肿瘤造成胰管阻塞、胰管内压力升高
医源性因素	经内镜逆行胰胆管造影（ERCP）或胰肠吻合口狭窄也可导致胰腺炎
腹腔手术、腹部顿挫伤	损伤胰腺组织，造成胰腺血液循环障碍
药物	噻嗪类利尿药、硫唑嘌呤、糖皮质激素、磺胺类可促发急性胰腺炎
感染及全身炎症反应	急性流行性腮腺炎、甲型流感、肺炎衣原体感染、传染性单核细胞增多症，胰腺是受攻击的靶器官之一

必考热点

在我国急性胰腺炎最常见的病因是胆石症、胆道感染。

2. 临床表现　急性胰腺炎的临床表现见表 14-104。

表 14-104　急性胰腺炎的临床表现

项目		内容
症状	轻症急性胰腺炎	1. 急性发作的腹痛，常是持续性剧痛，多位于上腹或偏左上腹，部分患者腹痛向腰背部放射，仰卧位时明显，疼痛可持续数小时或数日，常伴有恶心、呕吐，呕吐后腹痛无缓解 2. 部分患者出现发热、黄疸
	中症急性胰腺炎	介于轻症与重症急性胰腺炎之间
	重症急性胰腺炎	腹痛持续不缓解，腹胀逐渐加重，伴有持续的器官功能衰竭，超过 48 小时
体征	轻症急性胰腺炎	轻度脱水貌，上腹压痛、恶心、呕吐
	重症急性胰腺炎	1. 低血压或休克 2. 发热 3. 皮肤、巩膜黄染 4. 意识障碍 5. 呼吸困难 6. 全腹膨隆，广泛压痛及反跳痛，腹水征阳性，肠鸣音减少，甚至消失；少数患者可出现 Grey-Turner 征，Culleen 征

重点提醒

腹痛是急性胰腺炎的主要症状，呕吐后腹痛不缓解。

必考热点

1. 急性胰腺炎可有上腹持续剧痛伴左肩、腰、背牵拉痛。

2. 患者，女性，35 岁。聚餐饮酒后突然上腹剧烈疼痛，大汗，应首先考虑急性胰腺炎。

【热点提示】患者为年轻女性，聚餐饮酒后突然上腹剧烈疼痛，大汗，考虑急性胰腺炎。病因为大量饮酒和暴饮暴食。

3. 患者酗酒后感上腹剧痛，并向腰部放射，伴发热，恶心、呕吐，腹胀。查体：腹平软，上腹呈束带式压痛，腰部可见瘀斑。应首先考虑的诊断是急性胰腺炎。

【热点提示】患者酗酒后腹痛并向腰部放射，考虑为胰腺炎，腰部瘀斑可见于重症急性胰腺炎。

3. 诊断

（1）临床表现：①症状包括突发上腹痛，可伴有呕吐、发热等，多与饮酒或暴饮暴食有关。②体征为上腹压痛，中、重症者可有腹膜刺激征、腹水征及全身表现。

（2）辅助检查：急性胰腺炎的辅助检查见表 14-105。

表 14-105　急性胰腺炎的辅助检查

项目	内容
血淀粉酶升高	对诊断很有意义。血淀粉酶于起病后 2~12 小时开始升高，24 小时达高峰，持续 4~5 天
血清脂肪酶	特异性较高。多于起病后 24~72 小时开始升高，持续 7~10 天
腹部 B 超	是急性胰腺炎的常规初筛影像学检查，也是胆源性胰腺炎病因的初筛方法

续 表

项目	内容
腹部 CT	对判断有无胰腺炎、疾病程度、胰腺局部并发症及鉴别诊断均有重要的价值

（3）反映重症急性胰腺炎病理生理变化与实验室指标改变的关系见表 14-106。

表 14-106　反映重症急性胰腺炎病理生理变化与实验室指标改变的关系

检测指标及结果	反映的病理生理变化
白细胞总数及中性粒细胞比例升高	炎症或感染
血糖>11.2mmol/L（无糖尿病病史）	胰腺坏死，胰岛素减少、胰高血糖素增加
胆红素、GPT、GOT 升高	胆道梗阻，肝细胞损伤
血清蛋白降低	大量炎性渗出，肝细胞损伤
尿素氮、肌酐升高	休克，肾功能不全
血氧分压降低	呼吸衰竭
血清钙<2mmol/L	胰腺组织坏死
甘油三酯升高	是病因，也是结果

重点提醒

患胆石症、胆囊炎、消化性溃疡等急腹症时，上述 2 种胰酶（血淀粉酶、血脂肪酶）也可升高，但通常低于正常值的 2 倍。当水平超过正常值的 3 倍方可诊断急性胰腺炎。

必考热点

1. 急性胰腺炎血清淀粉酶升高是在发病后2~12 小时。

2. 急性胰腺炎常规初筛影像学检查是腹部 B 超。

【热点提示】腹部 B 超检查是急性胰腺炎的常规初筛影像学检查，也是胆源性胰腺炎病因的初筛方法。

3. 年轻男性，饮酒后突然腹痛、腹胀、恶心、呕吐。查体：急性病容，腹平坦，上腹部轻度肌紧张及反跳痛，为明确诊断首选的检查是血、尿淀粉酶测定。

【热点提示】根据饮酒诱因及腹痛、腹胀、恶心、呕吐症状，应高度怀疑急性胰腺炎，故需测定血、尿淀粉酶。

4. 鉴别诊断　急性胰腺炎的鉴别诊断见表 14-107。

表 14-107　急性胰腺炎的鉴别诊断

项目	内容
急性胆囊炎	腹痛多位于右上腹，常放射至右肩部，Murphy 征阳性、血胰酶检测及腹部 B 超检查可协助明确诊断
消化性溃疡急性穿孔	典型患者表现为腹痛突然发生或加重，腹肌紧张，肝浊音界缩小或消失，腹部立位 X 线平片检查可发现膈下游离气体

续　表

项目	内容
急性肠梗阻	患者的腹痛常为阵发性绞痛，伴有呕吐、腹胀，停止排便排气。查体可见肠型、蠕动波，听诊肠鸣音亢进。腹部立位X线片可见液气平面
急性心肌梗死	多有心血管危险因素和冠心病史。常突发起病，部分患者可表现为上腹痛、呕吐等消化系统症状。血、尿淀粉酶多正常。心电图及心肌损伤标志物检查有助于诊断和鉴别诊断

5. 治疗原则与预防

（1）非手术治疗：适用于轻症急性胰腺炎患者及尚无外科干预指征的中症和重症急性胰腺炎患者。急性胰腺炎非手术治疗见表14-108。

表14-108　急性胰腺炎非手术治疗

项目	内容
禁食、胃肠减压	有助于减少胰腺分泌，减轻腹胀
补液，防治休克	静脉补液，补充电解质，维持循环稳定
镇痛、解痉	诊断明确的情况下可给予解痉镇痛药，如山莨菪碱、阿托品、非甾体抗炎药、哌替啶
抑制胰腺分泌	质子泵抑制药或H_2受体阻断药、生长抑素及蛋白酶抑制剂等
营养支持	早期主要靠肠外营养，肠道功能恢复后可给予肠内营养
抗菌药的应用	有感染证据时可使用抗菌药物，应选择针对革兰阴性菌和厌氧菌的药物
中药治疗	包括柴胡、黄连、黄芩、厚朴、木香、白芍、大黄

（2）手术治疗：急性胰腺炎手术治疗见表14-109。

表14-109　急性胰腺炎手术治疗

项目	内容
手术适应证	不能排除其他急腹症时；伴胆道下段梗阻的胆源性胰腺炎；合并穿孔、出血或胰腺假性囊肿者；胰腺和胰周组织坏死，继发感染者
手术方式	常用坏死组织清除加引流术。胆源性胰腺炎需针对病因进行治疗，如胆囊切除或内镜下Oddi括约肌切开取石术等

（3）预防：积极治疗胆、胰及血脂异常等疾病，适度饮酒及进食，部分患者需严格戒酒。

必考热点

1. 急性胰腺炎患者禁食及胃肠减压的目的是减少淀粉酶分泌。

2. 患者，男性，38岁。入院诊断为急性胰腺炎，在恢复过程中，饮肉汤一碗，再发上腹部剧痛，注射山莨菪碱无效，并出现腹胀。处理应是胃肠减压+输液+哌替啶。

3. 患者，男性，55岁。2天前酒后出现上腹痛，进行性加重，并向腰背部放散，曾呕吐1次，为胃内容物，呕吐后腹痛未减轻，稀便2次。既往有“胆石症”病史10年，无高血压、糖尿病病史。查体：体温37.3℃，脉搏80次/分，呼吸20次/分，血压120/80mmHg，巩膜无黄染，心肺未见异常，腹平软，上腹轻压痛，肝、脾肋下未触及。

（1）对该患者最可能的诊断是急性胰腺炎。

（2）为明确诊断，应首先进行的检查是血、尿淀粉酶。
（3）对该患者最基本的治疗是禁食补液。

6. 转诊 转诊的指征如下。
（1）急性剧烈腹痛患者，难以诊断或缺乏诊断设备及经验。
（2）轻症急性胰腺炎患者，一般治疗无效。
（3）考虑为中、重症急性胰腺炎。
（4）考虑为由胆源性因素引起的急性胰腺炎。
（5）急性胰腺炎患者，血清钙低于2mmol/L。
（6）在急性胰腺炎诊治过程中，出现器官功能衰竭。

第四单元　泌尿与生殖系统

考点：尿路感染

1. 概述（常见病因） 尿路感染的概念、病因、分类见表14-110。

表14-110　尿路感染的概念、病因、分类

项目	内容
概念	各种病原体（如细菌、真菌、支原体、衣原体、病毒、寄生虫等）侵犯尿路黏膜或组织引起的尿路炎症
病因	革兰阴性杆菌为尿路感染最常见致病菌，其中以大肠埃希菌最为常见，其次为变形菌、克雷伯菌
分类	根据感染发生部位分为上尿路感染（主要是肾盂肾炎）和下尿路感染（包括膀胱炎和尿道炎）

重点提醒

正常情况下，进入膀胱的细菌很快被清除，是否发生尿路感染除与细菌的数量、毒力有关外，还取决于机体的防御功能。

必考热点

肾盂肾炎最常见的病原菌是大肠埃希菌。
【热点提示】尿路感染最常见致病菌以大肠埃希菌最为常见，占全部尿路感染的75%~90%。

2. 临床表现 尿路感染的临床表现见表14-111。

表14-111　尿路感染的临床表现

项目	内容
急性膀胱炎	常见于年轻，既往健康女性，以尿路刺激症状为主，患者有尿频、尿急、排尿时烧灼样痛、排尿困难，可有排尿时和排尿后耻骨上疼痛，约30%患者可出现肉眼血尿。一般无全身感染症状

续　表

项目	内容
急性肾盂肾炎	全身症状：起病急，常有发热、寒战，体温多在38℃以上，可伴有恶心、呕吐、头痛、全身酸痛等全身症状
	局部症状：一侧或两侧腰部钝痛或酸痛，尿频、尿急、尿痛、排尿困难等。部分患者尿路刺激症状不典型或缺如，严重者可伴随感染脓毒症休克
	查体：肾区叩击痛
	辅助检查：尿显微镜检查有白细胞、红细胞、上皮细胞，还可见到白细胞管型
慢性肾盂肾炎	临床表现复杂，全身及泌尿系统局部表现均可不典型。一半以上患者可有急性肾盂肾炎病史，可出现不同程度的低热、间歇性尿频、排尿不适及肾小管功能受损表现，如夜尿增多、低比重尿。病情持续可发展为慢性肾衰竭

重点提醒

急性肾盂肾炎多有明显的全身症状，急性膀胱炎则一般无全身感染症状。

必考热点

1. 膀胱炎最易发生于年轻女性。

2. 患者，女性，27岁。婚后1周，高热，寒战，体温38.4℃，尿频、尿急、尿痛，尿中白细胞40个/HP，可见白细胞管型。其诊断是急性肾盂肾炎。

【热点提示】急性肾盂肾炎可见膀胱刺激征，即尿频、尿急、尿痛，尿液常混浊。肾区压痛和叩击痛，寒战，发热，头痛，恶心、呕吐，食欲缺乏等，常伴有血白细胞计数升高和红细胞沉降率加快。尿显微镜检可见白细胞管型。

3. 患者，女性，31岁。近2年间断发生尿路刺激症状，不发热。尿液检查可见白细胞与颗粒管型。应首先考虑的是慢性肾盂肾炎。

【热点提示】慢性肾盂肾炎以间歇出现无症状细菌尿和间歇性尿急、尿频等下尿路感染症状为常见。

4. 患者，女性，33岁。尿频、尿痛2天。检查：体温38℃，右肾区叩击痛。尿蛋白（±），尿红细胞2~4个/HP，尿白细胞20~30个/HP。应首先考虑的是急性肾盂肾炎。

【热点提示】急性肾盂肾炎可见膀胱刺激征，即尿频、尿急、尿痛，尿液常混浊。肾区压痛和叩击痛，寒战，发热，头痛，恶心、呕吐，食欲缺乏等，常伴有血白细胞计数升高和红细胞沉降率加快。结合题中症状，考虑为急性肾盂肾炎。

5. 患者，女性，49岁，多年来反复出现尿频，排尿困难。查体：双肾叩击痛（-）。血常规：白细胞计数正常。尿白细胞1~2个/HP，尿蛋白（-）。尿培养无真性细菌尿，应首先考虑的诊断是慢性肾盂肾炎。

【热点提示】49岁女患者，“多年来反复出现”考虑慢性疾病，尿频，排尿困难，尿白细胞1~2个/HP，尿蛋白（-），故考虑慢性肾盂肾炎。而慢性肾小球肾炎一般尿蛋白阳性。

3. 诊断与鉴别诊断

（1）确认尿路感染的存在：尿路刺激征、伴或不伴全身中毒症状、腰部不适等，结合尿沉渣镜检白细胞数>5个/HP，尿细菌学检查提示真性菌尿可以确诊。真性菌尿是指：①新鲜中段尿沉渣革兰染色后，细菌>1个/HP。②新鲜中段尿细菌培养计数≥10^5/ml。③膀胱穿刺尿细菌培养阳性。

必考热点

尿路感染诊断的最重要依据是有真性菌尿。

【热点提示】确认尿路感染的存在尿路刺激征、伴或不伴全身中毒症状、腰部不适等，结合尿沉渣镜检白细胞数>5个/HP，尿细菌学检查提示真性菌尿可以确诊。

（2）尿路感染定位诊断：见表14-112。

表14-112 尿路感染定位诊断

项目	内容
根据临床表现定位	上尿路感染常有发热、寒战，伴明显腰痛，输尿管点和/或肋脊点、肋腰点压痛、肾区叩击痛。急性膀胱炎则常常以膀胱刺激征为突出表现，很少有发热、腰痛等
根据实验室检查定位	出现下列情况提示上尿路感染 1. 膀胱冲洗后尿培养阳性 2. 尿沉渣镜检有白细胞管型，并排除间质性肾炎、狼疮肾炎等疾病 3. 肾小管功能不全的表现
确定病原体	清洁中段尿培养结合药敏试验，不仅可明确诊断，对治疗也有指导意义
慢性肾盂肾炎的诊断	有诱因（易感因素） 1. 尿路畸形 2. 尿路梗阻 3. 机体免疫功能降低 4. 尿道口及其周围炎症患者等
	在此基础上反复尿路感染病史超过半年，有以下数条中1条者即可诊为慢性肾盂肾炎 1. 静脉肾盂造影有肾盂肾盏狭窄变形者（此项检查阳性率不高） 2. 肾外形表面凹凸不平、两个肾脏大小不等 3. 持续性肾小管功能受损

重点提醒

长期反复发作的上尿路感染不一定就是慢性肾盂肾炎。

必考热点

1. 慢性肾盂肾炎早期肾功能减退的主要指标是尿浓缩功能减退。

2. 诊断慢性肾盂肾炎的可靠依据是静脉肾盂造影、肾盂、肾盏变形或双肾大小不一。

【热点提示】长期反复发作的上尿路感染不一定就是慢性肾盂肾炎。诊断需有诱因（易感因素）包括尿路畸形，尿路梗阻如结石、肿瘤等，机体免疫功能降低如糖尿病患者或应用糖皮质激素者，尿道口及其周围炎症患者等。在此基础上反复尿路感染病史超过半年，有以下1条者即可诊为慢性肾盂肾炎：①静脉肾盂造影有肾盂肾盏狭窄变形者（此项检查阳性率不高）。②肾外形表面凹凸不平、2个肾脏大小不等。③持续性肾小管功能受损，如尿浓缩功能减退、夜尿增多、晨尿比重和渗透压降低、肾小管酸化功能减退等。

3. 患者，女性，24岁，已婚。突发尿痛、尿频、尿急半天。检查：肾区无叩痛，尿中白细胞（++），尿细菌培养为大肠埃希菌。其诊断是急性膀胱炎。

【热点提示】膀胱炎常以尿路刺激征为突出表现，一般少有发热，腰痛；尿白细胞数增多，尿细菌培养阳性等即可确诊。

4. 女性，33岁。尿频、尿急、尿痛1天，肉眼血尿2小时就诊，尿WBC 200个/HP，尿RBC 150个/HP，尿红细胞畸形率20%，该患者最可能的诊断是急性膀胱炎。

【热点提示】急性膀胱炎有明显的膀胱刺激征：尿频、尿急、夜尿增多、排尿烧灼感或尿痛。常有腰骶部或耻骨上区疼痛不适。并常见排尿中断和血尿，发热少见。实验室检查：血象正常，或有白细胞轻度升高。尿液分析常有脓尿或细菌尿，有时可发现肉眼血尿或镜下血尿。尿培养可发现致病菌。如没有其他泌尿系统疾病，血清肌酐和血尿素氮均正常。

（3）鉴别诊断：尿路感染的鉴别诊断见表 14-113。

表 14-113　尿路感染的鉴别诊断

项目	内容
尿道综合征	常见于妇女，有尿路刺激征，但多次检查尿常规无白细胞尿，尿细菌培养无真性菌尿。可能与神经焦虑等因素有关
泌尿系统结核	膀胱刺激症状更为明显，一般抗生素治疗无效，尿沉渣可找到抗酸抗菌。静脉肾盂造影可发现肾实质虫蚀样缺损等表现
慢性肾小球肾炎	有明确蛋白尿、血尿和水肿病史，双肾同时受累；而慢性肾盂肾炎常有尿路刺激征，细菌学检查阳性，影像学检查双肾不对称性缩小
全身感染性疾病	急性肾盂肾炎全身症状明显时易被误诊为其他感染性疾病

必考热点

鉴别尿路感染与尿道综合征的最根本点是真性细菌尿的有无。

【热点提示】尿道综合征常见于妇女，有尿路刺激征，但多次检查尿常规无白细胞尿，尿细菌培养无真性菌尿。

4. 治疗原则　见表 14-114。

表 14-114　尿路感染的治疗原则

<table>
<tr><th colspan="3">项目</th><th>内容</th></tr>
<tr><td colspan="3" rowspan="2">一般治疗</td><td>反复发作者积极寻找病因，及时去除诱发因素</td></tr>
<tr><td>急性期注意休息，多饮水，勤排尿</td></tr>
<tr><td rowspan="7">抗感染治疗</td><td colspan="2">药物选择</td><td>急性肾盂肾炎与反复发作的膀胱炎用药前应先做尿培养及药物敏感试验。无病原学结果之前，首选对革兰阴性杆菌有效的抗生素，包括β-内酰胺类、头孢类（二代、三代）、氨基糖苷类等</td></tr>
<tr><td rowspan="6">抗菌药物疗程</td><td>急性膀胱炎</td><td>β-内酰胺类、头孢类（二代、三代）、氨基糖苷类等，任选一种</td></tr>
<tr><td rowspan="4">急性肾盂肾炎</td><td>首次发生者，应在留取尿细菌检查标本后立即开始治疗，多采用静脉给药，72 小时显效者无须换药，否则按药敏试验结果更改抗生素</td></tr>
<tr><td>病情较轻者，疗程 10~14 天</td></tr>
<tr><td>严重感染者，治疗持续 2 周或更长</td></tr>
<tr><td>用药后症状消失，尿常规检查无异常，尿菌阴转，疗程结束后 1 周及 1 个月后复查尿细菌阴性可视为治愈</td></tr>
<tr><td>慢性肾盂肾炎</td><td>治疗关键是去除易感因素。急性发作时治疗原则同急性肾盂肾炎</td></tr>
</table>

必考热点

1. 判断急性肾盂肾炎治愈的最主要指标是尿细菌培养阴性。

【热点提示】尿路感染的诊断、复发、痊愈的主要指标是尿细菌学检查。

2. 肾盂肾炎最主要的治疗措施是应用抗生素。

【热点提示】在未有药物敏感试验结果时，尿路感染的治疗应选用对革兰阴性菌有效的抗菌药物，肾盂肾炎是肾实质疾病，除尿外，血浓度亦需高，最好能用杀菌药如复方磺胺甲恶唑片、喹诺酮类、氨基糖苷类抗生素、头孢菌素类、阿莫西林等药才能达到上述目的。

3. 患者，女性，25岁。产后第6天出血寒战、高热、腰痛，尿白细胞30个/HP，且伴有夜尿增多、下腹痛，肾区叩击痛（±），血压轻度升高。血常规：白细胞计数18×10^9/L。应该抗菌药物治疗应在取尿标本送检后立即进行。

【热点提示】产妇是在产后6天出现夜尿增多、下腹痛，白细胞计数增高泌尿系统感染的症状，所以需要在抗菌药物治疗的同时进行尿液的检查。

4. 患者，女性，62岁。发热伴尿频、尿急3天。既往无类似发作史。查体：体温38.2℃，左侧肾区有叩击痛。血常规：白细胞计数12.5×10^9/L，中性粒细胞0.85，血红蛋白123g/L，血小板计数123×10^9/L。尿蛋白微量。尿沉渣镜检：红细胞2~3个/HP，白细胞40~50个/HP。肾功能正常。

（1）导致该病最可能的病原微量生物是革兰阴性杆菌。

（2）该患者抗感染治疗的疗程一般应为2周。

5. 预防 坚持多饮水，勤排尿，避免细菌在尿路繁殖，是最有效的预防方法。

6. 转诊

（1）经规范治疗仍反复发作，建议转上级医院进一步筛查易感因素及尿细菌学检查。

（2）急性肾盂肾炎全身中毒症状明显者或疑有尿路复杂因素者。

（3）临床不除外慢性肾盂肾炎的患者，建议转上级医院进一步评估。

考点：慢性肾小球肾炎

1. 概述 简称慢性肾炎，是指以蛋白尿、血尿、水肿、高血压为基本临床表现，起病方式不同，病情迁延，缓慢进展，终将发展为慢性肾衰竭的一组疾病。

2. 临床表现 呈多样性，主要表现为血尿、蛋白尿，可伴有水肿、高血压、肾功能不全，病情迁延，肾功能进行性减退，最终发展至尿毒症。

重点提醒

由于慢性肾炎的病理类型及病期不同，主要临床表现可各不相同，疾病表现呈多样化。

3. 诊断与鉴别诊断

（1）诊断标准：蛋白尿和/或血尿，伴或不伴水肿、高血压，病史在3个月以上，无论有无肾功能损害，均应考虑此病，在除外继发性肾小球肾炎和遗传性肾小球肾炎后，即可诊断本病。

必考热点

1. 患者，男性，41岁。间歇性水肿10余年，伴恶心、呕吐10天。血压160/110mmHg，血常规Hb 80g/L。尿常规：尿蛋白（++），颗粒管型2~3个/HP。血Cr 490μmol/L。

（1）原发病的诊断可能是慢性肾小球肾炎。

（2）为了判断上述患者是否为慢性肾功能不全，应首选的检查是肾脏B超。

2. 患者，男性，35岁。间断双下肢水肿4年，血压升高2年，加重1周。查体：血压155/100mmHg，眼睑及双下肢轻度水肿。血常规：白细胞计数6.5×10^9/L，中性粒细胞0.62，血红蛋白113g/L，血小板计数213×10^9/L。尿蛋白（++），尿沉渣镜检红细胞10~15个/HP。肾功能正常。最可能的诊断是慢性肾小球肾炎。

（2）鉴别诊断：慢性肾小球肾炎的鉴别诊断见表 14-115。

表 14-115　慢性肾小球肾炎的鉴别诊断

项目	内容
继发性肾小球肾炎	如狼疮性肾炎、过敏性紫癜肾炎、乙型肝炎病毒相关性肾小球肾炎等，有相应的肾外受累的表现及血清学检查异常
原发性高血压肾损害	既往有较长时间的高血压病史，肾小管功能异常（如尿浓缩功能减退、尿比重降低和夜尿增多）早于肾小球功能损害，尿检异常较轻（尿蛋白定量<2g/d，以中、小分子蛋白为主），常伴有高血压其他靶器官损害（眼底、心脏、脑）
无症状性血尿和/或蛋白尿	一般无水肿、高血压和肾功能损害
遗传性肾炎	青少年起病，有阳性家族史，可伴有耳部病变及眼底改变
慢性肾盂肾炎	有反复发作的尿路感染史，尿细菌学检查常阳性

4. 治疗原则　见表 14-116。

表 14-116　慢性肾小球肾炎的治疗原则

项目	内容
饮食限制	饮食限盐，肾功能不全者还应控制蛋白摄入量及限磷
积极控制血压	1. 理想的血压控制目标为 130/80mmHg 以下。尿蛋白的治疗目标是争取减少至小于 1g/d 2. 在无禁忌证的情况下，首选具有保护肾脏的药物，如血管紧张素转换酶抑制药（ACEI）或血管紧张素Ⅱ受体阻断（ARB）
对症处理	避免劳累、预防感染、纠正水电解质和酸碱平衡紊乱，避免使用肾毒性药物
肾穿刺活检	如有条件行肾穿刺活检，应根据肾脏病理类型进行针对性治疗

重点提醒

慢性肾炎的治疗应以防止或延缓肾功能进行性恶化、改善或缓解临床症状及防治心脑血管并发症为主要目的，而不以消除尿红细胞或轻度尿蛋白为目标。

必考热点

1. 慢性肾小球肾炎患者，理想血压应控制在 130/80mmHg 以下。

【热点提示】慢性肾小球肾炎理想的血压控制目标为 130/80mmHg 以下。

2. 慢性肾小球肾炎伴有高血压病的首选药是 ACEI 或 ARB。

【热点提示】在无禁忌证的情况下，首选具有保护肾脏的药物，血管紧张素转换酶抑制药（ACEI）或血管紧张素Ⅱ受体阻断药（ARB）。

5. 转诊指征

（1）首次就诊的慢性肾炎综合征患者，建议转上级医院进一步筛查继发性肾炎的病因。

（2）维持治疗的慢性肾炎患者，出现肾功能快速进展或严重并发症。

必考热点

患者，男性，38岁。间断水肿3年，加重1个月。查体：血压150/80mmHg，双下肢中度凹陷性水肿。尿蛋白（+++），尿沉渣镜检红细胞30~40个/HP，肾功能快速进展。下一步最应给予的处理是转至上级医院治疗。

考点：慢性肾衰竭

1. 概述

（1）慢性肾衰竭系指各种原发和继发的慢性肾脏疾病进行性恶化，逐渐出现肾功能不全发展到最终的统一性结局。目前这一概念在全球肾脏病界已被慢性肾脏病（CKD）所取代。

（2）CKD指肾损害或肾小球滤过率（GFR）<60ml/(min·1.73m^2）持续时间至少为3个月；肾损害指肾出现病理改变或损害指标如血或尿检查异常，影像学检查异常。

必考热点

慢性肾病指肾损伤和/或GFR<60ml/（min·1.73m^2）。持续时间至少为3个月。

2. 临床表现

（1）水、电解质、酸碱平衡失调：见表14-117。

表14-117 慢性肾衰竭的水、电解质、酸碱平衡失调表现

项目	内容
水	可有水潴留，但也有脱水。当肾小球普遍严重受损时滤过减少，出现少尿
钾	晚期肾衰竭患者多有血钾增高
酸碱平衡失调	由于酸性物质排出减少、肾小管泌氢和泌NH_4^+能力下降导致血浆中HCO_3^-浓度下降出现代谢性酸中毒。当酸中毒时体内多种酶活性受抑制，患者可有严重临床表现，出现呼吸深长、嗜睡甚至昏迷死亡

（2）消化系统：慢性肾衰竭患者最早出现的表现有食欲缺乏、恶心、呕吐。晚期患者可有消化道出血。

（3）心血管系统：大多数患者有不同程度的高血压。长期高血压、容量负荷过重和贫血，患者会出现左心室肥厚或尿毒症性心肌病，出现心力衰竭、心律失常，晚期或透析患者可以有心包炎的表现及动脉粥样硬化的快速进展。

（4）血液系统：见表14-118。

表14-118 慢性肾衰竭的血液系统临床表现

项目	内容
贫血	多为正常细胞正色素性贫血，其主要原因是肾脏生成促红细胞生成素（EPO）减少所致
出血倾向	患者末梢血白细胞和血小板计数变化不大，但其功能受损

必考热点

1. 慢性肾功能不全尿毒症期必有的临床表现是贫血。

【热点提示】在慢性肾衰竭的不同阶段均可以合并有不同程度的贫血，多为正常细胞正色素性贫血，其主要原因是肾脏生成促红细胞生成素（EPO）减少所致。患者血浆中存在的红细胞生长抑制因子、红细胞寿命缩短、失血、营养不良等诸多因素也是造成其贫血的原因。患者末梢血白细胞和血小板计数变化不大，但其功能受损，所以患者易发生感染并有出血倾向（与凝血机制异常亦有关系）。

2. 典型慢性肾功能不全的水、电解质紊乱是高钾血症、低钙血症、高磷血症、高镁血症、代谢性酸中毒。

【热点提示】血磷由肠道吸收以及肾脏排泄来调节，因此肾功能不全时血磷增高；其可与血钙结合形成磷酸钙沉积，降低血钙，并抑制1,25-二羟维生素D_3合成，故血钙下降；肾脏通过泌氢离子、重吸收碳酸氢根离子调整酸碱平衡，同时可排除磷酸、硫酸等酸性物质，肾衰竭时上述功能障碍，故产生代谢性酸中毒；肾排镁减少，因此常有轻度高镁血症。

（5）呼吸系统：见表14-119。

表14-119　慢性肾衰竭的呼吸系统临床表现

项目	内容
肺水肿	有代谢性酸中毒时呼吸深而长，水潴留和心力衰竭
尿毒症肺	胸部X线检查可见肺门两侧出现对称型蝴蝶状阴影

（6）矿物质及骨代谢异常：见表14-120。

表14-120　慢性肾衰竭矿物质及骨代谢异常临床表现

项目	内容
血清磷升高	排磷减少
血清钙降低	肾脏产生活性维生素D_3的功能减退
继发性甲状旁腺功能亢进	钙浓度降低刺激甲状旁腺激素（PTH）分泌增加
骨骼系统	高转化性骨病、低转化性骨病和混合性骨病，统称为肾性骨营养不良。患者可有骨酸痛甚至发生自发性骨折

必考热点

1. 患者，男性，43岁。因恶心、呕吐1周就诊。检查：贫血貌，血压195/110mmHg，血肌酐981μmol/L。肾脏B超：长轴7.8cm。最可能的诊断是慢性肾衰竭。

【热点提示】慢性肾衰竭的诊断通常不难，过去病史不明的需和急性肾衰竭鉴别。贫血、尿毒症面容，低钙、高磷血症，双肾缩小均支持本病的诊断。必要时可行肾活检。应尽可能查出引起慢性肾衰竭的基础疾病。

2. 患者，男性，35岁。眼睑水肿4年，下肢水肿，伴腹水3个月。查体：BP 180/100mmHg，无颈静脉怒张，心界无扩大，心率120次/分，心律齐，腹水征阳性，肝、脾未触及。检查：Hb 60g/L，血尿素氮（BUN）21mmol/L，尿比重1.010，尿蛋白（++），初步诊断为慢性肾功能不全。

【热点提示】根据大量蛋白尿、水肿、贫血及肾功能BUN明显升高的综合表现，分析患者为慢性肾功能不全。

（7）神经、肌肉系统：见表 14-121。

表 14-121　慢性肾衰竭的神经、肌肉系统临床表现

项目	内容
早期	乏力、失眠、记忆力减退、注意力不集中等症状
后期	尿毒症性脑病和周围神经病变症状，出现嗜睡、抽搐、昏迷，肢体（下肢更常见）远端对称性感觉异常，“不安腿”，肌无力等

（8）内分泌系统：见表 14-122。

表 14-122　慢性肾衰竭的内分泌系统临床表现

临床表现	病因
贫血	肾脏本身分泌 EPO 减少
肾性骨病	分泌活性维生素 D_3 减少
激素在体内蓄积	肾脏本身降解、排出激素的功能降低
体温偏低、怕冷、闭经、不孕等	患者有甲状腺及性腺功能受损

（9）代谢紊乱：见表 14-123。

表 14-123　慢性肾衰竭代谢紊乱的临床表现

临床表现	病因
蛋白质缺乏	蛋白分解大于合成造成严重的蛋白质缺乏；必需氨基酸减少，非必需氨基酸相对升高
高脂血症	有高脂血症，主要是甘油三酯增加，低密度及极低密度脂蛋白升高
糖耐量降低	患者空腹血糖多正常，但糖耐量降低，与胰岛素靶组织反应受损有关

（10）其他：慢性肾衰竭患者多有皮肤瘙痒，面色较暗且萎黄并稍有水肿感。

3. 治疗原则

（1）非透析疗法的原则：见表 14-124。

表 14-124　慢性肾衰竭非透析疗法的原则

项目	内容
营养治疗	保证足够的热量摄入（每天每千克体重 30~35kcal）以避免蛋白质的过多分解。蛋白质的摄入应采用优质低量的原则。优质（动物）蛋白质入量应占 50%。限制磷的摄入。可加用必需氨基酸、α-酮酸和 α-羟酸。水溶性 B 族维生素及维生素 C、活性维生素 D 应给予补充
维持水、电解质平衡，纠正酸中毒	1. 合并高血压或水肿时，钠摄入量<2g/d（氯化钠摄入量<5g/d） 2. 当 GFR 下降至 20~25ml/（min · 1.75m²）或更低时，易出现高钾血症，应积极处理，同时避免使用可引起高钾血症的药物，如 ACEI、ARB、保钾利尿药 3. 对高钾血症患者，当血清钾>5.5mmol/L 时，可用聚磺苯乙烯（降钾树脂）口服 4. 患者如有酸中毒亦应积极纠正
纠正钙、磷代谢紊乱和继发性甲状旁腺功能亢进	首先控制血清磷水平，通过限磷饮食及应用磷结合剂。降低血磷后如 PTH 仍高可以给予活性维生素 D 治疗

续　表

项目	内容
纠正贫血	给予补充 EPO 以及铁剂等
控制高血压	血管紧张素转换酶抑制药（ACEI）或血管紧张素Ⅱ受体阻断药（ARB）能够降低系统性高血压和肾小球内高压。但如果血肌酐升高>264μmol/L，或孤立肾、双肾动脉狭窄患者，或老年人，使用此类制剂可致急骤肾功能恶化，故应慎用或不用
清除体内毒性代谢产物	口服吸附剂或中药大黄等

（2）肾脏替代治疗：见表 14-125。

表 14-125　慢性肾衰竭的肾脏替代治疗

项目	内容
治疗方法	包括血液净化和肾脏移植
适应证	限制蛋白摄入等不能缓解尿毒症症状
	难以纠正的高钾血症
	难以控制的进展性代谢性酸中毒
	难以控制的水钠潴留，合并充血性心力衰竭或急性肺水肿
	尿毒症性心包炎
	尿毒症脑病和进展性神经病变

重点提醒

慢性肾脏病的患者治疗的基本对策是坚持病因治疗，避免和消除肾功能急剧恶化的危险因素，阻断或抑制肾单位损害渐进性发展的各种途径、保护健存肾单位。

4. 转诊

（1）首诊肾功能不全，不能鉴别急性或者慢性肾衰竭者。

（2）慢性肾衰竭患者短期内肾功能急剧恶化，提示可能存在某些可逆因素造成疾病快速进展。

（3）慢性肾衰竭患者进展到终末期肾衰竭，有血液净化指征者。

考点：良性前列腺增生

1. 概述　良性前列腺增生简称前列腺增生，是引起老年男性排尿障碍原因中最为常见的一种良性疾病。

2. 临床表现　前列腺增生多在 50 岁以后出现症状，60 岁左右症状逐渐加重。前列腺增生的临床表现见表 14-126。

表 14-126　前列腺增生的临床表现

项目	内容
尿频	尿频是前列腺增生最早出现的症状，有时会出现急迫性尿失禁

续 表

项目	内容
排尿困难	进行性加重的排尿困难，为前列腺增生最典型的症状。主要表现为排尿迟缓、断续、尿线变细、射程变短、终末滴沥、排尿时间延长，排尿结束后常有尿不尽感
慢性尿潴留	梗阻加重到一定程度时，膀胱逼尿肌功能受损，收缩乏力，排尿终末膀胱内仍有尿液残留，称为残余尿。随着病情加重，残余尿逐渐增多，继而发生慢性尿潴留。膀胱过度充盈达到膀胱容量极限时，会有尿液不自主地从尿道口溢出，称为充盈性尿失禁
其他	前列腺增生合并尿路感染时，可以出现尿频、尿急以及尿痛的尿路刺激症状
	长期尿潴留可以导致膀胱结石形成。严重梗阻导致膀胱压力升高，可以使尿液经输尿管反流，引起上尿路积水，最终肾功能受损害，而出现肾功能不全
	长期排尿困难导致腹压增高，可以并发腹股沟疝、内痔、脱肛等疾病
直肠指检	直肠指检是诊断前列腺疾病重要的检查方法
	前列腺增生时，能够触到前列腺增大、表面光滑、界限清晰、质韧、中央沟变浅或消失
	发生前列腺癌时，前列腺形状不规则、表面不光滑、有硬结等现象

重点提醒

前列腺增生的症状严重程度与前列腺腺体增大程度不一定成正比，而是取决于增大的前列腺所导致的梗阻程度。

必考热点

1. 良性前列腺增生最主要的临床表现是排尿困难。

【热点提示】良性前列腺增生压迫尿道，引起急性尿潴留，突然不能排尿，而导致膀胱内充满尿液。

2. 良性前列腺增生最重要的症状是进行性排尿困难。

3. 前列腺增生症最早出现的症状往往是尿频。

【热点提示】前列腺增生最常见的早期症状是尿频。夜间尤甚。系增生的前列腺充血刺激引起。随着病情发展，出现前列腺增生最重要的症状是排尿困难，典型表现有尿迟、断续、尿流细无力，射程短，排尿时间延长，终末滴沥，尿不尽感等，残余尿过多逐渐发生尿潴留及充盈性尿失禁，合并感染或结石时可发生尿频、尿急、尿痛和血尿。

4. 诊断前列腺疾病重要的检查方法是直肠指检。

5. 良性前列腺增生好发于中央区。

【热点提示】前列腺增生时，可以触到前列腺增大、表面光滑、界限清晰、质韧、中央沟变浅或消失，据此即可做出初步判断。

6. 男性，患者，62 岁。因排尿困难 6 年，不能排尿 1 天来诊。查下腹部扪及囊性包块，直肠指诊前列腺Ⅱ°大，质地韧，表面光滑，中央沟消失。血前列腺特异性抗原（PSA）2. 2ng/mL、BUN 4. 5mmol/L、肌酐（Cr）267μmol/L。可能的诊断是良性前列腺增生。

【热点提示】良性前列腺增生常常有慢性排尿困难等病史，直肠指诊前列腺肿大，质地韧，表面光滑，中央沟消失，血 PSA 不高。

3. **治疗原则** 见表 14-127。

表 14-127 前列腺增生的治疗原则

项目	内容
观察等待	对于梗阻症状较轻，不影响生活与睡眠的患者，一般不需要治疗，可以观察等待，定期随访
药物治疗	抑制前列腺腺体增生的药物，如非那雄胺等
	解除前列腺平滑肌痉挛的药物，如特拉唑嗪、坦索罗辛等
手术治疗	对于症状严重、存在明显梗阻或有并发症者，应选择手术治疗。经尿道前列腺切除术是目前最常用、最有效的手术方式，适合于绝大多数前列腺增生患者，被称为前列腺增生治疗的金标准
其他疗法	如前列腺扩张术、射频消融治疗

必考热点

前列腺增生最有效的治疗方法是经尿道前列腺切除术。

【热点提示】经尿道前列腺切除术是目前最常用、最有效的手术方式，适合于绝大多数前列腺增生患者，被称为前列腺增生治疗的金标准。

4. **转诊**

（1）经药物治疗后症状无明显改善者。

（2）症状严重或存在并发症，需要手术治疗者。

（3）不能排除前列腺癌者。

（4）合并急性尿潴留者，转诊前应先留置导尿管，导尿管插入困难者可先行膀胱穿刺抽吸尿液后及时转诊。

考点：尿路结石

1. **概述** 尿路结石又称尿石症。尿路结石的概述见表 14-128。

表 14-128 尿路结石的概述

项目	内容
年龄	好发于 25~40 岁；儿童尿路结石多发生于 2~6 岁，常与畸形、感染、营养不良有关
分类	上尿路结石（肾结石、输尿管结石）和下尿路结石（膀胱结石和尿道结石）
成分	以草酸钙结石最常见，磷酸盐、尿酸盐、碳酸盐结石次之，胱氨酸结石罕见
影响因素	年龄、性别、种族、遗传、环境、饮食习惯和职业。如动物蛋白摄入过多时，容易形成肾结石；营养状况差，动物蛋白摄入过少时容易形成膀胱结石

重点提醒

1. 尿路结石可引起泌尿道直接损伤、梗阻、感染或恶性变。

2. 绝大多数输尿管结石是肾结石排出过程中停留或嵌顿于输尿管的狭窄处所致，并以输尿管下 1/3 处最多见。

2. 临床表现 见表14-129。

表14-129 尿路结石的临床表现

项目	内容
疼痛	肾结石：并发肾积水或感染时，可出现上腹或腰部钝痛或隐痛
	输尿管结石：可引起肾绞痛，典型的表现为疼痛剧烈难忍、辗转不安，并沿输尿管走行放射至腰背部、上腹部和大腿内侧，常伴有恶心、呕吐等消化道症状
血尿	较大结石多在剧烈活动后出现血尿，可以是肉眼或镜下血尿，以后者更为常见
感染症状	结石伴感染时，可出现尿频、尿急、尿痛。继发急性肾盂肾炎或肾积脓时，可有畏寒、发热、寒战等全身症状
排尿中断和排尿困难	膀胱结石典型症状为排尿突然中断，疼痛放射至远端尿道及阴茎头部，小儿患者常用手搓拉阴茎。跑跳或改变排尿体位后，可能恢复排尿
	排尿困难是尿路结石的典型症状，点滴状排尿，伴会阴部剧痛，可发生急性尿潴留
其他	结石导致肾功能严重受损时，也可以出现恶心、呕吐、食欲缺乏等胃肠道症状。上尿路结石查体可以发现肾区叩击痛；尿路结石引起较大肾积水时，可以在上腹部触及肾脏

重点提醒

肾和输尿管结石为上尿路结石，主要症状是疼痛和血尿。

必考热点

1. 血尿伴排尿时痛，尿流中断或排尿困难见于膀胱结石。

【热点提示】营养状况差，动物蛋白摄入过少时容易形成膀胱结石，膀胱结石常伴血尿、排尿困难及尿线中断。

2. 上尿路结石出现血尿的特点是活动后血尿。

3. 某青年在运动过程中突发左腰部绞痛、血尿，最大可能是肾、输尿管结石。

【热点提示】肾、输尿管结石的临床表现与结石大小、活动程度、有无梗阻、感染有关。血尿常在活动、绞痛后出现，一般为镜下血尿。

4. 患者，男性，30岁。突发左腰部绞痛伴镜下血尿，左腰部轻度压痛和叩击痛，无肌紧张，应考虑是肾输尿管结石。

5. 患者，女性，20岁。近1年时有右下腹疼痛伴膀胱刺激征。查体：腹软、右下腹深压痛，右腰部轻叩击痛。尿常规：红细胞（++），白细胞（+）。肾图检查：右侧呈梗阻型曲线，应考虑为右输尿管下段结石。

【热点提示】右侧输尿管结石多为右下腹绞痛，向会阴部和外生殖器放射，右侧肾区通常有叩击疼痛，沿右侧输尿管压痛。尿检通常可查到大量红细胞。腹部X线平片可发现阳性结石影，超声检查可发现右侧肾盂积水及输尿管扩张。

6. 患者，男性，45岁。阵发性右腹绞痛1天，伴恶心呕吐，无发热，腹痛发作时向右下腹放射，伴尿频、尿痛等症状。查体：腹软，右下腹有压痛，无反跳痛，膀胱区不胀，血WBC正常。尿常规示WBC 0~1个/HP，RBC 7~10个/HP。最可能的诊断是输尿管结石。

3. 诊断 根据患者的病史、症状、体征及辅助检查可进行诊断。

（1）病史：询问患者有无既往泌尿生殖系统疾病史或泌尿系统解剖异常，或存在其他上述致病因素，如服用氨苯蝶啶等药物、饮食结构失衡。

（2）症状：疼痛、血尿、排尿困难、膀胱刺激症状等。

（3）体征：有肾区叩击痛及放射痛，考虑上尿路结石；直肠-腹部双合诊可触及较大的膀胱结石，直肠指检可触及后尿道结石，沿尿道可触及前尿道结石。

（4）实验室检查：具体如下。①结石成分分析：可明确结石性质，辅助制定治疗及预防措施，常用红外光谱法。②尿液分析：肉眼或镜下可见血尿，脓尿提示存在感染，也可通过测定尿液 pH、草酸、尿酸、钙水平等了解结石成因；合并细菌感染者应行尿液培养检查，明确病原菌。

（5）影像学检查：具体如下。①B 超：可显现结石影像、观察肾积水及肾实质萎缩情况，怀疑尿路结石者首选此项检查。②X 线：尿路平片可发现大部分结石，但不显示纯尿酸结石及胱氨酸结石。③CT：可发现以上检查不可见的或体积较小的结石，可鉴别结石、肿瘤等；增强 CT 可明确肾积水情况及肾实质厚度。④磁共振水成像：了解结石梗阻后肾输尿管积水的情况。

（6）内镜检查：包括膀胱镜、输尿管硬、软镜以及经皮肾镜等，多在影像学检查后仍疑诊时辅助诊断，可直接见到结石并可同时进行治疗。

4. 治疗原则

（1）肾绞痛的处理：以解痉镇痛为主，可用药物有阿托品、吲哚美辛、黄体酮、哌替啶等。

（2）保守治疗：适用于直径<0.6cm、表面光滑、无远端尿路梗阻及感染的输尿管结石。主要措施包括多饮水、做跳跃活动，必要时给予抗感染以及解痉药等。中西医结合治疗效果良好。特殊成分的结石，可以通过药物调节尿液酸碱度，促进结石溶化。如胱氨酸结石和尿酸结石，可口服氯化铵碱化尿液，使结石溶化。

（3）体外冲击波碎石：尿路结石体外冲击波碎石的适应证和禁忌证见表 14-130。

表 14-130　尿路结石体外冲击波碎石适应证和禁忌证

项目	内容
适应证	结石直径≤2.0cm 的肾结石和输尿管结石
禁忌证	结石远端尿路梗阻、妊娠期、出血性疾病、严重的心脑血管疾病等

必考热点

1. 小于 0.6cm 的肾结石，治疗措施是药物及溶石治疗。

【热点提示】肾结石直径不同处理方式也不同：<0.8cm 的结石采用药物及溶石治疗；0.8~2.0cm 的结石采用体外冲击波治疗。

2. 肾盂结石 1.2 cm，IVP 右肾功能正常，轻度积水，输尿管通畅，首选的治疗方法是体外冲击波碎石。

【热点提示】体外冲击波碎石通过 X 线检查或 B 超对结石进行定位，利用高能冲击波聚焦后作用于结石，使结石裂解，随尿液排出体外。主要适应证是结石直径≤2.0cm 的肾结石和输尿管结石。

3. 上尿路结石行体外冲击波碎石的禁忌证是结石远端尿路梗阻、妊娠期、出血性疾病、严重的心脑血管疾病等。

4. 患者，男性，30 岁。右肾盂结石 1.5cm，静脉尿路造影左肾轻度积水，肾功能正常。该患者首选的治疗方法是体外冲击波碎石。

5. 患者，男性，45 岁。右腰部阵发性绞痛 3 天，向大腿内侧放射。查体：右腰部轻度压痛和叩击痛，无腹肌紧张。尿沉渣镜检：红细胞满视野。泌尿系统 X 线平片示骨盆上缘椎体右侧直径 0.5cm 高密度影。

（1）最可能的诊断是输尿管结石。

（2）首选治疗方案是解痉治疗并大量饮水。

（4）手术治疗：目前多采用腔内技术治疗。

（5）尿道结石的处理：尿道结石的处理见表 14-131。

表 14-131 尿道结石的处理

结石	处理
前尿道结石	可压迫结石近端尿道，阻止结石后退，经尿道口注入无菌液状石蜡，再轻轻地向尿道远端推挤、钳出结石
后尿道结石	可用尿道探条将结石轻轻地推入膀胱，再按膀胱结石处理

（6）结石预防：大量饮水可以增加尿量，稀释尿液，减少晶体沉积；调节饮食结构；及时治疗引起结石的疾病。

重点提醒

对尿路结石的治疗必须实施个体化治疗，有时需要各种方法综合治疗。

5. 转诊治疗的情况 上尿路结石直径≥1cm或估计保守治疗结石不能排出者；结石合并感染引发败血症者；结石复发者，可转诊至上一级医院行结石分析或进一步检查寻找结石形成的原因。

考点：异位妊娠

1. 概述 孕卵在子宫体腔外着床称为异位妊娠，俗称“宫外孕”。以输卵管妊娠最常见。常由于输卵管管腔或周围的炎症，引起管腔通畅不佳，阻碍孕卵正常运行，使之在输卵管内停留、着床、发育，导致输卵管妊娠。典型症状为停经、腹痛与阴道流血三联征。

必考热点

1. 异位妊娠最常见的着床部位是输卵管。
2. 异位妊娠指发生在子宫体腔以外的妊娠。
3. 输卵管妊娠典型的症状为停经、腹痛、阴道流血。

2. 临床表现

（1）症状：见表14-132。

表 14-132 异位妊娠的症状

症状	内容
停经	除输卵管间质部妊娠停经时间较长外，输卵管壶腹部和峡部妊娠多有6~8周停经史
阴道出血	常表现为短暂停经后不规则阴道流血，色暗红，量少，一般不超过月经量。少数患者阴道流血量较多，类似月经，阴道流血可伴有蜕膜碎片排出
腹痛	95%以上的输卵管妊娠的患者以腹痛为主诉就诊
晕厥与休克	由于腹腔急性内出血及剧烈腹痛，轻者出现晕厥，严重者出现失血性休克，与阴道流血量不成正比。表现为无力、心悸、头晕等。出血越多越快，症状出现也越迅速越严重，但与阴道流血量不成正比

（2）体征：见表 14-133。

表 14-133　异位妊娠体征

体征	内容
出现流产或破裂时体征	出血量不多时患侧下腹明显压痛，反跳痛，轻度肌紧张
	出血多时可出现腹部膨隆，全腹压痛及反跳痛，压痛以患侧输卵管处为甚。移动性浊音阳性。严重者贫血貌，出现休克表现，如面色苍白、四肢厥冷、脉速细弱、血压下降等
盆腔体征	妇科检查可见阴道少量血液，后穹隆饱满，触痛。宫颈举痛明显。子宫略增大变软，内出血多时子宫漂浮感；子宫后方或患侧附件区增厚、压痛或可触及边界不清的压痛包块

必考热点

患者，女性，30 岁，已婚。现停经 47 天，尿妊娠试验阳性。2 小时前因与爱人吵架出现左下腹撕裂样剧痛，伴肛门坠胀，面色苍白。查体：血压 80/50mmHg，左下腹压痛、反跳痛明显，有移动性浊音，阴道有少量出血。应首先考虑的是异位妊娠。

3. 诊断（鉴别诊断）

（1）诊断：见表 14-134。

表 14-134　异位妊娠的诊断

项目	内容
血 β-hCG 测定	是目前早期诊断异位妊娠的重要方法。异位妊娠时一般较正常妊娠时血 hCG 低
超声诊断	B 超检查对异位妊娠的诊断尤为常用，阴道 B 超检查较腹部 B 超检查准确性更高。特点是宫腔空虚，宫旁出现低回声区。有时宫腔内出现假孕囊，易误诊为宫内孕。可结合 hCG 测定情况综合判定
诊断性刮宫	在不能排除异位妊娠时，可行诊断性刮宫术，获取子宫内膜进行病理检查
后穹隆穿刺或腹腔穿刺	后穹隆穿刺辅助诊断异位妊娠被广泛采用，适用于疑有腹腔内出血。若抽出血液放置后不凝固，证明有血腹存在

必考热点

1. 孕妇，26 岁。停经 48 日后出现阴道少量流血伴右下腹隐痛。今晨起床时突然右下腹剧痛来院。检查：BP 90/60mmHg，面色苍白，下腹稍膨隆，右下腹压痛明显，肌紧张不明显，叩诊移动性浊音（±）。妇科检查：子宫稍大稍软，右附件区触及有压痛包块。恰当诊断应是异位妊娠。

2. 患者，女性，24 岁，已婚。停经 38 天，突然下腹部疼痛剧烈，呈持续性，伴头晕乏力，甚则晕厥，尿妊娠试验（+）。应首选的检查方法是阴道后穹隆穿刺。

【热点提示】根据症状初步怀疑为异位妊娠，阴道后穹隆穿刺对异位妊娠的诊断有重要意义且可迅速实施，腹腔穿刺一般不作为异位妊娠的检查手段，诊断性刮宫及腹腔镜检查需较长准备时间，双合诊诊断的特异性不高。

3. 患者，女性，28 岁，已婚。一年半前人工流产 1 次，平素月经正常。因停经 35 天后少量阴道流血 1 周，下腹隐痛 4 天来诊。妇科检查：子宫颈口闭、举痛（+），子宫如正常大小，左侧触及 3cm×3cm×2cm 大小的包块，有触痛。尿 hCG（+）。最可能的诊断是异位妊娠。

4. 患者，女性，26岁。停经45天，突感下腹坠痛及肛门坠胀感，少量阴道流血及头晕、呕吐半天。查体：面色苍白，BP 80/40mmHg，腹肌略紧张，下腹压痛。妇科检查：阴道少量血性物，宫颈举痛（+），后穹隆饱满，子宫稍大，附件区触诊不满意。

（1）首选检查项目应是后穹隆穿刺。

（2）本例最可能的诊断是异位妊娠。

【热点提示】穹隆穿刺辅助诊断异位妊娠被广泛采用，适用于疑有腹腔内出血。若抽出血液放置后不凝固，证明有血腹存在。若未抽出液体，也不能排除异位妊娠的诊断。对于腹部明显膨隆、移动性浊音阳性者可直接行腹腔穿刺。异位妊娠出现流产或破裂时有下列体征出血量不多时患侧下腹明显压痛、反跳痛，轻度肌紧张；出血多时可出现腹部膨隆，全腹压痛及反跳痛，压痛以患侧输卵管处为甚。移动性浊音阳性。严重者贫血貌，出现休克表现，如面色苍白、四肢厥冷、脉速细弱、血压下降等。妇科检查可见阴道少量血液，后穹隆饱满、触痛。宫颈举痛明显。子宫略增大变软，内出血多时子宫漂浮感；子宫后方或患侧附件区增厚、压痛或可触及边界不清的压痛包块。

（2）鉴别诊断：见表14-135。

表14-135 异位妊娠的鉴别诊断

项目	内容
早期妊娠流产	有停经史，hCG测定阳性，但腹痛为下腹中央阵发性疼痛，妇科检查宫口可开大或有组织堵塞，附件区无包块，无压痛。B超检查可探及宫内妊娠囊，宫旁无异常
卵巢黄体破裂	疼痛性质及下腹查体同异位妊娠，但患者无停经史，发作时间在黄体期，hCG测定阴性可作出鉴别
卵巢囊肿蒂扭转	表现为一侧附件区的突发剧痛，无阴道流血，无停经史，查体患侧附件区可触及包块，界清，触痛明显。B超及hCG测定可帮助鉴别
急性阑尾炎	典型者表现为转移性右下腹疼痛，伴发热，白细胞计数、中性粒细胞计数明显增多。无停经史，hCG测定阴性，B超检查附件区无包块可鉴别

重点提醒

阴道后穹隆穿刺阴性不能排除异位妊娠。

4. 治疗原则 输卵管妊娠以手术治疗为主，其次是药物治疗（可用化疗药物甲氨蝶呤）。

5. 转诊 见表14-136。

表14-136 异位妊娠的转诊

项目	内容
对生命体征不稳定或有明显内出血的患者	立即开通静脉通道，给予快速输液的同时快速就近转到有手术条件的医院
对诊断明确，没有内出血征象的患者	尽快转诊到上级医院住院治疗。并告知转诊过程中的注意事项，如要避免剧烈活动、家属陪同等
对于症状轻微，可疑异位妊娠，又没条件明确诊断者	应转诊到上级医院，尽早明确诊断，以免贻误病情

考点：滴虫阴道炎

1. 概述（常见病因） 见表14-137。

表14-137 滴虫阴道炎的病因、特点与传播途径

项目	内容
病因	由阴道毛滴虫引起
特点	滴虫属厌氧性寄生虫，适宜在温度为25~40℃、pH 5.2~6.6的潮湿环境中生长，脱离人体后仍能生存数小时，月经后易发病
传播途径	经性生活直接传播，是主要的传播方式
	间接传播，经由公共浴池、浴盆、游泳池、坐便器、污染的器械及敷料等传播

2. 临床表现、诊断与鉴别诊断 滴虫阴道炎的临床表现、诊断与鉴别诊断见表14-138。

表14-138 滴虫阴道炎的临床表现、诊断与鉴别诊断

项目	内容
临床表现	1. 典型表现是阴道分泌物增多及外阴瘙痒。分泌物典型特点为稀薄脓性、泡沫状、有臭味 2. 若合并其他感染，则呈脓性、黄绿色 3. 若合并尿路感染，可有尿频、尿痛、尿急甚至血尿
妇科检查	阴道黏膜充血，严重者常有散在出血点，后穹隆白带增多，呈灰黄色泡沫状稀薄液体或黄绿色脓性分泌物，严重者阴道分泌物中混有血丝
确诊	典型病例容易诊断，阴道分泌物悬滴法检查找到滴虫即可确诊
鉴别诊断	根据分泌物特点、阴道黏膜表现、分泌物检查等与其他阴道炎相鉴别

必考热点

1. 患者，女性，55岁，已婚。近3天白带下量多，色黄，质稀，有臭味。妇科检查：白带下量多，黄绿色，质稀，有泡沫。应首先考虑的是滴虫阴道炎。

【热点提示】滴虫阴道炎分泌物特点：稀薄脓性，黄绿色、泡沫状、有臭味。

2. 患者，女性，28岁。主诉白带多伴外阴痒。检查见外阴皮肤有抓痕，窥器检查后穹隆处有多量稀薄的白色泡沫分泌物。根据上述症状、体征，初步诊断为滴虫阴道炎。

3. 患者，女性，23岁。主诉阴道瘙痒，阴道分泌物增多并有难闻的气味。患者否认发热、背痛、排尿困难、血尿或阴道出血。她与多位性伴侣有频繁性生活，很少使用防护措施。检查中有中量绿色泡沫状分泌物。对分泌物进行胺臭味试验检测为阴性，测得pH为6。显微镜下见多鞭毛的微生物。该患者最可能的诊断是滴虫阴道炎。

【热点提示】阴道毛滴虫是一种有多鞭毛的原虫，可以导致性传播阴道炎。最常见的症状包括阴道分泌物增多并伴有难闻气味，小便困难，阴道瘙痒。毛滴虫感染导致阴道pH升高至>4.5（正常阴道pH是3.8~4.2）。

3. 治疗原则 滴虫阴道炎的治疗原则见表14-139。

表14-139 治疗滴虫阴道炎的治疗原则

项目		内容
全身用药	甲硝唑/替硝唑	甲硝唑2g，一次顿服；或甲硝唑400mg，口服，每日2次，连服7日；或替硝唑2g，一次顿服。替硝唑较甲硝唑不良反应轻
	用药禁忌	哺乳期用药期间及用药后24小时之内不宜哺乳。甲硝唑用药期间及停药24小时，替硝唑用药期间及停药72小时内禁止饮酒
注意事项		性伴侣应同时治疗，治愈前应避免无保护性交
		妊娠期滴虫阴道炎的治疗方案为甲硝唑400mg，每日2次，连服7日，用药前最好取得患者及其家属的知情同意
		为避免重复感染，内裤及洗涤用的毛巾应煮沸5~10分钟以杀灭病原体

重点提醒

1. 滴虫阴道炎首选全身治疗。
2. 滴虫阴道炎治疗采用口服抗滴虫药，性伴侣需同时治疗。

必考热点

治疗滴虫阴道炎选用甲硝唑。

考点：外阴阴道假丝酵母菌病

1. 概述（常见病因） 见表14-140。

表14-140 外阴阴道假丝酵母菌病的病因、特点、途径

项目	内容
病因	80%~90%的病原体为白假丝酵母菌
特点	白假丝酵母菌为机会致病菌，常见于阴道酸性环境（pH通常小于4.5），多见于孕妇、糖尿病患者及接受大量雌激素治疗者
途径	主要为内源性传染。假丝酵母菌可寄生于阴道、口腔、肠道，这3个部位的白假丝酵母菌可互相传染

2. 临床表现、诊断与鉴别诊断 见表14-141。

表14-141 外阴阴道假丝酵母菌病的临床表现、诊断与鉴别诊断

项目	内容
临床表现	主要表现为外阴、阴道瘙痒、灼痛，严重时坐卧不安，异常痛苦，还可伴有尿频、尿痛、性交痛。急性期白带增多，白带特征是白色稠厚，呈凝乳或豆腐渣样
妇科检查	见阴道黏膜充血、水肿，有白色膜状物黏附时，擦去白膜后露出红肿黏膜面，有时可见膜下黏膜糜烂及浅表溃疡

续　表

项目	内容
确诊	少许阴道分泌物，放于盛有10%氢氧化钾玻片上，光镜下找到芽孢和假菌丝即可确诊
鉴别诊断	应根据分泌物特点、阴道黏膜表现、分泌物检查等与其他阴道炎相鉴别

3. 治疗原则　见表14-142。

表14-142　外阴阴道假丝酵母菌病的治疗原则

项目		内容
消除诱因		若有糖尿病应给予积极治疗，及时停用广谱抗生素、雌激素及糖皮质激素。勤换内裤，用过的内裤、盆及毛巾均应用开水烫洗
单纯性外阴阴道假丝酵母菌病的治疗	局部用药	可选用下列药物放于阴道内
		咪康唑栓剂，每晚1粒（200mg），连用7天
		克霉唑栓剂，每晚1粒（150mg），连用7天
		制霉菌素栓剂，每晚1粒（10万U），连用10~14天
	全身用药	对不能耐受局部用药者、未婚妇女及不愿采用局部用药者，可选用口服药物
		常用药物：氟康唑150mg，顿服
复杂性外阴阴道假丝酵母菌病的治疗		严重外阴阴道假丝酵母菌病应延长治疗时间。复发性外阴阴道假丝酵母菌病，抗真菌治疗分为初始治疗及维持治疗
注意事项		妊娠合并外阴阴道假丝酵母菌病以局部治疗为主，禁用口服唑类药物；无须对性伴侣进行常规治疗，对有症状男性应进行假丝酵母菌检查及治疗，以预防女性重复感染

重点提醒

外阴阴道假丝酵母菌病选择局部或全身抗真菌药治疗，根据疾病分类决定疗程长短。

必考热点

1. 外阴阴道假丝酵母菌最主要的传染途径是内源性传染，寄生于阴道、口腔、肠道，这三个部位的白假丝酵母菌可互相传染。

【热点提示】外阴阴道假丝酵母菌病主要为内源性传染。假丝酵母菌可寄生于阴道、口腔、肠道，这三个部位的白假丝酵母菌可互相传染。此外，小部分患者可经性交直接传染，极少经污物间接传染。

2. 外阴阴道假丝酵母菌病的临床表现是白带多，白色凝乳状。

【热点提示】外阴阴道假丝酵母菌的临床表现为白带增多，呈白色凝乳状或豆渣样。外阴及阴道奇痒，灼痛、性交痛。

3. 妊娠、糖尿病患者及接受大量雌激素治疗者易发生外阴阴道假丝酵母菌病。

【热点提示】假丝酵母菌平时可存在于口腔、肠道、阴道中，但在环境条件适宜时才迅速繁殖，引起感染。幼女、孕妇、糖尿病妇女，长期应用抗生素、肾上腺皮质激素和雌激素的妇女易发生假丝酵母菌感染。

4. 患者，女性，32岁，中期妊娠合并糖尿病。近几天自觉白带增多，伴外阴瘙痒。妇科检查：阴道黏膜轻度充血，白色块状分泌物。其诊断可能为外阴阴道假丝酵母菌病。

考点：细菌性阴道病

1. 概述（常见病因） 见表14-143。

表14-143 细菌性阴道病的概念、病因及特点

项目	内容
概念	细菌性阴道病为阴道内正常菌群失调所致的一种混合感染
病因	阴道内乳酸杆菌减少而其他细菌大量繁殖，以厌氧菌居多
特点	无炎性改变

必考热点

细菌性阴道病最常见的病原体是厌氧菌。

【热点提示】细菌性阴道病时，正常阴道内乳酸杆菌减少而其他细菌大量繁殖，以厌氧菌居多。

2. 诊断与鉴别诊断 见表14-144。

表14-144 细菌性阴道病的诊断与鉴别诊断

项目	内容
1~4项条件中有3项阳性者，即可临床诊断为细菌性阴道病	1. 检出线索细胞：线索细胞即脱落的阴道表层细胞，边缘黏附大量的颗粒状物，细胞边缘不清或呈锯齿形，这些颗粒状物主要是加德纳菌 2. 胺臭味试验阳性：分泌物滴入10%氢氧化钾1~2滴，闻到有鱼腥样臭味 3. 阴道分泌物pH>4.5（pH多为5.0~5.5） 4. 均质、稀薄、灰白色的阴道分泌物
鉴别诊断	本病应根据分泌物特点、阴道黏膜表现、阴道pH、胺臭味试验、显微镜检查等与其他阴道炎相鉴别

必考热点

1. 细菌性阴道病的临床表现是白带多，灰白色稀薄，鱼腥臭味。

【热点提示】细菌性阴道炎的临床表现：灰白色、均质、稀薄、腥臭味白带；阴道pH>4.5；腥臭味试验阳性；或分泌物加生理盐水见到线索细胞。

2. 患者，女性，32岁。白带增多伴腥臭味1个月，妇科检查见阴道分泌物呈稀薄灰白色，镜检发现线索细胞，考虑诊断细菌性阴道病。

【热点提示】细菌性阴道病的诊断依据：①阴道分泌物为匀质稀薄的白带。②阴道pH>4.5（正常阴道≤4.5），是厌氧菌产氨所致。③氨臭味试验阳性：取阴道分泌物少许放于玻璃片上，加入10%氢氧化钾溶液1~2滴，产生一种烂鱼样臭气味即为阳性。④线索细胞阳性：取少许白带放在玻片上，加1滴生理盐水混合，置于高倍显微镜下见到20%以上的线索细胞。线索细胞即阴道脱落的表层细胞，于细胞边缘贴附大量颗粒状物即为加德纳菌，细胞边缘不清。

3. 治疗原则　见表 14-145。

表 14-145　细菌性阴道病的治疗原则

项目	内容
全身用药	首选甲硝唑 400mg 口服，每天 2 次，连服 7 天
	其次克林霉素 300mg，每天 2 次，连服 7 天
阴道上药	甲硝唑阴道泡腾片 200mg，每晚 1 次，连用 7 天，或 2%克林霉素软膏涂搽阴道，每晚 1 次，连用 7 天
注意事项	妊娠期细菌性阴道病均需治疗，方法同上

重点提醒

细菌性阴道病主要采用针对厌氧菌的治疗。

必考热点

患者，女性，42 岁。因阴道稀薄水样分泌物增多 1 周会诊。妇科检查见灰白色均质分泌物附着于阴道壁，可闻及鱼腥样臭味。擦去阴道分泌物，阴道黏膜无充血表现。

（1）最可能的诊断是细菌性阴道病。

（2）首选的治疗药物是抗厌氧菌药物。

考点：萎缩性阴道炎

1. 概述（常见病因）　见表 14-146。

表 14-146　萎缩性阴道炎概述

项目	内容
易感人群	常见于绝经后的老年妇女
病因机制	卵巢功能衰退或缺失，体内雌激素水平降低，阴道黏膜变薄、萎缩，上皮细胞内糖原减少，阴道 pH 升高，阴道黏膜抵抗力降低

2. 临床表现、诊断与鉴别诊断　见表 14-147。

表 14-147　萎缩性阴道炎的临床表现、诊断与鉴别诊断

项目	内容
临床表现	主要临床表现为阴道分泌物增多及外阴瘙痒、灼热感
	阴道分泌物稀薄，呈淡黄色，严重时呈脓性，可带有淡血性
妇科检查	见阴道呈老年性改变，黏膜萎缩，有充血，红肿面常有散在点状出血，有时见浅表溃疡
诊断	取阴道分泌物检查，显微镜下见大量基底层细胞及白细胞而无滴虫及假丝酵母菌
鉴别诊断	对血性白带的妇女，应与子宫恶性肿瘤相鉴别，常规进行子宫颈刮片细胞学检查，必要时行子宫内膜分段诊刮术

3. 治疗原则 萎缩性阴道炎的治疗原则为补充雌激素、增加阴道抵抗力、抑制细菌生长，详见表14-148。

表14-148 萎缩性阴道炎的治疗原则

项目	内容
针对病因治疗	适当补充少量雌激素，可局部给药，也可全身给药
	雌三醇软膏涂于阴道内，每日1~2次，连用14天
	乳腺癌或子宫内膜癌患者慎用雌激素
抗生素治疗	甲硝唑200mg或诺氟沙星100mg，放于阴道深部，每日1次，共7~10天

重点提醒

针对病因，补充雌激素是萎缩性阴道炎的主要治疗方法。

考点：痛经

1. 概述（常见病因） 痛经概述见表14-149。

表14-149 痛经概述

项目	内容
概念	指行经前后或月经期出现下腹部疼痛、坠胀，伴有腰酸或其他不适，症状严重影响生活质量者
分类	原发性痛经：生殖器官无器质性病变的痛经，占痛经90%以上
	继发性痛经：由盆腔器质性疾病引起的痛经

重点提醒

原发性痛经的发生主要与月经时子宫内膜前列腺素（PGF_{2a}）含量增高有关。PGF_{2a}含量升高是造成痛经的主要原因。

2. 临床表现

（1）原发性痛经以青春期多见，常在初潮后1~2年发病。

（2）疼痛多自月经来潮后开始，最早出现在经前12小时，以行经第1天疼痛最剧烈，持续2~3天之后缓解。疼痛常呈痉挛性，位于下腹部耻骨上，可放射至腰骶部和大腿内侧。

（3）可伴有恶心、呕吐、腹泻、头晕以及乏力等症状，严重时面色发白、出冷汗。

（4）妇科检查无异常发现。

3. 诊断与鉴别诊断 见表14-150。

表14-150 痛经诊断与鉴别诊断

项目		内容
原发性痛经	诊断	根据月经期下腹坠痛，妇科检查无阳性体征，临床即可诊断
	鉴别诊断	需与子宫内膜异位症、子宫腺肌病、盆腔炎性疾病引起的继发性痛经相鉴别

续 表

项目		内容
继发性痛经	诊断	常在初潮后数年才出现症状，多有器质性疾病史或宫内节育器放置史，妇科检查有异常体征发现
	鉴别诊断	必要时可行腹腔镜检查加以鉴别

4. 治疗原则 痛经的一般治疗与药物治疗见表 14-151。

表 14-151 痛经的一般治疗与药物治疗

项目	内容
一般治疗	重视心理治疗，消除紧张和顾虑
	足够的休息和睡眠，规律而适度的锻炼，戒烟
	疼痛不能忍受时辅以药物治疗
药物治疗	前列腺素合成酶抑制药：常用的药物有布洛芬、酮洛芬、甲氯芬那酸、双氯芬酸等。如布洛芬 200~400mg，每天 3~4 次，月经来潮即开始服用药物效果佳，连服 2~3 天
	口服避孕药适用于要求避孕的痛经妇女，有效率达 90%以上

必考热点

1. 原发性痛经和继发性痛经的主要鉴别点有无盆腔器质性疾病。

【热点提示】痛经分为原发性痛经和继发性痛经两类，原发性痛经指生殖器官无器质性病变的痛经，占痛经 90%以上；继发性痛经指由盆腔器质性疾病引起的痛经。

2. 痛经患者，腹痛最剧烈的时间多在行经第 1 日。

【热点提示】疼痛多自月经来潮后开始，最早出现在月经前 12 小时，以行经第 1 日疼痛最剧烈，持续 2 日后缓解。

3. 痛经患者疼痛的性质主要是痉挛性。

【热点提示】疼痛多自月经来潮后开始，最早出现在月经前 12 小时，以行经第 1 日疼痛最剧烈，持续 2 日后缓解。疼痛常呈痉挛性，位于下腹部耻骨上，可放射至腰骶部和大腿内侧。

4. 痛经的治疗药物前列腺素合成酶抑制药，常用的药物有布洛芬、酮洛芬、甲氯芬那酸、双氯芬酸等。

5. 患者，女性，16 岁。经期腹痛 2 年。行经第 1~2 天疼痛最重，伴恶心、呕吐，口服布洛芬后好转，经后腹痛逐渐消失。妇科检查及 B 超无异常。最可能的诊断是原发性痛经。

第五单元 血液、代谢、内分泌系统

考点：缺铁性贫血

1. 概述（常见病因） 见表 14-152。

表 14-152 缺铁性贫血的概述

项目	内容
过程	首先体内贮存铁缺乏→红细胞内缺铁→血红素合成量减少

续 表

项目	内容
特点	小细胞低色素性贫血
病因	摄入不足而需要量增加：生长发育期的婴幼儿和儿童及妊娠和哺乳期的妇女，需要量增加而未及时添加含铁丰富的辅食或偏食
	丢失过多：月经过多、反复鼻出血、慢性消化道出血（包括溃疡、肿瘤、痔、钩虫感染等）、血红蛋白尿等
	吸收不良：胃及十二指肠切除术后、慢性胃肠炎、慢性萎缩性胃炎、长期大量应用抑酸药等

必考热点

1. 缺铁性贫血的常见病因包括摄入不足而需要量增加，丢失过多，吸收不良。
2. 缺铁性贫血是小细胞低色素性贫血。

2. 临床表现 见表14-153。

表14-153 缺铁性贫血的临床表现

项目	内容
贫血表现	一般表现：疲乏、无力、精神萎靡是最多见的症状，皮肤、黏膜苍白是主要体征
	各系统的表现：心血管系统的活动后心悸、气短，神经系统的头痛、头晕、耳鸣、易疲倦以及注意力不集中，消化系统的食欲缺乏、恶心等较常见
引起缺铁的原发病表现	如妇女月经过多、消化性溃疡、肠道寄生虫感染、肿瘤等，可具有相应的原发病表现
含铁酶和铁依赖酶活性降低引起的组织缺铁表现	黏膜损害，如口腔炎、舌炎、吞咽困难
	外胚叶组织营养缺乏表现，如皮肤干燥、毛发无泽、反甲等
	精神神经系统表现，如行为异常、烦躁、易激惹、异食癖等

重点提醒

贫血的表现与贫血的严重程度、发生速率、主要脏器的原有功能状况及机体的代偿能力密切相关。

必考热点

贫血最常见的体征是皮肤和黏膜苍白。

3. 诊断与鉴别诊断 缺铁性贫血的诊断与鉴别诊断见表14-154。

表14-154 缺铁性贫血的诊断与鉴别诊断

项目	内容
诊断要点	有缺铁的病因和贫血的临床表现
	实验室检查有小细胞低色素性贫血，血清铁降低（<500μg/L或<8.95μmol/L）、铁蛋白降低（<12μg/L）和总铁结合力升高（>3600μg/L或>64.44μmol/L），转铁蛋白饱和度降低（<15%），骨髓有核红细胞体积小，细胞外铁减低或消失，细胞内铁减低

续　表

项目	内容
诊断要点	口服铁剂治疗有效也是一种辅助诊断方法
病因诊断	确诊后必须查清引起缺铁的原因及原发病
鉴别诊断	铁粒幼细胞贫血：若是红细胞利用铁障碍的贫血，血清铁和铁蛋白均明显增高
	珠蛋白生成障碍性贫血：是属于珠蛋白肽链异常所致的一种遗传性溶血性贫血，有家族史，血清铁和铁蛋白常正常或增高，血红蛋白电泳异常
	慢性病性贫血：有慢性疾病（慢性感染、炎症、肿瘤）病史，虽然血清铁降低，但铁蛋白增高，不难鉴别

必考热点

1. 患者患贫血2年。经常头晕眼花，面黄浮肿，活动后则头晕心悸、气促。饮食尚可，有食生米、木炭等异食癖。实验室检查：大便常规发现钩虫卵，血红蛋白80g/L，诊断应是缺铁性贫血。

【热点提示】缺铁性贫血可见皮肤和黏膜苍白，疲乏无力，头晕耳鸣，眼花，记忆力减退；严重者可出现眩晕或昏厥，活动后心悸、气短，甚至心绞痛，心力衰竭。部分患者有异食癖。

2. 患者，男性，35岁。贫血原因不明。试服铁剂治疗第6天复查血常规，网织红细胞占比上升达0.05，但未见血红蛋白增加，镜检见红细胞大小不等和中心淡染区扩大。其最可能的诊断是缺铁性贫血。

【热点提示】缺铁性贫血口服铁剂后，先是外周血网织红细胞增多，2周后血红蛋白浓度上升。

3. 患者，男性，45岁。逐渐心悸、乏力2个月，病后上腹部不适，进食正常，体重略有下降，大小便正常，既往体健。查体：贫血貌，皮肤未见出血点，浅表淋巴结不大，巩膜无黄染，心肺腹部检查未见异常。实验室检查：Hb 78g/L，MCV 75fl，MCHC 29%，WBC 7.2×10^9/L，N 0.70，L 0.30，PLT 260×10^9/L，大便潜血试验阳性。

（1）该患者最可能的诊断是缺铁性贫血。

（2）缺铁性贫血的总铁结合力应该是升高。

4. 治疗原则与预防

（1）治疗原则：见表14-155。

表14-155　缺铁性贫血的治疗原则

项目	内容
首选口服铁剂治疗	常用口服铁剂有硫酸亚铁、富马酸亚铁、琥珀酸亚铁等。口服铁剂后5~10天网织红细胞开始上升，7~12天达高峰，其后开始下降；2周后血红蛋白开始上升，一般2个月左右恢复正常；待血红蛋白正常后，至少再继续服药4~6个月，以补充储存铁，待血清铁蛋白正常后停药
注射铁剂治疗	常用右旋糖酐铁，深部肌内注射
	适应证：①口服铁剂有严重消化道反应，无法耐受。②消化道吸收障碍。③严重消化道疾病，服用铁剂后加重病情。④妊娠晚期、手术前、失血量较多，亟待提高血红蛋白者
病因治疗	缺铁性贫血患者最根本的治疗应尽可能早地去除导致缺铁的病因，特别是由恶性肿瘤如胃癌、结肠癌等引起者

必考热点

1. 铁剂治疗缺铁性贫血，其疗效指标最早出现的是网织红细胞上升。

【热点提示】口服铁剂有效的表现先是外周血网织红细胞5~10天上升，高峰在开始服药后的7~12天，2周后血红蛋白开始上升，一般2个月左右恢复正常。

2. 补充铁剂是用于治疗缺铁性贫血。

3. 患者，女性，33岁。月经量过多史12年，近1年来出现乏力，活动后心悸，气促。查血常规提示血红蛋白82g/L。血涂片示成熟红细胞体积小且大小不等，血清铁浓度8.0μmol/L，血清铁蛋白10μg/L。应首选的治疗措施是口服硫酸亚铁。

【热点提示】口服铁剂是治疗缺铁性贫血的首选方法。常用药为硫酸亚铁，一般2个月恢复正常，继续用药3~6个月。

4. 患者，女性，46岁。头晕、心悸、颜面苍白6年，并感吞咽困难，血红蛋白45g/L，红细胞计数$2.0\times10^{12}/L$，白细胞及血小板正常，血涂片见红细胞大小不均，以小细胞为主，中心染色过浅，首选抗贫血制剂为口服铁剂。

【热点提示】患者血红蛋白、红细胞减少，且表现为小细胞低色素性贫血，考虑为缺铁性贫血，对症给予补铁治疗。

5. 患者，女性，29岁。长期乏力求医。Hb 77g/L，MCHC 26%，MCV 63fl。网织红细胞0.02，血清铁5μmol/L，总铁结合力4980μg/L。

（1）该患者最可能的诊断是缺铁性贫血。

（2）治疗最恰当的措施是口服铁剂。

6. 患者，女性，29岁。活动后心悸、乏力、头晕3个月。3个月前自然分娩过程中曾有较大量出血。现为哺乳期，平素偏食。血常规：白细胞计数$4.0\times10^9/L$，血红蛋白90g/L，平均血细胞比容（MCV）低于正常，网织红细胞0.016%，血小板计数$130\times10^9/L$。

（1）最可能的诊断是缺铁性贫血。

（2）给予有效治疗1周时，外周血化验通常首先出现的变化是网织红细胞增多。

（2）预防：重点是营养保健。青少年应纠正偏食，妇女应防治月经过多及孕期和哺乳期适当补充铁剂等；做好肿瘤性疾病和慢性出血性疾病的人群防治及筛查工作。

重点提醒

缺铁性贫血治疗的主要原则为补充铁剂和去除病因。

考点：小儿缺铁性贫血

1. 常见病因 见表14-156。

表14-156 小儿缺铁性贫血的常见病因

项目	内容
先天储铁不足	早产、双胎或多胎、胎儿失血和孕母严重缺铁等均可使胎儿储铁减少
铁摄入量不足	缺铁性贫血的主要原因。不及时添加含铁较多辅食的婴幼儿、长期偏食的孩子容易发生
生长发育影响	生长发育速度快的时期容易发生
铁的吸收障碍	如慢性腹泻
铁的丢失过多	肠息肉、梅克尔憩室、膈疝、钩虫病、牛奶过敏等可致慢性失血

2. 临床表现　任何年龄均可发病，以6个月至2岁最多见。小儿缺铁性贫血的临床表现见表14-157。

表14-157　小儿缺铁性贫血的临床表现

项目	内容
一般表现	皮肤、黏膜逐渐苍白，以口唇、口腔黏膜及甲床最为明显，易疲乏无力，不爱活动，年长儿诉头晕、耳鸣
髓外造血表现	肝、脾可轻度增大
非造血系统症状	消化系统症状：食欲缺乏，少数有异食癖；可有呕吐、腹泻；可出现口腔炎、舌炎或舌乳头萎缩；重者可出现萎缩性胃炎或吸收不良综合征
	神经系统症状：表现为烦躁不安或萎靡不振，精神不集中、记忆力减退
	心血管系统症状：心率增快，严重者心脏扩大甚至引发心力衰竭
	细胞免疫功能降低，常合并感染
	上皮组织异常而出现反甲

3. 诊断　根据病史，特别是喂养史、临床表现和血常规，可作出初步诊断。进一步做有关铁代谢的生化检查有确诊意义。必要时可做骨髓检查。用铁剂治疗有效可证实诊断。

必考热点

患儿，男，11个月，牛奶喂养，未及时添加辅食，近半月患儿皮肤渐苍白，进食少，不愿活动。血常规：HB 100g/L，RBC 3.08×10^{12}/L。为明确贫血的原因，具有早期诊断价值的是血清铁蛋白的测定。

【热点提示】为明确贫血的原因，血清铁蛋白的测定是早期诊断需要检测的重要指标。血清铁蛋白测定是反映机体铁贮存的敏感指标，临床上常用于早期缺铁性贫血的诊断。

4. 治疗原则与预防

（1）一般治疗：加强护理，防治感染，对于重度贫血者要保护心脏功能。另外，还要加强营养。

（2）去除病因：对于婴幼儿要合理喂养，对于儿童要纠正偏食。另外要及时治疗慢性失血性疾病。

（3）铁剂治疗：见表14-158。

表14-158　小儿缺铁性贫血的铁剂治疗

项目	内容
口服铁剂	常用剂型：硫酸亚铁（含元素铁20%）、富马酸亚铁（含元素铁33%）、葡萄糖酸亚铁（含元素铁12%）、琥珀酸亚铁（含元素铁35%），多糖铁复合物（含元素铁46%）等
	剂量：元素铁4~6mg/(kg·d)，分3次口服，一次量不应超过1.5~2.0mg/kg
	方法：以两餐之间口服为宜。同时服用维生素C，可增加铁的吸收。避免与钙剂、牛奶及抗酸药等同服
注射铁剂	剂型：山梨醇枸橼酸铁复合物（专供肌内注射）、右旋糖酐铁复合物（肌内注射或静脉注射）；葡萄糖氧化铁（静脉注射用）
	适应证：口服铁剂后无治疗反应者；口服后胃肠反应严重，虽改变制剂种类、剂量及给药时间仍无改善者；胃肠手术后不能应用口服铁剂或口服铁剂吸收不良者
	注射铁剂应慎用

续 表

项目	内容
铁剂治疗后的反应及疗程	口服铁剂 12~24 小时后，细胞内含铁酶开始恢复，烦躁等精神症状减轻，食欲增加
	网织红细胞于服药 2~3 天后开始上升，5~7 天达高峰，2~3 周后下降至正常
铁剂治疗后的反应及疗程	血红蛋白在治疗 1~2 周后逐渐上升，3~4 周达到正常。如果 3 周内血红蛋白上升不足 20g/L，注意寻找原因
	血红蛋白恢复正常后再继续服用铁剂 6~8 周，以增加铁储存

（4）输注红细胞：见表 14-159。

表 14-159　小儿缺铁性贫血输注红细胞的适应证和注意事项

项目	内容
适应证	贫血严重，尤其是发生心力衰竭者
	合并感染者
	急需外科手术者
注意事项	贫血越严重，每次输注量应越少
	Hb≤60g/L 者，每次可输注浓缩红细胞 3~6ml/kg；Hb>60g/L 者，无须输注红细胞

重点提醒

二价铁盐容易被吸收，故临床上均选用二价铁盐制剂。

必考热点

患儿，女，11 个月。牛乳喂养，未添加辅食，近 2 个月面色苍白，食欲缺乏，经检查诊断为缺铁性贫血，拟用铁剂治疗，首选二价铁。

【热点提示】口服铁剂宜选用二价铁盐，易于吸收。于两餐之间口服可减少胃肠刺激。同时服用维生素 C 可以促进铁的吸收。铁剂应连续服用至血红蛋白正常后 6~8 周（成人是 4~6 个月）再停药，以补充贮存铁。牛奶、茶、咖啡、钙片等抑制铁吸收，不宜与铁剂同服。

5. 预防

（1）母乳喂养。

（2）及时添加含铁丰富且铁吸收率高的辅助食品，如精肉、血、内脏、鱼等，并注意膳食合理搭配，婴儿鲜牛乳喂养时，必须加热以减少牛奶过敏所致肠道失血。

（3）婴幼儿食品（谷类制品、牛奶制品等）应加入适量铁剂加以强化。

（4）早产儿自 2 个月左右给予铁剂预防。

考点：原发免疫性血小板减少症

1. 概述（常见病因）　见表 14-160。

表 14-160　原发免疫性血小板减少症的概念和病因

项目	内容
概念	原发免疫性血小板减少症（ITP）既往也被称为特发性血小板减少性紫癜，是一种复杂的、多种机制共同参与的获得性自身免疫性疾病
病因	患者对自身血小板抗原免疫失耐受，产生体液免疫和细胞免疫介导的血小板过度破坏与血小板生成受抑制，导致血小板减少，伴或不伴皮肤黏膜出血

2. 临床表现　见表 14-161。

表 14-161　原发免疫性血小板减少症的临床表现

项目	内容
症状	成人 ITP 一般起病隐匿，常表现为反复的皮肤黏膜出血，如瘀点、紫癜、瘀斑及外伤后难以止血，鼻出血、牙龈出血、月经过多亦很常见。严重内脏出血较少见。患者病情可因感染等因素影响而突然加重，出现广泛、严重的皮肤黏膜及内脏出血
症状	部分患者仅有血小板减少而没有出血症状
症状	乏力是 ITP 的另一个常见临床症状，部分患者有明显的乏力症状
症状	出血过多或长期月经过多可出现失血性贫血
体征	皮肤紫癜或瘀斑，以四肢远侧端多见，黏膜出血以鼻出血、牙龈出血或口腔黏膜血疱多见
体征	一般无肝、脾、淋巴结增大。不到 3%的患者因反复发作，脾可轻度增大

重点提醒

原发免疫性血小板减少症的诊断要点：①至少 2 次检查血小板计数减少，血细胞形态无异常。②体检脾一般不增大。③骨髓检查巨核细胞数正常或增多，有成熟障碍。④排除其他继发性血小板减少症。

必考热点

1. 原发免疫性血小板减少症的主要出血部位是皮肤与黏膜。

2. 患者，女性，30 岁。间断鼻出血及牙龈出血 1 周入院，查体：胸骨无压痛，肝、脾肋下未及。检查：血红蛋白 93g/L，白细胞计数 $8.5\times10^9/L$，血小板计数 $20\times10^9/L$。骨髓检查：粒、红系增生活跃，巨核细胞正常，伴成熟障碍，应诊断为原发免疫性血小板减少症。

【热点提示】原发免疫性血小板减少症慢性型多见于青年女性，表现为皮肤黏膜出血，肝、脾不大，血象主要是血小板减少，白细胞不低，长期失血可造成血红蛋白下降。骨髓象粒、红系正常，巨核细胞正常或增多，伴成熟障碍。

3. 患者，女性，30岁。皮肤反复出血半年。检查：血红蛋白90g/L，血白细胞计数5.0×10⁹/L，血小板计数46×10⁹/L，骨髓增生活跃，颗粒型巨核细胞增多。应首先考虑的是原发免疫性血小板减少症。

【热点提示】广泛出血累及皮肤、黏膜及内脏，至少2次检查血小板计数减少，血细胞形态无异常。脾不增大或轻度增大。骨髓巨核细胞数增多或正常，有成熟障碍。可诊断为原发免疫性血小板减少症。

4. 患者，女性，30岁。半个月来月经增多，皮肤瘀斑，伴牙龈出血，无药物过敏史和口腔溃疡。查体：脾肋下刚触及。血常规：血红蛋白85g/L，红细胞计数4.0×10¹²/L，白细胞计数5.1×10⁹/L，血小板计数25×10⁹/L。骨髓检查：粒红比例正常，全片见巨核细胞138个，其中产板型4个。

（1）最可能的诊断是原发免疫性血小板减少症。

（2）最有助于诊断的进一步检查是血小板抗体。

【热点提示】原发免疫性血小板减少症的主要临床表现是出血倾向，可表现为皮肤瘀点（或称出血点）、紫癜、瘀斑和外伤后不易止血及鼻出血、牙龈出血、月经过多等，严重内脏出血较少见。正常血小板计数参考值为（100～300）×10⁹/L。血小板<100×10⁹/L为血小板减少。

3. 治疗原则

（1）出血严重者应注意休息，血小板计数<20×10⁹/L时，应严格卧床，避免外伤。

（2）如患者无明显的出血倾向，血小板计数>30×10⁹/L，无手术、创伤，且不从事增加患者出血危险的工作或活动，发生出血的风险较小，一般无须治疗，可观察和随访。

（3）ITP的治疗：见表14-162。

表14-162 原发免疫性血小板减少症（ITP）的治疗

项目	内容	
首次诊断ITP的治疗	首选糖皮质激素	首选口服醋酸泼尼松，每天用量开始为1.0～1.5mg/kg，1次顿服。待血小板恢复正常或接近正常后逐渐缓慢减量。小剂量（5～10mg/d）维持治疗3～6个月。少数患者可根据情况选用氢化可的松或甲泼尼龙
	脾切除	用于糖皮质激素治疗3～6个月无效或对糖皮质激素的依赖者
	免疫抑制剂治疗	一般不做首选治疗，当对糖皮质激素或脾切除治疗效果不佳、不能应用糖皮质激素治疗或脾切除及初治后数月或数年复发者加用
		1. 长春新碱1～2mg/次，每周1次静脉滴注，连续用4～6周 2. 环磷酰胺每天口服50～100mg，或硫唑嘌呤每天口服100～200mg，需用4～6周以上，毒副作用较大 3. 环孢素每天口服250～500mg，维持量每天50～100mg，可持续半年以上，应注意肾功能
急症处理措施	血小板成分输注	
	大剂量免疫球蛋白0.4g/(kg·d)，静脉滴注，连续用5天	
	静脉注射糖皮质激素：地塞米松20～40mg/d或甲泼尼龙1g/d，连续用3～5天	
急症处理适应证	血小板计数<20×10⁹/L；伴有严重、广泛性出血患者；疑有或已发生颅内出血者；近期将实施手术或分娩者	

重点提醒

ITP急症处理：指血小板<20×10⁹/L及伴有严重、广泛出血者的治疗。

必考热点

1. 原发免疫性血小板减少症患者当血小板<20×10^9/L时，有明显出血倾向者，应首选血小板成分输注。

【热点提示】原发免疫性血小板减少症患者当血小板<20×10^9/L时应卧床休息，避免外伤。出血倾向明显者应给予血小板成分输注，同时由于引起血小板减少性紫癜的病因不同，应针对原发病给予相应的治疗。

2. 患儿，女，12岁。3周前曾“感冒”，近日突发皮肤及牙龈出血，体温37℃，肝、脾不大，Hb 120g/L，WBC 6×10^9/L，PLT 20×10^9/L，骨髓增生活跃，巨核细胞全片50个，幼稚型30%。首先采用糖皮质激素治疗。

【热点提示】结合病史可能考虑原发免疫性血小板减少症（ITP）。原发免疫性血小板减少症首选的治疗方法为糖皮质激素。

4. **转诊**

（1）血小板减少患者，当原因不明、诊断不清时应转上级医院确诊。

（2）血小板减少患者，当有出血倾向时，或虽无出血倾向，但血小板数<30×10^9/L时，均应及时转上级医院治疗。

（3）妊娠期血小板减少，或等待手术治疗的血小板减少患者，均应转诊。

考点：甲状腺功能亢进症

1. **概述**　见表14-163。

表14-163　甲状腺功能亢进症的概述

项目	内容
概念	甲状腺功能亢进症（简称“甲亢”）是由多种原因引起甲状腺激素合成和分泌过多所致的一组临床综合征
主要表现	高代谢综合征及甲状腺肿大
病因	包括毒性弥漫性甲状腺肿（Graves病）、结节性毒性甲状腺肿和甲状腺自主高功能腺瘤等，其中80%以上的病因是弥漫性毒性甲状腺肿

2. **临床表现**

（1）甲状腺毒症表现：见表14-164。

表14-164　甲状腺毒症表现

项目	内容
高代谢症状	多食善饥、怕热多汗、皮肤潮湿、疲乏无力、体重显著下降等
精神神经系统	多言好动、紧张焦虑、焦躁易怒、失眠不安、思想不集中、记忆力减退，双手震颤等
心血管系统	心悸、气短、心动过速、第一心音亢进，收缩压升高、舒张压降低，脉压增大，合并甲亢性心脏病时，出现心律失常、心脏增大以及心力衰竭表现

续 表

项目	内容
消化系统	稀便，排便次数增加；重者可以有肝大、肝功能异常
肌肉骨骼系统	主要是甲亢性周期性瘫痪，诱因包括剧烈运动、高碳水化合物饮食、注射胰岛素等，病变主要累及下肢，有低钾血症
造血系统	周围血淋巴细胞比例增加，单核细胞增加，但是白细胞总数减低；可以伴发血小板减少性紫癜
生殖系统	女性月经减少或闭经，男性阳痿

必考热点

患者，男性，32岁。患甲状腺功能亢进症，突然出现双下肢不能动。查体：双下肢膝腱反射减退，无肌萎缩。血清钾2.3mmol/L，最可能是周期性瘫痪。

【热点提示】甲亢性周期性瘫痪诱因包括剧烈运动、高碳水化合物饮食、注射胰岛素等，病变主要累及下肢，有低钾血症。周期性瘫痪的特点：多见于青年男性，发病诱因多为过度劳累、饱餐、寒冷等。多在夜间发病，呈四肢弛缓性瘫痪，很少侵犯呼吸肌。多数周期性瘫痪原因不明，部分患者有家族史。伴发甲状腺功能亢进、肾病或其他代谢性疾病的则为继发性周期性瘫痪。发作时血清钾降低，但尿钾不多，可能由于钾转移至肝及肌细胞内所致。患者为青年男性，有甲状腺功能亢进病史，发病时出现肌无力，血清钾降低，应考虑为周期性瘫痪。

（2）甲状腺肿：甲状腺呈弥漫性对称性肿大，质地中等（病史较久或食用含碘食物较多者可坚韧），无压痛，上、下极可触及震颤，闻及血管杂音。

（3）眼征：见表14-165。

表14-165 甲状腺功能亢进症的眼征

项目	内容
单纯性突眼（干性、非浸润性、良性突眼）	可无自觉症状，仅表现为眼球轻度突出，眼裂增宽，瞬目减少
浸润性突眼（水肿性、恶性突眼）	恢复较困难。眼球明显突出，超过眼球突出度参考值上限3mm及以上（中国人群突眼度参考值为女性16mm、男性18.6mm）有眼内异物感、胀痛、畏光、流泪、复视、斜视、视力下降
	查体见眼睑肿胀，结膜充血水肿，眼球活动受限，严重者眼球固定，眼睑闭合不全、角膜外露而形成角膜溃疡、全眼炎，甚至失明

（4）Graves病其他特殊的临床表现和类型：包括甲状腺危象、甲状腺毒症心脏病、胫前黏液性水肿、淡漠型甲亢、T_3型甲状腺毒症、妊娠期一过性甲状腺毒症、Graves眼病等。

重点提醒

甲状腺毒症表现，即高代谢症状和体征。

3. **诊断**　见表 14-166。

表 14-166　甲状腺功能亢进症的诊断

项目	内容	
甲状腺功能亢进症的诊断	有高代谢症状和体征	具备左侧 3 项诊断即可成立。T_3 型甲亢仅血清总三碘甲状原氨酸（TT_3）增高
	甲状腺肿，伴或不伴血管杂音	
	血清总甲状腺素（TT_4）和血清游离甲状腺素（FT_4）增高、TSH 减低	
Graves 病的诊断	甲亢诊断成立	左侧标准中，甲亢诊断成立和甲状腺肿大呈弥漫性为诊断必备条件，其他三项为诊断辅助条件
	甲状腺肿大呈弥漫性	
	伴浸润性突眼	
	胫前黏液性水肿	
	TRAb、TSAb、TPOAb、TGAb 阳性	
鉴别诊断	临床应与单纯性甲状腺肿、无痛性甲状腺炎、神经症、嗜铬细胞瘤等相鉴别。老年甲状腺功能亢进症常不典型，应特别注意与老年相关性心脏病、结核病、恶性肿瘤、抑郁症等鉴别	

必考热点

1. 诊断甲亢或 Graves 病最有价值的体征是甲状腺肿大伴震颤和血管杂音。

2. 甲亢时最具有诊断意义的体征是弥漫性甲状腺肿伴血管杂音。

3. 患者，男性，28 岁。间断心悸、多语好动 3 月余，体重减轻约 3kg。查体：BP 126/68mmHg，无突眼，甲状腺Ⅱ°肿大，可闻及血管杂音，心率 94 次/分，心律齐。诊断首先考虑为甲状腺功能亢进症。

4. 患者，女性，23 岁。近 3 个月来有心悸、易出汗，体重减轻约 3kg。查体：血压 130/70mmHg，皮肤微潮，双手轻度震颤，无突眼，甲状腺Ⅰ°肿大，未闻及血管杂音，心率 94 次/分，心律齐。为证实是否为甲状腺功能亢进症，应检查血 TSH、T_3、T_4。

【热点提示】T_3、T_4 检查甲状腺功能，TSH 最敏感。

5. 患者，男性，45 岁。发现颈部肿物 4 年，近 3 个月来感心悸，多汗，食量加大。检查：无突眼、甲状腺Ⅱ°肿大、结节状，脉搏 116 次/分，心、肺、腹无异常发现，根据临床表现考虑是继发性甲状腺功能亢进症。

【热点提示】原发性甲状腺功能亢进症：20~40 岁多发，甲状腺肿大与甲亢同时出现；继发性甲状腺功能亢进症：40 岁以上多见，先有甲状腺肿大，多年后甲亢；高功能甲状腺腺瘤：单发结节或囊肿；甲状腺腺癌少见。患者先发现甲状腺肿大，多年后出现甲亢症状，因此考虑为继发性甲亢，结合查体无突眼、甲状腺Ⅱ度肿大、结节状。

6. 患者，女性，33 岁。于半年前起无明显诱因渐出现心悸、气短，活动后明显，伴有乏力，主要为双下肢，剧烈运动后明显，自觉易疲乏，怕热多汗，多食善饥，情绪紧张，焦躁易怒，双手抖动，双侧甲状腺Ⅰ度肿大，无压痛，未触及包块。甲状腺功能：T_3 250nmol/L，T_4 10nmol/L，TSH 0.01mU/L，其诊断是甲状腺功能亢进症。

7. 患者，女性，35 岁。已婚，公司职员，发现明显消瘦 3 个月，近 1 个月进食增多，并感觉疲乏，常有心悸，怕热、多汗，易激惹而住院。

（1）体格检查最可能的发现是紧张、消瘦、眼突、甲状腺肿大、心率快。

【热点提示】甲状腺功能亢进可表现为高代谢症状、甲状腺肿，GD 患者可伴浸润性突眼。

（2）对明确诊断是最有价值的检查是 FT_3、FT_4、TSH。

【热点提示】FT_3、FT_4是实现甲状腺激素生物效应的主要部分，所以是诊断临床甲亢的首选指标。根据下丘脑-垂体-甲状腺轴的生理反馈机制，TSH浓度的变化是反映甲状腺功能最敏感的指标。

4. 治疗原则

（1）抗甲状腺药物（ATD）：是甲亢的基础治疗，也用于手术和放射碘（^{131}I）治疗前的准备阶段。常用的抗甲状腺药物及其适应证、不良反应见表14-167。

表14-167 常用的抗甲状腺药物及其适应证、不良反应

项目	内容
常用的ATD	有硫脲类和咪唑类2类，硫脲类包括丙硫氧嘧啶、甲硫氧嘧啶，咪唑类包括甲巯咪唑、卡比马唑，比较常用的是丙硫氧嘧啶和甲巯咪唑
适应证	病情轻、中度患者
	甲状腺轻、中度肿大
	孕妇、高龄或由于其他严重疾病不适宜手术者
	手术前或放射碘（^{131}I）治疗前的准备
	手术后复发且不适宜放射碘治疗者
不良反应	致命性粒细胞缺乏和肝脏损害等

必考热点

1. 口服药物治疗甲亢的适应证是病情轻、中度。

【热点提示】口服药物治疗甲亢的适应证：①病情轻、中度患者。②甲状腺呈轻、中度肿大。③孕妇、高龄或由于其他疾病不适宜手术治疗者。④手术前或放射碘治疗前的准备。⑤手术后复发且不适宜放射碘治疗者。

2. 妊娠期甲亢的首选治疗措施是丙硫氧嘧啶。

3. 患者，女性，25岁。心悸、甲状腺肿大，并伴有轻度呼吸不畅，压迫感，首次妊娠2月余，诊为原发性甲亢，最有效的治疗方法是抗甲状腺药物治疗。

【热点提示】抗甲状腺药物用于孕妇、高龄或不适宜手术者，手术治疗用于药物无效或过敏的妊娠患者，在妊娠4~6月手术。

4. 患者，男性，58岁。心悸、多食、消瘦半年，气短、水肿2天。甲状腺Ⅱ°肿大，双肺少许湿啰音，心率120次/分，心界扩大，肝在右肋下3cm，双下肢凹陷性水肿。FT_3、FT_4均增高，TSH降低，诊断为甲亢、心力衰竭。相对最妥当的治疗方案是抗甲状腺药物+β受体阻断药普萘洛尔（心得安）。

【热点提示】甲亢性心力衰竭治疗还是以控制基础病为主，抗甲状腺治疗后心脏症状也会缓解，β受体阻断药普萘洛尔（心得安）既可阻断外周组织T_4向T_3的转化，又可阻断甲状腺激素对心脏的兴奋作用，故与抗甲状腺药物联用效果好。

5. 某28岁男性被送到急诊室，烦躁，体温39.8℃，心率160次/分，呼吸急促。其母代诉：既往患甲亢，5天前着凉后病情加重。考虑诊断甲状腺危象，首先的处理是丙硫氧嘧啶。

【热点提示】甲状腺危象表现为原有甲亢症状加重，包括高热、心动过速，伴心房颤动或心房扑动、烦躁不安、呼吸急促、大汗淋漓、厌食、恶心、呕吐、腹泻等。当临床上怀疑有甲状腺危象时，应立即口服丙硫氧嘧啶600mg，以后150~200mg，每日3次。普萘洛尔、利血平可降低周围对甲状腺素的反应，其他支持治疗包括吸氧、物理降温、纠正水电解质紊乱、抗感染、监护心肾功能和血压，躁动不安时加用镇静药。肾上腺皮质激素可加强应激反应能力。必要时转诊。

（2）^{131}I 治疗：见表 14-168。

表 14-168　甲状腺功能亢进症的^{131}I 治疗

项目	内容
适应证	成人 Graves 病伴甲状腺肿大Ⅱ度以上
	对 ATD 过敏
	ATD 治疗或手术后复发
	甲状腺毒症心脏病或甲亢伴其他病因的心脏病
	甲亢伴白细胞和/或血小板减少或全血细胞减少
	甲亢合并肝、肾等脏器功能损害
	拒绝手术治疗或有手术禁忌证
	浸润性突眼
禁忌证	妊娠和哺乳期妇女

（3）手术治疗：见表 14-169。

表 14-169　甲状腺功能亢进症的手术治疗

项目	内容
适应证	甲状腺肿大显著（>80g），有压迫症状
	中、重度甲亢，长期服药无效，或停药后复发，或不能坚持服药者
	胸骨后甲状腺肿
	细针穿刺细胞学检查怀疑恶变
	ATD 治疗无效或过敏的妊娠患者，手术需要在妊娠 T_2 期（4~6 个月）施行
禁忌证	重度活动性患者
	合并较重心、肝、肾疾病，不能耐受手术者
	妊娠前 3 个月（T_1 期）和第 6 个月以后（T_3 期），因为这时手术可以出现流产和麻醉剂致畸
手术方式	通常为甲状腺次全切除术，两侧各留下 2~3g 甲状腺组织。主要并发症是甲状旁腺损伤导致甲状旁腺功能减退和喉返神经损伤

必考热点

1. 对轻度和稳定期的中、重度甲亢病例可单用^{131}I 治疗，对活动期病例可以加用糖皮质激素。

2. ATD 治疗无效或过敏的妊娠甲亢患者，手术需要在妊娠 T_2 期（4~6 个月）施行。

【热点提示】ATD 治疗无效或过敏的妊娠甲亢患者，手术需要在妊娠 T_2期（4~6 个月）施行。妊娠前 3 个月（T_1期）和第 6 个月以后（T_3期）禁忌施行手术，因为这时手术可以出现流产和麻醉剂致畸。

3. 甲亢行手术治疗，通常为甲状腺次全切除术，两侧各留下 2~3g 甲状腺组织。并发症是甲状旁腺损伤导致甲状旁腺功能减退和喉返神经损伤。

4. 患者，女性，27 岁。发现心悸、盗汗、易怒 1 年，伴有饮食量增加、消瘦。查体：血压 110/80mmHg，重度突眼，甲状腺弥漫性肿大，深入胸骨后上纵隔内，心率 116 次/分。测血 T_3、T_4 值高于参考值上限 1 倍。

（1）该患者诊断是Graves病。

（2）对患者应尽早手术治疗，其适应证是甲状腺位于胸骨后。

（3）该患者术前最适合的药物准备是抗甲状腺药+碘剂。

（4）该患者行双侧甲状腺次全切除术。术后第2天发生四肢抽搐。有效的处理方法应是10%葡萄糖酸钙静脉滴注。

【热点提示】心悸、盗汗、易激惹，饮食量增加、消瘦，甲状腺弥漫性肿大，尤其伴有重度突眼，一般为Graves病。甲状腺术后发生四肢抽搐，一般为手术时误伤了甲状旁腺，使血钙降低所致，补充钙剂即可。

（4）其他治疗：见表14-170。

表14-170 甲状腺功能亢进症的其他治疗

项目	内容
碘剂	手术前和甲状腺危象可应用复方碘化钠溶液
β受体阻断药	多用于刚诊断时，可较快控制临床症状，通常应用普萘洛尔

重点提醒

ATD的作用是抑制甲状腺合成甲状腺激素，^{131}I和手术则是通过破坏甲状腺组织，减少甲状腺激素的产生来达到治疗目的。

必考热点

1. 复方碘化钠溶液用于治疗甲亢术前准备和甲状腺危象。
2. β受体阻断药多用于甲亢刚诊断时，可较快控制临床症状，通常应用普萘洛尔。

5. 转诊指征

（1）疑似甲状腺功能亢进症而不能确诊。

（2）甲状腺功能亢进症心脏病表现为心房颤动与心力衰竭。

（3）甲状腺功能亢进症合并周期性瘫痪，可出现呼吸肌瘫痪造成窒息的危险。

（4）出现甲状腺危象，包括高热（39℃以上）、心动过速（140次/分以上）、伴心房颤动或心房扑动、烦躁不安、呼吸急促、大汗淋漓、厌食、恶心、呕吐、腹泻等，甚至出现虚脱、休克、嗜睡、谵妄、昏迷，部分出现心力衰竭、肺水肿。

考点：甲状腺功能减退症

1. 概述 见表14-171。

表14-171 甲状腺功能减退症的概述

项目	内容
概念	甲状腺功能减退症简称甲减，是由于甲状腺激素分泌及合成不足或周围组织对甲状腺激素缺乏反应所引起的临床综合征

续　表

项目	内容
特点	90%以上为甲状腺本身疾患所致原发性（甲状腺性）甲减
	起始于胎儿期或新生儿期称呆小病（克汀病），神经系统及脑发育障碍突出，一般不可逆转
	起始于儿童期的幼年型，智力发育障碍，如及早治疗尚可能逆转
	成人期起病的成年型则以全身代谢缓慢、器官功能降低为特征，各型严重时均可有黏液性水肿的临床症状及体征
	血中 T_3、T_4 正常，仅 TSH 增高者，称为亚临床甲减

必考热点

1. 造成原发性甲状腺功能减退的最主要原因是甲状腺激素分泌及合成不足。
2. 亚临床甲减的典型实验室检查结果是 T_3、T_4 正常，TSH↑。

【热点提示】血中 T_3、T_4 正常，仅 TSH 增高者，称为亚临床甲减。

3. 成人期起病的成年型甲减，各型严重时均可有黏液性水肿的临床症状及体征。

2. 临床表现　甲状腺功能减退症的临床表现见表 14-172。

表 14-172　甲状腺功能减退症的临床表现

项目	内容
一般表现	乏力、体重增加、行动迟缓、食欲缺乏、畏寒、无汗、低体温
黏液水肿面容	虚肿，呆滞、淡漠、苍白，语音不清、嘶哑，鼻、唇、舌肥大增厚，毛发稀疏干燥、眼眉外 1/3 脱落，皮肤干、粗、厚、脱屑
精神神经系统	记忆力减退、智力下降、抑郁、神经质、嗜睡，重者痴呆、木僵、惊厥、精神失常，小脑受累时共济失调、眼球震颤
肌肉、关节	肌无力或强直、痉挛疼痛、肌萎缩，少数肌肥大、关节痛可伴积液
心血管系统	心动过缓、心脏扩大、心音减弱。可出现心包积液表现，易合并冠心病，但心绞痛及心力衰竭不易发生
消化系统	厌食、腹胀、便秘，重则麻痹性肠梗阻、巨结肠、腹水
血液系统	可发生贫血
黏液性水肿性昏迷	见于重症患者，表现为心动过缓、呼吸浅慢、嗜睡、木僵至昏迷，低体温（<35℃）、低通气、低血糖、低钠血症、水中毒、休克、肌张力降低、反射减弱或消失，心、肾、肺功能衰竭等
	常见诱因：感染、寒冷、手术、麻醉、镇静药的应用等及伴有严重躯体疾病
其他	性欲减退、阳痿、月经紊乱、溢乳、不育，睡眠呼吸暂停

重点提醒

甲状腺功能减退症的表现以代谢率减低和交感神经兴奋性下降为主，病情轻的早期患者可以没有特异症状。

3. 诊断 见表14-173。

表14-173 甲状腺功能减退症的诊断

项目	内容
典型患者临床表现	根据黏液水肿面容及其他临床表现，结合甲状腺功能检查即可诊断
甲状腺功能检查	TT_4、TT_3、FT_4、FT_3降低，TT_4、FT_3较TT_3、FT_3先降低，而且更明显
	血TSH增高是原发性（甲状腺性）甲减最敏感的诊断指标，亚临床期仅TSH增高；血TSH减低或正常应考虑继发性（垂体性或下丘脑性）甲减
病变部位和病因诊断	原发性（甲状腺性）甲减的病变部位在甲状腺，诊断成立后，应进一步寻找引起甲减的病因，甲状腺过氧化物酶抗体（TPOAb）阳性提示甲减的病因为自身免疫性甲状腺炎（如桥本甲状腺炎）
	继发性（垂体性或下丘脑性）甲减又称中枢性甲减，诊断成立后，应行促甲状腺激素释放激素（TRH）兴奋试验以确立病变是在垂体或下丘脑，TSH不能被兴奋为垂体性，否则为下丘脑性，然后再进一步寻找垂体和下丘脑的病变

重点提醒

黏液水肿面容：虚肿、呆滞、淡漠、苍白、语音不清、嘶哑，鼻、唇、舌肥大，毛发稀疏干燥、眼眉外1/3脱落，皮肤干、粗、厚、脱屑。

必考热点

1. 用于鉴别原发性与继发性甲状腺功能减退症的是TSH。

【热点提示】原发性甲状腺功能减退症时，病变在甲状腺，血中甲状腺激素水平低下，经负反馈调节，垂体TSH分泌增多；继发性甲状腺功能减退症时，是垂体或下丘脑的病变，原发的TSH分泌减少，表现为血中TSH与甲状腺激素均减少。

2. 甲状腺功能减退症常见眼眉外1/3脱落。

【热点提示】黏液水肿面容虚肿、呆滞、淡漠、苍白，语音不清、嘶哑，鼻、唇、舌肥大增厚，毛发稀疏干燥、脱落（眼眉外1/3脱落），皮肤干、粗、厚、脱屑。

3. TT_4、TT_3、FT_4、FT_3降低，血TSH增高，说明原发性（甲状腺性）甲减。

【热点提示】TT_4、TT_3、FT_4、FT_3降低，TT_4、FT_4较TT_3、FT_3先降低，而且更明显；血TSH增高是原发性（甲状腺性）甲减最敏感的诊断指标，亚临床期仅TSH增高；血TSH降低或正常应考虑继发性（垂体性或下丘脑性）甲减。

4. 原发性甲状腺性甲减最敏感的诊断指标是TSH增高。

【热点提示】血TSH增高是原发性（甲状腺性）甲减最敏感的诊断指标。

5. 患儿，男，6岁。表情呆滞，智力低下，畏寒，食欲差，头发干、黄、稀，颜面臃肿，呈睡容，鼻根扁平，眼距宽，舌体宽厚，常伸出口外，腹胀便秘，四肢短。为协助诊断应首选血T_3、T_4、TSH测定。

6. 患儿，女，3岁。因生长迟缓伴智力低下来诊。查体：身高75cm，体重13kg，表情呆板，毛发稀少，皮肤粗糙，塌鼻梁，舌体宽厚，心音略低钝，腹胀，有脐疝。最有诊断价值的检查是甲状腺功能。

【热点提示】甲状腺功能减退起始于胎儿期或新生儿期称呆小病（克汀病），神经系统及脑发育障碍突出，一般不可逆转。起始于儿童期的幼年型，智力发育障碍，如及早治疗尚可能逆转。甲状腺功能检查是甲状腺功能减退症最有诊断价值的检查。

7. 患者，男性，45岁。2年前因甲状腺功能亢进症行放射性碘治疗。近半年疲倦、食欲缺乏、嗓音粗低。查体：表情淡漠，面色苍白，心率58次/分，心律齐，腹平软，肝、脾肋下未触及，痛觉及腱反射迟钝。最可能的诊断是甲状腺功能减退症。

【热点提示】根据患者黏液性水肿面容（表情淡漠、面色苍白、嗓音粗低）及其他临床表现（疲倦、食欲缺乏，心率慢，心律齐，腹平软，痛觉及腱反射迟钝）可初步诊断为甲状腺功能减退症，应及时进行甲状腺功能检查明确诊断。

4. 治疗原则

（1）药物治疗：一旦甲减确诊，即应给予甲状腺制剂替代治疗，永久性甲减需要终生服药。甲状腺功能减退症的替代治疗和对症治疗见表14-174。

表14-174　甲状腺功能减退症的替代治疗和对症治疗

项目		内容
替代治疗	首选药物	首选左甲状腺素（L-T_4），可在体内转换成 T_3，T_4 的半衰期7天
	用法	每天1次口服
	剂量	1. 成人50~200μg/d，平均125μg/d，按体重计算的剂量是1.6~1.8μg/(kg·d) 2. 儿童约2.0μg/(kg·d) 3. 老年患者约1.0μg/(kg·d) 4. 妊娠时的需要量需增加30%~50%
	用药原则	一般主张从小剂量开始，即初始25~50μg/d，每1~2周增加25μg/d，逐渐加至有效剂量长期维持
	甲状腺片	是动物甲状腺片制剂，含 T_3 及 T_4，但 T_3/T_4 比值较高，易致血中高水平 T_3，且含量不稳定，目前已很少使用
对症治疗		对贫血明确者，可根据贫血类型分别或联合补充铁剂、维生素 B_{12}、叶酸等。必要时给予稀盐酸

必考热点

1. 甲状腺功能减退症的治疗首选左甲状腺素。

【热点提示】治疗甲状腺功能减退症首选左甲状腺素，主张从小剂量开始，逐渐递增至合适剂量。

2. 先天性甲状腺功能减退症服用甲状腺制剂的治疗时间是终身。

3. 患者，女性，52岁。乏力、畏寒、便秘，伴声音嘶哑1年，体重增加8kg，经检查诊断为甲状腺功能减退症，拟用左甲状腺素替代治疗。最适宜的起始剂量为25μg。

【热点提示】一旦甲减确诊，即应给予甲状腺制剂替代治疗。一般主张从小剂量开始，即初始25~50μg/d，每1~2周增加25μg/d，逐渐加至有效剂量长期维持。

4. 患儿，男，6岁。身高80cm，智力落后，仅能数1~20个数。查体：皮肤粗糙，眼距宽，鼻梁宽平，舌宽厚，常伸于口外，毛发枯干，发际低，骨龄摄片仅有4枚骨化核。

（1）为确诊应做的检查是血清 T_3、T_4、TSH测定。

（2）患儿确诊后治疗应选用甲状腺素。

（2）亚临床甲减的处理：在高胆固醇血症、血清TSH>10mU/L需要给予L-T_4 治疗。

（3）黏液性水肿性昏迷的治疗：一经确诊，立即抢救和转诊。黏液性水肿性昏迷的抢救措施见表14-175。

表 14-175　黏液性水肿性昏迷的抢救措施

项目	内容
补充甲状腺激素	L-T_4首次静脉注射300~500μg，以后每日注射50~100μg，清醒后可逐渐改为口服并酌情减量；无注射剂时，口服或胃管注入T_3 20~30μg，每4~6小时一次；或L-T_4首次100~200μg，以后每日50μg
	若患者24小时无改善，可给予T_3缓慢静脉注射，每4小时给10μg
氢化可的松	200~300mg/d持续静脉滴注，患者清醒后逐渐减量
保证呼吸道通畅	保暖、给氧、保证呼吸道通畅，必要时行机械或辅助通气甚至气管切开
保持水、电解质平衡	注意补液速度，避免液体过多
治疗原发疾病	维持血压，控制感染，治疗原发疾病，禁用镇静、麻醉药等

重点提醒

避免昏迷黏液性水肿性昏迷发生的关键在于坚持甲状腺激素替代治疗。

必考热点

1. 亚临床甲减在高胆固醇血症及血清TSH>10mU/L时需要给予L-T_4治疗。
2. 治疗甲减黏液性水肿性昏迷应维持血压，控制感染，治疗原发疾病，禁用镇静、麻醉药。
3. 预防甲状腺功能减退症黏液性水肿性昏迷的关键是坚持甲状腺素替代治疗。

【热点提示】黏液性水肿性昏迷主要病因是甲状腺功能减退，表现为甲状腺激素分泌减少，因此预防的关键是坚持足量补充甲状腺激素，即甲状腺素替代治疗。

5. 转诊

（1）黏液性水肿性昏迷可危及生命，一旦考虑为此诊断，需立即转诊和抢救。

（2）临床怀疑甲减而不能确诊。

考点：糖尿病

1. 概述（常见病因）

（1）糖尿病是一组由多病因引起的以糖代谢紊乱为主要表现的临床综合征。由于胰岛素缺乏和/或胰岛素作用障碍引起糖类、脂肪、蛋白质、水以及电解质代谢紊乱，临床以慢性高血糖为主要特征，可引起多系统损害，导致眼、肾、神经、心脏、血管等组织器官的慢性进行性病变、功能减退及衰竭；病情严重或应激时可发生急性严重代谢紊乱，如糖尿病酮症酸中毒、高渗性高血糖状态。

（2）病因：多基因遗传与环境因素相互作用，导致胰岛素相对或绝对缺乏及不同程度的胰岛素抵抗而导致血糖升高。

（3）分型：1999年世界卫生组织（WHO）将糖尿病分为4种类型。糖尿病的分型见表14-176。

表 14-176　糖尿病的分型

分型	内容
1型糖尿病	由于胰岛B细胞破坏，引起胰岛素绝对缺乏引起。多见于青少年，起病急，代谢紊乱症状明显，多数患者需胰岛素治疗

续 表

分型	内容
2 型糖尿病	患者均有不同程度的胰岛素抵抗和胰岛素分泌缺陷，多见于成年人。此型糖尿病的遗传易感性较 1 型糖尿病强
特殊类型糖尿病	按病因和发病机制可分 8 种亚型
妊娠糖尿病	妊娠期发生糖尿病者。已知有糖尿病而妊娠者不包括在内

必考热点

2 型糖尿病最基本的病理生理改变是胰岛素分泌绝对或相对不足及靶组织对胰岛素敏感性降低。

2. 临床表现

（1）一般症状：典型表现为多尿、多饮、多食和体重减轻（“三多一少”），常伴有软弱、乏力，许多患者有皮肤瘙痒，易生疖、痈，肢体出现麻木、疼痛，女患者有外阴瘙痒等。1 型糖尿病起病较急，病情较重，症状明显；2 型糖尿病起病隐匿缓慢，症状不明显，甚至无任何症状，多经体检发现。临床上常与超重、血脂异常、高血压等同时或先后发生。

必考热点

1. 1 型糖尿病的临床表现是有明显的“三多一少”症状。

2. 患者，女性，28 岁，妊娠 5 个月。发现尿糖（+），口服葡萄糖耐量试验：空腹血糖 6.6mmol/L，2 小时血糖 10.6mmol/L，既往无糖尿病病史。首先考虑的诊断是妊娠糖尿病。

3. 患者，女性，27 岁。2 年来多尿、多饮、多食，体重减轻，常觉软弱、乏力，伴皮肤瘙痒、肢体麻木、外阴瘙痒，应考虑是糖尿病。

【热点提示】糖尿病的典型症状为多尿、多饮、多食和体重减轻（“三多一少”），常伴有软弱、乏力，许多患者有皮肤瘙痒、易生疖、痈，肢体出现麻木、疼痛，女患者有外阴瘙痒等。

（2）糖尿病并发症：见表 14-177。

表 14-177 糖尿病并发症

项目	内容
急性并发症	急性严重代谢紊乱和感染。常见皮肤化脓性感染（疖、痈）、肺结核、肾盂肾炎、胆道感染、牙槽脓肿和真菌感染（足癣、甲癣、体癣、阴道炎）等
慢性并发症	心、脑血管病变：是 2 型糖尿病最主要死亡原因
	糖尿病肾病：表现为蛋白尿、水肿及高血压，血清肌酐、尿素氮升高，最终发生肾衰竭
	糖尿病神经病变：包括周围神经和自主神经病变
	糖尿病性视网膜病变：是导致患者失明的主要原因之一，按眼底受损程度可分为早期非增殖型视网膜病变与晚期增殖型视网膜病变
	糖尿病足：因末梢神经病变、下肢供血不足及细菌感染等引起足部溃疡和肢端坏疽等病变
	其他：视网膜黄斑病、白内障、青光眼、屈光改变、虹膜睫状体病变等

必考热点

1. 2型糖尿病最常见的死亡原因是心脑血管病变。

2. 患者，男性，40岁。患糖尿病10余年，尿蛋白阴性，近1个月感下腹部胀。排尿不畅伴尿失禁。B超显示“膀胱扩大。尿潴留”。其原因应考虑为糖尿病自主神经病变。

【热点提示】糖尿病性神经病变包括周围神经和自主神经病变。慢性糖尿病患者可并发自主神经病变，并可较早影响胃肠、心血管、泌尿系统和性器官功能，临床可表现为胃排空延迟、腹泻、直立性低血压以及尿失禁、尿潴留等。

3. 诊断

（1）糖尿病的诊断（WHO，1999）见表14-178。

表14-178 糖尿病的诊断（WHO，1999）

项目	内容
空腹血糖（FPG）	<6.1mmol/L为正常血糖，6.1≤FPG<7.0mmol/L为空腹血糖受损（IFG），FPG<7.0mmol/L为糖耐量减低（IGT），FPG≥7.0mmol/L为糖尿病（DM）
口服葡萄糖耐量试验（OGTT）	餐后2小时血糖（2hPPG）<7.8mmol/L为正常血糖，7.8≤2hPPG<11.1mmol/L为糖耐量减低（IGT），2hPPG≥11.1mmol/L为糖尿病
糖尿病的诊断标准	糖尿病症状+随机血糖≥11.1mmol/L，或FPG≥7.0mmol/L，或OGTT中2hPPG≥11.1mmol/L。症状不典型者，需另一天再次证实，不主张做第三次OGTT

（2）妊娠糖尿病诊断标准（WHO，2013）见表14-179。

表14-179 妊娠糖尿病诊断标准（WHO，2013）

OGTT（75g无水葡萄糖）	血糖值/(mmol·L^{-1})
空腹	≥5.1
服糖后1小时	≥10.0
服糖后2小时	≥8.5

注：1个以上时间点血糖达到以上标准即可诊断妊娠糖尿病。

重点提醒

1. 空腹血糖受损（IFG）及糖耐量减低（IGT）可统称为糖调节异常（IGR），也称为糖尿病前期。这些人群是社区预防糖尿病的重点。

2. 血糖升高是诊断糖尿病的主要根据，应注意单纯空腹血糖正常不能排除糖尿病的可能性，应加测餐后血糖，必要时应做OGTT。OGTT的葡萄糖负荷量成人为75g（儿童1.75g/kg，总量不超过75g）。从第1口开始计时，于服糖前及服糖后0.5小时、1小时、2小时分别在前臂采静脉血测定血糖。

3. 尿糖阳性是诊断糖尿病的重要线索，但不作为糖尿病诊断指标。

必考热点

1. 糖尿病的诊断标准是糖尿病症状加上随机血糖≥11.1mmol/L。

【热点提示】糖尿病的诊断标准为糖尿病症状+随机血糖≥11.1mmol/L，或 FPG≥7.0mmol/L，或 OGTT 中 2hPPG≥11.1mmol/L。

2. 用 OGTT 试验诊断糖尿病标准，糖耐量减低（IGT）的 2 小时血糖应≥7.8mmol/L 且<11.1mmol/L。

3. 若诊断临床糖尿病，应首先选择口服葡萄糖耐量试验。

【热点提示】尿糖阳性是诊断糖尿病的重要线索，尿糖阳性只是提示血糖值超过肾糖阈，因而尿糖阴性不能排除糖尿病可能。血糖升高是诊断糖尿病的主要依据。单纯空腹血糖正常不能排除糖尿病可能。当血糖高于正常范围而又未达到诊断糖尿病标准时，须进行口服葡萄糖耐量试验。糖化血红蛋白反映患者近 8~12 周平均血糖水平，为糖尿病控制情况的主要监测指标之一。空腹胰岛素测定是胰岛 B 细胞功能检查。

4. 患者，男性，47 岁。肥胖体形，无症状，健康查体时发现尿糖阳性。空腹血糖稍高，葡萄糖耐量减低。患者诊断为2 型糖尿病。

【热点提示】多数 2 型糖尿病患者先有肥胖、高血压、动脉硬化、高血脂或心血管病，出现症状前数年存在高胰岛素血症、胰岛素抵抗。糖耐量减低和空腹血糖受损被认为是糖尿病的前期状态。结合题中症状，考虑为 2 型糖尿病。

5. 患者，女性，49 岁。轻度肥胖，无明显口渴、多饮和多尿现象，空腹血糖 6.8mmol/L。为确定是否有糖尿病。应检查口服葡萄糖耐量试验。

【热点提示】当血糖高于正常范围而又未达到诊断糖尿病的标准时，应进行口服葡萄糖耐量试验。如果口服葡萄糖耐量试验中 2hPPG≥11.1mmol/L 则可诊断为糖尿病。

4. 鉴别诊断　见表 14-180。

表 14-180　糖尿病的鉴别诊断

项目	内容
尿糖阳性	要与肾性糖尿、食后糖尿和应激性糖尿相鉴别
药物对糖耐量的影响	噻嗪类利尿药、呋塞米、糖皮质激素、避孕药、阿司匹林、吲哚美辛、氟哌啶醇等可使血糖增高，尿糖阳性
其他疾病所致糖代谢异常	新发生糖尿病的老人，需做 B 超，以排除胰腺癌所致糖代谢异常

5. 治疗原则　强调早诊断、规范化长期综合治疗、治疗措施个体化的原则。

（1）治疗目标：控制血糖，兼顾控制血压、控制血脂以预防或延缓慢性并发症的发生。提高患者的生活质量，延长生命、降低死亡率。糖尿病血糖控制目标见表 14-181。

表 14-181　糖尿病血糖控制目标

指标		良好	一般	差
血糖/($mmol \cdot L^{-1}$)	空腹	4.4~6.1	≤7.0	>7.0
	非空腹	4.4~8.0	≤10.0	>10.0
糖化血红蛋白/%	—	<6.0	6.5~7.5	>7.5

注：糖化血红蛋白（HbA1c）测定可反映取血前 8~12 周的血糖综合水平。

（2）治疗原则：有 5 个，即糖尿病教育、饮食治疗、运动治疗、合理用药及自我监测，所谓“五驾马车”，缺一不可。

1）对患者和家属进行教育：是糖尿病重要的基本治疗措施之一。家庭成员特别是配偶也应参与。

2）饮食治疗：是基础治疗，应长期执行，并随病情改变而更改。糖尿病患者饮食治疗的总目标是控制每日摄入的总热量。见表14-182。

表14-182　糖尿病患者的制订总热量计划、每日所需热量和三餐热量的分配

项目	内容
制订总热量计划	用简易公式算出理想体重，理想体重（kg）=身高（cm）-105
每日所需总热量	根据不同工作性质、理想体重算出每日所需总热量。儿童、孕妇、消瘦、伴有消耗性疾病者应酌情增加，肥胖者酌减
三餐热量的分配	为1/5、2/5、2/5或1/3、1/3、1/3。对于容易出现低血糖的老年人也可在上午、下午、睡前分别予少许食物加餐，剩余热量再分配到三顿正餐中

不同人群每千克体重每日所需总热量见表14-183。

表14-183　不同人群每千克体重每日所需总热量

单位：kcal

体形	卧床	轻体力	中体力	重体力
消瘦	20~25	35	40	45~50
正常	15~20	25~30	35	40
肥胖/超重	15	20~25	30	35

注：孕妇妊娠后半期每日增加200kcal热量，乳母每日增加800kcal热量，儿童及伴有消耗性疾病的患者也应适当提高热量的摄入标准。

重点提醒

饮食治疗总的原则是确定合理的总能量摄入，合理、均衡地分配各种营养物质，恢复并维持理想体重。

必考热点

1. 糖化血红蛋白（HbAlc）测定可反映取血前8~12周的血糖综合水平。

2. 糖尿病治疗原则包括糖尿病教育、饮食治疗、运动治疗、合理用药及自我监测，即所谓“五驾马车”，缺一不可。

3. 糖尿病患者最基础的治疗措施是饮食治疗。

4. 患者，男性，42岁。近半个月感口渴，饮水量增至每天2000ml。身高166cm，体重81kg，空腹血糖10.0mmol/L，餐后血糖14.0mmol/L，系初次发现血糖高，过去无糖尿病病史。给患者的治疗建议是饮食及运动治疗。

（3）运动治疗：体育锻炼的原则是根据年龄、性别、体力情况、病情轻重及有无并发症等的不同，进行个体化循序渐进的有氧运动，应长期坚持。糖尿病运动治疗的运动时间、注意事项见表14-184。

表14-184　糖尿病运动治疗的运动时间、注意事项

项目	内容
运动时间	体育锻炼最好的时间宜在餐后0.5~1.0小时开始，避免空腹锻炼造成低血糖

续 表

项目	内容
注意事项	运动时，应随身携带少量食品，如点心、糖块，一旦出现低血糖可立即进食
	应注意足的保护，避免损伤，避免摔倒、引起骨折

（4）药物治疗

1）口服降血糖药物：见表 14-185。

表 14-185 口服降血糖药物

药物类别	常用药物	作用机制	适应证	不良反应及禁忌
双胍类药物	二甲双胍	主要通过减少肝糖输出、增加外周组织对胰岛素的敏感性和对葡萄糖的利用降低血糖	肥胖或超重的 2 型糖尿病患者	单独使用不导致低血糖，主要不良反应为胃肠道反应，禁用于肝肾功能不全、严重感染、缺氧或接受大手术的患者
磺脲类药物	格列本脲、格列齐特、格列吡嗪、格列喹酮和格列美脲等	主要通过增加胰岛素的分泌降低血糖	不太肥胖的 2 型糖尿病患者	使用不当可导致低血糖，特别是老年患者和肝肾功能不全者；有肾功能轻度不全的患者宜选择格列喹酮
格列奈类药物	瑞格列奈和那格列奈	为非磺脲类促胰岛素分泌药，主要通过刺激胰岛素的早期分泌相降低餐后血糖。特点为吸收快、起效快、作用时间短	不太肥胖的 2 型糖尿病患者	常见不良反应是低血糖。不良反应的发生率、严重程度较磺脲类药物轻
α-葡萄糖苷酶抑制药	阿卡波糖和伏格列波糖	通过抑制肠道 α-葡萄糖苷酶而延缓碳水化合物的吸收，降低餐后高血糖	餐后高血糖为主要表现的患者。可单独用药，也可与磺脲类、双胍类药物或胰岛素合用	常见不良反应为胃肠反应，如腹胀、腹泻、排气过多

必考热点

1. 磺脲类降血糖药物的降糖作用机制是增加胰岛素的分泌。

2. 双胍类降糖药的主要适应证是肥胖伴高胰岛素血症的2型糖尿病患者。

【热点提示】双胍类常用药物为二甲双胍，主要通过减少肝葡萄糖的输出增加外周组织对胰岛素的敏感性和对葡萄糖的利用降低血糖。双胍类药物有降低体重的趋势，适用于肥胖或超重的2型糖尿病患者。1型糖尿病患者在使用胰岛素治疗的基础上出现血糖波动较大者，加用双胍类药物有利于稳定病情。常见不良反应为胃肠道反应，禁用于肝肾功能不全、严重感染、缺氧或接受大手术的患者。

3. 格列吡嗪有调节凝血机制的作用。

【热点提示】格列吡嗪可增加血浆纤维蛋白溶解活性，减低血小板黏附和聚集，有利于减轻和延缓糖尿病血管并发症的发生。

4. 患者，男性，45 岁。身高 175cm，体重 90kg。确诊为 2 型糖尿病，实施饮食控制和运动治疗后，体重下降约 0.5kg，空腹血糖多在 9.0mmol/L 左右，餐后 2 小时血糖基本正常。治疗应首选双胍类。

【热点提示】如果没有禁忌证，且能够耐受，二甲双胍是2型糖尿病起始治疗的首选药物。2型糖尿病患者身高175cm，体重90kg。实施饮食控制和运动治疗后，体重下降约0.5kg，对无明显消瘦的患者，双胍类作为一线用药。

5. 患者，男性，56岁。确诊2型糖尿病2年，予合理饮食和运动治疗并口服二甲双胍500mg，每天3次。查体：身高173cm。体重78kg，血压130/90mmHg，心、肺和腹部检查未见异常。复查空腹血糖5.2mmol/L，三餐后2小时血糖分别为11.4mmol/L、13.1mmol/L和12.6mmol/L，下一步最合理的治疗是加用α-葡萄糖苷酶抑制药。

【热点提示】α-葡萄糖苷酶抑制药是影响糖类吸收的药物，适用于餐后高血糖为主要表现的患者。可单独用药，也可与磺脲类、双胍类药物或胰岛素合用。α-葡萄糖苷酶抑制药多用于二甲双胍单用控制不佳的2型糖尿病。

6. 患者，女性，39岁。因易乏力、间歇头晕2个月就诊，伴肢端麻木，无多尿、口渴。查体：身高165cm，体重75kg，血压140/92mmHg，心肺无异常，双膝反射减弱。

（1）为明确诊断，下一次最需要做的检查是再验血糖，或考虑做OGTT。

（2）本例最适宜考虑用的药物是二甲双胍。

（3）半个月后患者来复诊，并诉说曾到附近诊所诊治，给加用每天1片（2.5mg）格列本脲。服药后常有心悸、出汗，四肢软弱，复查空腹血糖为7.2mmol/L，餐后血糖11.1mmol/L。下一步最适宜的处理措施是停用格列本脲，改用阿卡波糖或二甲双胍治疗。

【热点提示】血糖升高是诊断糖尿病的主要根据，应注意单纯空腹血糖正常不能排除糖尿病的可能性，应加测餐后血糖，必要时应做OGTT。双胍类药物：常用药物为二甲双胍，主要通过减少肝脏葡萄糖的输出降低血糖。双胍类药物有降低体重的趋势，适用于肥胖或超重的2型糖尿病患者。格列本脲的常见不良反应为低血糖，所以应该停用格列本脲，改为适合超重人士的二甲双胍。

2）胰岛素治疗：见表14-186。

表14-186 糖尿病患者的胰岛素治疗

项目	内容
适应证	1型糖尿病；2型糖尿病，口服降糖药效果不良；糖尿病急性并发症；合并重症感染；大手术前后；伴较重糖尿病慢性并发症；糖尿病妊娠期或妊娠糖尿病患者；全胰腺切除引起的继发性糖尿病，营养不良相关糖尿病
常用胰岛素制剂	根据其作用特点分为速效（超短效）、短效（常规）、中效、长效及预混胰岛素或胰岛素类似物
不良反应	常见不良反应是低血糖，与药物剂量过大、运动过量、进食过少有关，尤其接受强化治疗者更常见。少见不良反应有脂肪萎缩和变态反应
胰岛素治疗的部位及方法	通常在腹部、臀部、上臂与大腿的部位进行皮下注射，患者可以根据自身血糖变化和药效特点轮换注射不同部位，其中腹部血流量多，因此吸收最快
	注射完后应停留10~15秒后才拔出针头，以免药水漏出；不可用手搓揉，以免局部血液循环增加，影响药物吸收
	若有较激烈的运动或工作时，最好选择活动量较低的部位，以免吸收太快，造成低血糖
胰岛素保存	贮存温度在2~8℃，最好放在冰箱保鲜层；已使用的药应避光放在盒内

重点提醒

在饮食和运动不能使血糖控制达标时应及时应用降糖药物治疗。

必考热点

1. 处理胰岛素治疗糖尿病过程中出现的索莫吉（Somogyi）反应，方法为减少晚间胰岛素剂量。

【热点提示】处理胰岛素治疗糖尿病过程中出现的Somogyi反应，方法为减少晚间胰岛素剂量。

2. 患者，男性，40岁。患糖尿病应用胰岛素治疗过程中出现心悸、出冷汗。此现象的原因是低血糖反应。

【热点提示】胰岛素不良反应主要是低血糖，为胰岛素应用过量。还会出现脂肪萎缩、过敏反应及水钠潴留等。

3. 患儿，男，14岁。患1型糖尿病2年，近日在家中用胰岛素治疗，突然发生昏迷。其昏迷原因最可能是低血糖昏迷。

【热点提示】题中近日患者在家中用胰岛素治疗，胰岛素的主要不良反应是低血糖，与剂量过大、运动过量、饮食失调有关。所以突然发生昏迷是低血糖造成的。

4. 全胰腺切除引起的继发性糖尿病，营养不良相关性糖尿病，应使用胰岛素治疗。

5. 胰岛素和胰岛素类似物的常见不良反应是低血糖，与药物剂量过大、运动过量、进食过少有关，尤其接受强化治疗者更常见。

6. 胰岛素皮下注射的部位通常在腹部、臀部、上臂或大腿等部位，患者可以根据自身血糖变化和药效特点轮换注射不同部位。

7. 胰岛素必须贮存在2~8℃，最好放在冰箱保鲜层。

（5）自我监测：见表14-187。

表14-187　糖尿病患者的自我监测

项目	内容
主要内容	血糖检测
	体重、血压、饮食种类及用量、用药情况
	定期（每年至少1次）测定糖化血红蛋白和尿微量白蛋白，必要时可查尿酮体
医院监测内容	每3~6个月定期复查糖化血红蛋白（HbA1c），了解糖尿病控制程度，以便及时调整治疗方案
	半年至1年测尿微量白蛋白
	每年全面复查1次，了解血脂水平，心、肝、肾、神经功能和眼底情况，以便及早发现大血管、微血管并发症，给予相应的治疗

6. 三级预防　见表14-188。

表14-188　糖尿病的三级预防

预防分级	内容
一级预防	是针对健康人群和糖尿病高危人群进行健康教育，最大限度减少糖尿病的发生
二级预防	主要是对糖尿病患者做到早诊断、早治疗，使其血糖、血脂、血压、体重全面达标，从而延缓或减少急、慢并发症的发生，并定期进行糖尿病并发症的检查
三级预防	目的是针对存在糖尿病并发症的患者，给予规范的社区管理，使其各项指标达标，并辅以相应的健康教育、日常护理指导，尽可能地降低伤残和死亡率

重点提醒

成年人糖尿病的危险因素：①年龄≥40岁。②有糖调节受损史。③超重（BMI≥24）或肥胖（BMI≥28）和/或中心型肥胖（男性腰围≥90cm，女性腰围≥85cm）。④静坐生活方式。⑤一级亲属中有2型糖尿病家族史。⑥有巨大儿（出生体重≥4kg）生产史或妊娠糖尿病病史的妇女。⑦高血压（收缩压≥140mmHg和/或舒张压≥90mmHg），或正在接受降压治疗。⑧血脂异常［高密度脂蛋白胆固醇（HDL-C）≤0.91mmol/L、甘油三酯≥2.22mmol/L］，或正在接受调脂治疗。⑨动脉粥样硬化性心脑血管疾病患者。⑩有一过性类固醇糖尿病病史者。⑪多囊卵巢综合征（PCOS）患者。⑫长期接受抗精神病药物和/或抗抑郁药物治疗的患者。

7. 转诊指征

（1）初次发现血糖异常，不能明确病因及分型者。

（2）新诊断的儿童及青少年糖尿病患者；妊娠或哺乳期妇女血糖异常者。

（3）糖尿病急性并发症：糖尿病酮症酸中毒、高渗性高血糖综合征、糖尿病乳酸酸中毒、低血糖昏迷，初步紧急处理后应立即转诊。

（4）反复低血糖或高血糖需用胰岛素强化治疗，需严密监测血糖和调整用药者。

（5）血糖、血压和/或血脂不达标者。血糖控制不达标，经调整方案规范治疗3~6个月后HbA1c>8.0%；调整治疗方案规范治疗3个月后血压大于140/80mmHg；调整方案并规范治疗6个月后LDL-C>2.6mmol/L。

（6）慢性并发症进行性发展，并需积极治疗者。

（7）合并重症感染、急性心肌梗死、脑血管意外、糖尿病足、严重外伤或需行手术者。

（8）出现严重药物不良反应难以处理者。

考点：血脂异常

1. 概述 血脂异常是指循环血液中的脂质或脂蛋白的组成成分浓度异常。通常是指血浆总胆固醇（TC）升高、低密度脂蛋白胆固醇（LDL-C）升高、甘油三酯（TG）升高以及高密度脂蛋白胆固醇（HDL-C）低下。

血脂在血液循环中以脂蛋白形式转运，脂蛋白分为乳糜微粒（CM）、极低密度脂蛋白（VLDL）、低密度脂蛋白（LDL）、中密度脂蛋白（IDL）及高密度脂蛋白（HDL）。不同脂蛋白载运的胆固醇分别称为极低密度脂蛋白胆固醇（VLDL-C）、低密度脂蛋白胆固醇（LDL-C）、中等密度脂蛋白胆固醇（IDL-C）及高密度脂蛋白胆固醇（HDL-C）。

重点提醒

极低密度脂蛋白（VLDL）代谢的终末产物低密度脂蛋白（LDL）具有明确的致动脉粥样硬化的作用。高密度脂蛋白（HDL）具有心血管保护作用。

必考热点

1. 甘油三酯明显升高时易诱发急性胰腺炎。
2. 具有心血管保护作用的是高密度脂蛋白（HDL）。
3. 血脂在血液循环中以脂蛋白形式转运。
4. 血脂异常，特别是LDL-C增高及HDL-C降低，是动脉粥样硬化和心脑血管疾病的重要危险因素。

2. 治疗原则 治疗血脂异常的目的是防控急性心脑血管疾病，减低心肌梗死、缺血性脑卒中和冠心病死亡风险。治疗的主要原则包括以下几个方面。

（1）临床上应根据个体动脉硬化性心血管疾病（ASCVD）危险程度，决定是否使用药物治疗。

（2）降低 LDL-C 水平作为防控 ASCVD 危险的首要靶点，而非 HDL-C 可作为次要干预靶点。

（3）调脂治疗需要设定目标值，极高危者 LDL-C<1.8mmol/L，高危者 LDL-C<2.6mmol/L，中危与低危者 LDL-C<3.4mmol/L。

（4）LDL-C 基线值较高者不能达到目标值者，LDL-C 至少降低 50%；极高危者 LDL-C 在基线值以内者，LDL-C 仍应降低 30%左右。

3. 防治措施

（1）非药物治疗：为基础治疗，包括改变不良生活习惯、增加运动、调整饮食结构、控制总热量的摄入。

（2）药物治疗：非药物治疗不能达标者，才应考虑药物治疗。药物治疗主要以减低低密度脂蛋白胆固醇（LDL-C）为主。甘油三酯（TG）明显升高者为防止发生急性胰腺炎，也应给予积极治疗。血脂异常的类型不同，选用的调脂药物不同。

必考热点

血脂异常的药物治疗主要以降低 LDL-C 为主。

【热点提示】血脂异常经非药物治疗不能达标者，才应考虑药物治疗。药物治疗主要以降低低密度脂蛋白胆固醇（LDL-C）为主。

1）他汀类药物（羟甲基戊二醇辅酶 A 还原酶抑制药）：见表 14-189。

表 14-189　血脂异常的他汀类药物治疗

项目	内容
药理作用	通过抑制羟甲基戊二醇辅酶 A 还原酶，抑制内源性胆固醇的合成，能显著降低总胆固醇（TC）、LDL-C，也能轻度降低 TG 水平和升高 HDL-C
	他汀类药物还具有抗炎、稳定粥样硬化斑块、保护血管内皮功能作用，这些作用可能是他汀类药物降低心血管事件危险性的主要原因
代表药物	辛伐他汀、普伐他汀、阿托伐他汀、瑞舒伐他汀
不良反应	常见腹泻、腹胀、眩晕、头痛、恶心、皮疹；罕见的有肌痛、肌炎，严重者可出现横纹肌溶解（肌肉疼痛、发热、乏力伴肌红蛋白尿）
注意事项	1. 轻、中度肾功能不全者无须调整剂量，严重肾功能不全者慎用 2. 大量饮酒、有肝病史者慎用；GPT、GOT 升高至正常 3 倍以上时停止使用 3. 当出现肌痛、肌酸激酶升高 10 倍以上时应考虑肌病，须立即停药
禁忌证	过敏、活动性肝脏疾病或无法解释的肝酶持续升高

2）贝特类药物（也称为苯氧芳酸类药物）：见表 14-190。

表 14-190　血脂异常的贝特类药物治疗

项目	内容
药理作用	主要降低血浆 TG 和提高 HDL-C 水平，促进胆固醇逆向转运
不良反应	转氨酶升高、肌痛、消化不良、胆石症
禁忌证	严重肝肾疾病者
常用药物	非诺贝特、吉非贝齐等

3）烟酸类药物：见表14-191。

表14-191　血脂异常的烟酸类药物治疗

项目	内容
药理作用	属于B族维生素，大剂量时有降脂作用，主要降低血清TG、TC、VLDL-C和LDL-C
不良反应	烟酸用量需较大，3~6g/d，所以不良反应较多，主要是脸部潮红，皮肤血管扩张；消化系统反应有恶心、呕吐、消化不良、损伤肝脏、引起溃疡病等
	烟酸还能降低糖耐量、恶化糖尿病、增加血尿酸、加重痛风性关节炎等
禁忌证	溃疡病、痛风和肝功能不全者

重点提醒

血脂异常的类型不同，选用的调脂药物不同。

必考热点

1. 他汀类药物能显著降低总胆固醇（TC）、LDL-C。

【热点提示】他汀类药物（羟甲基戊二醇辅酶A还原酶抑制药）：通过抑制羟甲基戊二醇辅酶A还原酶，抑制内源性胆固醇的合成，能显著降低总胆固醇（TC）、LDL-C，也能轻度降低TG水平和升高HDL-C。此外，他汀类药物还具有抗炎、稳定粥样硬化斑块、保护血管内皮功能的作用。

2. 他汀类药物具有抗炎、稳定粥样硬化斑块、保护血管内皮功能的作用，这可能是他汀类药物降低心血管事件危险性的重要原因。

3. 他汀类药物（羟甲基戊二醇辅酶A还原酶抑制药）主要为调血脂药，代表药物有辛伐他汀、普伐他汀、阿托伐他汀、瑞舒伐他汀。

4. 他汀类药物治疗血脂异常时，如出现肌痛、肌酸激酶升高了10倍以上时应考虑肌病，须立即停药。

第六单元　精神、神经系统

考点：短暂性脑缺血发作

1. 概述（常见病因）　短暂性脑缺血发作（TIA）是指由于局部脑或视网膜缺血引起的短暂性神经功能缺损，临床症状通常不超过1小时，最长不超过24小时，且无责任灶的证据。

重点提醒

1. 凡影像学检查有神经功能缺损对应的明确病灶者，不宜称为TIA。
2. 传统的TIA病例实质上是“小卒中”。

必考热点

短暂性脑缺血发作，出现相应的症状及体征，完全恢复最长不超过24小时。

2. 临床表现　见表14-192。

表14-192　短暂性脑缺血发作的临床表现

项目	内容
发病年龄及病因	多在50岁以上，男性多于女性。危险因素有动脉粥样硬化、高血压、血脂异常、糖尿病、心脏病和血液系统疾病。其中，动脉粥样硬化是最重要的原因
发病形式	突然发病，病程短暂，有局灶性神经功能缺失，发作多在24小时内恢复，无后遗症。可反复发作，间隔时间不等
局灶性神经功能缺失症状	颈内动脉系统：常有病变对侧发作性的肢体单瘫、偏瘫、偏身麻木，感觉减退，一过性视力障碍；优势半球受损可出现失语和失用，非优势半球可出现空间定向障碍
	椎-基底动脉系统：常有眩晕、共济失调、平衡障碍、眼球运动异常、复视、面部麻木、饮水呛咳、说话不清、短时记忆和定向障碍等。少数可出现表现特殊的临床综合征，如跌倒发作和短暂性全面遗忘症

必考热点

1. 颈内动脉系统短暂性脑缺血发作的症状可有病变对侧发作性的肢体单瘫、偏瘫、偏身麻木，感觉减退，一过性视力障碍。

2. 短暂性脑缺血发作最重要的原因是动脉粥样硬化。

【热点提示】短暂性脑缺血发作往往有动脉粥样硬化、高血压、血脂异常、糖尿病、心脏病和血液系统疾病病史等危险因素。其中，动脉粥样硬化是最重要的原因。

3. 短暂性脑缺血发作的临床表现具有相似性或刻板性。

【热点提示】短暂性脑缺血发作每次发作缺血部位基本相同，故临床表现具有相似性或刻板性。

4. 患者，男性，70岁。昨天下午3时突然左侧肢体活动不便，乏力，伴语言不利，口角流涎，但神志清楚，至今日下午2时左右就诊时，语言流畅，口舌无明显涡斜，肢体活动亦基本正常。其诊断首先考虑是短暂性脑缺血发作。

【热点提示】短暂性脑缺血发作发病突然，迅速出现局限性神经功能或视网膜功能障碍，持续时间短暂，常为数分钟至数小时，最长不超过24小时，不留神经功能缺损，常反复发作。

3. 诊断与鉴别诊断

（1）有典型TIA表现，但多无意识障碍及颅内压增高。

（2）颅脑CT及磁共振成像检查未发现神经功能缺损对应的病灶。

（3）几种常见的脑血管疾病的鉴别诊断：见表14-193。

表14-193　几种常见的脑血管疾病的鉴别诊断

鉴别要点	TIA	脑血栓形成	脑栓塞	脑出血
发病年龄	老年多见	老年多见	青、中年	中、老年

续 表

鉴别要点	TIA	脑血栓形成	脑栓塞	脑出血
主要病因	动脉硬化斑块及附壁血栓的微栓子脱落、脑血管痉挛、颈椎病动脉受压	脑动脉硬化、动脉内膜炎、脑血管腔变窄，于血流减慢时形成血栓	风湿性心瓣膜病、亚急性感染性心内膜炎、大动脉硬化斑块脱落、心肌病及心脏颤动左房血栓脱落	高血压及动脉硬化，血压突然升高引起动脉破裂
发病形式	突然发作，每次发作不超过1小时，24小时内完全恢复	发病稍慢，多于睡眠或安静状态下发生，症状于1~2天才达高峰	最急，发病时间不定	急骤，多在活动或情绪激动时发生
意识状态	短暂性或一过性意识丧失或跌倒发作	清醒或有轻度意识模糊	昏迷较轻，且易恢复	昏迷较深，多呈持续性
瘫痪	单肢无力或轻度偏瘫	最常见	单瘫或不完全偏瘫	最常见
脑膜刺激征	无	少见	少见	多见
抽搐	可有	少见	间有	间有
颅内压增高	无	少见	间有	多有
脑脊液	压力正常，清亮	压力正常或稍高，清亮	压力正常或稍高，清亮	压力高，多为血性
颅脑CT	大多正常	脑实质内低密度病灶	脑实质内低密度病灶	脑实质内高密度病灶

必考热点

绝大多数TIA患者就诊时症状已消失，其诊断主要依靠病史。有典型临床表现而又能排除其他疾病时，诊断即可确立。其诊断要点包括：①多数在50岁以上发病。②有高血压、高脂血症、糖尿病、脑动脉粥样硬化、较严重的心脏病病史及吸烟等不良嗜好者。③突然局灶性神经功能缺失发作，持续数分钟，或可达数小时，但在24小时内完全恢复。④不同患者的局灶性神经功能缺失症状常按一定的血管支配区刻板地反复出现。⑤发作间歇期无神经系统定位体征。诊断确立后需要进一步明确病因。

4. 治疗原则 见表14-194。

表14-194 短暂性脑缺血发作的治疗原则

项目	内容
积极治疗危险因素	对高血压、血脂异常、心脏病、糖尿病、脑动脉硬化应积极地给予治疗
抗血小板药	主要是抑制血小板聚集，使之不能形成微小血栓
	常用药物有肠溶阿司匹林，50~325mg，1次/天；双嘧达莫50~100mg，3次/天；氯吡格雷75mg，1次/天
扩容治疗	低分子右旋糖酐具有扩容、改善微循环和降低血液黏度的作用，常用500ml静脉滴注，1次/天，14天为1个疗程，适用于血流动力型TIA
抗凝治疗	若患者发作频繁，用其他药物疗效不佳，又无出血疾患禁忌，特别是由栓塞原因引起的TIA发作患者，可抗凝治疗
	常用药物有肝素、双香豆素、藻酸双酯钠及新型口服药如达加群、利伐沙班
活血化瘀中药	丹参、川芎、桃仁、红花等
手术治疗、介入治疗	包括颈动脉内膜切除术或颈动脉血管成形和支架置入术

必考热点

1. 短暂性脑缺血发作应用阿司匹林治疗的目的是抑制血小板聚集，防止微小血栓形成。

2. 患者，男性，56岁的心房颤动患者，突然发生命名困难。2周来共发生过5次，每次持续2~15秒。查体无神经系统异常。颅脑CT无异常。

（1）可能的诊断是短暂性脑缺血发作。

（2）最适宜的预防治疗是阿司匹林。

3. 低分子右旋糖酐具有扩容、改善微循环、降低血液黏度的作用。

5. 预防　未经治疗的TIA患者，约1/3自行恢复，1/3反复发作，1/3进展为脑梗死。因此，对TIA患者最好明确病因，在此基础上针对病因给予积极的治疗和预防。

6. 转诊与康复　对所有疑似TIA的患者，不管是否再次发作，均应立即转至有溶栓条件的医院进一步诊治。

考点：脑梗死

脑梗死是指各种原因引起局部脑组织区域血液供应障碍，导致脑组织缺血、缺氧、坏死，出现相应神经功能障碍的一类疾病，包括脑血栓形成、脑栓塞和腔隙性脑梗死。

1. 概述和常见病因　见表14-195。

表14-195　脑梗死的概述和常见病因

类型	概述和常见病因
脑血栓形成	是指动脉血管血栓形成，导致脑血液循环障碍，脑细胞缺血、缺氧、坏死而产生的一系列局灶性脑功能缺损症状和体征的急性脑血管疾病。中、老年人多见，常见原因为脑动脉粥样硬化
脑栓塞	各种栓子经血液循环流入脑动脉并造成血管阻塞，引起该血管供应区脑组织缺血、缺氧、坏死并出现脑功能障碍常见原因：①心源性栓子，以风湿性心瓣膜病伴心房颤动附壁血栓脱落最常见。②非心源性栓子，包括大动脉粥样硬化的斑块脱落、羊水栓塞、癌性栓子等
腔隙性脑梗死	由于长期高血压或动脉硬化致大脑半球或脑干深部的小穿通动脉病变、管腔闭塞导致的缺血性微小梗死，坏死液化的脑组织被吞噬细胞清除而形成腔隙

必考热点

1. 脑血栓形成的最常见病因是脑动脉粥样硬化。

2. 心源性栓子可引起脑栓塞，最常见的心源性栓子是风湿性心瓣膜病伴心房颤动附壁血栓脱落。

2. 临床表现　见表14-196。

表14-196　脑梗死的临床表现

类型	前驱症状	发病特点	典型症状
脑血栓形成	部分有TIA病史，部分可有头晕和头痛等前驱症状	安静或休息状态下发病，在1~3天内症状达高峰	典型病例局灶性神经症状和体征，如对侧偏瘫、偏身感觉障碍、偏盲、眩晕、复视、眼球震颤、吞咽困难、构音障碍、共济失调、交叉性瘫痪等。患者通常意识清晰，少数可有不同程度的意识障碍，一般生命征无明显改变

续 表

类型	前驱症状	发病特点	典型症状
脑栓塞	风湿性心瓣膜病、心脏手术、长骨骨折等病史	发病急骤，部分患者可有意识障碍，症状多在数分钟或短时间内达到高峰	与脑血栓形成相似，但症状较重，局部神经缺失症状取决于栓塞的动脉
			累及单、双侧大脑后动脉导致同向性偏盲或皮质盲
			椎-基底动脉主干闭塞导致突然昏迷、四肢瘫、出汗和呼吸衰竭等可突然引起死亡
腔隙性脑梗死	常有高血压和/或 TIA 病史	突然起病或缓慢起病	一过性或局灶性神经症状，也可无症状；体征少，恢复较完全，预后好

重点提醒

脑栓塞的临床表现轻重与栓子的大小、数量、部位、心功能状况等因素有关。

必考热点

1. 患者，女性，54 岁。脑动脉硬化症病史 3 年，突感眩晕、呕吐、言语不清。查体：声音嘶哑、吞咽困难、言语含混，左眼裂小、瞳孔小、水平眼震、左面部右半身痛觉减退，左侧指鼻试验不准，诊断为左侧小脑后下动脉血栓形成。

2. 患者，女性，38 岁。洗衣时突发右侧肢体活动不灵。查体：意识清，失语，二尖瓣区可闻双期杂音，心律不齐，右侧偏瘫，上肢重于下肢，偏身痛觉减退，首先考虑的诊断是脑栓塞。

【热点提示】脑栓塞中、青年多见，多有栓子来源的原发病病史，如风湿性心瓣膜病、心脏手术、长骨骨折等病史。发病急骤，症状多在数分钟或短时间内达到高峰。临床表现轻重与栓子的大小、数量、部位、心功能状况等因素有关。症状及体征与脑血栓形成相似，但症状较重，部分患者可有意识障碍，较大栓塞或多发性栓塞时患者可迅速进入昏迷和出现颅内压升高症状。局部神经缺失症状取决于栓塞的动脉，多为偏瘫或单瘫、偏身感觉缺失，累及单、双侧大脑后动脉导致同向性偏盲或皮层盲，椎-基底动脉主干闭塞导致突然昏迷、四肢瘫、出汗和呼吸衰竭等可突然引起死亡。

3. 诊断与鉴别诊断

（1）诊断：脑梗死具有典型的临床表现和体征。影像学检查和脑脊液检查见表 14-197。

表 14-197 脑梗死的影像学检查和脑脊液检查

项目	内容
CT 检查	发病 24~48 小时后脑梗死病变区密度减低，早期检查可排除脑出血应尽早进行
MRI 检查	可在发病后数分钟显示缺血性梗死，早期显示脑干、小脑梗死及直径在 5mm 以下的腔隙性脑梗死，T_1 呈现低信号，T_2 呈高信号
数字减影（DSA）检查	可显示血管狭窄、闭塞或血管畸形等，是脑血管病变检查的“金标准”
脑脊液检查	压力可轻度增高，生化及细胞学检查多为正常

（2）鉴别诊断：见表 14-193。

必考热点

1. 脑血管病变检查的金标准是数字减影（DSA）检查。

2. MRI 检查可在发病后数分钟显示缺血性梗死，T_1呈现低信号，T_2呈现高信号。

3. 患者，男性，58 岁。有高血压、冠心病病史 8 年。1 天前起床后出现右半身瘫痪、感觉障碍、失语，逐渐加重，今日颅脑 CT 示左侧大脑有低密度病变区。应首先考虑的诊断是动脉血栓性脑梗死。

【热点提示】动脉血栓性脑梗死常有高血压、冠心病病史，常在安静或睡眠中发病，症状在数小时或1~2天发展为高峰。CT 可示大脑有低密度病变区。

4. 治疗原则

（1）一般治疗：卧床休息，加强皮肤、口腔、呼吸道护理。注意水、电解质的平衡，如起病 24~48 小时后仍不能自行进食者，应予鼻饲流汁以保障营养供应。特别注意调整血压。

（2）控制脑水肿：急性期或重症患者应给予脱水降颅压处理，常用药物有 20% 甘露醇，每次 125~250ml，2~4 次/天，3~7 天；也可用呋塞米、白蛋白、甘油果糖和 β-七叶皂苷钠等。

（3）改善脑血液循环：见表 14-198。

表 14-198　脑梗死的改善脑血液循环治疗

项目	内容
静脉溶栓治疗	发病 4.5 小时内（发病 3 小时以内疗效较好）尽快给予重组组织型纤溶酶原激活药（rt-PA）静脉溶栓治疗；如没有条件使用 rt-PA，可在发病 6 小时内给予尿激酶静脉溶栓。溶栓治疗要严格掌握适应证和禁忌证，以防发生颅内出血并发症
血管内介入治疗	在发病时间窗内，对于适应证的患者，可以进行此治疗，如动脉溶栓、桥接、机械取栓、血管成形及支架术
抗凝治疗	对于合并高凝状态、有深静脉血栓和肺栓塞风险的高危患者以及合并心房颤动者，可进行抗凝治疗
抗血小板治疗	常用的抗血小板聚集药包括阿司匹林和氯吡格雷。未行溶栓的急性脑梗死患者应在 48 小时内尽早服用阿司匹林（150~325mg/d），但在阿司匹林不能使用时可用氯吡格雷替代
扩容治疗	纠正低灌注，适用于血流动力学机制所致的脑梗死。常用低分子右旋糖酐静脉滴注
其他药物治疗	可用巴曲酶、降纤酶等进行降纤治疗，但使用中会出现出血并发症。临床常用丹参、川芎嗪、三七、葛根素等中药制剂，通过活血化瘀改善脑梗死症状

（4）脑保护治疗：脑保护剂包括自由基清除剂，阿片受体阻断药、电压门控钙通道阻滞药、兴奋性氨基酸受体阻断药、镁离子和他汀类药物等。

脑栓塞及腔隙性脑梗死与脑血栓形成治疗原则基本相同，但要进行病因治疗，如纠正心律失常、使用口服抗凝药，必要时手术干预，有利于疾病控制和防止复发。

重点提醒

脑栓塞患者可能有心脏疾病，因此要注意心功能情况。

5. 预防　应尽早开始二级预防。采用控制血压、血糖、抗血小板聚集、抗凝以及他汀类药物治疗。

6. **转诊与康复** 脑梗死的转诊与康复见表14-199。

表14-199 脑梗死的转诊与康复

项目	内容
对有下列情况者应进行转诊	初发脑血栓形成或脑栓塞急性期的患者
	怀疑有腔隙性脑梗死，需要进一步进行检查者
	生命体征不稳定的患者
	有严重的并发症和/或合并症的患者
	对原发性疾病在基层医疗单位不能有效处理的患者
	患者或家属积极要求到上级医院就诊的患者
康复内容主要包括	运动功能、感觉功能、认知和情绪、语言交流等
	有效的康复治疗能够加速康复的进程，减轻功能上的残疾，节约社会资源，基层医院应积极主动地为患者开展社区康复治疗

必考热点

对急性脑梗死患者，颅脑CT出现低密度灶不适于溶栓治疗。

【热点提示】急性脑梗死，CT检查6小时以内多正常，24小时后梗死区出现低密度灶。CT出现低密度灶提示患者起病已超过6小时，故不宜溶栓治疗。治疗：超早期溶栓治疗目的是溶解血栓、迅速恢复梗死区血流灌注、减轻神经元损伤。溶栓应在有效的治疗时间窗内进行才有可能挽救缺血半暗带。一般认为，发病3小时内绝大多数患者采用溶栓治疗有效；发病3~6小时，大部分溶栓治疗可能有效。

考点：脑出血

1. **概述（常见病因）** 见表14-200。

表14-200 脑出血的概述

项目	内容
概念	脑血管壁病变、血液凝固功能障碍及血流动力学改变等因素所导致的非创伤性脑实质内出血称为自发性脑出血
病因	以高血压脑出血最为常见。多发生在从脑的一级大动脉直接分出来的第二级分支，如大脑中动脉的豆纹动脉、基底动脉的脑桥支等。最常见的病因是高血压合并细小动脉硬化。此外，先天动脉畸形、动脉瘤、血液病、梗死性出血、抗凝药物的使用不当也可引起脑出血

必考热点

1. 高血压脑出血最常见的部位是内囊和基底核。
2. 脑出血最常见的病因为高血压合并细小动脉硬化。

2. 临床表现　见表 14-201。

表 14-201　脑出血的临床表现

项目		内容
一般表现		多在 50~70 岁发病，常有高血压病史，通常在情绪激动、酒后、体力劳动、气候变化等时发病。大多数病例无预兆，数分钟到数小时症状达到高峰
		临床表现因出血部位及量不同而异，重症者可突感剧烈头痛、呕吐、意识模糊或昏迷
出血大多位于内囊-基底核区	壳核出血	可出现典型“三偏”综合征：病变对侧中枢性面瘫和肢体瘫痪、感觉障碍、同向偏盲；小量出血可仅有轻偏瘫和轻度感觉障碍，不易与腔隙性梗死区分
	丘脑出血	一般病情较为严重，中到大量出血时表现为昏迷和对侧肢体的偏瘫；血液进入下丘脑引起几种典型的眼征：上视不能或凝视鼻尖、眼球偏斜或分离性斜视，眼球会聚障碍等
	脑桥出血	小量出血，出血灶直径在 1.0cm 以下无意识障碍，有交叉性瘫和共济失调性偏瘫，两眼向病灶侧凝视麻痹；大量（>5ml）出血破入第四脑室，患者迅速出现昏迷、双侧针尖样瞳孔、呕吐咖啡样物、中枢性高热、中枢性呼吸障碍、眼球浮动、四肢瘫、去大脑强直发作等，多在 48 小时内死亡
	小脑出血	患者有眩晕、频繁呕吐、枕部剧痛和平衡障碍等，无肢体瘫痪是常见特点；出血重者，血液直接进入第四脑室，导致颅内压迅速增高、昏迷、枕骨大孔疝形成而死亡

必考热点

1. 脑出血患者出现瞳孔不等大，昏迷深，常提示脑疝形成。

【热点提示】小脑幕裂孔疝的钩回疝发生时，可表现为意识障碍如嗜睡、昏睡或昏迷，可突然发生或进行性加重，疝侧瞳孔散大而导致双侧瞳孔不等大。

2. 患者，男性，65 岁。活动中突感头痛，右侧肢体不能活动 1 天。高血压病史 10 年。查体发现左侧中枢性面舌瘫，左侧肢体完全瘫痪，左侧身感觉减退，左侧偏盲。该患者最可能的诊断是基底核出血。

3. 诊断与鉴别诊断

（1）诊断：见表 14-202。

表 14-202　脑出血的诊断

项目		内容
临床表现		有高血压病史的中老年患者，突发剧烈头痛、呕吐、失语、偏瘫等，均应考虑到高血压脑出血
影像学检查	颅脑 CT 检查	是首选检查，可见出血区呈高密度影，周围有低密度水肿带，其宽度自数毫米至 15 毫米不等
	脑血管造影	有助于排除颅内动脉瘤、脑动静脉畸形及其他足以引起自发性脑出血的病变
脑脊液检查		可见血性脑脊液，目前已较少应用

重点提醒

颅脑 CT 扫描是诊断脑出血的首选方法，可清楚显示出血部位、出血量、血肿形态、是否破入脑室以及血肿周围有无低密度水肿带和占位效应等。

（2）鉴别诊断：见表14-193。

必考热点

1. 临床上脑出血疑诊病例的首选检查是CT检查。

2. 患者，男性，67岁。高血压病史6年，晨起突然口齿不清，口角歪斜，左侧肢体活动障碍。应首选的检查项目是颅脑CT。

【热点提示】患者67岁，高血压病史，突然发病，考虑为脑出血。颅脑CT是诊断脑出血安全有效的方法，为临床上脑出血疑诊病例的首选检查。

3. 患者，男性，65岁。高血压病史5年，于活动中突然出现右侧肢体无力，伴讲话不清和呕吐，2小时后来急诊。查体：血压220/120mmHg，心律齐，不能讲话，右侧肢体完全偏瘫。

（1）此患者可能的诊断为脑出血。

（2）首选的检查是颅脑CT。

（3）住院1小时后，患者出现昏迷，查体发现一侧瞳孔散大，对光反射消失。提示存在小脑扁桃体疝。

【热点提示】诊断有高血压病史的中老年患者，突发剧烈头痛、呕吐、失语、偏瘫等，均应考虑到高血压脑出血。进一步检查可做头颅CT扫描（首选检查），可见出血区呈高密度影，周围有低密度水肿带，其宽度自数毫米至15毫米不等。脑疝症状一般表现为意识障碍加重，血肿侧瞳孔先缩小，后散大，光反应也随之减弱而消失，血肿对侧有明显的锥体束征及偏瘫。继之对侧瞳孔也散大，去大脑强直，如不积极救治，可发生中枢性衰竭而死亡。

4. 治疗原则 脑出血急性期治疗的目的是挽救患者的生命，预防各种并发症，使患者顺利渡过急性期。脑出血的处理原则见表14-203。

表14-203 脑出血的处理原则

项目	内容
一般处理	保持安静和卧床休息
	侧卧位较好，保持呼吸道通畅，必要时气管切开
	保持营养和水、电解质平衡，呕吐者禁食，静脉补充营养
降低颅内压	常用药物有20%甘露醇、25%山梨醇或甘油制剂
调整血压	原则上降压不宜过低、过快，维持血压在略高于发病前水平为宜，如无颅内压升高证据，降压目标为160/90mmHg或平均动脉压110mmHg
防治并发症	昏迷患者易发生肺部感染，要勤翻身和防止产生压疮。注意口腔清洁，随时吸出口腔分泌物及呕吐物，定时更换体位，保持肢体功能位等。对于病情严重者，给予抗生素以预防肺部感染
外科治疗	脑出血量在10ml以上，或者有偏瘫、昏迷等情况时应行手术治疗
微创血肿清除术	特点：微创血肿清除术具有费用低、适应证宽、损伤小、禁忌证少和患者恢复快等
	适应证：颅内性血肿幕上>30ml、幕下或丘脑>15ml、脑室内出血（除脑干出血、脑干功能衰竭者外）

重点提醒

调控血压时应考虑脑出血患者的年龄、有无高血压史、有无颅内高压、出血原因及发病时间等因素。

必考热点

脑出血最重要的内科治疗是控制脑水肿。

【热点提示】脑水肿可使颅内压升高，并致脑疝形成，是影响脑出血死亡率及功能恢复的主要因素。积极控制脑水肿、降低颅内压是脑出血急性期的重要环节。

5. 预防

（1）稳定血压：坚持服用降压药物，使血压稳定在安全理想水平，防止突然停药引起的反跳及过度波动。

（2）调整情绪：保持良好心态和乐观情绪，避免过于激动。

（3）良好的生活习惯：低脂、低盐、低糖饮食，少吃动物的脑、内脏，多吃蔬菜、水果、豆制品，配适量瘦肉、鱼、蛋品；避免劳累；戒烟、戒酒。

（4）预防便秘：多吃富含纤维的食物；适当的运动及腹部自我保健按摩；使用适当的药物，如麻仁丸、蜂蜜口服，开塞露外用等。

6. 转诊与康复 对怀疑或诊断是脑出血的患者，应及时转到上级医院进一步治疗。待急性期过后，生命征平稳，神经系统症状、体征经治疗改善或平稳，其他系统急性或进展的并发症，合并症，经治疗情况平稳再转回基层医疗单位进行康复治疗。康复内容包括：运动功能、感觉功能、认知和情绪、语言交流等。

考点：蛛网膜下腔出血

蛛网膜下腔出血（SAH）是各种原因引起的脑血管突然破裂，血液流至蛛网膜下腔的统称。分为自发性和外伤性两类。见表 14-204。

表 14-204 蛛网膜下腔出血

项目		内容
病因		常见的病因为颅内动脉瘤和脑（脊髓）血管畸形，前者较多见其他原因有脑底异常血管网病（烟雾病）、颅内肿瘤、血液病及抗凝治疗的并发症等
临床表现	出血症状	发病前多有情绪激动、过度用力、排便、咳嗽等诱因。发病突然，有异常剧烈全头痛（不能缓解或进行性加重）、项背痛或下肢疼痛、恶心、呕吐。半数患者可出现精神症状，如烦躁不安、意识模糊、定向力障碍等。脑膜刺激征明显，常在蛛网膜下腔出血后 1~2 天出现。病情稳定后脑膜刺激症状可减轻
	脑神经损伤	以患侧动眼神经麻痹常见，常提示存在同侧后交通动脉瘤或大脑后动脉瘤
	视力、视野障碍	蛛网膜下腔出血可沿视神经鞘延伸，眼底检查可见玻璃体膜下片块状出血，发病后 1 小时内即可出现
	常见并发症	1. 再出血：是急性 SAH 主要的急性并发症，指病情稳定后再次发生剧烈头痛、呕吐、痫性发作、昏迷甚至去大脑强直发作、颈强直、克氏征加重，复查脑脊液为鲜红色 2. 脑血管痉挛：临床症状取决于发生痉挛的血管，常表现为波动性的轻瘫或失语。对载瘤动脉无定位价值，是死亡和致残的重要原因。病后 3~5 天开始发生，5~14 天为迟发性血管痉挛高峰期，2~4 周逐渐消失 3. 急性或亚急性脑积水：轻者出现嗜睡、思维缓慢、短时记忆受损、上视受限、展神经麻痹、下肢腱反射亢进等体征，严重者可造成颅内高压，甚至脑疝死亡

续 表

项目		内容
特殊检查	颅脑 CT	诊断急性蛛网膜下腔出血准确率较高，提示脑沟与脑池密度增高
	颅脑 MRI	发病后 1 周内的急性蛛网膜下腔出血行 MRI 检查很难查出
	脑血管造影	尽早检查，能及时明确动脉瘤大小、部位、单发或多发、有无血管痉挛；是确定急性蛛网膜下腔出血病因的必需手段
	腰椎穿刺	可见血性脑脊液，但应视情况决定是否需要再做腰椎穿刺检查
鉴别诊断	主要对引起蛛网膜下腔出血的各种常见病等进行鉴别如脑出血、颅内感染、脑肿瘤等	
治疗原则	1. 一般治疗：急性期患者应绝对卧床休息（4~6 周）。头痛剧烈者可给予镇痛、镇静药，并应保持大便通畅。当伴颅内压升高时，应用甘露醇、呋塞米、甘油果糖等脱水治疗。调控血压，一般应将收缩压控制在 160mmHg 以下 2. 抗纤溶药物：适当应用止血药物，如氨基己酸、氨甲苯酸和酚磺乙胺等 3. 脑血管痉挛的防治：推荐早期使用口服或静脉泵入尼莫地平改善患者预后 4. 病因治疗：尽早进行病因治疗，如开颅动脉瘤夹闭、动静脉畸形切除或血管内介入治疗等	
预防	避免情绪激动、控制危险因素。筛查和处理高危人群尚未破裂的动脉瘤	
转诊与康复	应立即转到上级医院进一步治疗。待病情稳定后，可转至基层医疗机构行康复治疗。主要康复内容包括：运动功能、认知和情绪等	

必考热点

1. 蛛网膜下腔出血的最常见原因为颅内动脉瘤和脑（脊髓）血管畸形。

【热点提示】蛛网膜下腔出血的最常见原因为颅内动脉瘤和脑（脊髓）血管畸形。其他原因有脑底异常血管网病（烟雾病）、颅内肿瘤、血液病及抗凝治疗的并发症等。

2. 蛛网膜下腔出血表现为脑神经损伤，以患侧动眼神经麻痹常见。

3. 蛛网膜下腔出血患侧动眼神经麻痹，常提示存在同侧后交通动脉动脉瘤或大脑后动脉动脉瘤。

4. 脑血管痉挛的防治，推荐早期使用口服或静脉泵入尼莫地平改善患者预后。

5. 蛛网膜下腔出血可沿视神经鞘延伸，眼底检查可见玻璃体膜下片块状出血，发病后 1 小时内即可出现。

6. 患者，男性，58 岁。突然头痛、呕吐，伴意识丧失 30 分钟。查体：神志清楚，颈部抵抗，克尼格征阳性。右侧上睑下垂，右侧瞳孔 4mm，对光反应消失。

（1）最可能的诊断是蛛网膜下腔出血。

（2）最好的诊断措施是颅脑 CT。

（3）最好的处理措施是处理原发病。

【热点提示】急剧的头痛，持续不减，并有不同程度的意识障碍而无发热者，提示蛛网膜下腔出血。首次急性起病的剧烈头痛或慢性进行性加重的头痛或有神经系统定位体征者需进行颅脑 CT 检查，对判断颅内疾患的性质有重要价值。

考点：癫痫

癫痫是多种原因导致的脑部神经元高度同步化异常放电所致的临床综合征，临床表现具有发作性、短暂性、重复性和刻板性的特点。异常放电神经元的位置不同及异常放电波及的范围差异，导致患者的发作形式不一，可表现为感觉、运动、意识、精神、行为、自主神经功能障碍或兼有之。临床上每次发作或每种发作的过程称为痫性发作。一个患者可有一种或数种形式的痫性发作。

1. 常见病因 癫痫的病因非常复杂，癫痫根据病因不同可分为三种类型。癫痫的病因分类见表 14-205。

表 14-205　癫痫的病因分类

病因分类	内容
症状性癫痫	为各种明确的中枢神经系统结构损伤或功能异常所致
特发性癫痫	未发现脑部有足以引起癫痫发作的结构性损伤或功能异常，可能与遗传因素密切相关，常在某一特定年龄段起病，具有特征性临床表现及脑电图表现，如伴中央颞区棘波的良性儿童癫痫、家族性颞叶癫痫
隐源性癫痫	占全部癫痫的大多数。临床表现提示为症状性癫痫，但现有的检查手段不能发现明确的病因

2. 临床表现

（1）全面性发作

1）全面强直-阵挛发作：又称大发作。半数患者发作前有肢体麻木、肢体触电感、肢体无力、眼和头转向一侧等感觉和运动异常的先兆症状。其分期及临床表现见表 14-206。

表 14-206　全面强直-阵挛发作分期及临床表现

分期	临床表现
强直期	突然意识丧失，跌倒在地，全身骨骼肌持续性收缩；上睑抬起，眼球上翻或凝视；喉部痉挛致患者尖叫一声；口先强张，而后突闭，可咬伤舌尖；颈部和躯干先屈曲而后反张，上肢先上举后旋，再变为内收旋前，下肢先屈曲后强烈伸直，持续 10~20 秒后进入阵挛期
阵挛期	肌肉交替性收缩与松弛，呈一张一弛交替性抽动，阵挛频率逐渐变慢，松弛时间逐渐延长，本期可持续 30~60 秒或更长；在一次强烈阵挛后，发作停止，所有肌肉松弛，进入发作后期。以上两期中可见心率加快、血压升高；汗液、唾液和支气管分泌物增多；瞳孔扩大等自主神经征象。呼吸暂时中断，皮肤发绀，瞳孔对光反射及深、浅反射消失，病理征可为阳性
发作后期	此期尚有短暂阵挛，以面肌及咬肌为主，导致牙关紧闭，可发生舌咬伤。本期全身肌肉松弛，括约肌松弛，尿液自行流出可发生尿失禁。呼吸首先恢复，随后瞳孔、血压、心率渐至正常。肌张力松弛，意识逐渐恢复。从发作到意识恢复历时 5~15 分钟。醒后患者常感头痛、全身酸痛、疲乏无力、嗜睡，对抽搐全无记忆，不少患者发作后进入昏睡。个别患者在清醒过程中有精神行为异常，表现为惊恐、躁动不安等

必考热点

1. 癫痫是多种原因导致的脑部神经元高度同步化异常放电所致的临床综合征。

2. 癫痫的临床表现具有发作性、短暂性、重复性、刻板性的特点。

3. 癫痫的病因非常复杂，癫痫根据病因不同可分为三种类型，分别为症状性癫痫、特发性癫痫、隐源性癫痫。

4. 症状性癫痫由各种明确的中枢神经系统结构损伤或功能异常所致；特发性癫痫未发现脑部有足以引起癫痫发作的结构性损伤或功能异常，可能与遗传因素密切相关。

5. 全面性强直-阵挛发作以意识丧失和全身对称性抽搐为特征。

【热点提示】全面性强直-阵挛发作以往称大发作，以意识丧失和全身对称性抽搐为特征。①强直期：突然意识丧失，跌倒，全身肌肉强直性收缩，喉部痉挛，发出叫声，强直期约持续 10 秒后，肢端出现细微的震颤。②阵挛期：震颤幅度增大并延及全身成为间歇性痉挛，最后一次强烈阵挛后，抽搐突然终止，肌肉松弛。③发作后期：呼吸首先恢复，心率、血压、瞳孔等恢复正常，意识恢复。清醒后常感到头晕、头痛、全身乏力，对抽搐全无记忆。

6. 患者，男性，28 岁。近年有多次强直、阵挛、昏睡发作，一般数分钟内意识恢复，发作前胸腹有气上冲感。属于癫痫的大发作。

【热点提示】大发作又称全身性发作，半数有先兆，如上腹部不适。发作时有些患者先发出尖锐叫声，后意识丧失而跌倒，又全身肌肉强直、呼吸停顿，数秒钟后，出现阵挛性抽搐，抽搐后全身松弛或进入昏睡（昏睡期），此后意识逐渐恢复。

2）失神发作：见表14-207。

表14-207 癫痫失神发作的临床表现

类型	临床表现
典型失神发作	又叫小发作，儿童期起病，青春期前停止发作。临床表现为突发突止的意识障碍，可在工作、活动、进食和步行等情况下发生，双眼茫然凝视，呼之不应，如“愣神”，可有单纯自动性动作，如咂嘴、吞咽等，可伴有手中持物坠落或小的阵挛，一般不会跌倒，事后对发作时的情况无记忆
非典型失神发作	意识障碍发生及停止较典型者缓慢，肌张力改变较明显。常有脑部弥漫性损害

必考热点

患儿，男，13岁。上课时突然手中钢笔掉在地上，双眼向前瞪视，呼之不应，持续数秒，过后不能回忆当时情况，以后反复发作，该患者诊断为失神发作。

【热点提示】癔症、失张力发作、肌阵挛发作不伴意识丧失，该患者发作时意识丧失，故排除部分性癫痫，属于全面性发作为失神发作。失神发作临床表现为突发突止的意识障碍，可在工作、活动、进食和步行等情况下发生，双眼茫然凝视，呼之不应，如“愣神”，可伴有手中持物坠落或小的阵挛，事后对发作时的情况无记忆。

3）其他全面性发作：见表14-208。

表14-208 癫痫其他全面性发作的临床表现

类型	临床表现
强直性发作	多见于有脑部损害的儿童，表现为全身或局部肌肉强烈持续的强直性收缩，伴短暂意识丧失，头、眼和肢体固定在某一位置，以及面部发青、瞳孔放大等
阵挛性发作	主要发生于婴幼儿，表现为重复阵挛性抽动及意识丧失，持续一至几分钟
肌阵挛性发作	是一种突发、短暂的闪电样肌肉收缩，出现于眼、面、颈、四肢或躯干或个别肌群，单独出现或连续成串出现，不伴或伴短暂意识障碍
失张力性发作	突然出现短暂意识障碍，肌张力丧失，姿势不能维持而跌倒。发作后立即清醒和站起

必考热点

患儿，男，11个月。体重10kg，头围45cm，方颅，前囟1.5cm，平坦，今晨突然抽搐1次，持续1~2分钟缓解。当时测体温38.5℃，抽搐后即入睡。醒后活动如常。查血清钙1.75mmol/L，血清磷45mmol/L。最可能的惊厥原因是癫痫阵挛性发作。

【热点提示】癫痫阵挛性发作主要发生于婴幼儿，表现为重复阵挛性抽动及意识丧失，持续一至几分钟。

（2）部分性发作：见表 14-209。

表 14-209　癫痫部分性发作的临床表现

类型	临床表现
单纯部分性发作	又称局限性发作，是无意识障碍的运动、感觉以及自主神经症状的发作
复杂部分性发作	又称精神运动性癫痫，是伴有意识障碍的部分性发作。成人癫痫发作以此种类型最多。其多数病例病灶在颞叶和边缘系统
部分性发作继发泛化	患者先出现简单部分性发作或复杂部分性发作，之后引起强直-阵挛性发作、强直性发作、阵挛性发作

必考热点

复杂部分性发作的病损多发生在颞叶和边缘系统。

（3）癫痫持续状态：癫痫持续状态是指反复癫痫发作，发作之间意识未完全恢复又频繁再发，或全面强直-阵挛性发作持续 5 分钟以上未能自行停止。任何发作类型均可出现癫痫持续状态，在脑电图（EEG）上表现为持续性痫样放电，其中以全面强直-阵挛性发作持续状态最为常见和危险。

重点提醒

癫痫临床表现丰富多样，但都具有发作性、短暂性（除癫痫持续状态外）、重复性和刻板性。

3. 诊断与鉴别诊断

（1）诊断要点：见表 14-210。

表 14-210　癫痫诊断要点

项目	内容
病史	是诊断癫痫的主要手段之一。病史需包括起病年龄、发作的详细过程、病情发展过程、发作诱因、是否有先兆、发作频率和治疗经过；还应询问有无家族史；有无既往发作史，有无产伤、颅脑外伤、脑炎、脑膜炎、脑寄生虫感染、脑卒中、心脏疾病及肝肾疾病史等。查体时注意有无皮下结节、全身性疾病及神经系统局限体征等
	查体时注意有无皮下结节、全身性疾病及神经系统局限体征等。应设法查明病因
脑电图（EEG）检查	EEG 发现棘-慢波、棘波等电活动是诊断癫痫的客观指标
神经影像学检查	包括 CT 和 MRI，可确定脑结构异常或病变

必考热点

1. 失神发作患者意识短暂中断，发作和停止突然，每日可发作数次至数百次，事后对发作无记忆。

2. 患者，男性，26 岁。进餐时突然倒地，意识丧失，四肢抽搐，双眼上翻，牙关紧闭，口吐白沫，小便失禁，约 20 分钟后抽搐停止，神志清醒，自觉肢体酸痛。颅脑 CT、血液生化检查均正常。自幼有类似发病。其诊断是癫痫大发作。

【热点提示】症状为进餐时突然倒地，意识丧失，四肢抽搐，双眼上翻，牙关紧闭，口吐白沫，小便失禁，约 20 分钟后抽搐停止，神志清醒，且查颅脑 CT、血液生化检查均正常，排除脑血管疾病及感染性疾病。患者有自幼发病史，考虑为癫痫大发作。

（2）鉴别诊断：见表14-211。

表14-211 癫痫的鉴别诊断

鉴别疾病	鉴别要点
假性发作	发作时EEG检查无痫样放电，抗癫痫药治疗无效
晕厥	多有明显的诱因，如疼痛、见血、情绪激动、排尿等；发作时常有面色苍白、眼前发黑、出冷汗；常有心脏病、低血糖等相关病史；晕厥引起的意识丧失极少超过15秒，以意识迅速恢复并完全清醒为特点，一般不伴有发作后意识模糊；EEG检查无癫痫样放电
短暂性脑缺血发作（TIA）	多见于老年人，常有动脉硬化、冠心病、高血压、糖尿病等病史；临床症状多为神经功能缺失症状（肢体瘫痪、感觉丧失或减退等）；症状常持续15分钟到数小时；脑电图无明显癫痫样放电。而癫痫可见于任何年龄，以青少年多见。前述危险因素不突出；癫痫多为刺激症状（肢体抽搐、感觉异常等）；发作持续时间多为数分钟，极少超过半个小时；EEG检查多有癫痫样放电
低血糖症	血糖水平低于2mmol/L时可产生局部癫痫样抽动或四肢强直发作，伴意识丧失，常见于糖尿病或胰岛B细胞瘤患者，血糖检查及病史可鉴别

重点提醒

脑电图对诊断本病有重要帮助，但必须结合临床发作才能做出诊断，且不能否定临床诊断。结合多种诱发方法或用24小时脑电监测来提高脑电图检查出异常放电的电位活动的概率。

4. 治疗原则

（1）病因治疗：原发性癫痫主要是控制发作。对于症状性癫痫，应对因治疗。

（2）药物治疗：抗癫痫药物的使用原则：根据类型选择药物，尽可能使用一种药物，个体化用药，规则用药，坚持长期用药，禁止突然停药。见表14-212。

表14-212 癫痫的药物治疗

项目	内容
发作期的治疗	一般治疗：全身强直-阵挛性发作时，首先应将患者置于安全处，解开衣扣，拿去可摘义齿，保持呼吸道通畅。同时在上、下牙齿之间垫软物，以防唇舌咬伤
	迅速控制抽搐：可选用地西泮、异戊巴比妥钠、10%水合氯醛等
	减轻脑水肿：用20%甘露醇、呋塞米20~40mg或10%葡萄糖甘油利尿脱水，以减轻脑水肿
	其他：维护呼吸道通畅，注意循环功能，纠正水、电解质及酸碱平衡紊乱，控制高热及感染等
发作间歇期的处理	1. 大发作首选丙戊酸钠、卡马西平，次选苯巴比妥、苯妥英钠、扑痫酮等 2. 部分发作首选卡马西平，次选丙戊酸钠、苯妥英钠、苯巴比妥等 3. 失神发作首选乙琥胺、丙戊酸钠
	尽量单药物治疗，联合用药不超过2种
	坚持长期规律治疗，一般需要控制发作后再维持1~2年
	停药前先逐渐减量，掌握好停药时机及方法
	严密观察用药期间的不良反应

必考热点

1. 癫痫患者做脑电图检查可以支持临床诊断，但不能否定临床诊断。

2. 抗癫痫药治疗的原则是按发作类型长期、规则用药。

【热点提示】抗癫痫药的使用原则：根据类型选择药物，尽可能使用一种药物，个体化用药，规则用药，坚持长期用药，禁止突然停药。

3. 全身强直-阵挛性发作和失神发作合并发生时，药物治疗首选丙戊酸钠。

5. 转诊

（1）癫痫持续状态应及时转上级医院治疗。但转诊前要给予相应的处理。

（2）初发癫痫原因不明或癫痫症状较前加重者需转诊。

（3）癫痫患者同时伴有其他较严重的心、脑、肺等疾病。

考点：精神分裂症

1. 概述　精神分裂症是最常见的重性精神病之一，病因复杂但尚不清楚，多起病于青壮年，呈缓慢或亚急性起病的特点。幻觉、妄想、行为紊乱等精神病性症状常见，部分患者情感淡漠、社会退缩、意志行为减退非常突出。经过积极合理治疗，部分患者可达到痊愈或基本痊愈状态，也有部分患者恶化后最终出现衰退和精神残疾。

重点提醒

精神分裂症既有幻觉、妄想等阳性症状又有情感淡漠、社会退缩等阴性症状。青壮年发病，预后较好。

必考热点

1. 精神分裂症属于精神病。

2. 精神分裂症是一组常见的、原因未明的精神疾病。多起病于青壮年，表现为感知、思维、情感、行为等多方面障碍和精神活动的不协调。

2. 临床表现　见表 14-213。

表 14-213　精神分裂症的临床表现

项目	内容
感知觉障碍	最突出的感知觉障碍是幻觉，包括幻听、幻视、幻嗅、幻味及幻触等，幻听最为常见
	最常见的幻听形式为言语性幻听，包括思维鸣响（思维化声），评论性幻听，争论性幻听，第三人称跟踪评论性幻听等特征性症状
思维障碍	思维形式障碍：最具特征性的症状包括思维松弛、思维破裂、思维贫乏
	思维内容障碍：以妄想最为常见。最常出现的妄想有被害妄想、关系妄想、影响妄想、嫉妒妄想、夸大妄想、非血统妄想等
情感障碍	情感淡漠及情感反应不协调是精神分裂症患者最常见的情感症状。此外，不协调性兴奋、易激惹、抑郁及焦虑等情感症状也较常见

续 表

项目	内容
意志和行为障碍	多数患者的意志减退甚至缺乏，表现为活动减少、离群独处，行为被动，缺乏应有的积极性和主动性，对工作和学习兴趣减退，不关心前途，对将来没有明确打算，或仅有模糊笼统的打算，缺乏行动配合。部分患者表现为激越、冲动控制能力减退等攻击暴力，少部分患者有自杀企图
认知功能障碍	在精神分裂症患者中认知缺陷的发生率较高，大多数患者会出现认知功能障碍，如信息处理和选择性注意、工作记忆、短时记忆和学习、执行功能等认知缺陷。认知功能与疾病的结局有关，是判断预后及制订治疗计划的一个重要参考指标

重点提醒

精神分裂症的临床症状复杂多样，不过这类患者均具有感知、思维、情感、意志及行为的不协调和脱离现实环境的特点。

必考热点

1. 精神分裂症的情感障碍主要表现为情感不协调。

2. 精神分裂症最突出的感知觉障碍是幻觉。

【热点提示】精神分裂症可出现多种感知觉障碍，最突出的感知觉障碍是幻觉，包括幻听、幻视、幻嗅、幻味、幻触，以幻听最为常见。

3. 精神分裂症的主要表现是思维、情感、意志及行为等方面的障碍。

4. 言语性幻听包括思维鸣响、评论性幻听、争论性幻听、第三人评论跟踪性幻听。

5. 患者，男性，21岁。平时和同村邻居一同在外打工。半年前开始怀疑工友给他下毒，疑心被人跟踪，常自言自语。到乡卫生院就诊，躯体及神经系统检查未见异常。最可能的诊断是精神分裂症。

【热点提示】精神分裂症可表现为思维障碍。思维内容障碍是思维障碍的一种表现形式，以妄想最为常见。最常出现的妄想有被害妄想、关系妄想、影响妄想、嫉妒妄想、夸大妄想、非血统妄想等。

3. 诊断与鉴别诊断

（1）诊断：主要依据全面的病史材料和精神状况检查，缺乏特异的实验指标和病理生理体征。

（2）鉴别诊断：临床上常需与躯体疾病、脑器质性疾病所致精神障碍，以及分裂样精神障碍、急性短暂性精神病性障碍、分裂情感性障碍及妄想性障碍等鉴别。

必考热点

1. 被控制感是患者认为自己的精神活动（思维、情感、意志、行为等）均受外力的干扰、控制、支配、操纵。这是精神分裂症的特征性症状之一。

2. 患者，男性，25岁。3个月前起病，说话语无伦次，常自言自语，说自己是神仙、伟人，对异性有非分之想，攻击亲人。检查：意识清晰，兴奋躁动，思维破碎，内容离奇，难以理解，认为门外有人要杀他，有一台电脑在影响他的大脑，使大脑在不停地转。躯体及神经系统检查未见显著体征，该患者的诊断是精神分裂症。

4. 治疗与康复　见表 14-214。

表 14-214　治疗与康复

项目	内容
药物治疗	抗精神病药治疗应作为首选的治疗措施
康复	健康教育、心理社会干预、工娱治疗等措施应该贯穿治疗的全过程
其他治疗	对部分药物治疗效果不佳和/或有木僵违拗、频繁自杀、攻击冲动的患者，急性治疗期可以单用或合用电抽搐治疗

5. 转诊指征

（1）首发患者，且有明显的行为紊乱或异常，行为紊乱很可能受幻觉、妄想等精神病性症状影响及支配的。

（2）首发患者，且有明显的退缩、淡漠、自语自笑、忽视个人卫生及自我照料，随时间未见好转甚至逐渐加重的。

（3）诊断明确但近期出现病情波动，表现为以上 2 种现象的。

（4）出现伤人、自伤等极端行为且不除外精神病性症状影响的。

（5）出现缄默、紧张等症候群且不除外精神病性症状影响的。

（6）出现拒食且不除外精神病性症状影响的。

考点：抑郁症

1. 概述　抑郁症是精神科常见的精神障碍，以心境或情绪低落、兴趣缺乏、乐趣丧失（快感）、精力下降为核心临床表现的一组心境障碍的统称。

2. 临床表现

（1）核心症状：患者自觉情绪低沉，兴趣索然，郁郁寡欢，容易感到疲乏无力，精力下降，感到不能从过去感兴趣的事情中获得快乐。

必考热点

1. 抑郁症的核心症状包括心境或情绪低落、兴趣缺乏、乐趣丧失。
2. 诊断抑郁症的首要症状是情绪低落。

【热点提示】抑郁症的核心症状包括心境或情绪低落、兴趣缺乏及乐趣丧失，诊断抑郁状态时至少应该包括此三种症状中的一种。

（2）思维与认知症状：见表 14-215。

表 14-215　抑郁症思维与认知症状

项　目	内容
思维或注意的能力降低	几乎每天都存在思维或注意力集中的能力减退或犹豫不决，很难坚持完成一件事情
自我评价和自信降低	对自己曾经擅长的事，变得极度不自信，不愿意去做，口头禅是我不行，我怎么能行呢
自责、自罪观念	几乎每天都感到自己毫无价值，或过分地、不适当地感到内疚（并不仅仅是因为患病而自责或内疚）
“三无”症状	无望感：表现为感到前途渺茫，悲观失望，看不到好的希望
	无助感：表现为常感觉没有人能够帮助自己，缺乏改变现状的信心
	无用感：表现为感觉自己已经一无是处，毫无价值，甚至成为别人的负担

续 表

项 目	内容
自杀观念和行为	在以上心境和认知基础上，常伴有自杀观念或自杀企图。有的患者可能已经开始自杀准备或已经有过自杀行为

（3）生物学相关症状：性欲、食欲改变，体重下降，睡眠紊乱（包括失眠，其中早醒常作为重性抑郁的特征性症状），精神运动性迟滞，严重者可达到木僵程度。

（4）伴随症状：焦虑是最常见的伴随症状。各种躯体不适在部分患者也表现得比较突出。很多慢性躯体性疾病伴发抑郁状态。

3. 治疗

抑郁症患者的治疗包括药物治疗、心理治疗和物理治疗，在患病急性期、巩固期以及维持期进行全程治疗。

重点提醒

典型抑郁症病例常有晨重夜轻节律改变的特点，即情绪低落在早晨较为严重，而傍晚时可有所减轻，如出现则有助于诊断。

必考热点

1. 抑郁症最常见的伴随症状是焦虑。
2. 重症抑郁发作睡眠障碍的特征性症状是早醒。

【热点提示】重性抑郁症的睡眠障碍主要表现为早醒，比平时早醒2~3小时，醒后不能再入睡。

3. 患者，女性，26岁。近几年来无诱因出现情绪低落，晨重晚轻，兴趣减退，自觉精力减退，易疲劳，少语，失眠以早醒为主，多次想自杀。最可能的诊断为抑郁症。

【热点提示】抑郁症的主要症状为情绪低落、思维迟缓、兴趣减退和躯体症状，且症状有晨重晚轻的特点，睡眠障碍以早醒为主。

第七单元 运动系统

考点：颈椎病

1. 概述 颈椎病，指因颈椎间盘退变及其继发性改变刺激或压迫邻近组织，并引起各种症状和体征者。颈椎病多发生于40岁以上，随着社会人口老龄化发病率增加。颈椎病的发生与颈椎的解剖特点和生理功能有直接关系。颈椎病临床上可分为神经根型、脊髓型、椎动脉型、交感神经型等。

重点提醒

1. 颈椎间盘退行性变化是颈椎病发生发展最基本和主要的改变。
2. 发育性或先天性椎管狭窄是颈椎病的前置因素。

2. 神经根型颈椎病

（1）病因、发病机制、临床表现和诊断：见表 14-216。

表 14-216　神经根型颈椎病的病因、发病机制、临床表现和诊断

项目	内容
病因及发病机制	多为颈椎外伤、劳损和退变引起颈椎某一节段松动不稳、椎间盘向后外侧突，椎体后外侧缘骨赘形成、钩椎关节增生和关节突关节增生肥大等，从而造成神经根管和椎间孔狭窄，进而刺激和压迫神经根，引起神经根充血和水肿，从而导致神经功能障碍
症状	首发症状多是颈肩痛，后放射至前臂和手指，轻者为持续性酸胀痛，重者可为剧痛。局部可出现感觉过敏、麻木，上肢无力和肌肉萎缩
体征	颈部活动受限，颈项肌肉紧张，受累节段多可找到压痛点
	上肢神经功能检查：可见受损神经根分布区痛觉过敏或感觉减退、肌力减弱和肌肉萎缩、反射减弱
	臂丛牵拉试验：检查者站在患者患侧，一手推患侧头颈部，另一手握腕部使上肢外展牵拉，患者感到疼痛加重为阳性
	压头试验：患者取坐位，检查者站其身后，将头颅后伸或侧偏并按压，出现颈肩痛和放射痛为阳性
影像学检查	X 线检查：可发现节段性不稳、颈椎生理弧度改变、钩椎关节增生、椎间孔狭窄（斜位片较明显）
	CT 和 MRI 检查：可见椎间盘突出：椎管及神经根管狭窄及神经受压情况

必考热点

1. 神经根型颈椎病首发症状多为颈肩痛，后放射到前臂和手指，轻者为持续性酸胀痛，重者可为剧痛。局部可出现感觉过敏、麻木，上肢无力和肌肉萎缩。上述症状与受累神经根分布区相一致。

2. 患者，女性，40 岁。颈肩痛 3 个月，伴右手麻木，无视物模糊，步态不稳和眩晕。查体：颈部压缩，伴右上肢放射痛，压头试验阳性，右手“虎口区”麻木，右侧伸腕肌肌力减弱，Hoffmann 征阳性，考虑颈椎病。最可能的类型是神经根型。

3. 男性矿工，井下作业时发生塌方砸伤背部，当即倒于地上，下肢无力不能行走，立即来诊。检查见胸腰段后凸畸形并压痛，双下肢不全瘫，感觉异常平面位于双侧腹股沟水平。

（1）为明确诊断应首选的辅助检查是 MRI 检查。

（2）患者伤后预后良好，但半年后出现头痛、视物模糊、眼后部胀痛、流泪、瞳孔扩大或缩小，血压增高、手指发红、四肢发冷、一侧多汗症状，其最可能是神经根型颈椎病。

【热点提示】MRI 检查可显示脊髓受压的部位、程度和脊髓有无变性改变。

（2）治疗：见表 14-217。

表 14-217　神经根型颈椎病的治疗

项目	内容
避免和消除各种诱发因素	平时注意颈椎保健，注意工作和睡眠体位，加强颈肌锻炼，避免外伤、劳损和寒冷刺激
牵引	症状较重者可用颈围保护或牵引，以平卧位小重量颌枕带牵引为宜
理疗和按摩	治疗的目的是缓解肌肉痉挛和消除疼痛，按摩应施松弛肌肉的轻手法，且忌暴力
药物治疗	主要使用解痉镇痛药和舒筋活血的中药制剂

（3）转诊：经非手术治疗 3 个月以上无效、有进行性肌肉萎缩及剧烈疼痛或频繁发作应及时转诊。

3. 脊髓型颈椎病

（1）病因、临床表现和诊断：见表14-218。

表14-218　脊髓型颈椎病的病因、临床表现和诊断

项目	内容
病因	因脊髓受到压迫和刺激而出现脊髓性感觉、运动、反射障碍。其原因是颈椎退行性改变，椎间关节失稳、反复错动挤压脊髓，椎管前后壁退变压迫脊髓及脊髓血管，如椎间盘突出、骨赘和骨嵴形成、后纵韧带骨化、黄韧带向椎管内皱褶、肥厚骨化、关节突关节增生。发育性椎管狭窄也是本病发生发展的主要因素之一
症状	主要症状为四肢麻木、无力、僵硬不灵活。上肢持物不稳、精细动作困难，下肢有踩棉花感、步态不稳、不能快走，胸腹部束带感。重者可出现行走困难、四肢瘫痪和大小便失控
体征	全面细致的四肢和躯干检查可发现感觉减退、肌力减弱、肌张力增高、反射亢进、锥体束征阳性、胸式呼吸减弱、腹壁反射和提睾反射减弱或消失。脊髓损害类型不同各肢体可出现轻重不一的体征。感觉障碍常不规则，不能凭感觉改变做脊髓损害节段定位
影像学检查	1. X线片：可显示颈椎管矢状径狭窄、椎间隙变窄、椎体边缘骨质增生、后纵韧带骨化等 2. 磁共振检查：可显示脊髓受压的部位、程度和脊髓有无变性改变 3. CT检查：对颈椎管骨性改变显示较好，尤其是骨赘和后纵韧带骨化，但对椎间盘突出和黄韧带改变显示不满意

必考热点

1. 脊髓型颈椎病的原因有颈椎退行性改变，椎间关节失稳、反复错动挤压脊髓，椎管前后壁退变压迫脊髓及脊髓血管。

2. 脊髓型颈椎病最重要的诊断依据为四肢麻、无力，病理反射（+）。

3. 脊髓型颈椎病急性脊髓受压症状明显、临床和MRI检查证实宜尽早手术。

4. 患者，男性，53岁。四肢麻胀，乏力逐渐加重近3年，1个月前不慎滑倒，当即出现四肢活动障碍。查体：神志清，头部活动无明显受限，第2肋以下皮肤痛觉减退，四肢不能主动活动，肌张力增高，病理征（+）。X线片示$C_4 \sim T_1$椎体后缘骨质增生，椎间隙变窄，诊断为脊髓型颈椎病。

【热点提示】脊髓型颈椎病，以四肢麻胀，乏力为主要症状，以肌张力增高为重要体征。病变：颈部病变导致脊髓受压、炎症、水肿等。高发年龄段：40~60岁。主要症状：下肢麻木、沉重，行走困难，双脚有踩棉感，易摔跤；上肢麻木、疼痛，双手无力、不灵活，写字、系扣、持筷等精细动作难以完成，持物易落；躯干部出现感觉异常，患者常感觉在胸部、腹部，或双下肢有如皮带样的捆绑感。所以考虑此题为脊髓型。

5. 患者，女性，45岁。颈肩痛6年余，出现四肢麻木，无力半年，行走时步态不稳。查体见双手尺侧以下皮肤感觉减退，双下肢肌张力增高，肌力Ⅲ~Ⅳ级，X线片见颈椎骨质明显退行性改变，其诊断可能为脊髓型颈椎病。

【热点提示】脊髓型颈椎病，无力半年，行走时步态不稳为其典型特点。病变：颈部病变导致脊髓受压、炎症、水肿等。高发年龄段：40~60岁。主要症状：下肢麻木、沉重，行走困难，双脚有踩棉感；上肢麻木、疼痛，双手无力、不灵活，写字、系扣、持筷等精细动作难以完成，持物易落；躯干部出现感觉异常，患者常感觉在胸部、腹部，或双下肢有如皮带样的捆绑感。

（2）治疗：非手术治疗，仅适用于早期轻症患者。

（3）转诊：急性脊髓受压症状明显、临床以及MRI检查证实宜尽早手术。手术指征：病程较长、症状持续加重、诊断明确者；经非手术治疗无改善者。

必考热点

脊髓型颈椎病治疗首选手术治疗。

【热点提示】非手术治疗，仅适用于脊髓型颈椎病早期轻症患者。急性脊髓受压症状明显、临床检查证实宜尽早手术。

4. 椎动脉型颈椎病

（1）病因、发病机制、临床表现和诊断：见表 14-219。

表 14-219 椎动脉型颈椎病的病因、发病机制、临床表现和诊断

项目	内容
病因及发病机制	当椎间关节退变失稳和松动、钩椎关节增生等因素累及椎动脉时，椎动脉受刺激发生痉挛、受压、扭曲，血管本身硬化、粥样斑块形成也可引起弹性减弱和管腔狭窄。这些变化引起椎-基底动脉供血不足产生症状
症状	头颅旋转引起眩晕是本病的特点
	严重时可发生猝倒，发作过程中无意识障碍，跌倒后可自行爬起
	较常见的症状还有头痛、耳鸣、眼花、记忆力减退
	较少见的症状有声音嘶哑、吞咽困难、眼肌瘫痪、复视、视物不清、上睑下垂、听力减退
	还可有心脏症状，如心动过速或过缓等
体征	非发作期体征很少，可有颈型颈椎病的体征。有时转颈试验可诱发眩晕发作
影像学检查	X 线检查示钩椎关节增生、椎间孔狭小、失稳征象
	椎动脉造影可发现椎动脉扭曲或狭窄
	椎动脉磁共振检查可显示椎动脉受压、扭曲或狭窄

必考热点

1. 椎动脉型颈椎病最突出的严重症状是猝倒。

【热点提示】头颅旋转引起的眩晕是椎动脉型颈椎病的特点，严重时可发生猝倒，这是椎动脉型颈椎病最突出的症状。

2. 患者，男性，65 岁。近半年反复出现头痛、头晕，今晨在突然转头时感眩晕耳鸣，恶心、呕吐，摔倒在地，2 分钟后缓解自行爬起。既往曾类似发作 2 次，X 线片示 $C_5 \sim C_6$ 椎体后缘骨质增生，椎间孔明显缩小，最可能的诊断是椎动脉型颈椎病。

【热点提示】今晨在突然转头时感眩晕耳鸣，恶心、呕吐，摔倒在地，2 分钟后缓解，可以考虑为椎动脉型颈椎病。椎动脉型颈椎病属于椎-基底动脉缺血综合征，指由于各种原因导致的椎-基底动脉系统血流不足，导致该动脉供血区——脑及脊髓生理功能不全而产生的一系列综合征。头颅旋转引起眩晕是本病的特点。严重时可发生猝倒，发作过程中无意识障碍，跌倒后可自行爬起。X 线片可发现钩椎关节增生、椎间孔狭小、失稳征象。

3. 患者，女性，45 岁。诉头痛、头晕，颈侧弯后伸后头晕加重并出现猝倒。肱二头肌腱反射亢进。颈椎斜位片显示钩椎关节增生，最大可能是椎动脉型颈椎病。

【热点提示】从题干能得到以下5条信息：①该患者年龄45岁，为此疾病的好发年龄（椎动脉型颈椎病是中老年人的常见病）。②有椎动脉型颈椎病最常见的临床症状，即头痛，眩晕和视觉障碍等。③有猝倒特殊症状。表现为每于头后伸或转动头部到某一方位时出现，而当头部转离该方位时症状消失。于转动头部时，患者突然感到肢体无力而摔倒，摔倒时神志多半清醒，患者常可以总结出发作的体位。④该患者有肱二头肌腱反射亢进，表明患者以椎动脉型颈椎病症状为主，伴有脊神经受刺激症状，上肢出现有节段性感觉障碍及腱反射改变。⑤椎动脉型颈椎病是椎动脉受压迫或刺激而引起其供血不足所产生的一系列症状。其颈椎退行性变包括向后方突出的椎间盘，钩椎关节或椎体骨刺，以及椎体半脱位或上关节突向后方滑脱。X线片表现为钩椎关节增生、椎间孔狭小（斜位片）、椎节不稳（梯形变等）、椎骨畸形等。

4. 患者，女性，52岁。平时常有头痛头晕、视物模糊、转头时突然跌倒。经检查临床诊断为颈椎病，患者最可能的类型是椎动脉型颈椎病。

【热点提示】椎动脉型颈椎病当椎间关节退变失稳和松动、钩椎关节增生等因素累及椎动脉时，椎动脉受刺激发生痉挛、受压、扭曲，血管本身硬化、粥样斑块形成也可引起弹性减弱和管腔狭窄。这些变化引起椎-基底动脉供血不足产生症状。

（2）治疗：非手术治疗为本病的基本疗法。制动可限制发作。

（3）转诊：非手术治疗无效应及时转诊。

5. 交感神经型颈椎病

（1）病因、临床表现和诊断：见表14-220。

表14-220　交感神经型颈椎病的病因、临床表现和诊断

项目		内容
病因		因颈部交感神经受刺激或压迫引起交感神经兴奋或抑制的自主神经系统紊乱
症状	五官症状	视物模糊、眼后部胀痛、流泪、瞳孔扩大或缩小、耳鸣、耳聋等
	头颈部症状	头痛、偏头痛、三叉神经痛、枕大神经痛及头晕等
体征		心动过速或过缓、心前区疼痛、血压增高、四肢发冷。肢体遇冷会出现针刺样疼痛，继而发红疼痛，也可出现血管扩张征象，如手指发红、发热、疼痛、感觉过敏等，还可出现一侧肢体多汗或少汗

（2）转诊：如果伴有椎动脉型、神经根型或颈型颈椎病，采取相应的治疗措施，必要时转诊。

必考热点

交感神经型颈椎病常见的是心动过速或过缓。

【热点提示】交感神经型颈椎病常见的是心动过速或过缓、心前区疼痛、血压升高、四肢发冷。

考点：粘连性肩关节囊炎

粘连性肩关节囊炎又称肩周炎、冻结肩等，是多种原因致肩盂肱关节囊炎性粘连、僵硬引起的自限性疾病。其以肩关节周围疼痛、各方向活动受限为特点，尤其以外展、外旋和内旋后伸活动功能障碍最为明显。好发于50岁以上者，故亦称“五十肩”，女性较多见。

1. 临床表现及诊断

（1）有自限性，病程通常在6~24个月，可自愈，但部分患者肩关节功能不能恢复到正常功能水平。

（2）多见于中老年患病，其中女性多于男性，左侧多发于右侧，也可两侧先后发病。

（3）肩关节各个方向主动活动和被动活动均存在不同程度受限，以外旋、外展和内旋后伸最重。逐渐出现肩部某一处局限性疼痛，与动作、姿势有明显关系。随着病程延长，疼痛范围扩大，并牵涉到上臂中段，同时伴肩关节活动受限。如果勉强增大肩关节活动范围，会引起剧烈锐痛，严重时患肢不能梳头及触摸背部，夜间因翻身移动肩部而痛醒。初期患者尚能指出明确痛点，后期疼痛范围扩大。

（4）影像学检查：X 线片见肩关节结构正常，可有不同程度的骨质疏松；MRI 见关节囊增厚，可有渗出，对鉴别诊断意义较大。

必考热点

1. 粘连性肩关节囊炎的肩关节各个方向主动活动和被动活动均不同程度受限，以外旋、外展和内旋后伸最为明显。

2. 粘连性肩关节囊炎，随着病程延长，疼痛范围扩大，并牵涉到上臂中段，同时伴肩关节活动受限。若勉强增大肩关节活动范围，会引起剧烈锐痛，严重时患肢不能做梳头和触摸背部的动作，夜间因翻身移动肩部而痛醒。

3. 粘连性肩关节囊炎检查中，MRI 可见关节囊增厚，可有渗出，对鉴别诊断意义较大。

2. 治疗原则

（1）早期给予理疗、针灸、适度推拿按摩可使症状得到改善。

（2）痛点局限时可给予痛点局部封闭，可明显缓解症状。

（3）疼痛持续、夜间难以入睡时，可短期服用非甾体抗炎药。

（4）无论病程长、短，症状轻、重，均应每天进行肩关节的主动活动，活动以不引起剧烈疼痛为限。

3. 转诊　症状持续长且加重者，以上治疗效果无效者，转往上一级医院就诊治疗。

重点提醒

粘连性肩关节囊炎又称肩周炎，自限性疾病，需要主动锻炼。

考点：类风湿关节炎

类风湿关节炎（RA）是慢性全身性自身免疫性疾病，主要侵及各关节，呈多发性对称性，同时其他器官或组织也可受累。

1. 临床表现

（1）多发生于 20~45 岁，以女性多见。早期有乏力，全身肌肉痛，低热和手足麻木、刺痛等全身症状，以及反复发作的、对称性的、多发性小关节炎。受累关节以近端指间关节、掌指关节、腕、肘、肩、膝和足趾关节最为多见；颈椎、颞下颌关节、胸锁以及肩锁关节也可受累，并伴活动受限，髋关节受累少见。关节炎常表现为对称性、持续性肿胀和压痛，晨僵常长达 1 小时以上。最为常见的关节畸形是腕与肘关节强直、掌指关节的半脱位、手指向尺侧偏斜和呈“天鹅颈”样表现。

必考热点

1. 类风湿关节炎发作的高峰年龄在 20~45 岁。

2. 在类风湿关节炎中，最常见的畸形是腕和肘关节强直、掌指关节半脱位、手指向尺侧偏斜和呈“天鹅颈”样表现。

3. 关节痛是类风湿关节炎最早出现的症状，对称性，伴有压痛，反复发生，症状时轻时重。

4. 类风湿关节炎常见的关节表现是对称性近端指间、掌指和腕关节持续性肿痛。

（2）症状和体征：见表14-221。

表14-221 类风湿关节炎的症状和体征

项目	内容
关节肿胀	绝大多数患者是以关节肿胀开始发病的，表现为关节周围均匀性肿大，手指近端指间关节的梭形肿胀是类风湿患者的典型症状之一。凡受累的关节均可出现肿胀，反复发作后受累关节附近肌肉萎缩，关节呈梭形肿胀
关节疼痛与压痛	关节疼痛的轻重通常与其肿胀的程度相平行，关节肿胀越明显，疼痛越重，甚至剧烈疼痛
晨僵	晨起时出现较长时间的受累关节僵硬和活动受限。常伴有肢端或指（趾）发冷和麻木感
关节摩擦音	检查关节运动时常可听到细小的捻发音或有握雪感，以肘关节、膝关节为典型
多关节受累	受累关节多为双侧性、对称性，掌指关节或近侧指间关节常见，其次是手、腕、膝等关节
关节活动受限或畸形	病变持续发展，关节活动受限；晚期关节出现不同程度畸形，如手指的鹅颈畸形，掌指关节尺偏畸形，膝关节内、外翻畸形等

2. 辅助检查

（1）实验室检查：常有贫血，红细胞沉降率加快，与病变的活动程度成正比关系。血清类风湿因子（RF）的效价较高。

（2）X线片表现：早期只表现为关节软组织的梭形肿胀及骨端部位的骨质疏松。继而在关节囊或肌腱附着处的骨端边缘出现边界比较清楚的小圆形骨质破坏缺损，这是滑膜病变继发侵犯骨骼的结果。随着进一步发展，关节软骨及骨质破坏，出现关节间隙变窄、关节畸形和关节强直。

必考热点

1.“晨僵”为类风湿关节炎的典型症状，中医称类风湿关节炎为尪痹。

2. 类风湿关节炎最早出现的关节症状是关节肿胀。

【热点提示】绝大多数患者以关节肿胀开始发病，关节畸形多见于较晚期患者，晨僵持续时间长短反映滑膜炎症的严重程度。

3. 类风湿关节炎患者出现关节肿胀是关节腔内渗出液增多及关节周围软组织炎症改变而致。

4. 类风湿关节炎患者检查关节运动时常可听到细小的捻发音或有握雪感，以肘、膝关节最典型。

5. 类风湿关节炎的受累关节以掌指关节或近侧指间关节常见，其次是手、腕、膝等关节。

6. 一女性来社区就诊，55岁。双手关节反复肿痛伴晨僵1年余，近2年来疼痛加重伴晨僵，活动后可缓解。首先考虑的诊断是类风湿关节炎。

7. 患者，女性，45岁。双手和膝关节肿痛伴晨僵1年。查体：肘部可及皮下结节，质硬，无触痛。

（1）诊断首先考虑类风湿关节炎。

（2）最有助于确定诊断的是关节影像检查。

8. 患者，女性，70岁。多发性关节疼痛30年，双侧腕关节肿痛、僵硬、强直、不能活动，双手手指向尺侧偏斜，关节呈梭形肿胀、活动受限。X线片可见关节间隙狭窄、骨质破坏。

（1）最可能的诊断是类风湿关节炎。

（2）最终导致该患者腕关节强直的原因是关节面上形成纤维粘连。

【热点提示】该患者有腕关节肿痛、僵硬、强直、不能活动等症状，X线片可见关节间隙狭窄、骨质破坏，以上均符合类风湿关节炎的表现。关节面上形成纤维粘连最终导致腕关节强直。

3. 诊断 根据美国风湿病协会制定的标准，确诊类风湿关节炎最少需符合以下2个标准，若符合4个以上的标准，则诊断为典型的类风湿关节炎。

（1）晨僵至少6周。

（2）3个关节以上的肿痛至少6周，手关节肿胀至少6周，关节的对称性肿胀至少6周。
（3）类风湿结节。
（4）血清类风湿因子阳性。
（5）典型的放射性检查结果。

必考热点

1. 诊断类风湿关节炎最有意义的实验室指标是类风湿因子阳性。

2. 根据美国风湿病协会制定的标准，确诊类风湿关节炎最少符合以下2个标准，若符合4个以上则诊断为典型的类风湿关节炎。①晨僵至少6周。②3个关节以上的肿痛6周，手关节肿胀至少6周，关节的对称性肿胀至少6周。③类风湿结节。④血清类风湿因子阳性。⑤典型的放射性检查结果。

4. 治疗　类风湿关节炎应采取综合治疗，目的是减轻症状、控制病变发展、增强体质与免疫力、改善关节功能、提高生活质量。类风湿关节炎的治疗见表14-222。

表14-222　类风湿关节炎的治疗

项目	内容
非甾体抗炎药	如吲哚美辛、布洛芬等，能缓解疼痛、减轻多种致炎因子对组织的损害。可长期应用，但应注意防治胃肠道黏膜损害等不良反应
免疫抑制疗法	通过抑制机体的细胞及体液免疫，使滑膜细胞浸润和骨质破坏减轻。如小剂量的甲氨蝶呤（每周5～10mg，可连续服用6个月至5年）
肾上腺皮质激素	对减轻症状疗效显著，但不良反应多，停药后可加重甚至恶化，应严格掌握适应证，一般在其他疗法无效，或合并全身性血管炎、多脏器损害、严重贫血、持续高热及病情危重时才可应用，并需逐渐减量停药
中药治疗	已证实雷公藤、蜂毒等制剂对类风湿关节炎有效
康复及物理疗法	进行关节的活动训练及温泉、按摩等理疗对减轻患者的症状和关节的功能恢复有利

重点提醒

药物治疗是目前类风湿关节炎最主要的治疗措施。

必考热点

1. 患者，女性，50岁。对称性多关节肿痛伴晨僵1年余。血类风湿因子（RF）：40（+）。ESR 100mm/h。本患者目前不考虑的治疗措施是关节手术。

【热点提示】患者处于类风湿活动期，不宜手术。

2. 患者，女性，40岁。反复手关节痛1年，曾诊断为类风湿关节炎。间断使用理疗和非甾体抗炎药，症状有缓解。近月来低热，关节痛加重。肘后出现多个皮下结节，检查ESR 40mm/h，心脏彩超发现小量心包积液。考虑为类风湿关节炎活动。

（1）对疾病活动诊断最有意义的检查是类风湿因子效价。

（2）最适宜的治疗措施是应用皮质激素加慢作用抗风湿药。

【热点提示】类风湿关节炎经实验室检查常有贫血，红细胞沉降率加快，与病变的活动程度成正比。血清类风湿因子的效价较高。肾上腺皮质激素对减轻症状疗效显著，但不良反应多，停药后可加重甚至恶化，所以应严格掌握适应证，并加用慢作用抗风湿药。

5. 转诊 大部分患者合并不同程度的残疾，其中部分需手术治疗。1%~5%的患者可出现消化道出血、严重感染、严重贫血及多器官功能衰竭等严重并发症，应及时转诊。

考点：骨关节炎

骨关节炎多发生于50岁以上的中老年人，也可见于有关节病变的青年，如继发于骨折、关节韧带损伤等创伤。女性略多见。骨关节炎为关节的变性而非炎症。

1. 病因、临床表现及诊断 见表14-223。

表14-223 骨关节炎的病因、临床表现及诊断

项目	内容
病因	过高的体重增加对关节软骨的压力；老年人软骨发生了不可逆的生化特性改变，或软骨下血供减少；受累关节的过度活动与外伤；骨骼畸形致关节面应力改变等，均可导致骨关节炎的发生
临床表现	骨关节炎呈慢性进展，逐渐加重。受累关节疼痛，僵直，活动障碍。疼痛在活动时加重，休息后可减轻。关节有压痛，有时可触及增生的骨赘。发生于脊柱者由于骨质增生压迫神经根引起相应症状。由于关节失用可导致相应肌肉的萎缩
实验室检查	多为阴性
X线检查	可见骨性关节面轮廓不规则，关节间隙变窄，关节面致密硬化，并出现边缘性骨赘，滑膜和韧带附着骨骼处的纤维软骨骨化。关节面下出现圆形、边界清楚的密度减低区。增生的骨赘在两关节骨端形成骨桥。有时可见关节内的游离体

重点提醒

骨关节炎的主要症状是疼痛，初期为轻微钝痛，以后逐渐加剧。

必考热点

1. 骨关节炎的主要症状是疼痛。

【热点提示】疼痛是骨关节炎的主要症状，也是导致功能障碍的主要原因。

2. 骨关节炎呈慢性进展，逐渐加重，负重关节症状明显，与肥胖有关，活动时疼痛加重，休息后减轻。

3. 骨关节炎好发于负重关节。

4. 患者，男性，58岁。反复双膝关节疼痛10年逐渐加重2年，活动时关节有弹响。体检：双膝关节骨摩擦音（+），但无明显红肿及压痛，血白细胞计数$5.7\times10^9/L$，红细胞沉降率18mm/h，类风湿因子（RF）13.6U/L（正常值范围0~15U/L），首先考虑的诊断是骨关节炎。

2. 治疗原则

（1）非药物治疗：对于初次就诊且症状不重的骨关节炎患者，非药物治疗是首选的治疗方式。见表14-224。

表14-224 骨关节炎的非药物治疗

项目	内容
患者教育	减少不合理的运动，适量活动，避免不良姿势，避免长时间跑、跳、蹲，减少或避免爬楼梯，可进行自行车、游泳等有氧锻炼，使膝关节在非负重下屈伸活动，以保持关节最大活动度，同时要进行肌力训练，适当减轻体重

续 表

项目	内容
物理治疗	主要增加局部血液循环、减轻炎症反应，包括热疗、水疗、超声波、针灸、按摩、牵引、经皮神经电刺激等
行动支持	主要减少受累关节负重，可采用手杖、助行器等
改变负重力线	根据骨关节炎所伴发的内翻或外翻畸形情况，采用相应的矫形支具或矫形鞋以平衡各关节面的负荷

（2）药物治疗：见表 14-225。

表 14-225 骨关节炎的药物治疗

项目	内容
局部药物治疗	首先可选择非甾体抗炎药（NSAIDs）的乳胶剂、贴剂和非甾体抗炎药擦剂等局部外用药
全身镇痛药	依据给药途径，分为口服药、针剂以及栓剂。非甾体消炎药可以缓解疼痛，软骨保护剂在一定程度上可延缓病程、改善患者症状
关节腔药物注射	注射透明质酸钠可起到润滑关节、保护关节软骨和缓解疼痛的作用
	对非甾体药治疗 4~6 周无效的严重骨关节炎或不耐受非甾体药治疗、持续疼痛、炎症明显者，可行关节腔内注射糖皮质激素。若长期使用，可加剧关节软骨损害，加重症状。不主张随意选用关节腔内注射糖皮质激素，更反对多次反复使用，一般每年最多不超过 4 次

3. 转诊 疼痛严重、影响关节功能时可行手术治疗。手术方式包括人工关节置换术或关节融合术及脊柱的神经减压术。

重点提醒

骨关节炎发生后，随着年龄的增长，其病理学改变不可逆转。治疗目的是缓解或解除疾病，延缓关节退变，最大限度地保持和恢复患者的日常生活。

必考热点

1. 骨关节炎发生后，随着年龄的增长，其病理学改变不可逆转。治疗目的是缓解或解除疾病，延缓关节退行性变，最大限度地保持和恢复患者的日常生活。
2. 初次就诊且症状不重的骨关节炎患者首选的治疗方式是非药物治疗。
3. 对于骨关节炎的治疗，优先考虑对乙酰氨基酚。
4. 骨关节炎的治疗可选用糖皮质激素，对非甾体抗炎药治疗 4~6 周无效的严重骨关节炎或不耐受非甾体抗炎药治疗、持续疼痛、炎症明显者，可行关节腔内注射糖皮质激素。但若长期使用，可加剧关节软骨损害，加重症状。因此，不主张随意选用关节腔内注射糖皮质激素，更反对多次反复使用。
5. 骨关节炎若疼痛严重、影响关节功能时可行手术治疗。手术方式包括人工关节置换术或关节融合术及脊柱的神经减压术。

第八单元 小儿疾病

考点：先天性心脏病

1. 概述 先天性心脏病简称为先心病，是指胎儿时期心脏及大血管发育异常所致先天畸形，为小儿最常见的心脏病。各类先天性心脏病的发病情况以室间隔缺损最多，其次为房间隔缺损、动脉导管未闭和肺动脉狭窄。法洛四联症则是存活的发绀型先天性心脏病中最常见的类型。临床上按照左、右两侧心腔及大血管之间有无特殊的通道及血液分流分为三大类，即左向右分流型（潜伏青紫型）、右向左分流型（青紫型）和无分流型（无青紫型）。

重点提醒

先天性心脏病发病与遗传、母体和环境因素有关。

2. 临床表现、诊断与鉴别诊断 见表14-226。

表14-226 先天性心脏病的临床表现、诊断与鉴别诊断

诊断项	房间隔缺损	室间隔缺损	动脉导管未闭	法洛四联症
分流	左→右	左→右	左→右	右→左
杂音部位	第2、3肋间	第3、4肋间	第2肋间	第2、4肋间
杂音性质和响度	2~3级收缩期吹风样杂音、传导范围较小	3~4级粗糙的全收缩期杂音，传导范围广	2~3级连续性机器样音，向颈部传导	2~3级喷射性收缩期杂音，传导范围较广
P_2	亢进，分裂固定	亢进	亢进	减低
震颤	一般无	有	有	一般无
房室增大	右心房，右心室大	左、右心室大，左心房可大	左心室大，左心房可大	右心室大，心尖上翘，呈靴形
肺动脉段	凸出	凸出	凸出	凹陷
肺野	充血	充血	充血	清晰
肺门舞蹈	有	有	有	无
症状	发育落后，活动后心悸气短，咳嗽，出现肺动脉高压时有发绀			发育落后，乏力，发绀，蹲踞，可有阵发性晕厥

3. 转诊 见表14-227。

表14-227 先天性心脏病的转诊

项目	内容
房间隔缺损	<3mm的房缺多在3个月内自然闭合，>8mm的房缺通常不会自然闭合。需外科手术治疗或者介入性治疗应转诊至有相应条件医疗机构

续 表

项目	内容
室间隔缺损	自然闭合率可达30%左右，闭合多发生在7岁以内，以1岁内婴儿多见。需外科手术治疗、介入性治疗应转诊至有相应条件的医疗机构进行
动脉导管未闭	小儿多在生后10~15小时内在功能上关闭，2~3个月解剖上关闭。外科治疗宜在学龄前选择手术结扎或切断导管即可治愈。介入性治疗采用经导管送入微型弹簧伞或蘑菇伞堵塞住动脉导管。均应转诊至相应条件的医疗机构进行
法洛四联症	应鼓励经常饮水，平时应去除诱发缺氧发作的因素尽量保持患儿安静。对轻症患者可考虑一期根治术，对重症患者可考虑姑息手术再做根治术。均应转诊至有相应条件的医疗机构行外科治疗

必考热点

1. 存活的发绀型先天性心脏病中最常见的是法洛四联症。

2. 房间隔缺损听诊心尖部可闻及2级收缩期杂音。

【热点提示】房间隔缺损听诊，胸骨左缘2~3肋间可闻及2~3级收缩期吹风样杂音，肺动脉瓣区P_2亢进、固定分裂。

3. 各类先天性心脏病中最多见的是室间隔缺损。

4. 胸部X线片显示肺动脉段凹陷的先天性心脏病是法洛四联症。

【热点提示】X线检查中，房间隔缺陷、室间隔缺损和动脉导管未闭均可见肺动脉段凸出，只有法洛四联症的肺动脉段凹陷。

5. 12个月女婴体检时发现胸骨左缘第2肋间闻及3/6级左右连续机器样杂音，向颈部、锁骨下传导，可触及震颤，胸部X线片示肺血管影增多，左心房、室增大，主动脉弓增大，肺动脉段突出。此患儿的诊断是动脉导管未闭。

【热点提示】动脉导管未闭轻者无临床症状，仅体检时偶然发现杂音。于胸骨左缘第2肋间闻及粗糙响亮的连续性机器样杂音，占整个收缩期与舒张期，于收缩期末最响，杂音向左锁骨下、颈部和背部传导，最响处可扪及震颤，以收缩期明显，P_2亢进，但多被杂音掩盖。

6. 3岁女孩，胸骨左缘3~4肋间闻及3/6级收缩期杂音，肺动脉瓣听诊区第二心音亢进，胸部X线片示左、右心室扩大。应考虑的诊断是室间隔缺损。

【热点提示】室间隔缺损患者，体格检查时可听到胸骨左缘第3、4肋间响亮的全收缩期杂音，常伴震颤，肺动脉瓣听诊区第二心音正常或稍增强。胸部X线片可见左、右心室增大，以左室增大为主，主动脉弓影较小，肺动脉段扩张，肺野充血。

7. 患儿，男，7岁。剧烈运动后胸闷，气短1个月。查体：心前区未触及震颤，胸骨左缘2~3肋间闻及3/6级收缩期喷射性杂音，P_2增强、固定分裂。

（1）最可能的诊断是房间隔缺损。

（2）心脏杂音形成的最直接原因是经肺动脉瓣血流量增多。

【热点提示】大多数病例于胸骨左缘第2~3肋间可闻及2~3级收缩期杂音，呈喷射性，多较柔和，一般不伴震颤，系右心室排血量增多，引起右心室流出道（肺动脉瓣）相对狭窄所致。

（3）最典型的心电图改变是不完全性右束传导阻滞和电轴右偏。

【热点提示】心电图典型表现为电轴右偏和不完全右束支传导阻滞，部分患者右心房、右心室肥大。原发孔未闭者，常有电轴左偏及左心室肥大。

考点：小儿腹泻

1. 概述（常见病因） 小儿腹泻或称腹泻病，是一组由多病原、多因素引起的以大便次数增多和大便性状改变为特点的消化道综合征。6个月~2岁婴幼儿发病率高，是造成小儿营养不良、生长发育障碍甚至死亡的主要原因之一。小儿腹泻的病因分为感染性及非感染性因素。

（1）感染因素：小儿腹泻的感染因素见表14-228。

表14-228 小儿腹泻的感染因素

项目	内容
病毒感染	寒冷季节的婴幼儿腹泻80%由病毒感染引起。轮状病毒是婴幼儿秋冬季腹泻的最常见病原体
细菌感染（不包括法定传染病）	致腹泻大肠埃希菌、空肠弯曲菌、耶尔森菌和其他细菌，如沙门菌（主要为鼠伤寒和其他非伤寒、副伤寒沙门菌）、嗜水气单胞菌、梭状芽孢杆菌、金黄色葡萄球菌、铜绿假单胞菌、变形杆菌等
真菌	有念珠菌、曲霉菌、毛霉菌，婴儿以白念珠菌多见
寄生虫	常见为蓝氏贾第鞭毛虫、阿米巴原虫和隐孢子虫等
肠道外感染	如患中耳炎、上呼吸道感染、肺炎、泌尿系感染、皮肤感染或急性传染病时，感染原释放的毒素
抗生素相关性腹泻	是指使用抗生素亦可以引起的腹泻

必考热点

婴幼儿秋冬季腹泻的最常见病原是轮状病毒。

（2）非感染因素：见表14-229。

表14-229 小儿腹泻的非感染因素

项目	内容
饮食因素	喂养不当
	过敏性腹泻：对牛奶过敏者较多
	原发性或继发性双糖酶（主要为乳糖酶）缺乏或活力降低，使乳糖积滞引起腹泻
气候因素	气候突然变化、腹部受凉使肠蠕动增加
	天气过热使消化液分泌减少或由于口渴饮奶过多等都可能诱发消化功能紊乱而致腹泻

重点提醒

轮状病毒是婴幼儿秋冬季腹泻的最常见病原。

2. 根据临床病程分类 见表14-230。

表14-230 小儿腹泻根据临床病程分类

项目	内容
急性腹泻	连续病程在2周以内
迁延性腹泻	病程2周至2个月
慢性腹泻	病程2个月以上

必考热点

急性腹泻是指病程在2周内的腹泻。

3. 急性腹泻的共同临床表现

（1）轻型腹泻：常由饮食因素及肠道外感染引起，以胃肠道症状为主，食欲缺乏，偶有溢乳或呕吐，大便次数增多但通常不超过10次/天，且每次量不多，稀薄或带水，呈黄色或黄绿色，有酸味，常见白色或黄白色奶瓣和泡沫。患儿精神尚好，没有全身中毒症状及水、电解质、酸碱平衡紊乱表现。多在数日痊愈。

（2）重型腹泻：多由肠道内感染引起。除有较重的胃肠道症状外，还有明显的脱水、电解质紊乱及全身感染中毒症状，如发热、体温不升、精神烦躁或萎靡、嗜睡、面色苍白、意识模糊甚至昏迷、休克。

必考热点

婴儿腹泻轻型与重型最主要的区别是伴水、电解质、酸碱平衡紊乱。

1）脱水：由于丢失体液和摄入液量不同，导致不同程度（轻、中、重度）脱水；腹泻、呕吐丧失水和电解质的比例不尽相同，造成不同性质（等渗、低渗、高渗性）脱水。不同程度脱水的临床表现与判断标准见表14-231。

表14-231 不同程度脱水的临床表现与判断标准

指标	轻度脱水	中度脱水	重度脱水
失水量	<5%	5%~10%	>10%
失水量/（ml/kg）	30~50	50~100	100~120
精神状态	稍差，略烦躁	萎靡，烦躁	淡漠，神志不清
皮肤、黏膜	稍干燥，弹性好	明显干燥，弹性差	极干燥，弹性差，花纹
前囟、眼窝	稍凹陷	明显凹陷	深度凹陷
四肢末梢循环	温暖	稍凉	厥冷
血压	正常	正常	下降
眼泪	有泪	少泪	无泪
尿量	稍减少	明显减少	极少或无尿
休克征	无	无	有

不同性质脱水的诊断标准见表14-232。

表14-232 不同性质脱水的诊断标准

脱水性质	血浆渗透压/（$mmol \cdot L^{-1}$）	血清钠/（$mmol \cdot L^{-1}$）
等渗性	280~310	130~150
低渗性	<280	<130
高渗性	>310	>150

必考热点

1. 婴儿腹泻重度脱水的主要诊断依据是外周循环衰竭。

【热点提示】重型腹泻多由肠道内感染引起。除有较重的胃肠道症状外，还有明显的脱水、电解质紊乱和全身感染中毒症状即外周循环衰竭症状，如发热、体温不升、精神烦躁或萎靡、嗜睡、面色苍白、意识模糊甚至昏迷、休克。

2. 婴儿腹泻重型与轻型的主要区别点是有水、电解质紊乱。

【热点提示】婴儿腹泻重型常急性起病，也可由轻型转变而来。胃肠道症状较重，同时，还有明显的脱水、电解质紊乱和明显的全身中毒症状。

3. 患儿，6个月。腹泻20余日，每日10余次稀水样便，体重5.3kg，精神萎靡，皮肤弹性极差，前囟及眼窝明显凹陷，四肢凉，血压偏低，口渴轻度，尿量极少，血钠125mmol/L。考虑诊断为重度低渗性脱水。

2）代谢性酸中毒：可出现精神不振、唇樱红、呼吸深大、呼气较凉且有丙酮味，可用于早期诊断，但婴儿症状不典型。

3）电解质紊乱：见表14-233。

表14-233 急性腹泻电解质紊乱的表现

项目	内容
低钾血症	血清钾<3.5mmol/L
	缺钾症状：如精神萎靡，肌张力减低，腱反射减弱或消失，腹胀，肠鸣音减少或消失，心音低钝，心律失常
	心电图：出现T波低平、倒置、ST段下移、QT间期延长，U波增大
低钙血症和低镁血症	指血清钙<1.85mmol/L，血清镁<0.58mmol/L
	腹泻患儿进食少，吸收不良，从大便丢失钙、镁，可使体内钙、镁减少。活动性佝偻病和营养不良患儿更多见。酸中毒纠正后易出现低钙血症症状（手足搐搦和惊厥）
	极少数久泻和营养不良患儿输液后出现搐搦或惊厥用钙治疗无效时应考虑有低镁血症可能

必考热点

1. 小儿腹泻时低钾症状见于血钾低于3.5mmol/L为诊断标准。

【热点提示】低钾血症的诊断标准是血清钾<3.5mmol/L。血清钾浓度在3.5~5.5mmol/L，通常以血清钾<3.5mmol/L时称低钾血症。但是，血清钾降低，并不一定表示体内缺钾，只能表示细胞外液中钾的浓度，而全身缺钾时，血清钾不一定降低。故临床上应结合病史和临床表现分析判断。

2. 患儿，男，9个月。呕吐，腹泻4天，无尿12小时，T 37.9℃，嗜睡与烦躁交替，双眼深陷，口唇干燥，皮肤弹性差，四肢冷，见花纹，脉细弱160次/分，心音低，呼吸深长60次/分，腹部肠鸣音亢进，血常规：Hb 150g/L，WBC 13.0×10^9/L，淋巴细胞占比0.60，HCO_3^- 15mmol/L，血pH 7.15，初步诊断小儿腹泻伴有重度脱水，代谢性酸中毒。

【热点提示】呕吐、腹泻4天，无尿12小时，嗜睡与烦躁交替，双眼深陷，口唇干燥，皮肤弹性差，四肢冷，见花纹，这些表现为重度的脱水表现；代谢性酸中毒，HCO_3^- 15mmol/L，血pH 7.15，主要是失碱造成的，主要表现为精神萎靡、呼吸深快、口唇樱桃红、腹痛、呕吐、昏睡、昏迷、心律失常和心力衰竭等。

3. 患儿，女，6个月。腹泻水样便，每日10余次，尿量少。查体：昏睡。呼吸深快，皮肤弹性极差，前囟及眼窝明显凹陷，四肢凉。实验室检查：二氧化碳结合力10mmol/L。应首先考虑的是重度脱水，酸中毒。

4. 迁延性与慢性腹泻的病因及临床表现 病因复杂，感染、过敏、酶缺陷、免疫缺陷、药物因素、先天性畸形等均可引起；以急性感染性腹泻未彻底治疗、迁延不愈最为常见。

5. 诊断与鉴别诊断 可根据发病季节、病史（包括喂养史和流行病学资料）、临床表现和粪便检查作出临床诊断。必须判定有无脱水（程度及性质）、电解质紊乱和酸碱失衡。肠道内感染的病原学诊断比较困难，从临床诊断和治疗需要考虑，根据大便常规有无白细胞可将腹泻分为两组。见表14-234。

表14-234 小儿腹泻的诊断与鉴别诊断

大便常规	鉴别
大便检测时无或偶见少量白细胞	生理性腹泻：多见于6个月以内婴儿，外观虚胖，常有湿疹，生后不久即出现腹泻，除大便次数增多外，无其他症状，食欲好，不影响生长发育。近年发现此类腹泻可能为乳糖不耐受的一种特殊类型，或与食物过敏相关，添加辅后，大便即逐渐转为正常
	导致小肠消化吸收功能障碍的各种疾病，如乳糖酶缺乏、葡萄糖-半乳糖吸收不良、失氯性腹泻、原发性胆酸吸收不良、过敏性腹泻。可进行大便酸度检测、还原糖检测、食物变应原查找、食物回避-激发试验加以鉴别
大便检查时有较多的白细胞	细菌性痢疾：常有流行病学史，起病急，全身症状重。大便次多，量少，排脓血便伴里急后重，大便镜检有较多脓细胞、红细胞和吞噬细胞，大便细菌培养有志贺痢疾杆菌生长可确诊
	坏死性肠炎：中毒症状较严重，腹痛、腹胀、频繁呕吐、高热，大便呈暗红色糊状。渐出现典型的赤豆汤样血便，常伴休克。腹部X线片示小肠局限性充气扩张，肠间隙增宽，肠壁积气等

必考热点

1. 大便检测时无或偶见少量白细胞为侵袭性以外的病因（如病毒、非侵袭性细菌、喂养不当）引起的腹泻，多为水泻，有时伴脱水症状。

2. 导致小肠消化吸收功能障碍的各种疾病与大便检测时偶见少量白细胞的腹泻进行鉴别时，可进行大便酸度检测、还原糖检测、食物变应原查找、食物回避-激发试验加以鉴别。

3. 粪便中有较多的白细胞表明结肠或回肠末端有侵袭性炎症病变，常为各种侵袭性细菌感染所致，大多伴有不同程度的全身中毒症状。

4. 坏死性肠炎腹部X线片可见小肠局限性充气扩张、肠间隙增宽、肠壁积气等。

5. 患儿，男，3个月。母乳喂养，腹泻2个月。大便5~6次/天，稀或糊便，无脓血，食欲好，面有湿疹，体重5.6kg。最可能诊断是生理性腹泻。

【热点提示】生理性腹泻多见于6个月以内婴儿，外观虚胖，常有湿疹，生后不久即出现腹泻，除大便次数增多外，无其他症状，食欲好，不影响生长发育。近年来发现此类腹泻可能为乳糖不耐受的一种特殊类型，添加辅食后，大便即逐渐转为正常。

6. 治疗原则（液体疗法）

（1）急性期腹泻的治疗

1）饮食疗法：为预防水、电解质、酸碱平衡紊乱及营养不良应强调继续进食。有严重呕吐者可暂时禁食4~6小时（不禁水），待好转后尽快恢复母乳及原来已经熟悉的饮食。人工喂养儿可喂以等量米汤或者稀释的牛奶或其他代乳品，由米汤、面条等逐渐过渡到正常饮食。病毒性肠炎多有继发性双糖酶（主要是乳糖酶）缺乏，可暂停乳类喂养。

2）口服补液：见表 14-235。

表 14-235　急性腹泻的口服补液治疗

口服补液	口服补液盐（ORS）
制剂	传统配方：张力约为 2/3 张
	ORS 低渗配方：张力约为 1/2 张
适应证	适用于急性腹泻时预防脱水及轻、中度脱水而无明显周围循环障碍者。不适用于明显呕吐、腹胀、周围循环障碍（休克）、心肾功能不全者或其他严重并发症的患儿及新生儿
禁忌证	不适用于明显呕吐、腹胀、周围循环障碍（休克）、心肾功能不全者或其他严重并发症的患儿及新生儿
用量	轻度脱水按 50ml/kg、中度脱水按 100ml/kg 给予
用法	少量多次，每 5~10 分钟口服 1 次，每次 10~15ml，累积损失量宜在 4 小时内给完。脱水纠正后，余下量宜用等量温开水稀释后按病情需要酌情口服

必考热点

口服补液盐适用于急性腹泻时预防脱水及轻、中度脱水而无明显周围循环障碍者。

【热点提示】口服补液盐（ORS）传统配方：每袋粉剂含氯化钠 3.5g，碳酸氢钠 2.5g，枸橼酸钾 1.5g，葡萄糖 20.0g，每袋加温开水至 1000ml 即可。其电解质渗透压为 220mOsm/L，张力约为 2/3 张，总渗透压为 310mOsm/L。适用于急性腹泻时预防脱水及轻、中度脱水而无明显周围循环障碍者。不适用于明显呕吐、腹胀、周围循环障碍（休克）、心肾功能不全者或其他严重并发症的患儿及新生儿。

3）药物治疗：见表 14-236。

表 14-236　急性腹泻的药物治疗

项目	内容
控制感染	水样便腹泻患者（约占 70%）：多为病毒及非侵袭性细菌所引起，通常不用抗生素，若伴有明显全身中毒症状不能用脱水解释，尤其是对重症患儿、新生儿、小婴儿、衰弱患儿（免疫功能低下）可酌情选用抗生素治疗
	黏液、脓血便患者（约占 30%）：多为侵袭性细菌感染，应该根据临床特点，针对病原经验性选用抗菌药，真菌性肠炎应立即停用原使用的抗生素，根据症状可选用抗真菌药治疗
其他措施	肠道微生态疗法，肠黏膜保护剂，避免使用止泻剂，补锌治疗

（2）对迁延性和慢性腹泻治疗：积极寻找导致病程迁延的原因，针对病因进行治疗。切忌滥用抗生素，避免顽固的肠道菌群失调。继续喂养（进食）是必要的治疗措施，长时间禁食对机体有害。

（3）小儿液体疗法

1）小儿液体疗法中常用混合溶液：见表 14-237。

表 14-237　小儿体液疗法中常用混合溶液

溶液名称	溶液张力	溶液组成成分
2：1 含钠液	1 张	2 份 0.9%氯化钠，1 份 1.4%碳酸氢钠或 1.87%乳酸钠（2：1 等张含钠液不含葡萄糖液）
4：3：2 含钠液	2/3 张	4 份 0.9%氯化钠，3 份 5%或 10%葡萄糖，2 份 1.4%碳酸氢钠或 1.87%乳酸钠
2：3：1 含钠液	1/2 张	2 份 0.9%氯化钠，3 份 5%或 10%葡萄糖，1 份 1.4%碳酸氢钠或 1.87%乳酸钠

续　表

溶液名称	溶液张力	溶液组成成分
2：6：1 含钠液	1/3 张	2 份 0.9%氯化钠，6 份 5%或 10%葡萄糖，1 份 1.4%碳酸氢钠或 1.87%乳酸钠
1：1 含钠液	1/2 张	1 份 0.9%氯化钠，1 份 5%或 10%葡萄糖（不含碱性溶液）
1：2 含钠液	1/3 张	1 份 0.9%氯化钠，2 份 5%或 10%葡萄糖（不含碱性溶液）
1：4 含钠液	1/5 张	1 份 0.9%氯化钠，4 份 5%或 10%葡萄糖（不含碱性溶液）

2）第一天静脉补液实施方案：适用于中度及以上脱水、吐泻严重或腹胀的患儿，见表 14-238。

表 14-238　第一天静脉补液实施方案

补液阶段	补液量/（ml/kg）			补液性质（液体张力）	补液速度		补液时间/h
	轻度脱水	中度脱水	重度脱水		微量注射泵/（ml/kg·h）	普通一次输液器/（gtt/kg·min）	
首日补液总量	90~120	120~150	150~180	—			24
扩容阶段	0	0	20	等张	20~40	6~12	0.5~1.0
快速补液阶段	总量的 1/2 减去扩容量			1/3~2/3 张	10	3	8~10
维持补液阶段	余下的 1/2 总量，酌减			1/5~1/3 张	5	1.5	14~16

重点提醒

脱水往往是急性腹泻的主要死因，合理的液体疗法是降低病死率的关键。

必考热点

1. 小儿腹泻重度脱水，第一天静脉补液总量（ml/kg）为 150~180ml/kg。

2. 小儿腹泻重度低渗性脱水，伴有周围循环衰竭，第 1 天补液，首先用 2：1 等张含钠液。

【热点提示】重度脱水或有循环衰竭者，应首先静脉推注或快速静脉滴注以扩充血容量，改善血液循环及肾功能，一般用 2：1 等张含钠液（2 份生理盐水加 1 份 1.4%碳酸氢钠）20ml/kg，总量不超过 300ml，于 30~60 分钟静脉推注或快速静脉滴注。

3. 患儿，男，4 个月，体重 5kg。腹泻 3 天，每日 7~8 次，蛋花汤样、无腥臭，奶后呕吐 2 次。面色稍苍白，上腭裂，精神较差，皮肤稍干燥。眼窝、前囟凹陷。皮下脂肪减少，皮肤弹性较差。哭有泪。四肢末梢较冷，血清钠 128mmol/L。

（1）其第 1 天补液总量应补充每千克为 120~150ml。

（2）患儿痊愈出院时，家长应迅速添加辅食如蛋黄、炼乳。

【热点提示】出院后，建议家长提倡母乳喂养，及时添加辅助食品，每次限一种，逐步增加为原则。

（3）该患儿的脱水程度及性质是中度低渗性脱水。

4. 8 个月女孩，中度脱水酸中毒，经纠正酸中毒与补液 12 小时后出现嗜睡，呼吸较前为浅，心音低钝，心率 160 次/分，腹胀，肠鸣音弱，血钠为 135mmol/L。

（1）为明确诊断应做的辅助检查是电解质测定。

（2）治疗应采取的措施是补钾。

（3）输液的成分是 10%氯化钾 3ml/kg。

7. 转诊 治疗效果不佳，腹泻原因不清，腹泻脱水不易纠正，迁延、慢性者应转至上级医院。

考点：小儿急性肾小球肾炎

1. 概述 见表14-239。

表14-239 小儿急性肾小球肾炎的概述

项目	内容
病因	病因不一
年龄	多见于儿童和青少年，以5~14岁多见，2岁以下小儿罕见
特点	急性起病，多有前驱感染史，以血尿为主，伴不同程度的蛋白尿，可有水肿、高血压或肾功能不全等特点
分类	可分为急性链球菌感染后肾小球肾炎和急性非链球菌感染后肾小球肾炎。通常急性肾炎指前者（大多数属A族乙型溶血性链球菌急性感染后引起）

2. 诊断 见表14-240。

表14-240 小儿急性肾小球肾炎的诊断

项目	内容
前驱感染史	起病前1~4周有皮肤或呼吸道链球菌感染史，也可能有其他部位链球菌感染
临床表现	急性起病，有血尿、水肿、少尿、高血压
实验室检查	尿常规有血尿伴不同程度蛋白尿，可见颗粒型或透明管型及白细胞。血清C3下降，伴或不伴抗溶血性链球菌素“O”（ASO）升高

重点提醒

少数急性肾炎患儿在疾病早期（2周内）可出现严重循环充血、高血压脑病和急性肾功能不全等严重症状。

必考热点

1. 急性肾小球肾炎的主要临床表现是水肿，少尿，血尿，高血压。
2. 急性肾小球肾炎的常见致病菌是溶血性链球菌。

【热点提示】急性肾小球肾炎病因多种多样，但绝大多数的病例属A族乙型溶血性链球菌急性感染后引起的免疫复合性肾小球肾炎。

3. 急性肾小球肾炎发病前有链球菌感染前驱感染史。
4. 患儿，7岁。2周前曾患脓疱病，近3天水肿、少尿，肉眼血尿。血压20/14kPa（150/105mmHg）。尿常规：尿蛋白（+++），有大量红细胞，管型1~2/HP。抗溶血性链球菌素“O”500U，补体C3减少。最可能的诊断是急性肾小球肾炎。

【热点提示】急性肾小球肾炎诊断主要依据：①前驱感染史。一般起病前1~4周有皮肤或呼吸道链球菌感染史，也可能有其他部位链球菌感染。②临床表现为急性起病，有血尿、水肿、少尿、高血压，尿常规有血尿伴不同程度蛋白尿，可见颗粒或透明管型及白细胞。③血清补体C3下降，伴或不伴抗溶血性链球菌素“O”升高。

3. 急性链球菌感染后肾炎（APSGN）的鉴别诊断　见表 14-241。

表 14-241　急性链球菌感染后肾炎的鉴别诊断

鉴别疾病	鉴别要点
慢性肾炎急性发作	既往肾炎史不详，没有明显前驱期症状，除有肾炎症状外，常伴有贫血、肾功能异常、尿比重常低或固定，尿改变以蛋白增多为主，平时可能伴有夜尿增多
急性尿路感染	常有尿路刺激征。尿常规可出现红细胞，但常伴白细胞及脓细胞，部分患者有尿路刺激征，中段尿培养可确诊，血补体正常
IgA 肾病	主要表现为反复发作性肉眼血尿，多无水肿、高血压，血清 C3 正常，肾活检可明确诊断
原发性肾病综合征	如果患儿呈急性起病，有明确的链球菌感染的证据，血清 C3 降低，肾活体组织检查病理为毛细血管内增生性肾炎有助于急性肾炎的诊断
其他肾炎	还应与急进性肾炎或其他系统疾病引起的紫癜性肾炎、狼疮性肾炎、乙型肝炎病毒相关性肾炎等相鉴别

4. 治疗原则

（1）休息：急性期需卧床休息 2~3 周，直到水肿消退、血压正常和肉眼血尿消失后可下床进行轻微活动。红细胞沉降率正常可上学，但应避免重体力活动。尿常规完全正常后方可恢复体力活动。

必考热点

1. 急性肾炎急性期需卧床休息 2~3 周。

【热点提示】急性期需卧床休息 2~3 周，直到水肿消退、血压正常和肉眼血尿消失后可下床进行轻微活动。

2. 急性肾炎小儿恢复上学的指标是红细胞沉降率正常。

【热点提示】急性期治疗后红细胞沉降率正常可上学，但应避免重体力活动。尿常规完全正常后方可恢复体力活动。

（2）饮食：低盐饮食［<1g/d，或<60mg/（kg·d）］，严重水肿或高血压者需无盐饮食，水分一般不限。有明显氮质血症时限蛋白并给优质动物蛋白 0.5g/(kg·d)。

（3）抗感染：有感染灶时用青霉素 10~14 天。

（4）对症治疗：急性链球菌感染后肾炎的对症治疗见表 14-242。

表 14-242　急性链球菌感染后肾炎的对症治疗

项目	内容
利尿	经控制水、盐入量后仍水肿、少尿者可用氢氯噻嗪，无效时用呋塞米
降血压	凡经休息、控制水盐摄入、利尿而血压仍高者均应给予降压药
	硝苯地平：系钙通道阻滞药，常为首选药物，开始剂量为 0.25mg/(kg·d)，最大剂量 1mg/(kg·d)，分 3~4 次口服或舌下含服
	卡托普利：系血管紧张素转换酶抑制药，开始剂量为 0.3~0.5mg/(kg·d) 最大剂量为 5~6mg/(kg·d)，分 3 次口服，与硝苯地平交替使用降压效果更佳

必考热点

1. 急性肾小球肾炎的治疗包括休息、低盐或无盐饮食、抗感染、利尿、降血压。

2. 急性肾炎经控制水、盐入量后仍水肿、少尿者可用氢氯噻嗪，无效时用呋塞米。

3. 患儿，男，10岁。半个月前曾患“脓皮病”，近3天晨起眼睑水肿，且逐日加重，尿少，尿色深。查体：血压140/90mmHg，心率114次/分，肝肋下1.5cm，轻压痛。首选的治疗是利尿药。

【热点提示】患者症状考虑为急性肾小球肾炎，对症治疗首选利尿，经控制水、盐入量后仍水肿、少尿者可用氢氯噻嗪，无效时用呋塞米。

4. 有链球菌感染灶者应用青霉素10~14天，以彻底清除体内病灶中残余细菌，减轻抗原抗体反应。

5. 患儿，男，8岁。水肿6天，尿少、肉眼血尿2天入院。2周前，家长诉“上感”，用青霉素治疗5天。查体：眼睑、双下肢水肿，呈非凹陷性，血压16/12kPa，尿蛋白（++），红细胞满视野，白细胞8~10/HP，少量红细胞管型，肾功能正常。

（1）患儿可考虑为急性链球菌感染后肾炎。

（2）进一步需做抗链球菌溶血素“O”（ASO）和补体的测定对诊断有意义。

【热点提示】对于急性肾炎补体的暂时性降低较有特异性，ASO可间接提示有无链球菌感染。

（3）入院后计划采取的治疗措施：青霉素治疗、低蛋白饮食、低盐饮食、卧床休息、应用利尿药中，不需要的是低蛋白饮食。

【热点提示】该病例无氮质血症，不需要低蛋白饮食。

（5）高血压脑病的治疗：见表14-243。

表14-243 急性链球菌感染后肾炎高血压脑病的治疗

项目	内容
降压	原则为选用降血压效力强而迅速的药物
	首选硝普钠：将该药5~20mg溶入5%葡萄糖溶液100ml中静脉滴注，开始按1μg/(kg·min)速度滴注，严密监测血压，酌情调整滴速，剂量不应超过8μg/(kg·min)，以防发生低血压
	用药过程中，应使药液避光，针筒、输液管等需用黑纸覆盖
止惊	有惊厥者及时止惊

（6）严重循环充血的治疗：①纠正水钠潴留，恢复正常血容量，使用呋塞米注射，每次1~2mg/kg，必要时4~8小时之后可重复应用。②有肺水肿表现者加用硝普钠静脉滴注。③慎用洋地黄类药物，心力衰竭明显时，可小剂量应用毛花苷C，一般1~2次即可，不必维持用药。④难治病例可用血液净化治疗或透析治疗。

（7）急性肾功能不全的治疗：严格限制水、钠摄入，保持体液平衡，控制氮质血症，无效时进行透析治疗。

重点提醒

急性肾炎无特异治疗，防治感染性是预防急性肾炎的根本。

必考热点

急性肾炎难治病例可用血液净化或血液透析治疗。

5. 转诊 经休息、控制水和盐入量后仍水肿、少尿或血压高者、严重病例应转诊。

考点：营养性维生素D缺乏性佝偻病

1. 概述（常见病因） 见表14-244。

表14-244 营养性维生素D缺乏性佝偻病的概述

项目	内容
特点	一种以骨骼病变为特征的全身慢性营养性疾病
发病机制	体内维生素D不足导致钙、磷代谢紊乱
年龄	主要见于2岁以下的婴幼儿
病因	围生期维生素D不足：如母亲严重营养不良、肝肾疾病、慢性腹泻，以及早产、双胎均可使婴儿的体内贮存不足
	日照不足：因紫外线不能通过玻璃窗，婴幼儿长期过多留在室内活动，使内源维生素D生成不足
	生长速度快，需要量增加：如早产、双胎，生后生长发育快，需要维生素D多
	食物中补充维生素D不足：天然食物中含维生素D少
	疾病影响：胃肠道或肝胆疾病影响维生素D吸收，长期服用抗惊厥药可使维生素D和25-(OH) D_3 加速分解为无活性的代谢产物。糖皮质激素有对抗维生素D对钙的转运作用

2. 临床表现 本病最常见于3个月至2岁的小儿，主要表现为生长最快部位的骨骼改变、肌肉松弛和神经兴奋性改变。重症佝偻病患儿可见消化功能紊乱、心肺功能障碍，并可影响智能发育、免疫功能等。临床上将典型的佝偻病分为4期。

（1）初期（早期）：多见于6个月以内，尤其是3个月以内的小婴儿，主要表现为神经精神兴奋性增高，如易激惹、烦躁、睡眠不安、夜间啼哭，汗多与室温无关，由于头部多汗而刺激头皮，致婴儿常摇头擦枕，出现“枕秃”。上述非特异性症状可作为早期临床诊断的参考依据。此期无明显骨骼改变。

（2）活动期（激期）：患儿除有上述症状外，主要表现为骨骼改变、运动功能以及智力发育迟缓。见表14-245。

表14-245 营养性维生素D缺乏性佝偻病活动期临床表现

项目	内容
头部骨骼改变	颅骨软化：主要见于3~6个月婴儿，检查者用手指轻压颞部或枕骨中央，可出现乒乓球样的感觉
	方颅：多见于7~8个月患儿，即额骨和顶骨双侧骨样组织增生呈对称性隆起，严重时呈鞍状或十字状颅形
	前囟增宽及闭合延迟：重者可延迟至2~3岁才闭合
	出牙延迟：可迟至1岁出牙，有时出牙顺序颠倒，牙釉质缺乏易患龋齿
胸部（改变多见于1岁左右小儿）	肋骨串珠：肋骨与肋软骨交界处的骨骺端，因骨样组织堆积而膨大呈钝圆形隆起，上下排列如串珠状，可触及或看到，又称为佝偻病串珠，以两侧第7~10肋最明显
	肋膈沟：膈肌附着部位的肋骨长期受膈肌牵拉而内陷，形成一条沿肋骨走向的横沟，称为肋膈沟
	鸡胸及漏斗胸：第7、8、9肋骨与胸骨相连处软化内陷，致胸骨柄前突，形成鸡胸；如胸骨剑突部向内凹陷，可形成漏斗胸
四肢	腕踝畸形：多见于6月以上小儿，腕、踝部肥厚的骨骺形成钝圆形环状隆起，称佝偻病手镯或脚镯
	下肢畸形：见于1岁左右能站立、行走后婴儿，由于骨质软化和肌肉关节松弛，小儿负重可出现下肢弯曲，形成严重膝内翻（“O”形腿）或膝外翻（“X”形腿）畸形

续 表

项目	内容
脊柱	患儿在会坐和站立后，因韧带松弛可导致脊柱后突或侧弯畸形
运动功能发育迟缓	患儿肌肉发育不良，肌张力低下，韧带松弛，表现为头颈软弱无力，坐、立、行等运动功能落后。腹肌张力下降，腹部膨隆如蛙腹
神经、精神发育迟缓	重症患儿脑发育受累，条件反射形成缓慢，患儿表情淡漠，语言发育迟缓，免疫功能低下，常伴发感染

（3）恢复期：经治疗及日光照射后患儿临床症状和体征减轻或接近消失，精神活泼，肌张力恢复。

（4）后遗症期：多见于2岁以后小儿，临床症状消失，仅遗留不同程度的骨骼畸形。轻、中度患儿治疗后很少留有骨骼改变。

重点提醒

维生素D缺乏性佝偻病活动期的胸廓病变均会影响呼吸功能，并发呼吸道感染，甚至肺不张。

必考热点

1. 维生素D缺乏性佝偻病发生颅骨软化的年龄多见于3~6个月。

2. 维生素D缺乏性佝偻病最早出现的骨骼改变是颅骨软化。

【热点提示】维生素D缺乏性佝偻病主要表现为骨骼改变、运动功能以及智力发育迟缓。头部骨骼改变最早出现的是颅骨软化，主要见于3~6个月婴儿，检查者用手指轻压颞部或枕骨中央，可出现乒乓球样的感觉。

3. 维生素D缺乏性佝偻病时，由骨样组织增生所致的骨骼改变为方颅。

【热点提示】方颅多见于7~8个月患儿，即额骨和顶骨双侧骨样组织增生呈对称性隆起，严重时呈鞍状或十字状颅形。

4. 患儿，男，3个月。冬季出生，足月顺产，单纯牛奶喂养，未添加辅食。近半个月较烦躁，夜哭闹不安，多汗。查体：体重6kg，有颅骨软化。最可能的诊断是维生素D缺乏性佝偻病。

5. 维生素D缺乏性佝偻病的临床分期为初期、激期、恢复期、后遗症期。

6. 小儿佝偻病初期的临床表现夜啼、易惊、多汗。

7. 患儿，8个月。早产，人工喂养，未及时添加辅食。1个月来夜间烦躁、哭闹、睡眠不安。查体：枕秃，无乳牙萌出，前囟门较大，血清钙偏低。应首先考虑的诊断是维生素D缺乏性佝偻病。

8. 患儿，10个月。经常出现夜惊不宁，近1周加重，多汗，烦闹，该患儿出生后其母一直母乳不足，混合喂养，尚未添加辅食。此患儿到门诊就诊。该患儿最可能的诊断佝偻病。

【热点提示】本病多见于3个月至2岁的小儿，非特异性的神经兴奋性增高症状，如易激惹，烦躁，睡眠不安，夜间惊啼，多汗（与季节无关），枕秃（因烦躁及头部多汗致婴儿常摇头擦枕）。该患儿一直是混合喂养，没有添加辅食。缺少维生素D。

3. 诊断 需解决三个问题：首先，是否有佝偻病；其次，属于哪个期；最后，是否需要治疗。正确的诊断必须根据维生素D缺乏的原因、临床表现、血生化及骨骼X线检查。应注意早期佝偻病患儿骨骼改变不明显，多汗、夜惊、烦躁等，其中神经精神症状无特异性，需结合患儿年龄、季节、病史作出综合判断。见表14-246。

表 14-246　营养性维生素 D 缺乏性佝偻病早期诊断标准和“金标准”

项目	内容
早期诊断标准	血清 25-(OH) D_3（正常值 10~60μg/L）和 1,25-(OH)$_2$-D_3（正常值 0.03~0.06μg/L）为可靠的早期诊断指标
金标准	血生化与骨骼 X 线检查为佝偻病诊断的“金标准”

必考热点

1. 维生素 D 缺乏病可靠的早期诊断指标是血 1，25-（OH）$_2$D$_3$降低。

2. 患儿，女，11 个月。夜间烦吵，多汗数月，查体：前囟 2cm×2cm，方颅，肋串珠明显。血钙磷乘积下降，碱性磷酸酶升高。应诊断为佝偻病活动期。

3. 患儿，男，10 月。经常出现夜惊不宁，近 1 周加重，多汗，烦闹，该患儿出生后其母一直母乳不足，混合喂养，尚未添加辅食。此患儿到门诊就诊。

（1）该患儿最可能的诊断是佝偻病。

（2）本病发生的病因：①围生期维生素 D 不足。②日光照射不足。③维生素 D 摄入不足。④食物中钙、磷含量过低或比例不当。⑤维生素 D 需要量增加。⑥疾病或药物影响。

（3）体格检查最易发现的阳性体征为方颅、前囟大、乳牙未萌出。

4. 鉴别诊断　营养性维生素 D 缺乏性佝偻病鉴别诊断见表 14-247。

表 14-247　营养性维生素 D 缺乏性佝偻病鉴别诊断

项目	内容
软骨营养不良	属于遗传性软骨发育障碍，出生时即可见四肢短、头大、前额突出、腰椎前突、臀部后凸。根据特殊的体态（短肢型矮小）及骨骼 X 线作出诊断
脑积水	生后数月起病者，头围与前囟进行性增大。由于颅内压升高，可见前囟饱满紧张，骨缝分离，颅骨叩诊有破壶声，严重时两眼向下呈落日状。颅脑 B 超、CT 检查可作出诊断
低血磷抗维生素 D 佝偻病	2~3 岁后仍有活动性佝偻病表现，血钙多正常，血磷明显降低，尿磷增加。用一般治疗剂量维生素 D 无效。多为性连锁遗传
维生素 D 缺乏性佝偻病	患儿有严重的佝偻病体征，低钙血症、低磷血症，碱性磷酸明显升高，继发性甲状旁腺功能亢进。常染色体隐性遗传
肾性佝偻病	慢性肾功能障碍，血清钙低，血清磷高，继发性甲状旁腺功能亢进。骨质普遍脱钙，骨骼呈佝偻病改变，症状多于幼儿后期逐渐明显

5. 治疗原则

（1）治疗目的　控制活动期，防止骨骼畸形。

（2）治疗原则：见表 14-248。

表 14-248　营养性维生素 D 缺乏性佝偻病治疗原则

项目	内容
一般治疗	坚持母乳喂养，及时添加辅食
	坚持每日户外活动

续 表

项目	内容
补充维生素 D 制剂	治疗应以口服维生素 D 为主，剂量为每日 50~125μg（2000~5000U）或 1,25-(OH)$_2$-D$_3$ 0.5~2.0μg，视临床和 X 线检查情况。1 个月后改预防量，每日口服维生素 D 400U（<1 岁）或 600U（>1 岁）；有并发症或无法口服者，一次肌内注射维生素 D 20 万~30 万 U，2~3 个月后口服预防量。治疗 1 个月后应复查效果
补充钙剂	维生素 D 治疗期间应同时补充钙剂
恢复期和后遗症期	轻度畸形经功能锻炼可自行恢复，重度骨骼畸形者需外科手术矫治

必考热点

1. 治疗佝偻病活动早期给予维生素 D 口服法，连服 1 个月后改预防量。
2. 维生素 D 缺乏性佝偻病的治疗目的是控制活动期，防止骨骼畸形。

6. 预防 营养性维生素 D 缺乏性佝偻病是一自限性疾病，现认为确保儿童每日获得维生素 D 400U 是预防和治疗的关键。见表 14-249。

表 14-249 营养性维生素 D 缺乏性佝偻病的预防

项目	内容
围生期	孕母应多户外活动，多晒太阳，食用富含钙、磷、维生素 D 以及其他营养素的食物。妊娠后期适量补充维生素 D（800U/d）
婴幼儿期	预防的关键在日光浴与适量维生素 D 的补充。生后 1 个月后即可让婴儿坚持户外活动，冬季也要注意保证每日 1~2 小时户外活动时间
早产儿、低出生体重儿、双胎儿	生后 1 周开始补充维生素 D 800U/d，3 个月后改预防量；足月儿生后 2 周开始补充维生素 D 400U/d，均补至 2 岁。夏季户外活动多，可暂停服用或减量。一般可不加服钙剂，但乳类摄入不足和营养欠佳时可适当补充钙剂

必考热点

患儿，男，8 个月。足月顺产儿，母乳喂养，家长为预防小儿佝偻病的发生来医院咨询。

（1）医生的下列指导：2 周开始补充维生素 D，适时补充钙剂，坚持母乳喂养，1 个月开始添加蛋黄、鱼泥等，坚持日光浴。不恰当的是 1 个月开始添加蛋黄、鱼泥等。

【热点提示】小儿添加辅食一般是在 4~6 个月才开始。

（2）有的小儿表现为“睡眠不实，多汗，易惊”，应考虑有佝偻病的早期表现。

【热点提示】佝偻病早期多有神经兴奋性增高的表现，如易怒、烦闹、汗多刺激头皮而摇头等。

（3）为预防佝偻病的发生，医生应指导家长足月儿生后 2 周起口服维生素 D 400U/d。

【热点提示】早产儿、低出生体重儿、双胎儿生后 2 周开始补充维生素 D 800U/d，3 个月后改预防量；足月儿生后 2 周开始补充维生素 D 400U/d，均补充至 2 岁。

考点：新生儿黄疸

1. 概述（常见病因） 可为生理现象，也可为多种疾病的表现。新生儿当血中胆红素超过 85μmol/L，则出现肉眼可见的黄疸。重者可引起胆红素脑病，严重者病死率高，存活者多留有后遗症。见表 14-250。

表 14-250　新生儿生理性黄疸和病理性黄疸的病因

项目	内容
生理性黄疸的原因	胆红素生成过多
	转运胆红素的能力不足
	肝功能发育不成熟
	胆红素肠肝循环增加
	新生儿期多种因素可加重黄疸
病理性黄疸的病因	胆红素生成过多：红细胞增多症、体内出血、同族免疫性溶血、感染性疾病、肠肝循环增加、红细胞酶缺陷、红细胞形态异常、血红蛋白病，以及维生素 E 缺乏、低锌血症、母乳性黄疸等
	肝脏胆红素代谢障碍：新生儿窒息，先天性甲状腺功能减退症，遗传代谢病，某些药物与胆红素竞争肝脏 Y、Z 蛋白
	胆汁排泄障碍：新生儿肝炎、先天性肠道闭锁、胆汁黏稠综合征

必考热点

1. 碱中毒的情况下胆红素易与白蛋白结合，促进胆红素的排泄。
2. 引起胆红素脑病主要的原因是非结合胆红素。

【热点提示】非结合胆红素通过血脑屏障进入中枢神经系统，导致神经细胞中毒变性，出现神经系统异常的临床和亚临床表现。

2. 临床表现　见表 14-251。

表 14-251　新生儿黄疸的临床表现

项目	内容
生理性黄疸	一般情况良好，不伴有其他症状
	足月儿：生后 2~3 天出现黄疸，4~5 天达高峰，5~7 天开始逐渐消退，最迟不超过 2 周
	早产儿：多于生后 3~5 天出现，5~7 天达高峰，7~9 天开始逐渐消退，最长延迟到 3~4 周
	每日血清胆红素升高<85μmol/L
	血清胆红素：足月儿<221μmol/L，早产儿<257μmol/L
病理性黄疸	黄疸出现过早：生后 24 小时内出现黄疸
	血清胆红素浓度过高：足月儿>221μmol/L，早产儿>257μmol/L，或每天上升超过 85μmol/L，或每小时>0. 85μmol/L
	黄疸持续时间过长：足月儿>2 周，早产儿>4 周
	黄疸退而复现或进行性加重
	血清结合胆红素过高：血清结合胆红素>34μmol/L

重点提醒

生理性黄疸始终是排除性诊断，判断其是“生理”，还是“病理”的血清胆红素最高界值，会受到个体差异、种族、地区、遗传及喂养方式等影响。

必考热点

1. 足月儿生理性黄疸，血清总胆红素峰值一般不超过 221μmol/L。
2. 早产儿生理性黄疸，血清总胆红素峰值一般不超过 257μmol/L。
3. 足月新生儿生理性黄疸多发生于生后第 2~3 天，5~7 天消退。
4. 足月儿生理性黄疸大多在出生后 2~3 天出现，4~6 天达高峰，10~14 天消退。
5. 早产儿生理性黄疸持续时间较长，可延迟至第 3~4 周消退，除有轻微食欲缺乏外，一般无其他临床症状。
6. 若出生后 24 小时内即出现黄疸，3 周后仍不消退，甚或持续加深，或消退后复现，均为病理性黄疸。
7. 足月儿，男，生后 3 天出现黄疸，母亲血型为 B 型，胎儿 O 型，3 天血清胆红素 188. 1μmol/L。本例诊断最大可能是生理性黄疸。

【热点提示】患儿出现了黄疸，血清胆红素 188. 1μmol/L。母亲血型为 B 型，新生儿溶血病以 ABO 溶血多见，主要发生在母亲 O 型，胎儿 AB 型。母亲 B 型、胎儿 O 型则不容易发生溶血。所以此题中患儿考虑最大可能为生理性黄疸。

3. 转诊 若黄疸出现在出生后 24 小时之内，黄疸高峰时间延长，黄疸持续超过 2 周，皮肤发黄程度严重，或者除皮肤发黄外存在大便色浅和尿色持续加深等情况，就需要到医院就诊。

考点：小儿热性惊厥

1. 概述（常见病因）

（1）概述 小儿热性惊厥首次发作年龄多于生后 6 个月至 3 岁，体温在 38℃以上即突然出现惊厥。18~22 个月为高峰期。绝大多数 5 岁后不再发作。男孩多于女孩。患儿常有热性惊厥家族史。

（2）常见病因：以病毒感染最多见。70%以上与急性上呼吸道感染有关，其他伴发于发疹性疾病、中耳炎、下呼吸道感染等疾病。

2. 临床表现 见表 14-252。

表 14-252 小儿热性惊厥的临床表现

项目	内容
单纯型热性惊厥（又称典型热性惊厥）	约占热性惊厥的 70%
	多发生于 6 个月至 5 岁，5 岁后少见
	惊厥多发生在热性疾病初期，体温骤然上升时，大多在 39℃时。一般一次热性疾病病程中只发作 1 次，个别有 2 次发作
	多数呈全身强直-痉挛发作，少数为其他形式的发作，如肌阵挛、失神发作，局灶性或一侧性
	发作时间短，数秒到数分钟，发作后短暂的嗜睡。发作后意识恢复快，不伴有神经系统异常体征
	发作期脑电图可轻度不对称，热退 2 周内脑电图恢复正常，预后良好
	3%~50%的患儿有既往热性惊厥史及热性惊厥家族史。一般到学龄期不再发作
	30%~50%的患儿在初次惊厥后 2~3 年内可有发热时再次或多次热性惊厥

续　表

项目	内容
复杂型热性惊厥	约占热性惊厥的30%
	小于6个月、6个月至5岁、大于5岁均可发生
	一次惊厥发作持续在10分钟以上
	24小时内反复发作≥2次
	惊厥呈局限性或不对称性发作
	可反复频繁的发作，累计发作总次数5次以上

必考热点

1. 小儿热性惊厥的多发年龄是6个月至5岁。

2. 小儿热性惊厥多与急性上呼吸道感染有关。

【热点提示】70%以上与急性上呼吸道感染有关，其他伴发于发疹性疾病、中耳炎、下呼吸道感染等疾病。

3. 热性惊厥根据惊厥的起病年龄、其与发热的关系、惊厥发作的类型、惊厥前后神经系统的体征及脑电图的改变分为单纯型与复杂型热性惊厥两类，治疗目的着眼于预防复发。单纯型热性惊厥发作类型多为全身性发作，复杂型热性惊厥可为部分性发作。

4. 单纯型热性惊厥（又称典型热性惊厥）：①约占热性惊厥的70%。②多发生在6个月至5岁，5岁后少见。③惊厥多发生在病初，体温骤然上升时，大多在39℃时。一般一次热性疾病病程中只发作1次，个别有2次发作。④多数呈全身强直、痉挛发作，少数为其他形式的发作，如肌阵挛、失神发作。⑤发作时间短，持续数秒到数分钟，发作后短暂的嗜睡。发作后意识恢复快，不伴有神经系统异常体征。⑥热退2周内脑电图恢复正常，预后良好。⑦50%的患儿有既往热性惊厥史及热性惊厥家族史。

5. 复杂型热性惊厥：①约占热性惊厥的30%。②小于6个月、6个月至5岁、大于5岁均可发生。③一次惊厥发作持续在10分钟以上。④24小时内反复发作≥2次。⑤惊厥呈局限性或不对称性发作。⑥可反复频繁的发作，累计发作总次数5次以上。

6. 3岁小儿，发热4小时，抽搐1次，抽搐时体温39.1℃，抽搐形式为双眼上翻，意识丧失，口唇发绀，四肢强直抖动，持续约3分钟，缓解，醒后精神可，无神经系统体征。既往健康，精神运动发育正常。母亲幼年时有过发热抽搐史。查体：神清，咽部充血，双肺呼吸音清晰，心率120次/分，肝脾未触及。四肢肌力肌张力4级，脑膜刺激征阴性。最可能的诊断是热性惊厥。

【热点提示】3岁小儿，发热4小时，发育正常，抽搐1次，形式为全面性发作，持续3分钟，发作前后一般情况好。有热惊厥家族史。神经系统查体未见异常。首先考虑为热性惊厥。中毒性细菌性痢疾一般是发病初期有惊厥，流行季节，需要热性惊厥鉴别，维生素D缺乏性手足搐搦症惊厥是无热惊厥。

7. 夏季，3岁小儿突然高热，体温40℃，惊厥1次。查体：神清，面色红，咽红，心、肺、腹（-），神经系统未见异常，最可能的诊断是热性惊厥。

8. 患儿，男，1个月。咳嗽1天，发热3小时，体温39.3℃，就诊过程中突然双眼上翻，肢体强直，持续1分钟。查体：咽红，心肺腹及神经系统无异常，半年前也有相同病史，最可能诊断是热性惊厥。

3. 诊断　明确是单纯型热性惊厥还是复杂型热性惊厥，并注意结合发病年龄、季节、病史、体格检查、辅助检查进行诊断。

重点提醒

热性惊厥需排除颅内感染和其他导致惊厥的器质性和代谢性疾病。

4. 急救措施 见表14-253。

表14-253 小儿热性惊厥的急救措施

项目	内容
一般措施	平放患儿，卧位，头转向侧位，掰开患儿嘴，牙齿间塞压舌垫，防舌咬伤，敞开衣领，确保患儿呼吸道通畅，防误吸和窒息
	若口中沫多或喉头有分泌物者用吸痰器吸出分泌物
	常规给氧，减少缺氧性脑损伤
	保持安静，禁止一切不必要的刺激
控制惊厥	地西泮：首选，0.3~0.5mg/kg（最大剂量不超过10mg）缓慢静脉注射。5分钟生效，必要时15~20分钟重复
	苯巴比妥：常用于热性惊厥持续状态。静脉滴注给药，首次负荷量为15~20mg/kg，12~24小时后开始维持量3~5mg/(kg·d)，2次/天。也可肌内注射给药，每次3~5mg/kg，最大量不超过每次0.2g。主要不良反应是呼吸抑制
	无抗惊厥药时，可先行针刺人中、合谷，再行进一步药物治疗
对症治疗	主要是降温治疗，高热者宜物理降温、同时行药物降温（可选用对乙酰氨基酚、布洛芬、双氯酚酸钠等），补充足够营养与液体

必考热点

1. 小儿热性惊厥首选治疗药物是地西泮。

2. 患儿，女，3岁。主因“反复发热伴抽搐1年余”入院。患儿每次抽搐时体温均于38.5℃以上，表现为意识丧失，双眼上翻，牙关紧闭，四肢强直抖动，口唇发绀，每次持续1~2分钟。1年余共出现4次，其中有过1次一个热程中抽搐2次。此次发热，体温39℃出现抽搐1次，持续约15分钟自行缓解。患儿出生时无异常，精神运动发育水平正常。其父亲2岁时有过1次发热抽搐史。查体：神志清楚，精神可，咽部充血，双侧扁桃体Ⅰ°肿大，神经系统未见阳性体征。

（1）此患儿最大可能的诊断是复杂型热性惊厥。

【热点提示】热性惊厥是小儿期最常见的惊厥性疾病，发作与发热性疾病中体温骤然升高有关。患儿4岁，于热性惊厥高发年龄，反复发热抽搐，发作前后一般情况好，有热性惊厥家族史，神经系统查体未见异常，考虑为热性惊厥，但患儿一次热程中抽搐2次，考虑为复杂型热性惊厥。

（2）如果患儿入院后又突然出现抽搐，应即刻应用地西泮静脉推注。

【热点提示】对于正在惊厥患儿，立即静脉注射有效足量抗惊厥药，迅速止惊首选地西泮（安定）0.3~0.5mg/kg（最大剂量10mg）缓慢静脉推注，5分钟内生效，但作用短暂，必要时15~20分钟重复。

（3）与此患儿长期治疗和预防关系密切的一项重要检查是脑电图。

【热点提示】对于复杂型热性惊厥患儿，若脑电图出现癫痫波发放，可能提示癫痫发作的危险。

（4）对于此患儿预防复发的最佳措施为发热初期短程服用地西泮预防。

【热点提示】此患儿发病年龄及临床表现均符合热性惊厥诊断，为复杂型。患儿处于惊厥发作时，首要处理需立即止惊，地西泮起效最快，作为首选，如果持续时间长可考虑给予甘露醇、地塞米松等减轻脑水肿。脑电图检查对于判断有无大脑异常放电，选择预防方法很重要，一般热退后2周行脑电图检查。患儿为复杂型热性惊厥，有复发倾向，间歇短程法适用于此患儿的预防，发热开始时口服地西泮0.3mg/（kg·d），分3次服用。

5. 转诊

（1）只要有惊厥发作即刻转诊。

（2）随诊中再次发作也应即刻转诊。

考点：麻疹

1. 概念　麻疹是由麻疹病毒引起的急性发疹性传染病。

2. 流行病学　患者是唯一的传染源。在出疹前、后5天均有传染性。四季都可发病，但以冬末春初为多，人类对麻疹病毒普遍易感，6个月至5岁小儿发病率最高，易感者接触后以显性感染为主，病后免疫力持久。其传染性很强。

必考热点

麻疹患儿解除隔离的指标是出疹后5天。

【热点提示】出疹前、后5天均有传染性。

3. 临床表现

（1）典型麻疹：见表14-254。

表14-254　典型麻疹的临床表现

项目	内容
潜伏期	潜伏期6~18天，平均10天
前驱期（出疹前期）	结膜充血、流泪、畏光，眼睑水肿明显，常有发热、喷嚏、流涕、咳嗽、咽部充血等，于发病后2~3天，在颊黏膜第一臼齿处可见麻疹黏膜斑（科氏斑）。出疹后1~2天逐渐消失
出疹期	发热第3~4天开始出现皮疹，自耳后、发际、前额、面、颈部，自上而下蔓延至躯干、四肢，最后达手掌与足底，2~5天出齐，为红色斑丘疹，呈充血性，不伴痒感。体温达到40℃以上，全身中毒症状严重，重者有谵妄、抽搐
恢复期	出疹3~4天后，皮疹按出疹的先后顺序渐消退，疹退后留有棕褐色色素沉着伴糠麸样脱屑。体温开始下降。症状明显减轻。病情一般7~10天后自愈

（2）并发症：严重病例可并发喉炎、支气管炎、肺炎、心肌炎、脑炎、中耳炎等。

重点提醒

肺炎是麻疹最常见的并发症。

必考热点

1. 麻疹早期诊断最有意义的临床表现是麻疹黏膜斑。
2. 典型麻疹的出疹顺序是先前胸，后背部，延及四肢、手心、脚底。
3. 典型麻疹的出疹时间与发热的关系是发热3~4天出疹，出疹时体温更高。
4. 麻疹的皮疹特点是红色斑丘疹。
5. 麻疹恢复期皮肤可见有色素斑痕，并有糠麸状细微脱屑。

6. 患儿，女，1岁。发热、咳嗽、畏光，第4天起从耳后开始出现红色斑丘疹，发疹5天热仍不退，咳嗽加重，伴喘，口周发绀，鼻翼扇动，肺部有中小水泡音，心率180次/分，肝肋下3.0cm，诊断为麻疹并发肺炎，心力衰竭。

【热点提示】患儿感染麻疹（从出疹的顺序和特点上考虑是麻疹）后，出现心率增快，肝大，肺部有炎症。肝大可能为体循环淤血所致。体循环淤血需要考虑是右心功能不全所致。题中患儿可能呼吸、循环系统处于失代偿状态（口周发绀、鼻翼扇动、心率180次/分。肝肋下3.0cm）。

7. 患儿，男，2岁。高热4天，发现面部、躯干红色皮疹。出疹后第3天突发惊厥1次，伴呕吐3次。查体：体温38.5℃，嗜睡，全身皮肤可见红色斑丘疹，疹间皮肤正常，心音有力，肺部无啰音，脑膜刺激征（+）。最可能的诊断是麻疹脑炎。

【热点提示】除高热、皮肤瘀斑外，脑实质受损突出，表现为剧烈头痛、频繁呕吐或喷射性呕吐，反复或持续惊厥、迅速进入昏迷，惊厥呕吐说明提示为脑炎。

4. 诊断与鉴别诊断

（1）患儿发热，鼻卡他症状、眼结膜炎、口腔黏膜科氏斑，特别的出疹顺序及出疹后体温更高。

（2）实验室检查见血白细胞总数减少，淋巴细胞相对增多。前驱期患者鼻咽分泌物可找到多核巨细胞。免疫荧光法查到麻疹抗原，为早期诊断依据。血清学特异性IgM升高，有早期确诊价值。

（3）鉴别诊断：见表14-255。

表14-255　麻疹的鉴别诊断

发疹性疾病	全身症状及其他特征	皮疹特点	发热与皮疹关系
麻疹	发热、咳嗽、畏光、鼻卡他、结膜炎、科氏（Koplik）斑	红色斑丘疹，自面部—颈—躯干—四肢，退疹后有色素沉着及细小脱屑	发热3~4天后出疹，出疹期为发热的高峰期
风疹	全身症状轻，耳后、枕部淋巴结肿大并有触痛	面颈部—躯干—四肢，斑丘疹、疹间有正常皮肤、退疹后无色素沉着及脱屑	症状出现后1~2天出疹
幼儿急疹	主要见于婴幼儿，一般情况好，高热时可有惊厥，耳后、枕部淋巴结亦可肿大，常伴有轻度腹泻	红色细小密集斑丘疹，头面、颈及躯干部多见，四肢较少，1天出齐，次日即开始消退	高热3~5天，热退疹出
猩红热	发热、咽痛、头痛、呕吐、杨梅舌、口周苍白圈，颈部淋巴结肿大	皮肤弥漫性充血，上有密集针尖大小丘疹，全身皮肤均可受累，疹退后伴脱皮	发热1~2天出疹，出疹时高热
水痘	全身症状轻	出现顺序：头皮—面部—躯干—腰部，高峰期红斑、丘疹、疱疹、结痂同期存在	发热1~2天出疹
手足口病	普通型仅有发热、皮疹，重症病例在发热1~5天出现神经系统、呼吸系统、循环系统障碍	口腔、手、足、臀部斑丘疹、疱疹	发热2~3天出疹

5. 治疗原则与转诊　见表14-256。

表14-256　麻疹的治疗原则和转诊

项目		内容
治疗原则	一般治疗	发热期注意补充足够的水分，给予易消化富于营养的食物；卧床休息，注意皮肤和眼、鼻、口腔清洁
	对症治疗	高热时用退热药，尽量物理降温，切忌退热过猛。剧烈咳嗽时给予止咳药或雾化吸入。立给予维生素A治疗
	并发症治疗	有并发症者，给相应治疗。继发细菌感染者可用抗生素治疗
转诊	一旦高度怀疑或确诊，即应积极转至传染病医院	

考点：幼儿急疹

1. 概述 幼儿急疹叫做婴儿玫瑰疹，是感染人疱疹病毒6型所引起的急性传染病，临床特征是持续高热3~5天，热退疹出。多发生于冬春季，多见于6~18个月小儿，3岁以后少见。

必考热点

1. 幼儿急疹又称婴儿玫瑰疹，是感染人疱疹病毒6型所引起的急性传染病，临床特征是持续高热3~5天。
2. 幼儿急疹多发于冬春之季。

2. 临床表现 见表14-257。

表14-257 幼儿急疹的临床表现

项目	内容
潜伏期	一般7~15天，平均10天
发热期	突起高热，体温39~40℃，持续3~5天，可伴有惊厥。咽峡部充血、头颈部淋巴结轻度肿大，轻度腹泻
出疹期	持续3~5天体温骤退，同时出疹，皮疹为红色斑疹或斑丘疹，很少融合。主要分布于颈部、躯干、上肢。1~3天消退，无色素沉着，也无脱皮

必考热点

1. 幼儿急疹发热与出疹的关系是发热3~5天出疹，疹出热退。
2. 患儿，男，10个月。发热3天，体温39℃。查体：一般情况良好，咽充血，耳后淋巴结肿大，心肺无异常，肝脾未触及。若患儿热退后，伴皮疹出现。可能的诊断是幼儿急疹。

3. 诊断 根据临床表现及特点，实验室检查血白细胞计数明显减少，淋巴细胞增高，最高可达90%以上，诊断不难。也可通过检查HHV-6来进行诊断。

4. 治疗原则与转诊 无特殊治疗，主要是一般护理，物理降温等对症治疗，有并发症出现，如咳嗽、高热不退、惊厥等则应转诊。

必考热点

幼儿急疹可能会出现的并发症是咳嗽、高热不退、惊厥。

考点：水痘

1. 概述 水痘是由水痘-带状疱疹病毒导致的传染性极强的发疹性疾病，冬春季好发，主要见于儿童。

2. 流行病学 传染源为水痘患者，通过飞沫或接触感染。人群普遍易感，感染后可获得持久免疫。

3. 潜伏期和临床分型 潜伏期为12~21天，平均14天。临床分典型水痘、重型水痘及先天性水痘。

4. 临床表现 见表14-258。

表 14-258 水痘的临床表现

项目	内容	
典型水痘	发病较急，前驱期有低热或中度发热、全身不适、食欲缺乏、咳嗽等症状；1~2 天出现皮疹。全身症状相对较轻。病程经历约 1 周即可痊愈	
	皮疹特点	首先出现于面部、头皮和躯干，继而扩展至四肢，末端稀少。呈向心性分布
		水痘发疹经历斑疹、丘疹、疱疹及结痂四个阶段。初为斑疹和丘疹，继之变为透明饱满的水疱，24 小时后渐转混浊，呈中央凹陷；2~3 天后开始结痂，预后不留瘢痕
		皮疹分批发生，伴明显痒感，高峰期可见红斑、丘疹、疱疹和结痂等同时存在
重症水痘	常发生在恶性疾病或免疫功能低下患儿，病情严重，有高热及全身中毒症状，皮疹多而密集，且易融合成大疱或呈出血性疱疹，可继发感染或因血小板减少而发生暴发性紫癜	
先天性水痘	母亲在妊娠早期感染水痘可导致胎儿多发性畸形；若母亲发生水痘数天后分娩，可致新生儿水痘	

5. 诊断与鉴别诊断 根据临床表现诊断无困难，见表 14-259。

表 14-259 水痘诊断与鉴别诊断

项目	内容
实验室检查	血白细胞计数正常或降低
疱疹刮片	新鲜水痘，刮取基底组织碎屑涂片，瑞特染色后，镜下可查见多核巨细胞及核内包涵体
血清学检查	血清水痘病毒特异性 IgM 抗体检测，可协助早期诊断；双份血清特异性 IgG 抗体效价增高了 4 倍以上有诊断意义
病毒分离	取水痘疱疹液、眼部分泌物或血液进行病毒分离

6. 治疗原则与转诊 见表 14-260。

表 14-260 水痘的治疗原则与转诊

项目	内容
治疗原则	抗病毒治疗：首选阿昔洛韦，每次 10~30mg/kg，口服、静脉滴注均可
	对症治疗：局部止痒，防抓伤
	防治继发细菌感染
转诊	皮肤继发感染甚至导致败血症最常见。神经系统并发症有水痘后脑炎、横贯性脊髓炎、面神经瘫痪等。少见并发症有水痘肺炎、心肌炎、肝炎、肾炎、关节炎等，均应转诊

必考热点

1. 水痘由带状疱疹病毒感染引起。

2. 水痘皮损的表现是红色斑疹或斑丘疹，迅速发展为清亮、卵圆形、泪滴状小水疱。

3. 皮疹可表现为“四世同堂”的是水痘。

【热点提示】水痘在皮肤上同时存在斑疹，丘疹，水疱疹及结痂疹。

4. 小儿发热 1 天后起疹，同一时期内疱疹、丘疹、干痂并存，诊断为水痘。

5. 患儿，男，7 岁。发热伴皮疹 3 天。皮疹呈向心性分布，躯干部多，四肢远端、手掌、足底较少。斑、丘、疱疹和结痂同时存在，疱疹形似露珠水滴，壁薄易破，周围有红晕，发热为 38℃左右。应首先考虑的诊断是水痘。

考点：风疹

1. 概述　风疹是由风疹病毒（RV）引起的急性发疹性传染疾病，多见于1~5岁儿童，以城市为主，冬春季发病率高。

2. 临床表现　前驱期短，1~2天，低热、皮疹和耳后、枕部淋巴结肿大为特征。

（1）患者是风疹唯一的传染源，传染期在发病前5~7天和发病后3~5天，起病当天和前1天传染性最强。

（2）先有轻微卡他症状，数小时至1天迅速出现皮疹，先见于面颈部，24小时遍及全身，为斑疹或斑丘疹，大小不一，可融合成片，耳后淋巴结肿大并有压痛。

3. 诊断　实验室检查血白细胞，中性及淋巴细胞均少。

4. 治疗原则及转诊　主要是一般治疗、对症支持治疗。出现并发症转诊。

必考热点

1. 风疹的皮疹特点是淡红色斑丘疹，先见于面部，24小时内波及全身。
2. 风疹的证候特点是初起类似伤风感冒，轻度发热，咳嗽，特殊的皮疹细小如痧，耳后、枕部淋巴结肿大。
3. 3岁患儿，发热1天出现皮疹，为红色斑丘疹。由面部开始1日遍及全身，伴枕部、耳后及颈部淋巴结肿大。诊断最可能为风疹。

【热点提示】风疹的特点是全身症状较轻，仅低热或中度发热，在耳后，颈部及枕后出现淋巴结肿大，可触摸到豆粒大小的淋巴结（1天出齐）。

考点：猩红热

1. 概述　猩红热为A族乙型溶血性链球菌感染引起的急性发疹性传染病。其临床特征为发热、咽峡炎、全身弥漫性鲜红色皮疹和疹退后明显的脱屑。少数患者患病后因变态反应而出现心、肾、关节的损害。

必考热点

1. 由A族乙型溶血性链球菌引起的疾病是猩红热。
2. 发热、咽峡炎、全身弥漫性鲜红色皮疹和疹退后明显脱屑的疾病是猩红热。

2. 流行特点　一年四季都有发生，尤以冬春之季发病为多。多见于儿童及青少年，以5~15岁居多。

3. 临床表现　临床表现见表14-261。

表14-261　临床表现

分型		临床表现
普通型	前驱期	1. 骤起畏寒、发热，重者体温可升到39~40℃，伴头痛、咽痛、吞咽痛、食欲缺乏、全身不适、恶心呕吐 2. 大多咽红肿，扁桃体上可见点状或者片状分泌物 3. 软腭充血水肿，并可有米粒大的红色斑疹或出血点，即黏膜内疹通常先于皮疹而出现
	出疹期	1. 皮疹多自起病第1~2天出现。偶有迟至第5天出疹 2. 从耳后、颈部及上胸部开始，1天内即蔓延及胸、背、上肢，最后为下肢，少数需经数天才蔓延及全身 3. 皮疹一般在48小时内达到高峰，然后按出疹顺序消退，2~4天可完全消失 4. 重症者可持续5~7天甚至更久 5. 典型的皮疹：呈“鸡皮样”丘疹 6. 中毒重者：“帕氏线”“口周苍白圈” 7. 起病2天后：“杨梅舌”

续 表

分型		临床表现
普通型	恢复期	脱皮部位的先后顺序与出疹的顺序一致。躯干多为糠状脱皮，手掌、足底皮厚处多见大片膜状脱皮，甲端皲裂样脱皮是典型表现。血白细胞计数增加，多数达（10~20）$\times10^9$/L，中性粒细胞增加达80%以上，核左移
轻型		低热，全身症状轻，咽部轻度充血，皮疹少、色淡、不典型，可有少量片状脱皮。整个病程为2~3天
重型		又称中毒型。全身中毒症状明显，高热、剧吐、头痛，甚至神志不清，皮疹可呈片状或出血性瘀斑，可有中毒性心肌炎及周围循环衰竭、化脓性脑膜炎、中毒性休克、败血症等
外科型		病原菌由创口侵入，局部先出现皮疹，由此延及全身，但无咽炎，全身症状大多较轻

必考热点

1. 猩红热的典型舌象为草莓舌。

2. 猩红热发热和出疹的时间是发热1~2天出疹。

【热点提示】猩红热皮疹于发热第2天迅速出现，最初见于腋下、颈部与腹股沟，于一日内迅速蔓延至全身。

3. 猩红热普通型，出诊从耳后、颈部及上胸部开始，1天内即蔓延及胸、背、上肢，最后为下肢，少数需经数天才蔓延及全身。

4. 患儿，男，7岁。发热，咽痛1天后出疹。查体：体温39.4℃，颜面潮红，环口苍白圈，咽喉红肿，可见脓液，颈部、躯干、四肢见弥漫性红色皮疹，以皮肤皱褶处为多。其病诊断为猩红热。

4. 诊断 见表14-262。

表14-262 猩红热的诊断

项目	内容
病史	有同猩红热或咽峡炎患者接触史者，有助于诊断
临床表现	骤起发热、咽峡炎、典型的皮疹、口周苍白、杨梅舌、帕氏线、恢复期脱皮等，为猩红热的特点
实验室检查	血白细胞计数增多，嗜中性粒细胞占80%以上
	红疹毒素试验早期为阳性
	咽拭子、脓液培养可获得A族乙型血性链球菌

5. 治疗原则与转诊 见表14-263。

表14-263 猩红热的治疗原则与转诊

项目	内容
治疗原则	抗生素疗法：首选青霉素，对青霉素过敏者可用红霉素或头孢菌素。肌内注射或静脉滴注，疗程7~10天
	对症治疗：高热可用较小剂量退热药，或用物理降温等方法。年长儿咽痛可用生理盐水漱口等
转诊	若出现水肿、尿少、心悸、气短等症状应考虑转诊

必考热点

患儿，女，6岁。发热、咽痛2天，皮疹1天。查体：T 38℃，神志清，热病容，全身皮肤弥漫性充血。扁桃体Ⅱ度肿大，表面可见黄色分泌物，杨梅舌，“口周苍白圈”阳性。实验室检查：WBC 18×10^9/L，N 0.87，C反应蛋白42mg/L。

（1）最可能的诊断是猩红热。

（2）首选的治疗药物是青霉素。

考点：手足口病

1. 概述　手足口病（HFMD）是由多种肠道病毒引起的急性发疹性传染病，好发于5岁及以下儿童，尤以3岁及以下儿童发病率最高。

2. 流行病学　全年均可发生，5~7月为发病高峰。常见病原包括肠道病毒71型、柯萨奇病毒A组16型。具有流行强度大、传染性强、传播途径复杂等特点。患者和隐性感染者均为传染源，通常以发病后1周内传染性最强。可经胃肠道（粪-口途径）传播，也可经呼吸道（飞沫、咳嗽、打喷嚏等）、接触患者口鼻分泌物、皮肤或黏膜疱疹液及被污染的手及物品等传播。

3. 临床表现　见表14-264。

表14-264　手足口病的临床表现

项目	内容
潜伏期	潜伏期为2~10天，平均3~5天，病程一般为5~10天
普通病例	急性起病，发热，伴咳嗽、流涕、食欲缺乏等，口腔内可见散在疱疹或溃疡，手、足和臀部出现斑丘疹和疱疹，疱疹周围可有炎性红晕。皮疹消退后不留瘢痕或色素沉着，1周内痊愈
重症病例	少数病例病情发展迅速，在发病1~5天出现脑膜炎、脑炎、脑脊髓膜炎、肺水肿、循环障碍等，病情凶险，可致死亡或留有后遗症

4. 诊断与鉴别诊断

（1）结合流行病学特点、临床表现及实验室检查，鼻咽拭子、气道分泌物、疱疹液、大便标本中肠道病毒特异性核酸阳性或者分离到肠道病毒。

（2）血清学检查：急性期与恢复期血清肠道病毒中和抗体升高4倍或4倍以上。

（3）脑脊液检查：神经系统受累时脑脊液压力增高，白细胞计数增多，蛋白正常或轻度增多，糖和氯化物正常等作出诊断。

5. 治疗原则　见表14-265。

表14-265　手足口病的治疗原则

项目		内容
普通病例	一般治疗	注意隔离。适当休息，清淡饮食，做好口腔和皮肤护理
	对症治疗	发热等症状采用中西医结合治疗
重症病例	神经系统受累的治疗	1. 控制颅内高压：限制入量，应用甘露醇，必要时加呋塞米 2. 酌情应用糖皮质激素、免疫球蛋白 3. 降温、镇静、止惊等对症治疗 4. 严密观察病情变化

续 表

项目		内容
重症病例	呼吸、循环衰竭的治疗	1. 保持呼吸道通畅，吸氧 2. 监测呼吸、心率、血压和血氧饱和度
恢复期治疗		避免继发呼吸道感染，促进各脏器功能恢复，康复治疗或中西医结合治疗

重点提醒

手足口病目前尚无特效抗病毒药和特异性治疗手段，主要是对症治疗。

6. 转诊 儿童出现发热，口腔内手、足和臀部出现斑丘疹和疱疹症状时要及时转诊。

必考热点

手足口病是由多种肠道病毒感染引起的。

第九单元 传染病与性病、寄生虫病

考点：甲型肝炎

1. 临床表现 见表 14-266。

表 14-266 甲型肝炎的临床表现

项目	内容
典型病例	发病初期常有乏力、食欲缺乏、厌油腻食物、恶心、呕吐
黄疸型肝炎	继上述表现后出现皮肤、巩膜黄染，尿色黄
重型肝炎	严重乏力
	黄疸迅速加深
	明显出血倾向
	神经系统症状，如烦躁、谵妄、嗜睡，甚至昏迷
	尿少或无尿

重点提醒

感染甲型肝炎后引起急性肝炎，一般为自限性疾病，无慢性患者和病毒携带状态。

2. **诊断** 见表 14-267。

表 14-267 甲型肝炎的诊断

项目	内容
主要临床表现	消化系统症状、全身表现及黄疸
体征	肝大，可有触痛、叩痛。重症患者肝脏萎缩
实验室检查	血清酶检查：常用 GPT 和 GOT。血清酶在肝炎潜伏期、发病初期及隐性感染期均可升高，有助于早期诊断
	胆红素测定：直接和间接胆红素均升高，尿胆红素、尿胆原可有不同程度的增加
	血清免疫学检查：抗 HAV IgM 有早期诊断的价值，抗 HAV IgG 升高 4 倍以上有确诊价值
	重症患者：凝血功能明显异常，数日内血清胆红素大于 171μmol/L，或每日升高值大于 17.1μmol/L，并常表现为血清酶的升高与胆红素增高不平行，即胆-酶分离

3. **治疗原则** 见表 14-268。

表 14-268 甲型肝炎的治疗原则

项目	内容
休息和饮食	应适当休息、合理营养，进易消化的食物。对于症状明显或黄疸深重者，可静脉补充葡萄糖及维生素
药物治疗	可因地制宜选用适当的保肝药（包括西药和中药），但用药种类不宜多，时间不宜太长。不主张常规使用肾上腺皮质激素
重型肝炎的治疗	应加强护理，密切观察病情变化，可采取促进肝细胞再生、预防和治疗各种并发症等综合性措施

必考热点

在药物治疗中可因地制宜选用适当的保肝药（包括西药和中药），不主张常规使用肾上腺皮质激素。

考点：乙型肝炎

1. **临床表现**

（1）感染乙型肝炎病毒后，多数患者缺乏明显症状，以隐性感染为主，容易形成慢性感染状态，对肝脏造成持续性损伤，部分人发展为慢性肝炎、肝硬化，甚至肝癌。

（2）可表现为乏力、食欲缺乏、腹胀。

（3）重型肝炎的临床表现同甲型肝炎类似。在重型肝炎患者中，乙型肝炎最多见。

2. **诊断** 需综合流行病学资料、临床表现及辅助检查，确诊有赖于免疫学检查。

（1）乙型肝炎五项：①HBsAg。②HBsAb。③HBeAg。④HBeAb。⑤HBcAb。其临床意义见表 14-269。

表 14-269 乙型肝炎五项的临床意义

项目	内容
A	第①项阳性，其余 4 项阴性，反映现症 HBV 感染
B	第①③⑤项阳性，其余 2 项阴性，俗称“大三阳”，如果转氨酶正常，为病毒复制活跃，传染性相对较强

续 表

项目	内容
C	第①④⑤项阳性，其余2项阴性，俗称“小三阳”，如果转氨酶正常，为乙型肝炎病毒携带状态，部分患者有传染性
D	第①⑤项阳性，其余3项阴性，说明急性HBV感染或乙型肝炎病毒携带者，传染性弱
E	第⑤项阳性，有几种可能性：①既往感染。②恢复期抗-HBs尚未出现。③无症状乙型肝炎病毒携带者
F	第②④⑤项阳性，其余2项阴性，说明是感染的恢复期，已有一定的免疫力
G	第②项阳性，其余4项阴性，说明曾经注射过乙型肝炎疫苗并产生了抗体，有免疫力；曾经有过乙型肝炎病毒的感染，现具有一定的免疫力

（2）HBV DNA：是病毒复制及传染性的直接标志。

（3）血清酶：有GPT和GOT，是反映肝脏损伤和肝炎活动的指标。

（4）血胆红素：在乙型病毒肝炎活动期血清结合胆红素与非结合胆红素常有不同程度的增高。

3. 治疗原则

（1）一般治疗同甲型肝炎。

（2）抗病毒治疗：常需要2年以上。开始治疗时，最好选用抗病毒效果强、耐药发生率低的药物。抗病毒治疗的适应证：①HBV DNA≥10^5拷贝/ml。②GPT≥2倍正常值上限，如用干扰素治疗，GPT应≤10倍正常值上限等。

（3）目前国内常用药物是α干扰素、核苷类似物。

必考热点

1. 乙型肝炎患者血清中，检出抗-HBs，其余四项阴性，说明获得免疫，疾病已恢复。

2. 患者，男性，25岁。一次体检中发现HBsAg阳性，当时无症状及体征，肝功能正常。次年5月，因突然乏力、恶心、厌食、尿黄而入院。化验：GPT 500μ，血清总胆红素85μmol/L，HAV抗体IgM（+）。该患者诊断为急性甲型黄疸型肝炎、乙型肝炎病毒携带者。

考点：丙型肝炎

1. 临床表现

（1）部分人出现急性肝炎的表现，如乏力、食欲缺乏、黄疸、肝大及叩击痛。

（2）一些感染者无任何症状，因血液中检测到丙型肝炎病毒核酸而证实存在病毒感染。

（3）也有人转成慢性肝炎，甚至发展为肝硬化以及肝癌。

2. 诊断与鉴别诊断 常需与甲型、乙型、戊型及其他型肝炎鉴别。排除其他原因引起的肝损害，血清抗HCV IgM或IgG、HCV RNA阳性可确诊。

3. 治疗原则 治疗终点是在血液中查不到丙型肝炎病毒。丙型肝炎的一般治疗、抗病毒治疗和监测指标见表14-270。

表14-270 丙型肝炎的一般治疗、抗病毒治疗和监测指标

项目	内容
一般治疗	同甲型肝炎
抗病毒治疗	推荐早期治疗，方案是α干扰素与利巴韦林2种药物联合治疗
监测指标	治疗过程中需要定期检测肝功能、血常规、丙型肝炎病毒指标

重点提醒

丙型肝炎传播途径类似乙型肝炎，其传播途径包括输血及血制品，注射、针刺、器官移植、骨髓移植血液透析，生活密切接触，性传播，母婴传播。

必考热点

1. 近年来输血后肝炎主要由丙型肝炎病毒引起。

【热点提示】丙型肝炎病毒（HCV）已成为输血后肝炎的主要原因，大部分输血后肝炎由HCV引起。

2. 治疗慢性丙型肝炎的最佳方案是聚乙二醇干扰素合利巴韦林。

【热点提示】聚乙二醇干扰素（Peg-IFN）与利巴韦林联合应用是目前治疗慢性丙型肝炎的最佳方案。

考点：戊型肝炎

1. 临床表现 可散发或暴发，其中15~40岁的人群最为常见。

（1）典型临床表现为黄疸、食欲缺乏、恶心、呕吐、发热及肝大和叩击痛。

（2）大多数儿童患者无症状，或仅有轻微症状，通常不出现黄疸，易被漏诊。

（3）罕见情况下，急性戊型肝炎迅速恶化为急性重型肝炎（暴发性肝炎），甚至导致死亡。

2. 诊断

（1）临床表现：与其他类型急性病毒性肝炎并无区别。

（2）诊断：常凭借血液中检测到戊型肝炎病毒特有的HEV IgM与HEV IgG抗体。

3. 治疗原则 戊型肝炎多有自限性，一般不需要特殊治疗。对于重型肝炎需监护和治疗，治疗原则与甲型肝炎类似。孕妇多需住院治疗。

重点提醒

重型戊型肝炎在孕妇的发病率较高。

必考热点

1. 诊断常依靠血液中检测到特有的HEV IgM和HEV IgG抗体的是戊型肝炎病毒。

【热点提示】诊断常依靠血液中检测到戊型肝炎病毒特有的HEV IgM和HEV IgG抗体。

2. 诊断病毒性肝炎最可靠的依据是病原学及肝功能检查。

考点：病毒性肝炎的预防及转诊

1. 病毒性肝炎的预防 见表14-271。

表14-271 病毒性肝炎的预防

项目	内容
管理传染源	急性甲型肝炎患者应进行隔离至传染性消失
	应限制慢性肝炎和无症状HBV或HCV携带者献血及从事餐饮、托幼等工作

续 表

项目	内容
切断传播途径	甲、戊型肝炎：重点防止粪-口传播
	乙、丙、丁型肝炎：重点防止病毒通过血液、体液传播，加强献血员的筛选，严格掌握输血及输血制品的适应证
保护易感人群	主动免疫方式如下。①甲型肝炎：甲型肝炎疫苗有减毒活疫苗和灭活疫苗两种。婴幼儿、儿童为主要接种对象。②乙型肝炎：乙型肝炎疫苗为基因工程疫苗，接种乙肝疫苗是预防乙型肝炎最有效的措施。乙肝疫苗接种对象主要是新生儿（24小时内），其次是婴幼儿，15岁以下未免疫人群和高危人群（如医务人员、经常接触血液人员、托幼机构人员、器官移植患者、经常接受输血或血液制品者、免疫功能低下、HBsAg阳性者的家庭成员、男男同性恋和静脉内注射毒品者等）
	被动免疫：对近期与甲型肝炎患者有密切接触的易感儿童可用免疫球蛋白肌内注射

2. 病毒性肝炎的转诊

（1）甲型与戊型肝炎妊娠期感染者。

（2）乙型、丙型肝炎在没有抗病毒治疗经验或药物的情况下。

（3）诊断困难。

（4）重型或有重型倾向的病毒性肝炎患者。

考点：流行性脑脊髓膜炎

1. 概述 流行性脑脊髓膜炎（简称“流脑”）是由脑膜炎奈瑟菌（又称脑膜炎球菌）引起的经呼吸道传播，侵入血液循环，形成败血症，最后仅限于脑膜及脊髓膜，形成化脓性脑脊髓膜病变。主要临床表现为突起高热，头痛，呕吐，皮肤黏膜瘀点、瘀斑及脑膜刺激征。流行性脑脊髓膜炎的概述见表14-272。

表14-272 流行性脑脊髓膜炎的概述

项目	内容
病原体	脑膜炎球菌，属奈瑟菌属
传染源	带菌者和患者
传播途径	主要通过咳嗽、打喷嚏、说话等由飞沫直接从空气传播；对于婴幼儿，也可通过怀抱、喂乳、接吻、密切接触等途径传播
人群易感性	易感性与人群抗体水平密切相关。6个月至2岁儿童发病率最高。第二次患病者极少
流行季节	终年均可发生，但以冬春季发病最为多见

必考热点

流行性脑脊髓膜炎的病原菌是革兰阴性球菌。

2. 临床表现 潜伏期1~7天，平均2~3天。按病情轻重和临床表现，分为轻型、普通型、暴发型以及慢性败血症型4种临床类型。

（1）普通型：见表14-273。

表 14-273　普通型流行性脑脊髓膜炎的临床表现

项目	内容
上呼吸道感染期	多数无症状，部分有咽痛、鼻咽部黏膜充血及分泌物增多。鼻咽拭子培养可发现脑膜炎球菌。此期持续 1~2 天
败血症期	起病急骤，高热伴畏寒、头痛、呕吐、全身乏力、肌肉酸痛、烦躁不安，偶有关节痛
	特征性表现为瘀点或瘀斑，色泽鲜红，后变为紫红。多数患者于 12~24 小时发展致脑膜炎期
脑膜炎期	在败血症基础上头痛加剧，频繁喷射性呕吐、烦躁不安、惊厥、意识障碍等中枢神经系统症状加重
	特征性表现为脑膜刺激征阳性（颈项强直、克尼格征阳性、布鲁涅斯基征阳性）。婴幼儿患者除高热、呕吐、烦躁、拒食外，咳嗽、腹泻、惊厥较多见，脑膜刺激征常缺如，如囟门隆起则有助于诊断
恢复期	体温逐渐降至正常，各种症状逐渐消失，皮疹大部分被吸收。通常 1~3 周痊愈，约 10%患者出现口唇疱疹

必考热点

流行性脑脊髓膜炎的主要临床特征是急起高热、头痛、呕吐、皮肤黏膜瘀点、瘀斑、脑膜刺激征。

【热点提示】流行性脑脊髓膜炎起病急、进展快，以脑膜的急性炎症为主，临床上出现发热、颅内压升高、脑膜刺激征等共同特点。由于流行性脑脊髓膜炎败血症期主要病变是血管内皮损害，血管壁炎症、坏死和血栓形成，血管周围出血，因此皮肤黏膜瘀点瘀斑是其特征性表现。

（2）暴发型：多见于儿童，起病急骤，病情凶险，死亡率高。根据表现可分为三型。见表 14-274。

表 14-274　暴发型流行性脑脊髓膜炎的临床表现

项目	内容
休克型	高热起病，短期内出现遍及全身的瘀点，且迅速扩大融合为瘀斑，伴中央坏死。广泛的皮肤黏膜出血和循环衰竭时本型的主要特征。出现休克症状，多于病后 24 小时内发生
	早期表现为面色苍白，唇周及肢端发绀，手足发凉，皮肤发花，呼吸急促，脉搏细速，血压稍低，尿量减少
	晚期时上述循环衰竭症状加重，血压下降至测不出，尿量明显减少至无尿，甚至有神志变化，但多数没有脑膜刺激征
脑膜脑炎型	除高热、皮肤瘀斑外，脑实质受损突出，表现为剧烈头痛、频繁呕吐或喷射性呕吐，反复或持续惊厥、迅速进入昏迷
混合型	同时具有以上两种暴发型的临床表现，病情十分严重

必考热点

流行性脑脊髓膜炎暴发型多见于儿童。

（3）轻型：多见于流行后期，多表现为低热、轻微头痛、咽痛等上呼吸道症状，出血点少。脑脊液检查通常无明显改变，咽拭子培养可发现有脑膜炎球菌生长。

（4）慢性型：发病率低，多见于成年患者，病程可迁延数周至数月。主要表现为间断发冷、发热，每次发热持续 12 小时后缓解，间隔 1~4 天后再次发作。发作时常成批出现皮疹或瘀点，常伴关节痛、脾大、外周血白细胞计数增多、血培养可呈阳性。

重点提醒

（1）普通型败血症期流行性脑脊髓膜炎血培养多为阳性，脑脊液可能正常，瘀点涂片检查易找到病原菌。

（2）暴发型休克型瘀点涂片、血培养多为阳性。实验室检查常证实有弥散性血管内凝血（DIC）存在，脑脊液检查亦无显著异常。

3. 诊断 见表14-275。

表14-275 流行性脑脊髓膜炎的诊断

项目	内容
流行病学资料	多发生于冬春季；当地有流脑发生或流行
临床表现	急性起病，有高热、头痛、呕吐、皮肤黏膜瘀点或瘀斑，脑膜刺激征阳性等
实验室检查	外周血白细胞总数增多，通常在（15~40）×10^9/L，分类以中性粒细胞为主
	脑脊液呈化脓性改变，细胞计数可>1000×10^6/L，分类以多核细胞为主，蛋白明显增高，糖和氯化物减低。皮肤瘀点或脑脊液涂片发现革兰阴性球菌，脑脊液或血培养阳性可确诊

重点提醒

脑脊液检查是确诊流脑的重要方法，细菌学检查是确诊的重要手段。

必考热点

1. 确诊流行性脑脊髓膜炎的主要依据是血液、脑脊液涂片镜检或培养发现脑膜炎球菌。

2. 确诊流行性脑脊髓膜炎最重要的实验室检查是脑脊液培养阳性。

3. 高热、头痛、呕吐，全身皮肤散在瘀点，颈项强直，最可能的诊断是流行性脑脊髓膜炎。

4. 患儿，女，9岁。学生，1月底因突起高热、剧烈头痛、恶心伴非喷射性呕吐1次入院。体检：神清，全身皮肤散在瘀点、瘀斑，颈项抵抗，心率120次/分，两肺无异常，腹软无压痛。化验检查：血白细胞计数20×10^9/L，中性粒细胞占比0.89，淋巴细胞占比0.05，单核细胞占比0.06。首先考虑的诊断是流行性脑脊髓膜炎。

5. 患儿，4岁。发热3天，有头痛，呕吐。检查：皮肤有瘀点、瘀斑，及脑膜刺激症状（+），腰椎穿刺脑压升高，外观混浊，细胞数2000×10^6/L，糖和氯化物明显降低，蛋白含量明显升高，脑脊液直接涂片细菌检查阳性，临床诊断普通型流脑。

6. 患儿，男，7岁。发热，头痛3天，伴神志不清6小时，于12月8日入院。既往体健。体检：T 39.8℃，BP 110/70mmHg，浅昏迷，双侧瞳孔等大正圆，球结膜水肿。四肢可见散在的瘀点，颈抵抗（+），克尼格征（+）。血WBC 20×10^9/L，中性粒细胞占比0.92，淋巴细胞占比0.08，Hb 157g/L。腰椎穿刺脑脊液检查：压力250mmH_2O，WBC 2600×10^6/L，多核细胞占比0.88，单核细胞占比0.12，蛋白3.3g/L，糖0.8mmol/L，氯化物91mmol/L。最可能的诊断是流行性脑脊髓膜炎。

7. 患儿，女，8岁。高热12小时，伴有头痛、关节痛、呕吐。体检：表情呆钝，面色青灰，全身散在出血点，颈抵抗不明显，脑脊液细胞数160×10^6/L，蛋白微量，糖2.24mmol/L，氯化物101mmol/L。

（1）该患儿目前最有可能的诊断是流行性脑脊髓膜炎。

（2）皮肤瘀斑涂片找菌落最有助于本病的快速诊断。

4. **鉴别诊断**　见表14-276。

表14-276　流行性脑脊髓膜炎的鉴别诊断

项目	内容
结核性脑膜炎	多有结核病史或与结核患者密切接触史。病程长、起病缓慢。早期有头痛、低热、盗汗、消瘦、乏力等结核中毒症状。随病情加重出现颅内压增高症状，如剧烈头痛、喷射性呕吐，严重者有嗜睡、谵妄、惊厥、昏迷。脑脊液外观呈毛玻璃样改变，细胞数在$500\times10^6/L$以下，以单核细胞为主，蛋白升高，糖和氯化物明显减少
其他化脓性脑膜炎	为非流行性，无明显季节性，瘀斑及唇周疱疹少见，DIC罕见。需要靠脑脊液和血液的细菌学检查来鉴别。如肺炎链球菌脑膜炎、流感杆菌脑膜炎、金黄色葡萄球菌脑膜炎、大肠埃希菌脑膜炎及铜绿假单胞菌脑膜炎等

必考热点

结核中毒症状包括午后低热、乏力、盗汗、食欲缺乏、消瘦。

5. **转诊**　对疑似病例早发现、早诊断、早报告、早期就地呼吸道隔离和转诊治疗。通常隔离至临床症状消失3天。对与患者接触者，医学观察7天，可用复方磺胺嘧啶、复方磺胺甲噁唑或利福平口服。多数患者死于入院后12小时或转诊途中，故应就地抢救，创造转诊条件，争取最佳治疗。

考点：狂犬病

1. **临床表现**　见表14-277。

表14-277　狂犬病的临床表现

项目	内容
潜伏期	潜伏期长短不一，一般为1~3个月，极少数短至2周以内或长至1年以上，潜伏期的长短与年龄（儿童较短）、伤口部位（头面部咬伤的发病较早）、伤口深浅、入侵病毒的数量及毒力等因素有关
前驱期	多数患者有低热、食欲缺乏、恶心、头痛、倦怠、全身不适等，酷似“感冒”，继而出现恐惧不安，对声、光、风、痛等较敏感，并有喉咙紧缩感。较有诊断意义的早期症状是伤口及其附近感觉异常，有麻、痒、痛及蚁走感等，此乃病毒繁殖时刺激神经元所引起，持续2~4天
兴奋期	患者逐渐进入高度兴奋状态，突出表现为极度恐怖、恐水、怕风、发作性咽肌痉挛、呼吸困难、排尿排便困难及多汗流涎等
麻痹期	患者逐渐安静，很快出现弛缓性瘫痪，以肢体软瘫最为多见。随后进入昏迷状态，最终因呼吸和循环衰竭而死亡。本期持续时间短，6~18小时
哑狂犬病	以瘫痪为主要表现的“麻痹型”或“静型”，也称哑狂犬病，该型患者以高热、头痛、呕吐、咬伤处疼痛开始，继而出现肢体软弱、腹胀、共济失调、肌肉麻痹、大小便失禁等。病程长达10天，最终因呼吸肌麻痹与延髓性麻痹而死亡。吸血蝙蝠啮咬所致的狂犬病常属此型

重点提醒

1. 恐水为狂犬病的特征，但不一定每例都有。
2. 狂犬病的整个病程一般不超过6天，偶见超过10天者。

必考热点

1. 狂犬病典型病例临床表现分为三期：前驱期、兴奋期、麻痹期。
2. 狂犬病最具特征性的临床表现是恐水、恐风。
3. 狂犬病麻痹期的典型表现是肢体瘫痪。
4. 前驱期表现为：低热、食欲缺乏、恶心、头痛、倦怠、全身不适等，酷似“感冒”，继而出现恐惧不安，对声、光、风、痛敏感，并有喉咙紧缩感，伤口及附近感觉异常，有麻、痒、痛及蚁走感。
5. 哑狂犬病的主要表现是瘫痪。

2. 诊断 通常根据明确存在的被犬咬或抓的病史及由此所致的开放性损伤、临床表现来确定。对其他原因导致的皮肤黏膜的破损伤口，被携带狂犬病毒的犬舔舐，也应按犬咬伤处理。犬咬伤可致表皮擦伤、伤口穿通伤、深部撕裂伤和不规则裂伤等。狂犬病毒抗原检测、核酸检测、内氏小体镜检阳性有助于诊断。

3. 防治原则 见表14-278。

表14-278 狂犬病的治疗和预防

项目		内容
治疗	伤口冲洗	用肥皂水（或其他弱碱性清洗剂）和一定压力的流动清水交替清洗咬伤和抓伤的每处伤口至少15分钟。最后用生理盐水冲洗伤口以避免肥皂液或其他清洗剂残留
	消毒处理	彻底冲洗后用2%聚维酮碘、75%乙醇或者其他具有病毒灭活效力的皮肤黏膜消毒剂涂擦或消毒伤口内部
	外科处置	在伤口清洗、消毒，并按照需要使用狂犬病被动免疫制剂至少2小时后，根据情况进行后续外科处置
	免疫治疗	1. 主动免疫：采用狂犬病疫苗主动免疫在伤后第0、3、7、14、28日各注射一剂，共5剂 2. 被动免疫：注射马抗狂犬病血清（ERA）或人源免疫球蛋白（HRIG）。ERA按40U/kg给予，HRIG按20U/kg给予，将被动制剂尽可能多地在咬伤局部浸润注射，剩余部分肌内注射。使用ERA前应做过敏试验。如曾经接受过全程主动免疫，则咬伤后不需要被动免疫治疗，仅在伤后当天与第3天强化主动免疫各1次
预防		教育和监护好幼童，使其远离犬，特别是陌生人的犬
		婴儿可以接种含针对狂犬病的联合疫苗
		对犬、猫应严加管理并施行免疫注射

重点提醒

被犬咬伤后应尽早处理伤口和免疫治疗。密切观察伤人的犬兽，加以隔离，若存活10天以上，可以排除狂犬病。

4. 转诊 重症患者或如无条件进行免疫治疗的应尽早转诊至上级医疗机构诊治。转诊过程中应注意对患者的心理安慰，对重症患者应加强监测，作好抢救准备，及时对症支持治疗。

必考热点

1. 对于被病犬咬伤的接受过全程主动免疫的患者，需要接种疫苗：在伤后1、3日各1剂，共2剂。
2. 一般性咬伤共接种5次，每次2ml肌内注射，在1、3、7、14、28日各注射1次。暴露前预防主要用于高危人群，即兽医、山洞探险者、从事狂犬病毒的研究人员和动物管理人员。

考点：获得性免疫缺乏综合征

1. 概述（表 14-279）

表 14-279 获得性免疫缺乏综合征的概述

项目	内容
病原	又称艾滋病（AIDS），是由人类免疫缺陷病毒（HIV）引起的免疫功能缺陷性疾病
传播	通过性接触、血液和母婴传播
机制	HIV 主要侵犯人体的免疫系统，包括 $CD4^+$T 淋巴细胞、单核巨噬细胞和树突细胞等
结局	破坏人体的免疫能力，最终造成人体免疫系统的防护功能减退或丧失，引起各种致命性机会感染和恶性肿瘤

必考热点

1. 艾滋病的病原体是人类免疫缺陷病毒。
2. 艾滋病主要通过性接触、血液和母婴传播。
3. 艾滋病病毒主要侵害人体细胞中的辅助性 T 细胞。
4. 艾滋病的传染源是人。
5. HIV 主要侵犯和破坏部分 T 淋巴细胞，导致机体细胞免疫明显受损，最终并发严重机会性感染和肿瘤，病死率极高。

2. 临床表现 艾滋病潜伏期约 2 周至 6 个月，HIV 进入机体后 1~20 年（一般 2~10 年）发展为艾滋病。艾滋病分期及临床表现见表 14-280。

表 14-280 艾滋病分期及临床表现

项目	内容
急性感染期（Ⅰ期）	感染 HIV 后 2~4 周，大多数患者临床症状轻，持续 1~3 周后缓解。临床表现以发热最为常见，可伴有咽痛、盗汗、恶心、呕吐、腹泻、皮疹、关节疼痛、淋巴结肿大及神经系统症状。从感染到检测出抗 HIV 前的一段时间，临床上称为窗口期。此期抗 HIV 常呈阴性，但在血液、精液、阴道分泌物等体液中已含有大量的艾滋病病毒，HIV 抗原和 P24 阳性，有很强的传染性
无症状感染期（Ⅱ期）	急性感染期症状消失后进入无症状感染期，部分人直接进入无症状期。血清可检出 HIV、HIV 抗体，$CD4^+$T 淋巴细胞计数逐渐下降，但有传染性。通常持续 6~8 年或更长
艾滋病期（Ⅲ期）	HIV 相关症状：主要表现为持续 1 个月以上的发热、盗汗、消瘦、乏力和腹泻等前驱症状，部分患者表现为神经精神症状。出现持续性全身性淋巴结肿大
	机会性感染：原虫、真菌、抗酸菌和病毒感染。①以肺孢子虫肺炎最为常见，且是本病因机会性感染而死亡的主要原因，表现为间质性肺炎。②消化系统：念珠菌、疱疹和巨细胞病毒引起口腔和食管炎症或溃疡。胃肠黏膜常受到疱疹病毒、隐孢子虫、鸟分枝杆菌和卡波西肉瘤的侵犯，引起腹泻和体重减轻、肝大及肝功能异常。③皮肤：带状疱疹、传染性软疣、尖锐湿疣、真菌性皮炎和甲癣。④眼部：巨细胞病毒、弓形体引起视网膜炎，眼部卡波西肉瘤等
	恶性肿瘤：卡波西肉瘤、恶性淋巴瘤常见
	中枢神经系统：脑膜炎、脑炎、脑脓肿等，表现为头晕、头痛、反应迟钝、智力减退、精神异常、抽搐、偏瘫、痴呆等

重点提醒

艾滋病期主要临床表现为HIV相关症状、各种机会性感染、肿瘤及神经系统症状。

必考热点

1. 艾滋病患者肺部机会性感染最常见的病原体是肺孢子虫。

2. 艾滋病可出现持续性全身淋巴结肿大的时期是艾滋病期。

3. 感染HIV后，临床无明显症状，但血中可检出病毒及抗体，此期的持续时间一般是2~10年。

4. 患者，男性，40岁。因反复机会性感染入院，检查发现患者伴发卡波西肉瘤，诊断应首先考虑艾滋病。

5. 患者，女性，28岁。因反复腹泻1年，发热5天就诊，其夫患有淋菌性尿道炎，有3年吸毒史，患者否认吸毒、输血及性乱史。查体：T 38.3℃，恶病质，口咽部可见白色斑块，可擦去，无出血，双侧腹股沟淋巴结肿大，该患者应该进行血清抗-HIV检测来明确诊断。

6. 患者，男性，45岁。不规则发热半年余，反复抗菌无效，明显消瘦，侨居国外多年，临床考虑是否同艾滋病有关，既便捷又具特异性的检查是血清抗-HIV。

7. 患者，男性，40岁。有冶游史，1周来发热，头痛，全身不适，无食欲，全身淋巴结均肿大，无痛。白细胞计数$3.5\times10^9/L$，CD4与CD8的比值为1.0，其他无特殊，此例艾滋病可能性大。

3. 预防 艾滋病无治愈方法，重在预防。

（1）普及艾滋病知识、预防办法、加强群众的自我保护。

（2）正确使用安全套，采取安全的性行为。

（3）不吸毒，不共用针具。

（4）推行无偿献血，对献血人群进行HIV筛查。

（5）加强医院管理，严格执行消毒制度，控制医院交叉感染。

（6）预防职业暴露与感染。

（7）控制母婴传播。

（8）对HIV/AIDS患者的配偶和性伴者、与HIV/AIDS患者共用注射器的静脉药物依赖者，以及HIV/AIDS患者所生的子女，进行医学检查和HIV检测，为其提供相应的咨询服务。

4. 转诊 严格落实首诊（问）负责制。发现的艾滋病患者和病毒感染者，要积极、科学、妥善地做好接诊和相关处置工作。及时将艾滋病患者和病毒感染者转诊至定点医院，或向当地卫生行政部门报告，由卫生行政部门协调转诊等相关事宜；不适宜转诊的，由卫生行政部门组织定点医院相关医务人员到接收医疗机构开展医疗服务工作。

必考热点

艾滋病常见的死亡原因是肺孢子菌肺炎。

【热点提示】50%以上艾滋病患者有肺部损害。以肺孢子虫肺炎最为常见，且是本病因机会性感染而死亡的主要原因，表现为间质性肺炎。

考点：梅毒

1. 概述（常见病因）

（1）概述：梅毒是由梅毒螺旋体通过性交、血液、胎盘等途径感染引起的一种全身性慢性传染病。梅毒根据传播途径分为获得性（后天）梅毒与胎传性（先天）梅毒。

（2）分型：见表 14-281。

表 14-281　梅毒的临床分型

分型	内容
获得性梅毒	早期梅毒：病程 2 年以内，分一期、二期
	晚期梅毒：病程 2 年以上，为三期
胎传性梅毒	早期胎传性梅毒：2 岁以内发病
	晚期胎传性梅毒：2 岁以后发病

2. 临床表现　见表 14-282。

表 14-282　梅毒的临床表现

项目		内容
获得性梅毒	一期梅毒	潜伏期 2~4 周，表现为硬下疳（生殖器部位形成一无痛性溃疡、软骨样硬度），可在 3~8 周自然消退。硬下疳出现 1~2 周后，可出现一侧腹股沟或患处附近淋巴结肿大，较硬，不融合，无疼痛及压痛，表面无红热
	二期梅毒	发生于感染后 7~10 周，皮疹表现为掌趾部、躯干、四肢的斑疹、丘疹、斑丘疹、脓疱及肛周扁平湿疣等。掌趾部铜红色鳞屑斑丘疹具有特征性
	晚期梅毒	发生于感染后 2 年以上，表现为结节性梅毒疹、树胶肿等及全身各系统受累
胎传性梅毒	早期胎传性梅毒	患儿多早产，发育不良，皮肤干燥，小老人貌等
	晚期胎传性梅毒	损害相似于晚期获得性梅毒，可表现有哈钦森三联征（哈钦森齿、神经性耳聋和间质性角膜炎）

必考热点

1. 一期梅毒主要表现为硬下疳。
2. 引起梅毒的病原体是梅毒螺旋体。

3. 诊断　见表 14-283。

表 14-283　梅毒的诊断

项目	内容
诊断原则	病史、临床表现及相关辅助检查综合分析诊断
辅助检查	梅毒螺旋体暗视野检查
	非梅毒螺旋体血清试验：适用于人群筛查，可做定量试验，用于观察疗效、复发及再感染。常用的有快速血浆反应素环状卡片试验（RPR）、性病研究实验室试验（VDRL）等
	梅毒螺旋体血清试验：也称确诊试验。常用的有梅毒螺旋体被动颗粒凝聚试验（TPPA）、荧光螺旋体抗体吸收试验（FTA-ABS）等

4. **防治原则** 见表14-284。

表14-284 梅毒的防治原则

项目		内容
治疗	治疗原则	治疗越早效果越好，治疗要规范、足疗程，性伴侣应同时诊治
	常用药物	青霉素类：首选药物，常用有苄星青霉素、普鲁卡因青霉素等
		四环素类和红霉素类：作为青霉素过敏者的替代治疗药物，妊娠期梅毒患者禁用四环素类药物
预防		可通过完善法律保障、重视疾病宣传教育、规范疫情报告、加强性行为干预（如保持洁身自好，推广使用安全套）等多种手段进行

必考热点

1. 妊娠期梅毒患者禁用四环素类药物。
2. 治疗梅毒的首选药物是青霉素。

考点：淋病

淋病的概述、临床表现、诊断和防治原则见表14-285。

表14-285 淋病的概述、临床表现、诊断和防治原则

项目		内容
概述		淋病是由淋病奈瑟球菌（淋球菌）感染引起的泌尿生殖系统化脓性炎症性性传播疾病。潜伏期短，传染性强，并发症多
临床表现	潜伏期	中青年患者多见，潜伏期2~10天，平均3~5天
	表现	男性主要表现为尿道口红肿、灼热、瘙痒，出现脓性分泌物及尿频、尿急、尿痛的尿路刺激症状，可并发前列腺炎、精囊炎、输精管炎、附睾炎等
		女性主要表现为宫颈炎或尿道炎，分泌物增多，但部分患者因自觉症状较轻易成为持续传染源，常并发盆腔炎、输尿管狭窄、闭塞导致不孕等
诊断		根据不洁性接触病史、临床表现及淋球菌直接涂片可诊断。注意同生殖道衣原体感染等鉴别
防治原则	常用药物	可选用头孢曲松、大观霉素、喹诺酮类药物等
	预防	可通过完善法律保障、重视疾病宣传教育、规范疫情报告、加强性行为干预（如保持洁身自好，推广使用安全套）等多种手段进行

重点提醒

淋病患者治疗的同时应对性伴侣检查，阳性者应治疗。

必考热点

1. 淋病的病原体是淋病奈瑟菌。
2. 女性慢性淋病引起不孕的主要原因是输卵管狭窄或闭塞。

考点：生殖器疱疹

生殖器疱疹的概述、临床表现和防治原则见表 14-286。

表 14-286　生殖器疱疹的概述、临床表现和防治原则

项目	内容
概述	由生殖器疱疹病毒（主要是 HSV-Ⅱ型）感染引起的一种常见慢性复发性疱疹性疾病
临床表现	青年患者多见，潜伏期一般 3~14 天，平均 6 天
	男性包皮、龟头、冠状沟、阴茎体，女性大小阴唇、阴阜、阴蒂、宫颈等处出现成簇或散在的丘疱疹、水疱，疱破后形成糜烂或浅溃疡。自觉疼痛、瘙痒、灼热，可伴腹股沟淋巴结肿痛及全身发热、乏力等
诊断	根据不洁性接触史、临床表现可诊断
防治原则	治疗：如选用阿昔洛韦，局部用阿昔洛韦软膏。复发患者最好在出现前驱症状或损害出现 24 小时内进行治疗，频繁复发（1 年至少 6 次以上）者需连续治疗 4 个月至 1 年
	预防：可通过完善法律保障、重视疾病宣传教育、规范疫情报告、加强性行为干预（如保持洁身自好，推广使用安全套）等多种手段进行
	转诊：如无条件进行诊断及治疗，应尽早转诊至上级医疗机构诊治

重点提醒

生殖器疱疹的病原体为生殖器疱疹病毒，治疗上主要是抗病毒治疗。

必考热点

1. 生殖器疱疹主要由HSV-Ⅱ型病毒感染引起。
2. 生殖器疱疹的治疗宜选用阿昔洛韦。

考点：尖锐湿疣

尖锐湿疣的概述、临床表现、诊断、防治原则和转诊见表 14-287。

表 14-287　尖锐湿疣的概述、临床表现、诊断、防治原则和转诊

项目	内容	
概述	由人乳头瘤病毒（HPV）感染引起的疣状增生性性传播疾病，主要发生于生殖器、会阴及肛门等部位	
临床表现	潜伏期	一般 1~8 个月，平均 3 个月
	临床表现	男性冠状沟、龟头、包皮、尿道口、肛门，女性大小阴唇、子宫颈、阴道、尿道等部位出现大小不等的疣状赘生物，可呈乳头状、鸡冠状、菜花状，通常无症状
诊断	根据不洁性接触病史、临床表现及醋酸白试验可诊断。注意与扁平湿疣、阴茎珍珠状丘疹、女性假性湿疣等鉴别	
防治原则	治疗	可外用 0.5%鬼臼毒素酊、50%三氯醋酸液等，也可使用激光、冷冻等物理治疗，同时患者全身可给予干扰素等进行免疫治疗。一般近期疗效佳，复发率高，多需长时间、多次治疗才可达到理想效果
	预防	可通过完善法律保障、重视疾病宣传教育、规范疫情报告、加强性行为干预（如保持洁身自好，推广使用安全套）等多种手段进行

续 表

项目	内容
转诊	若无条件进行诊断及治疗，应尽早转诊至上级医疗机构诊治

重点提醒

醋酸白试验：用3%~5%醋酸液涂于患处5分钟后，病灶局部变白为阳性。

必考热点

尖锐湿疣的病原体是人乳头瘤病毒。

考点：肠道寄生虫病

1. 概述 肠道寄生虫病是儿童时期的常见病。其中常见的有蛔虫病、钩虫病以及蛲虫病。肠道寄生虫病大多是经口传染。虫卵或蚴虫进入人体后逐渐发育为成虫，然后排卵，成为传染源。

2. 临床表现与诊断 见表14-288。

表14-288 肠道寄生虫病的临床表现与诊断

分类	表现	检查
蛔虫病	长期感染者可引起食物的消化和吸收障碍，导致体重下降、贫血等营养不良表现。严重感染的儿童，可引起营养不良、智力和发育障碍。可出现不安、烦躁、磨牙、瘙痒、惊厥等。部分患者出现荨麻疹、皮肤瘙痒、血管神经性水肿，以及结膜炎等症状。有时引起严重的并发症，胆道蛔虫病是最常见的并发症，主要症状是突发性右上腹绞痛，并向右肩、背部及下腹部放射。疼痛呈间歇性加剧，伴恶心、呕吐等	大便排出或吐出蛔虫，或检查大便发现蛔虫卵均可明确诊断
蛲虫病	约有1/3的蛲虫感染者可完全无症状，或有极轻微的症状。有症状者主要表现为肛周和会阴部瘙痒，以夜间为甚	大便中排出蛲虫或入睡后1~3小时检查肛门周围检出成虫或虫卵可以确诊

必考热点

1. 患儿，女，14岁。半天来突发右上腹钻顶样剧烈绞痛，伴恶心、呕吐，间歇期完全缓解，腹软，无局限压痛。最可能诊断为胆道蛔虫病。

2. 患儿，男，9岁。突发剑突下剧烈绞痛1小时，疼痛呈钻顶样，辗转不安。查体：腹肌柔软，右上腹部轻微压痛，首先考虑的诊断是胆道蛔虫病。

【热点提示】胆道蛔虫病是最常见的并发症，主要症状是突发性右上腹绞痛，并向右肩、背部及下腹部放射。疼痛呈间歇性加剧，伴有恶心、呕吐等。腹痛间歇期患者安然无恙。若虫体完全钻入胆道，疼痛反而减轻。如诊治不及时，可导致化脓性胆管炎、胆囊炎，甚至发生胆管坏死、穿孔等。

3. 患儿，男，5岁。反复右上腹部阵发性绞痛2天，并向右肩、背部放射。疼痛时面色苍白、坐卧不安、屈膝抱腹，辗转呻吟，伴恶心、呕吐，间歇期无不适感。查体：腹软，上腹部深压痛，无肌紧张及反跳痛。

（1）最可能的诊断是胆道蛔虫病。

（2）为明确诊断，最有意义的检查是粪便镜检找虫卵。

3. 治疗原则　驱虫治疗。目前常用的驱虫药有阿苯达唑、甲苯咪唑、噻嘧啶等。见表14-289。

表 14-289　肠道寄生虫病的治疗原则

项目	内容
阿苯达唑	400mg顿服，成人与儿童剂量相同，蛲虫病2周后再服1次防复发。1岁以下者及孕妇不宜服用
甲苯咪唑	1. 蛔虫病：儿童用量每天为50~150mg，成人每次100，早晚各1次，连服3天；若未驱尽，3周后可再用第二疗程 2. 蛲虫病：单剂1片（100mg），在2周或4周后分别重服1次。孕妇慎用
噻嘧啶	1. 蛔虫病：儿童剂量为10mg/kg，成人为500mg，晚1次顿服 2. 蛲虫病：10mg/kg，顿服，2周后复治1次。孕妇以及肝、肾、心脏等疾患者慎用

重点提醒

怀孕或哺乳妇女不宜使用驱虫药；2岁以下儿童禁用驱虫药。

必考热点

2岁以下儿童禁用驱虫药。

第十单元　五官、皮肤及其他

考点：结膜炎

1. 概述（常见病因）　见表14-290。

表 14-290　结膜炎的病因和分类

项目		内容
病因	微生物性	细菌、病毒或衣原体
	非微生物性	物理性、化学性刺激
	其他	由免疫性病变、与全身状况相关的内因、邻近组织炎症蔓延引起
分类	根据发病快慢	急性结膜炎（病程少于3周）
		慢性结膜炎（病程超过3周）
	根据病因	感染性结膜炎、免疫性结膜炎、化学性或刺激性结膜炎，全身疾病相关性结膜炎、继发性结膜炎和不明原因性结膜炎

2. 临床表现 见表14-291。

表14-291 结膜炎的临床表现

项目	内容
症状	患眼出现异物感、烧灼感、痒感、畏光、流泪等症状
体征	结膜充血
	淋球菌和脑膜炎球菌结膜炎：脓性分泌物
	其他致病菌结膜炎：黏液脓性分泌物
	过敏性结膜炎：黏稠丝状分泌物
	病毒性结膜炎：水样或浆液性分泌物
	乳头增生
	滤泡形成
	球结膜水肿
	耳前淋巴结肿大

必考热点

1. 引起脓性分泌物的结膜炎感染常常是淋球菌和脑膜炎球菌感染。
2. 引起黏稠丝状分泌物的结膜炎感染常常是过敏性结膜炎。
3. 引起水样分泌物的结膜炎感染常常是病毒性结膜炎。

3. 诊断与鉴别诊断 见表14-292。

表14-292 结膜炎的诊断与鉴别诊断

项目	内容	
诊断	症状	结膜充血、分泌物增多、眼睑肿胀等
	实验室检查	1. 病原学检查：结膜分泌物涂片和结膜刮片检查，可帮助诊断有无细菌感染，必要时可做细菌和真菌的培养、药物敏感试验等。如无菌生长，则应考虑衣原体或病毒可能，需做分离鉴定 2. 细胞学检查：细菌性结膜炎涂片多形核白细胞占多数，病毒性结膜炎淋巴细胞占多数，衣原体性结膜炎涂片中性粒细胞和淋巴细胞各占一半。过敏性结膜炎标本中可见嗜酸和嗜碱性粒细胞
鉴别诊断	角膜炎	睫状充血，并且会出现较严重的疼痛、畏光、流泪等症状，同时视力下降，检查时可发现角膜混浊
	虹膜睫状体炎	睫状充血，并且会出现较严重的疼痛、畏光、流泪等症状，同时视力下降，检查时可出现角膜后沉着物、前房混浊、瞳孔缩小等体征

重点提醒

注意临床症状和体征的特点，有助于结膜炎的鉴别诊断。特别是结膜炎滤泡和乳头出现的位置、形态、大小等都是重要的鉴别诊断的依据。砂眼的体征上眼睑结膜比下眼睑结膜严重。此外，耳前淋巴结是否肿大、结膜分泌物的特点是否伴有角膜炎，是否出现角膜血管翳等，这些都有助于诊断。

必考热点

1. 细菌感染性结膜炎可见多形核白细胞增多。

2. 病毒性结膜炎可见淋巴细胞增多。

3. 过敏性结膜炎可见嗜酸性和嗜碱性粒细胞。

4. 结膜炎为了病因诊断和正确治疗，有时必须进行病原学检查。如无菌生长，则应考虑衣原体或病毒可能，需做分离鉴定。

【热点提示】结膜分泌物涂片和结膜刮片检查，可帮助诊断有无细菌感染，必要时可做细菌和真菌的培养、药物敏感试验等。如无菌生长，则应考虑衣原体或病毒可能，需做分离鉴定。

5. 患者，男性，24岁。双眼刺痛、痒、异物感1天。查体：双眼结膜充血，结膜囊内见脓性分泌物。分泌物涂片显示多形核白细胞占多数。患者近期经常熬夜，并有揉眼睛的习惯。最可能的诊断是细菌性结膜炎。

4. 治疗原则与预防 见表14-293。

表14-293 结膜炎的治疗原则与预防

项目		内容
治疗原则	滴眼液滴眼	最基本的给药途径
	眼膏涂眼	宜睡前使用，可发挥持续性的治疗作用
	结膜囊冲洗	当结膜囊分泌物较多时，可用一些无刺激性的冲洗液（生理盐水或3%硼酸水）冲洗结膜囊，每天1~2次，以清除结膜囊内的分泌物
	全身治疗	严重的结膜炎如淋球菌性结膜炎和衣原体性结膜炎，还需全身使用抗生素或磺胺类药
预防		勤洗手、洗脸，不用手及衣袖拭眼
		传染性结膜炎患者需隔离
		患者用过的洗脸用具及接触过的器皿等需消毒
		医护人员检查患者后要洗手消毒，避免交叉感染
		对一些公共场所包括游泳池、浴室、饭店、学校等人员集中场地，要进行卫生宣传、定期检查以及加强管理

重点提醒

1. 角膜炎和虹膜睫状体炎主要区别：前者检查角膜浑浊；后者检查时可出现角膜后沉着物、前房浑浊、瞳孔缩小等体征。

2. 结膜炎急性期禁忌包扎患眼。

必考热点

结膜炎最基本的给药途径是滴眼液滴眼。

5. 常见结膜炎的特点 见表 14-294。

表 14-294 常见结膜炎的特点

特点	细菌性结膜炎（红眼病）	病毒性结膜炎	衣原体结膜炎（沙眼）	免疫性（过敏性）结膜炎
病原体	细菌（如肺炎双球菌、金黄色葡萄球菌和流感嗜血杆菌）	病毒（如腺病毒）	沙眼衣原体	无微生物感染
临床表现	结膜充血、水肿，眼睑红肿，流泪，异物刺痛感	先一眼发病，结膜充血，烧灼感，异物感。耳前淋巴结肿大	通常从单眼开始，眼痒，异物感。上睑结膜滤泡、乳头增生、结膜瘢痕等。严重者可致盲	双眼同时发痒，结膜充血、水样分泌物，流泪，烧灼感
分泌物	脓性分泌物	水样分泌物	黏液性分泌物	黏稠丝状分泌物
病程	起病急，两眼同时或相隔1~2天发病，病程少于3周	通常为自限性，病程2~3周	持续时间长的慢性病	脱离变应原后痊愈
传染性	有	有	有	无
治疗	结膜囊冲洗，抗生素滴眼剂和眼膏（妥布霉素、阿奇霉素、氧氟沙星等）	冰敷，人工泪液、去充血剂、抗病毒滴眼液等。并发角膜炎或7~10天无好转，转诊眼科	利福平眼药水，红霉素、四环素眼膏等；严重者口服多西环素或阿奇霉素等	避免接触变应原。冷敷。局部抗组胺药、非甾体抗炎药等

考点：中耳炎

1. 概述（常见病因） 中耳炎分为分泌性中耳炎、化脓性中耳炎、中耳胆脂瘤和特殊类型中耳炎四型。见表 14-295。

表 14-295 中耳炎的类型和原因

类型	原因
分泌性中耳炎	主要与咽鼓管功能障碍、细菌感染、免疫反应、气压损伤等有关
化脓性中耳炎	急性：常继发于上呼吸道感染，主要致病菌为肺炎链球菌、流感嗜血杆菌、乙型溶血性链球菌、葡萄球菌等，通过咽鼓管、鼓膜穿孔进入中耳，血行感染少见
	慢性：主要见于急性化脓性中耳炎未获彻底治疗致病程迁延、鼻和/或咽部存在慢性炎症病变、全身或局部抵抗力下降等致病程迁延
中耳胆脂瘤	因鼓膜的上皮进入鼓室内生长，上皮的角化物脱落堆积形成，或中耳黏膜的上皮受到炎症刺激后化生为鳞状上皮继而形成胆脂瘤
特殊类型中耳炎	指结核、艾滋病、梅毒、真菌等感染及放射、气压等因素引起的中耳炎

必考热点

1. 化脓性中耳炎耳源性颅内、外并发症最常见的侵犯传播途径是循破坏、缺损的骨壁侵犯传播。
2. 急性化脓性中耳炎多为通过咽鼓管、鼓膜穿孔途径感染。

2. **临床表现**　见表 14-296。

表 14-296　中耳炎的临床表现

项目	内容
分泌性中耳炎	以传导性聋和鼓室积液为特征的中耳非化脓性炎性疾病 1. 症状：听力下降伴自声增强，急性发病时可有耳痛，耳内闭塞感或闷胀感也是常见症状，按压耳屏后可暂时减轻 2. 检查：急性者松弛部或全鼓膜充血、内陷，鼓室积液时，鼓膜失去正常光泽，呈淡黄、橙红或琥珀色，当积液未充满整个鼓室时，透过鼓膜可见到液平面，鼓室穿刺可抽出淡黄色液体。鼓气耳镜检查见鼓膜活动受限 3. 听力学检查：提示传导性听力下降
急性化脓性中耳炎	1. 症状：患者发热、畏寒，局部表现为耳痛、听力下降、耳鸣及流脓 2. 检查：乳突区可有轻微压痛。耳镜检查可见鼓膜充血，最早见于鼓膜松弛部，随着病情进展鼓膜呈弥漫充血，鼓膜膨出；穿孔前在隆起最明显处出现黄点，继之发生穿孔，穿孔部位通常在紧张部，初始小穿孔为针尖样、闪烁搏动亮点，随穿孔变大脓液流出明显增多 3. 听力检测：为传导性听力下降 4. 实验室检查：血白细胞总数增多，多形核白细胞比率升高 5. 全身症状、耳痛、听力下降、白细胞的变化在鼓膜穿孔后渐趋好转
慢性化脓性中耳炎	1. 病变不仅位于鼓室，还侵犯鼓窦、乳突和咽鼓管 2. 临床特点：主要以耳内长期间断或持续性流脓、鼓膜穿孔和传导性听力下降为特点 3. 耳镜检查：可见鼓膜呈不同形态和大小的穿孔
中耳胆脂瘤	1. 症状：不伴感染的胆脂瘤，早期可无任何症状。伴慢性化脓性中耳炎者可有长期持续耳流脓，脓量时多时少，常伴特殊恶臭 2. 耳镜检查：可见鼓膜松弛部或紧张部后上边缘性穿孔，自穿孔处可见鼓室内有灰白色或豆渣样无定形物质，奇臭 3. 听力检测：听力下降一般为较重的传导性听力损失。若毒素侵入内耳则可有混合性听力下降

必考热点

1. 慢性化脓性中耳炎的病变不仅位于鼓室，还侵犯鼓窦、乳突和咽鼓管。

2. 耳镜检查可见鼓膜松弛部或紧张部后上边缘性穿孔，自穿孔处可见鼓室内有灰白色或豆渣样无定形物质，奇臭。属于中耳胆脂瘤。

3. 分泌性中耳炎的特征是传导性聋和鼓室积液。

4. 分泌性中耳炎症状是听力下降伴自声增强。

5. 声导抗检查呈平坦型（B 型）或负压型（C 型）曲线。平坦型曲线是分泌性中耳炎的典型曲线，提示中耳积液；负压型提示鼓室负压，咽鼓管功能不良，部分患者可有积液。

6. 中耳胆脂瘤：不伴感染的胆脂瘤，早期可无任何症状。伴慢性化脓性中耳炎者可有长期持续耳流脓，脓量时多时少，常伴特殊恶臭。耳镜检查可见鼓膜松弛部或紧张部后上边缘性穿孔，自穿孔处可见鼓室内有灰白色或豆渣样无定形物质，奇臭。听力下降一般为较重的传导性听力损失。若毒素侵入内耳则可有混合性听力下降。颞骨 CT 检查示上鼓室、鼓窦或乳突有骨质破坏，边缘浓密、整齐。中耳胆脂瘤易引起颅内、外并发症。

3. **诊断（鉴别诊断）**　见表 14-297。

表 14-297　中耳炎的诊断和鉴别诊断

类型	诊断	鉴别疾病
分泌性中耳炎	病史、临床表现，结合鼓膜检查、听力学检查结果，可作出临床诊断	鼻咽癌、脑脊液耳漏、中耳胆固醇肉芽肿

续 表

类型	诊断	鉴别疾病
急性化脓性中耳炎	病史及检查（急性症状、鼓膜的表现、耳漏）	分泌性中耳炎、外耳道疖
慢性化脓性中耳炎	病史、鼓膜穿孔及鼓室情况，结合颞骨CT检查表现	中耳胆脂瘤、中耳癌、结核性中耳炎
中耳胆脂瘤	症状、耳镜检查、听力学检查及颞骨高分辨CT检查	伴感染的中耳胆脂瘤要与慢性化脓性中耳炎

4. **治疗原则与预防** 见表14-298。

表14-298 中耳炎的治疗原则与预防

类型	治疗原则	预防
分泌性中耳炎	控制感染，清除中耳积液，改善咽鼓管通气引流	预防感冒，积极治疗鼻、咽部疾病
急性化脓性中耳炎	镇痛、控制感染、通畅引流、去除病因	预防上呼吸道感染，积极开展传染病预防接种，宣传正确的哺乳姿势，鼓膜穿孔或置管者禁止游泳，以防污水进入耳内
慢性化脓性中耳炎	消除病因，控制感染，清除病灶，畅通引流，尽可能恢复听力	—
中耳胆脂瘤	尽早手术治疗，在清除病灶的同时尽量保留听力相关结构，获得干耳	—

5. **4种常见中耳炎的临床特点** 见表14-299。

表14-299 4种常见中耳炎的临床特点

项目	分泌性中耳炎	急性化脓性中耳炎	慢性化脓性中耳炎	中耳胆脂瘤
病因	多为上呼吸道感染后发病，咽鼓管功能障碍、感染等	常继发于上呼吸道感染后，好发于儿童。肺炎球菌等细菌感染	急性化脓性中耳炎超过6~8周	非真性肿瘤，分先天性、后天原发性及后天继发性胆脂瘤3类
症状	听力减退、耳痛、耳鸣、耳闷	耳痛，听力减退及耳鸣，流脓，发热、畏寒等	静止期可无明显症状；活动期听力明显下降，耳持续流黏稠脓、臭味。严重者头痛、眩晕	长期流脓，脓量多少不等，有时带血丝。有的早期无流脓史
体征（耳镜检查）	急性期鼓膜充血，鼓膜积液时鼓膜呈淡黄色、橘红色	早期鼓膜出血，鼓膜穿孔后“灯塔征”血常规：白细胞计数增多	鼓膜穿孔，通过穿孔可见鼓室内肉芽或息肉	鼓膜穿孔，有时可见鼓室内灰白色鳞屑状或豆渣样物，恶臭
治疗	保持鼻腔及咽鼓管通畅，抗生素、糖皮质激素，咽鼓管吹张。需手术治疗者应转专科	抗生素（青霉素、头孢菌素）10天。鼓膜穿孔前1%酚甘油滴耳、麻黄碱和含激素的抗生素滴鼻液滴鼻；穿孔后过氧化氢溶液清洗外耳道、氧氟沙星滴耳液等滴耳	静止期以局部用药为主，过氧化氢溶液洗耳、氧氟沙星等抗生素滴耳。慎用氨基糖苷类滴耳液 活动期保持引流通畅，局部用药为主。严重者及需要手术治疗者请转诊	尽早转专科手术治疗
预防	身体锻炼，预防感冒	预防上呼吸道感染。有鼓膜穿孔者避免耳内进水	积极治疗急性化脓性中耳炎，预防继发感染	—

重点提醒

1. 中耳胆脂瘤是一种位于中耳内的囊性结构，而非真性肿瘤。
2. 鼓气耳镜检查和鼓膜穿刺术是诊断分泌性中耳炎的“金标准”。

必考热点

1. 中耳胆脂瘤的治疗原则是尽早手术治疗。

【热点提示】中耳胆脂瘤治疗原则：一旦确诊，尽早手术治疗，在清除病灶的同时尽量保留听力相关结构，预防并发症，重建传音结构，获得干耳。

2. 急性化脓性中耳炎病程超过8周，中耳炎仍然存在，称之为慢性化脓性中耳炎

【热点提示】慢性化脓性中耳炎：是细菌侵入中耳乳突的黏膜、骨膜、骨质后引起的持续8周以上的慢性化脓性炎症。

3. 急性化脓性中耳炎常继发于上呼吸道感染。

4. 急性化脓性中耳炎患者，鼓膜穿孔后立即停用2%石炭酸甘油滴耳，是因为石炭酸甘油对鼓室黏膜及鼓膜有腐蚀作用。

【热点提示】急性中耳炎，在鼓膜穿孔前，用2%石炭酸甘油滴耳，可消炎镇痛。鼓膜穿孔后应立即停药，因该药遇脓液后释放出碳酸，可腐蚀鼓室黏膜及鼓膜。

5. 慢性化脓性中耳炎骨疡型或胆脂瘤型施行乳突根治的目的是清除病灶，预防颅内外感染。

6. 急性化脓性中耳炎早期最有效的治疗是抗生素全身应用。

7. 分泌性中耳炎治疗原则：可给予全身应用抗生素、糖皮质激素（一般3天）；鼻腔短期使用减充血剂、咽鼓管吹张，以改善咽鼓管通气引流；鼓膜穿刺抽出鼓室内积液，若积液较稠厚不易抽出，则须行鼓膜切开术，必要时可置鼓膜通气管。

8. 急性化脓性中耳炎治疗原则：镇痛、控制感染、通畅引流、祛除病因。

考点：鼻炎与鼻窦炎

1. 概述（常见病因）

（1）鼻炎：鼻炎分为急性鼻炎、慢性鼻炎、萎缩性鼻炎及变应性鼻炎等。见表14-300。

表14-300　鼻炎分型及病因

分型	病因
急性鼻炎	由病毒感染引起
慢性鼻炎	有关因素：急性鼻炎反复发作、鼻窦炎脓性分泌物刺激、长期使用鼻腔减充血剂、粉尘、有毒有害气体刺激及一些全身疾病如贫血、糖尿病、慢性肾炎、内分泌失调、维生素A和维生素C缺乏、甲状腺功能减退、烟酒刺激等
萎缩性鼻炎	萎缩性鼻炎是一种缓慢发生的弥漫性、进行性鼻腔萎缩性病变，女性多见，体质瘦弱者较健壮者多见
变应性鼻炎	因机体接触变应原后由IgE介导的鼻黏膜变态反应性疾病

（2）鼻窦炎：鼻窦炎分为急性和慢性。见表14-301。

表14-301　鼻窦炎的分型和病因

分型	病因
急性鼻窦炎	常继发于上呼吸道急性感染，同病毒或细菌感染、解剖因素、变态反应及邻近器官的炎症等有关
慢性鼻窦炎	鼻腔及鼻窦急性炎症未彻底治愈、反复发作迁延致鼻窦炎症状持续，超过12周

必考热点

1. 鼻窦炎症状持续12周即为慢性鼻窦炎。
2. 急性鼻炎是由病毒引起的鼻腔黏膜的急性炎症。
3. 急性鼻窦炎最常见的原因是继发于急性鼻炎。

2. 临床表现

（1）鼻炎：不同类型鼻炎，其常见临床表现也不同。见表14-302。

表14-302　鼻炎的临床表现

类型	鼻部症状	伴随症状	体征	鼻腔分泌物
急性鼻炎	潜伏期1～3天。鼻痒、喷嚏、鼻塞、水样涕、嗅觉减退和闭塞性鼻音。继发细菌感染后，鼻涕变为黏液性、黏脓性或脓性	可有发热、头痛、倦怠，小儿可出现高热、惊厥	鼻腔黏膜充血、肿胀，下鼻甲肿大	总鼻道或鼻底有较多分泌物，初为水样，后渐变为黏液性、黏脓性或脓性
慢性鼻炎	鼻塞、多涕	闭塞性鼻音、嗅觉减退、耳鸣或耳闭塞感、咽干、咽痛等	鼻腔黏膜充血肿胀，以下鼻甲最明显，轻者下鼻甲表面光滑、有弹性；重症者下鼻甲黏膜表面不平呈结节或桑葚状，触之无凹陷	黏液性或黏脓性
变应性鼻炎	鼻痒、阵发性喷嚏、大量清水样涕、鼻塞	不同程度的嗅觉减退	鼻腔黏膜苍白、水肿，以下鼻甲变化最明显	大量清涕
萎缩性鼻炎	鼻及鼻咽部干燥、鼻塞、嗅觉减退或失嗅、鼻腔有恶臭异味	头痛和头晕	鼻腔宽大、鼻甲萎缩甚至不可辨，鼻黏膜明显干燥	黄绿色或灰绿色痂，有恶臭味

必考热点

1. 急性鼻炎总鼻道或鼻底有较多分泌物，初为水样，后渐变为黏液性、黏脓性或脓性。
2. 慢性鼻炎的鼻腔分泌物为黏液性或黏脓性。
3. 变应性鼻炎的鼻腔分泌物是清水样鼻涕。
4. 萎缩性鼻炎鼻腔检查可见鼻黏膜干燥，鼻腔宽大，鼻甲萎缩，有黄绿色痂，有恶臭味。

（2）鼻窦炎：见表 14-303。

表 14-303　鼻窦炎的临床表现

类型	症状	鼻腔检查
急性鼻窦炎	多继发于急性鼻炎，头痛或鼻局部疼痛，伴有鼻塞、脓涕、嗅觉减退，有的患者有畏寒、发热等	鼻黏膜充血、肿胀，鼻腔内可见大量脓性或黏脓性鼻涕，额窦、筛窦及上颌窦靠近体表处可有压痛
慢性鼻窦炎	鼻塞、脓涕、嗅觉减退，头痛多不明显或为钝痛，偶有眼部并发症如视力减退或失明	鼻黏膜呈慢性充血、肿胀、肥厚，中鼻甲肥大或息肉样变，中鼻道狭窄、黏膜水肿或息肉形成

3. 诊断（鉴别诊断）

（1）鼻炎：见表 14-304。

表 14-304　鼻炎的诊断和鉴别诊断

类型	诊断	鉴别诊断
急性鼻炎和慢性鼻炎	根据病史、临床表现及鼻腔检查	流感：患者全身症状重，常有高热、全身不适，易发生衰竭 麻疹：患者同时有眼红、流泪、全身发疹等伴随症状
变应性鼻炎	根据发作期临床典型的症状、症状持续的时间和临床检查，结合特异性抗原检测（皮肤试验）结果	与急性鼻炎早期鉴别

（2）鼻窦炎：见表 14-305。

表 14-305　鼻窦炎的诊断和鉴别诊断

类型	诊断	鉴别诊断
急性鼻窦炎	根据急性鼻炎病史、症状、体征，结合鼻窦 CT 检查	区分病毒性鼻窦炎和细菌性鼻窦炎，鼻分泌物变为脓性且有局部压痛伴发热提示急性细菌性鼻窦炎
慢性鼻窦炎	症状持续 12 周以上、鼻腔检查结果、鼻窦 CT 检查及鼻窦穿刺（主要用于上颌窦病变）	—

4. 治疗原则与预防

（1）鼻炎：见表 14-306。

表 14-306　鼻炎的治疗原则与预防

项目	内容
急性鼻炎	治疗原则：以对症和支持治疗为主，同时预防并发症 预防：主要是增强机体抵抗力及在流行期避免接触患者以免互相传染
慢性鼻炎	治疗原则：根除病因，恢复鼻腔通气
变应性鼻炎	治疗和预防：避免与变应原接触、应用药物及进行免疫治疗
萎缩性鼻炎	治疗原则：目前尚无特效治疗，可试用改善营养、鼻腔冲洗等方法，保守治疗无效、症状较重者可行手术缩窄鼻腔

（2）鼻窦炎：见表14-307。

表14-307　鼻窦炎的治疗原则与预防

项目	内容
急性鼻窦炎	治疗原则：根除病因、解除鼻腔鼻窦引流和通气障碍、控制感染和预防并发症 预防：增强体质，改善工作和生活环境；预防感冒和其他急性传染病；积极治疗全身性疾病；及时合理地治疗急性鼻炎及鼻腔、鼻窦、咽部和口腔的各种慢性炎症性疾病，保持鼻窦的通气和引流
不伴鼻息肉的慢性鼻窦炎	首选药物治疗，包括鼻腔局部应用糖皮质激素、鼻腔冲洗、上颌窦穿刺冲洗和鼻窦负压置换等方法，无效者可考虑手术治疗
伴有鼻息肉或鼻腔解剖结构异常者	首选手术治疗，围手术期仍需药物治疗
儿童鼻窦炎	以药物保守治疗为主，慢性者保守治疗无效时，可考虑小范围功能性手术

重点提醒

变应性鼻炎常接触变应原后发病，鼻腔分泌物表现为大量清水样涕。

必考热点

1. 伴有鼻息肉的慢性鼻窦炎患者首选治疗方法是手术治疗。
2. 急性鼻窦炎的治疗原则：根除病因，解除鼻腔鼻窦引流和通气障碍，控制感染和预防并发症。

考点：牙周炎

1. 概述（常见病因）　牙周炎是由牙菌斑微生物引起的牙周组织慢性感染性疾病，导致牙齿支持组织（牙龈、牙周膜、牙槽骨和牙骨质）的破坏，牙周袋形成和炎症、附着丧失和牙槽骨吸收，最后可导致牙齿的丧失。牙周炎的局部促进因素和危险因素见表14-308。

表14-308　牙周炎的局部促进因素和危险因素

项目	内容
局部促进因素	加重菌斑滞留的因素，如牙石、不良修复体、食物嵌塞、牙排列不齐、解剖形态的异常等
危险因素	某些全身性疾病、遗传因素、环境因素和行为因素如吸烟、精神压力等

必考热点

1. 牙齿支持组织为牙龈、牙周膜、牙槽骨和牙骨质。
2. 导致我国成年人牙齿丧失的首位原因是牙周炎。

2. **临床表现**　牙周炎分为慢性牙周炎和侵袭性牙周炎。见表 14-309。

表 14-309　慢性牙周炎和侵袭性牙周炎的临床表现

项目	内容	
慢性牙周炎	发病	起病缓慢，患者可有刷牙或进食时的牙龈出血或口内异味
	牙龈表现	牙面常有大量牙石，牙龈的炎症表现为鲜红或暗红色，有不同程度的炎性肿胀甚至增生，探诊易出血，甚至溢脓
	牙周袋	形成
	牙槽骨	吸收发展到一定程度，可出现牙松动、病理性移位，甚至发生牙周脓肿等
	牙损害特点	一般同时侵犯口腔内多个牙，且有一定的对称性。磨牙和下前牙以及邻面因为菌斑牙石易堆积，较易发病，且病情较重
	晚期症状	①牙齿移位。②食物嵌塞。③继发性创伤。④根面龋。⑤急性牙周脓肿。⑥逆行性牙髓炎。⑦口臭
侵袭性牙周炎	发病	可始于青春期前后，年龄一般在 35 岁以下
	临床特点	牙周组织破坏程度与局部刺激物的量不成比例，患者的菌斑、牙石量很少，牙龈表面的炎症轻微，但却已有深牙周袋，快速的骨吸收和附着丧失。有家族聚集性

必考热点

一般同时侵犯口腔内多个牙，且有一定的对称性。磨牙和下前牙以及邻面因为菌斑牙石易堆积，较易发病，且病情较重。属于慢性牙周炎。

3. **诊断（鉴别诊断）**　见表 14-310。

表 14-310　牙周炎的诊断和鉴别诊断

项目	内容
诊断	1. 牙周炎探诊深度超过 3mm 且能探及釉质牙骨质界，并有炎症，多有牙龈出血或牙周袋探诊后有出血 2. 邻面临床附着丧失>1mm 3. 牙槽骨有水平型或垂直型吸收 4. 晚期牙松动或移位
鉴别诊断	1. 共同点：早期牙周炎与牙龈炎都有牙龈炎症、出血症状 2. 不同点：具体如下。①牙周炎：早期牙周炎的牙周袋为真性牙周袋，能探到釉质牙骨质界，牙槽骨吸收表现为嵴顶吸收，或硬骨板消失，经治疗后炎症消退，病变静止，但已破坏的支持组织难以完全恢复正常。②牙龈炎：可有假性牙周袋，无附着丧失，无牙槽骨吸收，治疗结果较好，组织可恢复正常

必考热点

1. 牙周炎的诊断标准：牙周炎探诊深度超过 3mm 且能探及釉质牙骨质界，并有炎症，多有牙龈出血或牙周袋探诊后有出血；邻面临床附着丧失>1mm；牙槽骨有水平型或垂直型吸收；晚期牙松动或移位。

2. 判断有无牙周炎的重要指征是附着丧失。

3. 早期牙周炎与牙龈炎的鉴别：牙周炎的牙周袋是真性牙周袋，牙龈炎的牙周袋可为假性的。

【热点提示】早期牙周炎要注意与牙龈炎的鉴别：早期牙周炎与牙龈炎都有牙龈炎症、出血症状。早期牙周炎的牙周袋为真性牙周袋，能探到釉质牙骨质界，牙槽骨吸收表现为嵴顶吸收，或硬骨板消失，经治疗后炎症消退，病变静止，但已破坏的支持组织难以完全恢复正常。牙龈炎可有假性牙周袋，无附着丧失，无牙槽骨吸收，治疗结果较好，组织可恢复正常。

4. 治疗原则与预防 见表14-311。

表14-311 牙周炎的治疗原则与预防

项目		内容
治疗原则	治疗目标	彻底清除菌斑、牙石等病原刺激物，消除牙龈的炎症，使牙周袋变浅和改善牙周附着水平，并争取适当的牙周组织再生，而且要使这些疗效能长期稳定地保持
	慢性牙周炎	需要系统的综合治疗，并针对各个患牙的具体情况，制订相应的治疗计划
预防		保持牙面清洁、清除牙面菌斑和局部刺激物、消除牙龈炎是预防牙周炎的关键

重点提醒

一般情况下，牙龈炎和轻、中度的牙周炎不应使用抗菌药。

必考热点

预防牙周炎的关键是保持牙面清洁，清除牙面菌斑和局部刺激物，消除牙龈炎。

考点：接触性皮炎

1. 概述（常见病因） 接触性皮炎是指皮肤或黏膜接触刺激物或致敏物后，在接触部位所发生的急性或慢性炎症反应。见表14-312。

表14-312 接触性皮炎的病因

项目	内容
动物性	动物皮毛、分泌物等
植物性	漆树、荨麻等
化学性	镍、铬、洗衣粉、染发剂、外用药膏等

必考热点

引起接触性皮炎的常见病因包括动物性（如动物皮毛、分泌物）、植物性（如漆树、荨麻）、化学性（如镍、铬、洗衣粉、染发剂、外用药膏，是接触性皮炎的主要病因）三大类。

2. 临床表现　见表 14-313。

表 14-313　接触性皮炎的临床表现

项目		内容
原发刺激性接触性皮炎	概念	指具有强刺激性或者毒性物质接触皮肤后引起的接触性皮炎
	好发人群	任何人接触后均可发生
	接触物质	强酸、强碱
变态反应性接触性皮炎	概念	多见，指在第一次接触某种物质后经过 4~5 天致敏期，再次接触可在 24~48 小时内发病
	皮疹特点	接触部位发生边界清楚的红斑，皮损形态与接触物有关，其上有丘疹和丘疱疹，严重者红肿明显并出现水疱、大疱，偶可出现组织坏死
	症状	自觉瘙痒、灼热
	病程	有自限性，变应原去除后，1~2 周可痊愈。再次接触可再发

3. 诊断（鉴别诊断）　见表 14-314。

表 14-314　接触性皮炎的诊断和鉴别诊断

项目	内容
诊断	根据接触史，临床表现等特点即可诊断。斑贴试验是诊断接触性皮炎最可靠和最简单的方法
鉴别诊断	注意原发刺激性接触性皮炎与变态反应性接触性皮炎相鉴别

必考热点

诊断接触性皮炎最可靠和最简单的方法是斑贴试验。

4. 治疗原则　见表 14-315。

表 14-315　接触性皮炎的治疗原则

项目	内容
外用药治疗	以消炎、止痒、预防感染为主。根据药物治疗原则选用炉甘石洗剂、3%硼酸溶液、氧化锌油或糊剂、糖皮质激素霜剂或软膏等外用药
内用药治疗	一般可用抗组胺类药，严重者可选用糖皮质激素，伴发感染者加用抗生素

考点：湿疹

1. 概述（常见病因）　湿疹是由多种内、外因素引起的真皮浅层及表皮炎症，临床上急性期皮损以丘疱疹为主，有渗出倾向，慢性期以苔藓样变为主，易反复发作。湿疹的内在和外部因素见表 14-316。

表 14-316　湿疹的内在和外部因素

项目	内容
内在因素	体内慢性病灶、神经精神因素、内分泌功能失调遗传因素等

续 表

项目	内容
外部因素	食物（鱼、虾、牛羊肉等）、吸入物（花粉、尘螨等）、动物皮毛、环境因素（日光、紫外线、寒冷、潮湿等）、各种化学物质（如化妆品、肥皂、合成纤维）

2. 临床表现 湿疹的临床表现见表14-317。

表14-317 湿疹的临床表现

类型	临床表现
急性湿疹	皮疹呈多形性，红斑基础上出现丘疹、丘疱疹、小水疱、糜烂，常融合成片，境界不清，有明显渗出倾向。皮疹常对称，多见于面、耳、手、足、前臂、小腿等部位。自觉瘙痒剧烈
亚急性湿疹	有急性湿疹病史，表现为红肿及渗出减轻，仍可见丘疹，皮损呈暗红色，可有少许鳞屑。自觉剧烈瘙痒
慢性湿疹	多由急性与亚急性湿疹迁延而成，病程长，时轻时重。患部皮肤浸润性暗红斑上有丘疹、抓痕及鳞屑，局部皮肤肥厚，表面粗糙，苔藓样化，色素沉着或色素减退多见于手足、小腿、肘窝、股部、乳房、外阴及肛门等处。瘙痒剧烈
特殊类型的湿疹	如钱币状湿疹、手部湿疹、乳房湿疹、外阴肛门湿疹等

必考热点

1. 病程长，时轻时重。皮疹浸润肥厚，表面粗糙，苔藓样化，多见于手足、小腿、肘窝、股部、乳房、外阴及肛门等处。瘙痒剧烈。以上属于慢性湿疹。

【热点提示】慢性湿疹多由急性及亚急性湿疹迁延而成，病程长，时轻时重。皮疹浸润肥厚，表面粗糙，苔藓样化，多见于手足、小腿、肘窝、股部、乳房、外阴及肛门等处。瘙痒剧烈。

2. 急性湿疹皮疹呈多形性，红斑基础上出现丘疹、丘疱疹、小水疱、糜烂，以丘疱疹为主，境界不清，有明显渗出倾向。皮疹常对称，多见于面、耳、手、足、前臂、小腿等部位。自觉瘙痒剧烈。

3. 诊断（鉴别诊断） 见表14-318。

表14-318 湿疹的诊断和鉴别诊断

项目	内容
诊断	根据剧烈瘙痒、多形性、对称性皮损，急性期有渗出倾向，慢性期苔藓样变的皮损特征，一般可以作出诊断
鉴别诊断	急性湿疹需与急性接触性皮炎相鉴别；慢性湿疹需与神经性皮炎相鉴别；手足湿疹需与手足癣相鉴别

急性湿疹和急性接触性皮炎的鉴别诊断见表14-319。

表14-319 急性湿疹和急性接触性皮炎的鉴别诊断

鉴别要点	急性湿疹	急性接触性皮炎
病因	内外因皆有，不易查清	多属外因，有接触史
好发部位	任何部位	主要在接触部位
皮损特点	多形性，对称，无大疱及坏死，炎症较轻	单一形态，可有大疱及坏死，炎症较重

续　表

鉴别要点	急性湿疹	急性接触性皮炎
皮损境界	不清楚	清楚
自觉表现	瘙痒，一般不痛	瘙痒，灼热或疼痛
病程	较长，易复发	较短，去除病因后迅速自愈，不接触不复发
斑贴试验	多阴性	多阳性

4. 治疗原则　见表 14-320。

表 14-320　湿疹的治疗原则

项目		内容
一般治疗		尽可能寻找病因，避免各种诱发加重因素如搔抓、热水洗等，注意少饮酒、劳逸结合、情绪稳定等
全身治疗	抗组胺药	1. 第一代 H_1 受体阻断药如苯海拉明、氯苯那敏等，但易引起困倦 2. 第二代 H_1 受体阻断药如西替利嗪、氯雷他定等 3. 两种可联合应用
	非特异性抗过敏治疗	10%葡萄糖酸钙、维生素 C、硫代硫酸钠等
	糖皮质激素	一般不宜使用仅在皮疹泛发，渗出显著者可考虑短期使用
局部治疗		以消炎、止痒、预防感染为主。可选用炉甘石洗剂、3%硼酸溶液、氧化锌油或糊剂、糖皮质激素霜剂或软膏等外用药
及时转诊		皮疹广泛、渗出显著、炎症明显的泛发湿疹患者，突然加重或经系统治疗仍反复发作的成人湿疹患者，应及时向上级医院转诊

重点提醒

糖皮质激素一般不宜用于湿疹患者的治疗，但特殊情况时如皮疹泛发，渗出显著者，可短期使用。

必考热点

治疗湿疹有效的药物是氯苯那敏。

【热点提示】抗组胺药：第一代 H_1 受体阻断药如苯海拉明、氯苯那敏等，但易引起困倦；第二代 H_1 受体阻断药如西替利嗪、氯雷他定等。两种可联合应用。

考点：荨麻疹

1. 概述（常见病因）　荨麻疹俗称“风疹块”，是由于皮肤、黏膜小血管扩张及渗透性增加而出现的一种局限性水肿反应。荨麻疹常见病因包括食物、呼吸道吸入物、皮肤接触物、药物、体内感染病灶、物理因素、精神因素、内分泌改变、系统性疾病等。

2. 临床表现 见表14-321。

表14-321 荨麻疹的临床表现

项目		内容
急性荨麻疹		1. 突然发病，基本皮疹为风团，苍白色或红色、周围有红晕、边界清楚、大小不等、形态不一、散在或融合。风团数分钟或数小时后消退，不留痕迹，此起彼伏，反复发生。自觉瘙痒 2. 消化道受累可出现恶心、呕吐、腹痛、腹泻，喉头及支气管受累可出现胸闷、气短、呼吸困难甚至窒息
慢性荨麻疹		病程持续6周以上，风团时多时少，反复发生，全身症状轻，自觉瘙痒
物理性荨麻疹	皮肤划痕症	又称人工荨麻疹，手抓或钝器划过皮肤后，该处出现暂时性红色条纹隆起，常伴有瘙痒
	寒冷性荨麻疹	接触冷风、冷水或冷物后，暴露或接触部位产生风团
	日光性荨麻疹	日光照射后暴露部位出现红斑和风团
	压力性荨麻疹	压力刺激后产生瘙痒性、烧灼样或疼痛性水肿性斑块
	热性荨麻疹	温热水接触皮肤后出现风团和红斑伴刺痛感。少见
	震颤性荨麻疹（血管性水肿）	比较少见。皮肤被震动刺激后出现局部水肿和红斑
特殊类型荨麻疹		胆碱能性荨麻疹、接触性荨麻疹、水源性荨麻疹、运动性荨麻疹

必考热点

1. 慢性荨麻疹病程持续6周以上。

【热点提示】慢性荨麻疹病程持续6周以上，风团时多时少，反复发生，全身症状轻，自觉瘙痒。

2. 荨麻疹病因复杂，常见病因包括食物、吸入物、接触物、药物、体内感染病灶、物理因素、精神因素、遗传因素、内分泌改变等。

3. 急性荨麻疹的皮肤损害特点是圆形、椭圆形或不规则形的苍白色或红色风团。

4. 人工荨麻疹特征是皮肤划痕症阳性。

5. 胆碱能性荨麻疹典型皮损的特点为风团直径1~3mm，周围有一较大红晕。

【热点提示】胆碱能性荨麻疹：多见于青年，在遇热、出汗、情绪激动时，皮肤上出现1~3mm的小风团，周围有明显红晕，自觉剧痒。

3. 诊断（鉴别诊断） 见表14-322。

表14-322 荨麻疹的诊断和鉴别诊断

项目	内容
诊断	根据发生及消退迅速的风团、消退后不留痕迹等临床特点
鉴别诊断	伴有腹痛的荨麻疹注意与外科急腹症（腹痛显著，有压痛、反跳痛等体征，白细胞总数及中性粒细胞增高）相鉴别

必考热点

患者，女性，26 岁。皮肤瘙痒难忍，起病急、发展快，局部出现大小不等的红色风团，呈椭圆形、圆形或不规则形状，用钝器以适当压力划过，可出现皮肤划痕试验阳性，数小时内水肿减轻，应考虑为急性荨麻疹。

【热点提示】皮肤划痕试验阳性为荨麻疹特征性表现，加之起病急、瘙痒难忍等表现。

4. 治疗原则　荨麻疹的治疗原则见表 14-323。

表 14-323　荨麻疹的治疗原则

项目	内容
抗组胺药	一线药物
非特异性抗过敏治疗	10%葡萄糖酸钙、维生素 C、硫代硫酸钠、钙剂等
肾上腺素	适用于伴有喉头水肿、过敏性休克等全身症状的严重急性荨麻疹
其他	有感染者可选用抗生素，腹痛明显者可选用山莨菪碱等解痉药
及时转诊	急性荨麻疹伴发胸闷、气短、呕吐、腹痛、过敏性休克等全身症状者

重点提醒

急、慢性荨麻疹首选第二代 H_1 受体阻断药治疗。

考点：头癣

1. 概述　见表 14-324。

表 14-324　头癣的概念、病因和传播途径

项目		内容
概念		由皮肤癣菌引起的头皮和头发感染
病因	黄癣	由许兰毛癣菌所致
	白癣	由犬小孢子菌或铁锈色小孢子菌引起
	黑点癣	由紫色毛癣菌或断发毛癣菌引起
	脓癣	由犬小孢子菌或须癣毛癣菌引起
传播途径		多见于儿童，可通过密切接触患者或患病的动物直接传染，也可通过共用污染的理发用具、帽子等物品间接传染

必考热点

头癣多见于儿童。

2. 临床表现 头癣分为黄癣、白癣、黑点癣、脓癣4种类型，见表14-325。

表14-325 头癣的类型及临床表现

分类	主要表现	自觉症状	直接镜检	滤过紫外线灯（Wood灯）检查
黄癣	1. 俗称“瘌痢头”“秃疮” 2. 典型为圆形蝶状黄癣痂，中央微凹，界限明显，伴有难闻的鼠臭味 3. 黄癣病发永久性脱落，预后头皮遗留萎缩性瘢痕	轻度瘙痒	可见菌丝，黄癣痂可见菌丝和孢子	呈暗绿色荧光
白癣	1. 常在幼儿园、学校引起流行 2. 白色鳞屑斑，病变四周形成白鞘。患者头发一般在距头皮2～4mm处折断 3. 若没有继发感染，不形成瘢痕，愈后不影响头发生长，青春期自愈	自觉轻度瘙痒	病发外成堆的孢子	呈亮绿色荧光
黑点癣	早期为点状鳞屑斑，逐渐扩大，病发刚长出头皮即折断，残根留在毛孔内，外观呈黑点状是本病的特点，预后遗留点状瘢痕及永久性秃发斑	不同程度瘙痒	病发内链状排列的孢子	无荧光
脓癣	多由白癣或黑点癣发展而来，皮疹炎症明显，呈群集性毛囊丘疹，毛囊性脓疱，可有脓液溢出，病发松动，易拔除，预后遗留瘢痕及永久性秃发斑	轻度疼痛	病发内或病发外孢子	亮绿色荧光或无荧光

必考热点

1. 头癣分为黄癣、白癣、黑点癣、脓癣4种类型。
2. 黄藓在Wood灯检查下显示呈暗绿色荧光。
3. 白藓在Wood灯检查下显示呈亮绿色荧光。
4. 黑点藓在Wood灯检查下显示呈无荧光。

3. 治疗原则

（1）口服药物：灰黄霉素、伊曲康唑、特比奈芬等。注意定期监测肝功能，若转氨酶异常，及时停药。

（2）外用药物：①尽可能将病发剪除。②洗头：每天1次，用硫黄皂或2%酮康唑洗头，连续8周。③搽药：常用硫黄软膏、特比萘芬霜等。④患者使用过的毛巾、帽子等生活用品及理发工具要煮沸消毒。

（3）脓癣不宜切开。注意患者隔离，防止传播。

重点提醒

脓癣切忌切开引流，避免造成更大的永久性瘢痕。

考点：体癣与股癣

1. 概述 见表14-326。

表14-326 体癣与股癣的概念、病因及发病机制

项目		内容
概念	体癣	除头皮、毛发、掌趾和甲以外其他平滑皮肤部位的皮肤癣菌感染
	股癣	腹股沟、会阴部、肛周以及臀部的皮肤癣菌感染

续 表

项目	内容
病因及发病机制	体、股癣主要致病真菌是红色毛癣菌，通过直接接触或间接接触传染，或自身的手、足癣等感染蔓延而致

2. 临床表现 见表 14-327。

表 14-327 体癣与股癣的临床表现

项目	内容
体癣	好发于春夏季，冬季减轻。皮疹初为红色丘疹、丘疱疹或小水疱，融合成片，表面有鳞屑，不断扩展，中央趋于消退，形成环状或多环状，边缘清楚，似堤状隆起，有丘疹、丘疱疹、小水疱和鳞屑，自觉瘙痒
股癣	在单侧或双侧腹股沟、臀部等处形成半环形皮疹，其余特征同体癣。因患处潮湿温暖、易摩擦，使得皮疹炎症明显，瘙痒较重

必考热点

体癣皮损初起为红色丘疹、丘疱疹或小水疱。

3. 治疗原则 局部外用抗真菌药（如咪康唑、酮康唑、克霉唑等软膏或霜剂）为主，如果并存手足癣、甲真菌病则同时治疗。

考点：手癣与足癣

1. 概述 见表 14-328。

表 14-328 手癣与足癣的概念、病因及发病机制

项目		内容
概念	手癣	俗称“鹅掌风”，皮肤癣菌感染手指屈侧、指间、掌部所致
	足癣	俗称“脚气”“香港脚”，皮肤癣菌感染足趾屈侧、趾间、足侧缘、跖部所致
病因及发病机制		主要致病真菌是红色毛癣菌，通过直接接触或间接接触传染，手癣患者多为先患足癣，经搔抓传染到手部

必考热点

手癣和足癣的主要致病菌为红色毛癣菌。

【热点提示】手、足癣主要致病真菌为红色毛癣菌，通过直接接触或间接接触传染，手癣患者多为先患足癣，经搔抓传染到手部。

2. 临床表现 足癣发病多累及双侧，往往由一侧传播至对侧，手癣多单侧发病。见表 14-329。

表 14-329 手癣与足癣的临床表现

项目	内容
浸渍糜烂型	好发于指/趾逢，足癣以第 3 与第 4 趾间好发，局部皮肤浸渍发白，表皮易破溃露出糜烂面，伴臭味。自觉瘙痒。易继发细菌感染，出现红肿、淋巴管炎、丹毒等

续 表

项目	内容
水疱鳞屑型	多发于指趾间、掌心、足底、足侧部。皮损初期为水疱，水疱数天后干涸，呈领圈状脱屑。自觉瘙痒。继发感染者可形成局部脓疱
角化过度型	病程长，多见于掌跖、足跟，局部角质增厚，粗糙、干燥、脱屑，易出现皲裂。自觉不同程度瘙痒

3. 治疗原则 局部外用抗真菌药为主，治疗时间一般1~2个月。足癣治疗注意根据皮疹类型选择适当外用药剂型。继发细菌感染者如足癣诱发小腿丹毒，应首先抗细菌治疗，待炎症缓解后再治疗真菌感染。

重点提醒

手足癣（特别是足癣）是最常见的浅部真菌病，夏秋季发病率高，多累及成年人。

考点：甲真菌病

1. 概述 甲真菌病，是指皮肤癣菌（如红色毛癣菌等）、酵母菌、霉菌感染甲板或甲下组织所致，多由手、足癣传染而来。

2. 临床表现 见表14-330。

表14-330 甲真菌病的临床表现

项目	内容
一般表现	多从甲前缘或侧缘开始逐渐蔓延，部分甲或整个甲板混浊失去光泽、呈灰白色或污褐色，甲表面凹凸不平、肥厚、变形、变脆、与甲床分离，受累甲逐渐增多
自觉症状	没有自觉症状
直接镜检	可见菌丝或孢子
临床分型	1. 白色浅表型 2. 远端侧位甲下型 3. 近端甲下型 4. 全甲毁损型

3. 治疗原则 见表14-331。

表14-331 甲真菌病的治疗原则

项目	内容
局部治疗	刮除或锉磨病甲，然后涂以抗真菌外用药，不断反复直至新甲完全长出为止，或40%尿素软膏封包病甲使其软化剥离，再外用抗真菌药
全身治疗	伊曲康唑间歇冲击疗法：成人，每次0.2g，2次/日，餐后口服，服1周停3周为1个疗程，指甲真菌病连用2~3个疗程，趾甲真菌病连用3~4个疗程，用药前需检查肝功能

重点提醒

甲真菌病病程缓慢，若不治疗可迁延，治疗的关键在于坚持用药。

必考热点

1. 指甲下脓肿应采取的最佳措施是在甲沟处切开引流。

【热点提示】指甲下脓肿应采取在甲沟处切开引流，如果病情进一步发展可以考虑拔甲术。

2. 甲真菌病的全身治疗采用伊曲康唑间歇冲击疗法。

考点：疖

1. 概述（常见病因） 见表 14-332。

表 14-332　疖的概念、致病菌及好发部位

项目	内容
概念	俗称疔疮，为单个毛囊及其周围组织的急性细菌性化脓性炎症
致病菌	金黄色葡萄球菌
好发部位	毛囊和皮脂腺丰富的部位，如颈、头、面部、背部、腋部、腹股沟部、会阴部和小腿

必考热点

1. 疖是一个毛囊及其所属皮脂腺急性化脓性感染。

2. 疖常发生于毛囊和皮脂腺丰富的部位。

2. 临床特点 见表 14-333。

表 14-333　疖的临床特点

项目	内容
局部表现	1. 初期，局部出现红、肿、痛的小硬结，以后逐渐肿大，呈圆锥形隆起 2. 数日后，结节中央组织坏死而软化，出现黄白色小脓头；红、肿、痛范围扩大 3. 再经数日后，脓栓脱落，排出脓液，炎症便逐渐消失痊愈
全身症状	1. 但若发生在血液丰富的部位，或全身抵抗力减弱时，可引起不适、畏寒、发热、头痛和厌食等毒血症状 2. 面部，尤其是上唇周围和鼻部“危险三角区”的疖肿如被挤压或挑刺，容易促使感染沿内眦静脉和眼静脉向颅内扩散，引起化脓性海绵状静脉窦炎，出现眼部及其周围组织的进行性红肿和硬结，伴疼痛和压痛，并有头痛、寒战、高热甚至昏迷等，死亡率很高

3. 治疗原则 见表 14-334。

表 14-334　疖的治疗原则

项目	内容
局部处理	1. 红肿阶段：热敷、超短波、红外线等理疗；敷贴中药金黄散、玉露散或鱼石脂软膏 2. 疖顶见脓点或有波动感时：苯酚或碘酊涂脓点；针尖或小刀头将脓栓剔出；禁忌挤压 3. 出脓后：敷以呋喃西林湿纱条或以化腐生肌的中药膏，直至病变消退
药物应用	如果有发热、头痛、全身不适等全身症状，尤其是面部疖或并发急性淋巴结炎、淋巴管炎时，可选用青霉素类或磺胺类（磺胺甲噁唑）等抗菌药，或用清热解毒中药方剂，有糖尿病者应给予胰岛素或降糖药

重点提醒

“危险三角区”：上唇周围和鼻部。此处感染易沿内眦静脉和眼静脉向颅内扩散，引起化脓性海绵状静脉窦炎。

考点：痈

1. 概述（常见病因） 见表14-335。

表14-335 痈的概述

项目	内容
概念	多个相邻的毛囊及其所属皮脂腺或汗腺的急性化脓性感染，或由多个疖融合而成
致病菌	金黄色葡萄球菌
好发部位	项、背等厚韧皮肤部
好发人群	成年人

必考热点

1. 痈是多个相邻毛囊及所属皮脂腺急性化脓性感染。
2. 糖尿病患者较易患痈的原因是白细胞功能不良。

2. 临床特点 痈的临床特点见表14-336。

表14-336 痈的临床特点

项目	内容
局部表现	开始时呈一片稍微隆起的紫红色浸润区，界限不清，质地坚韧，在中央部有多个脓栓，破溃后呈蜂窝状。之后，中央部逐渐坏死、溶解、塌陷，像“火山口”。易向四周和深部发展，周围呈浸润性水肿，局部淋巴结有肿大和疼痛
全身症状	1. 畏寒、发热、食欲缺乏、白细胞计数增多等 2. 并发全身急性化脓性感染 3. 唇痈容易导致颅内的海绵状静脉窦炎，危险性更大

必考热点

在稍微隆起的紫红色浸润区中央部形成“火山口”特征的是痈。

3. **治疗原则**　痈的治疗原则见表 14-337。

表 14-337　痈的治疗原则

项目	内容
全身治疗	1. 可选用青霉素或磺胺甲噁唑，之后根据细菌培养及药物敏感试验结果更换敏感药物 2. 中药选用清热解毒方剂，以及其他对症药物 3. 有糖尿病时应注意饮食管理，并及时应用胰岛素或者降血糖药以控制高血糖
局部处理	1. 初期仅有红肿时，可用 50% 硫酸镁湿敷，鱼石脂软膏、金黄散等敷贴，争取病变范围缩小 2. 已出现多个脓点、表面紫褐色或已破溃流脓时，需要及时切开引流
预防	注意个人卫生，保质皮肤清洁。及时治疗疖，以防感染扩散

重点提醒

唇痈容易引起颅内的海绵状静脉窦炎，危险性更大。

考点：蜂窝织炎

1. **概述（常见病因）**　蜂窝织炎的概念、致病菌见表 14-338。

表 14-338　蜂窝织炎的概念、致病菌

项目	内容
概念	蜂窝织炎是皮下、筋膜下或深部疏松结缔组织的广泛性、弥漫性、化脓性感染，通常在深筋膜浅层
致病菌	常见乙型溶血性链球菌，也可为金黄色葡萄球菌或厌氧菌

2. **临床特点**　蜂窝织炎的临床特点见表 14-339。

表 14-339　蜂窝织炎的临床特点

项目	内容
好发部位	眼眶周围严重
临床特点	1. 局部剧痛，呈弥漫性红肿，境界不清 2. 可有显著的凹陷性水肿，初为硬块，后中央变软、破溃而形成溃疡 3. 可有恶寒、发热等全身症状 4. 部分患者可发生淋巴结炎、淋巴管炎、坏疽以及败血症等

3. **治疗原则**　见表 14-340。

表 14-340　蜂窝织炎的治疗原则

项目	内容
全身治疗	1. 加强营养，给予多种维生素口服 2. 必要时加用镇痛、退热药 3. 早期应用大剂量抗生素，先用青霉素或头孢类抗生素

续 表

项目	内容
局部治疗	1. 早期可局部50%硫酸镁湿敷 2. 用紫外线或超短波物理疗法 3. 当脓肿形成后，需切开引流及每日换药

4. 预防 重视日常清洁卫生，防止损伤，受伤后要及早医治。婴儿及老年人的抗感染能力较弱，要重视生活护理。

重点提醒

急性蜂窝织炎形成脓肿时应及时切开引流。

考点：丹毒

1. 概述（常见病因） 丹毒的概念、致病菌及好发部位见表14-341。

表14-341 丹毒的概念、致病菌及好发部位

项目	内容
概念	是皮肤淋巴管网受乙型溶血性链球菌侵袭感染所致的急性非化脓性炎症
致病菌	乙型溶血性链球菌
好发部位	下肢与面部

必考热点

丹毒是皮下淋巴管及周围的急性炎症。

2. 临床特点

（1）起病急，开始即可有畏寒、发热、头痛、全身不适等。

（2）病变多见于下肢，主要表现为片状皮肤红疹、微隆起、色鲜红、中间稍淡、境界较清楚。

（3）局部有烧灼样疼痛，病变范围向外周扩展时，中央红肿消退而转变为棕黄。附近淋巴结常肿大、有触痛，但皮肤及淋巴结少见化脓破溃。

（4）病情加重时可出现全身性脓毒败血症。

（5）丹毒经治疗好转后，可因病变复发而导致淋巴管阻塞、淋巴液淤滞。

（6）最终可因下肢丹毒反复发作导致淋巴水肿、局部皮肤粗厚、肢体肿胀，甚至发展成“象皮肿”。

3. 治疗原则 丹毒的治疗原则见表14-342。

表14-342 丹毒的治疗原则

项目	内容
全身治疗	首选青霉素，疗程10~14天。过敏者可选用大环内酯类抗菌药。复发性丹毒患者在淋巴管炎的活动期间，大剂量抗菌药治疗有效，但需要继续以间歇性小剂量维持较长时间以取得完全效果

续　表

项目	内容
局部治疗	抬高患肢，局部可用50%硫酸镁液湿敷

考点：脓性指头炎

1. 概述（常见病因）　脓性指头炎的概念、发病机制和致病菌见表14-343。

表14-343　脓性指头炎的概念、发病机制和致病菌

项目	内容
概念	手指末节指腹部的皮下组织化脓性感染
发病机制	因甲沟炎加重或指尖、手指末节皮肤受伤后引起
致病菌	金黄色葡萄球菌

2. 临床特点　见表14-344。

表14-344　脓性指头炎的临床特点

项目	内容
局部表现	局部疼痛为主要症状。初起时多为刺痛，随着局部炎症加重，出现局部剧烈疼痛。当手指两侧指动脉受压，可出现搏动性跳痛。手下垂或轻叩指端时，疼痛更加剧烈。指端可有红肿，但多不明显。随着指腹皮下腔隙内压力增高，出现血液循环障碍，指端可呈现黄白色
全身症状	全身感染中毒症状，如发热、乏力、食欲缺乏等
血常规检查	白细胞计数增多

3. 治疗原则　见表14-345。

表14-345　脓性指头炎的治疗原则

项目	内容
一般处理	初发时，应悬吊前臂、平置患手，避免下垂
药物治疗	给予青霉素等抗菌药，以金黄散糊剂敷贴患指
切开引流	若患指剧烈疼痛、肿胀明显、伴有全身症状，应当及时切开引流，以免指骨受压坏死和发生骨髓炎

重点提醒

脓性指头炎初起为针刺样痛，继而指头肿胀加重，有剧烈的跳痛。

必考热点

切开排脓为在末节指侧面做纵切口，远侧不超过甲沟的1/2，近侧不超过指节横纹，剪去突出的脂肪使脓液引流通畅。

考点：急性乳腺炎

1. 概述（常见病因） 急性乳腺炎的特点、发病时间、病因和致病菌见表14-346。

表14-346 急性乳腺炎的特点、发病时间、病因和致病菌

项目	内容
特点	乳腺的急性化脓性感染多发生在哺乳期，也发生于初产妇
发病时间	多发生于产后哺乳期的3~4周
病因	乳房挤压、乳汁淤积、乳头皲裂和擦伤以及乳头发育不良是主要发病原因。乳头区破损和哺乳时间过长是主要诱因
致病菌	主要是金黄色葡萄球菌，其次是链球菌

必考热点

1. 急性乳腺炎最常见于产后哺乳期妇女。

【热点提示】急性乳腺炎多见于哺乳期妇女，表现为乳房的红肿热痛。

2. 急性乳腺炎乳房体积增大，患侧腋窝淋巴结肿大。

【热点提示】急性乳腺炎局部表现主要为乳房红、肿、热、痛（压痛及搏动性疼痛）和肿块，患侧乳房体积增大，可形成脓肿，可有患侧腋窝淋巴结肿大。

3. 急性乳腺炎常发生于产后3~4周。

2. 临床表现 见表14-347。

表14-347 急性乳腺炎的临床表现

项目	内容
全身表现	畏寒、发热以及白细胞计数增多
局部表现	乳房红、肿、热、痛（压痛及搏动性疼痛）和肿块，患侧乳房体积增大，可形成脓肿，可有患侧腋窝淋巴结肿大

3. 诊断（鉴别诊断） 结合病史、临床表现和体征等可作出诊断。必要时进行血常规和B超检查。急性乳腺炎需要与炎性乳腺癌鉴别，急性乳腺炎的鉴别诊断见表14-348。

表14-348 急性乳腺炎的鉴别诊断

主要区别要点	急性乳腺炎	炎性乳腺癌
皮肤表现	皮肤呈一般的凹陷性水肿	皮肤水肿呈“橘皮样”，颜色为暗红或紫红色
腋下淋巴结肿大	相对比较柔软，与周围组织无粘连，推之活动性好	肿大而质硬，与皮肤及周围组织粘连，用手推之不活动
全身性炎症反应	常有寒战、高热等明显的全身性炎症反应	无明显全身炎症反应，如伴有发热，则为低热或中等热度
病程	病程短，可在短期内化脓，抗感染治疗有效，预后好	病情凶险，通常不形成脓肿，不发生皮肤溃破，却可延及同侧乳房以外的颈部及手臂，甚至可侵及对侧乳房，抗炎治疗无效，预后差

必考热点

1. 急性乳腺炎的腋下淋巴结特点为相对比较柔软。

【热点提示】急性乳腺炎和炎性乳腺癌均可见到腋下淋巴结肿大，但急性乳腺炎的腋下淋巴结相对比较柔软，与周围组织无粘连，推之活动性好；而炎性乳腺癌的腋下淋巴结肿大而质硬，与皮肤及周围组织粘连，用手推之不活动。

2. 急性乳腺炎临床需要与炎性乳腺癌鉴别。后者局部表现类似乳腺炎，但症状及全身表现不明。

3. 患者，女性，28岁。哺乳期。左乳房胀痛、发热2天。查体：T 39.4℃，P 106次/分。左乳房外上象限6cm×4cm范围红肿，有明显压痛和波动感。急行切开引流术。

（1）根据患者症状，考虑为急性乳腺炎。

（2）术后抗感染治疗针对的主要致病菌是金黄色葡萄球菌。

【热点提示】急性乳腺炎的全身表现主要为畏寒、发热以及白细胞计数增多。局部表现主要为乳房红、肿、热、痛（压痛及搏动性疼痛）和肿块，患侧乳房体积增大，可形成脓肿，可有患侧腋窝淋巴结肿大。急性乳腺炎的致病菌主要为金黄色葡萄球菌，应主要针对此致病菌进行感染治疗。

4. 治疗原则与预防　见表14-349。

表14-349　急性乳腺炎的治疗原则与预防

项目	内容
治疗原则	消除感染、排空乳汁
预防	避免乳汁淤积，防止乳头损伤，并保持其清洁

5. 转诊

（1）诊断或鉴别诊断困难病例。

（2）全身症状较重的重症病例。

（3）形成瘘管的患者。

（4）治疗效果不显著患者。

考点：腹股沟疝

腹股沟疝是指发生在腹股沟区的腹外疝。腹股沟疝分为斜疝与直疝2种。

1. 诊断与鉴别诊断

（1）诊断：斜疝与直疝的诊断方法如下。①斜疝：基本临床表现是腹股沟区有一突出的包块，呈椭圆形或梨形；开始时包块较小，仅有轻度坠胀感，此时诊断较为困难；一旦包块明显，并穿过浅环甚至进入阴囊，诊断就较容易。②直疝：常见于年老体弱者，主要临床表现是直立时在腹股沟内侧端、耻骨结节上外方出现一半球形包块，平卧后包块多能自行消失，并不伴有疼痛或其他症状。

根据临床特点可将腹股沟疝分为以下几种类型，腹股沟斜疝的诊断见表14-350。

表14-350　腹股沟斜疝的诊断

类型	诊断内容
易复性疝	用手按包块并嘱患者咳嗽，可有膨胀性冲击感。如果患者平卧休息或用手将包块向腹腔推送，包块可向腹腔回纳而消失
难复性疝	疝内容物不能完全回纳入腹腔

续 表

类型	诊断内容
滑疝	指脏器（通常为乙状结肠或膀胱）本身成为疝囊部分，可伴有消化不良和便秘等症状
嵌顿性疝	1. 包块突然增大，并伴有明显疼痛，用手推送不能回纳 2. 包块紧张发硬，且有明显触痛 3. 不但局部疼痛明显，还可伴有机械性肠梗阻症状
绞窄性疝	临床症状多较严重。但在肠袢坏死穿孔时，疼痛可因包块压力骤降而暂时有所缓解

必考热点

1. 腹股沟斜疝疝环位于腹壁下动脉外侧。

2. 患者，男性，67 岁。右腹股沟可复性球形肿块 2 年，逐渐增大。查体：站立时右耻骨结节外上方可见一球形肿物，未进入阴囊，平卧时可自行回纳，压迫腹股沟韧带中点上方 2cm 处，站立时肿物复出，应诊断为右侧腹股沟直疝。

3. 难复性疝的特点为疝内容物不能完全回纳入腹腔。

（2）鉴别诊断

1）斜疝和直疝的区别：见表 14-351。

表 14-351 斜疝和直疝的区别

鉴别要点	斜疝	直疝
发病年龄	多见于儿童及青壮年	多见于老年
突出途径	经腹股沟管突出，可进入阴囊	由直疝三角突出，很少进入阴囊
疝块外形	椭圆形或梨形，上部呈蒂柄状	半球形，基底较宽
指压内环	疝块不再突出	疝块仍可突出
外环指诊	外环扩大，咳嗽时有冲击感	外环大小正常，无咳嗽冲击感
精索与疝囊的关系	精索在疝囊后方	精索在疝囊前外方
疝囊颈与腹壁下动脉的关系	疝囊颈在腹壁下动脉外侧	疝囊颈在腹壁下动脉内侧
嵌顿机会	较多	较少

必考热点

腹股沟直疝发生的部位是腹股沟内侧端、耻骨结节上外方。

【热点提示】腹股沟直疝的主要临床表现是当患者直立时，在腹股沟内侧端、耻骨结节上外方出现一半球形包块；并不伴有疼痛或其他症状。直疝囊颈宽大，疝内容物又直接从后向前顶出，故平卧后包块多能自行消失，不需用手推送复位。

2）腹股沟疝与其他常见疾病的鉴别：见表 14-352。

表 14-352　腹股沟斜疝与其他常见疾病的鉴别

鉴别疾病	鉴别要点
睾丸鞘膜积液	包块完全局限在阴囊内，其上界可以清楚地摸到；透光试验检查，鞘膜积液多为透光（阳性）
交通性鞘膜积液	与睾丸鞘膜积液相似。起床后或站立活动时包块缓慢地出现并增大。透光试验为阳性
精索鞘膜积液	包块较小，在腹股沟管内，牵拉同侧睾丸可见包块移动
隐睾	腹股沟管内下降不全的睾丸可被误诊为斜疝或精索鞘膜积液。如患侧阴囊内睾丸缺如，则诊断更为明确
急性肠梗阻	肠管被嵌顿的疝可伴发急性肠梗阻，但不应仅满足于肠梗阻的诊断而忽略疝的存在

2. 治疗原则及转诊　见表 14-353。

表 14-353　腹股沟疝的治疗原则与转诊

项目	内容
治疗原则	1. 除少数特殊情况外，腹股沟疝一般均应尽早施行手术治疗 2. 非手术治疗：适用于 1 岁以内的小儿。不适宜手术的小儿或年老体弱、伴有其他严重疾病的患者，可使用疝带或疝卡 3. 疝囊高位结扎术，适用于儿童 4. 疝囊高位结扎加疝修补术，适用于成年人
转诊	1. 需手术治疗的病例 2. 出现全身症状，如发热、休克等 3. 局部症状加重者，如疼痛加重，嵌顿、绞窄等表现 4. 出现腹股沟以外部位的症状，如腹痛、肠梗阻症状、腹膜炎表现等

重点提醒

滑动性疝虽不多见，但滑入疝囊的盲肠或乙状结肠可能在疝修补手术时被误认为疝囊的一部分而被切开，应特别注意。

必考热点

1. 患儿，男，6 个月。哭闹时，右侧腹股沟隆起肿块，平静时肿块自行消失。最佳处理方法是绷带压住腹股沟深环，观察。

【热点提示】非手术治疗适用于 1 岁以内的小儿，随年龄增长，部分患者可自愈。不适宜手术的小儿或年老体弱、伴有其他严重疾患者，可使用疝带或疝卡。非手术疗法时尽量减少增加腹压的动作。

2. 患者，男性，80 岁。右腹股沟斜疝 6 小时来诊，既往有可复性腹股沟肿物史 30 年。查体：右侧腹股沟至阴囊 10cm×6cm，嵌顿疝，皮肤无红肿。首选的治疗方法是疝带或疝卡。

【热点提示】不适宜手术的小儿或年老体弱、伴有其他严重疾患者，可使用疝带或疝卡。非手术疗法时尽量减少增加腹压的动作。

3. 患者，女性，50 岁。半小时前因咳嗽突发右下腹疼痛，右腹股沟区出现肿块。查体：全腹轻压痛、无腹肌紧张，肠鸣音亢进，右侧腹股、沟韧带下方呈半球形隆起，不能回纳，有轻压痛。正确的处理措施是急诊手术复位，行疝修补术。

考点：痔

1. 病因 痔是最常见的肛肠疾病，发病率随年龄增长而增高。病因尚未完全明确，可能与多种因素有关，目前主要有肛垫下移学说和静脉曲张学说。另外，长期饮酒和进食大量刺激性食物、肛周感染、营养不良都可诱发痔。内痔、外痔、混合痔的病因见表14-354。

表14-354 内痔、外痔、混合痔的病因

类型	病因
内痔	是肛垫的支持结构、静脉丛及动静脉吻合支发生病理性改变或移位导致的
外痔	是齿状线远侧皮下静脉丛的病理性扩张或血栓后形成的
混合痔	内痔通过丰富的静脉丛吻合支和相应部位的外痔相互融合而成

2. 临床表现 见表14-355。

表14-355 内痔、外痔、混合痔的临床表现

类型	临床表现
内痔	1. 出血和痔块脱出 2. 间歇性便后出鲜血是内痔的常见症状 3. 未发生血栓、嵌顿、感染时内痔无疼痛，部分患者可伴发排便困难 4. 内痔的好发部位为截石位3、7、11点
外痔	1. 肛门不适、潮湿不洁，有时有瘙痒 2. 结缔组织外痔及炎性外痔常见 3. 如发生血栓形成及皮下血肿有剧痛，称之为血栓性外痔，是血栓性静脉炎的一种表现，48小时后疼痛才开始逐渐缓解
混合痔	1. 内痔发展到Ⅲ度以上时多形成混合痔 2. 混合痔逐渐加重，呈环状脱出肛门外，脱出的痔块在肛周呈梅花状，称为环状痔 3. 脱出痔块若被痉挛的括约肌嵌顿，以致水肿，淤血甚至坏死，临床上称为嵌顿性痔或绞窄性痔

内痔的分度及表现见表14-356。

表14-356 内痔的分度及表现

分度	表现
Ⅰ度	便时带血、滴血或喷射状出血，便后出血可自行停止，无痔脱出
Ⅱ度	常有便血，排便时有痔脱出，便后可自行还纳
Ⅲ度	偶有便血，排便或久站、咳嗽、劳累、负重时痔脱出，需用手还纳
Ⅳ度	偶有便血，痔脱出不能还纳或还纳后又脱出

必考热点

1. 内痔的好发部位为截石位3、7、11点。

2. 内痔分为四期，其中Ⅱ期内痔表现为周期性、无痛性便血，呈滴血或射血状，量较多，痔核较大，便时痔核能脱出肛外，便后能自行还纳。

3. 诊断（鉴别诊断）

（1）诊断：主要靠肛门直肠检查。痔的诊断见表 14-357。

表 14-357　痔的诊断

诊断项目	诊断内容
肛门视诊	内痔除Ⅰ度外，其他三度都可在肛门视诊下见到。对有脱垂者，最好在蹲位排便后立即观察，可清晰见到痔块大小、数目及部位
直肠指诊	对痔的诊断意义不大，但可了解直肠内有无其他病变，如直肠癌、直肠息肉
肛门镜检查	不仅可以见到痔块的情况，还可观察到直肠黏膜有无充血、水肿、溃疡、肿块等。血栓性外痔表现为肛周暗紫色长条圆形肿物，表面皮肤水肿、质硬、压痛明显

（2）鉴别诊断：见表 14-358。

表 14-358　痔的鉴别诊断

鉴别疾病	鉴别要点
直肠癌	主要症状为大便习惯改变，可有直肠刺激症状，指诊可及菜花样肿物，结肠镜及活检病理可确诊
直肠息肉	多为低位带蒂息肉，呈圆形、实性，活动度好
直肠脱垂	易误诊为环状痔，但直肠脱垂黏膜呈环形，表面光滑，括约肌松弛

4. 治疗原则　无症状的痔无须治疗；有症状的痔重在减轻或消除症状，而非根治；以非手术治疗为主。痔的非手术治疗和手术治疗见表 14-359。

表 14-359　痔的非手术治疗和手术治疗

项目		内容
非手术治疗	一般治疗	1. 注意饮食，忌酒和辛辣刺激食物，增加纤维性食物，多摄入果蔬、多饮水，保持大便通畅，必要时服用缓泻剂，便后清洗肛门 2. 对于脱垂型痔，注意用手轻轻托回痔块，阻止再脱出 3. 避免久坐久立，进行适当运动，睡前温热水（可含高锰酸钾）坐浴等
	局部用药治疗	栓剂、膏剂和洗剂，已被广泛采用
	口服药物治疗	采用治疗静脉曲张的药物
	注射疗法	1. 对Ⅰ、Ⅱ度出血性内痔效果较好 2. 将硬化剂注射于黏膜下层静脉丛周围，使引发炎症反应及纤维化，从而压闭曲张的静脉 3. 1 个月后可重复治疗，避免将硬化剂注入黏膜层造成坏死
	物理疗法	激光治疗、冷冻疗法、直流电疗法和铜离子电化学疗法、微波热凝疗法、红外线凝固治疗，较少用
	胶圈套扎	1. 套扎痔根部，阻断其血供以使痔脱落坏死 2. 适用于Ⅱ、Ⅲ度内痔，对于巨大的内痔及纤维化内痔更适合

续 表

项目		内容
手术治疗	手术指征	保守治疗无效，痔脱出严重，较大纤维化内痔，注射等治疗不佳，合并肛裂、肛瘘等
	手术原则	通过手术使脱垂肛垫复位，尽可能保留肛垫的结构，从而减少对术后精细控便能力的影响

重点提醒

套扎不能套在齿状线及皮肤，否则引起剧烈疼痛。

考点：破伤风

1. 概述 见表14-360。

表14-360 破伤风的概述

项目	内容
病因	破伤风梭菌经伤口感染，产生外毒素引起
特点	局部和全身性肌强直、痉挛和抽搐
病原	厌氧的革兰阳性梭状芽孢杆菌，产生外毒素，主要有痉挛毒素、溶血毒素两种
人群易感性	人群普遍易感，病后无持久免疫力

2. 临床表现及诊断 见表14-361。

表14-361 破伤风的临床表现及诊断

项目	内容
潜伏期	长短不一，往往与是否打过预防针、创伤的性质和部位及伤口的处理等因素有关。潜伏期通常在7个月左右
前驱期	一般持续12~24小时，表现为乏力，头晕，头痛，咀嚼无力，反射亢进，烦躁不安，局部疼痛，肌肉牵拉、抽搐及强直，下颌紧张，张口不便等
发作期	1. 在肌紧张性收缩（肌强直、发硬）的基础上，阵发性强烈痉挛 2. 最先受影响的肌群是咀嚼肌，随后顺序为面部表情肌、颈、背、腹、四肢肌，最后为膈肌。表现为口角下缩、咧嘴"苦笑"、形成"角弓反张"或"侧弓反张"；膈肌受影响后，发作时面唇青紫，通气困难，可出现呼吸暂停 3. 声、光、震动、饮水、注射等可诱发阵发性痉挛 4. 患者神志始终清楚，感觉也无异常，一般无高热 5. 强烈的肌痉挛，可使肌断裂，甚至发生骨折 6. 膀胱括约肌痉挛可引起尿潴留 7. 持续的呼吸肌和膈肌痉挛，可造成呼吸骤停 8. 患者死亡原因多为窒息、心力衰竭或肺部并发症
病程	1. 一般为3~4周，如积极治疗、不发生特殊并发症者，发作的程度可逐步减轻，缓解期平均约1周。但肌紧张与反射亢进可继续一段时间 2. 恢复期间还可出现一些精神症状，如幻觉，言语、行动错乱等，但多能自行恢复
诊断	破伤风的症状比较典型，诊断主要根据临床表现。凡有外伤史，不论伤口大小、深浅，如果伤后出现肌紧张、扯痛、张口困难、颈部发硬、反射亢进等，均应考虑此病的可能性

必考热点

1. 破伤风梭菌产生的外毒素是溶血毒素和痉挛毒素。

【热点提示】外毒素有溶血毒素和痉挛毒素两种，前者主要引起组织局部坏死和心肌损害，而后者对神经有特别亲和力，导致脊髓运动神经元和脑干广泛脱抑制而发病，表现为全身横纹肌群的紧张性收缩和阵发性痉挛。

2. 破伤风是毒血症。

【热点提示】破伤风是由破伤风梭菌经伤口感染，产生外毒素引起的以局部和全身性肌强直、痉挛和抽搐为特征的一种毒血症。

3. 破伤风发作期典型症状是在肌紧张性收缩（肌强直、发硬）的基础上，阵发性强烈痉挛，通常最先受影响的肌群是咀嚼肌，随后顺序为面部表情肌—颈肌—背肌—腹肌—四肢肌—膈肌。

3. 预防与转诊　见表 14-362。

表 14-362　破伤风的预防与转诊

项目	内容
预防	1. 早期彻底清创，改善局部循环，是预防破伤风发生的关键 2. 主动免疫：采用类毒素基础免疫通常需注射 3 次，免疫力在首次注射后 10 日内产生，30 日后能达到有效的抗体浓度。三次基础注射后每隔 5~7 年皮下注射类毒素 0.5ml 作为强化注射 3. 被动免疫：该方法适用于未接受或未完成全程主动免疫注射，伤口污染、清创不当以及严重的开放性损伤患者。破伤风抗毒素（TAT）是最常用的被动免疫制剂，有抗原性，可致敏。常用剂量是 1500U 肌内注射，伤口污染重或受伤超过 12 小时者，剂量加倍，有效作用维持 10 日左右。注射前应做过敏试验。TAT 皮内试验过敏者，可采用脱敏法注射
转诊	一旦遇到疑似病例和确诊病例均应转诊

重点提醒

1. 破伤风症状比较典型，诊断主要根据临床表现。凡有外伤史，不论伤口大小、深浅，如果伤后出现肌紧张、扯痛，张口困难、颈部发硬、反射亢进等，均应考虑此病的可能性。

2. 基础注射：首次皮下注射 0.5ml，间隔 4~6 周再注射 0.5ml，第 2 针后 6~12 个月再注射 0.5ml。

必考热点

1. 预防破伤风发生的关键是早期彻底清创，改善局部循环。

2. 最常用的被动免疫制剂是破伤风抗毒血清，其有抗原性，可致敏。

3. 被动免疫适用于未接受或未完成全程主动免疫注射，伤口污染、清创不当，以及严重的开放性损伤患者。

4. 患儿于家中娩出，母亲拿剪刀自行断脐，生后第 7 天开始出现不能吮乳，渐渐发展为牙关紧闭，苦笑面容。该病治疗成功的关键是控制痉挛。

【热点提示】新生儿由于在出生时其母拿剪刀自行断脐，生后第 7 天出现牙关紧闭，苦笑面容，可诊断为“新生儿破伤风”。新生儿破伤风，控制痉挛是成功的关键。解痉药以能控制抽搐、使患儿处于嗜睡状态、刺激能醒为宜，理想的解痉药物应该能很快控制抽搐而不具有呼吸抑制或其他副作用。

第十一单元 常见肿瘤

考点：肺癌

肺癌大多数起源于支气管黏膜上皮，因此也称支气管肺癌。肺癌发病率目前位居恶性肿瘤首位。

1. 病因 见表14-363。

表14-363 肺癌的病因

项目	内容
吸烟	是肺癌的最重要的高危因素，其中多链芳香烃类化合物和亚硝酸胺均有很强致癌活性
职业和环境接触	1. 铝制品的副产品、砷、石棉、铬化合物、焦炭炉、芥子气、含镍的杂质、氯乙烯等职业环境致癌物 2. 长期接触铍、镉、硅、甲醛等物质
电离辐射	肺脏是对放射线较为敏感的器官
既往肺部慢性感染	如肺结核、支气管扩张症等患者支气管上皮在慢性感染过程中可能化生为鳞状上皮致使癌变，但较为少见
遗传等因素	家族聚集、遗传易感性以及免疫功能降低，代谢、内分泌功能失调等
大气污染	主要原因是石油、煤和内燃机等燃烧后和沥青公路尘埃产生的含有苯并芘致癌烃等有害物质污染大气导致发病率增高。大气污染与吸烟对本病的发病率可能互相促进，起到协同作用
其他	人体内在因素如免疫状态、代谢活动等

2. 临床表现 见表14-364。

表14-364 肺癌的临床表现

项目	内容
呼吸系统表现	表现为咳嗽、咯血，多为痰中带血，胸痛、胸闷等呼吸困难多为晚期表现。早期无体征，偶引起支气管狭窄而有局限性哮鸣音，瘤体较大而表浅者，可能局部呈浊音或呼吸音减弱。若伴发肺不张、肺炎或胸腔积液，则有相应体征
转移性表现	喉返神经受侵犯：声音嘶哑
	食管压迫表现：吞咽困难
	上腔静脉被癌肿压迫：上腔静脉阻塞综合征
	肺尖癌肿若侵犯下颈交感神经链：霍纳综合征
	心包和胸膜转移：血性心包积液和胸腔积液
	骨转移：病理性骨折及骨痛
	脑转移：各种神经症状及体征
非转移性肺外表现	异位内分泌作用：可产生肺外表现，引起异源性内分泌症候群，最常见的为库欣综合征、骨关节肥大、杵状指、抗利尿激素分泌失调综合征（SIADH）等

必考热点

1. 中年以上男性持续或间断咳血痰或少量咯血，最大可能是肺癌。

【热点提示】肺癌的临床表现不典型，早期特别是周围型肺癌可无明显症状，大多在胸部X线检查时发现。呼吸系统表现包括咳嗽、咯血，多为痰中带血，胸痛、胸闷等。40岁以上男性，特别是吸烟者，若咳嗽持久、加重或变为呛咳、痰中带血或咯血经久不止。

2. 喉返神经受侵犯表现为声音嘶哑。

3. 食管压迫表现为吞咽困难。

4. 肺癌常见的临床症状是咳嗽。

5. 肺癌常见的转移部位是右锁骨上淋巴结。

6. 肺癌的呼吸系统表现主要包括咳嗽、咯血、多为痰中带血，胸痛、胸闷等。

7. 患者，男性，50岁。干咳2个月，痰中带血7天，无发热及咳痰，吸烟史20年。查体：双肺呼吸音清，杵状指（+）。最可能的诊断是支气管肺癌。

【热点提示】支气管肺癌一般都伴有杵状指（趾），呼吸系统表现包括咳嗽、咯血，多为痰中带血，胸痛、胸闷等。

8. 患者，男性，63岁。咳嗽3个月，痰中有时有血丝，伴消瘦。胸部X线片发现肺部有一团块状阴影，考虑为肺癌。近来出现颜面、颈部及上肢水肿，但下肢无水肿。其水肿最可能的原因是肺癌压迫上腔静脉。

【热点提示】肺癌侵犯纵隔压迫上腔静脉时，上腔静脉回流受阻，产生头面部、颈部和上肢水肿，以及胸前部瘀血和静脉曲张，可引起头痛、头晕或眩晕。

9. 患者，男性，57岁。吸烟史30年，每日1包。有咳嗽、咳痰病史约8年，气促进行性加重2年。近两个月发现痰中经常带有血丝，无脓痰，无发热，昨日起出现大口咯血，伴气促加重，感右胸隐痛。诊断应高度警惕支气管肺癌。

3. 诊断 临床表现和影像学表现可提供诊断线索，组织学或细胞学检查可确立诊断。痰细胞学、纤维支气管镜和胸部X线检查是较有效的诊断方法。还可行放射性核素骨扫描、活体组织检查和血清肿瘤标志物检查等。近年PET扫描和纵隔镜的开展为肺癌的准确分期奠定了新的基础。肺癌的诊断方法见表14-365。

表14-365 肺癌的诊断方法

项目	内容
X线检查	胸部X线片主要用于筛查，肺部肿瘤在胸部X线片上可显示大体位置和大小
CT检查	可以显示在胸部X线片上难以发现的影像信息，可以有效地检出早期周围型肺癌，进一步验证病变所在的部位和累及范围，也可鉴别其良、恶性，是目前肺癌诊断、分期、疗效评价及治疗后随诊中最重要和最常用的影像手段
痰细胞学检查	找到癌细胞，可以明确诊断
支气管镜检查	对中心型肺癌诊断的阳性率较高，并可采取小块组织（或穿刺病变组织）做病理学检查
纵隔镜检查	对纵隔转移淋巴结进行评价和取活检，有利于肿瘤的诊断及TNM分期
正电子发射断层扫描（PET）	对发现转移病灶很敏感，但对于肺泡细胞癌的敏感性较差
经胸壁穿刺活组织检查	对周围型肺癌阳性率较高
转移病灶活组织检查	适用于晚期肺癌病例
胸腔积液检查	抽取胸腔积液经离心处理后，取其沉淀做涂片检查，寻找癌细胞
胸腔镜检查术或剖胸检查	适用于肺部肿块经多种方法检查，仍未能明确病变的性质，而肺癌的可能性又不能排除时，如患者全身情况许可

必考热点

1. 肺癌诊断中，临床表现和影像学表现可提供诊断线索，组织学或细胞学检查可确立诊断。

2. CT检查是目前肺癌诊断、分期、疗效评价及治疗后随诊中最重要和最常用的影像手段。

3. 患者，男性，65岁，长期吸烟，最近出现咳嗽、咳痰，痰中常血丝，右侧胸痛，消瘦，X线提示右侧肺门类圆形阴影，边缘毛糙，为进一步明确诊断，应选择的检查是纤维支气管镜。

【热点提示】纤维支气管镜检查是诊断肺癌的主要方法，对确定病变性质、范围，明确手术指征与方式有一定帮助。

4. 患者，男性，74岁。吸烟指数1200，近半年有咳嗽，痰中带血丝，近2个月出现声嘶，查体：右锁骨上窝触及一肿大淋巴结，质硬，无压痛，则可能为肺癌。

【热点提示】吸烟指数=每天吸烟支数×吸烟年数。吸烟指数1200提示患者有长期吸烟史。患者为老年男性，属肺癌的高发人群。咳嗽，痰中带血丝，声嘶，右锁骨上窝触及一肿大淋巴结，质硬，无压痛，符合肺癌临床表现。

5. 患者，男性，66岁。因刺激性干咳3个月、首次痰中带血1个月就诊，无发热、胸痛、心悸。自服抗菌药、镇咳药效果不佳。既往有吸烟史40年，每天约25支。最可能的诊断是肺癌。为明确诊断，首选的检查是胸部CT。

【热点提示】患者为老年男性，属肺癌的高发人群。40岁以上，特别是吸烟者，若咳嗽持久、加重或变为呛咳、痰中带血或咯血经久不止，尤其是首次咯血者，应高度警惕为肺癌。CT检查为首选的检查方法，是目前肺癌诊断、分期、疗效评价及治疗后随诊中最重要和最常用的影像手段。

4. 治疗 方法主要有外科手术治疗、放射治疗、化学药物治疗、靶向治疗、中医中药治疗以及免疫治疗等。手术治疗仍然是肺癌最重要和最有效的治疗手段。

5. 预防与筛查 见表14-366。

表14-366 肺癌的预防与筛查

项目	内容
降低肺癌发病率的有效途径	广泛进行防癌的宣传教育，劝阻吸烟，建立和健全肺癌防治网
根据症状和检查筛查	1. 中年以上久咳不愈或出现血痰 2. 胸部X线检查发现肺部有肿块阴影

重点提醒

肺癌的症状没有特异性，凡超过2周经治不愈的呼吸道症状尤其是血痰、干咳，或原有的呼吸道症状发生改变，要警惕肺癌的可能性。

考点：食管癌

1. 概述 见表14-367。

表14-367 食管癌的概述

项目	内容
化学病因	亚硝胺，致癌性强

续　表

项目	内容
生物性病因	真菌能促使亚硝胺及其前体的形成，更促进癌症的发生
缺乏某些微量元素	钼、铁、锌、氟、硒等
缺乏维生素	维生素 A，维生素 C 以及动物蛋白、新鲜蔬菜、水果摄入不足
其他因素	食管癌遗传易感因素，烟、酒、热食热饮、口腔不洁等因素

必考热点

1. 导致食管癌的主要化学病因是致癌性非常强的亚硝胺。

【热点提示】食管癌的确切病因尚不清楚，可能是多种因素所致的疾病。主要病因中的化学病因是指亚硝胺，致癌性强。在高发区的膳食、饮水、酸菜甚至患者的唾液中，测亚硝酸盐含量均远较低发区为高。

2. 缺乏维生素 A、维生素 C 以及动物蛋白、新鲜蔬菜、水果摄入不足是食管癌高发区的一个共同特点。

2. 临床表现　见表 14-368。

表 14-368　食管癌的临床表现

项目		内容
早期症状		主要症状为胸骨后不适，烧灼感或疼痛，进食后有异物感或摩擦感、停滞感或轻度梗阻感
中晚期症状	吞咽困难（特征性症状）	1. 起初症状较轻，呈间歇性，随着病变的发展，咽下困难呈持续和进行性加重 2. 缩窄型和髓质型较为明显，其他类型较轻
	食物反流	反流和呕吐物常带有腐臭味，反流物误吸入气道可造成吸入性肺炎甚至窒息
	疼痛	表现为咽下疼痛，胸骨后或肩背等区域间歇性或持续性钝痛，灼痛甚至撕裂痛，常提示食管癌已外侵
	出血	可出现呕血和黑便，以溃疡型多见，肿瘤外侵至胸主动脉可造成致死性大出血
	其他	1. 肿瘤侵犯引起声音嘶哑、纵隔炎、纵隔脓肿、肺炎、肺脓肿、气管食管瘘、心包炎等 2. 全身广泛转移者出现黄疸、腹水、昏迷、呼吸困难、骨折等症状，终末期常因食管梗阻、滴水难进，出现消瘦、脱水、衰竭、恶病质等
体征		左侧锁骨上有无肿大淋巴结、肝有无肿块和有无腹水、胸腔积液、心包积液等远处转移体征

必考热点

1. 提示食管癌的典型症状为渐进加重的吞咽困难。

【热点提示】吞咽困难是食管癌的特征性症状，起初症状较轻，呈间歇性，随着病变的发展，咽下困难呈持续和进行性加重。

2. 食管癌患者有持续性胸背痛，多表示癌已侵犯食管外组织。

3. 食管癌的体格检查时应特别注意左侧锁骨上有无肿大淋巴结、肝有无肿块和有无腹水、胸腔积液等远处转移体征。

4. 患者，男性，60 岁。近来咽第一口饭时常有哽噎感，首先应考虑食管癌。

3. 诊断 见表14-369。

表14-369 食管癌的诊断

项目	内容
食管吞钡X线检查	常见的有食管黏膜纹粗乱，管壁僵硬，蠕动减弱，钡流滞缓，管腔狭窄或充盈缺损等改变
胃镜、超声内镜检查（EUS）及活检	1. 早期可见小的息肉样隆起、黏膜发红变脆或浅溃疡等改变 2. 晚期多见管壁有菜花样肿块隆起或深溃疡，管腔狭窄等肿瘤生长及浸润性改变

必考热点

食管癌的食管吞钡X线检查表现为食管充盈缺损、黏膜纹粗乱，管壁僵硬。

【热点提示】食管吞钡X线检查常见的有食管黏膜纹粗乱，管壁僵硬，蠕动减弱，钡流滞缓，管腔狭窄或充盈缺损等改变。

4. 防治原则 见表14-370。

表14-370 食管癌的防治原则

项目		内容
治疗		外科治疗、放射治疗、化学治疗和综合治疗
预防	病因学预防	改良饮水（减少水中亚硝胺及其他有害物质）、防霉去毒、改变不良生活习惯、应用化学药物（亚硝胺阻断药）等
	发病学预防	应用预防药物（维A酸类化合物、维生素B、维生素C、维生素E、维生素K等），积极治疗食管上皮增生、处理癌前病变，如食管炎、息肉、憩室

重点提醒

中晚期食管癌的典型症状是进行性吞咽困难。

必考热点

1. 食管癌的预防：具体如下。①病因学预防：改良饮水（减少水中亚硝胺及其他有害物质）、防霉去毒、改变不良生活习惯、应用化学药物（亚硝胺阻断剂）等。②发病学预防：应用预防药物（维甲酸类化合物、维生素B、维生素C、维生素E、维生素K等）、积极治疗食管上皮增生、处理癌前病变，如食管炎、息肉、憩室等。

2. 患者，女性，55岁。进行性吞咽困难3个月，食管钡剂检查提示食管在中段有4cm长不规则充盈缺损。最佳治疗方案是手术切除。

【热点提示】食管癌患者，早期切除常可达到根治效果，中下段食管癌首选手术切除，如不能手术可选择放射治疗。

考点：胃癌

1. **常见病因**　见表 14-371。

表 14-371　胃癌的常见病因

项目	内容
地域环境	我国的西北与东部沿海地区胃癌发病率比南方地区明显为高
生活饮食	长期食用熏烤、盐腌食品的人群中胃癌发病率高，与食品中亚硝酸盐、真菌毒素、多环芳烃化合物等致癌物或前致癌物含量高有关。吸烟者的胃癌发病危险较不吸烟者高 50%
幽门螺杆菌（Hp）感染	引发胃癌的主要因素之一
慢性疾病和癌前病变	胃息肉、慢性萎缩性胃炎及胃部分切除后的残胃有可能转变为癌。胃黏膜上皮的异型增生属于癌前病变
遗传和基因	胃癌患者有血缘关系的亲属其胃癌发病率较对照组高 4 倍

2. **临床表现**　见表 14-372。

表 14-372　胃癌的临床表现

项目	内容
症状	1. 早期胃癌多数患者无明显症状，有时出现上腹部不适，进食后饱胀、恶心等非特异性症状 2. 随着病情发展，患者可出现症状加重，食欲缺乏、乏力、消瘦，体重减轻 3. 贲门癌可有胸骨后疼痛和进食梗阻感 4. 近幽门的胃癌可因幽门部分或完全性梗阻而发生呕吐、呕吐物多为隔夜宿食和胃液 5. 肿瘤破溃或侵犯血管后可有呕血、黑便等消化道出血症状；也有可能发生急性穿孔
体征	1. 早期患者多无明显体征 2. 晚期患者可触及上腹部质硬、固定的肿块，也可出现左锁骨上淋巴结肿大、直肠膀胱陷凹扪及肿块、贫血、腹水、黄疸、营养不良的表现

必考热点

1. 胃癌致幽门梗阻最突出的临床表现为呕吐。

【热点提示】近幽门的胃癌可因幽门部分或完全性梗阻而发生呕吐、呕吐物多为隔夜宿食和胃液。

2. 患者，男性，69 岁。间断上腹痛 10 余年，2 个月来加重伴进食后饱胀，体重下降 7kg，Hb 90g/L。最可能的诊断是胃癌。

【热点提示】胃癌是我国最常见的恶性肿瘤之一，好发年龄在 50 岁以上，男性多于女性。早期胃癌多数患者无明显症状，有时出现上腹部不适，进食后饱胀、恶心等非特异性症状。随着病情发展，患者可出现症状加重，食欲缺乏、乏力、消瘦，体重减轻。

3. 患者，男性，65 岁。近日出现上腹不适，疼痛，进食后加重，消瘦、贫血，应高度警惕的是胃癌。

【热点提示】提示患者器质性疾病的“报警症状和体征”：45 岁以上，近期出现消化不良症状；有消瘦、贫血、呕血、黑便、吞咽困难、腹部肿块、黄疸等；有报警症状和体征者，必须进行彻底检查直到找到病因。因此题干中患者出现上述症状，需要考虑胃癌。

3. 诊断 见表14-373。

表14-373 胃癌的诊断

项目	内容
胃镜检查及活检	是确诊本病最可靠的方法。早期胃癌胃镜下可仅表现为黏膜色调改变（发红或变白）、局部黏膜血管缺失或纹理改变、黏膜质脆易出血等，黏膜染色和放大内镜等有助于病变的识别
X线钡餐检查	对诊断及鉴别诊断有较大价值，但早期胃癌仍易漏诊
大便潜血试验	持续阳性对诊断有参考价值
超声和CT检查	有助于了解胃癌的转移情况
超声内镜检查	有助于了解胃癌侵犯胃壁的深度和周围淋巴结转移情况

必考热点

1. 有助于了解胃癌侵犯胃壁的深度和周围淋巴结转移情况的检查是超声内镜检查。

2. 怀疑胃癌者的首选诊断方法是胃镜检查。

【热点提示】胃镜下便于活体组织病理学检查，能明确胃癌的诊断。

3. 患者，男性，45岁，胃溃疡史8年。近2个月上腹疼痛。失去原规律性伴反酸，嗳气，内科药物治疗疗效不满意，急需行胃镜+活检检查。

【热点提示】胃癌的确诊需胃镜+活检病理检查。该患者有溃疡病史，疼痛规律改变，内科治疗效果差，提示恶变可能大，遂直接胃镜检查。

4. 患者，男性，46岁。无节律性上腹部疼痛不适2个月，食欲缺乏。多次大便隐血试验均为阳性。为确诊，应做的检查是胃镜。

【热点提示】临床上若中老年人出现无节律性上腹部疼痛，伴有大便隐血试验阳性的，应首选胃镜进行检查，以排除胃癌的可能。

5. 患者，男性，62岁，上腹不适，隐痛，胀满，食欲减退30余天，服酵母片、苏打片等均无效，无胃病史。查体：略消瘦，腹部无阳性体征，余无特殊。实验室检查：大便隐血试验（+），血红蛋白100g/L。首先应考虑胃癌。

【热点提示】对40岁以上，如以往无胃病史而出现早期消化道症状，或已有长期溃疡病史而近期症状变明显或有疼痛规律性改变者，切不可轻易视为一般病情，必须进行详细的检查，明确是否为胃癌。

6. 患者，男性，47岁。上腹隐痛不适，近2个月加剧，服胃痛片后有所缓解，食欲尚可，大便隐血试验（++），胃肠道钡餐检查见胃窦部小弯侧黏膜纹理紊乱，胃壁僵直不规则。首先应考虑胃癌。

【热点提示】患者上腹痛，伴有消化道出血，胃肠道钡餐检查见胃窦部小弯侧黏膜纹理紊乱，胃壁僵直不规则，首先考虑胃癌。

重点提醒

通过临床表现、纤维胃镜或X线钡餐检查，多数胃癌可获得正确诊断。

4. 筛查 普查筛选是提高早期胃癌诊断率的主要手段，以下情况是普查筛选（定期检查）的重点人群。

（1）有胃癌家族史或原有胃病史的人群。

（2）40岁以上有上消化道症状而无胆道疾病者。

（3）原因不明的慢性消化道出血者。

（4）短期内体重明显减轻、食欲缺乏者。

（5）有反复幽门螺杆菌感染者。

考点：结、直肠癌

1. 概述　见表14-374。

表14-374　结、直肠癌的概述

项目	内容
病因	1. 长期摄入过量高脂肪、高蛋白食物、缺乏纤维素及维生素摄入等不健康的饮食习惯 2. 遗传因素 3. 结肠腺瘤、溃疡性结肠炎、结肠血吸虫病肉芽肿等病史 4. 癌前病变，如家族性结肠息肉病
病理	组织学类型有腺癌（管状腺癌、乳头状腺癌、黏液腺癌、印戒细胞癌）、腺鳞癌、未分化癌
转移途径	直接浸润、淋巴转移、血行转移、种植转移。转移最常见的受累器官为肝脏，其次为肺、骨
分期	常采用国际抗癌联盟（AJCC）的TNM分期法，即根据原发肿瘤（T）、区域淋巴结（N）、远隔器官转移（M）进行临床分期

必考热点

结、直肠癌转移的受累器官依次为肝、肺、骨。

【热点提示】结、直肠癌的转移途径包括直接浸润、淋巴转移、血行转移、种植转移。转移最常见的受累器官为肝脏，其次为肺、骨。

2. 临床表现

（1）结肠癌：见表14-375。

表14-375　结肠癌的临床表现

项目	内容
排便习惯及大便性状改变	常为最早出现的症状，多表现为排便次数增加，腹泻、便秘交替，黏液血便等
腹痛	早期为定位不确切的腹部隐痛，晚期出现肠梗阻时可出现严重腹痛
腹部包块	部分患者可在肿瘤发生部位触及质硬肿物
肠梗阻症状	随着肿瘤生长，可引起肠腔梗阻，多表现为慢性低位不全梗阻，当发生完全梗阻时会出现急性肠梗阻的症状
全身症状	患者可出现贫血、消瘦、乏力、低热等症状，晚期可能出现肝大、黄疸、腹水、恶病质等症状

不同部位的结肠癌有不同的临床特点：右半结肠癌肿瘤常为肿块型或溃疡型，不易引起肠腔狭窄，所以主要临床表现以全身症状、贫血、腹部包块为特点；左半结肠癌以肠梗阻、便秘、腹泻、便血为特点。

（2）直肠癌：见表14-376。

表14-376　直肠癌的临床表现

项目	内容
直肠刺激症状	便意频繁，排便不尽感，肛门下坠感

续 表

项目	内容
肿瘤破溃感染症状	大便表面带血，脓血便
肠腔狭窄症状	早期大便变形、变细，直至出现低位肠梗阻症状
晚期症状	1. 肿瘤可侵犯前列腺造成尿路刺激症状 2. 侵犯骶前神经可出现持续疼痛 3. 肝转移者可出现黄疸、腹水、贫血、消瘦等表现

必考热点

1. 结肠癌最早出现的临床症状是排便习惯和粪便性状的改变。

【热点提示】排便习惯和粪便症状的改变是结肠癌最早出现的症状，多表现为排便次数增加、腹泻、便秘交替、黏液血便等。

2. 患者，男性，50岁。右下腹及脐周持续隐痛近5个月，近2个月常有低热。体格检查：右下腹可触及包块，不除外升结肠癌，患者最可能伴随的症状是贫血。

【热点提示】结合题中症状，考虑为右半结肠癌。右半结肠癌的主要表现以全身症状、贫血、腹部包块为特点。

3. 诊断

（1）结肠癌诊断依据：见表14-377。

表14-377 结肠癌诊断依据

项目		内容
病史		排便习惯或性状改变，腹痛，腹部包块，患者可有贫血、肠梗阻的表现
体格检查		直肠指检是排除直肠癌简便有效的检查。如肿瘤较大，腹部触诊可在肿瘤原发部位触及包块，通常质硬，稍活动或固定不动
辅助检查	X线气钡灌肠对比造影	可发现肠壁充盈缺损、肠腔狭窄等征象，显示肿瘤部位及范围
	结肠镜	1. 能够直视下观察肿瘤部位、肠管狭窄程度，并可取得组织标本进行病理确诊 2. 内镜超声可判断肿瘤浸润肠壁深度及肠周淋巴结是否存在转移，有助于进行临床分期
	盆腹部超声、CT、MRI检查	有助于明确肿瘤局部浸润情况、淋巴结转移、有无肝转移等情况，对判断能否手术根治切除及明确手术方式有意义
	实验室检查	1. 血常规可有不同程度的贫血，大便潜血常阳性 2. 血清癌胚抗原（CEA）可高于正常

（2）直肠癌诊断依据：见表14-378。

表14-378 直肠癌诊断依据

项目	内容
病史	患者多有便意频繁、排便不尽感、肛门下坠感，便血，肠腔狭窄后可有大便变细或变形
体格检查	直肠指检是直肠癌首选的检查方法，常用体位有膝胸位、截石位、侧卧位，必要时也可蹲位进行检查。常可在直肠内触及肿物，指套上常有染血。指检触及肿物后要注意其侵及肠壁的范围、肿物下缘距肛门的距离

续 表

项目	内容
辅助检查	结肠镜、盆腹部超声、CT、MRI 检查的临床意义同结肠癌
	实验室检查：同结肠癌

重点提醒

不同部位的结肠癌有不同的临床特点：右半结肠癌肿瘤常为肿块型或溃疡型，不易引起肠腔狭窄，所以主要临床表现以全身症状、贫血、腹部包块为特点；左半结肠癌以肠梗阻、便秘、腹泻、便血为特点。

必考热点

1. 排除直肠癌最简便有效的检查是直肠指检。

【热点提示】直肠指检是排除直肠癌最简便有效的检查。如肿瘤较大，腹部触诊可在肿瘤原发部位触及包块，通常质硬，稍活动或固定不动。

2. 结、直肠癌均可出现血清 CEA 阳性。

【热点提示】结、直肠癌血清 CEA（癌胚抗原）可高于正常。

3. 直肠指检是直肠癌首选的检查方法，常用体位包括膝胸位、截石位、侧卧位，必要时也可蹲位进行检查。

4. 患者，男性，38 岁。出现尿路刺激症状和持续疼痛，作为肝转移者还出现黄疸、腹水、贫血、消瘦等表现，说明直肠癌现处于晚期。

【热点提示】直肠癌晚期症状肿瘤可侵犯前列腺造成尿路刺激症状；侵犯骶前神经可出现持续疼痛；肝转移者可出现黄疸、腹水、贫血、消瘦等表现。

5. 患者，男性，67 岁。低热伴右侧腹痛不适半年。查体：贫血貌，右侧中腹部扪及 6cm×4cm 质硬肿块，可推动，压痛不明显。最可能的诊断是右侧结肠癌。

【热点提示】右侧结肠癌以全身症状、贫血及腹部肿块为主要临床表现。

6. 患者，女性，45 岁。便血并排便不尽感半个月就诊，既往有内痔病史，首选的检查方法是直肠指检。

【热点提示】直肠指检常是直肠疾病首选的检查方法。

7. 患者，女性，57 岁。近 1 个月排便次数增加，有里急后重和排便不尽感，偶有便血。

（1）此时应首选的检查方法是直肠指诊。

【热点提示】患者有里急后重感，提示病变在直肠，而对于直肠病变，指诊是最基础，也是不可省略的。

（2）经检查发现距肛门 8cm 有一质硬菜花状肿块，应首先考虑直肠癌。

【热点提示】患者有便意频繁、排便不尽感和便血症状，经检查发现距肛门 8cm 处有一质硬菜花状肿物，应首先考虑为直肠癌。

（3）如想进一步明确诊断应选择经肛门取病理检查。

【热点提示】肿瘤明确诊断需要取活检进行病理检查。

8. 患者，女性，65 岁。腹胀痛，腹泻便秘交替月余伴里急后重感，无鲜血便。查体：腹平软，未及包块，左锁骨上，腹股沟淋巴结未触及。

（1）该患者可能的诊断是直肠癌。

（2）进一步检查应首先采用肛门指检、直肠镜检。

【热点提示】直肠癌：直肠刺激症状便意频繁，排便不尽感，肛门下坠感。肿瘤破溃感染症状大便表面带血，脓血便。肠腔狭窄症状早期大便变形、变细，直至出现低位肠梗阻症状。直肠指检是除外直肠癌简便有效的检查。如肿瘤较大，腹部触诊可在肿瘤原发部位触及包块，通常质硬，稍活动或固定不动。

考点：乳腺癌

1. 临床表现 患者常见的首诊症状是乳房内触及无痛性肿块，多位于乳房外上象限。乳腺癌的临床表现见表 14-379。

表 14-379 乳腺癌的临床表现

项目	内容
酒窝征	肿块累及库珀（Cooper）韧带，在乳房表面形成
橘皮征	肿瘤细胞堵塞皮下淋巴管，导致淋巴回流障碍，出现真皮水肿
乳头内陷或偏斜	中央区的肿瘤侵及乳管形成
炎性乳腺癌	乳房皮肤出现红肿、皮温增高等炎性表现
乳头湿疹样癌（Paget 病）	早期表现为乳头瘙痒，可伴有脱屑，随后出现乳头、乳晕皮肤糜烂、溃疡，呈湿疹样外观，上覆黄褐色鳞屑样痂皮，病史长者乳头可糜烂脱落

乳腺癌的临床分期采用 TNM 分期法，即根据原发肿瘤（T）、区域淋巴结（N）、远处转移（M）进行临床分期。

必考热点

1. 乳腺癌患者乳腺皮肤出现“酒窝征”的原因是肿瘤侵犯了 Cooper 韧带。

【热点提示】患者常见的首诊症状是乳房内触及无痛性肿块，多位于乳房外上象限。肿块多质硬、边界不清，逐渐增大可导致局部隆起，若累及 Cooper 韧带则可在乳房表面出现“酒窝征”。

2. 乳腺癌局部皮肤呈“橘皮样”改变的原因是癌细胞侵及或堵塞乳房表浅淋巴管导致淋巴水肿所致。

【热点提示】如果肿瘤细胞堵塞皮下淋巴管，可导致淋巴回流障碍，出现真皮水肿，乳房皮肤呈“橘皮征”。

3. 乳腺癌最早表现为乳房单发小肿块。

【热点提示】乳腺癌早期表现是患侧乳房出现无痛性、单发的小肿块，常是患者无意中发现而就医的主要症状。随着肿块的增大和病变的发展，可以出现皮肤呈“橘皮样”改变和乳头内陷等表现。

4. 乳腺癌常常发生于乳腺的外上象限。

【热点提示】肿块位于外上象限最多见，其次是乳头、乳晕区和内象限。

5. Paget 病即乳头湿疹样癌。

【热点提示】Paget 病又名乳房湿疹样癌，是一种特殊类型的癌性疾病，主要为乳腺癌或顶泌汗腺癌扩展至乳头及其周围表皮的损害。

6. 乳房外上象限一无痛肿块，伴腋窝淋巴结肿大，可考虑乳腺癌。

【热点提示】乳腺癌表现为乳房内包块，包块表面皮肤出现明显的凹陷性酒窝征。腋窝能触及淋巴结肿大。

2. 诊断（鉴别诊断）

（1）乳腺癌的诊断：见表 14-380。

表 14-380 乳腺癌的诊断

项目		内容
病史		注意询问患者有无乳腺癌家族史等高危因素
临床表现		具有前述典型的乳腺癌临床表现
影像学检查	乳腺超声	典型表现为病灶边界不清、形状不规则、回声不均、后方回声衰减、内部或周边可见明显血流信号等，亦可用于乳腺癌的筛查
	乳腺 X 线片（乳腺钼靶）	典型表现为伴有毛刺征的边界不规则高密度肿块影或簇状细小密集钙化灶，也可用于乳腺癌筛查。不能用于妊娠、哺乳期女性，以及乳房内有急性炎症、乳房有近期手术切口等的患者
	乳腺磁共振成像（MRI）	用于协助诊断乳腺超声、钼靶不能确定性质的乳房病灶，也可用于评价病灶范围从而监测乳腺癌新辅助治疗疗效
病理检查	空芯针穿刺活检（CNB）	首选乳腺病灶组织病理检查方法。能够确诊病灶的良、恶性，并对恶性病灶进行组织学分类及进行免疫组化染色了解肿瘤标志物表达情况，从而指导临床综合治疗方案的制定
	细针针吸细胞学检查（FNAC）	对乳腺原发灶的诊断准确率低于 CNB，且不能进行组织学分类及免疫组化染色，目前推荐用于腋窝可疑转移淋巴结的病理检查
	肿物切除活检	临床不再推荐作为乳腺肿物病理诊断的首选方法。如果 CNB 或 FNAC 不能明确诊断，可完整切除乳房肿物送检，不宜行肿物切取活检

必考热点

1. 典型乳腺癌病灶的超声表现包括病灶边界不清、形状不规则、回声不均、后方回声衰减、内部或周边可见明显血流信号等。

2. 乳腺病灶组织病理检查的首选方法是空芯针穿刺活检。

【热点提示】超声或钼靶引导下的空芯针穿刺活检是目前推荐的首选乳腺病灶组织病理检查方法。能够确认病灶的良、恶性，并对恶性病灶进行组织学分类及进行免疫组化染色了解肿瘤标志物表达情况，从而指导临床综合治疗方案的制定。

3. 乳腺癌的钼靶摄影典型征象是簇状细小密集钙化灶。

【热点提示】典型的乳腺癌钼靶表现包括伴有毛刺征的边界不规则高密度肿块影或簇状细小密集钙化灶。

4. 患者，女性，49 岁。左乳头刺痒，伴乳晕发红、糜烂 2 个月。查体：双侧腋窝无肿大淋巴结，乳头分泌物涂片细胞学检查见癌细胞，首先考虑的诊断是乳头湿疹样癌。

【热点提示】患者乳头分泌物涂片细胞学检查见癌细胞可确定为乳腺癌，乳头刺痒，伴乳晕发红、糜烂可确定为乳头湿疹样癌。

5. 患者，女性，55 岁。右乳房发现肿块 3 个月。查体：右乳头抬高，右乳外上象限可扪及一个 2.0cm×2.5cm 大小肿块，质硬，表面不平，边界不清，皮肤橘皮样变。应首先考虑的是乳腺癌。

【热点提示】乳腺癌的主要表现为乳腺肿块，乳头溢液，皮肤改变如“酒窝征”“橘皮样改变”，乳头、乳晕异常，腋窝淋巴结肿。结合题中症状，考虑为乳腺癌。

6. 患者，女性，64 岁。发现右乳内上象限肿物 1 周。检查：肿块约 5cm×6cm，与皮肤粘连，活动尚可，右腋窝下触及肿大淋巴结。腰椎摄片发现 L_1、L_2 有骨质破坏症状。患者首先应诊断为乳腺癌。

【热点提示】老年女性乳腺较大肿块，与皮肤有粘连，最可能的诊断为乳腺癌。

7. 患者，女性，37岁。月经正常，右乳腺根治术后。病理报告为非哺乳期乳腺炎，乳房肿块多位于乳晕周围，肿块表面皮肤红肿、皮温可升高，伴有明显疼痛。确诊方法为病理活检。

【热点提示】非哺乳期乳腺炎（浆细胞性乳腺炎、肉芽肿性乳腺炎）的乳房肿块多位于乳晕周围，肿块表面皮肤红肿、皮温可升高，伴有明显疼痛性肿块，病理活检为确诊方法。

8. 患者，女性，55岁。发现右乳腺肿物1周入院。查体：右乳外上象限肿物1.5cm×1.0cm，质硬，活动度小。

（1）确定肿瘤性质最可靠的方法是活组织切片送病理。

（2）最可能的诊断是乳腺癌。

【热点提示】传统的肿物切除活检术中冰冻病理诊断乳腺癌、然后即刻行乳腺癌根治性手术的方法。乳腺癌常见于老年妇女，易于乳房外上象限发现无痛性肿块，肿块质硬，表面不光滑，与周围组织分界不清，在乳房内不易被推动。

（2）鉴别诊断：见表14-381。

表14-381 乳腺癌的鉴别诊断

疾病名称	鉴别要点
乳腺纤维腺瘤	常见于年轻女性，肿瘤圆形或分叶状，边界清楚，活动度好。超声及病理检查能够明确诊断
乳腺囊性增生病	多见于中年女性，典型的临床表现是与月经周期相关的乳房疼痛，乳房触诊可触及质韧结节，与周围乳腺组织分界不明显，结节大小可随月经周期有所变化。乳腺影像学检查及病理活检能够明确诊断
非哺乳期乳腺炎（浆细胞性乳腺炎、肉芽肿性乳腺炎）	乳房肿块多位于乳晕周围，肿块表面皮肤红肿、皮温可增高，伴有明显疼痛，需与炎性乳腺癌鉴别。病理活检为确诊方法
其他乳房恶性肿瘤	乳房肉瘤、乳房淋巴瘤等

重点提醒

乳腺钼靶由于其特殊的检查方式及需接受X线，不能用于妊娠、哺乳期女性，也不能用于乳房内有假体的患者、乳房有急性炎症的患者、乳房有近期手术切口的患者。

3. 预防 乳腺癌的预防，关键在于定期体检，特别是具有乳腺癌发病高危因素的女性，早期诊断、早期治疗对于改善乳腺癌患者预后至关重要。

考点：子宫颈癌

1. 概述 见表14-382。

表14-382 子宫颈癌的病因及发病部位

项目	内容
病因	高危型人乳头瘤病毒（HPV）持续感染是子宫颈癌的主要危险因素
部位	好发于宫颈移行带区

必考热点

子宫颈癌好发于宫颈移行带区。

2. 临床表现 见表 14-383。

表 14-383 子宫颈癌的临床表现

项目		内容
症状	宫颈上皮内瘤变及早期浸润癌	多数无症状，宫颈可光滑。部分患者有白带增多，性生活或妇科检查后有接触性阴道出血
	宫颈浸润癌	1. 阴道流血：常表现为接触性阴道出血，出血量的多少视病灶大小、侵及间质血管的情况而定。早期阴道流血量少，晚期表现为大量阴道流血 2. 阴道排液：阴道分泌物增多，白色或血性，稀薄如水样，有腥臭。晚期因癌肿破溃，组织坏死脱落，继发细菌感染 3. 晚期症状：病灶侵犯范围不同症状不同。病灶向宫颈旁延伸，盆壁组织（神经、骨及淋巴管）受累时常有剧痛；输尿管受侵犯、管腔狭窄可致输尿管梗阻，导致梗阻的上方及肾盂积水；淋巴系统受侵犯，淋巴管受阻可致下肢顽固性水肿。病灶向前方扩散，膀胱受累可出现尿频、尿痛、下腹坠胀、血尿及尿瘘等症状；向后方扩散累及直肠时可出现排便困难、里急后重、便血及直肠阴道瘘等。癌组织还可通过血管及淋巴系统转移至远处器官而出现转移灶和相应表现。当病情进一步发展，最终可出现贫血、继发性感染、尿毒症及恶病质等
体征	宫颈上皮内瘤变及早期浸润癌	宫颈可呈光滑或糜烂或宫颈息肉等慢性宫颈炎改变
	宫颈浸润癌	1. 外生型可见宫颈赘生物向外生长，呈息肉状、乳头状或菜花状突起，表面不规则，触之易出血 2. 内生型可见宫颈肥大、质硬，颈管膨大如桶状 3. 癌灶浸润阴道可见阴道弹性差，结节状；向两侧宫旁组织侵犯时，妇科检查可扪及两侧宫旁组织增厚，结节状，质地与癌组织相似，若浸润达盆壁，形成冰冻骨盆

必考热点

1. 患者，女性，53 岁。接触性出血 1 个月。妇科检查：宫颈后唇有一菜花样新生物，接触性出血阳性，宫体正常大小，附件（+）。该患者最可能的诊断是子宫颈癌。

2. 子宫颈癌的正确诊断、临床分期依靠盆腔三合诊检查，即对宫颈局部及其邻近盆腔组织进行仔细而全面的检查。

3. 诊断 见表 14-384。

表 14-384 子宫颈癌的诊断

项目	内容
宫颈刮片细胞学检查	国内外子宫颈癌普查的初筛方法。一般要求在宫颈移行带区刮片
HPV 检测	可作为筛查手段，也可作为细胞学异常者的分流措施
阴道镜检查	宫颈上皮内瘤变（CIN）和早期子宫颈癌的重要辅助诊断方法之一，可提高活检阳性率
活体组织病理检查	确诊检查方法
颈管诊刮术	有助于明确宫颈管内有无病变或癌瘤是否累及颈管

必考热点

1. 早期发现子宫颈癌的最佳方法是宫颈刮片细胞学检查。

2. 子宫颈癌的确诊方法是活体组织病理检查。

【热点提示】CIN和子宫颈癌的确诊最终都要依据宫颈的活体组织病理检查。

3. 患者，女性，50岁。白带多，接触性出血半年。妇科检查：宫颈糜烂状，阴道外观正常，子宫正常大小、双侧附件区无明显增厚，首选确诊检查是宫颈和宫颈管活检。

【热点提示】患者，50岁，白带多，接触性出血半年。妇科检查：宫颈糜烂状，考虑患者存在子宫颈癌的可能，所以为明确诊断应做宫颈和宫颈管活检。宫颈活检就是子宫颈的活体组织检查，即从宫颈上取一小块或几块组织做病理检查，以确定诊断。多用在宫颈可疑有癌变，或是宫颈刮片有可疑的癌细胞，或疑有特异性的炎症，如宫颈结核。宫颈活检可以明确诊断，确定治疗方法。宫颈活检是确诊子宫颈癌最可靠的依据。无论是早期或晚期子宫颈癌，都必须通过本项检查以确定癌肿的病理类型和细胞分化程度。

4. 患者，女性，38岁。接触性出血半年。妇科检查：外阴、阴道无异常，宫颈轻度压痛，触之易出血。子宫正常大小，双侧附件未触及异常。

（1）首选的检查方法是宫颈细胞学检查。

（2）如检查结果为鳞状上皮内高度病变（HSIL），首选的处理方法是阴道镜下活检。

【热点提示】宫颈细胞学检查用于筛查子宫颈癌及癌前病变。阴道镜检查是宫颈上皮内病变（CIN）和早期子宫颈癌的重要辅助诊断方法之一，可提高活检阳性率，并能及时拍摄照片，保存有价值的临床资料。

4. 防治原则与转诊　见表14-385。

表14-385　子宫颈癌的防治原则与转诊

项目	内容
治疗原则	总原则为采用手术和放疗为主、化疗为辅的综合治疗。手术后对于有不良预后因素者，术后及时补充放疗能预防复发，提高疗效
预防	1. 普及宣传宫颈癌相关科普知识 2. 避免不洁性行为 3. 早期治疗慢性宫颈病变及性伴侣包皮疾病 4. 对育龄期妇女，应定期行宫颈细胞学和高危HPV检测 5. 提倡屏障式避孕方法等
转诊	1. 提高对可疑症状的重视，及时妇科检查，对于宫颈有明显肿物者直接转诊 2. 对于无明显肿物，但细胞学异常、高危HPV阳性或高度可疑有CIN或早期浸润癌者，及时转诊到有条件的医院进行进一步的确诊

重点提醒

（1）外生型癌出血较早，量多；内生型癌出血较晚。

（2）子宫颈癌的临床分期依靠盆腔检查，分期在治疗前进行，治疗后不再更改。

必考热点

1. 子宫颈癌的早期诊断有赖于多种辅助检查。目前，国内外较普遍认同宫颈细胞学和高危HPV检测、阴道镜检查、子宫颈活组织检查的“三阶梯”程序，确诊依据为组织学诊断。

2. 宫颈细胞学检查提示宫颈癌前病变（HSIL），确诊的检查是宫颈及宫颈管活组织检查。

【热点提示】HSIL是高度上皮内瘤变，确诊的检查为宫颈及宫颈管活组织检查。

3. 孕34周妇女，G1P0，血性白带1周，窥器检查见宫颈重度糜烂，触之易出血，宫底脐上3指，胎心正常，宫颈细胞学检查巴氏Ⅲ级，宫颈活检初步诊断为子宫颈原位癌。处理应是待足月分娩后再做检查。

【热点提示】根据患者孕34周，接近足月，胎儿及胎心均未见异常，宫颈细胞学检查巴氏Ⅲ级，宫颈活检初步诊断为子宫颈原位癌，不是紧急手术指征，故待足月分娩后再做检查。

4. 患者，女性，48岁。宫颈细胞学检查为巴氏Ⅲ级，阴道镜下多点活检为宫颈上皮重度不典型增生。应采取的治疗措施是全子宫切除术。

【热点提示】活检为宫颈上皮重度不典型增生，为癌前病变，无生育要求者行子宫全切术，年轻、希望生育者可行宫颈锥切术，术后密切随访。

第十五章　合理用药

考点：合理用药的原则

药物治疗中的核心问题是合理用药，其目的就是让患者获益。

1. 国家卫生和计划生育委员会公布的合理用药信息（2013年12月11日）

（1）“能不用就不用、能少用就不多用，能口服不肌内注射、能肌内注射不输液”的原则。

（2）处方药要严格遵医嘱，切勿擅自使用，尤其是抗菌药和激素类药物，不能自行调整用量或停用。

（3）任何药物均有不良反应，非处方药长期、大量使用也会导致不良后果。

（4）孕期及哺乳期妇女用药要注意禁忌证。

（5）儿童、老人和有肝脏、肾脏等方面疾病的患者，用药应当谨慎，用药后要注意观察。

（6）从事驾驶、高空作业等特殊职业者要注意药物对工作的影响。

（7）接种疫苗是预防一些传染病最有效、最经济的措施，国家免费提供一类疫苗。

（8）保健食品不能替代药品等。

2. 世界卫生组织（WHO）公布合理用药的生物医学标准（1997年）

（1）药物正确无误。

（2）用药指征适宜。

（3）药物的疗效、安全性、使用及价格对患者适宜。

（4）剂量、用法、疗程适宜。

（5）用药对象适宜，无禁忌证，不良反应小。

（6）药品调配及提供给患者的药品信息无误。

（7）患者顺应性良好，即保证药物治疗达到安全、有效、经济的目的。

3. 相关概念

（1）适应证：指某一种药物或治疗方法所能治疗的疾病范围，一般在药品的说明书中有明确说明。药品说明书是经国家药品监督管理部门审定的具有法律效力的文件，对于合理使用药物具有指导作用，是医师、药师指导患者用药的重要依据，特别要关注药物的慎用、禁用、注意事项和药物间的相互作用等。

超适应证用药是指临床实际使用药品的适应证不在药品说明书之内的用法。很多在临床广泛使用、疗效确切药品的使用方法由于各种原因未被添加进药品说明书。

（2）禁忌证：适应证的反义词。指不适宜使用某种药物治疗的疾病或情况，或使用后反而有害。

（3）药物剂量：即每次用药的量。出现最佳治疗作用的剂量称为治疗量，即“常用量”。“最大治疗量”或“极量”是指超过这一剂量就可能出现中毒反应的剂量。“中毒量”是可引起中毒的剂量。“致死量”是引起死亡的剂量。

（4）药物剂型和给药途径：不同剂型的药物其吸收量或吸收速率不同，从而影响药物作用的快慢和强弱。不同给药途径对药物吸收速度快慢的影响如下：静脉注射>吸入给药>肌内注射>皮下注射>直肠黏膜给药>口服给药>皮肤给药。

（5）服药时间缩写、含义和举例见表15-1。

表15-1 服药时间缩写、含义和举例

服药时间	缩写	含义	举例
每日一次	qd	应每天在同一时间服用	激素、缓控释制剂的降压药
每日二次	bid	一般为早上8点和下午4点各服用1次。个别为保证血液中有足够的药物浓度，间隔12小时服用，缩写q12h	—
每日三次	tid	一般三餐前后服用	降糖药物格列喹酮片、二甲双胍片、阿卡波糖片等。对于抗癫痫药物，应严格每8小时（平均间隔时间）服用1次缩写为q8h，以保证血液中有足够的药物浓度
每日四次	qid	一般为早、中、晚、睡前4次	—
每周一次	qw	—	预防和治疗骨质疏松药物阿仑膦酸钠片70mg/片

必考热点

服药时间qd代表每日一次。服药时间qid代表每日四次。

【热点提示】每日一次，缩写qd，应每天在同一时间服用。每日二次，缩写bid，宜间隔12小时服用。每日三次，缩写tid，一般三餐前后服用。每日四次，缩写qid，一般为早、中、晚、睡前四次。每周一次，缩写qw。

考点：抗菌药物、糖皮质激素、解热镇痛药的合理应用

1. 抗菌药物 抗菌药物的合理应用见表15-2。

表15-2 抗菌药物的合理应用

项目	具体药物	具体应用及注意事项
β-内酰胺类	青霉素类	用前须先做青霉素皮肤试验，皮试液浓度一般为500U/ml。一旦发生过敏性休克，应立即肌内注射0.1%的肾上腺素0.5~1.0ml，临床表现无改善者，3~5分钟后重复1次，同时配合其他对症抢救措施
	头孢菌素类	头孢菌素类根据其抗菌谱、抗菌活性、对β-内酰胺酶的稳定性以及肾毒性的不同，目前分为四代。使用前须按照药品说明书决定是否需要进行药物皮肤试验。对头孢菌素过敏者及有青霉素过敏性休克或即刻反应史者禁用本类药品，使用期间及停药3天内应禁酒，避免出现双硫仑样反应
氨基糖苷类	阿米卡星、链霉素、卡那霉素、庆大霉素等	对社区获得性上、下呼吸道感染的主要病原菌——肺炎链球菌、A族溶血性链球菌抗菌作用差，又有明显的耳、肾毒性。也不宜用于单纯性上、下尿路感染的初发病例。婴幼儿、老年患者应慎用本类药物。妊娠期患者和哺乳期患者应避免使用，或用药期间停止哺乳。本类药物不宜与其他肾毒性药物、耳毒性药物、神经肌肉阻滞剂或强利尿剂同用。与注射用第一代头孢菌素类合用时可能增加肾毒性
四环素类	四环素、多西环素、米诺环素等	牙齿发育期患者（胚胎期至8岁）使用四环素类可产生牙齿着色及牙釉质发育不良，故妊娠期和8岁以下患者不宜使用该类药物

续　表

项目	具体药物	具体应用及注意事项
氯霉素类	氯霉素	氯霉素骨髓抑制等严重不良反应。但氯霉素具有良好的组织体液穿透性，易透过血-脑、血-眼屏障，并对伤寒沙门菌、立克次体等细胞内病原菌有效，仍有一定临床应用指征
大环内酯类	红霉素、阿奇霉素、克拉霉素、罗红霉素等	肝病患者和妊娠期患者不宜应用红霉素酯化物，如琥乙红霉素；妊娠期患者有明确指征用克拉霉素时，应充分权衡利弊，哺乳期患者服用克拉霉素期间应暂停哺乳；注射用乳糖酸红霉素使用时必须首先以注射用水完全溶解，再加入生理盐水或5%葡萄糖溶液中，药物浓度不宜超过0.5%，缓慢静脉滴注
林可酰胺类	林可霉素、克林霉素	该类药物对革兰阳性菌及厌氧菌具有良好的抗菌活性，目前肺炎链球菌等细菌对其耐药性高
糖肽类	万古霉素、多黏菌素B	该类药物用于耐药革兰阳性菌所致的严重感染
磺胺类	磺胺嘧啶、复方磺胺甲噁唑	本类药物对革兰阳性菌和革兰阴性菌均具抗菌作用，但不宜用于A族溶血性链球菌所致扁桃体炎或咽炎以及立克次体病、支原体感染的治疗。本类药物可引起脑性核黄疸，因此本类药物禁用于新生儿及2月龄以下婴儿。妊娠期、哺乳期患者应避免用本类药物。用药期间应多饮水，维持充足尿量
喹诺酮类	诺氟沙星、环丙沙星、左氧氟沙星等	8岁以下未成年患者、妊娠期及哺乳期患者避免应用本类药物。本类药物不宜用于有癫痫或其他中枢神经系统基础疾病的患者。肾功能减退患者应用本类药物时，需根据肾功能减退程度减量用药。本类药物可能引起皮肤过敏、关节病变、肌腱炎、肌腱断裂（包括各种给药途径，有的病例可发生在停药后）等，并偶可引起心电图QT间期延长等
硝基咪唑类	甲硝唑、替硝唑、奥硝唑	妊娠早期（3个月内）患者应避免应用。哺乳期患者用药期间应停止哺乳。本类药物可能引起粒细胞减少及周围神经炎等，神经系统基础疾患及血液病患者慎用。用药期间禁止饮酒及含酒精饮料，以免产生双硫仑样反应

必考热点

1. 可引起脑性核黄疸，禁用于新生儿及2月龄以下婴儿的药物是磺胺类。

【热点提示】磺胺类药物属广谱抗菌药，对革兰阳性菌和革兰阴性菌均具抗菌作用，本类药物可引起脑性核黄疸，因此禁用于新生儿及2月龄以下婴儿。妊娠期、哺乳期患者应避免用本类药物。用药期间应多饮水，维持充分尿量，以防结晶尿的发生，必要时可服用碱化尿液的药物。

2. 使用青霉素发生过敏性休克，治疗用肾上腺素。

【热点提示】用青霉素类抗菌药物前必须详细询问患者有无青霉素类过敏史、其他药物过敏史及过敏性疾病史，并须先做青霉素皮肤试验，皮试液浓度一般为500U/ml。一旦发生过敏性休克，应立即肌内注射0.1%的肾上腺素0.5~1.0ml，临床表现无改善者，3~5分钟后重复1次，同时配合其他对症抢救措施。

3. 牙齿发育期患者使用四环素可产生牙齿着色及牙釉质发育不良。

【热点提示】牙齿发育期患者（胚胎期至8岁）使用四环素类可产生牙齿着色及牙釉质发育不良，故妊娠期和8岁以下患者不可使用该类药物。

抗菌药的药代动力学（PK）与药效动力学（PD）是综合反映抗菌药物、致病菌和人体之间的关系参数。按照抗菌药的药动学和药效学特点，可将其分为时间依赖型与浓度依赖型两类。抗菌药的类型、含义和举例见表15-3。

表 15-3 抗菌药的类型、含义和举例

类型	含义	举例
时间依赖型药物	杀菌作用取决于血药浓度大于最低抑菌浓度（MIC）的持续时间，与峰浓度关系小	青霉素类、头孢菌素类、氨曲南、碳青霉烯类、大环内酯类、克林霉素等属于此类。以青霉素为例，应该将每日总剂量平均分为3~4次给药，最好间隔6小时给药1次，使血浆和组织中药物浓度尽可能长时间地维持在有效水平。如果1天给药1次，即使单次剂量再大，如400万~1200万单位也无法达到治疗效果，而且还可能引起青霉素性脑病
浓度依赖型药物	杀菌作用取决于药物的峰浓度，与作用持续时间关系不大	氨基糖苷类、氟喹诺酮类、甲硝唑属于此类，其药物峰浓度越高，杀菌活性就越强，且有抗生素后效应（足量用药后即使浓度下降到有效水平以下，细菌在若干小时内依然处于被抑制状态）。如左氧氟沙星注射液无须1日给药多次，将全天剂量（0.25~0.50g/d）一次静脉滴注效果更好，耳和肾毒性也更低

针对主要敏感菌的治疗见表 15-4。

表 15-4 针对主要敏感菌的治疗

细菌	常致疾病	选药
溶血性链球菌	皮肤化脓性炎症、猩红热和风湿热等	首选青霉素或氨苄西林，次选头孢唑林、头孢呋辛或克林霉素
肺炎链球菌	大叶性肺炎、支气管炎	1. 青霉素敏感株：宜选青霉素，可选阿莫西林、氨苄西林 2. 青霉素不敏感株：宜选头孢曲松、可选氟喹诺酮类
大肠埃希菌、肺炎克雷伯菌	尿路感染、肺炎克雷伯菌肺炎	首选：①非产超广谱内酰胺酶菌株，如第二、三代头孢或头孢吡肟。②产超广谱内酰胺酶菌株，如哌拉西林他唑巴坦或头孢哌酮舒巴坦。次选氟喹诺酮类或氨基糖苷类
铜绿假单胞菌	医院获得性肺炎	首选头孢他啶或头孢吡肟，可联合氨基糖苷类（如阿米卡星）或氟喹诺酮类（如左氧氟沙星）

必考热点

1. 时间依赖型药物的杀菌作用取决于血药浓度大于最低抑菌浓度（MIC）的持续时间，与峰浓度关系小。
2. 浓度依赖型药物的杀菌作用取决于药物的峰浓度，与作用持续时间关系不大。
3. 肺炎链球菌和脑膜炎球菌所致的化脓性脑膜炎初始经验治疗首选头孢曲松。
4. 溶血性链球菌感染首选青霉素。

【热点提示】溶血性链球菌可引起皮肤化脓性炎症、猩红热和风湿热等，治疗时首选青霉素或氨苄西林，次选头孢唑林、头孢呋辛或克林霉素。

重点提醒

肺炎链球菌和脑膜炎球菌所致的化脓性脑膜炎初始经验治疗，首选头孢曲松。

2. **糖皮质激素** 糖皮质激素的合理应用见表 15-5。

表 15-5 糖皮质激素的合理应用

项目	内容
临床应用	1. 变态反应性疾病：如严重支气管哮喘、过敏性休克、特异反应性皮炎 2. 风湿性疾病：如系统性红斑狼疮、血管炎、多发性肌炎、皮肌炎、干燥综合征等 3. 严重急性细菌感染：中枢神经系统感染或伴休克，如败血症、中毒性细菌性痢疾、流行性脑膜炎等，在抗菌药物治疗的同时，辅助使用糖皮质激素 4. 自身免疫性疾病等
合理应用	取决于：①治疗适应证掌握是否准确。②品种及给药方案选用是否正确、合理
不良反应	长期大剂量服用糖皮质激素类药物极易出现各种不良反应，诸如感染，并出现代谢障碍，临床表现为满月脸、水牛背、青光眼、白内障、骨质疏松、无菌性骨坏死、糖尿病、高血压等
注意事项	1. 慎用于妊娠及哺乳期妇女 2. 因激素可抑制小儿的生长和发育，故长期使用需十分慎重 3. 老年患者尤其是更年期后的女性应用糖皮质激素易发生骨质疏松，也应给予足够警惕，切勿滥用激素
给药时间	1. 短效的可的松、氢化可的松适宜每天早晨 7~8 点给药 1 次 2. 长期大剂量应用糖皮质激素时，应每天 1 次晨起服用；或者隔日一次晨起服用，即将 2 天总量隔日早晨 1 次给予，适于中效的泼尼松、泼尼松龙

必考热点

患者，女性，30 岁。低热伴关节肿痛 3 个月，轻度贫血，抗核抗体（+），抗双链 DNA 抗体（+），疑患系统性红斑狼疮，治疗首选的药物是糖皮质激素。

【热点提示】糖皮质激素是临床最常用的激素之一，其具有抗炎、免疫抑制与抗过敏、抗毒、抗休克等多种药理作用，临床应用非常广泛，可治疗风湿性疾病，如系统性红斑狼疮、血管炎、多发性肌炎、皮肌炎、干燥综合征等。

3. **解热镇痛药** 解热镇痛药的合理应用见表 15-6。

表 15-6 解热镇痛药的合理应用

项目	内容
药理作用	亦称非甾体抗炎药，是一类具有解热、镇痛作用，绝大多数还兼有抗炎和抗风湿作用的药物
临床应用	1. 世界卫生组织（WHO）推荐的解热镇痛药物为对乙酰氨基酚，亦可选择阿司匹林及其复方制剂、布洛芬及其复方制剂等 2. 儿童一般选用对乙酰氨基酚和布洛芬，疗效确切、相对安全 3. 妊娠妇女应慎用解热镇痛药，必须用时，宜选用对乙酰氨基酚 4. 双氯芬酸钾：起效迅速，可用于痛经及拔牙后镇痛 5. 吲哚美辛：用于缓解风湿病的炎症疼痛及急性骨骼肌肉损伤、急性痛风性关节炎、痛经等的疼痛，作为二线药，用于重症或其他药物无效的替代药物 6. 塞来昔布：缓解骨关节炎、类风湿关节炎、强直性脊柱炎的肿痛症状，也用于缓解手术前后、软组织创伤等的急性疼痛，尤其适用于有胃肠道溃疡病史的患者

重点提醒

1. 患水痘的儿童禁用糖皮质激素，因用药后可使病情急剧恶化，甚至死亡。

2. 治疗“感冒”的非处方药一般由解热镇痛药等多种成分组成，不同品牌的“感冒”药含有的药物成分常常相似或相同，医师给患者开处方时，须注意防止重复用药。

3. 解热应用一般不超过3天，镇痛应用不超过5天。

必考热点

1. 改善强直性脊柱炎患者病情最常用的药物是塞来昔布。

2. 患水痘的儿童禁用糖皮质激素，因用药后可使病情急剧恶化，甚至死亡。若在糖皮质激素治疗过程中发生水痘，应视情况减量或停药。

3. 患者，女性，50岁。有十二指肠溃疡病史20年，因患类风湿关节炎需要服用非甾体抗炎药，则最佳选用塞来昔布。

【热点提示】塞来昔布缓解骨关节炎、类风湿关节炎、强直性脊柱炎的肿痛症状，也用于缓解手术前后、软组织创伤等的急性疼痛，尤其适用于有胃肠道溃疡病史的患者。

考点：特殊人群用药原则与禁忌

1. 妊娠期用药

美国FDA于1979年，根据动物实验和总结临床实践经验，对影响胎儿的药物分为A、B、C、D、X五类。现已为WHO及多数国家的药政部门认可并参照使用。妊娠期用药的分类及含义（FDA，1979年）见表15-7。

表15-7　妊娠期用药的分类及含义（FDA，1979年）

分类	解释	举例
A级	在有对照组的研究中，在妊娠3个月的妇女未见到对胎儿危害的迹象，可能对胎儿的影响甚微	制霉菌素阴道给药，甲状腺素或左甲状腺素口服给药
B级	在动物繁殖性研究中，未见到对胎儿的影响。在动物繁殖性研究中表现有不良反应，这些不良反应并未在妊娠3个月的妇女得到证实	青霉素类、头孢菌素类和阿奇霉素口服给药
C级	在动物的研究证明它对胎儿的不良反应，但并未在对照组的妇女中进行研究，或没有在妇女和动物中并行地进行研究。本类药物只有在权衡了对妇女的好处大于对胎儿的危害之后方可应用	抗高血压类钙通道阻滞药
D级	有对胎儿的危害性的明确证据，尽管有危害性，但孕妇用药后有绝对的好处或妊娠妇女的生命受到死亡的威胁时可以用药	地西泮、丙戊酸、胺碘酮等
X级	在动物或人的研究表明它可使胎儿异常。或根据经验认为在人或在人及动物是有危害性的。在孕妇应用这类药物显然是无益的。本类药物禁用于妊娠或将妊娠的患者	利巴韦林、辛伐他汀、艾司唑仑口服给药

2. 哺乳期用药　为确保哺乳儿安全，哺乳期妇女服药后，须在5个半衰期后再哺乳。某些药物在乳汁中排泄量较大，如红霉素、地西泮、磺胺甲噁唑和巴比妥类等，母亲服用时应考虑对哺乳婴儿的危害，尽量避免使用。

2014年12月，美国FDA发布一项最终规则，该规则对于妊娠及哺乳期间用药信息如何在处方药及生物产品标签中表述设定了标准。最终规则要求，这三部分内容在标签中以“妊娠”“哺乳”及“男女生殖可能性”为标题，对药物或生物制品的使用提供详细说明。每部分具体内容必须包含一个妊娠及哺乳期用药的风险摘要，一个支持该摘要的讨论及帮助卫生保健供应商作出处方及咨询决策的相关信息。

3. 儿童用药 儿童用药原则与禁忌见表 15-8。

表 15-8 儿童用药原则与禁忌

用药原则	用药禁忌
剂量要正确	要精确地按千克体重处方剂量给药并选择适当的用药方法，以减少药品不良反应的发生。应按药品说明书推荐的儿童剂量确定，如果药品说明书中未提供儿童剂量，可参考国内外相关诊疗指南或权威书籍
途径要适宜	1. 一般情况下口服给药是最方便、经济、安全的给药方法，但影响口服吸收的因素较多，剂量不如注射剂准确，特别是吞咽能力差的婴幼儿，口服给药受到一定限制 2. 肌内和皮下注射可损害周围组织且吸收不良，不适用于新生儿 3. 静脉滴注给药剂量准确，可用于较危重的患儿，但应根据患儿年龄大小，病情严重程度控制滴注速度
剂型要适宜	婴幼儿用糖浆剂、滴剂、含糖冲剂等较合适，年长儿可用片剂或药丸
品种要适宜	1. 氨基糖苷类抗菌药可能有耳、肾毒性，儿童尽量避免应用 2. 环素类抗菌药可导致牙齿黄染及牙釉质发育不良，不用于 8 岁以下儿童 3. 喹诺酮类抗菌药对骨骼发育可能产生不良影响，禁用于 18 岁以下儿童 4. 小儿呼吸道感染（尤其是肺炎）时，应多用祛痰药，口服或雾化吸入，如氨溴索口服液，少用止咳药，尤其要慎用作用较强的止咳药（如可待因） 5. 婴儿便秘应先调整饮食，如奶内多加糖，或喂蜂蜜，膳食中增加蔬菜水果等 6. 婴儿腹泻时应予饮食疗法，控制感染及液体疗法，或辅以双歧杆菌或乳酸杆菌的制剂；不宜首选止泻药 7. 缺铁性贫血要给铁剂补充治疗，与维生素 C 同服。应避免婴儿肌内注射铁剂
观察要细致	密切观察药物治疗反应

2017 年初步研制成功的“中国儿童高警示药品目录”，共遴选出 17 大类 55 种（类）药物，每种药物附有 1~4 个风险点和 1~4 条建议。该目录集中突出了严重、常见的用药风险点，对每种药物注明了用药建议，可作为促进儿童合理用药、降低儿童用药风险的工具，实用性和可参考性较强。

4. 老年人用药

（1）老年人用药问题：见表 15-9。

表 15-9 老年人用药问题

用药问题	具体说明
多重用药	我国老年患者门急诊平均用药 1~15 种，老年住院患者平均用药种类 8 种，最多的达 23 种
不适当用药	门急诊 15.8%的处方中使用了老年潜在不适当用药
用药不足或防护不足	50%的患者存在用药不足的现象，最常见的问题是对使用非甾体抗炎药（NSAIDs）的高危患者没有使用胃黏膜保护药。对骨质疏松的患者仅关注钙剂的补充，忽略维生素 D_3 和阿仑膦酸钠等其他药物的综合治疗
顺应性差	在老年人中的发生率是 40%~80%

（2）老年人合理用药原则：见表 15-10。

表 15-10 老年人合理用药原则

用药原则	具体说明
明确用药指征，合理选药	应用最少的药物和最小的有效剂量，一般不超过 3~4 种药物配用

续　表

用药原则	具体说明
用药剂量个体化	用药应从小剂量开始，以成人用量的1/2、2/3、3/4，顺序逐渐增加至个体最合适的获得满意疗效的治疗剂量
选择合适的药物剂型，简化用药方法	尽量选用1天用药1~2次的药物，尽量不使用服药间隔不规则的药物

目前“中国老年潜在不适当用药（PIM）目录”已经研究成功，并于2017年11月由中国老年保健医学研究会合理用药分会联合中华医学会老年医学分会等四个学会正式发布，可在临床使用中借鉴。该目录总计发布了72种（类）中国老年人潜在不适当用药，列出了每种药物的1~6个风险点和风险强度，其中24种药被列为A级风险，即优先警示的药物，如地西泮、利血平、异丙嗪、使用≥2种非甾体抗炎药；同时还研究发布了44种（类）药物在27种疾病状态下存在的74个用药风险点和用药建议；包括7种非处方药物，其中应用普遍的前三名非处方药分别为氯苯那敏（扑尔敏）、双氯芬酸钠和布洛芬。

该目录为临床医生和患者提供用药风险提示，促进老年人的合理用药，降低和防范我国老年人的用药风险。如该目录提示老年人不适宜使用地西泮、艾司唑仑等催眠镇静药物，这类药可能导致镇静时间延长、共济失调，甚至跌倒骨折等。也不适宜使用布洛芬和双氯芬酸钠等解热镇痛抗炎药物，这类药用后可发生消化道出血、肝肾损伤等。

重点提醒

哺乳期用药，药物通过乳汁转运到婴儿体内，其含量一般不超过母亲摄入量的1%~2%，加之人乳是持续的分泌并且在体内不潴留，故通常不会给哺乳儿带来明显危害。尽管如此，为保证哺乳儿安全，哺乳期妇女服药后，仍须在5个半衰期后再哺乳。

必考热点

1. 2014年12月，美国FDA发布一项最终规则，该规则对于妊娠及哺乳期间用药信息如何在处方药及生物产品标签中表述设定了标准。最终规则要求这三部分内容在标签中以“妊娠”“哺乳”及“男女生殖可能性”为标题，对药物或生物制品的使用提供详细说明。

2. 2017年初步研制成功的“中国儿童高警示药品目录”，共遴选出17大类55种（类）药物，每种药物附有1~4个风险点和1~4条建议。

3. 儿童期用药最需要关注的情况是影响骨和牙齿发育的药物。

【热点提示】四环素影响釉质发育不良和牙齿着色变黄，喹诺酮类影响年幼动物软骨发育，导致称重关节损伤。

4. 小儿用药：应根据年龄、疾病及病情选择给药途径、药物剂型和用药次数，以保证药效和尽量减少对患儿的不良影响。口服法是最常用的给药方法。注射法比口服法奏效快，但对小儿刺激大，肌内注射次数过多还可造成臀肌挛缩，影响下肢功能，故非病情必需不宜采用。外用药，以软膏为多，也可用水剂、混悬剂、粉剂等。要注意小儿用手抓摸药物，误入眼、口引起意外。其他方法雾化吸入、灌肠法较常用；含剂、漱剂很少采用。

5. 2017年初步研制成功的“中国儿童高警示药品目录”中突出了严重、常见的用药风险点，对每种药物注明了用药建议，如抗感染药物“庆大霉素”的风险点有使用过量致听力下降，严重者听神经变性和萎缩，导致不可逆耳聋、耳鸣；与呋塞米（速尿）合用，可增加耳毒性；避免与头孢菌素合用，以免致肾衰竭。

6. 2017 年初步研制成功的"中国儿童高警示药品目录"中突出了严重、常见的用药风险点，对每种药物注明了用药建议，如神经系统用药"水合氯醛"的风险点为超剂量易导致呼吸抑制、心律失常、死亡，建议严格控制给药剂量，严防用药错误。

7. 老年人用药的原则：具体如下。①明确用药指征，合理选药：应用最少的药物和最小的有效剂量，一般不超过 3~4 种药物配用。②用药剂量个体化：从小剂量开始，以成人用量的 1/2、2/3、3/4 顺序逐渐增加至个体最合适的获得满意疗效的治疗剂量。③选择合适的药物剂型，简化用药方法：选用一天用药 1~2 次的药物，尽量不使用服药间隔不规则的药物，以便提高依从性，避免漏服。

8. 目前"中国老年潜在不适当用药（PIM）目录"已经研究成功，并于 2017 年 11 月由中国老年保健医学研究会合理用药分会联合中华医学会老年医学分会等四个学会正式发布，可在临床使用中借鉴。

9. 2017 年 11 月研究成功的"中国老年潜在不适当用药（PIM）目录"中，24 种药被列为 A 级风险，即优先警示的药物，如地西泮、利血平、异丙嗪、使用≥2 种非甾体抗炎药。

10. 2017 年 11 月研究成功的"中国老年潜在不适当用药（PIM）目录"中，提示老年人不适宜使用地西泮、艾司唑仑等催眠镇静药物，这类药可能导致镇静时间延长、共济失调，甚至跌倒骨折等。也不适宜使用布洛芬和双氯芬酸钠等解热镇痛抗炎药物，这类药用后可发生消化道出血、肝肾损伤等。

考点：相关药物配伍禁忌

药物相互作用指的是两种或多种药物同时或先后经相同或不同途径给药时，药物之间在体内相互作用，导致药物的作用和效应发生改变，包括治疗作用与不良反应增强或减弱，甚或出现不期望的效应。

1. 注射剂的配伍原则

（1）仔细阅读药品说明书关于配伍的信息或者查阅《400 种中西药注射剂临床配伍应用检索表》等，有明确的能配伍答案时方可配伍。

（2）药物配伍混合时 1 次只加 1 种药物到输液中，充分混匀后，经检查没有肉眼可见变化，再加另一种药物充分混匀。

（3）2 种药物在同一输液中配伍时，应先加入浓度较高者，后加浓度较低者。

（4）有色的注射用药物应最后加入，避免有细小沉淀时不易被发现。

（5）注射用药物配制结束后应尽快使用，以使药物间的反应时间缩短。

（6）高浓度电解质、氨基酸、脂肪乳注射液、全胃肠外静脉营养液（TPN）、血液、右旋糖酐、中药注射剂等一般不与其他药物混合。

（7）如果患者需给予多种注射用药物，最好通过其他输液通路给予或在一组药物给完后冲洗再给予另一组药物，或通过双腔管同时给予数种药物，多种药物混合给药的方法必须谨慎采用。

2. 临床常见药物相互作用示例

（1）药物与药物之间的不良相互作用：见表 15-11。

表 15-11　药物与药物之间的不良相互作用

药物	不良相互作用
地高辛+胺碘酮	胺碘酮增加血清地高辛浓度。应停用地高辛或减量 50%
美托洛尔+胺碘酮	胺碘酮可减慢美托洛尔的代谢，有心动过缓的风险
地尔硫䓬+胺碘酮	说明书记载仅在预防具有生命威胁性室性心律失常的情况下，两者联合应用
氟喹诺酮+胺碘酮	两者均引起 QT 间期延长，合用可发生致死性室性心律失常
辛伐他汀+胺碘酮	胺碘酮减弱辛伐他汀的代谢，使横纹肌溶解的肌病风险增加
华法林+胺碘酮	胺碘酮升高华法林的血药浓度，出血危险增高

续 表

药物	不良相互作用
华法林+对乙酰氨基酚	对乙酰氨基酚增强华法林的抗凝作用
辛伐他汀+伊曲康唑	伊曲康唑减少辛伐他汀的代谢，使肌病风险增加
美托洛尔+氟西汀	氟西汀可引起美托洛尔的血药浓度升高，毒性增大
奥美拉唑+氯吡格雷	奥美拉唑抑制氯吡格雷肝脏的活化，造成血栓再形成

（2）药物与食物之间的不良相互作用：食物或食物中的营养素可直接与药物结合、吸附，或通过影响胃肠道内的酸碱度、胃排空速度等，影响药物的吸收或代谢。药物与食物之间的不良相互作用见表15-12。

表15-12　药物与食物之间的不良相互作用

项目	不良相互作用
高脂肪食物	可促进脂溶性药物的吸收（如灰黄霉素和其他脂溶性抗生素），也可降低某些药物的吸收（如铁剂）
高蛋白食物	可与药物竞争蛋白结合位点而导致左旋多巴、甲基多巴等药物吸收减少
饮料	葡萄汁、葡萄柚汁、橙汁、果汁等饮料中含有丰富的黄酮类、柑橘苷类化合物，这种成分抑制细胞色素P450氧化酶（肝药酶），从而抑制某些药物在体内的代谢
茶	茶中含有鞣酸、咖啡因等，其中的鞣酸能与胃蛋白酶、胰酶、淀粉酶、乳酶生中的蛋白结合，使酶或益生菌失去活性，减弱助消化药效。鞣酸能与多种含金属离子的药物如钙（乳酸钙、葡萄糖酸钙）、铁（硫酸亚铁、乳酸亚铁、葡萄糖酸亚铁、琥珀酸亚铁）、钴（氯化钴、维生素B_{12}）、铋（乐得胃、枸橼酸铋钾）、铝（氢氧化铝、硫糖铝）结合而发生沉淀，从而影响药品的吸收。鞣酸能与四环素（米诺环素、多西环素）、大环内酯类抗生素（螺旋霉素、麦迪霉素、交沙霉素、罗红霉素、阿奇霉素）相结合而影响抗菌活性
乙醇（酒类）	对药物的影响十分明显，大剂量乙醇（酗酒）对药物代谢酶有抑制作用，用小剂量乙醇，对药酶起诱导作用。在应用甲硝唑、头孢菌素类抗生素等药物期间饮酒会出现双硫仑样不良反应，如脸红、头痛、呼吸困难、血压下降以及胃肠道反应，并可引起肝毒性和神经病变，严重者有死亡危险；酒后服用催眠药也会引起有害的化学反应，使呼吸和血液循环系统遭受损害，甚至发生心搏骤停；服用抗癫痫药时，长期饮酒可减低药品的血药浓度和疗效；饮酒可增加非甾体抗炎药胃肠道不良反应，并有致溃疡的危险
维生素K	华法林是目前使用最广泛的口服抗凝药，为维生素K的竞争性拮抗药。富含维生素K的食物如动物肝脏、菠菜等，对华法林有直接的拮抗作用而影响其抗凝效果
维生素C	服用维生素C前后2小时内不能吃虾。因为虾中含量丰富的铜，会氧化维生素C，令其失效。同时虾中的五价砷成分还会与维生素C反应，生成具有毒性的三价砷

重点提醒

服用药物时，一般应嘱患者用温白开水送服，不要用茶和各种饮料服药。

必考热点

1. 注射剂的配伍原则：两种药物在同一输液中配伍时，应先加入浓度较高者，后加浓度较低者。
2. 注射剂的配伍原则：有色的注射用药物应最后加入，以防有细小沉淀时不易被发现。
3. 注射用药物配制结束后应尽快使用，以缩短药物间的反应时间。
4. 高浓度电解质、氨基酸、脂肪乳注射液、全胃肠外静脉营养液（TPN）、血液、右旋糖酐、中药注射剂等一般不与其他药物混合。

5. 服用维生素 C 前后 2 小时内不能吃虾。

【热点提示】因为虾中含量丰富的铜会氧化维生素 C，令其失效。同时虾中的五价砷成分还会与维生素 C 反应，生成具有毒性的三价砷。

6. 华法林和胺碘酮之间的不良相互作用：胺碘酮升高华法林的血药浓度，增加出血危险。

考点：常见的药物不良反应

我国对药物不良反应的定义为：合格药物在正常用法、用量情况下出现的与治疗目的无关的有害反应。药品不良反应包括副作用、毒性反应、变态反应、继发反应、后遗效应、成瘾性和致癌、致畸、致突变反应等。

1. 解热镇痛药物的主要不良反应 见表 15-13。

表 15-13 解热镇痛药物的主要不良反应

主要不良反应	表现
胃肠道反应	所有 NSAIDs 的常见不良反应。上腹部不适、恶心、呕吐及食欲缺乏较为常见，大量长期用药易引起胃溃疡、胃出血、穿孔等
血液系统反应	长期应用该类药物，可能出现血小板减少，增加出血的倾向。其中以阿司匹林为代表
肝脏损害	长期大量服用阿司匹林、对乙酰氨基酚、双氯芬酸钠等均可引起肝损伤
肾损害	此类药物可引起急性肾炎或肾乳头坏死等症，故称作“镇痛药肾病”等
阿司匹林样变态反应	引起喉头水肿、呼吸困难、喘息，严重者可有致死的变态反应，称为“阿司匹林哮喘”

2. 抗菌药物的主要不良反应 见表 15-14。

表 15-14 抗菌药物的主要不良反应

药物名称	主要不良反应
青霉素类	过敏性休克
氨基糖苷类	耳毒性、肾毒性、神经肌肉阻断及变态反应
四环素类	牙齿黄染（四环素牙），二重感染（菌群紊乱），以真菌病（鹅口疮、肠炎）及抗生素相关性肠炎（假膜性肠炎）多见
左氧氟沙星	1. 肌腱炎和肌腱断裂 2. 中、重度光敏反应，应避免过度暴露于阳光 3. 中枢神经系统兴奋，如烦躁不安、意识混乱、幻觉、震颤、癫痫发作，有癫痫病史者避免应用 4. 血糖紊乱 5. 大剂量应用可发生管型尿，应补充足够的水分
万古霉素	“红人综合征”或“红颈综合征”
磺胺类药	1. 皮疹等变态反应 2. 肾脏损害，可发生结晶尿、管型尿及血尿
氯霉素	灰婴综合征、再生障碍性贫血
异烟肼	步态不稳或周围神经炎，表现为麻木、针刺感或手指疼痛
利福平	肝脏损害
乙胺丁醇	视神经炎

3. 心血管药物的主要不良反应 见表15-15。

表15-15 心血管药物的主要不良反应

药物名称	主要不良反应
强心苷	视物模糊或“色视”（黄、绿色视）、心脏毒性及胃肠道反应
β受体阻断药（普萘洛尔）	中枢神经不良反应（疲劳、头痛、头晕），肢端发冷、心动过缓、心悸、胃肠道反应、支气管痉挛等。禁用于支气管哮喘、心源性休克和心脏传导阻滞（二度和三度房室传导阻滞）
胺碘酮	致死性肺毒性和肝毒性，心脏毒性、甲状腺征象（甲减或甲亢）、角膜微沉淀、视神经病、视力障碍
ACEI类（卡托普利）	顽固性干咳，一般在开始用药后1~6个月内发生，一旦停药，几天内咳嗽消失
他汀类药	肌病，如肌痛、肌炎、横纹肌溶解；肝损害
呋塞米	耳毒性，肾毒性，水、电解质紊乱（低钾血症）
保钾性利尿药（螺内酯、氨苯蝶啶、阿米洛利）	高钾血症
肝素、香豆素类	自发性出血

4. 神经系统药物的主要不良反应 见表15-16。

表15-16 神经系统药物的主要不良反应

药物名称	主要不良反应
氯丙嗪	锥体外系反应，即急性肌张力障碍、静坐不能、迟发性运动障碍等
苯妥英钠	牙龈增生、共济失调等
左旋多巴	“开关”现象。系帕金森病患者长期应用左旋多巴类药物后出现的药效波动现象，一天当中，患者的症状在突然缓解（开期）与加重（关期）之间波动，可反复迅速交替出现多次
吗啡	耐受性和依赖性，急性中毒引起昏迷、呼吸深度抑制、瞳孔极度缩小，血压下降

5. 抗糖尿病药物的主要不良反应 见表15-17。

表15-17 抗糖尿病药物的主要不良反应

药物名称	主要不良反应
胰岛素	低血糖反应、胰岛素耐受性
格列本脲	持久性低血糖反应

重点提醒

1. 解热镇痛药不良反应记忆口诀：“解热镇痛反，肝肾胃血喘”。
2. 常用抗菌药不良反应记忆口诀：“氨基糖苷耳肾毒，腱断抽筋左氧氟”。
3. 神经系统药物不良反应记忆口诀：“丙嗪在抖，苯妥增生，多巴开关，吗啡瞳针”。

必考热点

1. 卡托普利常见的不良反应是刺激性干咳。

【热点提示】血管紧张素转换酶抑制剂的典型不良反应：常见长期干咳（发生率约20%）、胸痛、上呼吸道症状（鼻炎）、血肌酐和尿素氮及蛋白尿高、血管神经性水肿、味觉障碍（有金属味）。

2. 胃肠道反应是所有NSAIDs的常见不良反应。

3. 长期应用阿司匹林，可能出现血小板减少，增加出血的倾向。

4. 长期大量服用阿司匹林、对乙酰氨基酚、双氯芬酸钠等均可引起肝损伤。

5. 大量长期用解热镇痛药易引起胃溃疡、胃出血、穿孔。

6. 长期应用利福平，可造成肝损害。

7. 抗菌药物的主要不良反应：具体如下。①万古霉素："红人综合征"或"红颈综合征"。②磺胺类药：皮疹等过敏反应；肾脏损害，可发生结晶尿、管型尿及血尿。③氯霉素：灰婴综合征、再生障碍性贫血。④乙胺丁醇：视神经炎。

8. 心血管药物的主要不良反应：具体如下。①强心苷：视力模糊或"色视"（黄、绿色视）、心脏毒性及胃肠道反应。②β受体阻断药（普萘洛尔）：中枢神经不良反应（疲劳，头痛，头晕），肢端发冷，心动过缓，心悸，胃肠道反应，支气管痉挛等。禁用于支气管哮喘、心源性休克和心脏传导阻滞（二度和三度房室传导阻滞）。③胺碘酮：致死性肺毒性和肝毒性，心脏毒性，甲状腺征象（甲减或甲亢），角膜微沉淀，视神经病，视力障碍。

9. 抗糖尿病药物中，胰岛素的主要不良反应有低血糖反应、胰岛素耐受性，格列本脲的主要不良反应为持久性低血糖反应。

第十六章　急诊与急救

第一单元　急、危、重症

考点：休克

1. 初步判断

（1）休克病因：见表16-1。

表16-1　休克病因

类型	具体病因
失血与失液性休克	1. 失血性休克：急性大量失血引起的休克，一般15分钟内失血超过总血量的20%即可引起 2. 失液性休克：严重呕吐、腹泻、大量利尿、严重烧伤、高温中暑、过量使用退热药等导致大量体液丢失，导致血容量锐减所引起
创伤性休克	由严重创伤（多发性骨折、挤压伤、大面积烧伤、大手术）导致的失血或合并剧痛导致
感染性休克	由病原微生物如细菌、真菌、病毒、衣原体、支原体、立克次体及其毒素等产物导致
心源性休克	心肌损害、严重心律失常、机械性梗阻导致
过敏性休克	特异性变应原（药物、血制品、异种动物蛋白、虫、某些植物）等作用于过敏体质者，在短时间产生的以急性循环衰竭为主、多脏器受累的速发型全身性变态反应

续 表

类型	具体病因
烧伤性休克	大面积烧伤伴有大量血浆丢失，有效循环血量减少而引起
神经源性休克	因外伤、剧痛、突然意外惊恐、脑脊髓损伤、麻醉意外等损伤或药物阻滞交感神经导致血管扩张，周围血管阻力降低，有效血容量不足引起
内分泌性休克	在原有某些内分泌疾病的基础上，某些诱因存在可诱发休克
溶血性休克	常见于输血时，有血型不合导致的血管内溶血和血液成分改变导致的血管外溶血两种
放射性休克	人体受到放射线损伤后导致

必考热点

1. 肝脾破裂所致的休克是失血性休克。

2. 多发性骨折所致的休克是创伤性休克。

【热点提示】创伤性休克是指由严重创伤（多发性骨折、挤压伤、大面积烧伤、大手术）引起的失血或合并剧痛引起的休克。此类休克在战争时期多见，也可见于各种交通事故、建筑施工事故、自然灾害及打架斗殴伤等。

3. 过敏性休克的常见病因是药物、食物、异种蛋白等过敏，破伤风抗毒素属于异种蛋白。

4. 核爆炸导致的休克是放射性休克。

【热点提示】放射性休克是指人体受到放射线损伤后导致的休克。常见于核爆炸、核泄漏事故等。

5. 输血时，血型不合导致的休克是血管内溶血性休克。

【热点提示】溶血性休克临床常见于输血时，包括血型不合导致的血管内溶血和血液成分改变导致的血管外溶血两种。

6. 急性心肌梗死引起的休克属于心源性休克。

【热点提示】急性大面积心肌梗死可引起心肌细胞数量下降，心肌收缩力严重损害，进而心肌损害，导致心源性休克。。

7. 过敏体质患者肌内注射青霉素引起的休克属于过敏性休克。

【热点提示】过敏体质患者肌内注射青霉素可在短时间产生以急性循环衰竭为主、多脏器受累的速发型全身性变态反应，从而引起过敏性休克。

（2）临床表现：头晕、乏力、神情淡漠或烦躁不安、低血压、心动过速、呼吸急促、脉细弱、皮肤湿冷、苍白或发绀、尿量减少、昏迷等。晚期常表现为弥散性血管内凝血（顽固性低血压，难以纠正的代谢性酸中毒和全身广泛性的皮肤、黏膜、内脏、腔道的出血）和器官功能衰竭（脑、肾、心、呼吸、消化、血液、循环、代谢等）。

（3）诊断：①基础疾病（有诱发休克的病因）。②收缩压<90mmHg，脉压<20mmHg，原有高血压者收缩压自基线降低≥30%，血浆乳酸浓度>2mmol/L。③主要指标：3个窗口的循环低灌注表现（其中之一）。肾：充分补液后少尿［<0.5ml/(kg·h)］。脑：意识改变（烦躁、淡漠、谵妄、昏迷）。皮肤：湿冷、苍白、发绀、花斑、毛细血管充盈时间>2秒。④次要条件（其中之一）：心动过速、呼吸频率增快、心音低钝、脉细数。具备①+②+③+④即可诊断休克。

（4）鉴别诊断：需与生理性低血压和直立性低血压鉴别。

必考热点

1. 诊断休克的主要依据是临床表现。

【热点提示】凡遇患者大量失血，重度感染或严重创伤时，应考虑到休克发生的可能性。临床观察中，如患者精神兴奋，烦躁不安，皮肤湿冷，心率加速，脉搏细速，脉压缩小，尿量减少，即可诊断为休克。若神志淡漠、反应迟钝、皮肤苍白、四肢发凉、口渴不已、呼吸浅快、脉搏细速、血压下降、收缩压低于80mmHg时，患者已进入休克抑制期。所以诊断休克的主要依据是临床表现。

2. 休克诊断的主要指标为三个窗口的循环低灌注表现（其中之一），具体如下。①肾：充分补液后少尿［<0.5ml/（kg·h）］。②脑：意识改变（烦躁、淡漠、谵妄、昏迷）。③皮肤：湿冷、苍白、发绀、花斑、毛细血管充盈时间>2秒。

3. 患儿，女，7岁。走在路上闻到一种异常的香味，之后突然发生晕厥，最可能的考虑是过敏性休克。

【热点提示】过敏性休克的临床表现与诊断：①接触外界某些抗原性物质或进入人体，引起强烈的致命性全身反应。②患者短期内发生面色苍白、情绪紧张、迅速神志不清或晕厥等。③有明显休克表现，血压下降，休克程度与抗原进入机体数量有关。④既往有相关物质过敏史。

4. 患者，女性，45岁。腹痛、发热48小时，血压80/60mmHg，意识清楚，面色苍白，四肢湿冷，全腹肌紧张，肠鸣音消失，首先考虑的诊断是感染性休克。

【热点提示】患者血压低，面色苍白，四肢湿冷，考虑为休克，另根据全腹肌紧张腹膜炎体征，考虑为感染性休克。

5. 患者，男性，30岁。因汽车撞伤致骨盆、膀胱破裂。检查：面色苍白，呼吸急促，四肢厥冷，烦躁不安。血压90/70mmHg（12/9.3kPa）。心率150次/分，脉细数。应首先考虑的是创伤性休克早期。

【热点提示】患者因车祸伤致骨盆、膀胱破裂，兼有面色苍白，呼吸急促，四肢厥冷，烦躁不安，血压90/70mmHg，心率150次/分，是因疼痛而引起的休克，据此可以判断为创伤性休克早期。

6. 患者，男性，56岁。急性心肌梗死第2天，少尿，血压80/50mmHg（10.7/6.7kPa），烦躁不安，面色苍白，表情淡漠，皮肤湿冷，大汗淋漓，脉细弱无力。应首先考虑的是心源性休克。

【热点提示】患者因心肌梗死（心梗）引起泵衰竭，导致有效循环血量不足，出现血压下降，皮肤湿冷，大汗淋漓等症状，因此应首先考虑为心源性休克。

2. 现场急救　见表16-2。

表16-2　休克现场急救

治疗方法	具体措施	
基础治疗	体位	平卧，头部、躯干抬高20°~30°，双下肢抬高15°~20°；意识丧失者头侧位
	保持呼吸通畅	1. 意识丧失者头侧位，抬起下颌，以防舌根后坠 2. 通畅气道并给中、高流量吸氧
	维持体温	低体温者注意保温，高体温者物理降温，必要时使用小剂量退热药
	镇痛	剧烈疼痛者，使用镇痛药，必要时可用吗啡或哌替啶，注意药物可引起呼吸抑制和血压下降
	建立静脉通道	及时开通两条以上的静脉通道，快速补液，必要时做深静脉切开或置管
	监测	安置导尿管，观察尿液颜色与计量尿液；常规心电、血压、呼吸、血氧监测
病因治疗	尽快去除休克的原始动因，如止血、镇痛、抗感染、抗过敏等，治疗原疾病。尽可能在24小时内脱离危险	
对症治疗	液体复苏	1. 原则为“先快后慢，先晶体后胶体，按需补液” 2. 液体选择等张晶体液（如葡萄糖、生理盐水、乳酸林格液、平衡盐溶液）和胶体液（如成分血液、人血白蛋白、右旋糖酐、羟乙基淀粉） 3. 扩容的目标：动脉血压接近正常低水平，脉压>30mmHg，心率80~100次/分；尿量>30ml/h；中心静脉压上升到6~10cmH_2O；微循环好转（胸骨部位皮肤指压时间<2秒）
	纠正酸中毒	需在补足血容量的基础上进行，根据血气分析及二氧化碳结合力补碱，使血浆二氧化碳结合力维持在18~20mmol/L。不宜一次完全纠正pH，主张“宁酸勿碱”

续　表

<table>
<tr><th>治疗方法</th><th colspan="2">具体措施</th></tr>
<tr><td rowspan="3">对症治疗</td><td>血管活性药物</td><td>1. 收缩血管药：适用于高排低阻型休克（肢体暖、热，皮肤红、瘀）、血容量已补足的患者。常用药物有去甲肾上腺素、肾上腺素、间羟胺、多巴胺、多巴酚丁胺
2. 扩张血管药：适用于低排高阻型休克（肢体冷、凉、冰，皮肤白、发绀），或应用缩血管药物后血管高度痉挛者，或休克晚期体内儿茶酚胺浓度升高者，但低血容量、高排低阻型休克、血容量未补充的患者不宜使用。常用药物有硝酸酯类、酚妥拉明、莨菪类</td></tr>
<tr><td>正性肌力药物</td><td>常用毛花苷 C 0.2~0.4mg 稀释后静脉注射。一般在 24 小时后才使用，不宜常规应用，使用时应每次 0.2mg 给药，一天 2 次。其他的有多巴酚丁胺、米力农等</td></tr>
<tr><td>糖皮质激素</td><td>用药原则为早期、大剂量、短疗程使用常用药物有肾上腺素、地塞米松、甲泼尼龙等。用糖皮质激素时要加用胃黏膜保护药，H_2受体阻断药（如法莫替丁），质子泵抑制药（如奥美拉唑）等以防止其胃出血，还要注意其血糖、血压的检测</td></tr>
<tr><td rowspan="2">支持治疗</td><td>饮食营养</td><td>1. 能进食者，可给予富含蛋白质、碳水化合物、维生素等易于消化吸收的食物，少量多餐
2. 无法进食者给予肠外营养</td></tr>
<tr><td>加强疾病检测</td><td>对容易造成休克的疾病，须加强监测，采取有效措施防止休克的发生</td></tr>
</table>

必考热点

1. 抗休克治疗扩容的目标：动脉血压接近正常低水平，脉压>30mmHg，心率 80~100 次/分；尿量>30mL/h；中心静脉压上升到 6~10mmH_2O；微循环好转。

2. 治疗休克，液体复苏的原则是先快后慢，先晶体后胶体，按需补液。

【热点提示】治疗休克液体复苏原则是“先快后慢，先晶体后胶体，按需补液”。在心排血量、中心静脉压、尿量及临床观察之下决定，同时兼顾患者的心肾功能，有条件者动态监测中心静脉压（CVP）与肺毛细血管楔压（PAWP）。输血与输液的比例可用血细胞比容参考，使之保持在 35%~40%。

3. 临床上常用于心搏骤停与过敏性休克抢救的药物是肾上腺素。

【热点提示】肾上腺素临床上常用于心搏骤停与过敏性休克的抢救。可气管内给药或皮下注射，紧急情况下可以稀释后缓慢静脉或心内注射，或以 2~30μg/（kg·min）速度缓慢静脉滴注。

4. 患者，男性，25 岁。肌内注射青霉素后突然晕倒，血压测不到。应首先采取的抢救措施是立即皮下注射肾上腺素。

【热点提示】肌内注射青霉素后突然晕倒，考虑为过敏性休克。对于过敏性休克的患者，伴有呼吸困难者立即首选使用肾上腺素 0.5~1.0mg 皮下注射或者静脉注射，必要时重复使用，直到支气管痉挛缓解、血压上升。

5. 对于脓毒症休克合并有多个器官功能损害的患者目前主张使用氢化可的松或甲泼尼龙静脉滴注，连用 5~7 天后停药。

6. 抗休克治疗使用糖皮质激素时要加用胃黏膜保护药、H_2受体阻断药、质子泵抑制药以防止胃出血，还要注意血糖、血压的检测。

7. 休克的对症治疗中，纠正酸中毒需在补足血容量的基础上进行，根据血气分析及二氧化碳结合力补碱，使血浆二氧化碳结合力维持在 18~20mmol/L。不宜一次完全纠正 pH，主张宁酸勿碱。

3. 转诊注意事项 患者一旦诊断休克，应尽快转诊到上一级医院。在转运之前和途中予以吸氧、快速补液扩容、纠正酸中毒、维持血压等对症治疗，保持呼吸道通畅、防止呕吐物窒息，尽量稳定患者生命体征。

重点提醒

治疗休克重点是恢复灌注和对组织提供足够的氧。

考点：自发性气胸

1. 初步判断 自发性气胸指的是因肺部疾病使肺组织和脏层胸膜破裂，或靠近肺表面的肺大疱、细小气肿疱破裂，使肺和支气管内空气逸入胸膜腔。根据脏层、壁层胸膜破口的情况及其发生后对胸腔内压力的影响，将气胸分为闭合性（单纯性）气胸、张力性（高压性）气胸及交通性气胸。

必考热点

1. 自发性气胸指的是因肺部疾病使肺组织和脏层胸膜破裂，或靠近肺表面的肺大疱、细小气肿疱破裂，使肺和支气管内空气逸入胸膜腔。

2. 根据脏层、壁层胸膜破口的情况及其发生后对胸腔内压力的影响，将气胸分为闭合性（单纯性）气胸、张力性（高压性）气胸、交通性气胸。

（1）临床表现：见表 16-3。

表 16-3 自发性气胸的临床表现

项目	内容
原发病的表现	肺结核、慢性阻塞性肺疾病、肺癌、肺脓肿、弥漫性肺间质纤维化及肺大疱
诱因	常因抬举重物等用力动作，或用力咳嗽、喷嚏、屏气、用力大便、高喊、大笑、剧烈运动等诱发，在睡眠中发生者偶见
症状	1. 突然一侧胸痛、气短、憋气，可有刺激性咳嗽、少痰 2. 小量闭合性气胸可有气短，但数小时后逐渐平稳，如果积气量较大或原有广泛肺部疾患，患者常不能平卧 3. 张力性气胸患者表情紧张、胸闷，甚至心律失常；常挣扎坐起，烦躁不安；有发绀、冷汗，甚至昏迷 4. 交通性气胸患者常在伤后迅速出现严重呼吸困难，心悸、血压下降甚至休克，可见创口，并可听到空气随呼吸进出的“嘶嘶”声
体征	1. 少量气胸时体征不明显 2. 气胸量大时，气管向健侧移位，患侧胸廓膨隆、呼吸运动减弱、叩诊呈鼓音、呼吸音和语颤减弱或消失、心浊音界减少或消失、肝浊音界下移
胸部 X 线表现	典型 X 线为肺向肺门萎陷，呈圆球形阴影，气胸线以外无肺纹理。局限性气胸需转动体位透视检查才能发现。

必考热点

1. 气胸的体征：少量气胸时体征不明显；气胸量大时，气管向健侧移位，患侧胸廓膨隆、呼吸运动减弱、叩诊呈鼓音、呼吸音和语颤减弱或消失、心浊音界减少或消失、肝浊音界下移。

2. 患者，男性，25 岁。因剧烈运动后，突然出现左胸痛，深吸气时胸痛明显加重，伴有气促。体格检查：气管向右偏移，左胸廓稍膨隆，呼吸音减弱。应考虑左侧自发性气胸。

【热点提示】患者在运动后突然出现胸痛，体格检查表现为气胸。

（2）诊断：①通常根据气胸的临床表现即可作出初步诊断，确诊需胸部X线检查。②无法行胸部X线检查又高度怀疑气胸时，可在患侧胸腔积气体征最明确处试穿，抽气测压，若为正压且能抽出气体则说明气胸存在。③局限性气胸与肺大疱难以鉴别时考虑送上级医院行胸部CT检查。

必考热点

1. 患者，男性，58岁。既往体健，吸烟30余年，剧烈咳嗽2天，无咳痰、咯血及发热，半小时前突发胸痛，呼吸困难，不能平卧，伴发绀。查体：呼吸36次/分，左侧语颤减弱，呼吸音降低，心率100次/分。此患者最可能的诊断是自发性气胸。

【热点提示】根据患者症状及体征，吸烟史，剧烈咳嗽后的胸痛，呼吸音减弱，心率快，呼吸急促，既往体健，无咯血，考虑自发性气胸。

2. 患者，男性，40岁。慢性咳嗽咳痰史10年，突发左侧胸痛1天，呈针刺样，向左肩部放射，伴胸闷及气短，干咳，无发热。吸烟约10年，1包/天。查体：消瘦，神志清楚，气管居中，无颈静脉怒张，左下肺叩诊鼓音，左下肺呼吸音明显降低，右肺散在少量干啰音，心界叩诊不清，心率92次/分，心律齐，无病理性杂音，双下肢不肿。

（1）最可能的疾病是左侧气胸。

（2）在查体过程中患者突然自觉右侧胸部剧烈疼痛，呼吸受限，呼吸困难更加严重，发绀。此时患者可能并发自发性气胸。

（3）为了进一步明确上述推测，应该进行的检查是胸透或者拍摄胸部X线。

（4）根据上述的推测与检查结果，如果证实为气胸，紧急的处理是胸膜腔穿刺抽气减压。

【热点提示】根据患者的症状、体征，考虑并发自发性气胸。通常根据气胸的临床表现即可作出初步诊断，确诊需胸部X线检查。胸部X线检查时诊断气胸的重要方法，可显示肺受压程度、肺内病变情况以及有无胸膜粘连、胸腔积液及纵隔移位等。无法行X线检查又高度怀疑气胸时，可在患侧胸腔积气体征最明确处试穿，抽气测压，若为正压且能抽出气体则说明气胸存在。肺压缩>15%，可行胸腔穿刺抽气。

（3）鉴别诊断：见表16-4。

表16-4 自发性气胸鉴别诊断

疾病名称	鉴别要点
支气管哮喘和慢性阻塞性肺气肿	若有明确诱因和呼吸困难突然加重伴胸痛，应考虑并发气胸，X线检查可确诊
急性心肌梗死	1. 常有急性胸痛、胸闷，甚至呼吸困难、休克等临床表现，常有高血压、动脉粥样硬化、冠心病史 2. 体征、心电图和心肌酶学测定有助于诊断
急性肺栓塞	1. 突然胸痛、呼吸困难和发绀等，常伴有咯血、低热，有下肢或盆腔静脉血栓形成或下肢静脉瓣功能障碍、骨折、心房颤动、瘫痪、长期卧床、慢性阻塞性肺疾病、慢性充血性心力衰竭、长期使用免疫抑制药和避孕药物、2型糖尿病等病史 2. 查体、X线检查、心电图、超声心动图、D-二聚体测定、胸部增强CT等有助于确诊和鉴别
肺大疱	胸部CT检查有助于确诊和鉴别
其他	如胸膜炎和肺癌等，应做胸部X线检查鉴别，必要时行胸部CT检查

2. 现场急救 自发性气胸的治疗原则为：排除胸腔气体，闭合漏口，促进患肺复张，消除病因及减少复发。自发性气胸的现场急救见表16-5。

表 16-5 自发性气胸的现场急救

项目	内容	
治疗	保守治疗	如肺压缩<15%，无呼吸困难，临床稳定可密切观察，12~48 小时复查胸片，如气胸无明显加重，则绝大部分胸腔内气体可自行吸收
	胸膜腔穿刺抽气	肺压缩>15%，可行胸膜腔穿刺抽气。胸刺点常选在患侧胸部锁骨中线第2肋间的中间点，而局限性气胸根据胸部 X 线片选择最佳穿刺点。每次抽气不宜超过 1000ml
	胸腔闭式引流	是最常用的治疗方法，适合于反复气胸、交通性气胸、张力性气胸和部分心肺功能差而症状较重的闭合性气胸者。插管部位通常在患侧胸部锁骨中线第 2 肋间，或腋前线第 4 或第 5 肋间。水封瓶的玻璃管置于水面下 1~2cm。如单纯负压排气无效或慢性气胸，可予持续负压引流，负压维持在 8~12cmH_2O
预防	治疗后 3 个月内应保持大便通畅，避免剧烈的运动、搬提重物、用力咳嗽、搭乘飞机等易引起气胸复发的因素	

必考热点

1. 气胸的治疗原则是：排除胸腔气体，闭合漏口，促进患肺复张，消除病因及减少复发。

2. 闭合性气胸，肺压缩不超过 15%，患者可无自觉症状，不需处理。

【热点提示】肺脏具有一定代偿能力，如肺压缩<15%，患者可没有明显的自觉症状，可密切观察。

3. 气胸做胸膜腔穿刺抽气，其穿刺点应在患侧胸部锁骨中线第 2 肋间的中间点。

4. 患者胸部 X 线片示左侧第 5、第 6 侧肋骨骨折，经吸氧，呼吸困难反而加重，发绀，血压 10. 7/8. 0kPa，气管向右侧移位，叩诊鼓音，伤侧呼吸音消失，处理原则首选是胸膜腔穿刺抽气减压。

【热点提示】该病例诊断考虑为左侧气胸（张力性气胸）。需胸膜腔抽气减压，以使肺复张。

5. 自发性气胸保守治疗：如肺压缩<15%，无呼吸困难，临床稳定，可密切观察，12~48 小时复查胸片，如气胸无明显加重，则绝大部分胸腔内气体可自行吸收；胸膜对于气体的吸收能力约每日吸收 1. 25%。吸氧可提高吸收率 3~4 倍。

6. 胸膜腔穿刺抽气时每次抽气不宜超过 1000ml。

7. 胸腔闭式引流的插管部位通常在患侧胸部锁骨中线第 2 肋间，或腋前线第 4 或第 5 肋间。

8. 胸腔闭式引流的水封瓶的玻璃管置于水面下 1~2cm。

9. 胸腔闭式引流时，如单纯负压排气无效或慢性气胸，可予持续负压引流，负压维持在 8~12cmH_2O。

10. 胸腔闭式引流时，宜连续使用吸引器，若再无气泡冒出，考虑肺已完全复张，可夹住引流管，停负压吸引，观察 2~3 天，胸片证实气胸未再复发，则可拔管。

3. 转诊注意事项

（1）积极治疗之后，效果不佳、气胸未消除。

（2）气胸原因需专科治疗，如手术治疗肺大疱等。

（3）吸氧下转诊。

重点提醒

胸腔闭式引流：插管部位通常在患侧胸部锁骨中线第 2 肋间或腋前线第 4 或第 5 肋间。水封瓶的玻璃管置于水面下 1~2cm。

考点：鼻腔异物

1. 初步判断 见表16-6。

表16-6 鼻腔异物的初步诊断

诊断项目	具体诊断内容
异物进入鼻腔或鼻腔外伤史	内源性异物：如死骨、凝血块、鼻石等 外源性异物：有植物性、动物性和非生物性等。其中植物性异物多见
临床表现	1. 一般可出现鼻出血、脓涕、头痛、神经痛、视力障碍等表现 2. 儿童鼻腔异物多表现为单侧鼻阻塞、流黏脓涕、鼻出血或涕中带血以及呼气有臭味等 3. 如为活的动物性异物常有虫爬感
鼻腔检查	鼻腔内可见异物
辅助检查	对透光性差的异物，可借助X线检查，必要时行CT检查定位

必考热点

1. 内源性异物包括死骨、凝血块、鼻石等。
2. 对透光性差的鼻腔异物，最适合的检查方法是X线和CT检查定位。

2. 现场急救 根据异物大小、形状、部位和性质的不同，采用不同的异物取出方法。鼻腔异物的取出方法见表16-7。

表16-7 鼻腔异物的取出方法

异物种类	取出方法
儿童鼻腔异物	可用头端是钩状或环状的器械，从前鼻孔轻轻进入，绕至异物后方再向前钩出。切勿用镊子夹取，尤其是圆滑的异物
动物性异物	须先用1%丁卡因麻醉鼻腔黏膜，再用鼻钳取出
无症状的细小金属异物	若不在危险部位，可定期观察，不必急于取出

必考热点

1. 儿童鼻腔异物可用头端是钩状或环状的器械，从前鼻孔轻轻进入，绕至异物后方再向前钩出。切勿用镊子夹取，尤其是圆滑的异物。
2. 若细小金属异物进入鼻腔，暂时无症状且不在危险部位，可定期观察，不必急于取出。

3. 转诊指征

（1）无良好的照明设备及专用工具，或医护人员没有取鼻腔异物的经验。

（2）异物较大嵌顿、鼻腔后部异物估计取出时有可能落入咽部，有误入喉腔或者气管的危险。

（3）鼻腔异物需手术取出者。

考点：喉异物

1. **初步判断**　见表 16-8。

表 16-8　喉异物的初步诊断

项目	内容
病史	有喉异物吸入史。常见的喉尖锐异物包括果核、鱼骨、瓜子等，较大异物包括果冻、花生米等。多发生在 5 岁以下的幼儿
临床表现	1. 异物进入喉腔立即引起剧烈咳嗽，并伴有呼吸困难、发绀等症状 2. 较大异物嵌在声门或声门下可在数分钟内造成窒息死亡 3. 不完全堵塞的喉异物，剧烈咳嗽后伴有不同程度的呼吸困难、喉喘鸣等
喉镜检查	1. 可发现喉部异物 2. 声门下异物常呈前后位，与食管内异物呈冠状位不同
辅助检查	喉前后位和侧位 X 线摄片，喉部 CT 扫描可见异物

2. **现场急救**　见表 16-9。

表 16-9　喉异物的现场急救

方法	适用情况
海姆利希（Heimlich）方法	婴幼儿喉异物伴呼吸困难，又没有必要的抢救设备时，可试行站在患儿背后，双手有规律挤压患儿腹部或胸部，利用增强腹压或胸腔压力排出异物。1 岁以下的婴儿有呼吸道异物，不可行此急救方法，应改为拍背压胸法
间接喉镜下异物取出术	声门上区异物，成人或较大儿童能配合者
直接喉镜下异物取出术	儿童及成人的各类异物
纤维喉镜下异物取出术	小的喉异物
气管切开术或环甲膜穿刺	异物较大、气道阻塞严重、有呼吸困难的病例，估计难以迅速在直接喉镜下取出时，可先行气管切开术或者行环甲膜穿刺

必考热点

1. 喉异物进入喉腔立即引起剧烈咳嗽，伴有呼吸困难、发绀等症状。较大异物嵌在声门或声门下可在数分钟内引起窒息死亡。不完全堵塞的喉异物，剧烈咳嗽后伴有不同程度的呼吸困难、喉喘鸣等。

2. 喉镜检查可发现喉部异物。声门下异物常呈前后位，与食管内异物呈冠状位不同。

3. 对于异物较大、气道阻塞严重、有呼吸困难的病例，估计难以迅速在直接喉镜下取出时，可先行气管切开术。

4. 婴幼儿喉异物伴呼吸困难，又没有必要的抢救设备时，可选用的现场急救方法是站在患儿背后，双手有规律挤压患儿腹部或胸部，利用增强腹压或胸腔压力排出异物。

5. 对于声门上区异物，成人或较大儿童能配合者，可选用的现场急救方法是间接喉镜下异物取出术。

3. **转诊指征**

（1）喉刺激症状明显，引发呼吸困难、发绀等现象。

（2）尖锐异物刺伤出现发热、吞咽或者呼吸困难等症状。
（3）医护人员不具备异物取出术的经验。

考点：气管、支气管异物

1. **初步判断** 见表16-10。

表16-10 气管、支气管异物的初步判断

项目	内容
病史	多具有典型的异物吸入史。有内源性异物及外源性异物两类。前者为呼吸道内的假膜、干痂、血凝块等，后者为外界物质误入气管、支气管内所致。常见的为瓜子仁、花生米、各种豆类、小的玩具、食物、呕吐物等异物。通常所指的气管、支气管异物属外源性异物。异物吸入多发生于5岁以下儿童
临床表现	1. 先出现剧烈呛咳、面色青紫，随后出现阵发性咳嗽 2. 检查时气管异物患者可在颈部听到拍击声，听诊器可听到撞击声 3. 支气管异物并发肺气肿、肺不张时双肺听诊患侧呼吸音减低或消失；并发吸入性肺炎时，可有咳嗽、咳黄色痰、发热、呼吸困难、心悸、胸闷等 4. 查体可闻及肺部干、湿啰音，心率加快等
X线检查	1. 金属等不透光的异物，胸片或胸透可以确定异物位置、大小和形状 2. 可透光的异物可通过间接征象进行推断，如纵隔摆动、肺气肿、肺不张、肺部感染等

必考热点

1. 儿童，4岁。在进食瓜子时引起剧烈呛咳，阵发性咳嗽，发绀，该患儿诊断为气管、支气管异物。

2. 支气管异物时，出现有咳嗽、咳黄色痰、发热、呼吸困难、心悸、胸闷等现象说明并发了吸入性肺炎。

【热点提示】支气管异物并发肺气肿、肺不张时双肺听诊患侧呼吸音减低或消失，并发吸入性肺炎时，可有咳嗽、咳黄色痰、发热、呼吸困难、心悸、胸闷等，查体可闻及肺部干湿啰音，心率加快等。

2. **现场急救** 见表16-11。

表16-11 气管、支气管异物的现场急救

急救方法	适用情况
经直接喉镜异物取出术	适用于部分活动的气管异物
经支气管镜异物取出术	绝大多数气管、支气管异物需经支气管镜取出，应在全身麻醉下进行
纤维支气管镜或电子支气管镜异物取出术	适用于位于支气管深部小的异物

3. **转诊指征**

（1）患儿呼吸困难严重，而内镜设备及技术条件有限者，应迅速转诊。
（2）巨大或形状特殊的异物，估计较难通过声门裂取出，需做气管切开或开胸手术取出的患者。
（3）3岁以下伴有严重喉水肿、气管支气管肺炎的患儿，应尽快转诊。

重点提醒

气管、支气管异物是危及患者生命的急重症，应尽早取出异物，保持呼吸道通畅。

考点：心搏骤停

1. **初步诊断**　见表 16-12。

表 16-12　心搏骤停的初步诊断

项目	内容
病因	1. 器质性心脏病：冠心病（如心肌梗死）、梗阻性肥厚型心肌病、扩张型心肌病、急性重症心肌炎、严重心脏瓣膜病、遗传性心律失常（Brugada 综合征、长 QT 综合征等）患者等 2. 呼吸系统疾病：通气不足（中枢系统疾病、神经肌肉接头疾病、中毒或代谢性脑病）、上呼吸道梗阻（气道异物阻塞、急性会厌炎及脓肿、感染、创伤、新生物等）、呼吸衰竭（哮喘、COPD、急性肺水肿、肺动脉大面积栓塞等） 3. 循环系统疾病：机械性梗阻（张力性气胸、心包积液、肺栓塞）、有效循环血量过低（大出血、脓毒症、神经源性休克等） 4. 代谢系统疾病：电解质紊乱（低钾血症、高钾血症、低镁血症、高镁血症、低钙血症） 5. 中毒：药物（抗心律失常药、洋地黄类药物、β 受体阻断药、钙通道阻滞药、三环类抗抑郁药等）中毒、毒品滥用（可卡因、海洛因等）、气体（一氧化碳、氰化物、硫化氢等）中毒 6. 环境因素：雷击、触电、低/高温、淹溺等
临床表现	1. 突发意识丧失，如伴有局部或全身抽搐称为阿-斯综合征 2. 大动脉搏动消失，血压测不出，心音消失 3. 呼吸断续，呈叹息样，随后停止 4. 皮肤苍白、发绀，瞳孔散大，无对光反射，可出现大小便失禁
识别（总用时不超过 10 秒钟）	意识判断：使患者平卧，用双手拍打患者双肩，同时在患者双耳附近呼唤患者，以判断是否有反应
	呼吸的判断：如果患者没有呼吸动作或仅有濒死样喘息，则符合心源性猝死的表现
	大动脉搏动：单手放在体表大动脉搏动位置（如颈动脉、股动脉）判断是否有大动脉搏动

必考热点

1. 患者，女性，38 岁。患风湿性心脏病 10 余年，近来心悸、胸闷痛、气短、下肢水肿、尿少。数分钟前突然晕倒，意识丧失，皮肤苍白，唇绀，大动脉搏动扪不到，呼吸停止，最可能的原因是心脏性猝死。

【热点提示】意识丧失、呼吸停止，大动脉搏动不能触及为心脏性猝死的表现。

2. 患者，女性，26 岁。于 2000 年 4 月 20 日因“出血性休克、异位妊娠”急诊手术。入手术室时，神志清，T 37.2℃，P 92 次/分，BP 100/60mmHg，硬膜外麻醉成功后，突然出现意识丧失，面色苍白，口唇四肢末梢严重发绀，脉搏、心音、血压均测不出，血氧饱和度迅速下降至 20%。该患者可能发生了心搏骤停。

【热点提示】心搏骤停的主要临床表现：①意识丧失或伴短暂抽搐。②心音、大动脉搏动消失，血压测不出。③呼吸断续或停止。④瞳孔散大。⑤皮肤苍白或发绀。

2. **现场急救**　基础生命支持的顺序为胸外心脏按压—打开气道—人工呼吸，如果存在心室颤动或无脉性室性心动过速，应尽早进行电除颤。

（1）胸外按压：见表 16-13。

表 16-13 心搏骤停的胸外按压

项目	内容
操作方法	患者去枕平卧，取其两乳头连线的中点或胸骨下段 1/2，一只手掌根紧贴胸骨，另一只手重叠放置在这只手的手背上，手指不能触碰患者胸壁。以髋关节为支点，肩、肘、手掌连线与患者胸壁垂直，按压时肘关节保持固定伸直状态
操作要求	1. 按压速率为 100~120 次/分 2. 按压幅度为 5~6cm 3. 按压与人工呼吸比例为 30：2
操作要点	1. 垂直向下按压 2. 下压和放松时间相等 3. 放松时保证胸廓充分回弹，手掌不可离开患者胸壁 4. 最大限度避免中断胸外按压 5. 每 2 分钟更换胸外按压操作者

必考热点

1. 现场及时且高质量的心肺复苏是抢救成功的关键。
2. 心肺复苏时，胸外按压与人工呼吸比例为 30：2。
3. 心肺复苏时，基础生命支持的顺序为胸外按压—打开气道—人工呼吸。
4. 心肺复苏时，手掌放置的部位是两乳头连线的中点或胸骨下段 1/2。

【热点提示】胸外按压时，患者去枕平卧，取其两乳头连线的中点或胸骨下段 1/2，一只手掌根紧贴胸骨，另一只手重叠放置在这只手的手背上，手指不能触碰患者胸壁。以髋关节为支点，肩、肘、手掌连线与患者胸壁垂直，按压时肘关节保持固定伸直状态。

5. 心肺复苏时，胸外按压速率为 100~120 次/分，按压幅度为 5~6cm。

（2）打开气道：见表 16-14。

表 16-14 心搏骤停的打开气道方法

方法	具体操作
仰头举颏法	一手放在患者额部加压使其头后仰，同时另一手抬举患者下颏，尽量使其下颌角与耳根连线与地面垂直，开放气道
推举下颌法	双手放在患者头部两侧，肘部支撑在患者仰卧的平面上，4 指上提患者下颌角，拇指向前推下颌

（3）人工呼吸：见表 16-15。

表 16-15 心搏骤停的人工呼吸

方法	具体操作	禁用
口对口人工呼吸	操作者用置于前额的拇指及示指捏住患者鼻孔，正常吸气后用口唇把患者口唇全部包住，匀速向患者口中吹气，每次吹气应持续 1 秒钟，确保有明显的胸廓起伏。患者被动呼气时，开放鼻道	开放性结核、艾滋病活动期患者
口对鼻人工呼吸	操作者用置于下颌的手指使患者口部闭合，正常吸气后，用口唇将患者鼻孔全部包住，匀速向患者口中吹气，每次吹气应持续 1 秒钟，确保有明显的胸廓起伏。患者被动呼气时，开放口部	开放性结核、艾滋病活动期患者

续　表

方法	具体操作	禁用
球囊面罩辅助呼吸	面罩完全覆盖患者口鼻，单人操作时操作者用一手拇指及示指固定，另外3指抬举下颌，另一只手挤压气囊。双人操作球囊面罩辅助通气时，一人双手拇指和示指固定面罩，双手另外3指抬举下颌。另一人单手挤压气囊进行通气	—

（4）电除颤：患者充分暴露前胸，将两个电极板均匀涂抹导电糊。打开除颤仪，选择“非同步”状态。单相除颤仪选择除颤能量为360J，若为双相除颤仪则选择200J。充电完成后，将电极板置于心底（胸骨右缘第2、3肋间）以及心尖外侧腋中线水平，保证电流贯穿心脏。保证操作者自己身体远离病床及患者身体，并通知其他救护人员远离。将电极板紧压患者皮肤，双手同时按下放电按钮。

必考热点

1. 心室颤动电除颤应首选直流电360J非同步除颤。

【热点提示】如果存在心室颤动，应尽早进行电除颤。患者充分暴露前胸，将两个电极板均匀涂抹导电糊。打开除颤仪，选择“非同步”状态。单相除颤仪选择除颤能量为360J。

2. 抢救由心室颤动引起的心搏骤停时，最有效的方法是非同步电击复律。
3. 心室颤动引起阿-斯综合征时，最有效的抢救方法是非同步电击复律。

（5）药物治疗：见表16-16。

表16-16　心搏骤停的药物治疗

药物	使用方法
肾上腺素	1次电除颤后仍为心室颤动/无脉室性心动过速，给予1mg静脉推注，每3~5分钟可重复给药
胺碘酮	2次除颤后仍为心室颤动，可予胺碘酮首剂300mg加入5%葡萄糖溶液20~30ml快速静脉推注，以后3~5分钟后可重复给予150mg加入5%葡萄糖水20~30ml快速静脉推注，维持量为1mg/(kg·min)
利多卡因	是无胺碘酮时的替代药物。初始剂量为1.0~1.5mg/kg，静脉推注。若心室颤动/室性心动过速持续，可给予额外剂量0.50~0.75mg/kg，每隔5~10分钟静脉推注一次，最大量为3mg/kg

（6）电机械分离：表现为心电图或心电监护上可见心电活动，但大动脉未触及搏动或未闻及心音。常见病因包括心脏压塞、张力性气胸、心脏破裂、严重低氧血症、严重酸中毒、严重低血容量、严重低体温、肺栓塞等。应针对病因采取相应措施。

3. 转诊指征及注意事项　所有心搏骤停的患者均需立即就地进行心肺复苏术。待患者恢复自主循环，病情较稳定后均需向上级医院转诊。转诊期间注意开放静脉、开放气道、心电监护，配备必要的急救药品和急救人员，随时密切观察患者生命体征的变化。

重点提醒

1. 胸外按压时，保证手掌用力在胸骨上，避免发生肋骨骨折，不要按压剑突。
2. 对怀疑有头、颈部创伤的患者用推举下颌法更安全；开放气道后及时清除口腔及气道异物。
3. 单次除颤后立即开始心肺复苏术，5个循环的心肺复苏术（2分钟）后再判断心律是否需要再次电除颤。

必考热点

1. 所有心搏骤停的患者均需立即就地进行心肺复苏术。
2. 5 个循环的心肺复苏术大概需要的时间为 2 分钟。

考点：急性心肌梗死

1. 初步判断

（1）对于无诱因的突发胸骨后或心前区疼痛，憋闷或窒息感，持续时间长，含服硝酸甘油不能缓解者，特别是中老年人，应首先考虑心肌梗死可能。应立即检查心电图及血清心肌坏死标志物。

（2）急性心肌梗死的诊断：①无诱因长时间的缺血性胸痛、含硝酸甘油不能缓解。②心电图 2 个以上相邻导联出现 ST 段单相曲线性抬高/多个导联出现明显缺血性 ST 段下移及 T 波倒置/新出现的完全性左束支传导阻滞。③血清心肌坏死标志物升高超过正常 3 倍并有动态改变。符合上述 3 条中 2 条即可诊断。

必考热点

1. 急性心梗最常见的起始症状是疼痛。

2. 急性心肌梗死的诊断：①无诱因长时间的缺血性胸痛、含硝酸甘油不能缓解。②心电图 2 个以上相邻导联出现 ST 段单相曲线性抬高，或多个导联出现明显缺血性 ST 段下移及 T 波倒置/新出现的完全性左束支传导阻滞。③血清心肌坏死标志物升高超过正常 3 倍以上并有动态改变。符合上述 3 条中 2 条即可诊断。

3. 患者，男性，68 岁。糖尿病 10 年，以往无心悸、胸痛史，今日早餐后 1 小时，突然胸闷明显，面色苍白，烦躁，出汗伴恐惧感，2 小时未缓解。查体：心率 100 次/分。血压 86/70mmHg，最可能诊断为急性心肌梗死。

【热点提示】急性心肌梗死是冠状动脉急性、持续性缺血缺氧所引起的心肌坏死。临床上多有剧烈而持久的胸骨后疼痛，休息及硝酸酯类药物不能完全缓解，伴有血清心肌酶活性增高及进行性心电图变化，可并发心律失常、休克或心力衰竭，常可危及生命。

4. 患者，男性，56 岁。急性心肌梗死 1 个月，今晨再发胸痛，持续 8 小时不缓解，遂来急诊。查体：BP 100/60mmHg，心率 95 次/分，心肺检查无异常。心电图：Ⅰ、aVL 导联 ST 段弓背向上抬高。血清肌钙蛋白升高。导致该患者胸痛最可能的原因是再发急性心肌梗死。

【热点提示】心电图Ⅰ、aVL 导联 ST 段弓背向上抬高，血清肌钙蛋白升高，提示急性心肌梗死。

5. 患者，男性，54 岁。体胖，多年吸烟，近 1 年常因劳累致心前区疼痛。日前因丧母而致心前区剧痛，并向左肩放射。入院时检查示神志模糊，心电图示广泛心肌缺血，抢救无效死亡。其死因最大的可能是急性心肌梗死。

（3）鉴别诊断：见表 16-17。

表 16-17　急性心肌梗死的鉴别诊断

疾病名称	鉴别要点
主动脉夹层	1. 中年以上，有高血压、动脉硬化史，突然发生的撕裂样疼痛，放射至头、颈、上肢、腰背、中下腹甚至下肢，严重者可有休克征象，两上肢血压或上、下肢血压有明显差别 2. 颈部血管或主动脉瓣区出现杂音 3. 超声心动图可能看到升主动脉增宽、主动脉出现夹层 4. 心电图缺乏心肌梗死的特异性变化

续 表

疾病名称	鉴别要点
急性肺栓塞	1. 有慢性血栓栓塞症的危险因素，如静脉功能障碍如静脉曲张和血栓性静脉炎、既往有静脉血栓史、慢性阻塞性肺疾病、慢性充血性心力衰竭、慢性心房颤动、2 型糖尿病、长期使用免疫抑制药、甲状腺功能减退、长期卧床、骨折尤其是骨盆骨折、风湿免疫性疾病、恶性肿瘤晚期、妊娠与长期服用避孕药等 2. 突然发生一侧胸痛、呼吸困难、发绀、咳嗽、咯血 3. 肺动脉瓣区第二心音亢进 4. 心电图出现 $S_{I}Q_{III}T_{III}$ 改变，或右束支传导阻滞、电轴右偏、顺钟向转位 5. 超声心动图表现为肺动脉高压、三尖瓣关闭不全 6. CT 肺动脉造影（CTPA）可确诊
急性心包炎	1. 多见于青壮年，急性或亚急性发病，先有呼吸道感染症状，持久性或间歇性胸痛，吸气与咳嗽可使疼痛加重，伴有发热、气短、心包摩擦音 2. 心电图多导联 ST 段轻度抬高 3. 超声心动图提示心包积液
气胸	1. 在持重物、深吸气、剧烈咳嗽后突然发病，一侧胸痛、呼吸困难、干咳 2. 病侧肺部叩诊呈鼓音、呼吸音减低或消失 3. 胸部 X 线检查示患侧肺压缩可见压缩线

必考热点

患者，男性，70 岁。糖尿病 10 年，既往无心悸、胸痛史。今日早餐后 1 小时，突然心前区疼痛，胸闷明显，面色苍白，烦躁，出汗恐惧感，2 小时未缓解。查体：心率 100 次/分，血压 86/70mmHg。最可能的诊断为急性心肌梗死。

【热点提示】患者为老年男性，既往无心悸、胸痛史，早餐后 1 小时突发心前区疼痛，胸闷明显，面色苍白，烦躁，出汗恐惧感，而且持续时间已经达到 2 小时，并且他的心率较快，血压较低。这些症状和体征都是急性心肌梗死的典型表现。

2. 现场急救 见表 16-18。

表 16-18 急性心肌梗死的现场急救

急救方法	具体操作
抢救	卧床、建立静脉通道、维持血压、持续心电监护
给氧	无并发症者鼻导管中到高流量给氧；有左心衰竭、肺水肿者面罩给氧
镇静	吗啡 2~4mg 静脉注射，必要时 10~15 分钟可重复，剂量可增加至 2~8mg，注意观察患者的呼吸变化
硝酸盐制剂	可口含硝酸甘油，有条件者静脉持续滴注；收缩压<90mmHg 或心率<50 次/分者禁用
抗血小板治疗	无禁忌证。应立即给予 300mg 肠溶阿司匹林咀嚼和 300mg 氯吡格雷咀嚼，同时给予低分子量肝素钙或低分子量肝素 1 支腹部皮下注射
心肺复苏术准备	随时做好心肺复苏术准备
转诊	立即联系专业救护人员转上级医院

必考热点

1. 使急性闭塞的冠状动脉再通，心肌得到再灌注，缩小心肌梗死面积的治疗措施是静脉滴注硝酸甘油。
2. 缓解急性心肌梗死疼痛的最有效药物是吗啡。
3. 患者，男性，67岁。2周来反复胸痛，发作与劳累及情绪有关，休息可以缓解。2小时前出现持续性疼痛，进行性加剧，并气短，不能平卧，BP 110/70mmHg，HR 120次/分，心律齐，心尖部可闻及Ⅲ级收缩期杂音，双肺散在哮鸣音及湿啰音。应首选的治疗方案是吗啡和利尿药治疗。

【热点提示】反复胸痛发作与劳累及情绪有关，休息可以缓解为典型心绞痛症状，3小时前出现持续性疼痛，进行性加剧，应考虑为急性心肌梗死。急性心肌梗死首先要解除疼痛，如果有心力衰竭需要及时纠正，吗啡可镇静镇痛，减轻心脏前负荷，镇静吗啡2~4mg静脉注射，必要时10~15分钟可重复，剂量可增加至2~8mg，注意观察患者的呼吸变化。利尿药应用纠正心力衰竭。

3. 转诊注意事项

（1）对于急性ST段抬高型心肌梗死，及时再灌注治疗是挽救濒死心肌、改善预后最重要的治疗措施。应立即联系专业救护人员，吸氧下尽快将患者转送至有条件的医院，力争发病90分钟内得到血管再通手术治疗或溶栓治疗。

（2）急性非ST段抬高型心肌梗死，其治疗原则与不稳定型心绞痛相同，也应立即转上级医院进一步治疗。

必考热点

1. 对于急性ST段抬高型心肌梗死，及时再灌注治疗是挽救濒死心肌、改善预后最重要的治疗措施。
2. 对于急性ST段抬高型心肌梗死，应在吸氧下尽快将患者转送至有条件的医院，力争发病90分钟内得到血管再通手术治疗或溶栓治疗。

考点：高血压急症

1. 初步判断 对所有突然出现头痛、恶心、呕吐、喘憋、胸痛、身体感觉或运动障碍的患者均应立即测量血压，了解以往有无高血压病史。高血压急症和高血压亚急症的初步判断见表16-19。

表16-19 高血压急症和高血压亚急症的初步判断

类型	初步诊断
高血压急症	血压是短时间内突然和显著升高超过180/120mmHg
高血压亚急症	如果高血压急症的症状不明显而仅仅是血压超过180/120mmHg

必考热点

患者，男性，32岁。发现血压增高3年。近1年血压持续为（170~200）/（130~140）mmHg，近1周头痛、视物模糊。眼底检查发现视盘水肿，最可能的诊断为高血压急症。

【热点提示】患者有高血压病史，血压显著升高，超过180/120mmHg，且患者有头痛、视力模糊症状，考虑为高血压急症。

2. 现场急救

（1）高血压急症：见表 16-20。

表 16-20　高血压急症的现场急救

项目	内容
基本措施	监测生命体征，保持患者所处环境安静，镇静吸氧，测量双侧上臂血压
迅速评价靶器官受累情况	1. 询问是否有胸痛及疼痛性质；查看患者意识是否清楚、对答是否确切、肢体活动是否良好 2. 听诊心脏是否有奔马律，双肺是否有湿啰音 3. 记录心电图排除心肌缺血及心肌梗死的可能性
控制血压	1. 首选使用静脉降压药物：如硝普钠、硝酸甘油、乌拉地尔（压宁定）、酚妥拉明、卡托普利、硝苯地平 2. 注意降压速度和程度：最初数分钟至 1 小时内血压控制目标为平均动脉压降低幅度不超过治疗前水平的 25%，在 2~6 小时内逐步降至安全水平，一般为 160/100mmHg 左右；如果可以耐受该血压且病情稳定，在此后的 24~48 小时内，降压至正常水平；主动脉夹层患者，如能耐受，收缩压应降至 100~110mmHg
处理靶器官受损情况	1. 急性左心衰竭者可适当使用强心、利尿药 2. 心绞痛者可使用硝酸酯类药物 3. 心率快、无急性左心衰竭者可用 β 受体阻断药

（2）高血压亚急症：24~48 小时之内将血压缓慢降至 160/100mmHg 左右，后逐渐降至目标水平。

必考热点

1. 高血压急症控制血压首选静脉降压药物。

2. 高血压急症的血压控制目标 160/100mmHg。

【热点提示】高血压急症血压在 2~6 小时内逐步降至安全水平，一般为 160/100mmHg 左右；如果可以耐受高血压且病情稳定，在此后的 24~48 小时，降压至正常水平；主动脉夹层患者，如能耐受，收缩压应降至 100~110mmHg。

3. 高血压急症控制血压药物中，硝普钠的初始剂量为 0. 25μg/（kg · min），硝普钠的常用剂量为 3μg/（kg · min），极量 10μg/（kg · min）。需避光使用，药物滴注超过 6 小时应该重新配制液体；连续使用不宜超过 3 天；不良反应为心动过速、恶心、呕吐、肌颤。

4. 高血压亚急症 24~48 小时内的血压控制目标为 160/100mmHg 左右。

【热点提示】高血压亚急症 24~48 小时内将血压缓慢降至 160/100mmHg 左右，后逐渐降至目标水平。

3. 转诊注意事项

（1）紧急处理的同时，要尽快呼叫“120”联系转诊。

（2）等待转诊时应注意监测患者生命体征，做好各项急救措施。

（3）即使血压控制后也仍建议到上级医院进一步判断靶器官损害程度，并给予相应的治疗。

重点提醒

高血压急症和亚急症降压治疗的紧迫程度不同，前者需要迅速降低血压，采用静脉途径给药；后者需要迅速降低血压，采用静脉途径给药；后者需要在 24~48 小时内降低血压。

考点：急性左心衰竭

1. **初步判断** 见表16-21。

表16-21 急性左心衰竭的初步判断

项目	内容
病史	了解患者有无基础性心脏病，如冠心病、高血压、风湿性心脏病、心脏瓣膜病或先天性心脏病
起病诱因	急性广泛性心肌梗死、急性弥漫性心肌炎、严重心肌缺氧、急进性高血压、严重主动脉瓣或左室流出道狭窄、心房黏液瘤、急性乳头肌断裂和静脉补液过多过快、急性心脏压塞、持续性室性心动过速、心室颤动以及心室停搏等
体格检查	1. 一般检查：端坐体位，神志可较差，甚至神志模糊，口唇发绀，皮肤苍白，四肢湿冷 2. 肺部体格检查：听诊呼吸频率加快，满肺可闻及大量湿啰音和哮鸣音 3. 心脏体格检查：心率加快，心律可不齐，心尖部第一心音减弱，同时有舒张早期第三心音奔马律，肺动脉瓣第二心音亢进，瓣膜区或可闻及杂音，可有交替脉。触诊、叩诊可发现心脏增大，一般以左心室增大为主
辅助检查	1. N末端脑利尿钠肽前体（NT-proBNP）：心力衰竭的生化标志物，诊断急性心衰时NT-proBNP水平根据年龄分层，年龄<50岁患者NT-proBNP水平>450ng/L，50~75岁患者>900ng/L，>75岁患者>1800ng/L 2. 胸部X线片：可见肺门有蝴蝶形态片状阴影并向周围扩展的肺水肿征象，心界扩大，心尖搏动减弱等 3. 心电图：窦性心动过速或各种心律失常，心肌损害，左房、左室肥大等

2. **现场急救** 见表16-22。

表16-22 急性左心衰竭的现场急救

项目	内容
体位	使患者采取最舒适的体位，通常为端坐位，双下肢下垂，以减少静脉回流，降低心脏前负荷，改善氧供
四肢交换加压	四肢轮流绑扎止血带或血压计袖带，通常同一时间只绑扎三肢，每个15~20分钟轮流放松一肢。此法可降低前负荷，减轻肺淤血和肺水肿
吸氧	适用于低氧血症和呼吸困难明显（尤其指端血氧饱和度<90%）的患者。应尽早采用，使患者$SaO_2 \geqslant 95\%$（伴COPD者$SaO_2>90\%$）
药物处理	1. 镇静药：首选用吗啡，主要作用在于抑制中枢交感神经，反射性地降低周围血管阻力，扩张静脉而减少回心血量 2. 利尿药：适用于急性心力衰竭（心衰）伴肺循环或体循环明显淤血以及容量负荷过重的患者。首选呋塞米20~40mg，2分钟静脉注射，必要时增加剂量或重复使用 3. 血管扩张药：此类药可应用于急性心衰早期阶段。血管扩张药可降低心脏前、后负荷及心肌耗氧量。①硝酸甘油：适用于急性冠状动脉综合征伴心衰的患者。可立即舌下含服0.4~0.6mg，5~10分钟后可重复，用药15分钟后呼吸困难减轻和肺部啰音减少。②硝普钠：适用于严重心衰、原有后负荷及伴心源性休克的患者 4. 正性肌力药：适用于低心排血量综合征

3. **转诊指征**

（1）心力衰竭症状、体征加重，如呼吸困难、水肿加重、生命体征不稳定。

（2）脑利尿钠肽（BNP）等心力衰竭生物标志物水平明显增高。

（3）原有心脏疾病加重。

（4）出现新的疾病，如肺部感染、电解质紊乱、心律失常、肾功能恶化、血栓栓塞。

（5）需进一步调整治疗方案；需要有创检查及治疗，包括血运重建、心脏手术、植入型心律转复除颤器（ICD）、心脏再同步化治疗等。

考点：糖尿病酮症酸中毒

1. 初步判断　见表 16-23。

表 16-23　糖尿病酮症酸中毒的初步判断

项目	内容
诱因	糖尿病患者，常见有感染、胰岛素治疗中断或不适当减量、饮食不当、创伤、手术及妊娠分娩，有时也可没有明显诱因
临床表现	1. 早期酸中毒代偿阶段，患者可表现多尿、口渴、多饮、腹痛 2. 在酸中毒失代偿期出现食欲缺乏、恶心、呕吐；常伴头痛、嗜睡、烦躁、呼吸深快，呼气中有烂苹果味（酮症酸中毒表现） 3. 病情更恶化，会严重失水，脉搏细数，血压下降，反射消失，嗜睡以至昏迷
实验室检查	1. 尿酮体强阳性 2. 血糖明显升高达 16.7~33.3mmol/L 3. 二氧化碳结合力下降，血 pH<7.2

必考热点

1. 糖尿病酮症酸中毒的临床表现：早期酸中毒代偿阶段，患者可表现为多尿、口渴、多饮、腹痛。

2. 患者，男性，24 岁。有 1 型糖尿病病史。2 天来出现恶心，面潮红，呼吸深快，渐发生神志模糊，以至昏迷。最可能的诊断是糖尿病酮症酸中毒。

2. 现场急救　见表 16-24。

表 16-24　糖尿病酮症酸中毒的现场急救

急救方案	具体措施	
注射普通胰岛素（RI）（“小剂量胰岛素”治疗方案）	初次 RI 静脉滴注（于生理盐水中），剂量成人按 5~7U/h 计算［0.1U/(kg·h)］，同时肌内注射 10~20U。严密观察血糖情况；待血糖降至 3.9mmol/L 时，胰岛素改为每 2 小时皮下注射 1 次，剂量按尿糖（++++）16U、（+++）12U、（++）8U、（+）4U。若用胰岛素及液体治疗 2~3 小时后血糖仍不下降，则可能有胰岛素抵抗，应将每小时胰岛素剂量加倍	
纠正失水、电解质紊乱、酸中毒	补生理盐水	2~4 小时补液 2000ml，第 1 天共 4000ml 左右，根据脱水情况确定。年老人及心肾功能不全者补液不宜过快过多。至血糖下降至 13.9mmol/L 以下，改用 5%葡萄糖液，或 5%葡萄糖液 4/5 份及生理盐水 1/5 份。当患者能进食时，鼓励进流食、半流食
	及时补钾	若血钾低或正常（通常血钾低于 4.0mmol/L），尿量充分，在治疗开始即静脉滴注氯化钾（1.0~1.5g)/500ml，第 1 天可补钾 6~9g。治疗前有高血钾者，在治疗后 3~4 小时注意补钾。补钾时宜在心电监护下进行，或 2~3 小时测血钾，防止产生高血钾。当血钾在 5mmol/L 以上时，终止补钾
	纠正酸中毒	血 pH>7.15 时不用碱剂，pH<7.0 时用 5%碳酸氢钠 150ml，pH 7.00~7.15 时用半量
监测	监测血糖下降情况及尿酮体是否转阴性	

3. 转诊注意事项

（1）治疗及监测条件不够时，或病情不见好转时，应立刻转上级医院。

（2）转诊时应保持静脉通道开放和监测生命体征。

重点提醒

糖尿病酮症酸中毒早期诊断是决定治疗成败的关键，临床上对于原因不明的恶心、呕吐、酸中毒、脱水、休克、昏迷的患者，尤其是呼吸有酮味（烂苹果味）、血压低而尿量多者，不论有无糖尿病病史，均应想到糖尿病酮症酸中毒的可能性。

必考热点

1. 为防止治疗过程中因血糖下降过快、酸中毒纠正过速，导致脑水肿甚而致死的恶果，可应用“小剂量胰岛素”治疗方案。

2. 患者，男性，50岁。有糖尿病病史已20年，最近一次发生酮症酸中毒，经医院抢救，病情才稳定。昨日因高热、咳嗽后，突然感到极度口渴、厌食、恶心，呼吸加速，晚上出现四肢厥冷、脉细速、血压下降，随即意识不清。此时应立即静脉滴入正规胰岛素。

【热点提示】此时患者再次发生酮症酸中毒，应该给予持续静脉滴注速效胰岛素。

3. 患者，男性，68岁。患糖尿病3年，不规则服用降糖药。突发昏迷2小时，血压90/60mmHg，心率130次/分，心律齐。血钠160mmol/L，血糖34mmol/L，尿酮体（-），动脉血pH7.3。应首先考虑的治疗药物是小剂量胰岛素与等渗盐水静脉滴注。

【热点提示】高渗性非酮症糖尿病昏迷，临床可见血糖>33.3mmol/L，血钠>155mmol/L，血浆渗透压显著升高，但无酮症或较轻。根据症状，患者为高渗性非酮症昏迷，治疗应该以小剂量胰岛素与等渗盐水静脉滴注。

4. 患者，女性，27岁。口干渴，消瘦2年，用胰岛素治疗好转。因故停药3天，出现恶心呕吐，神志不清。急查：尿糖（+++），血糖28mmol/L，血液酸碱度7.20，脱水貌。治疗应首选补液，纠正电解质及酸碱平衡紊乱，应用胰岛素。

【热点提示】高渗性非酮症糖尿病昏迷以严重脱水和进行性意识障碍为特征，治疗为补液，应用胰岛素，补钾，积极治疗诱发病和防治并发症。

5. 纠正糖尿病酮症酸中毒患者失水时，第一日需要补生理盐水共4000ml左右。

6. 纠正糖尿病酮症酸中毒患者酸中毒，pH<7.0时用5%碳酸氢钠150ml，pH 7.00~7.15时用半量。

考点：低血糖症

1. 初步判断

（1）低血糖为糖尿病治疗过程中可能发生的不良反应。糖尿病治疗过程中，可能发生药物性严重低血糖，会导致心脑血管病而死亡。

（2）糖尿病患者出现出汗、恶心、饥饿感、轻微颤动和焦虑，以及快速有力的心跳，是低血糖的警示症状。血糖持续下降，可能出现意识模糊、言语不清和类似醉态的动作不稳，乃至抽搐。

（3）糖尿病患者血糖≤3.9mmol/L（非糖尿病患者低血糖的标准为<2.8mmol/L），就属于低血糖范畴。

必考热点

1. 低血糖的诊断标准是糖尿病患者血糖≤3.9mmol/L。

【热点提示】糖尿病患者血糖值≤3.9mmol/L（非糖尿病患者低血糖的标准为<2.8mmol/L），就属于低血糖范畴。

2. 患者，女性，22岁。患糖尿病7年，一直用胰岛素治疗，1小时前昏迷，检查皮肤湿冷，血压120/80mmHg，BUN 4.3mmol/L，CO_2CP 22.0mmol/L。最可能的诊断是低血糖昏迷。

【热点提示】皮肤湿冷提示低血糖发生，是它的典型症状。低血糖表现：出汗，恶心，心跳加快，颤抖，饥饿感，无力，手足发麻，说话含糊不清，烦躁，性格改变，定向障碍，昏迷。

3. 糖尿病患者出现出汗、恶心、饥饿感、轻微颤动和焦虑，以及快速有力的心跳，为低血糖的警示症状。

2. 现场急救 见表16-25。

表16-25 低血糖症的现场急救

适用对象	急救方法
轻、中度低血糖	口服糖水、含糖饮料，或进食糖果、饼干、面包、馒头等即可缓解
药物性低血糖	应及时停用相关药物
重者和疑似低血糖昏迷	应及时测定毛细血管血糖，甚至无须血糖结果，及时给予50%葡萄糖40~60ml静脉注射，继以5%~10%葡萄糖液静脉滴注。神志不清者，切忌喂食，以免呼吸道窒息，可插胃管给予

3. 转诊注意事项

（1）经急救处理未见好转，或持续性昏迷者，应立即转院。

（2）转诊时应保持静脉通道开放和监测生命体征。

重点提醒

低血糖时临床表现的严重程度取决于低血糖的程度、低血糖发生的速度及持续时间、机体对低血糖的反应性、年龄等。

必考热点

患者，男性，82岁。晚饭前已经服用磺脲类降糖药，晚饭后又误服该降糖药。末次服药1小时后出现出汗、恶心、饥饿感、焦虑、心悸，随即出现神志不清被送诊。既往有糖尿病病史30年，平时口服降糖药控制血糖；有缺血性脑血管病病史10年。

（1）可迅速确定病因的检查是毛细血管血糖。

（2）最恰当的急救处理是50%葡萄糖液60ml静脉注射。

【热点提示】患者既往有糖尿病病史，且重复服药后出现出汗、恶心、饥饿感、焦虑、心悸及神志不清等症状，考虑为疑似低血糖昏迷，应及时测定毛细血管血糖，甚至无须血糖结果，及时给予50%葡萄糖液40~60ml静脉注射，继以5%~10%葡萄糖液静脉滴注。

考点：癫痫持续状态

1. 初步判断 癫痫持续状态是指反复癫痫发作，发作之间意识未完全恢复，或1次发作持续30分钟以上未能自行停止。任何癫痫发作类型均可出现癫痫持续状态，以全面性强直-阵挛性癫痫持续状态（GTCSE）最为常见和危险。癫痫持续状态的病史、临床表现和脑电图检查见表16-26。

表16-26 癫痫持续状态的病史、临床表现和脑电图检查

项目	内容
病史	多有癫痫强直-阵挛性发作病史

续 表

项目	内容
临床表现	典型的持续全面性强直-阵挛性发作（突然尖叫一声，跌倒在地，眼球向上凝视，瞳孔散大，全身肌肉强直，上肢伸直或屈曲，手握拳，下肢伸直，头转向一侧或后仰，口吐白沫，大小便失禁、不省人事等，抽搐停止后患者进入昏睡、昏迷状态）。发作之间意识未完全恢复，或1次发作持续30分钟以上未能自行停止
脑电图表现	为特征性的持续痫样放电，如棘波、尖波、多棘波、棘-慢复合波、尖-慢复合波

必考热点

1. 癫痫临床诊断的最主要依据是确切的病史。

2. 癫痫持续状态是指癫痫连续发作之间意识未完全恢复又频繁再发，或发作持续30分钟以上不自行停止。

3. 各种癫痫发作均可出现癫痫持续状态，但以全面性强直-阵挛性癫痫持续状态（GTCSE）最为常见和危险。

4. 癫痫持续状态的脑电图表现为特征性的持续癫痫样放电，如棘波、尖波、多棘波、棘-慢复合波、尖-慢复合波。

2. 鉴别诊断 见表16-27。

表16-27 癫痫持续状态的鉴别诊断

疾病名称	鉴别要点
短暂性脑缺血发作（TIA）	TIA可出现发作性半身麻木、无力等，通常无意识障碍，多见于中老年人，常伴高血压、脑动脉硬化症等脑卒中危险因素
癔症	多有精神受刺激的诱因，发作时没有明显阳性体征，瞳孔等大等圆，对光反射正常，而癫痫持续状态瞳孔散大，对光反射消失
器质性脑病	如颅内占位性病变、脑卒中，多有相应的病史，颅脑CT扫描和EEG是重要的鉴别依据

3. 现场急救 见表16-28。

表16-28 癫痫持续状态的现场急救

急救方案	具体操作
合理放置患者	把患者放到安全的地方，采取侧卧或平卧位头偏向一侧，去除口腔分泌物及异物，保持呼吸道通畅，给予吸氧，防止舌、唇咬伤及避免强力按压致肢体骨折
开放静脉给药通路	以便快速给药控制发作
尽快终止癫痫发作	地西泮为终止发作的首选药物。常用剂量为10~20mg，静脉输注，每分钟2~4mg，单次最大剂量不超过20mg。为防止复发，应在用药15分钟后重复给药或用100~200mg溶于5%葡萄糖生理盐水或生理盐水500ml中，以每小时40ml的速度缓慢静脉滴注维持。此外，根据情况也可选择：氯硝西泮对各型癫痫状态均有效，无呼吸抑制；苯妥英钠对GTCS持续状态效果较好；利多卡因可用于地西泮注射无效者等
防治脑水肿	可用20%甘露醇快速静脉滴注，或地塞米松10~20mg静脉滴注
加强生命征监护	严密监测呼吸、脉搏、血压、体温和意识、瞳孔变化等
及时转诊	现场初步处理后尽快将患者及时转到有条件的医院就诊，查明诱因和病因，针对性对因治疗

必考热点

1. 治疗癫痫持续状态应首选的药物是地西泮。

2. 癫痫持续状态现场急救：具体如下。①合理放置患者：把患者放到安全的地方，采取侧卧或平卧位头偏向一侧，去除口腔分泌物及异物、保持呼吸道通畅，给予吸氧，防止舌、唇咬伤及避免强力按压致肢体骨折。②开放静脉给药通路：以便快速给药控制发作。③尽快终止癫痫发作：地西泮（安定）为终止发作的首选药物。常用剂量为10~20mg，静脉注射，每分钟2~4mg，单次最大剂量不超过20mg。为防止复发，应在用药15分钟后重复给药或用100~200mg溶于5%葡萄糖生理盐水或生理盐水500ml中，以每小时40ml的速度缓慢静脉滴注维持。此外，根据情况也可选择：氯硝西泮对各型癫痫状态均有效；苯妥英钠无呼吸抑制，对GTCS持续状态效果较好；利多卡因可用于安定注射无效者等。

3. 患者，女性，26岁。2年来有发作性神志丧失，四肢抽搐，服药不规则。今日凌晨开始又有发作，意识一直不清醒。来院后又有1次四肢抽搐发作。首先应选用的治疗药物是地西泮10mg静脉注射。

【热点提示】根据题干给出患者的症状考虑癫痫持续状态，终止发作的首选药物是地西泮，常用剂量为10~20mg，静脉注射。

4. 转诊注意事项

（1）转诊过程中，要有专人护理，注意生命征监测。

（2）将患者平卧或侧卧，头部偏向一侧，避免口腔分泌物误吸。

（3）取下义齿，放上牙垫，防止舌、唇自咬。

（4）以防抽搐时强力按压致肢体骨折。

（5）给予氧气吸入。

（6）就近转入有条件的医院。

重点提醒

癫痫持续状态时，地西泮是终止癫痫发作的首选药物。

第二单元 常见损伤与骨折

考点：颅脑损伤

1. 初步判断

（1）闭合性颅脑损伤：闭合性颅脑损伤的初步判断见表16-29。

表16-29 闭合性颅脑损伤的初步判断

项目	内容
发生机制	1. 因脑组织在颅腔内因加速、减速、旋转、扭曲、剪力等方式致伤，可同时发生多处颅脑损伤 2. 在直接着力点处，发生的脑挫裂伤为直接伤 3. 作用力相对应的部位发生的脑挫裂伤，为对冲性颅脑损伤

续 表

项目		内容
分类及临床表现	原发性颅脑损伤	1. 脑震荡：①病理：脑组织无肉眼可见的病理改变，在光镜与电镜下可观察到细微的形态学改变，如点状出血和水肿。其意识障碍的病理生理机制为脑干网状结构损害。②临床表现：意识障碍，伤后立即昏迷，一般不超过半小时；逆行性遗忘，清醒后不能回忆受伤前或当时情况；伤后短时间内表现面色苍白、出汗、血压下降、心动徐缓、呼吸浅慢、肌张力降低、各种生理反射迟钝或消失。此后头痛、头晕、恶心、呕吐等，神经系统检查一般无阳性体征，脑脊液压力正常或偏低，其成分化验正常 2. 脑挫裂伤：①病理：病理特点为肉眼下可见到软脑膜下出血点，脑实质有大片出血，组织断裂及毁损，随之发生脑水肿。②临床表现：意识障碍较重，颅内压增高症状，出现脑挫裂伤相应的神经系统体征，如一侧运动区损伤时有对侧偏瘫、锥体束征或癫痫 3. 脑干损伤：常见症状有两侧瞳孔不等大或极度缩小，两眼球位置不一，眼球分离或同向偏斜，两侧锥体束征阳性，肢体阵发性痉挛及去脑强直等 4. 下丘脑损伤：主要症状有体温调节失衡及尿崩症等
	继发性颅脑损伤	1. 硬脑膜外血肿：①受伤当时有短暂的意识障碍，随即清醒或好转，继之因颅内出血而表现急性颅内压升高的症状，头痛进行性加重，烦躁不安，频繁呕吐并出现神经系统定位体征或昏迷。②2 次昏迷之间的间隔期称为“中间清醒期”或“意识好转期”。③随着血肿量增大及颅内压升高，可逐渐出现脑疝症状。一般表现为意识障碍加重，血肿侧瞳孔先缩小、后散大，对光反应也随之减弱而消失，血肿对侧有明显的锥体束征及偏瘫。继之对侧瞳孔也散大，去大脑强直。如不积极救治，可发生中枢性衰竭而死亡 2. 硬脑膜下血肿：血肿发生在硬脑膜下腔，按症状出现的时间可分为急性硬脑膜下血肿、亚急性硬脑膜下血肿和慢性硬脑膜下血肿三种类型
辅助检查	颅骨 X 线平片	患者情况允许时应作为常规检查。颅骨 X 线平片检查可确定有无骨折及其类型，亦可根据骨折线的走行判断颅内结构可能出现的损伤情况，以利于进一步的检查和治疗
	颅脑 CT 扫描	是目前最理想的一项检查方法。可以准确地判断损伤的类型及血肿的大小、数量和位置，但要送上级医院进行
	颅脑 MRI 扫描	一般较少用于急性颅脑损伤的诊断
诊断	病史	1. 需要向家属或陪送人员了解有无晕厥、高血压、妊娠、精神病、酗酒、中毒等病史及周身状况 2. 注意伤后是否当即昏迷及昏迷时间长短，伤后有无中间清醒期 3. 有无剧烈头痛、躁动不安、频繁呕吐等颅内血肿及颅内压增高的征象 4. 除颅脑损伤外，尚须注意其他部位的伤情
	体格检查	1. 意识障碍的程度和变化，是判断病情的重要方面 2. 头部检查：注意头皮损伤，口、耳、鼻出血及溢液情况 3. 生命体征：呼吸、血压、脉搏和体温作为重点检查，以确定有无休克及颅内压增高等 4. 瞳孔变化：应注意对比双侧瞳孔大小、形状和对光反应情况 5. 运动和反射变化
	辅助检查	1. CT 和 MRI 检查：可迅速得出伤情结果，故可作为辅助检查的首选 2. 颅骨 X 线平片：所有颅脑损伤患者，尤其是开放性损伤，应常规进行颅骨 X 线正、侧位平片检查。疑有颅骨凹陷骨折时应摄切线位，了解骨折凹陷的深度

必考热点

1. 下丘脑损伤的主要症状是体温调节失衡及尿崩症等。

2. 枕部着地引起的颅脑损伤，常发生对冲部位的额颞叶脑挫裂伤或同时合并硬脑膜下、脑内血肿。

3. 脑震荡意识障碍的病理生理机制为脑干网状结构损害。

4. 脑干损伤时常见有双侧瞳孔不等大或极度缩小，双眼球位置不一，眼球分离或同向偏斜，两侧锥体束征阳性，肢体阵发性痉挛及去大脑强直等症状。

5. 颅内血肿是颅脑损伤的一类常见而严重的继发性病变，可分为硬膜外血肿和硬膜下血肿。

6. 慢性硬脑膜下血肿除占位作用导致颅内压增高外，还可因脑组织长期受压，引起显著的脑萎缩，病史越长，这种现象越明显。

7. 颅盖骨折线经过脑膜中动脉沟、静脉窦走行区时，应注意有发生硬脑膜外血肿的可能。

8. 对颅脑损伤的诊断，目前最理想的一项检查方法是颅脑 CT 扫描。

【热点提示】颅脑 CT 扫描对颅脑损伤的诊断是目前最理想的一项检查方法。可以准确地判断损伤的类型及血肿的大小、数量和位置，但要送上级医院进行。

9. 头部外伤后患者当即昏迷，半小时后方苏醒，发现右侧肢体轻瘫，腰椎穿刺呈血性脑脊液，以后逐渐好转。最可能的诊断是脑挫裂伤。

【热点提示】结合症状及头部外伤史，考虑为脑挫裂伤。脑挫裂伤可出现对侧偏瘫等神经系统体征。患者腰穿呈血性脑脊液，提示可能合并蛛网膜下腔出血。

10. 患者，男性，38 岁。因头部受伤昏迷 10 分钟，清醒后在转送途中又昏迷，估计颅内血肿的位置在硬脑膜外。

【热点提示】硬脑膜外血肿可同时存在各类型的颅脑损伤中，由于血肿部位不同而临床症状亦不相同，以典型的颞部硬脑膜外血肿为例：受伤当时有短暂的意识障碍，随即清醒或好转，继之因颅内出血而表现急性颅内压增高的症状，头痛进行性加重，烦躁不安，频繁呕吐并出现神经系统定位体征或昏迷。两次昏迷之间的间隔期称为“中间清醒期”或“意识好转期”。若中间清醒期短，表明血肿形成速度快。

11. 患者，女性，25 岁。头枕部被铁棍击伤，昏迷约 40 分钟，醒后不能回忆当时受伤情况，并出现躁动，伴有头痛、头晕，恶心、呕吐。检查：神经系统无阳性体征，X 线摄片颅骨正常。其诊断是脑震荡。

【热点提示】患者有颅脑外伤史，有神经系统症状，表现为逆行性遗忘，但查体无阳性体征。故诊断为脑震荡。

12. 患者外伤后，疑为脑震荡，以下临床症状中：头部有伤痕、有短暂昏迷和逆行性遗忘、颅骨有骨折、有生命体征的改变、颅脑 CT 正常，最具有诊断意义的是有短暂昏迷和逆行性遗忘。

【热点提示】脑震荡的临床表现为：①一过性昏迷，伤后立即出现短暂的昏迷，常为数分钟，一般不超过半小时。②逆行性遗忘：清醒后不能回忆受伤当时乃至伤前一段时间内的情况。③较重者在昏迷期间可有皮肤苍白、出汗、血压下降、心动徐缓、呼吸浅慢等表现，但随着意识的恢复很快趋于正常。清醒后可有头痛、头晕、恶心、呕吐等症状。④神经系统检查无阳性体征。

13. 有一名颅内压增高患者，病情有加剧表现，下一步的关键措施是颅脑 CT，明确病变的性质和部位。

【热点提示】颅脑 CT 扫描对颅脑损伤的诊断，是目前最理想的一项检查方法。可以准确地判断损伤的类型及血肿的大小、数量和位置，但要送上级医院进行。

14. 患儿，男，8 岁。枕部着地，昏迷 5 分钟后清醒，并自己回到家中，其后出现头痛并呈逐渐加重伴呕吐，1 小时后不省人事，急送医院。查体：BP 130/90mmHg，P 65 次/分，R 15 次/分。浅昏迷，右枕部头皮挫伤。左侧瞳孔 4mm，对光反应消失；右侧瞳孔 2.5mm，对光反应存在。

（1）最可能的诊断是颅内血肿。

（2）最好的诊断措施是颅脑 CT。

【热点提示】枕部着地，昏迷 5 分钟后清醒，其后出现头痛并呈逐渐加重伴呕吐，1 小时后不省人事，右枕部挫伤说明损伤出现在左侧额颞部，可推断为左侧颅内血肿。颅内血肿是颅脑损伤的一类常见而严重的继发性病变。伤后有中间清醒期或好转期，呼吸、脉搏、血压的“两慢一高”改变，提示有颅内血肿。颅脑 CT 扫描对颅脑损伤的诊断，是目前最理想的一项检查方法。可以准确地判断损伤的类型及血肿的大小、数量和位置，但要送上级医院进行。

（2）开放性颅脑损伤：见表16-30。

表16-30 开放性颅脑损伤的初步判断

项目		内容
分类	火器伤	战时由各种火器造成，伤情更复杂且严重
	非火器伤	如刀、斧砍伤
临床表现	意识障碍	1. 初期多有昏迷，也有不昏迷者 2. 伤后出现中间清醒或好转期或初期无昏迷，之后出现进行性意识障碍，再转入昏迷，多有颅内血肿形成 3. 类似表现如出现在后期，应考虑脑脓肿的可能 4. 长期昏迷者，多因广泛脑挫伤，脑干伤或者脑缺氧致继发性脑损害 5. 严重合并伤、多发伤、休克、呼吸道阻塞、缺氧、感染性中毒、全身衰竭等因素，都可使脑部伤情加重，以致昏迷程度加深 6. 部分伤员还可出现精神障碍
	生命体征	1. 重伤员早期常出现呼吸障碍，表现为呼吸深慢、紧迫或间歇性呼吸。脉搏可徐缓或细数。有时心律不齐，血压可升高或下降。需要定时监测，注意脑受压引起的生命体征变化 2. 如果出现严重休克应考虑有其他合并伤并存，特别是胸、腹部脏器伤的可能性较大 3. 伤道出血、脑脊液漏、周身脱水衰竭等，也可引起休克 4. 伤员出现高热除下丘脑损伤外，要警惕有颅内感染、肺炎和泌尿系炎症等并发症发生 5. 伤员全身衰竭时，虽有上述病情，但体温不一定升高
	眼部征象	1. 一侧幕上血肿常出现同侧瞳孔进行性散大 2. 脑干损伤时瞳孔可缩小、扩大或多变 3. 颅后凹血肿早期很少出现瞳孔改变而生命体征变化较明显
	运动、感觉与反射障碍	多取决于具体伤情
	颅内压增高	1. 早期主要由于颅内血肿，急性脑水肿和颅内感染 2. 晚期则主要由颅内脓肿所致，也可能合并颈损伤
	脑膜刺激征	常因颅内出血、感染、颅内压增高等引起
诊断	受伤史	受伤部位和性质，并查明合并伤
	全身检查	包括各系统及生命体征
	神经系统检查	判断有无颅内压增高及脑受压
	辅助检查	1. 颅骨X线片：常规拍颅骨X线正、侧位片，以了解颅骨骨折情况、颅内有无碎骨片及异物等，必要时需拍颅基位片 2. 颅脑CT扫描：对于复杂的脑穿透伤，该检查能确诊颅内血肿及投射物在颅内的具体位置，并可显示子弹或弹片造成脑伤道直接破坏区及伤道周围区情况。对颅内有金属异物存留时不宜采用MRI检查 3. 腰椎穿刺：在野战条件下，早期尽量少采用腰椎穿刺作为诊断手段，在颅内压增高时尤其要慎重，但并发脑膜炎时，可采用腰椎穿刺作为诊治方法

必考热点

开放性颅脑损伤眼部征象：一侧幕上血肿常出现同侧瞳孔进行性散大，脑干损伤时瞳孔可缩小、扩大或多变，颅后凹血肿早期很少出现瞳孔改变而生命体征变化较明显。

2. **现场急救** 见表16-31。

表16-31 颅脑损伤的现场急救

急救方法	具体操作
保持呼吸道通畅	立即清除患者口、鼻腔的分泌物，调整头位为侧卧位或后仰
	必要时就地气管内插管或气管切开，以保持呼吸道通畅
	若呼吸停止或通气不足，应连接简易呼吸器作辅助呼吸
制止活动性外出血	对可见的较粗动脉的搏动性喷血可用止血钳将血管夹闭
	对头皮裂伤的广泛出血可用绷带加压包扎暂时减少出血。在条件不允许时，可用粗丝线将头皮全层紧密缝合，到达医院后需进一步处理时再拆开
	静脉窦出血现场处理时，在情况许可时最好使伤员头高位或者半坐位转送到医院再做进一步处理
	对已暴露脑组织的开放性创面出血，可用吸收性明胶海绵贴附再以干纱布覆盖，包扎不宜过紧，以免加重脑组织损伤
维持有效的循环功能	及时有效的止血，快速地输血或血浆是防止休克，避免循环功能衰竭的最有效的方法。故在急性颅脑损伤时，不宜补充大量液体或生理盐水，防止加重脑水肿
局部创面的处理	以防止伤口再污染、预防感染、减少或制止出血为原则，可在简单清除创面的异物后用生理盐水或凉开水冲洗后用无菌敷料覆盖包扎，并及早应用抗生素和破伤风抗毒素
防止和处理脑疝	瞳孔扩大侧一般是颅内血肿侧，应静脉推注或快速静脉滴注（15~30分钟内）20%甘露醇250ml，同时用呋塞米40mg静脉推注后立即转送，并注意在用药后患者意识和瞳孔的变化，及时转往上级医院救治

必考热点

颅脑损伤的现场急救：保持呼吸道通畅；制止活动性外出血；维持有效的循环功能；处理局部创面，以防止伤口再污染、预防感染、减少或制止出血为原则；防止和处理脑疝。

3. **转诊注意事项**

（1）有颅脑损伤的患者要尽快送上级医院进行抢救治疗。转运前或同时进行止血、包扎、固定、开放气道、输液、抽血配血等处理。

（2）对怀疑有颅脑损伤，特别是有瞳孔不等大、呼吸深大、叹气样呼吸者，要快速静脉滴注20%甘露醇250ml，加呋塞米40mg静脉推注，以减轻脑水肿，防治脑疝形成。

（3）颅脑损伤的患者均应尽快送往上级医院进行颅脑CT或磁共振成像（MRI）检查以排除颅内损伤的可能。

（4）在转运途中要密切观察伤者的意识状态、呼吸、血压、脉搏（或心跳）、体温等生命体征，观察尿量。

（5）途中要开放气道，保持呼吸道通畅，随时准备行心脑复苏术。尽量减少路途中的颠簸，防治呕吐物的窒息。

（6）转运途中需要配备20%甘露醇、呋塞米、控制抽搐的药物和心脑复苏药物、球囊辅助呼吸器，有条件的配备气管插管的物品。

必考热点

1. 对怀疑有颅脑损伤，尤其是有瞳孔不等大、呼吸深大、叹气样呼吸者，要快速静脉滴注20%甘露醇250ml，加呋塞米40mg静脉推注，以减轻脑水肿，防止脑疝形成。

2. 所有颅脑损伤的患者均应尽快送往上级医院进行颅脑CT或磁共振成像（MRI）检查以排除颅内损伤的可能。

3. 转诊途中需要配备20%甘露醇、呋塞米、控制抽搐的药物和心肺脑复苏药物、球囊辅助呼吸器，有条件的配备气管插管的物品。

重点提醒

1. 闭合性颅脑损伤时，患者很少发生低血压，如血压低，多因合并身体其他部位严重损伤所致，应注意进行仔细查体。

2. 急性颅脑损伤时为防止加重脑水肿而不宜补充大量液体或生理盐水。

考点：腹部损伤

1. 初步判断 见表16-32。

表16-32 腹部损伤的初步判断

项目		内容
分类	是否有伤口直接和外界相通	开放性损伤和闭合性损伤
	有无内脏损伤	1. 单纯腹壁损伤 2. 内脏损伤：实质性脏器损伤（如肝、脾、肾等损伤）和空腔脏器损伤（如胃肠道、胆道、膀胱等损伤）
临床表现	实质性脏器损伤	1. 主要是腹腔内出血的表现。患者可出现心悸、口渴、腹部持续性疼痛、面色苍白、脉率加快，还可出现血压下降和休克的表现。严重的损伤可使患者很快进入休克状态 2. 腹部可有压痛和反跳痛等腹膜刺激症状，但程度并不严重。出血量较大时，可出现腹部移动性浊音
	空腔脏器损伤	1. 弥漫性腹膜炎的症状和体征，表现为弥漫性腹部疼痛、压痛、反跳痛以及腹肌紧张 2. 多数患者有恶心、呕吐等胃肠道症状，部分患者出现呕血、便血 3. 随着病情进展，腹腔内感染程度不断加重，患者逐渐会出现全身中毒症状
初步诊断应明确的问题	有无内脏损伤	1. 早期出现休克征象者，特别是失血性休克 2. 有持续性甚至进行性加重的腹痛，伴恶心呕吐等消化道症状者 3. 有明显腹膜刺激征者 4. 有气腹者 5. 腹部出现移动性浊音者 6. 有呕血、便血或者血尿者 7. 直肠指诊发现前壁有压痛或波动感，或指套染血者
	脏器损伤类型	1. 有恶心、呕吐、便血、气腹者多为胃肠道损伤 2. 有排尿困难、血尿、会阴部牵涉痛者，可考虑泌尿系损伤 3. 有膈面腹膜刺激表现者，提示有肝、脾等上腹部脏器损伤 4. 有下位肋骨骨折者，要注意肝、脾破裂的可能 5. 有骨盆骨折的，提示有直肠、膀胱、尿道等损伤的可能
	有无多发性损伤	1. 腹内有一个以上器官损伤 2. 除腹部损伤外，尚有腹部以外的合并伤，特别是要及时发现颅脑损伤、胸部损伤、脊椎骨折等可能危急患者生命的复合伤 3. 腹部以外损伤累及腹内脏器

续　表

项目	内容
辅助检查	对于怀疑有腹部脏器损伤，又不能确诊的患者，可以行诊断性腹腔穿刺。穿刺点多选于脐和髂前上棘连线的中、外 1/3 交界处或经脐水平线与腋前线交汇处。可用粗针头直接穿刺抽吸或者经粗针头插入多孔细塑料管进行抽吸，抽到液体和气体均为阳性

必考热点

1. 有膈面腹膜刺激表现者，提示有肝、脾等上腹部脏器损伤。

2. 患者，男性，45 岁。车祸致伤。查体：骨盆挤压和分离试验阳性，下腹部压痛，腹肌紧张。对腹腔脏器损伤诊断最有价值的检查是腹腔穿刺。

【热点提示】骨盆挤压和分离试验阳性提示骨盆骨折，下腹压痛、腹肌紧张提示存在腹膜炎，可行诊断性腹腔穿刺，对诊断腹腔脏器损伤有重要意义。

3. 患者，男性，38 岁。左季肋部和左上腹部被汽车撞伤。患者面色苍白、脉细速，脉搏 140 次/分，血压 80/60mmHg，左季肋部皮肤擦伤、明显肿胀、压痛，全腹轻度压痛、反跳痛、肌紧张，首先应考虑为脾破裂。

【热点提示】脾损伤表现为急性失血性休克和血性腹膜炎的症状。结合题中症状，考虑为脾破裂。

4. 空腔脏器损伤表现为弥漫性腹膜炎的症状和体征，这是由于空腔脏器内容物漏出刺激腹膜。

5. 空腔脏器损伤中，根据空腔脏器漏出物酸性和碱性化学物质的浓度不同，其刺激程度和由其引起的早期腹膜刺激征的严重程度也不同，通常是胃液、胆汁、胰液的刺激程度最强，上消化道漏出物刺激程度高于下消化道漏出物。

6. 对于怀疑有腹部脏器损伤，又不能确诊的患者，可以行诊断性腹腔穿刺。穿刺点多选于脐和髂前上棘连线的中、外 1/3 交界处，或经脐水平线与腋前线交汇处。

2. 现场急救　见表 16-33。

表 16-33　腹部损伤的现场急救

项目		内容
紧急处置	开放静脉通道	紧急处理时应及时开放静脉输液通道，及时补充生理盐水、平衡盐等液体，以扩充血容量
	疼痛的处理	对于腹痛患者，在诊断未完全明确、治疗方案未确定之前，不宜使用强力镇痛药，防止掩盖病情进展
	禁饮食	初期处置一律禁饮食，以免加重腹腔污染和影响后续手术治疗
	腹腔内脏器脱出的处理	不能现场将脱出内脏放回腹腔时，应该用消毒碗覆盖脱出的脏器，转入医院后在手术室内消毒、检查、处置后还纳
观察和一般处置	观察措施	1. 每 15~30 分钟测定血压、脉搏和呼吸 2. 每 30 分钟检查 1 次腹部体征，注意腹膜刺激征程度和范围的变化 3. 每 30~60 分钟测定 1 次红细胞计数和血红蛋白含量 4. 必要时重复进行诊断性腹腔穿刺
	对症处理措施	1. 禁食、补液 2. 注射广谱抗生素预防或者治疗腹腔内感染 3. 疑有空腔脏器破裂或明显腹胀者，应进行胃肠减压

必考热点

1. 在诊断未完全明确、治疗方案未确定之前，不宜使用镇痛药，以免掩盖病情进展。

2. 对于腹壁破裂导致腹腔内脏器脱出者，不能现场将脱出内脏放回腹腔时，应该用消毒碗覆盖脱出的脏器，转入医院后在手术室内消毒、检查、处置后还纳。

3. 转诊注意事项

（1）严密观察病情变化，随时了解患者意识状态、腹痛程度和范围的变化，定时测定血压、脉搏以及呼吸等生命体征。

（2）患者采取垫高头部、下肢屈曲的仰卧位，以使腹痛减轻。

（3）保持静脉输液通道通畅，持续补液。

（4）有四肢骨折者，简单固定。

重点提醒

腹部损伤不论是开放伤或闭合伤，应在已经排除身体其他部位的合并伤后，首先确定有无内脏损伤，再分析脏器损伤的性质、部位和严重程度。

考点：肋骨骨折

1. 初步判断 见表16-34。

表16-34 肋骨骨折的初步判断

项目	内容
病史	肋骨骨折患者有明确的外伤史，在外伤后出现胸部疼痛，深呼吸或咳嗽时会明显加重，部分合并肺挫伤的患者有胸闷表现
临床表现	局部压痛明显，部分患者可有骨摩擦感，以及胸廓挤压试验阳。如果胸壁出现反常呼吸运动，说明有多根多处肋骨骨折
X线检查	可以观察骨折部位，也可见到肋骨骨折的骨折线或断端错位，还可以了解胸内脏器有无损伤及并发症

2. 处理原则和现场急救 肋骨骨折的处理原则为有效控制疼痛、肺部物理治疗和早期活动。肋骨骨折的现场急救见表16-35。

表16-35 肋骨骨折的现场急救

项目	内容
观察	1. 患者神志是否清楚，口鼻内有无血、泥沙、痰等异物堵塞 2. 前后胸有无破口 3. 有无呼吸困难 4. 是否合并血胸和气胸
判断	1. 单纯骨折：只有肋骨骨折，胸部无伤口，局部有疼痛，呼吸急促，皮肤有血肿 2. 多发性骨折：多发性肋骨骨折，吸气时胸廓下陷，胸部多有创口，剧痛，呼吸困难。这种骨折常并发血胸和气胸，抢救不及时会很快死亡

续　表

项目	内容
急救	1. 简单骨折时局部用多层干净布、毛巾或无菌纱布覆盖，并加压包扎 2. 多发性骨折用宽布或宽胶带围绕胸腔半径固定住，以防止再受伤害，并速请医生处理 3. 有条件时吸氧 4. 遇到气胸时，应急救处理后迅速送往医院进一步处理

3. 转诊及注意事项　患者应观察自身的呼吸功能，如果有呼吸急促、呼吸困难，要及时到医院就诊，确定有无气胸或血气胸等严重并发症的发生。由于肋骨骨折的伴发损伤，患者常需紧急转诊。对于所有上部（第1或第2肋）或移位性肋骨骨折、多发性肋骨骨折或疑诊内部损伤的患者，都应该直接送至急诊科进行评估。

考点：肱骨干骨折

肱骨干骨折的概念、临床表现、诊断和急救处理见表16-36。

表16-36　肱骨干骨折的概念、临床表现、诊断和急救处理

项目	内容
概念	肱骨外科颈远端1cm以下至肱骨髁部上方2cm以上为肱骨干。肱骨干骨折多见于青壮年，好发于中部，其次为下部，上部最少
	中下1/3骨折：易合并桡神经损伤
	下1/3骨折：易发生骨不连
临床表现	直接暴力：常发生于交通及工伤事故，多见于中1/3，多为粉碎或横行骨折
	间接暴力：跌倒时因手掌或肘部着地所致，多见于下1/3，骨折线为斜形或螺旋形
	旋转暴力：常发生于新兵投掷训练中，好发于中下1/3处，骨折线为螺旋形
诊断	病史、症状：明显外伤史，患肢疼痛，活动受限
	查体：骨折局部肿胀，可有短缩、成角畸形，局部压痛剧烈，有异常活动及骨擦音，上肢活动受限。合并桡神经损伤时，出现腕下垂等症状
	辅助检查：X线检查可确定骨折部位及移位情况
急救处理	1. 处理原则：确诊后应妥善固定骨折，可使用夹板或者石膏外固定。若没有固定材料，可就地取材，如树枝、木棍、木板等，也可将受伤的上肢绑在胸部。固定后及时转往上级医院进一步救治 2. 急救固定的目的：①避免骨折端活动，减轻疼痛。②避免转运过程中加重周围组织损伤。③便于运送

必考热点

1. 肱骨干中下1/3骨折易合并桡神经损伤。

【热点提示】肱骨干骨折中下1/3骨折易合并桡神经损伤，下1/3骨折易发生骨不连。

2. 肱骨干中段骨折反复手法复位会导致桡神经损伤。

【热点提示】肱骨干中段后侧有桡神经沟，桡神经走行于沟内，紧贴肱骨。所以该段骨折易伤及桡神经，反复手法复位更易伤及。

3. 肱骨干骨折最经常发生的部位是中部。

【热点提示】肱骨干骨折多见于青壮年，好发于中部，其次股骨颈骨折为下部，上部最少。

4. 肱骨干骨折合并桡神经损伤时，出现腕下垂等症状。

考点：桡骨远端骨折

1. 概念 桡骨远端骨折极为常见。多见于老年妇女。骨折发生在桡骨远端2~3cm内。常伴桡腕关节及下尺桡关节的损坏。

2. 临床表现 见表16-37。

表16-37 桡骨远端骨折的临床表现

类型	临床表现
伸直型骨折（Colles骨折）	最常见，多为间接暴力致伤。跌倒时腕关节处于背伸及前臂旋前位，手掌着地，暴力集中于桡骨远端松质骨处而引起骨折。骨折远端向背侧及桡侧移位
屈曲型骨折（Smith骨折）	较少见，骨折发生原因与伸直型骨折相反，故又称反Colles骨折。跌倒时手背着地，骨折远端向掌侧及尺侧移位
巴尔通骨折（Barton骨折）	系指桡骨远端关节面纵斜型骨折，伴有腕关节脱位者。跌倒时手掌或手背着地，暴力向上传递，通过近排腕骨的撞击引起桡骨关节面骨折，在桡骨下端掌侧或背侧形成一带关节面软骨的骨折块，骨块常向近侧移位，并腕关节脱位或半脱位

重点提醒

跌倒时，手部着地，暴力向上传导，发生桡骨远端骨折。

必考热点

1. Smith骨折（反Colles骨折）的典型移位是骨折远端向掌侧及尺侧移位。
2. Colles骨折远端的典型移位是骨折远端向背侧及桡侧移位。
3. 儿童Colles骨折为骨骺分离；老年人可造成Colles骨折且常为粉碎骨折，骨折端因嵌压而短缩。

【热点提示】儿童Colles骨折为骨骺分离；老年人由于骨质疏松，轻微外力即可造成骨折且常为粉碎骨折，骨折端因嵌压而短缩。

3. 诊断 见表16-38。

表16-38 桡骨远端骨折的诊断

项目	内容
病史、症状	腕部外伤后剧痛，不敢活动
查体	腕部肿胀、压痛明显，手和腕部活动受限
	伸直型骨折有典型的“银叉”状和“刺刀”样畸形，尺桡骨茎突在同一平面，直尺试验阳性
	屈曲型骨折畸形与伸直型相反
	注意正中神经有无损伤

续 表

项目	内容
辅助检查	1. X 线片：可清楚显示骨折及其类型。伸直型者桡骨骨折远端向背桡侧移位，关节面掌侧及尺侧倾斜角度变小、消失，甚至反向倾斜。桡骨远侧骨折端与近侧相嵌插，有的合并尺骨茎突骨折及下尺桡关节分离。屈曲型骨折桡骨远端向掌侧移位 2. 骨密度检查：对轻微外力致伤的老年患者，应做骨密度检查，以了解骨质疏松情况

必考热点

1. 患者，女性，63 岁。跌倒后右手掌着地，腕部疼痛、肿胀、压痛，无反常活动，但餐叉状畸形明显。该患最可能的诊断是右腕 Colles 骨折。

【热点提示】Colles 骨折是桡骨远端，距关节面 2.5cm 以内的骨折，常伴有远侧骨折断端向背侧倾斜，前倾角度减少或呈负角，典型者伤手呈银叉畸形。

2. 患者，56 岁。摔倒后左手背着地，左腕部肿胀、疼痛。X 线显示骨折远端向掌侧、桡侧移位，近折端向背侧移位。首先考虑的诊断是 Smith 骨折。

【热点提示】外伤后骨折，骨折远端向掌侧及桡侧移位为 Smith 骨折。

4. 处理原则

（1）无移位的骨折：以石膏四头带或小夹板固定腕关节于功能位 3~4 周。

（2）有移位的伸直型骨折或屈曲型骨折：多可手法复位成功。伸直型骨折，非粉碎性未累及关节面者，常采用复位法。复位后，保持腕关节掌屈及尺偏位，石膏或外固定架固定 4 周。屈曲型骨折纵向牵引后复位方向相反，复位后，腕关节背屈和旋前位固定 4 周。固定后即拍 X 线片检查对位情况外，1 周左右消肿后需拍片复查，如发生再移位应及时处理。

（3）转诊：复位困难或复位后不易维持者（如巴尔通骨折），及时转往上级医院救治。

（4）功能锻炼：骨折固定期间要注意肩、肘及手指的活动锻炼。特别老年人，要防止肩关节僵硬。

（5）老年人应及时治疗及预防骨质疏松，避免跌倒。

考点：股骨颈骨折

1. 概念

（1）股骨颈骨折常发生于老年人，随着年龄增大，发病率逐渐增高。临床治疗中存在骨折不愈合和股骨头缺血坏死 2 个主要问题。

（2）造成老年人发生骨折有 2 个基本因素。一是骨强度下降，二是老年人髋周肌群退变，不能有效地抵消髋部有害应力。而青壮年股骨颈骨折，往往由于严重损伤所致。

2. 临床表现 见表 16-39。

表 16-39 股骨颈骨折的临床表现

分类原则	具体类型	临床表现
按骨折线部位	股骨头下骨折	股骨头的血液循环大部中断，股骨头易发生缺血坏死
	股骨颈中部骨折	骺外侧动脉、干骺端上及下侧动脉经滑膜进入股骨头，因此骨折尚能愈合
	股骨颈基底部骨折	骨折两端的血液循环良好，骨折容易愈合
按骨折线的方向	股骨颈外展骨折	两折端之间呈外展关系，颈干角增大，骨端嵌插，位置稳定，骨折线的 Pauwels 角小于 30°，骨折易愈合
	股骨颈内收骨折	骨折线的 Pauwels 角大于 50°，此种骨折线之间剪力大，骨折不稳定，股骨头坏死率高

必考热点

1. 股骨颈骨折临床治疗中存在的主要问题有骨折不愈合、股骨头缺血坏死。

2. 造成老年人股骨颈骨折的基本因素有骨强度下降、髋周肌群退变。

【热点提示】造成老年人股骨颈骨折有两个基本因素：①骨强度下降。②老年人髋周肌群退变，不能有效地抵消髋部有害应力。

3. 股骨颈骨折按骨折线部位分为股骨头下骨折、股骨颈中部骨折、股骨颈基底部骨折。

4. 稳定型股骨颈骨折是外展骨折。

【热点提示】股骨颈外展骨折的两折端之间呈外展关系，颈干角增大，骨端嵌插，位置稳定，骨折线的 Pauwels 角小于 30°的骨折，属于稳定骨折，骨折易愈合。

5. 股骨颈内收骨折的骨折线 Pauwels 角大于 50°。

3. 诊断 见表 16-40。

表 16-40 股骨颈骨折的诊断

项目	内容
病史	有外伤史
症状	患者有外伤后感髋部疼痛，下肢活动受限，不能站立和行走。有时伤后并不立即出现活动障碍，仍能行走，但数天后，髋部疼痛加重，逐渐出现活动后疼痛更加重，甚至不能行走，说明受伤时可能为稳定骨折，以后发展为不稳定骨折而出现功能障碍
体征	检查时可发现患肢出现外旋畸形，一般在 45°~60°。若外旋畸形达到 90°，应注意是否合并转子间骨折
辅助检查	X 线检查可明确骨折的部位、类型、移位情况

必考热点

1. 运动系统最主要和最基本的检查方法是 X 线。

【热点提示】X 线检查可明确骨折的部位、类型、移位情况。

2. 患者，女性，68 岁。下楼梯时摔伤髋部。查体右下肢短缩 3cm，足外旋 45°，髋部叩痛及压痛明显，旋转痛阳性，髋部无明显肿胀。该患者最可能的诊断是右股骨颈骨折。

【热点提示】股骨颈骨折常发生于老年人，临床表现如下。①畸形：患肢多有轻度屈髋、屈膝及外旋畸形。②疼痛：移动患肢时髋部疼痛明显。在患肢足跟部或大粗隆部叩击时，感髋部疼痛。③功能障碍：移位骨折患者在伤后不能坐起或站立。

3. 患者，女性，85 岁。3 小时前行走时不慎摔倒，右髋部疼痛，活动时加重。查体：右下肢短缩，外旋畸形约 50°，右髋部叩击痛（+），活动障碍。

（1）最可能的诊断是股骨颈骨折。

（2）最适宜的治疗是尽快转往上级医院治疗。

4. 急诊处理原则 患者常是老年人，一方面要积极明确骨折的情况，另一方面要注意患者生命体征是否稳定，是否合并其他损伤。确诊后尽快转往上级医院救治。中老年人应注意防治骨质疏松，防止跌倒。

考点：胫骨骨折

胫骨骨折的病因、临床表现、诊断和急救处理原则见表 16-41。

表 16-41 胫骨骨折的病因、临床表现、诊断和急救处理原则

项目	内容
病因	1. 直接暴力：以重物打击、踢伤、撞击伤或车轮碾轧伤等多见，暴力多来自小腿的外前侧。骨折线多呈横断型或短斜型。巨大暴力或交通事故伤多为粉碎性骨折。因胫骨前面位于皮下，所以骨折端穿破皮肤造成开放性骨折的可能性较大，肌肉被挫伤的机会较多 2. 间接暴力：为由高处坠下或下肢旋转暴力引起的骨折
临床表现	骨折后小腿肿胀、疼痛，可有畸形和异常动度。此骨折应注意检查软组织损伤的范围和程度，以及有无神经、血管损伤；胫骨上段骨折和腓骨颈骨折，应注意腘动脉和腓总神经损伤的可能
诊断	X 线检查有助于骨折及骨折类型的诊断
急救处理原则	确诊后应妥善固定骨折，可使用长腿石膏或支具外固定。若无固定材料，可就地取材，如树枝、木棍、木板等，也可将受伤的下肢与健侧捆绑固定。固定后及时转往上级医院救治。若为开放性骨折，创口多有出血，可用绷带压迫包扎止血。有大血管出血时可使用止血带，应记录开始的时间。若骨折端已戳出创口，不应立即复位，以免将污物带进创口深处，可待清创后再复位。若在包扎时骨折端自行滑回创口内，应向接诊医师说明

必考热点

1. 胫骨骨折常出现开放性骨折和粉碎性骨折，其主要原因是多为直接暴力引起且局部软组织少。

【热点提示】巨大暴力或交通事故伤多为粉碎性骨折。因胫骨前面位于皮下，所以骨折端穿破皮肤的可能性极大，肌肉被挫伤的机会较多。

2. 胫骨骨折的骨折线多呈横断型或短斜型。

考点：脊柱骨折

1. 概念 脊柱骨折常发生于工矿、交通事故，战时和自然灾害时可成批发生。伤情严重复杂，多发伤、复合伤较多，并发症多，合并脊髓伤时预后差，甚至造成终身残疾或危及生命。

2. 临床表现

（1）有严重外伤史，如高空落下、重物打击头颈或肩背部、塌方事故、交通事故。

（2）患者感受伤局部疼痛，颈部活动障碍，腰背部肌肉痉挛，不能翻身起立。骨折局部可扪及局限性后突畸形。

（3）因腹膜后血肿对自主神经刺激，肠蠕动减慢，常出现腹胀、腹痛等症状，有时需同腹腔脏器损伤相鉴别。

（4）合并脊髓及神经根损伤时可出现损伤平面以下的运动、感觉、反射及括约肌和自主神经功能损害，甚至会出现脊髓休克。

必考热点

老年患者。2 小时前遇到重物打击头颈或肩背部，感受伤局部疼痛. 颈部活动障碍，腰背部肌肉痉挛，不能翻身起立。骨折局部可扪及局限性后突畸形。应考虑属于脊柱骨折。

3. 诊断 见表 16-42。

表 16-42 脊柱骨折的诊断

项目	内容
病史、症状	严重外伤史，伤后骨盆局部疼痛

续 表

项目	内容
查体发现	局部皮肤擦伤、肿胀、淤血，压痛可累及髋部、腹股沟部、臀部、会阴部，骨盆移动、倾斜或受压时及移动下肢时可加重骨盆部疼痛
	骨盆分离挤压试验阳性
辅助检查	1. X线检查：常规摄脊柱正侧位片，必要时摄斜位片。阅片时测量椎体前部和后部的高度与上、下邻椎相比较；测量椎弓根间距和椎体宽度；测量棘突间距及椎间盘间隙宽度并与上、下邻近椎间隙相比较。测量正侧位上椎弓根高度。X线检查基本可确定骨折部位及类型 2. CT检查：有利于判定移位骨折块侵犯椎管程度和发现突入椎管的骨块或椎间盘 3. 磁共振成像（MRI）检查：对判定脊髓损伤状况极有价值

必考热点

脊柱骨折X线检查应常规摄脊柱正侧位片，必要时摄斜位片。

4. 防治原则 见表16-43。

表16-43 脊柱骨折的防治原则

原则	方法
急救和搬运	1. 脊柱脊髓伤有时合并严重的颅脑损伤、胸部或腹部脏器损伤、四肢血管伤，危及伤员生命安全时应首先抢救 2. 凡疑有脊柱骨折者，应使患者脊柱保持正常生理曲线。切忌使脊柱作过伸、过屈的搬运动作，应使脊柱在无旋转外力的情况下，三人用手同时平抬平放至木板上；人少时可用滚动法。对颈椎损伤的患者，要有专人扶托下颌及枕骨，沿纵轴略加牵引力，使颈部保持中立位，患者置木板上后用沙袋或折好的衣物放在头颈的两侧，避免头部转动，并保持呼吸道通畅
转诊	确诊后及时转往上级医院救治

必考热点

患者，男性，28岁。高空坠地。现场查体：意识清醒，第10~11胸椎压痛，剑突以下感觉运动障碍。正确的急救搬运方法是患者平卧木板搬运。

考点：骨盆骨折

1. 概念 骨盆骨折常为多发伤中的一种，常同时合并广泛的软组织损伤、盆腔脏器损伤及其他骨骼和内脏损伤。损伤后早期的主要死亡原因是大出血、休克、多脏器功能衰竭及感染等。

2. 临床表现及诊断 见表16-44。

表16-44 骨盆骨折的临床表现及诊断

项目	内容
病史、症状	常有交通肇事、高处坠落以及塌方砸压等严重外伤史，伤后骨盆局部疼痛

续 表

项目	内容
查体	局部皮肤擦伤、肿胀、淤血，压痛可累及髋部、腹股沟部、臀部、会阴部，骨盆移动、倾斜或受压时及移动下肢时可加重骨盆部疼痛。骨盆分离挤压试验阳性。不稳定骨折会有骨盆变形、耻骨联合间隙明显增宽或变形、因半骨盆移位而出现下肢短缩畸形或有明显的旋转畸形。首先应注意检查有无休克、大血管伤、神经伤及泌尿、生殖、肠管等脏器伤
辅助检查	骨盆正位X线片是最基本和重要的检查，大多数重要的不稳定骨折可明确诊断

3. 急救处理原则 优先处理直接危及生命的外伤或并发症。通畅气道，控制出血，纠正休克，稳定生命体征，及时转往上级医院救治。

必考热点

1. 中年男性，马车翻车时砸伤下腹部。查体：耻骨联合处压痛，挤压试验阳性，膀胱胀满，橡皮导尿管插入一定深度未引出尿液，导尿管尖端见血迹。此时应考虑骨盆骨折合并尿道断裂。

2. 患者，男性，27岁。工地高空坠落受伤，出现血压下降、腹胀、腹痛。查体见髂骨挤压分离试验阳性，双下肢不等长，会阴部瘀斑。最可能的诊断是骨盆骨折。

【热点提示】患者有高空坠落史，出现血压下降，髂骨挤压试验阳性，双下肢不等长，会阴部瘀斑，可以首先诊断骨盆骨折。

3. 骨盆骨折后最基本和重要的辅助检查是骨盆正位X线检查。

【热点提示】骨盆正位X线检查是骨盆骨折后最基本和重要的检查，大多数重要的不稳定骨折可明确诊断。

考点：关节脱位的分类及临床表现

1. 概念和分类 见表16-45。

表16-45 关节脱位的概念和分类

项目	内容	
概念	关节脱位：关节面失去正常的对合关系	
	半脱位：部分失去正常的对合关系	
	全身各大关节中以肩关节、肘关节脱位最常见，髋关节次之，膝、腕关节脱位较少见	
分类	脱位发生的原因	外伤性脱位、先天性脱位、病理性脱位、麻痹性脱位、习惯性脱位
	脱位程度	全脱位与半脱位
	远侧骨端移位方向	前脱位、后脱位、侧方脱位和中央脱位等
	脱位发生时间	新鲜脱位（脱位未满3周）与陈旧性脱位（脱位超过3周）
	关节腔是否与外界相通	闭合脱位、开放性脱位

2. 临床表现 见表16-46。

表16-46 关节脱位的临床表现

项目		内容
一般症状	疼痛	活动患肢时加重
	肿胀	因出血、水肿使关节明显肿胀

续 表

项目		内容
一般症状	功能障碍	关节脱位后失去正常对合关系，丧失正常活动功能
特殊表现	畸形	关节脱位后，各个关节会有不同的畸形外观，正常骨性标志发生改变
	弹性固定	关节脱位后，未撕裂的肌肉和韧带可使脱位的肢体保持在特殊的位置，被动活动时有抵抗并自动弹回
	关节盂空虚	最初关节空虚较易触及，肿胀后较难触及

必考热点

1. 全身各大关节中以肩、肘关节脱位最常见，髋关节次之，膝、腕关节脱位较少见。
2. 关节脱位的方向均以关节远侧骨端的移位方向命名。
3. 关节脱位的特殊表现有畸形、弹性固定、关节空虚。

考点：颞下颌关节脱位

1. **概念** 颞下颌关节脱位指大张口时，髁突与关节窝、关节结节或关节盘之间完全分离，不能自行回复到正常的位置。

2. **病因及临床表现** 见表16-47。

表16-47 颞下颌关节脱位的病因及临床表现

脱位类型		病因及临床表现
急性前脱位	病因	内源性因素：包括打呵欠、唱歌、大笑、大张口进食、长时间大张口进行牙科治疗等
		外源性因素：开口状态下，下颌受到外力的打击；经口腔气管插管、进行喉镜和食管内镜检查、使用开口器、新生儿使用产钳等，用力不当使下颌开口过大，髁突越过关节结节不能自行回位；关节囊和关节韧带松弛、习惯性下颌运动过度、下颌快速运动可增加前脱位的危险
	表现	1. 症状：好发于女性，表现为不能闭口，前牙开，下颌中线偏向健侧，后牙早接触。双侧脱位患者语言不清，唾液外流，面部下1/3变长 2. 查体：可见双侧髁突突出于关节结节前下方，喙突突出于颧骨之下。关节区与咀嚼肌疼痛，特别在复位时明显
复发性脱位	病因	急性前脱位若治疗不当，可出现反复性或习惯性脱位。病理特征是关节囊、关节韧带以及关节盘附着明显松弛，因髁突反复撞击关节结节，使髁突与关节结节变平，关节窝变浅，咀嚼肌功能失调
	表现	反复出现急性前脱位的症状，患者不敢张大口。复位较容易，患者可自行手法复位
陈旧性脱位	病因	急性前脱位未及时治疗，长期处于下颌关节脱位状态。由于脱位的髁突及关节盘周围纤维结缔组织增生，关节窝内也可出现纤维结缔组织增生，使关节复位更加困难
	表现	临床表现与急性前脱位相似，但颞下颌关节和咀嚼肌无明显疼痛，下颌有一定的活动度，可进行开闭口运动

必考热点

1. 单侧颞下颌关节急性前脱位的临床表现是下颌中线偏向健侧，后牙早接触。

【热点提示】颞下颌关节急性前脱位好发于女性。患者表现为不能闭口，前牙开，下颌中线偏向健侧，后牙早接触。

2. 颞下颌关节复发性脱位的病理特征是关节囊、关节韧带以及关节盘附着明显松弛，因髁突反复撞击关节结节，使髁突与关节结节变平，关节窝变浅，咀嚼肌功能失调。

3. 颞下颌关节陈旧性脱位的临床表现与急性前脱位相似，但颞下颌关节和咀嚼肌无明显疼痛，下颌有一定的活动度，可进行开闭口运动。

3. 诊断　见表16-48。

表16-48　颞下颌关节脱位的诊断

脱位类型	诊断内容
急性前脱位	多出现在大张口运动或下颌在张口时受到外伤时，关节囊明显松弛以及肌肉运动不协调也可出现
	X线片：显示髁突位于关节结节前上方
复发性脱位	有反复发作的病史，老年人、重病患者更易发生
	关节造影：可见关节囊松弛，关节盘附着撕脱
	X线片：表现为关节前脱位，髁突、关节结节变平
陈旧性脱位	病程长，无牙颌患者、婴幼儿、重病患者易发生
	X线片：可见髁突位于关节结节前上方

4. 治疗

（1）手法复位时，应向患者解释手法复位的过程，配合治疗。

（2）手法复位患者体位为端坐位，头紧靠在椅背上，下颌平面应低于手术者的肘关节。

（3）复位时，手术者双手拇指缠以纱布，放置在患者两侧的下颌第二磨牙颌面上，其他手指固定下颌骨下缘，下颌角切迹之前。嘱患者放松，手术者下压患者下颌后部并抬高颏部，使髁突向下达关节结节下方，然后向后推使髁突回至关节窝内。髁突回到关节窝内时可听到弹响声，同时患者升颌肌群能够自动收缩，上、下牙闭合，此时易咬伤手术者的拇指，因此复位后拇指应立即滑向口腔前庭。

（4）复位后立即用头颌绷带固定，限制张口活动两周左右。有时可按摩颞肌及咬肌，或用1%~2%普鲁卡因作颞下三叉神经或关节周围封闭，以助复位。

5. 转诊　陈旧性脱位、复发性脱位手法复位效果不佳者，转往上一级医院救治。

重点提醒

急性前脱位时下颌不能自行闭合，只有经治疗后才能恢复正常。

考点：肩关节脱位

肩关节脱位的分类、解剖生理特点、前脱位机制、临床表现与诊断、治疗与转诊见表16-49。

表16-49　肩关节脱位的分类、解剖生理特点、前脱位机制、临床表现与诊断、治疗与转诊

项目	内容
分类	肩关节脱位可以分前脱位、后脱位、盂下脱位、盂上脱位四型。各种脱位中，以前脱位最为多见。

续 表

项目		内容
解剖与生理特点		肩关节肱骨头大，关节盂浅而小，关节囊松弛，其前下方组织薄弱，关节活动范围大，遭受外力的机会多
前脱位机制		喙突下脱位是最常见的肩关节前脱位。间接暴力是外展与外旋力量同时作用于肱骨头的结果，使肩关节前方关节囊出现破口，肱骨头滑出肩胛盂窝而位于喙突的下方；患者向后跌倒时，肱骨后方直接撞击于硬物上，所产生的向前直接暴力亦可形成前脱位
临床表现与诊断	病史	有外伤病史，或为倾跌，手掌撑地，肩部出现外展外旋；或为肩关节后方直接受到撞伤。轻微外伤不会产生创伤性肩关节脱位
	症状	患处疼痛、肿胀，关节功能障碍，以健手托住患侧前臂，头部倾斜
	方肩畸形	肱骨头脱至喙突下，肩部失去圆浑的轮廓而出现方肩畸形。触诊肩胛处有空虚
	Dugas 征	有脱位时，将患侧肘部紧贴胸壁时，手掌搭不到健侧肩部；或患侧手掌搭在健侧肩部时，肘部无法贴近胸壁，称为 Dugas 征阳性。Dugas 征还可用来判断复位是否成功
	X 线检查	主要用来了解有无合并骨折，最常见的为肱骨大结节骨折。还可了解脱位的类型
治疗与转诊		确诊后注意脱位类型、是否合并骨折、有无腋神经和臂丛损伤，及时转送上级医院救治

重点提醒

在正常情况下将手搭到对侧肩部，其肘部可以贴近胸壁，称为 Dugas 征阴性。

必考热点

1. 肩关节前脱位 Dugas 征阳性。
2. 喙突下脱位是最常见的肩关节前脱位。
3. 某患者跌倒后手掌撑地，肩外展外旋，出现肩痛、肿胀、活动受限，查体 Dugas 征阳性。该患者肩部的畸形是方肩。

【热点提示】外伤性肩关节前脱位均有明显的外伤史，肩部疼痛、肿胀和功能障碍，伤肢呈弹性固定于轻度外展内旋位，肘屈曲，用健侧手托住患侧前臂。外观呈“方肩”畸形，肩峰明显突出，肩峰下空虚。在腋下、喙突下或锁骨下可摸到肱骨头。伤肢轻度外展，不能贴紧胸壁，如肘部贴于胸前时，手掌不能同时接触对侧肩部（Dugas 征，即搭肩试验阳性）。

考点：肘关节脱位

1. 分类 按尺、桡骨近端移位的方向可分为后脱位、外侧方脱位、内侧方脱位及前脱位。以后脱位最为常见。肘关节后脱位机制：患者跌倒时上臂伸直，手掌着地，暴力传递至尺、桡骨近端，尺骨鹰嘴突处产生杠杆作用，使尺、桡骨近端脱向肱骨远端的后方。肘关节的前半部关节囊通常是撕裂的，肱肌也有不同程度的撕裂，一般还伴有患侧副韧带损伤。重度向后移位，可有正中神经与尺神经过度牵拉损伤。

2. 临床表现及诊断 见表 16-50。

表 16-50 肘关节脱位的临床表现及诊断

项目	内容
病史及症状	肘关节受伤史及局部症状

续　表

项目	内容
脱位的特殊表现	肘部明显畸形，肘窝部饱满，前臂外观变短，尺骨鹰嘴后突，肘后部空虚和凹陷。关节弹性固定于 120°~140°，只有微小的被动活动度。肘后骨性标志关系改变。在正常情况下肘伸直位时，尺骨鹰嘴尖和肱骨内、外上髁三点呈一直线；屈肘时则呈一等腰三角形
X 线检查	可明确脱位情况，有无合并骨折

重点提醒

肘关节脱位时肘后三角关系被破坏，肱骨髁上骨折时三角关系保持正常，此征是鉴别二者的要点。

3. 治疗与转诊　确诊后及时转送上级医院救治。

必考热点

1. 肘关节脱位按尺、桡骨近端移位的方向分类中，后脱位最为常见。

【热点提示】肘关节脱位按尺、桡骨近端移位的方向可分为后脱位、外侧方脱位、内侧方脱位及前脱位。以后脱位最为常见。

2. 肘关节后脱位机制：患者跌倒时上臂伸直，手掌着地，暴力传递至尺、桡骨近端，尺骨鹰嘴突处产生杠杆作用，使尺、桡骨近端脱向肱骨远端的后方。

3. 肘关节脱位时，关节弹性固定于 120°~140°，只有微小的被动活动度。

4. 患者，女性，40 岁。摔倒后右肘部疼痛 1 小时。查体：右肘畸形，前臂变短，尺骨鹰嘴后突，肘关节于半屈曲位，不能活动。最可能的诊断是肘关节后脱位。

【热点提示】患者有肘关节受伤史，受伤后右肘畸形，前臂外观变短，尺骨鹰嘴后突，肘后部空虚和凹陷，不能活动，最可能的诊断是肘关节后脱位。

考点：髋关节脱位

髋关节脱位的原因与类型、临床表现及诊断、治疗与转诊见表 16-51。

表 16-51　髋关节脱位的原因与类型、临床表现及诊断、治疗与转诊

项目		内容
原因与类型		脱位分为前、后脱位和中心脱位三种类型，以后脱位最常见，具体如下。 1. 后脱位是由于髋关节在屈曲、内收位，受到来自股骨长轴方向的暴力，使韧带撕裂，股骨头向后突破关节囊而造成，多见于交通事故。外力亦可使髋臼顶部后缘骨折，股骨头向后脱位。 2. 如髋关节在中位或轻度外展位，暴力可引起髋臼骨折，股骨头沿骨折处向盆腔方向移位，叫作中心脱位，较少见。 3. 如髋关节处于外展位，股骨大粗隆与髋臼上缘相顶撞，以此为支点继续外展，暴力沿股骨头长轴冲击，可发生前脱位。股骨头可停留在闭孔或耻骨嵴处，亦称闭孔脱位
临床表现与诊断	病史	明显外伤史，通常暴力很大
	表现	有明显的疼痛，髋关节功能障碍。患肢缩短，髋关节呈屈曲、内收、内旋畸形。可在臀部摸到脱出的股骨头，大粗隆上移明显。部分病例有坐骨神经损伤表现，大都为挫伤，2~3 个月后会自行恢复
	辅助检查	X 线检查可了解脱位情况以及有无骨折
治疗与转诊		确诊及时转送上级医院救治

重点提醒

髋关节在屈曲、内收位，受到来自股骨长轴方向的暴力，使韧带撕裂，股骨头向后突破关节囊而造成后脱位，多见于交通事故。

必考热点

1. 髋关节脱位分为前脱位、后脱位、中心脱位。

2. 患者乘车时，急刹车使其右膝前方受到撞击，出现右髋剧痛，髋关节运动障碍，处于屈曲、内收、内旋畸形状态。应诊断为髋关节后脱位。

【热点提示】患者有受伤史，髋部疼痛，髋关节运动障碍，呈屈曲、内收、内旋畸形，可诊断为髋关节后脱位。

3. 患者，女性，40岁。交通事故中右下肢受伤2小时。查体：右下肢缩短，右髋关节呈屈曲、内收、内旋畸形，右足背麻木，背屈无力。最可能的诊断是髋关节后脱位、坐骨神经损伤。

【热点提示】患者伤后出现髋部疼痛，髋关节活动受限，患肢呈屈曲、内收、内旋及短缩畸形，可诊断为髋关节后脱位。右足背麻木，背屈无力，提示坐骨神经损伤。

第三单元　意　　外

考点：有机磷杀虫药中毒

1. **初步判断**　见表16-52。

表16-52　有机磷杀虫药中毒的初步判断

项目		内容
病史		有机磷杀虫药接触史
临床表现	毒蕈碱样症状	表现为平滑肌痉挛和腺体分泌增加，有恶心、呕吐、腹痛、腹泻、多汗、流涎、尿频、大小便失禁、心跳减慢、瞳孔缩小、呼吸困难、支气管分泌物增多，严重者出现肺水肿
	烟碱样症状	骨骼肌兴奋出现肌纤维震颤、肌肉强直性痉挛，而后发生肌力减退和瘫痪，可因呼吸肌麻痹引起周围性呼吸衰竭而死亡
	中枢神经系统症状	头痛、头晕、乏力、共济失调、嗜睡、意识障碍、抽搐等，严重者中枢性呼吸衰竭而死亡
	中间型综合征	少数病例在急性中毒症状缓解后和迟发性周围神经病变发生前，在急性中毒后24~96小时，出现以部分脑神经支配的肌肉、屈颈肌肉、四肢近端肌肉和呼吸肌的肌力减退或麻痹为主要表现的综合征，严重者可发生突然死亡
	内脏功能受损	可有心、肺、肝、肾功能损害和急性胰腺炎等表现
	迟发性多发神经病	急性症状消失后2~4周，出现进行性肢体麻木、刺痛、呈对称性手套及袜套型感觉异常，伴肢体肌肉萎缩无力
实验室检查	全血胆碱酯酶活力	为诊断有机磷杀虫药中毒的特异性实验指标。胆碱酯酶活力降至正常人均值的50%~70%为轻度中毒，30%~50%为中度中毒，30%以下为重度中毒
	内容物	血、尿、胃内容物或洗胃液中检测出有机磷杀虫药，尿中有对硝基酚或三氯乙醇均有助于诊断

续 表

项目	内容
鉴别诊断	1. 与中暑、食物中毒、毒蕈中毒、脑炎等鉴别 2. 与氨基甲酸酯类、拟除虫菊酯类中毒及其他杀虫剂中毒鉴别，拟除虫菊酯类中毒患者的口腔和胃液无特殊臭味，胆碱酯酶活力正常

必考热点

1. 毒蕈碱样症状表现为平滑肌痉挛和腺体分泌增加，其中腺体分泌增加包括大汗、多泪和流涎。

2. 烟碱样症状表现为骨骼肌兴奋出现肌纤维颤动，全身紧缩或压迫感，甚至出现全身骨骼肌强直性痉挛。

3. 患者突然昏迷、抽搐、瞳孔缩小、皮肤湿冷、多汗、呼吸困难，有机磷农药中毒可能性大。

4. 患者，男性，28 岁。因昏迷而送来急诊。查体：深昏迷状态，呼吸有轻度大蒜味。疑为有机磷中毒。全血胆碱酯酶活力降低对诊断最有帮助。

【热点提示】全血胆碱酯酶活力是诊断有机磷中毒的特异性实验室指标。胆碱酯酶活力降至正常人均值的 50%~70% 为轻度中毒，30%~50% 为中度中毒，30% 以下为重度中毒。

5. 患者，女性，30 岁。被人发现时呈昏迷状态。查体：神志不清，两侧瞳孔呈针尖样大小，呼吸有大蒜臭味。应首先考虑的是急性有机磷农药中毒。

【热点提示】两侧瞳孔呈针尖样大小，呼吸有大蒜臭味，首先考虑为急性有机磷农药中毒。

6. 有机磷杀虫药中毒需要与拟除虫菊酯类中毒鉴别，拟除虫菊酯类中毒患者的口腔和胃液无特殊臭味，胆碱酯酶活力正常。

2. 现场急救 见表 16-53。

表 16-53 有机磷杀虫药中毒的现场急救

急救方法	具体操作
迅速清除毒物	1. 立即离开现场，脱去污染的衣服，用肥皂水或清水彻底清洗污染的皮肤、毛发及指甲 2. 眼部污染可用 2%碳酸氢钠溶液或生理盐水冲洗 3. 口服中毒者，应用清水、生理盐水、2%碳酸氢钠（禁用于美曲膦酯中毒，因碱性溶液能使其转化成毒性更强的敌敌畏）或 1∶5000 高锰酸钾（硫化磷酸酯如对硫磷、马拉硫磷、乐果及内吸磷中毒时忌用）反复洗胃，每次灌洗 300~500ml，直至洗出液清亮无味为止。然后再用硫酸钠 20~40g，溶于 100~200ml 生理盐水中，口服或经胃管注入导泻
特效解毒药	胆碱酯酶复能剂：解磷定、氯解磷定或双复磷
	抗胆碱药：选用阿托品或盐酸戊乙奎醚注射液，用药至毒蕈碱样症状明显好转或出现“阿托品化”表现（出现口干、皮肤黏膜干燥、心率 90~100 次/分）改为维持量，以后根据病情变化随时酌情调整阿托品用量
中间型综合征的治疗	重用胆碱酯酶复能剂，并及时行气管插管呼吸机机械通气
对症治疗	1. 保持呼吸道通畅 2. 吸氧 3. 维持水、电解质、酸碱平衡 4. 防治脑水肿、肺水肿以及呼吸衰竭 5. 积极预防感染

必考热点

1. 口服敌百虫急性中毒时，洗胃液忌用2%碳酸氢钠溶液。
2. 口服有机磷乐果农药急性中毒时，洗胃液忌用高锰酸钾溶液（1：5000）。
3. 对口服有机磷农药中毒患者，清除其未被吸收毒物的首要方法是催吐和洗胃。
4. 有机磷杀虫药中毒使用胆碱酯酶复能剂与阿托品两药合用，原则是早期、足量、联合、重复用药，尽快达到阿托品化。
5. 阿托品化表现为使用阿托品后瞳孔较前增大、口干、皮肤干燥、心率增快、颜面潮红、肺湿啰音消失。
6. 患者，女性，35岁。误服有机磷农药50ml，立即被其家人送往医院，该患者抢救成功的关键是彻底洗胃。

3. 转诊注意事项

（1）轻度中毒初步治疗后，生命体征稳定，但仍有中毒表现，基层无进一步救治条件。
（2）需要明确毒物性质或继续系统综合治疗。
（3）中、重度中毒，在基层医院治疗困难。
（4）需做特殊治疗，如高压氧、血液透析等治疗。
（5）转诊过程中不要中断治疗，途中注意患者安全，或经抢救后病情稳定时再转院。

重点提醒

1. 有机磷杀虫药暴露史，表现为呼出气有大蒜味、瞳孔缩小、多汗、肺水肿、肌纤维颤动和昏迷的患者，要高度怀疑有机磷杀虫药中毒。
2. 口服中毒者无论时间长短、病情轻重、有无并发症或疑似服毒均应尽快洗胃。

考点：杀鼠药中毒

1. 初步判断 见表16-54。

表16-54 杀鼠药中毒的初步判断

项目		内容
病史		有杀鼠药接触史
临床表现	抗凝血杀鼠药中毒	早期出现恶心、呕吐、腹痛、头晕、乏力等症状，随着病情的发展，可出现皮肤、黏膜、内脏广泛性出血，贫血，严重者可因颅内出血或消化道出血死亡
	磷化锌中毒	恶心、呕吐、呕血、呼吸困难、肌肉震颤、心律失常、休克、惊厥甚至昏迷
	毒鼠强中毒	阵挛性惊厥、癫痫大发作
	氟乙酰胺中毒	昏迷、抽搐、心脏损害、呼吸和循环衰竭
实验室检查		1. 胃内容物检出杀鼠药，或者血和尿液检测到杀鼠药及其代谢产物 2. 血液检查：凝血时间与凝血酶原时间延长，肝、肾功能异常
鉴别诊断		需要与有机磷杀虫药中毒鉴别，有机磷杀虫药中毒呼吸蒜臭味、血胆碱酯酶活力降低

2. **现场急救** 见表16-55。

表16-55 杀鼠药中毒的现场急救

急救方法	具体操作
彻底清除毒物	1. 立即催吐、彻底清水洗胃，之后可注入活性炭吸附毒物，或用20%~30%硫酸镁导泻（磷化锌中毒者禁用），以减少毒物的吸收 2. 大量补液，补充维生素C，利尿，加速毒物的排出
特效拮抗药	1. 及早使用维生素K_1 10~20mg肌内注射或以葡萄糖稀释后缓慢静脉注射，每天2~3次（直至凝血酶原时间恢复正常） 2. 有机氟杀鼠药中毒特效解毒剂为乙酰胺，成人每次2.5~5.0g肌内注射，每天2~4次（一般用药3~7天）
对症支持治疗	1. 出血倾向明显、病情较重者：输入新鲜血液或血浆，补充凝血因子，凝血酶原复合物 2. 重症者应用血液灌流、血液透析治疗 3. 酌情使用糖皮质激素，葡萄糖及能量合剂改善中毒症状 4. 控制抽搐，防治脑水肿，保护心脏、肝脏、肾脏功能

3. 转诊注意事项

（1）急慢性中毒患者经过治疗，生命体征稳定，仍有中毒表现者。

（2）社区无诊治条件，在紧急对症治疗的同时，立即联系转诊。

（3）诊断不明确，需要明确毒物性质。

（4）中、重度中毒并有呼吸衰竭、循环衰竭、脑水肿、肾衰竭、肝衰竭、出凝血功能障碍等患者。

必考热点

1. 有机氟杀鼠药中毒的特效解毒剂为乙酰胺。

2. 灭鼠药中毒应彻底清除毒物：①立即予以催吐、彻底清水洗胃，洗胃后可注入活性炭吸附毒物，或用20%~30%硫酸镁导泻（磷化锌中毒者禁用），以减少毒物的吸收。②大量补液，补充维生素C，利尿，加速毒物的排出。

3. 患者，女性，48岁。3小时前误食灭鼠药中毒，被送入急诊室，此时为患者洗胃最好选用温开水。

【热点提示】误服灭鼠药洗胃：一般在中毒6小时内温开水洗胃最有效，再用硫酸钠导泻。

4. 抗凝血杀鼠药中毒早期出现恶心、呕吐、腹痛、头晕、乏力等症状，随着病情的发展，可出现皮肤、黏膜、内脏广泛性出血，贫血，严重者可因颅内出血或消化道出血死亡。

5. 灭鼠药中毒血液检查可见凝血时间与凝血酶原时间延长，肝、肾功能异常。

6. 灭鼠药中毒需要与有机磷杀虫药中毒鉴别，有机磷杀虫药中毒呼吸呈蒜臭味、血胆碱酯酶活力降低。

考点：百草枯中毒

1. **初步判断** 见表16-56。

表16-56 百草枯中毒的初步判断

项目		内容
病史		有百草枯接触史
临床表现	消化系统	有口腔烧灼感，口腔、食管黏膜糜烂溃疡、恶心、呕吐、腹痛、腹泻，甚至呕血、便血等；部分患者出现肝大、黄疸和肝功能异常，甚至肝功能衰竭

续 表

项目		内容
临床表现	呼吸系统	肺损伤最为突出也最为严重，表现为咳嗽、胸闷、气短、发绀、呼吸困难，查体可发现呼吸音减低，两肺可闻及干、湿啰音。大量口服者，24小时内出现肺水肿、肺出血，常在数天内因严重呼吸窘迫死亡；非大量摄入者呈亚急性经过，多于1周左右出现胸闷、憋气，2~3周呼吸困难达高峰，患者常死于呼吸衰竭。
	神经系统	可有头晕、头痛，少数患者发生幻觉、恐惧、抽搐、昏迷等中枢神经系统症状
	泌尿系统	肾损伤最常见，表现为血尿、蛋白尿、少尿，血BUN、Cr升高，严重者发生急性肾衰竭
	局部接触中毒	表现为接触性皮炎和黏膜化学烧伤。长时间大量接触可出现全身性损害，甚至危及生命

2. **现场急救** 见表16-57。

表16-57 百草枯中毒的现场急救

急救方法	具体操作	
阻断毒物吸收	催吐、洗胃与吸附	可刺激咽喉部催吐，争分夺秒洗胃（1.0小时以内）。洗胃液首选清水，也可用肥皂水或1%~2%碳酸氢钠溶液。洗胃液不少于5L，直到无色无味。上消化道出血可用去甲肾上腺素常温盐水洗胃。洗胃完毕注入吸附剂15%漂白土溶液
	导泻	用20%甘露醇、硫酸钠或硫酸镁等导泻，促进肠道毒物排出，减少吸收。患者可连续口服漂白土或活性炭2~3天，也可试用中药（大黄、芒硝、甘草）导泻
	清洗	皮肤接触者，立即脱去被百草枯污染或呕吐物污染的衣服，用清水和肥皂水彻底清洗皮肤、毛发，不要造成皮肤损伤，防止增加毒物的吸收。百草枯眼接触者需要用流动的清水冲洗15~20分钟，然后眼专科处理
促进毒物排出	补液、利尿	适当补液联合静脉注射利尿药有利于维持循环血量与尿量［1~2ml/(kg·h)］，对于肾功能的维护及百草枯的排泄都有益
	血液净化	口服百草枯中毒后应尽快行血液灌流（HP），2~4小时开展效果较好，根据血液毒物浓度或口服量决定一次使用一个或多个灌流器，再根据血液百草枯浓度决定是否再行HP
药物治疗	临床应用的药物主要是防治靶器官肺的损伤，常用药物包括糖皮质激素、免疫抑制剂、抗氧化剂等。早期联合应用糖皮质激素及环磷酰胺冲击治疗对中、重度急性百草枯中毒患者可能有益，可选用甲泼尼龙、氢化可的松、环磷酰胺。抗氧化剂可清除氧自由基，减轻肺损伤，可选用维生素C、维生素E、注射用还原型谷胱甘肽	

3. **转诊注意事项**

（1）本病死亡率极高，基层进行急救处理后应立即转诊到有条件的医院。

（2）患者就诊时立即抽血送检百草枯浓度（以后每3天监测1次）。

（3）慎用或不用吸氧。

必考热点

1. 患者，女性，51岁。与家人吵架后吞服百草枯10ml，2小时后出现头晕、头痛、咳嗽、胸闷、呼吸困难、发绀，吞咽时胸骨后烧灼感伴恶心、呕吐胃内容物、腹痛、尿少。

（1）最严重的呼吸系统损伤是急性肺损伤。

（2）正确的治疗措施是洗胃后尽快转院进行血液净化治疗。

【热点提示】百草枯中毒后，呼吸系统损伤中肺损伤最为突出也最为严重，表现为咳嗽、胸闷、气短、发绀、呼吸困难，查体可发现呼吸音减低，两肺可闻及干湿啰音。大量口服者，24 小时内出现肺水肿、肺出血，常在数天内因严重呼吸窘迫死亡；非大量摄入者呈亚急性经过，多于 1 周左右出现胸闷、憋气，2~3 周呼吸困难达高峰，患者常死于呼吸衰竭。少数患者发生气胸、纵隔气肿、中毒性心肌炎、心包出血等并发症。正确的治疗措施是洗胃后尽快转院进行血液净化治疗。

2. 百草枯中毒临床应用药物主要是防治靶器官肺的损伤，常用药物包括糖皮质激素、免疫抑制药、抗氧化剂等。

考点：急性一氧化碳中毒

1. 初步判断　见表 16-58。

表 16-58　急性一氧化碳中毒的初步判断

项目		内容
病因		吸入较高浓度一氧化碳（CO）与血红蛋白结合，形成碳氧血红蛋白（HbCO），使血红蛋白丧失携氧的能力和作用引起的急性脑缺氧性疾病
临床表现		吸入一定量的 CO 会出现头痛、头晕、心悸、恶心等症状，吸入新鲜空气之后症状可消失。量较大时可出现剧烈头痛、头晕、无力、恶心、呕吐、心悸及耳鸣等。中度中毒可表现为无力、意识模糊、嗜睡、大小便失禁，甚至昏迷，皮肤黏膜呈樱红色，呼吸脉搏增快，血压下降，心律失常，抽搐等；重度中毒可出现深度昏迷或去大脑皮质状态。急性一氧化碳中毒时还可出现脑外其他器官的异常，如皮肤红斑水疱，肌肉肿痛，心电图或肝、肾功能异常，视神经病或听觉前庭器官损害
诊断及分级	轻度中毒	1. 出现剧烈的头痛、头晕、四肢无力、恶心、呕吐，轻度至中度意识障碍，但无昏迷者 2. 血液碳氧血红蛋白浓度为 10%~30%
	中度中毒	1. 除有轻度中毒症状外，意识障碍表现为浅至中度昏迷，经抢救后恢复且无明显并发症 2. 血液碳氧血红蛋白浓度为 30%~50%
	重度中毒	1. 意识障碍程度达深昏迷或去大脑皮质状态 2. 患者有意识障碍且有下列任何一项表现者：①脑水肿。②休克或严重的心肌损害。③肺水肿。④呼吸衰竭。⑤上消化道出血。⑥脑局灶损害如锥体系或锥体外系损害体征。⑦碳氧血红蛋白浓度可高于 50%
	急性一氧化碳中毒迟发脑病（神经精神后发症）	急性一氧化碳中毒意识障碍恢复后，经 2~60 天的“假愈期”，又出现下列临床表现之一者 1. 精神及意识障碍呈痴呆状态，谵妄状态或去大脑皮质状态 2. 锥体外系神经障碍出现帕金森综合征的表现 3. 锥体系神经损害（如偏瘫、病理反射阳性或小便失禁等） 4. 大脑皮质局灶性功能障碍如失语、失明等，或出现继发性癫痫
血中 HbCO 测定	轻度中毒	血中 HbCO 为 10%~30%
	中度中毒	血中 HbCO 为 30%~50%
	严重中毒	血中 HbCO>50%

必考热点

1. 一氧化碳中毒最具特征的表现是口唇黏膜呈樱桃红色。

【热点提示】一氧化碳中毒时，一氧化碳（CO）与血红蛋白结合，形成碳氧血红蛋白（COHb），使皮肤、黏膜呈樱桃红色，为一氧化碳中毒最具特征性的表现。

2. 对诊断一氧化碳中毒最有意义的辅助检查是血液碳氧血红蛋白浓度测定。

【热点提示】一氧化碳中毒后及时测定血中COHb，可见明显增高，轻度中毒增高在10%~20%，中度中毒在30%~40%，重度中毒在50%以上。

3. 神经精神后发症的“假愈期”为2~60天。

4. 一氧化碳中度中毒时，血液碳氧血红蛋白浓度可高于30%。

5. 患者，男性，50岁。被发现昏倒在煤气热水器浴室内。查体：浅昏迷，BP 160/90mmHg，口唇樱桃红色，四肢无瘫痪，尿糖（++），尿酮体（-）。最可能的诊断是急性一氧化碳中毒。

【热点提示】吸入一定量的一氧化碳会出现头痛、头晕、心悸、恶心等症状，吸入新鲜空气之后症状可消失。量较大时可出现剧烈头痛、头晕、无力、恶心、呕吐、心悸及耳鸣等。中度中毒可表现无力、意识模糊、嗜睡、大小便失禁，甚至昏迷，皮肤黏膜呈樱红色，呼吸脉搏增快，血压下降，心律失常，抽搐等；重度中毒可出现深度昏迷或去大脑皮质状态。急性一氧化碳中毒时还可出现脑外其他器官的异常，如皮肤红斑水疱，肌肉肿痛，心电图或肝、肾功能异常，视神经病或听觉前庭器官损害等。

2. 现场急救 见表16-59。

表16-59 急性一氧化碳中毒的现场急救

项目	内容
现场急救	1. 应该尽快让患者离开中毒环境，流通空气 2. 患者应该安静休息，避免活动后加重心、肺负担和增加氧的消耗量 3. 充分给予最高流量氧气吸入 4. 对病情危重者应及早建立静脉通道 5. 现场心肺复苏术
患者转运注意事项	1. 心肺复苏尽量不中断 2. 对危重患者应该及时建立静脉通道 3. 转运到就近、有高压氧治疗的医院
氧疗	1. 轻度中毒者，可以给予氧气吸入及对症治疗 2. 中度及重度中毒者应该积极给予常压口罩高流量吸氧治疗，有条件时应该给予高压氧治疗
其他	1. 重度中毒者视病情应该给予消除脑水肿、促进脑血液循环，维持呼吸循环功能及镇痉等对症及支持治疗 2. 加强护理、积极防治并发症及预防迟发脑病

3. 转诊注意事项 中、重度一氧化碳中毒，要尽快转至有高压氧治疗的医院，转运途中应给予最高流量的吸氧、保持呼吸道通畅。

重点提醒

1. 疑有生活性一氧化碳中毒者，应询问发病时的环境情况，如炉火烟囱有无通风不良或外漏现象及同室人有无同样症状等。

2. 怀疑一氧化碳中毒时，首先应迅速将患者转移到空气新鲜处，终止一氧化碳中毒继续吸入。

必考热点

1. 对重症煤气中毒的昏迷患者，最有效的抢救措施是送入高压氧舱治疗。

2. 患者，男性，65岁。在家中浴室洗澡时，室内烧煤球炉取暖，门窗紧闭，2小时后被人发现已昏迷，呼吸不规则。本例现场急救的首要措施是立即搬离现场。

【热点提示】煤气中毒使患者昏迷的主要原因是缺氧，对于重症煤气中毒的昏迷患者，最有效的抢救措施是迅速纠正组织缺氧，缩短昏迷时间和病程，预防一氧化碳中毒引发的迟发性脑病。

3. 一氧化碳中毒的治疗原则为迅速将患者搬离中毒现场，积极纠正缺氧，防止脑水肿，促进脑细胞恢复，对症治疗。

4. 某地因工业事故，使多人一氧化碳中毒，其中昏迷者被送到医院。此时最有效的抢救措施是高压氧治疗。

【热点提示】一氧化碳轻度中毒者，可予吸氧。中度及重度中毒者予常压面罩吸氧，有条件时应给予高压氧治疗。吸入氧可加速 COHb 解离，增加 CO 的排出。

考点：急性酒精中毒

1. 初步判断 见表 16-60。

表 16-60 急性酒精中毒的初步判断

项目		内容
临床分期及表现	兴奋期	1. 血酒精浓度达到 11mmol/L：头痛、欣快、兴奋 2. 血酒精浓度超过 16mmol/L：健谈、饶舌、情绪不稳定、自负、易激惹，可有粗鲁行为或攻击行动，也可能沉默、孤僻 3. 血酒精浓度达到 22mmol/：驾车易发生车祸
	共济失调期	1. 血酒精浓度达到 33mmol/L：肌肉运动不协调，行动笨拙，言语含糊不清，眼球震颤，视物模糊，复视，步态不稳，出现明显共济失调 2. 血酒精浓度达到 43mmol/L：恶心、呕吐
	昏迷期	1. 血酒精浓度升至 54mmol/L：昏睡、瞳孔散大、体温降低 2. 血酒精浓度超过 87mmol/L：深昏迷，心率快、血压下降，呼吸慢而有鼾音，可出现呼吸、循环抑制而危及生命
中毒程度临床分级	轻度	仅有情绪、语言兴奋状态的神经系统表现，如语无伦次不具备攻击行为，能行走，但有轻度运动不协调，嗜睡能被唤醒，简单对答基本正确，神经反射正常存在
	中度	具备下列之一者为中度酒精中毒 1. 处于昏睡或昏迷状态或 Glasgow 昏迷评分大于 5 分小于等于 8 分 2. 具有经语言或心理疏导不能缓解的躁狂或攻击行为 3. 意识不清伴神经反射减弱的严重共济失调状态 4. 具有错幻觉或惊厥发作 5. 血液生化检测有以下代谢紊乱的表现之一者，如酸中毒、低钾血症、低血糖 6. 在轻度中毒基础上并发脏器功能明显受损表现，如与酒精中毒有关的心律失常（频发期前收缩、心房颤动或心房扑动等），心肌损伤表现（ST-T 异常、心肌酶学 2 倍以上升高）或上消化道出血、胰腺炎等
	重度	具备下列之一者为重度酒精中毒： 1. 处于昏迷状态 Glasgow 评分等于小于 5 分 2. 出现微循环灌注不足表现，如脸色苍白，皮肤湿冷，口唇微紫，心搏加快，脉搏细弱或不能触及，血压代偿性升高或下降（低于 90/60mmHg 或收缩压较基础血压下降 30mmHg 以上），昏迷伴有失代偿期临床表现的休克时也称为极重度 3. 出现代谢紊乱的严重表现如酸中毒（pH≤7.2）、低钾血症（血清钾≤2.5mmol/L）、低血糖（血糖≤2.5mmol/L）之一者 4. 出现重要脏器如心、肝、肾、肺等急性功能不全表现
鉴别诊断		需要与引起昏迷的其他疾病相鉴别，如镇静催眠药中毒、一氧化碳中毒、脑血管意外、低血糖昏迷、颅脑外伤等。病史、影像学检查等有助于鉴别

必考热点

1. 急性酒精中毒昏迷期最主要的死因是呼吸麻痹。

【热点提示】当血酒精浓度达87mmol/L以上时，患者陷入深昏迷，心率快，血压下降，甚至出现大小便失禁，抽搐，呼吸麻痹，后者是其主要的死亡原因。

2. 急性酒精中毒共济失调期的血酒精浓度大约是>33mmol/L。

3. 患者，男性，38岁。因与朋友聚会大量饮酒后，被送入医院。表现为昏睡、瞳孔散大，血酒精浓度为61mmol/L。此时患者处于昏迷期。

【热点提示】急性酒精中毒昏迷期：血酒精浓度升至54mmol/L，患者表现为昏睡、瞳孔散大、体温降低。

4. 患者，男性，28岁。参加同事聚会饮酒后，被送入医院。表现为呼吸慢而有鼾音，伴有呕吐，心率132次/分，血压80/50mmHg，血酒精浓度超过90mmol/L。目前患者处于深昏迷。

【热点提示】急性酒精中毒患者血酒精浓度超过87mmol/L时，陷入深昏迷，心率快、血压下降，呼吸慢而有鼾音，可出现呼吸、循环抑制而危及生命。

5. 急性酒精中毒需要与镇静催眠药中毒、一氧化碳中毒、脑血管意外、低血糖昏迷、颅脑外伤等进行鉴别。

2. 现场急救 见表16-61。

表16-61 急性酒精中毒的现场急救

急救方法		具体操作
观察		单纯急性轻度中毒不需治疗，居家观察；陪聊天但不要激怒，离开不安全的饮酒场所
洗胃		怀疑合并催眠镇静药物使用的患者，建议进行洗胃
药物治疗	50%葡萄糖	1. 无糖尿病的急性酒精中毒患者先给予50%葡萄糖40~60ml，加普通胰岛素3~4U或加呋塞米10~20mg静脉推注 2. 持续静脉输入5%或10%的葡萄糖液，或5%的葡萄糖氯化钠液体，或复方乳酸林格液，或复方氯化钠液体500ml 3. 之后若无心肺疾病，其输液速度为成人40~60滴/分，小儿20~40滴/分 4. 补充维生素B_1、维生素B_6、维生素C，有利于酒精氧化代谢
	纳洛酮	1. 有助于缩短昏迷时间，建议中度中毒首剂用0.4~0.8mg加生理盐水10~20ml，静脉推注，必要时加量重复 2. 重度中毒时首剂用0.8~1.2mg加生理盐水20ml，静脉推注，用药后30分钟神志未恢复可重复1次；或2mg加入5%葡萄糖或生理盐水500ml内，以0.4mg/h速度静脉滴注，直至神志清醒
	镇静药	1. 烦躁不安或过度兴奋，特别是有攻击行为时，可用地西泮，肌内注射比静脉注射安全，注意观察呼吸和血压 2. 避免用氯丙嗪、吗啡、苯巴比妥类镇静药
	抑酸药	H_2受体阻断药或质子泵抑制药可常规应用于重度中毒特别是消化道症状明显的患者
血液透析		严重急性中毒可用血液透析促使体内酒精排出
对症与支持治疗		对昏睡及昏迷患者应评估其气道和通气功能，必要时气管插管，要做好患者的安全防护。维持水、电解质、酸碱平衡，纠正低血糖，脑水肿者给予脱水药，中药醒脑静等可以应用

必考热点

酒精中毒时，纳洛酮有助于缩短昏迷时间，建议中度中毒首剂用0.4~0.8mg加生理盐水10~20ml，静脉推注，必要时加量重复。

3. **转诊**　具备以下情况，应考虑转诊。中毒临床分级为中到重度的患者；急性酒精中毒后再次服用其他药物和毒物的复合中毒患者；合并严重外伤者；急性酒精中毒使原有的基础疾病恶化，如诱发急性冠脉综合征、出血或缺血性脑卒中，并发贲门黏膜撕裂症、上消化道出血、心律失常、急性胰腺炎、横纹肌溶解综合征、消化道穿孔、低体温、吸入性肺炎；跌倒后重要部位损伤等。

考点：镇静催眠药中毒

1. 初步判断

（1）临床表现：见表16-62。

表16-62　镇静催眠药中毒的临床表现

类型		临床表现
巴比妥类中毒	轻度中毒	嗜睡、情绪不稳定、注意力不集中、记忆力减退、共济失调、发音含糊不清、步态不稳和眼球震颤
	重度中毒	进行性中枢神经系统抑制，由嗜睡到深昏迷。呼吸抑制由呼吸浅而慢到呼吸停止。可发生低血压或休克
苯二氮䓬类中毒		中枢神经系统抑制较轻，主要症状是嗜睡、头晕、言语含糊不清、意识模糊和共济失调，常见药物有地西泮（安定）、氟西泮（氟安定）、氯氮䓬、奥沙西泮和三唑仑等
非巴比妥非苯二氮䓬类中毒	水合氯醛中毒	可有心律失常和肝肾功能损害
	格鲁米特中毒	1. 意识障碍有周期性波动 2. 有抗胆碱神经症状，如瞳孔散大等
	甲喹酮中毒	可有明显的呼吸抑制，出现锥体束征（如肌张力增强、腱反射亢进、震颤和抽搐等）
	甲丙氨酯中毒	常有血压下降
吩噻嗪类中毒		最常见的是锥体外系反应，临床表现：①帕金森病。②静坐不能。③急性肌张力障碍反应，例如斜颈、吞咽困难和牙关紧闭。④体位性低血压、体温调节紊乱等。常见中毒药物有氯丙嗪、奋乃静等

必考热点

1. 巴比妥类中毒常用药物包括苯巴比妥、戊巴比妥及硫喷妥等。
2. 一次性摄入大剂量巴比妥类药物可引起中枢神经系统抑制，症状严重程度与剂量有关。
3. 出现意识障碍有周期性波动，有抗胆碱神经症状，如瞳孔散大等症状证明是格鲁米特中毒。
4. 甲丙氨酯中毒的主要表现为常有血压下降。
5. 吩噻嗪类中毒常见药物有氯丙嗪、奋乃静等。
6. 吩噻嗪类中毒最常见的锥体外系反应表现有帕金森病；静坐不能；急性肌张力障碍反应；体位性低血压、体温调节紊乱等。

（2）慢性中毒：见表16-63。

表16-63　镇静催眠药慢性中毒的初步判断

项目	内容
意识障碍和轻躁狂状态	出现一时性躁动不安或意识模糊状态，言语兴奋、欣快、易疲乏，伴有震颤、咬字不清和步态不稳等
智能障碍	记忆力、计算力和理解力均有明显下降，工作学习能力减退
人格变化	患者丧失进取心，对家庭和社会失去责任感

（3）戒断综合征：长期服用大剂量镇静催眠药患者，突然停药或迅速减少药量时，可发生戒断综合征。主要表现是自主神经兴奋性增高和轻重度神经及精神异常。

（4）诊断：根据患者服药史、现场环境调查发现药物等可作出诊断，对血液、尿液及胃液中残留药物可通过成分分析以确认中毒药物，生化检查、血气分析等有助评估病情。

（5）鉴别诊断：镇静催眠药中毒应与以下疾病鉴别，见表16-64。

表16-64　镇静催眠药中毒的鉴别诊断

鉴别疾病	鉴别要点
急性中毒与其他疾病	询问是否有原发性高血压、癫痫、糖尿病危象、肝病、肾病等既往史，以及一氧化碳、酒精、有机溶剂等接触史。检查有无头部外伤、发热、脑膜刺激征、偏瘫、发绀等。再做必要的实验室检查，经综合分析可作出鉴别诊断
慢性中毒与躁郁病	慢性中毒轻躁狂状态患者易疲乏，出现震颤以及步态不稳等。结合用药史可资鉴别
戒断综合征与神经精神病相鉴别	原发性癫痫以往有癫痫发作史。精神分裂症、酒精中毒均可有震颤及谵妄，但前者有既往史，后者有酗酒史

必考热点

长期服用大剂量镇静催眠药患者，突然停药或迅速减少药量时，可发生戒断综合征。主要表现是自主神经兴奋性增高和轻重度神经和精神异常。

2. 现场急救　见表16-65。

表16-65　镇静催眠药中毒的现场急救

项目		内容
急性中毒的急救	维持昏迷患者重要器官功能	1. 保持气道通畅，深昏迷患者应予气管插管 2. 出现低血压，通过快速输液处理，若无效，可考虑给予适量多巴胺治疗 3. 常规心电监护
	促进意识恢复	给予葡萄糖、维生素 B_1 和纳洛酮
	清除毒物	1. 洗胃、药用炭等均可采用 2. 血液透析、血液灌流对苯巴比妥和噻嗪类药物中毒有效，危重患者可考虑应用，对苯二氮䓬类无效 3. 碱化尿液有利于清除巴比妥类中毒，但对吩噻嗪类无效
	特效解毒	1. 巴比妥类中毒无特效解毒药 2. 氟马西尼是苯二氮䓬类拮抗药，予以0.2mg静脉注射30秒以上，每分钟重复应用0.3～0.5mg，通常有效治疗量为0.6～2.5mg。此药禁用于已合用可致癫痫发作的药物，特别是三环类抗抑郁药，不用于对苯二氮䓬类已有躯体性依赖和为控制癫痫而用苯二氮䓬类药物的患者，亦不用于颅内压升高者
	治疗并发症	处理合并的肝功能损害、肺炎、压疮、肾衰竭、呼吸心搏骤停等
慢性中毒的治疗原则		1. 逐步缓慢减少药量，最终停用 2. 请精神科医师会诊，进行心理治疗
戒断综合征		用足量镇静催眠药控制戒断症状，病情稳定后，逐渐减少药量以至停药

必考热点

氟马西尼禁用于已合用可致癫痫发作的药物，特别是三环类抗抑郁药，不用于对苯二氮䓬类已有躯体性依赖和为控制癫痫而用苯二氮䓬类药物的患者，亦不用于颅内压升高者。

3. 转诊指征　确诊为中、重度急性镇静催眠药中毒的患者，建议常规转诊至有条件进行血液净化治疗的医疗机构进一步处理。

考点：中暑

1. 初步判断

（1）中暑的概念和病因：见表16-66。

表16-66　中暑的概念和病因

项目	内容
概念	在高温环境下人体体温调节功能紊乱而引起的中枢神经系统和循环系统障碍为主要表现的急性疾病
病因	除了高温、烈日暴晒外，工作强度过大、时间过长、睡眠不足、过度疲劳等都是常见的中暑诱因

（2）中暑的临床分类：见表16-67。

表16-67　中暑的临床分类

分类	表现
热痉挛	大量出汗及口渴，饮水多而盐分补充不足，肌肉发生阵发性痉挛疼痛
热衰竭	多出现在老年人及一时未能适应高温者，表现为头晕、头痛、心悸、口渴、恶心、呕吐、皮肤湿冷、血压下降、晕厥或神志模糊。此时的体温正常或稍微偏高
热射病	在高温环境中从事体力劳动的时间较长，身体产热过多，而散热不足，导致体温急剧升高，昏迷伴四肢抽搐；严重者可产生弥散性血管内凝血（DIC）、脑水肿、肺水肿、心力衰竭等多脏器衰竭（MODS）

2. 现场急救　见表16-68。

表16-68　中暑的现场急救

急救方法	具体措施
体外降温	1. 转移到通风良好的低温环境，促进散热 2. 无循环虚脱的中暑患者，冷水擦浴或将躯体浸入2.0~14.0℃水中 3. 循环虚脱者采用蒸发散热降温
体内降温	1. 冰盐水进行胃或直肠灌洗 2. 无菌生理盐水腹膜腔灌洗或血液透析 3. 自体血液体外冷却后回输体内降温
药物降温	迅速降温出现寒战时，可应用氯丙嗪25~50mg加入生理盐水500ml中静脉滴注1~2小时，用药过程中应监测血压

必考热点

1. 中暑最危重的临床类型是热射病。

2. 热射病的机制：由于人体受外界环境中热原作用和体内热量不能通过正常生理性散热达到热平衡，导致体内热蓄积，引起体温升高。

3. 热痉挛的机制：在高温环境中，由于大量出汗，使水和盐丢失过多，如仅补充大量水而补盐不足造成低钠、低氯血症，则可导致肌肉痉挛，并可引起疼痛。

4. 热射病的首要治疗措施是降温。

5. 对于中暑重症高热患者，最重要的急救措施是降温。

6. 体外降温无效者，可用冰盐水进行胃或直肠灌洗，也可用无菌生理盐水进行腹膜腔灌洗或血液透析，或将自体血液体外冷却后回输体内降温。

7. 迅速降温出现寒战时可应用氯丙嗪25~50mg，加入生理盐水500ml中静脉输注1~2小时，用药过程中应监测血压。

3. 转诊注意事项 重症中暑患者需要及时转运到上级医院抢救治疗，转运途中应积极降温和补液治疗，注意保持呼吸道通畅及观察生命体征。

重点提醒

1. 快速降温是中暑治疗的基础，迅速降温决定患者预后。

2. 对于重症高热患者，降温速度决定预后，应在1小时内使直肠温度降至37.8~38.9℃。

考点：窒息

1. 初步判断 见表16-69。

表16-69 窒息的初步判断

类型	诊断内容
机械性窒息	1. 因机械作用引起呼吸障碍，如缢、绞、扼颈项部、用物堵塞呼吸孔道、压迫胸腹部以及患急性喉头水肿或食物吸入气管等 2. 不会有强烈的咳嗽，不能说话或是呼吸，成人和儿童双手抵住喉部，脸会短时间内变成红色或青紫色 3. 患者处于昏迷或者半昏迷状态，发绀明显 4. 呼吸逐渐变慢而微弱，继而不规则，到呼吸停止，心搏随之减慢而停止 5. 瞳孔散大，对光反射消失
中毒性窒息	一氧化碳中毒时，大量的一氧化碳由呼吸道吸入肺，进入血液，与血红蛋白结合成碳氧血红蛋白，阻碍了氧与血红蛋白的结合与解离，导致组织缺氧造成窒息
病理性窒息	1. 如溺水和肺炎等引起的呼吸面积的丧失 2. 脑循环障碍引起的中枢性呼吸停止 3. 新生儿窒息及空气中缺氧的窒息（如关进箱、柜内，空气中的氧逐渐减少等）

重点提醒

当人体内严重缺氧时，器官和组织会因为缺氧而广泛损伤、坏死，尤其是大脑。

必考热点

1. 当人体内严重缺氧时，器官和组织会因为缺氧而广泛损伤、坏死，尤其是大脑。

2. 不会出现剧烈咳嗽的窒息是机械性窒息。

3. 溺水和肺炎等引起的呼吸面积的丧失、脑循环障碍引起的中枢性呼吸停止、新生儿窒息及空气中缺氧的窒息均属于病理性窒息。

2. 现场急救　见表 16-70。

表 16-70　窒息的现场急救

急救对象	具体措施
婴儿机械窒息	1. 直接掏出法：异物表浅可见。掏出婴儿口中可见的异物 2. 背部拍击法：立即将患儿身体前屈倾斜 60°，使其俯伏于施救者前臂，并保持患儿头与颈部的位置稳定，同时用另一手叩击婴儿左右肩胛骨之间的背部数次，以促使异物的排出
1~5 岁儿童	海姆立克（Heimlich）急救法（坐位法）：施救者采取坐位，让儿童背靠施救者，坐在腿上，头略低，张开嘴，施救者以双手示指和中指放在患儿的上腹部，用力向后方冲击性地挤压，可反复有节奏地进行数次
成人和儿童	Heimlich 急救法：施救者站在患者身后，从背后抱住其腹部，双臂围绕其腰腹部，一手握拳，拳心向内按压于患儿肚脐和肋骨之间的部位；另一手捂按在拳头之上，双手急速用力向里向上挤压，反复实施数次，直至阻塞物吐出为止

必考热点

1. 婴儿机械窒息急救法中，拍击背部时，要将患儿的身体前屈倾斜 60°。

2. Heimlich 急救法中的坐位法适用于 1~5 岁儿童。

3. 患者突发大咯血窒息，最关键的抢救措施是立即采取解除呼吸道梗阻。

【热点提示】大咯血窒息属于机械性窒息，应立即解除患者呼吸道梗阻的因素。

4. 患者，女性，32 岁。咯血约 250ml，突然中断，呼吸极度困难，喉部有痰鸣音，表情恐怖，两手乱抓。护士首先应该清除呼吸道积血。

【热点提示】患者因大咯血导致呼吸困难，甚至窒息，首先应解除患者呼吸道梗阻。

3. 转诊注意事项

（1）经急救后仍不能缓解者，给予高流量吸氧同时，尽快转上级医院抢救。

（2）经急救后气道通畅，仍需治疗病因者。

（3）出现并发症者，如昏迷、肺水肿、吸入性肺炎、心肺复苏术后、颈部骨折、甲状腺及颈部血管损伤、一氧化碳中毒患者，转运途中仍需给予高流量吸氧，保持呼吸道通畅，观察患者的生命体征。

重点提醒

Heimlich 急救法的原理是窒息时，患者的肺内仍有残留气体，给膈以下软组织以突然向上的压力，使胸腔压力骤然升高，从而压迫双肺，驱使肺内残存的气流进入气管，便可排出卡在气管口的食物或气体异物。

考点：淹溺

1. 初步判断 见表16-71。

表16-71 淹溺的初步判断

项目		内容
相关概念	淹溺	人浸没于水或其他液体后，液体充塞呼吸道及肺泡或反射性引起喉痉挛发生窒息和缺氧，处于临床死亡（呼吸和/或心搏停止状态）
	近乎淹溺	浸没后暂时性窒息，尚有大动脉搏动，经处理后至少存活24小时或浸没后经紧急心肺复苏存活者
	继发性淹溺	淹溺后短暂恢复数分钟到数日，最终死于淹溺并发症者
	淹溺综合征	突然浸没水后出现心脏停搏的猝死
	淹溺后综合征	继发于肺泡毛细血管内皮损伤和渗漏致肺部炎症反应，引起肺泡表面活性物质减少或灭活，见于72小时内近乎淹溺患者，见于72小时内近乎淹溺的患者。病理生理改变为高碳酸血症和低氧血症
淹溺分类	湿性淹溺	喉部肌肉松弛，吸入大量水分（22ml/kg）充塞呼吸道和肺泡而发生窒息
	干性淹溺	喉痉挛导致窒息，呼吸道和肺泡很少或无水吸入
临床表现		1. 多出现神志丧失、呼吸停止或大动脉搏动消失，处于临床死亡状态 2. 近乎淹溺患者可有头痛或视觉障碍、剧烈咳嗽、胸痛、呼吸困难和咯粉红色泡沫样痰 3. 溺入海水者，口渴感明显，最初数小时可有寒战和发热

必考热点

1. 淹溺可分为湿性淹溺和干性淹溺。

2. 浸没后暂时性窒息，尚有大动脉搏动，经处理后至少存活24小时或浸没后经紧急心肺复苏存活者称近乎淹溺。淹溺后短暂恢复数分钟到数日，最终死于淹溺并发症者为继发性淹溺。

3. 淹溺后综合征主要的病理生理改变为高碳酸血症、低氧血症。

2. 现场急救 淹溺的现场急救见表16-72。

表16-72 淹溺的现场急救

项目	内容
迅速进行患者评估	1. 意识检查：观察、大声呼唤及拍打患者肩部 2. 呼吸脉搏检查：一看、二听、三感觉 3. 外伤检查：让患者采取平卧位，询问、观察及局部按压触摸
对意识清醒患者的救援	保暖措施
对意识丧失但有呼吸和心搏患者的现场急救	保暖+供氧（呼吸机通过面罩高流量供氧）
有心搏无呼吸患者的现场急救	最佳的方法是气管插管
无心搏患者的现场急救	心肺复苏术

必考热点

1. 对有心搏、无呼吸的淹溺患者的现场急救，最佳的方法是气管插管。
2. 对于发生淹溺但是没有心搏的患者应首先使用的现场急救措施是心肺复苏术。

3. 转诊注意事项 凡是淹溺患者在被现场急救后，均应尽快转上级医院进行住院进一步观察治疗。

重点提醒

溺水者出现心搏骤停不需要先控水，立即行心肺复苏术。

考点：热烧伤

1. 概念 热烧伤主要指由热力引起的皮肤及其深部组织的损伤，习惯称为烧伤。

2. 烧伤伤情的判断

（1）临床表现：见表 16-73。

表 16-73 烧伤的临床表现

时间	表现
烧伤早期	1. 一般表现为皮肤组织潮红、苍白和水肿，表皮脱落，大量浆液性渗出 2. 全身变化表现为因渗出过多或疼痛所致的低血容量性休克，患者可出现血压下降、少尿或无尿、低蛋白血症、代谢性酸中毒等
烧伤后期	烧伤创面会有脓性分泌物，全身表现有体温升高，呼吸增快，心率增快，甚至出现脓毒血症的表现

（2）烧伤面积的计算

1）手掌法：五指并拢，手掌面积即占全身体表面积的 1%。此法不论年龄大小与性别，均以伤员自己手掌面积的大小来估计。对小面积的烧伤直接以手掌法来计算，大面积烧伤则以手掌法减去未烧伤的面积，使用更为方便。

2）新九分法：见表 16-74。

表 16-74 热烧伤的新九分法

烧伤部位	占成人体表面积	占 12 岁以下儿童体表面积
头颈	9%×1（9%）：发部 3%，面部 3%，颈部 3%	9%+（12−年龄）%
双上肢	9%×2（18%）：双手 5%，双前臂 6%，双上臂 7%	9%×2（18%）
躯干会阴	9%×3（27%）：躯干前 13%，躯干后 13%，会阴 1%	9%×3（27%）
双下肢及臀部	9%×5+1%（46%）：双臀 5%，双足 7%，双小腿 13%，双大腿 21%	46%−（12−年龄）%

（3）烧伤深度的识别（三度四分法）：见表16-75。

表16-75 热烧伤的三度四分法

分度	损伤深度	创面	痛觉	愈合时间	愈合方式
Ⅰ度（红斑性烧伤）	仅伤及表皮浅层，生发层健在	红斑状干燥，无水疱	烧灼感	3~5天	无瘢痕
浅Ⅱ度（水疱性烧伤）	伤及部分生发层，真皮乳头层	水疱	剧痛，感觉过敏	8~14天	无瘢痕，有色素沉着
深Ⅱ度（水疱性烧伤）	伤及全部真皮层	红白相间	疼痛迟钝	18~24周	遗留瘢痕增生及挛缩畸形
Ⅲ度（焦痂性烧伤）	皮肤表皮及真皮全层	焦痂	痛觉消失	—	需植皮愈合遗留瘢痕挛缩畸形

（4）烧伤分度：见表16-76。

表16-76 烧伤分度

分度	Ⅱ度烧伤或烧伤总面积	Ⅲ度烧伤
轻度	Ⅱ度烧伤<10%	—
中度	Ⅱ度烧伤<30%	<10%
重度	烧伤总面积31%~50%	10%~20%
特重度	烧伤总面积>50%	>20%

重点提醒

（1）烧伤分度中小儿烧伤面积减半。

（2）如烧伤面积小于30%，但合并有下列情况之一者，都属于重度：一般情况差或有休克者；合并严重创伤或化学中毒者；重度呼吸道烧伤者。

（3）特大面积烧伤指Ⅱ度烧伤大于80%或者Ⅲ度烧伤大于50%者。

必考热点

1. 按中国新九分法计算，成人双下肢及臀部烧伤，其面积是46%。

【热点提示】按新九分法计算，双下肢为5×9%+1%=46%。

2. 按中国九分法计算烧伤面积，双上肢的面积为18%。

【热点提示】按新九分法计算，双上肢为2×9%=18%。

3. 浅Ⅱ度烧伤创面特征是局部水疱。

4. Ⅱ度烧伤面积为15%，属于轻度与中度之间。Ⅱ度烧伤面积为40%，属于重度。

5. 红斑性烧伤又称为Ⅰ度烧伤。水疱性烧伤又称为Ⅱ度烧伤。焦痂性烧伤又称为Ⅲ度烧伤。

【热点提示】烧伤深度的识别方法如下。①Ⅰ度烧伤：称红斑性烧伤。②Ⅱ度烧伤：称水疱性烧伤。③Ⅲ度烧伤：称焦痂性烧伤。

6. 患者，男性，45岁。化学物品仓库保管员。烧伤总面积为20%浅Ⅱ度合并吸入性化学中毒，其烧伤严重程度为重度。

7. 患者，男性，40 岁。厨师。右上肢烫伤，创面与本人手指并拢时的 2 只手掌等大，相当于其体表面积的百分比为 2.0%。

【热点提示】烧伤面积的计算中，手掌法：五指并拢，手掌面积即占全身体表面积的 1%。此法不论年龄大小与性别，均以伤员自己手掌面积的大小来估计。

8. 患者，男性，25 岁。右足和右小腿被开水烫伤，有水疱伴剧痛。创面基底部肿胀发红，该患者烧伤面积和深度的诊断为 10%浅Ⅱ度。

【热点提示】患者为男性成人，按照新九分法中双小腿 13%、双足 7%计算，右足加右小腿为 10%。有水泡伴剧痛、创面红肿，为浅Ⅱ度烧伤。

3. 现场急救　见表 16-77。

表 16-77　热烧伤的现场急救

项目		内容
去除原因	创面冷却疗法	清洁水（如自来水、清洁河水、井水等），水温 5~20℃
		冷敷或浸泡创面，但需要勤更换冷敷敷料或勤搅动浸泡的池水，需持续 0.5~1.0 小时
		适用于中、小面积烧伤，特别是头、面、四肢
	一般火焰的灭火	迅速脱去燃烧的衣服，或就地卧倒，缓慢打滚压灭火焰，会游泳者可跳入附近水池、河沟内灭火
		他救时，将伤员按倒，同时用就便的材料如棉被、雨衣、毯子、雪或砂土压灭火焰
	凝固汽油燃烧的灭火	忌直接用手去扑打，可用湿布或砂土覆盖，或跳入水中，如有浓烟，用湿布掩盖口鼻保护呼吸道
	磷烧伤	宜用湿布覆盖浸入水中，用 1%硫酸铜溶液浸洗后移除黑色磷化铜颗粒，并用 2%~3%碳酸氢钠溶液中和磷酸
		切忌将创面暴露于空气中，并忌用油膏包扎（磷溶于油脂类，溶解后被吸收）
		用湿布掩盖口鼻能防止磷化物吸入呼吸道，如果用高锰酸钾溶液浸湿的布效果更好
	化学烧伤	立即用水反复冲洗干净，尽快缩短化学剂接触皮肤的时间。沥青烧及皮肤时，亦迅速用水冲洗冷却，然后结合清创术用甘油或汽油洗去沥青
保护创面		用各种现成的敷料作初期包扎或清洁的衣服被单等覆盖创面，目的是保护创面，避免再污染或损伤，没有必要去做其他创面处理
镇痛		口服止痛片或注射哌替啶。合并呼吸道烧伤或颅脑损伤者忌用吗啡，以免抑制呼吸
补充液体		服淡盐水、淡盐茶或烧伤饮料。如病情严重，有条件时应及早静脉输液（如生理盐水、右旋糖酐、血浆）。切忌口服大量无盐茶水或单纯输入大量 5%葡萄糖溶液，以免加重组织水肿
其他措施		有合并严重危及生命的复合伤等情况，应先施行相应急救处理
		伴有吸入性损伤的烧伤患者，应注意保持呼吸道通畅
		口服或注射抗菌药物，注意合并伤的处理
		眼烧伤时应冲洗眼睛，涂抗生素眼膏
		注射破伤风抗毒素 1500 单位
		天冷时注意保暖
创面的基本处理原则	Ⅰ度	无须特殊处理
	浅Ⅱ度	包扎疗法，小水疱无须处理，大水疱可在低位剪破引流或用空针抽出泡液。使用磺胺嘧啶银（铈、锌）霜剂、糊剂涂布包扎
	深Ⅱ度	取暴露疗法，外涂 5%~10%磺胺嘧啶银氯己定糊剂，每天 1~2 次，使坏死组织变成干痂，可最大限度地保留皮肤附件上皮，经 3 周左右可获痂下愈合
	Ⅲ度	面积较大的需要移植自体皮片才能消灭创面

必考热点

1. 患儿，男，8岁。右手烧伤，有水疱，剧痛。在现场急救中，为减轻疼痛，最恰当的处理方法是将手浸入冷水中。

【热点提示】在现场急救中，热力致伤者，可行“创面冷却疗法”。最好用清洁水冲洗创面，或冷敷，或浸泡创面。

2. 合并呼吸道烧伤或颅脑损伤者忌用吗啡，以免抑制呼吸。

4. 转诊注意事项 4小时内转诊。超时应就地抗休克，先输注晶体然后胶体，待休克已基本平稳后转诊。

重点提醒

1. 烧伤后创面的渗出在受伤后6~8小时最快，36~48小时渗出量最大。烧伤创面的水肿于烧伤后24~48小时达到最高峰。

2. 烧伤创面避免用有色药物涂抹，以免增加对烧伤深度判定的困难。

3. 若病情严重，则应及早静脉输液（如生理盐水、右旋糖酐、血浆等）。切忌口服大量无盐茶水或单纯输入大量5%葡萄糖溶液，以免加重组织水肿。烧伤饮料片：每片含食盐0.3g，碳酸氢钠0.15g，苯巴比妥0.005g，糖适量。溶于100ml水中即为烧伤饮料。

考点：冻伤

1. 初步判断

（1）冻伤的概念和分类：见表16-78。

表16-78 冻伤的概念和分类

项目		内容
概念		是指低温寒冷引起机体的损伤
根据损伤的性质分类	冻结性损伤	短时间内暴露于极低温或长时间暴露于冰点以下低温所致，分局部冻伤和全身冻伤（又称冻僵）
	非冻结性损伤	在10℃以下、冰点以上，加上潮湿条件所致，如冻疮、战壕足、浸渍足等

（2）冻伤伤情的判断：见表16-79。

表16-79 冻伤伤情的判断

分类	病理	临床表现
非冻结性冻伤	机体局部皮肤暴露于冰点以下低温时，可引起血管收缩和血流滞缓，影响细胞代谢。当局部处于常温后，血管扩张，充血且有渗出，甚至可发生水疱，可发展为毛细血管、小动脉、小静脉受损而发生血栓，以致引起组织坏死	发病往往不自觉，温暖时局部肿、痒、刺痛，可起水疱，水疱去皮后创面发红、有渗液，可并发感染形成糜烂或溃疡，外耳、手、足或鼻尖是好发部位

续 表

分类	病理	临床表现
冻结性冻伤	人体局部接触冰点以下低温时，发生强烈血管收缩反应。若接触时间稍久或温度过低，则细胞外液甚至连同细胞内液均可形成冰晶，冻融后，局部血管扩张、充血、渗出及血栓形成等；组织内冰晶融化后，可发生组织坏死，邻近组织炎症反应。全身受低温侵袭时，除了外周血管强烈收缩和寒战反应，体温由表及里降低，使心血管、脑及其他器官均受累。如不及时抢救，可直接致死	冻伤后局部麻木刺痛、皮肤苍白发凉等。冻融后按其损伤程度分为以下四度。全身冻伤起始有寒战、苍白、发绀、疲乏、无力等表现，继而出现肢体僵硬、麻木、幻觉，继之神志模糊甚至昏迷。严重者可心律失常，心搏呼吸骤停 1. Ⅰ度冻伤：伤及皮肤表层。局部轻度肿胀，红斑损害，稍有麻木痒痛。1周后脱屑愈合 2. Ⅱ度冻伤：伤及皮肤真皮层。局部水肿，水疱损害，知觉迟钝。2~3周后，如无感染，可痂下愈合，少有瘢痕 3. Ⅲ度冻伤：伤及皮肤全层及皮下组织。局部由苍白转为黑褐色，可出现血性水疱，知觉消失。4~6周后，坏死组织脱落形成肉芽创面，愈合缓慢，留有瘢痕 4. Ⅳ度冻伤：伤及肌肉、骨骼等组织，甚至肢体干性坏疽。对复温无反应，感染后变成湿性坏疽，中毒症状严重。治愈后多留有功能障碍或残疾

必考热点

1. 伤及皮肤真皮层，局部水肿，水疱损害，知觉迟钝，属于Ⅱ度冻伤。
2. 伤及皮肤全层及皮下组织，局部由苍白转为黑褐色，可出现血性水疱，知觉消失，属于Ⅲ度冻伤。

2. 现场急救 见表16-80。

表16-80 冻伤现场急救

项目	内容
急救	快速复温，使用38~42℃恒温水浸泡伤肢，冻僵者全身浸泡。15~30分钟后，使体温迅速提高而接近正常，指端甲床潮红且有温感
	若没有复温条件，可利用常人腋窝、胸腹部
	快速复温后，应在22~25℃室内继续保暖，卧床休息
	不能口服者可静脉输入加温至37℃的葡萄糖液、能量合剂等，并防治休克
	对心搏、呼吸骤停要施行复苏术
局部创面处理	Ⅰ度冻伤：保持创面干燥，数日可愈
	Ⅱ度冻伤：复温后水疱无菌抽液，干敷料保暖性包扎，或外涂冻伤膏后暴露
	Ⅲ、Ⅳ度冻伤：多采用暴露疗法，保持创面干燥，一般待坏死组织分界清楚行切除，后再行植皮，并发湿性坏疽常需截肢
全身治疗	Ⅱ度以上冻伤需全身治疗
	应用抗生素和破伤风抗毒素血清
	冻伤继发肢体血液循环不良，可用低分子右旋糖酐、妥拉唑林、罂粟碱等，也可用中药活血化瘀改善血液循环
	给予高热量、高蛋白、高维生素饮食
	冻僵者复温后应重点防治多系统器官衰竭
预防	1. “三防”，即防寒、防湿、防静（适当活动） 2. 在进入低温工作环境前，进食适量高热量饮食，但不宜饮酒，因饮酒可能增加散热 3. 预计可能遭遇酷寒的人员，应事先采取措施，如锻炼身体耐寒能力、保暖等

必考热点

冻伤人员冻伤部位解冻时，应该使用38~42℃的恒温水浸泡。

【热点提示】冻伤患者的现场急救措施：①快速复温，使用38~42℃恒温水浸泡伤肢，冻僵者全身浸泡。15~30分钟后，使体温迅速提高而接近正常，指端甲床潮红且有温感。②如无复温条件，可利用常人腋窝、胸腹部。③快速复温后，应在22~25℃室内继续保暖，卧床休息。④不能口服者可静脉输入加温至37℃的葡萄糖液、能量合剂等，并防治休克。⑤对心搏、呼吸骤停者要实行复苏术。

3. 转诊注意事项

（1）Ⅲ度以上的冻伤均应转往上级医院处理。

（2）创面合并感染或合并全身症状体征者应转往上级医院处理。

（3）合并休克，心搏、呼吸骤停者在积极急救的基础上尽快转往上级医院处理。

（4）对于创面出现明显瘢痕者应转往上级医院处理。

（5）转运途中注意创面的保湿，不要弄破水疱；伴有休克、多系统器官衰竭者要在吸氧、补液、保持呼吸道通畅的基础上进行转诊。

重点提醒

冻结性冻伤时，迅速复温是急救的关键，但勿用火炉烘烤。快速复温的方法是恒温水浸泡或浸浴。

考点：坠落伤

1. 初步判断 见表16-81。

表16-81 坠落伤初步判断

项目	内容
概念	是指人体从高处以自由落体运动坠落，与地面或物体碰撞受到的损伤
临床表现	1. 损伤发生的部位常较广泛，但内重外轻 2. 体表损伤主要是大片状擦伤及挫伤，少有挫裂创面且多分布在裸露部位，而骨质和内脏损伤重，常伤及生命的重要器官 3. 坠落伤符合加速运动损伤的特点。损伤既可见于人体着地部位，也可发生于远离着力点的部位

2. 现场急救 坠落伤现场急救见表16-82。

表16-82 坠落伤现场急救

项目	内容
快速检查伤情	发生坠落后，应首先快速检查伤情，是否有头部损伤意识丧失，是否有呼吸、心搏停止，是否有四肢骨折、脊柱骨折及出血等。然后现场急救
急救措施	首先判断伤员所处环境是否安全，如环境不安全，应迅速转运伤员至安全环境后开始救治
	针对呼吸、心搏骤停及致命的外出血，给予心肺复苏术及恰当的止血方法救治
	创伤局部妥善包扎，但对疑似颅底骨折和脑脊液漏患者切忌作填塞，导致颅内感染

续 表

项目	内容
急救措施	颌面部伤员首先应保持呼吸道畅通。若舌已后坠或口腔内异物无法清除，用12号粗针穿刺环甲膜维持呼吸，尽可能早做气管切开
	复合伤要求平仰卧位，保持呼吸道畅通，解开衣领扣
	周围血管伤，压迫伤部以上动脉干。绷带加压包扎以不出血和不影响肢体血液循环为宜。慎用止血带，原则上尽量缩短使用时间，不超过1小时，做好标记，注明上止血带时间
	用颈托或衣物妥善固定颈部。肢体骨折采用相应方式进行固定，避免进一步损伤
	有条件时迅速给予静脉补液，补充血容量

必考热点

发生高空坠落后，首先要立即快速检查伤情，检查是否有头部损伤意识丧失，是否有呼吸、心跳停止，是否有四肢骨折、脊柱骨折及出血等。然后本着先救命后救伤的原则，根据具体伤情给予相应的现场急救。

3. 转诊注意事项 在搬运和转送过程中，颈部和躯干不能前屈或扭转，禁止一人抬肩另一人抬腿的搬法，以免发生或加重截瘫。

重点提醒

坠落伤的现场急救：本着先救命后救伤的原则，根据具体伤情给予相应的急救措施。

必考热点

1. 高空坠落伤符合加速运动损伤的特点。损伤既可见于人体着地部位，也可发生于远离着力点的部位。
2. 高空坠落伤现场急救时，创伤局部应妥善包扎，对疑有颅底骨折和脑脊液漏患者切忌做填塞，因易导致颅内感染。
3. 高空坠落发生周围血管伤时，若放置厚敷料和绷带加压包扎无效时可慎用止血带，原则上尽量缩短使用时间，一般以不超过1小时为宜，做好标记，注明上止血带时间。
4. 高空坠落伤患在搬运和转送过程中，应保持脊柱伸直。

【热点提示】高空坠落伤在搬运和转送过程中，颈部和躯干不能前屈或扭转，而应使脊柱伸直。绝对禁止一个抬肩一个抬腿的搬法，以免发生或加重截瘫。

考点：电击伤

1. 初步判断 见表16-83。

表16-83　电击伤初步判断

项目	内容
概念	电击伤俗称触电，是指电流通过人体时引起的组织损伤和功能障碍，重者发生心搏和呼吸骤停。电击伤可以是全身性损伤和局部损伤，后者又称电灼伤
	20~380V低压交流电触电最常见，可致触电者因心室颤动而死亡
	1000V以上的高压电可导致严重烧伤或引起呼吸暂停、窒息。雷击属于高压电损伤范畴

续 表

项目		内容
机制		损伤的程度取决于下列因素：电压、电流强度、电流种类、频率高低、通电时间、触电部位、电流方向、个人健康状态和所在环境的气象条件
伤情判断	全身表现	轻症：出现头晕，心悸，皮肤、脸色苍白，口唇发绀，惊慌和四肢软弱，全身乏力等，并可有肌肉疼痛，甚至有短暂的抽搐和意识丧失
		重症：出现持续抽搐与休克症状，或昏迷不省人事。①由低压电流引起的心室纤维颤动患者，皮色苍白，听不到心音和触不到大动脉搏动，很快出现呼吸停止。②高压电流引起呼吸中枢麻痹时，患者昏迷、呼吸停止，但心搏仍存在，患者全身青紫，可于10分钟内心脏停搏
		继发性损伤：接触高压电后被弹出，可有肢体骨折和内脏损伤等表现
	局部表现	低压电灼伤：局部表现常较轻微，仅表现为白色或黄色烧焦皮肤的斑点
		高压电灼伤：常表现为有一个进口和多个出口，组织烧伤可深及肌肉、神经、血管，甚至骨骼等，可在1周后由于血栓形成而造成局部组织坏死、出血，但一般不伤及内脏

2. 现场急救

（1）切断电源：立即将电源切断，或用不导电物体，如干燥的木棍、竹棒或干布等物尽快使伤员脱离电源。

（2）伤员处理：见表16-84。

表16-84 伤员处理

对象	具体措施
神志清醒，呼吸、心搏均自主	就地平卧，严密观察，暂时不要站立或走动，防止继发休克或心衰
呼吸停止、心搏存在	就地平卧，解松衣扣，通畅气道，立即口对口人工呼吸，有条件的可气管插管，加压氧气人工呼吸
心搏停止、呼吸存在	应立即作胸外心脏按压
呼吸、心搏均停止	应在胸外心脏按压的同时施行人工呼吸，以建立循环和呼吸，恢复全身器官的氧供应
有无其他损伤	如触电后弹离电源或自高空跌下，常并发颅脑外伤、血气胸、内脏破裂、四肢和骨盆骨折等。如有外伤、灼伤均需同时处理

必考热点

1. 电击伤轻症的处理方式是伤员就地平卧，严密观察，暂时不要站立或走动，防止继发休克或心力衰竭。

2. 电击伤后呼吸心搏均停止者的处理方式是在胸外心脏按压的同时施行人工呼吸，以建立循环和呼吸，恢复全身器官的氧供应。

3. 转诊注意事项 尽快转往上级医院进行进一步救治，不要随意移动伤员，抢救中断时间不应超过30秒。转诊过程中，心搏、呼吸停止者要继续人工呼吸和胸外心脏按压，在医院医务人员未接替前救治不能中止。

必考热点

电击伤患者应尽快转往上级医院进行进一步救治，不要随意移动，若确需移动时，抢救中断时间不应超过30秒。

考点：毒蛇咬伤

1. 初步判断

（1）毒蛇与蛇毒的分类：毒蛇头部略成三角形，身上有色彩鲜明的花纹，上颌长有成对的毒牙，可与无毒蛇相区别。毒牙呈沟状或管状与毒腺相通，当包在腺体外的肌肉收缩时，将蛇毒经导管排于毒牙，注入被咬伤的人和动物体内。毒蛇分类见表16-85。

表16-85　毒蛇分类

分类	特点
以神经毒为主的毒蛇	有金环蛇，银环蛇及海蛇等，毒液主要作用于神经系统，引起肌肉麻痹和呼吸肌麻痹
以血液毒为主的毒蛇	有竹叶青、蝰蛇和龟壳花蛇等，毒液主要影响血液及循环系统，引起溶血、出血、凝血及心力衰竭
兼有神经毒和血液毒的毒蛇	有蝮蛇、大眼镜蛇和眼镜蛇等，其毒液具有神经毒和血液毒的2种特性

必考热点

1. 毒液兼有神经毒和血液毒两种特性的毒蛇有蝮蛇、大眼镜蛇和眼镜蛇等。
2. 毒液主要影响血液及循环系统，能够引起溶血、出血、凝血及心力衰竭的毒蛇有竹叶青、蝰蛇和龟壳花蛇。
3. 金环蛇、银环蛇及海蛇的毒液主要作用于神经系统，可引起肌肉麻痹。

（2）毒蛇咬伤的临床表现：见表16-86。

表16-86　毒蛇咬伤的临床表现

分类	具体表现
神经毒致伤的表现	1. 伤口局部出现麻木，知觉丧失，或仅有轻微痒感。伤口红肿不明显，出血不多 2. 约在伤后半小时后，出现头晕、嗜睡、恶心、呕吐及乏力 3. 重者出现吞咽困难、声嘶、失语、上睑下垂及复视。最后可出现呼吸困难、血压下降及休克，致使机体缺氧、发绀、全身瘫痪。如抢救不及时则最后出现呼吸及循环衰竭，患者可迅速死亡
血液毒致伤的表现	1. 咬伤的局部迅速肿胀，并不断向近侧发展，伤口剧痛，流血不止。伤口周围的皮肤常伴有水疱或血泡，皮下瘀斑，组织坏死 2. 严重时全身广泛性出血，如结膜下淤血、鼻出血、呕血、咯血及尿血等。个别患者还会出现胸腔、腹腔出血及颅内出血，最后导致失血性休克 3. 患者可伴头痛、恶心、呕吐及腹泻、关节疼痛及高热
混合毒致伤的表现	兼有神经毒及血液毒的症状。从局部伤口看类似血液毒致伤，如局部红肿、瘀斑、血泡、组织坏死及淋巴结炎等。从全身来看，又类似神经毒致伤。死亡原因仍以神经毒为主

2. 现场急救

首先必须明确除外蛇咬伤的可能性，然后确定是否为毒蛇咬伤，主要靠特殊的牙痕、局部伤情及全身表现来区别。当明确为毒蛇咬伤后，按照表16-87的措施进行救治。

表 16-87 毒蛇咬伤的救治

救治方法	具体措施
阻止毒液吸收	被咬伤后，蛇毒在3~5分钟内就迅速进入体内，应尽早地采取有效措施，防止毒液的吸收，如有毒牙，要先拔出毒牙 1. 绑扎法：在被毒蛇咬伤后，争取在5分钟内用布条类、手巾或绷带，在伤肢近侧5~10cm处或在伤指（趾）根部予以绑扎，结扎后将毒液挤出。在护送途中应每隔20分钟松绑一次，每次1~2分钟，以防止伤肢淤血及组织坏死。待伤口得到彻底清创处理和服用蛇药片3~4小时后，才能解除绑带 2. 冰敷法：有条件时，在绑扎的同时用冰块敷于伤肢，使血管及淋巴管收缩，减慢蛇毒的吸收。也可将伤肢或伤指（趾）浸入4~7℃的冷水中，3~4小时后再改用冰袋冷敷，持续24~36小时即可，但在局部降温的同时要注意全身的保暖 3. 伤肢制动：受伤后走动要缓慢，不能奔跑，以减少毒素的吸收，最好是将伤肢临时制动后放于低位，送往医疗站。必要时可给予适量的镇静药，使患者保持安静
促进蛇毒的排出及破坏	吸吮：吸吮者口腔黏膜及唇部须无溃破之处，每吸一次后要作清水漱口；也可用吸乳器械、拔火罐等方法，吸出伤口内之蛇毒
	伤口切开：伤口较深并有污染者，将伤口作“+”或“++”形切开，向近侧皮下剌入1cm后，由近心端向远心端轻轻按摩，加速蛇毒的排出
	局部的湿敷或冲洗：常用的外敷药有30%盐水或明矾水，用于伤口冲洗的外用药有1∶5000的高锰酸钾溶液及5%~10%的盐水，也可用尿液冲洗伤口
抑制蛇毒作用	主要是内服和外敷有效的中草药和蛇药片。尽快注射同种抗蛇毒血清效果最好
全身支持疗法	快速补液，补充B族维生素和维生素C，输注5%碳酸氢钠碱化尿液，密切监测患者的生命体征，及时进行抗休克、心肺复苏术。对于凝血毒素引起的弥散性血管内凝血患者，禁用肝素或低分子量肝素抗凝

重点提醒

1. 毒蛇咬伤后，伤口局部常留有1对或3~4对毒牙痕迹，且伤口周围明显肿胀，有疼痛或麻木感，局部有瘀斑、水疱或血泡，全身症状也较明显。无毒蛇咬伤后，局部可留两排锯齿形牙痕。

2. 对于凝血毒素引起的弥散性血管内凝血患者禁用肝素或低分子量肝素抗凝。

必考热点

1. 毒蛇咬伤混合毒致伤的死亡原因以神经毒为主。

【热点提示】混合毒致伤的表现兼有神经毒及血液毒的症状。从局部伤口看类似血液毒致伤，如局部红肿、瘀斑、血泡、组织坏死及淋巴结炎。从全身来看，又类似神经毒致伤。此类伤员死亡原因仍以神经毒为主。

2. 毒蛇咬伤后，应在3~5分钟内尽早采取有效措施，防止毒液的吸收。

【热点提示】被咬伤后，蛇毒在3~5分钟就迅速进入体内，应尽早采取有效措施，防止毒液的吸收。

3. 在被毒蛇咬伤后，争取在5分钟内用布条、手巾或绷带等物，在伤肢近侧5~10cm处或在伤指（趾）根部予以绑扎，结扎后将毒液挤出。

4. 在被毒蛇咬伤后，伤口较深并有污染者，将伤口做“+”或“++”形切开，向近侧皮下刺入1cm后，由近心端向远心端轻轻按摩，加速蛇毒的排出。

5. 抑制蛇毒作用治疗效果最好的方法是注射同种抗蛇毒血清。

6. 毒蛇咬伤的全身支持疗法：快速补液，补充B族维生素和维生素C，输注5%碳酸氢钠碱化尿液，密切监测患者的生命体征，及时进行抗休克、心肺复苏术。

3. 转诊注意事项　明确为毒蛇咬伤后，在立即进行急救处理的同时，尽快转往医院，途中需密切观察患者的呼吸、血压、脉搏（或心率）、神志变化，保护呼吸道畅通，注意有无出血现象，不要过多的摇动患者，有抽搐者可肌内注射地西泮 10mg 或苯巴比妥 100mg。

重点提醒

1. 毒蛇咬伤后应当避免奔跑，现场立即以布袋等物绑扎伤肢的近心端。
2. 抗蛇毒血清用前需做过敏试验，阳性者采用脱敏注射法。

必考热点

毒蛇咬伤转诊途中需密切观察患者生命体征，保护呼吸道畅通，注意有无出血现象，不要过多地摇动患者，有抽搐者可肌内注射地西泮 10mg 或苯巴比妥 100mg。

考点：蜂蜇伤

1. 初步判断　蜂蜇伤一般是指黄蜂、蜜蜂、马蜂、胡蜂等蜇伤。蜂毒成分为多种酶、多肽类、非酶类蛋白质、氨基酸和生物碱（如组胺）的混合物，根据种类不同，可以是碱性或酸性。蜂蜇伤的病情分度及主要表现见表 16-88。

表 16-88　蜂蜇伤的病情分度及主要表现

病情分度	主要表现
轻度蜇伤	蜇伤局部红肿、疼痛、瘙痒、少数有水疱或皮肤坏死。数小时后症状即可消失、自愈
重度蜇伤	迅速出现全身中毒症状，有发热、头痛、呕吐、腹痛、腹泻、烦躁不安，以至肌肉痉挛、昏迷，甚至休克、肺水肿及急性肾衰竭，最后可因心脏、呼吸麻痹而死亡
蜂毒过敏	蜇伤后立即出现荨麻疹、喉头水肿、哮喘，甚至支气管痉挛，重者可因过敏性休克、窒息而死亡

2. 现场急救　见表 16-89。

表 16-89　蜂蜇伤的现场急救

项目	内容
拔出蜂针	取下蜂针之后，应先挤出毒血，再用肥皂和清水冲洗伤口，必要时用尿液冲洗伤口
中和毒液	1. 蜜蜂的毒液呈酸性，可在伤处外敷弱碱液中和毒素 2. 黄蜂的蜂毒为碱性，可在蜇伤部位用醋酸水或食醋等酸性液体涂抹，以中和毒液 3. 无论被何种蜂蜇伤，都可用中药马齿苋、夏枯草、野菊花中的任何一种，捣烂敷患处
创伤处理	冰块冰敷，或用毛巾冷敷可减轻红肿。若口渴可以喝清凉的饮料或开水，但绝不能食用含酒精的食物或饮品
被蜂群严重蜇伤或对蜂毒过敏的处理	成人立即皮下注射 1：1000 肾上腺素 0.3~3.5ml，还可选用氢化可的松或地塞米松静脉滴注，可酌情口服或肌内注射抗组胺药

3. 转诊注意事项　分秒必争，尽快将患者送往医院抢救。转运中应注意对休克、血红蛋白尿、急性肾衰竭和呼吸、循环衰竭的检测和对症处理。

重点提醒

被蜂蜇伤者绝不能食用含酒精的食物或饮品，否则血液循环加速，毒性扩散得更快，危险性也会更高，有时还会引起心脏停搏，引发死亡。

必考热点

1. 如果被蜇者觉得口渴，可以喝清凉的饮料或开水，但绝不能食用含酒精的食物或饮品，否则血液循环加速，毒性扩散得更快，危险性也会更高，有时还会引起心脏麻痹，引发死亡。

2. 某同学郊游时不慎被蜜蜂蜇伤，该同学随身携带的物品有苹果汁、酸橙汁、矿泉水、柠檬汁和香皂，为了减轻蜇伤处的疼痛，应涂抹香皂水。

【热点提示】蜜蜂的毒液呈酸性，被蜜蜂蜇后，可迅速在伤处外敷弱碱液中和毒素。香皂水为弱碱性。

3. 被黄蜂蜇伤，可在蜇伤部位用醋酸溶液或食醋等酸性液体涂抹，以中和毒液。

【热点提示】黄蜂的蜂毒为碱性，因此可在蜇伤部位用醋酸溶液或食醋等酸性液体涂抹，以中和毒液。如果身边没有酸性液体，也可用柠檬、橙子、橘子等酸性水果的汁液涂抹。

4. 被蜂群严重蜇伤或者被蜇者对蜂毒过敏时，成人应立即皮下注射1：1000肾上腺素0.3~0.5ml，还可选用氢化可的松或地塞米松静脉滴注，可酌情口服或肌内注射抗组胺药。

第十七章　基本技能

第一单元　病史采集

考点：发热

1. 现病史　见表17-1。

表17-1　发热的现病史

项目	内容
根据主诉及相关鉴别问诊	发病可能诱因：比如是否有足癣、皮肤局部破损等
	体温升高和变化情况，有无寒战
	右下肢皮肤红、痛的特点，如范围大小、边界是否清楚，有无肿胀、流液，疼痛性质，对行走和右下肢活动有无影响
	伴随症状：有无全身中毒症状，如全身乏力、疼痛和食欲缺乏等
诊疗经过	是否曾到医院就诊，做过哪些检查，如曾到医院做血常规检查和局部细菌学检查等，检查结果如何
	治疗和用药情况，如是否应用过抗生素治疗，若用过，是哪些抗生素，疗效如何
一般情况	近期精神、睡眠、大小便和体重变化情况

2. 其他相关病史

（1）有无药物过敏史。

（2）与该病有关的其他病史：既往是否有类似发作，有无糖尿病、丝虫病、局部皮肤病病史或服用免疫抑制药物史等。

考点：水肿

1. 现病史 见表 17-2。

表 17-2 水肿的现病史

项目	内容
根据主诉及相关鉴别问诊	发病诱因：是否有感染、劳累等
	水肿开始的部位、水肿程度、与体位的关系，是否为凹陷性及对称性，是否有颜面水肿，加重或缓解因素
	伴随症状：有无呼吸困难、心悸、不能平卧，有无尿少、泡沫尿及夜尿次数，有无黄疸、腹胀，有无消瘦或体重增加，有无乏力、怕冷等
诊疗经过	是否曾到医院就诊，做过哪些检查，如血常规、尿常规、肝肾功能、心电图；检查结果如何
	治疗和用药情况：如是否应用过利尿药治疗，若用过，利尿药种类、用量及疗效如何
一般情况	发病以来精神、饮食、睡眠、大便情况

2. 其他相关病史

（1）是否有药物过敏史。

（2）是否规律服用降压药及血压控制情况。

（3）既往有无心脏病，糖尿病、慢性肾病及肝病病史，有无甲状腺疾病、肿瘤、营养不良性疾病病史，是否酗酒。

考点：咳嗽与咳痰

1. 现病史 咳嗽与咳痰的现病史见表 17-3。

表 17-3 咳嗽与咳痰的现病史

项目	内容
根据主诉及相关鉴别问诊	发病诱因：有无受凉、醉酒等
	发热：体温升高和变化情况，有无寒战
	咳嗽：是否持续及变化情况，咳嗽性质
	咳痰：性状、量、气味，有无咯血
	伴随症状：有无胸痛、呼吸困难，有无盗汗，有无全身乏力、食欲缺乏等
诊疗经过	1. 是否曾到医院就诊，做过的检查，如血常规、胸部 X 线检查；检查结果如何
	2. 治疗和用药情况，如是否应用过抗生素治疗，若用过，是哪些抗生素，用法及疗效如何
一般情况	近期精神、睡眠、大小便和体重变化情况

2. 其他相关病史

（1）是否有药物过敏史。

（2）与该病有关的其他病史：既往有无类似发作，有无哮喘、结核、支气管扩张症病史等。

考点：咯血

1. 现病史 见表17-4。

表17-4 咯血的现病史

项目	内容
根据主诉及相关鉴别问诊	发病诱因：受凉等
	痰中带血情况：间断还是持续出现、出血量及颜色，痰与血的相混情况
	伴随症状：是否有发热、盗汗，有无胸痛、呼吸困难，有无长期或反复咳嗽、咳痰
诊疗经过	是否曾到医院就诊，做过哪些检查，如血常规、X线胸片，检查结果如何
	治疗及用药情况，如是否应用过抗生素治疗，若用过，是哪些抗生素，疗效如何。是否用过止血药，如云南白药等，疗效如何
一般情况	发病以来精神、饮食、睡眠、大小便和体重变化情况

2. 其他相关病史

（1）是否有药物过敏史。

（2）既往有无其他相关病史，如结核、支气管扩张症、恶性肿瘤、出凝血功能异常、慢性肝病等，结核患者接触史；有无相关用药，如阿司匹林、华法林。吸烟情况，包括开始吸烟的年龄、每日吸烟量等。有无肿瘤家族史。

考点：胸痛

1. 现病史 见表17-5。

表17-5 胸痛的现病史

项目	内容
根据主诉及相关鉴别问诊	发病诱因：体力负荷加重（劳累）、情绪激动、剧烈咳嗽
	胸痛：部位、性质、是否放射、发作的频率、持续时间、发作频率、加重与缓解因素
	伴随症状：是否有发热、咳嗽、心悸、头晕、呼吸困难、出汗、反酸、胃灼热
诊疗经过	是否曾到医院就诊，做过的检查，如心电图、胸部X线，检查结果如何
	治疗及用药情况，如是否含服过硝酸甘油，疗效如何
一般情况	发病以来精神、饮食、睡眠、大小便和体重变化情况

2. 其他相关病史

（1）是否药物过敏史。

（2）是否规律服用降压药物及血压控制情况。

（3）与该病有关的其他病史：既往有无类似发作，有无糖尿病、血脂异常、胃食管反流病、慢性咳喘病史，有无吸烟史，有无心脑血管疾病家族史。

考点：呕血与便血

1. 现病史 见表 17-6。

表 17-6 咯血与便血的现病史

项目	内容
根据主诉及相关鉴别问诊	发病诱因：进食某些坚硬、辛辣刺激、生冷等食物，大量饮酒、毒物或特殊药物摄入等
	呕血及黑便情况：性状、颜色和量，呕出的血中是否混有血凝块，黑便者需询问黑便的特点
	伴随症状：是否伴有上腹痛、腹胀
	病情发展与演变情况：是否伴口渴、黑矇、头晕、出汗、乏力、心悸，有无发热，神志改变
诊疗经过	是否曾到医院就诊，做过哪些检查，如到医院做过检查，检查结果如何
	治疗及用药情况，包括是否输液，有无应用止血药物、抑制剂、垂体后叶激素或生长抑素等药物，止血效果如何等
一般情况	近期精神、睡眠、小便及体重变化情况

2. 其他相关病史

（1）是否有药物过敏史。

（2）乙型肝炎的诊治情况。

（3）与该病有关的其他病史：既往有无类似出血发作；有无消化性溃疡、胃食管反流病、心血管疾病，出血性血液病病史；有无传染病患者接触史；有无手术史、外伤史等。有无烟酒嗜好。

考点：腹痛

1. 现病史 见表 17-7。

表 17-7 腹痛的现病史

项目	内容
根据主诉及相关鉴别问诊	发病诱因：如有无暴饮暴食、酗酒、劳累等
	腹痛：是否为持续性疼痛，疼痛的性质，有无放射或转移，缓解的因素（需问体位改变、呕吐后症状能够改善）
	伴随症状：有无发热、畏寒、恶心、呕吐、腹胀、腹泻、胸闷、胸痛、心悸、头晕
诊疗经过	患病后是否曾到医院就诊和检查，做过哪些检查，如血常规、尿常规、大便常规和潜血、血清淀粉酶、肝肾功能、胸部 X 线、腹部 B 超、腹部平片或 CT、心电图等，检查结果如何
	治疗及用药情况，如是否应用过抗生素和镇痛药等，疗效如何
一般情况	近期精神、饮食、睡眠、大小便和体重变化情况

2. 其他相关病史

（1）是否有药物和食物过敏史。

（2）与该病有关的其他病史：既往有无类似发作，有无胆石症、血脂异常、心血管疾病、消化性溃疡、慢性胰腺炎泌尿道结石和肿瘤病史；有无外伤、手术史；有无烟酒嗜好；有无肿瘤等疾病家族史。

考点：腹泻

1. 现病史 见表17-8。

表17-8 腹泻的现病史

项目	内容
根据主诉及相关鉴别问诊	发病诱因：是否有饮酒、饮食不当（不洁饮食、进刺激性食物等）、受凉、服用药物及精神因素
	腹泻和粪便特点：发作时每天腹泻和黏液便的次数、量、性状，脓液是否与粪便相混，有无里急后重，发作频度及持续时间，加重与缓解因素
	伴随症状：是否有恶心、呕吐、腹痛，是否有发热、盗汗、关节疼痛
诊疗经过	是否曾到医院就诊，做过哪些检查，如大便常规及潜血试验、血常规检查、大便培养，内镜检查和钡剂灌肠检查等，检查结果如何
	治疗和用药情况，如是否应用过抗生素治疗，疗效如何
一般情况	发病以来睡眠、小便及体重变化情况

2. 其他相关病史

（1）是否有药物过敏史。

（2）与该病有关的其他病史：有无细菌性痢疾、阿米巴痢疾、炎症性肠病、结核病、风湿性疾病、心血管及肿瘤病史，是否有地方病和流行病区居住史。

考点：尿频、尿急与尿痛

1. 现病史 见表17-9。

表17-9 尿频、尿急与尿痛的现病史

项目	内容
根据主诉及相关鉴别问诊	可能的诱因：劳累、憋尿、近期接受流产手术等
	排尿频次、夜尿次数、每次尿量，尿痛的部位、性质
	伴随症状：是否伴发热、腰痛、血尿、脓尿、排尿困难、尿道口分泌物等
诊疗经过	是否曾到医院就诊，做过哪些检查，如是否做过血常规、尿常规、泌尿系统影像学检查等，检查结果如何
	治疗和用药情况，如是否用过抗生素，疗效如何
一般情况	近期精神、饮食、睡眠、大便和体重变化情况

2. 其他相关病史

（1）是否有药物过敏史。

（2）与该病有关的其他病史：既往有无类似发作；有无糖尿病、尿路结石、肿瘤等疾病史；有无月经、婚育史；有无流产史等。

考点：血尿

1. 现病史　见表17-10。

表17-10　血尿的现病史

项目	内容
根据主诉及相关鉴别问诊	可能的诱因：有无前驱感染、外伤、剧烈运动等
	血尿的特点：尿的颜色，是间断还是持续出现血尿，是否为全程血尿，有无血丝或凝血块
	伴随症状：是否伴腰腹疼痛、尿路刺激征（尿频、尿急、尿痛）及排尿困难、少尿或无尿，是否伴有水肿、血压升高，是否伴有全身出血倾向、发热、盗汗、腹部肿块等
诊疗经过	是否曾到医院就诊，做过哪些检查，如血常规、尿常规、尿红细胞形态分析、肝肾功能、尿路影像学检查，检查结果如何
	治疗及用药情况，如是否有过止血药，疗效情况
一般情况	近期精神、饮食、睡眠、大便和体重变化

2. 其他相关病史

（1）是否有药物过敏史。

（2）与该病有关的其他病史：既往有无类似发作，有无尿路结石、肿瘤病史，有无外伤、手术史及遗传性疾病家族史。

考点：阴道出血

1. 现病史　见表17-11。

表17-11　阴道出血的现病史

项目	内容
根据主诉及相关鉴别问诊	1. 平素月经状况：月经周期、经期、月经量、有无痛经等 2. 末次月经状况：末次月经日期、月经期长短、月经量情况 3. 阴道出血时间、出血量、出血颜色，有无血块 4. 伴随症状：有无腹痛，有无组织物排出，有无头晕、乏力等 5. 诱因：出血是否与性生活或其他因素（如劳累）有关
诊疗经过	1. 是否做过尿妊娠试验检查（自行检查或到医院检查），检查结果如何 2. 是否曾到医院就诊进行相关检查（妇科检查及超声检查），检查结果如何 3. 治疗和用药情况，效果如何，具体用药情况能否提供
一般情况	近期精神、睡眠、大小便及体重变化情况

2. 其他相关病史

（1）是否有药物过敏史。

（2）孕产史及避孕情况，包括是否采取避孕措施及具体避孕方法。

（3）是否患有其他已经确诊的妇产科疾病。有无出血性疾病病史及婚育史。

考点：头痛

1. 现病史 见表17-12。

表17-12 头痛的现病史

项目	内容
根据主诉及相关鉴别问诊	发病诱因：如有无着凉、劳累、情绪紧张等
	头痛：①起病急缓，是否突然发生，头痛前有无视觉异常（如视物模糊、视物变形、视野内闪光或暗点等）。②头痛的部位（位于额颞部还是后枕部），头痛的程度（轻、中、重），头痛的性质（搏动性、电击样、重压感或紧箍感），头痛发作的频率和每次发作的持续时间；加重与缓解因素
	伴随症状：有无恶心、呕吐、肢体活动障碍、意识障碍、发热等
诊疗经过	是否曾到医院就诊，做过哪些检查，如到医院做血常规检查和颅脑CT检查等，检查结果如何
	治疗及用药情况，如是否应用过镇痛药，若用过，疗效如何
一般情况	发病以来饮食、睡眠、大小便和体重变化情况

2. 其他相关病史

（1）是否有药物过敏史。

（2）与该病有关的其他病史：既往有无类似头痛病史，有无高血压、神经系统疾病、精神疾病病史；有无烟酒嗜好；家族中有无类似头痛病者。

考点：意识障碍

1. 现病史 见表17-13。

表17-13 意识障碍的现病史

项目	内容
根据主诉及相关鉴别问诊	发病诱因：有无情绪激动、剧烈运动、劳累、外伤等
	意识障碍：起病情况、持续的时间，意识障碍前有无剧烈头痛、恶心、呕吐，出现意识障碍后有无抽搐
	伴随症状：是否有发热、呼吸困难、咬破舌头、大小便失禁
诊疗经过	是否曾到医院就诊，做过哪些检查，如血、尿常规和肝、肾功能及颅脑CT检查等，检查结果如何
	治疗及用药情况，疗效如何
一般情况	近期饮食、睡眠以及体重变化情况

2. 其他相关病史

（1）是否有药物过敏史。

（2）与该病有关的其他病史：有无急性感染、高血压、动脉硬化、糖尿病、肝肾疾病、肺源性心脏病、癫痫、颅脑外伤、肿瘤等病史。有无长期服药史、毒物接触史。

第二单元　体格检查

考点：一般检查

1. 全身状况　包括性别、年龄、生命体征、发育与体型、营养状态、意识状态、语调与语态、面容与表情、体位、姿势、步态等。

（1）生命体征：见表 17-14。

表 17-14　一般全身状况检查生命体征

生命体征	具体表现
体温	常用水银柱体温计，还可用热敏体温计和红外线体温计。水银柱体温计在使用前应确保水银柱在 35℃以下，包括腋测法、口测法和肛测法，最常用腋测法，操作为擦干受检侧腋窝，将体温计水银槽端置于腋窝并夹紧，测量 10 分钟后即读数，正常值在 36.3~37.2℃。耳测法和额测法是应用红外线体温计
脉搏	常选桡动脉触诊。检查者一手示、中和无名指并拢，指腹置于检查动脉处，压力应适中，过轻或过重均可能影响到脉搏的触诊，节律规则者可测量 30 秒，不规则者必须计数 1 分钟。成年人正常值为 60~100 次/分
呼吸	检查完脉搏后，手指继续放在桡动脉处，同时观察受检者胸廓或腹部，测量 1 分钟呼吸的次数，并观察呼吸节律、深度。正常呼吸频率 12~20 次/分
血压	直接测量法：经皮穿刺将导管送至主动脉处直接测量压力
	间接测量法：最常用，以水银柱血压计为例：受检者取坐位或卧位，暴露上肢，确保肘部、血压计和心脏同一水平，血压计水银柱处于“0”；触诊肱动脉，将气袖中央对准肱动脉，紧贴皮肤均匀缠绕袖带，其下缘距肘横纹 2~3cm；将听诊器体件置于袖带下方肱动脉处；关紧阀门，充气，同时听诊肱动脉搏动音至消失，再充气使水银柱上升 20~30mmHg；松开阀门，按 2~3mmHg/s 速度放气，平视水银柱，当动脉搏动音出现时记录数值为收缩压，继续放气至搏动音再次消失，此时读数为舒张压

（2）营养状态：分营养良好、中等和不良。

（3）体位：活动自如不受限制的体位为自主体位；不能自主改变的体位为被动体位；为减轻痛苦不得不采取的特定体位为强迫体位。

2. 皮肤　主要观察皮肤颜色、湿度、弹性、皮疹、脱屑、皮下出血、肝掌、蜘蛛痣、水肿、皮下结节、瘢痕、毛发等内容。

（1）蜘蛛痣：为皮肤小动脉末端分支血管扩张所形成的血管痣，多分布于上腔静脉分布的区域内，如头面、颈部、上肢、肩部、前胸等处。检查方法：用小竹签压迫蜘蛛痣中心部，蜘蛛痣可褪色或消失，松开时又出现。

（2）肝掌：是指在双掌大小鱼际处发红，压之褪色，掌心颜色正常。

重点提醒

皮肤有蜘蛛病及肝掌者，便血可能与肝硬化门静脉高压有关。

3. 淋巴结　主要是浅表淋巴结，包括耳前、耳后、枕部、下颌下、颏下、颈部（颈前、颈后）、锁骨上、腋窝、滑车上、腹股沟和腘窝淋巴结。检查时注意淋巴结的部位、数目、大小、硬度、皮肤表面情况、活动度、压痛等。触诊时，检查者示指、中指、环指并拢，指腹平放于检查处进行滑动触诊。一般淋巴结检查方法见表 17-15。

表 17-15 一般淋巴结检查方法

类型	检查方法
下颌下淋巴结	检查者一手置于受检者头部，使受检者颈部稍前屈，倾向检查一侧，另一手2~4指并拢，用指腹滑动触诊颌下淋巴结。左手触诊右侧，右手触诊左侧
颈部淋巴结	受检者头部位置同上，检查者四指并拢以指腹滑动触诊胸锁乳突肌前缘、表面及下颌角处（颈前淋巴结）、胸锁乳突肌后缘和斜方肌前缘（颈后淋巴结）。左手触诊右侧，右手触诊左侧
锁骨上淋巴结	受检者颈部稍前屈，检查者右手检查左侧，左手检查右侧锁骨上窝
腋窝淋巴结	检查者左手握持受检者左前臂，使其肩关节稍外展，右手中间三指并拢，在胸部前方进入并触诊左侧腋窝，分别检查外侧、胸肌、肩胛下、中央、腋尖五群淋巴结。换手，同样方法检查右侧腋窝
腹股沟淋巴结	受检者取仰卧位，下肢伸直，受检侧髋关节稍外展外旋，依次触诊水平组和垂直组

必考热点

1. 用于体温测量的温度计有水银柱体温计、热敏体温计、红外线体温计。
2. 水银柱体温计在使用前应确保水银柱在35℃以下。
3. 检查脉搏常选的动脉为桡动脉。
4. 检查血压的方法有直接测量法和间接测量法，间接测量法最常用。
5. 体温测量的方法有腋测法、口测法和肛测法，最常用的方法是腋测法。
6. 蜘蛛痣是皮肤小动脉末端分支血管扩张所形成的血管痣，多分布于上腔静脉分布的区域内，如面、颈、上肢、肩部、前胸等处。

考点：头颈部检查

1. 眼 眼部检查见表17-16。

表 17-16 眼部检查方法

项目	内容及方法
眼部检查	包括视功能、外眼（眼眉、眼睑、结膜和眼球）、眼前节（巩膜、角膜、瞳孔）、内眼。瞳孔应检查两侧大小、形状、对称性等
瞳孔对光反射	嘱受检者平视或用手打开眼睑（意识丧失者），检查者持光源自外向内照射瞳孔，观察瞳孔是否变小，为直接对光反射。用手置于受检者鼻梁处隔开光线，同样方法照射瞳孔，观察另一侧瞳孔是否变小，为间接对光反射
眼球运动	用于检查6条眼外肌的运动功能。检查方法：检查者把标识物（如手指等）置于受检者眼前30~40cm处，嘱受检者头部固定，面向前方，眼球随标识物移动。通常按左、左上、左下，右、右上、右下6个方向顺序进行。眼肌运动障碍可见于脑外伤、脑炎、脑血管病等情况
集合反射	嘱受检者注视正前方1m处的目标，逐渐将目标移至眼前5~10cm处，观察受检者是否双眼内聚、瞳孔缩小

重点提醒

对光反射是检查瞳孔功能活动的测验。瞳孔对光反射迟钝或消失，见于昏迷患者。

2. 耳 检查内容主要包括耳郭（外形，有无畸形、结节、红肿及牵拉痛等）、外耳道（如有无溢液）、粗测听力等。

3. **鼻部** 检查内容主要包括鼻外形、有无鼻煽、有无鼻出血及分泌物等，依次检查三组鼻窦（额窦、筛窦、上颌窦）。

4. **口** 检查内容主要包括口唇、黏膜、牙齿、牙龈、舌、咽以及扁桃体等。

5. **颈部** 检查内容包括外形、颈动脉、颈静脉、甲状腺和气管。

（1）甲状腺检查：见表 17-17。

表 17-17 甲状腺检查方法

检查方法		具体操作
视诊		1. 嘱受检者取坐位或仰卧位，头部自然居中位置，暴露颈部，观察甲状腺大小及对称性 2. 正常人甲状腺视诊无肿大
触诊	甲状腺峡部	检查者站在受检者前面，用拇指自胸骨上窝向上触诊甲状腺峡部；检查者站在受检者后面，用示指、中指触诊甲状腺峡部，触诊时受检者配合吞咽动作
	甲状腺侧叶	前面触诊：检查者站在受检者前面，一手拇指施压于一侧甲状软骨，把气管推向对侧；另一手示指、中指在对侧胸锁乳突肌后缘向前推挤甲状腺侧叶，拇指触诊甲状腺侧叶，配合吞咽动作。用同样方法检查另一侧甲状腺。如果发现甲状腺肿大，则须注意其大小、对称性、质地、表面情况、有无压痛、结节、震颤
		后面触诊：检查者站在受检者后面，一手示指、中指施压于一侧甲状软骨，将气管推向对侧；另一手拇指在对侧胸锁乳突肌后缘向前推挤甲状腺，示指、中指触诊甲状腺，配合吞咽动作。以同样方法检查另一侧甲状腺
听诊		当触到甲状腺肿大时，用钟型听诊器直接放在肿大的甲状腺上听诊，注意能否听到低调的连续性静脉“嗡鸣音”或收缩期动脉杂音

（2）气管检查：检查者一手示指和环指分别置于受检者左、右胸锁关节上，中指触摸气管环，观察气管是否居中，或以中指置于气管与两侧胸锁乳突肌之间的间隙，观察两侧间隙是否等宽来判断气管是否偏移。气管偏向健侧常见于气胸、胸腔积液；偏向患侧见于肺不张、胸膜粘连等。

（3）颈部血管检查：颈部血管检查见表 17-18。

表 17-18 颈部血管检查方法

项目	内容
颈部静脉	正常人立位或坐位时颈部静脉常不显露，平卧时可稍见充盈，充盈的水平仅限于锁骨上缘至下颌角距离的下 2/3 以内。但在坐位或半坐位（身体成 45°）时，如颈静脉明显充盈、怒张或搏动，均为异常征象
	颈静脉怒张可见于右心衰竭、缩窄性心包炎、大量心包积液、上腔静脉阻塞综合征等。颈静脉搏动可见于三尖瓣关闭不全等
颈部动脉	正常人颈部动脉的搏动，只在剧烈活动后心搏出量增加时可见，且很微弱
	如在安静状态下出现颈动脉的明显搏动，则多见于主动脉瓣关闭不全、高血压、甲状腺功能亢进症及严重贫血患者
听诊	让患者取坐位，可用钟型听诊器听诊，如发现异常杂音，应注意其部位、强度、性质、音调、传播方向和出现时间，以及患者姿势改变和呼吸等对杂音的影响

重点提醒

一般静脉搏动柔和，范围弥散，触诊时无搏动感；动脉搏动比较强劲，为膨胀性，搏动感明显。

必考热点

1. 眼部检查时，瞳孔应检查双侧大小、形状、对称性等。
2. 气管检查时，气胸、胸腔积液的气管偏向健侧，肺不张、胸膜粘连的气管偏向患侧。
3. 颈静脉怒张可见于右心衰竭、缩窄性心包炎、大量心包积液、上腔静脉阻塞综合征等。颈静脉搏动可见于三尖瓣关闭不全等。
4. 在安静状态下出现颈动脉明显搏动多见于主动脉瓣关闭不全、高血压、甲状腺功能亢进症及严重贫血患者。

考点：胸部检查

胸部重要的体表标志有胸骨柄、肋骨、肋间隙、肩胛骨、前正中线、锁骨中线、腋前线、腋中线、腋后线、肩胛线、肩胛间区等。

1. 乳房 乳房检查见表17-19。

表17-19 乳房检查方法

项目	内容
视诊	包括两侧对称性、乳头、乳晕皮肤改变等
触诊	先健侧，后患侧，检查者的手指应并拢平放在乳房上，应用指腹，轻施压力，以旋转或来回滑动进行连续触诊。检查左侧乳房时由外上象限开始，然后顺时针方向进行由浅入深触诊，直到外上、外下、内下、内上4个象限检查完毕为止，最后触诊乳晕及乳头。以同样方式检查右侧乳房，但沿逆时针方向进行。应注意乳房的硬度、弹性，是否有压痛、包块等。当发现乳房有异常时，更应关注腋窝及锁骨上有无肿大淋巴结

2. 肺 受检者取卧位时，检查者应在其右侧；受检者取坐位时，检查者应站于其前面（检查前胸）、侧面（检查侧胸）和背后（检查后胸）。

（1）视诊：包括呼吸运动类型、频率、深度和节律。

（2）触诊：见表17-20。

表17-20 肺部触诊检查方法

检查内容	检查方法
胸廓扩张度	检查者双手拇指置于受检者左右肋弓对称部位，指尖相向指向剑突，拇指间轻挤起皮皱，手掌和其他四指平放于两侧下胸部前侧；或双手平放于后胸，双拇指平行于后正中线，对称置于后胸第10肋骨水平，拇指间轻挤起皮皱；嘱受检者深呼吸，观察双侧胸廓的活动度及双手掌感觉是否一致
语音震颤	检查者双手掌或尺侧缘对称置于受检者左右胸部，嘱受检者发长“yi”音，双手交叉换位再检查1次，自上而下，从前到后，左右对比，感觉震颤是否对称、有无增强或减弱
胸膜摩擦感	检查者双手掌平放于受检者左右前侧胸下部，嘱受检者深呼吸，感觉是否有吸、呼双相摩擦感。如触到摩擦感，则嘱受检者屏住呼吸，摩擦感消失则为胸膜摩擦感，否则为心包摩擦感。胸膜摩擦感常见于急性胸膜炎

重点提醒

一侧胸廓扩张受限，见于大量胸腔积液、气胸、胸膜增厚和肺不张等。

（3）叩诊：见表 17-21。

表 17-21　肺部叩诊检查方法

检查内容	检查方法
两侧肺对比叩诊	包括直接叩诊和间接叩诊，主要用间接叩诊，除肩胛间区板指与肋间隙垂直外，其他部位板指与肋间隙平行。叩诊背部时，受检者双手交叉抱肘。自上而下、左右对比，逐一肋间叩诊前胸、侧胸和后胸。叩诊时应避开肩胛骨和其他脏器。正常全肺叩诊为清音
肺界叩诊	肺下界叩诊分别在右锁骨中线（从第 2 肋间开始）、左右腋中线（从腋窝开始）和左右肩胛线（从肩胛下角开始），从上到下逐一肋间叩诊，由清音转为实音时为肺下界。正常肺下界分别在右锁骨中线第 6 肋间，双侧腋中线第 8 肋间和肩胛线第 10 肋间。体型瘦长者可下移 1 个肋间，肥胖者可上移 1 个肋间
肺下界移动度	分别让受检者深吸气和深呼气后屏气，从上到下叩诊，分别叩出深吸气和深呼气状态下的肺下界，测量二者之间的距离就是肺下界移动度。常选用肩胛线叩诊。正常肺下界移动度为 6~8cm

重点提醒

1. 当胸腔大量积液、积气及广泛胸膜增厚粘连时肺下界及其移动度不能叩得。膈神经麻痹患者，肺下界移动度亦消失。
2. 肺下界移动度常选用肩胛线叩诊。

（4）听诊：肺部听诊检查方法见表 17-22。

表 17-22　肺部听诊检查方法

项目	内容
操作方法	听诊可采取坐位、半卧位或卧位。听诊顺序一般由肺尖开始，自上而下，由前胸到侧胸和背部，并且要左右对比。每个部位听诊 1~2 个呼吸周期。听诊时，应做平静呼吸，必要时做深吸、呼气后听诊，以便听取呼吸音和附加音的改变
正常呼吸音	大部分肺野是肺泡呼吸音。支气管呼吸音位于喉、锁骨上窝、背部颈 6~7 和胸 1~2 椎体水平。支气管肺泡呼吸音听诊部位为胸骨两侧第 1、2 肋间和肩胛间区第 3、4 胸椎水平，以及肺尖区
异常呼吸音	包括异常肺泡呼吸音、异常支气管呼吸音和异常支气管肺泡呼吸音
啰音	干啰音：分哨笛音（或哮鸣音）和鼾音。前者见于细支气管病变，后者多见于气管或主支气管病变
	湿啰音：又称水泡音。主要见于支气管、肺泡的炎症和肺梗死、肺淤血等
语音共振	嘱受检者发长“yi”音，用听诊器自上而下，从前到后，左右对称部位听诊，了解双侧语音共振是否对称、增强或减弱
胸膜摩擦音	常在前侧胸下部。呼吸均可闻及，听诊器加压声音更明显。屏住呼吸则摩擦音消失，借此与心包摩擦音鉴别

重点提醒

胸膜摩擦音最常听到的部位是前下侧胸壁，因呼吸时该区域的呼吸动度最大。

必考热点

1. 肺部听诊顺序一般由肺尖开始，自上而下，由前胸到侧胸和背部，并且要左右对比。
2. 支气管呼吸音位于喉、胸骨上窝、背部颈 6~7 和第 1~2 胸椎水平。

3. 支气管肺泡呼吸音的听诊部位为胸骨两侧第1、2肋间，肩胛间区第3、4胸椎水平，以及肺尖区。
4. 湿啰音主要见于支气管、肺泡的炎症和肺梗死、肺淤血等。
5. 干啰音分哨笛音（或哮鸣音）和鼾音。前者见于细支气管病变，后者多见于气管或主支气管病变。

3. 心脏 检查者站于受检者右侧（卧位）或前面（坐位）。

（1）视诊：心脏视诊见表17-23。

表17-23 心脏视诊

项目	内容
操作方法	检查者视线应与心前区呈切线方向，以便观察心尖搏动、心前区异常搏动和隆起。
心前区隆起	常见于先天性心脏病患者
心尖搏动	正常成人心尖搏动位于第5肋间左锁骨中线内侧0.5~1.0cm处，搏动范围2.0~2.5cm。负性心尖搏动见于心包粘连
心前区异常搏动	剑突下搏动见于右心室肥大，胸骨左缘第2肋间收缩期搏动提示肺动脉高压

（2）触诊：心脏触诊见表17-24。

表17-24 心脏触诊

检查内容	检查方法
心尖搏动	用二步法，先用手掌感觉心尖搏动大概位置，再用手掌尺侧（小鱼际）或示指和中指指腹触诊搏动的具体位置和范围。正常情况见“视诊”相关内容
心前区震颤	用手掌尺侧（小鱼际）或手指指腹触诊整个心前区，尤其各瓣膜位置，如感觉细小振动为震颤，提示该部位器质性心脏病变
心包摩擦感	用手掌或手掌尺侧（小鱼际）触诊胸骨左缘第3~4肋间，感觉是否有收缩期和舒张期双相摩擦感，坐位前倾更明显

重点提醒

临床上凡触及震颤均可认为心脏有器质性病变。触诊有震颤者，多数也可听到响亮的杂音。

（3）叩诊：心脏叩诊见表17-25。

表17-25 心脏的叩诊方法及心浊音界改变的意义

项目	内容
方法	用间接叩诊法。叩诊时注意用轻叩，用力均匀。板指移动时不要拖动皮肤。每次板指移动距离不超过0.5cm。受检者坐位时，检查者的板指与心外缘平行，卧位时垂直。先叩左界，后叩右界。左侧从心尖搏动最强处外侧2~3cm开始，右侧先叩出肝上界，再自上一肋开始叩诊。由下向上，由外向内，逐一肋间叩至第2肋间，当清音变为浊音时，翻开板指，做标记。应测量各标记点至前正中线垂直距离和左锁骨中线至前正中线距离并记录
心浊音界改变的意义	心左界扩大见于高血压和主动脉瓣病变，右界扩大见于肺源性心脏病

（4）听诊：心脏听诊见表 17-26。

表 17-26　心脏的听诊方法及内容

项目	内容
听诊方法	从心尖部（二尖瓣区）开始，然后依次听诊胸骨左缘第 2 肋间（肺动脉瓣区），胸骨右缘第 2 肋间（主动脉瓣区），胸骨左缘第 3 肋间（主动脉瓣第 2 听诊区），胸骨左缘第 4、5 肋间或胸骨下端左、右侧（三尖瓣区），心包听诊区（胸骨左缘第 3、4 肋间）
听诊内容	心率、心律、正常心音、额外心音、杂音和心包摩擦音

4. 外周血管　外周血管检查见表 17-27。

表 17-27　外周血管脉搏、血管杂音和周围血管征

项目	内容
脉搏	检查脉搏主要用触诊，检查时可选择桡动脉、肱动脉、股动脉及足背动脉等。需两侧对比检查，应注意脉搏的脉率、节律、紧张度和动脉壁弹性、强弱变化和脉波
血管杂音	包括静脉杂音和动脉杂音
周围血管征	脉压增大除可触及水冲脉外，还有枪击音、Duroziez 双重杂音和毛细血管搏动征

必考热点

心左界扩大主要见于高血压和主动脉瓣病变，右界扩大主要见于肺源性心脏病。

考点：腹部检查

腹部检查一般按照视诊、听诊、叩诊，最后触诊的顺序进行。但病历书写时，仍按视诊、触诊、叩诊、听诊的顺序书写。检查前嘱受检者排空膀胱后低枕卧位。

1. 视诊　见表 17-28。

表 17-28　腹部视诊检查

视诊内容	检查方法
体表标志和腹部分区	主要有肋弓下缘、剑突、腹上角、髂前上棘、脐、腹直肌外缘、腹中线、腹股沟韧带和肋脊角等。腹部分区有四分法（即右上腹部、右下腹部、左上腹部、左下腹部）和九分法（即右季肋部、右腰部、右髂部、左季肋部、左腰部、左髂部、上腹部、中腹部、下腹部）
腹部外形	正常腹部平坦，对称。无腹部膨隆或凹陷。大量腹水时可见蛙腹、脐突出。当全腹膨隆时，为观察其程度和变化，常需测量腹围。方法为让患者排尿后平卧，用软尺经脐绕腹一周，测得的周长即为腹围（脐周腹围），通常以厘米为单位，还可以测其腹部最大周长（最大腹围），同时记录
呼吸运动	正常人可以见到呼吸时胸壁和腹壁上下起伏，即为呼吸运动。男性及小儿以腹式呼吸为主，而成年女性则以胸式呼吸为主，腹壁起伏不明显
腹壁静脉	一般不显露。出现静脉曲张应判断静脉血流方向，选择一段没有分支的曲张静脉，检查者示指和中指并拢压在血管上，一指不动，另一指施压静脉并向外滑动 7.5~10.0cm，挤出该段静脉血，此时可见二指间静脉无充盈，松开一指，如静脉迅速充盈，则血流方向从松开手指流向固定手指。重复上述步骤，放松另一手指，观察静脉充盈速度，即可判断血流方向。门静脉高压时腹壁静脉呈以脐为中心向外放射的曲张静脉，形如水母头。门静脉高压所致曲张静脉的血流方向是以脐为中心流向各处

续　表

视诊内容	检查方法
胃肠型和蠕动波	正常人不可见。出现者提示胃肠道梗阻
腹壁其他情况	包括皮疹、色素、腹纹、瘢痕、疝、脐部和腹部体毛

重点提醒

1. 腹部视诊时，检查者位于受检者右侧（卧位）或前面和背后（坐位或侧卧位）。

2. 弥漫性膨隆之腹部呈球形或椭圆形，除因肥胖、腹壁皮下脂肪明显增多，脐凹陷外，因腹腔内容物增多所致者腹壁无增厚，受腹压影响使脐凸出。

3. 胃肠型和蠕动波正常人不可见，出现者提示消化道梗阻。

2. 触诊　受检者仰卧位，屈膝屈髋，以放松腹肌。检查者位于受检者右侧，前臂尽量与腹壁同一水平，先检查正常部位，后异常部位。腹部触诊检查方法见表17-29。

表17-29　腹部触诊检查方法

触诊内容		检查方法
腹壁紧张度		1. 常用浅部触诊法 2. 一般检查顺序从左下腹开始，逆时钟方向检查，触诊至右下腹最后触诊脐部。病变部位应最后检查。出现板状腹见于弥漫性腹膜炎
压痛、反跳痛		1. 用深压触诊法 2. 脐与右髂前上棘连线中、外1/3交界处（即麦氏点）压痛是阑尾炎的重要临床表现
脏器触诊	肝脏触诊	单手触诊法：从右下腹开始，嘱受检者做腹式呼吸，呼气时手指下压，吸气时手指朝肋缘方向上迎肝下缘，逐渐上移直到触及肝脏或到达肋缘。应在右锁骨中线和前正中线上分别评估肝肋下及剑突下有无增大及增大的程度
		双手触诊法：左手拇指置于右肋缘，手掌和其他4指在背后托起右腰部。右手触诊同上
	脾脏触诊	受检者仰卧位，检查者左手固定左侧腰部，右手自脐部开始，随受检者呼吸向左上触诊，直达左肋弓或触及脾脏，如未及脾脏，令受检者右侧卧位，再次触诊。正常脾脏不能被触及
	胆囊触诊	正常胆囊不能触及。墨菲（Murphy）征：检查者左手掌平放于受检者右季肋部，拇指尖勾压于胆囊点，嘱受检者深吸气，如在吸气过程因触痛而致吸气中止，则为阳性

重点提醒

脾大时的测量方法如下。第Ⅰ线测量（又称甲乙线）：指左锁骨中线与左肋缘交点至脾下缘（左锁中线延长线上）的距离，以厘米表示（下同）。第Ⅱ线测量和第Ⅲ线测量：第Ⅱ线（甲丙线）系指左锁骨中线与左肋缘交点至脾最远点的距离（应大于第Ⅰ线测量）。脾大明显时，应加测第Ⅲ线（丁戊线），是指脾右缘与前正中线的距离。

必考热点

1. 腹部触诊时出现板状腹见于弥漫性腹膜炎。

2. 脐与右髂前上棘连线中、外1/3交界处（即麦氏点）压痛是阑尾炎的重要临床表现。
3. 临床常将脾大分为轻、中、高三度。脾缘不超过肋下2cm为轻度脾大；超过2cm，在脐水平线以上为中度脾大；超过脐水平线或前正中线则为高度脾大，即巨脾。

3. 叩诊 腹部叩诊方法见表17-30。

表17-30 腹部叩诊方法

叩诊内容	检查方法
全腹叩诊	从左下腹开始，逆时针方向叩诊至右下腹，最后到脐部。正常以鼓音为主
肝界叩诊	检查者位于受检者右侧，通过间接叩诊法，从右第2肋间开始，沿右锁骨中线逐肋间向下叩诊，当由清音转为浊音时，即为肝上界。然后由腹部鼓音区沿右锁骨中线向上叩诊，由鼓音转为浊音处即是肝下界。正常肝上下径9~11cm
	肝脏叩击痛：左手掌平放在肝区，右手握空心拳叩击左手背，正常无叩击痛
脾脏叩诊	受检者仰卧，沿左腋中线自腋窝开始向下叩诊，脾脏浊音区为腋中线第9~11肋之间，其长度4~7cm，前界不超过腋前线
肾区叩击痛	左手掌平放肋脊角，方法同肝脏叩击痛，正常无叩击痛
移动性浊音	受检者仰卧位。检查者用间接叩诊法自脐开始，沿脐水平向左侧叩诊至鼓音变为浊音处，板指不动，嘱受检者右侧卧位，原位置再次叩诊，如浊音变回鼓音，表示浊音移动；同样方法向右侧叩诊，验证浊音是否移动。移动性浊音阳性提示腹水量超过1000ml

重点提醒

腹部叩诊的主要作用在于叩知某些脏器的大小和叩痛，胃肠道充气情况，腹腔内有无积气、积液和肿块等。

必考热点

1. 腹部叩诊时，脾脏浊音区为腋中线第9~11肋之间，其长度为4~7cm，前界不超过腋前线。
2. 腹部叩诊时移动性浊音阳性提示腹腔内游离液体量超过1000ml。

4. 听诊 腹部听诊见表17-31。

表17-31 腹部听诊

听诊内容	检查方法
肠鸣音	用听诊器在右下腹或脐周听诊1分钟。正常肠鸣音为3~5次/分。超过10次/分为肠鸣音活跃，伴有音调高亢为肠鸣音亢进。若1分钟内未闻及肠鸣音，需听诊2分钟以上，并用手指轻弹腹壁，仍未闻及，称为肠鸣音消失
血管杂音	正常腹部没有血管杂音。听诊部位为脐上（腹主动脉）、左右上腹（肾动脉）和左右下腹（髂动脉）。如有腹壁静脉曲张可闻及连续性嗡嗡样静脉杂音

必考热点

1. 腹部听诊部位为脐上（腹主动脉）、左右上腹（肾动脉）和左右下腹（髂动脉）。
2. 腹部听诊时，如有腹壁静脉曲张可闻及连续性嗡嗡样静脉杂音。

考点：脊柱、四肢、关节、肛门检查

1. **脊柱** 脊柱检查见表17-32。

表17-32 脊柱检查

检查要点	检查方法
脊柱弯曲度	观察是否脊柱前凸、后凸或侧凸
脊柱活动度	主要检查颈椎和腰椎，活动范围有前屈、后伸、左右侧屈、左右旋转等，观察活动是否受限。检查者注意保护，以防受检者活动时跌倒损伤
脊柱压痛	受检者坐位稍前倾，检查者用拇指从上而下逐个按压脊椎棘突及椎旁肌肉，了解是否疼痛。正常无压痛。脊柱压痛提示脊椎结核和椎间盘、脊柱外伤或骨折。椎旁肌肉压痛提示腰肌纤维炎、劳损
脊柱叩击痛	直接叩击法：用手指或叩诊锤直接叩击各椎体的棘突（多用于胸、腰椎）
	间接叩击法：受检者端坐位，检查者将一手掌面置于受检者头顶部，另一手握空心拳，以小鱼际部位叩击左手背，观察受检者有无疼痛

重点提醒

颈椎疾病，尤其是颈椎骨关节损伤时，因颈椎位置深，一般不用直接叩击法检查。

2. **四肢、关节** 四肢、关节检查见表17-33。

表17-33 四肢、关节检查

项目	内容
视诊	观察有无杵状指、静脉曲张、结节、关节肿胀、畸形等
运动功能	肌力：嘱受检者用力主动活动肢体，检查者用手与其对抗，观察肌力情况
	肌张力：受检者肢体放松，检查者触摸肌肉紧张度并活动受检肢体，了解被动运动时阻力情况

3. **肛门检查** 肛门检查见表17-34。

表17-34 肛门检查

方法	具体操作
视诊	检查者用手分开受检者臀部，观察肛门及其周围皮肤颜色及皱褶
触诊	受检者可采取肘膝位、左侧卧位或仰卧位等。触诊时检查者右手示指戴指套或手套，并涂以润滑剂，如肥皂液、凡士林、液状石蜡后，将示指置于肛门外口轻轻按摩，等受检者肛门括约肌适应放松后，再徐徐插入肛门、直肠内。先检查肛门及括约肌的紧张度，再检查肛管及直肠的内壁。注意有无压痛及黏膜是否光滑，有无肿块及搏动感，男性还可触诊前列腺

考点：神经系统检查

1. **感觉功能** 感觉包括浅感觉、深感觉和复合感觉。其中浅感觉又分为痛、温、触觉。

2. **生理反射**　生理反射检查见表 17-35。

表 17-35　神经系统生理反射检查

反射类型	检查方法
浅反射	临床上常用的有腹壁反射、提睾反射、跖反射、肛门反射、咽反射、角膜反射。腹壁反射：受检者仰卧位，稍屈下肢，腹壁放松，用钝性器械分别沿左右肋缘下、脐水平和腹股沟上，由外向内轻划腹壁皮肤，正常可见相应局部腹肌收缩
深反射	肱二头肌反射：受检者前臂稍屈曲，检查者左前臂托住受检者稍屈曲的前臂，拇指末节置于受检肱二头肌腱上，右手持叩诊锤叩击拇指，正常可见前臂快速收缩
	肱三头肌反射：受检者肘部半屈，检查者以左手托扶其肘部，检查者右手持叩诊锤，直接叩击鹰嘴上方的肱三头肌腱，正常反射活动为肱三头肌收缩，前臂稍伸展
	桡骨骨膜反射：被检查者前臂置于半屈半旋前位，检查者以左手托住其腕部，并使腕关节自然下垂，随机以叩诊锤扣桡骨茎突，可引起肱桡肌收缩，发生屈肘和前臂旋前动作
	膝反射：受检者仰卧位，放松下肢，检查者左手在腘窝处托起膝关节使其屈曲约 120°，右手持叩诊锤，叩击受检侧髌骨下方股四头肌腱，正常可见小腿伸展动作
	跟腱反射（踝反射）：受检者仰卧位，下肢稍屈曲，髋关节稍外展外旋，检查者左手压其足趾令踝关节背屈成直角，右手持叩诊锤叩击跟腱，正常为腓肠肌收缩，足跖屈

必考热点

1. 临床常用的浅反射有腹壁反射、提睾反射、跖反射、肛门反射、咽反射、角膜反射。
2. 临床常用的深反射有肱二头肌反射、肱三头肌反射、桡骨骨膜反射、膝反射、跟腱反射。

3. **病理反射**　神经系统病理反射检查见表 17-36。

表 17-36　神经系统病理反射检查

检查要点	检查方法
巴宾斯基（Babinski）征	检查者用钝物（如竹签）沿受检者足底外侧缘，自后向前划至近小趾根部，再转向前划至踇趾下方。阴性为五个足趾屈曲，阳性则表现为踇趾背屈，其他四个足趾扇形展开，提示上运动神经元损害
奥本海姆（Oppenheim）征	受检者仰卧，下肢伸直，检查者用拇指及示指由上向下用力滑压受检者胫骨前缘至踝上方，阳性反应同巴宾斯基征
戈登（Gordon）征	受检者仰卧，下肢伸直，检查者用手以一定的力量挤压受检者的腓肠肌，阳性反应同巴宾斯基征
霍夫曼（Hoffmann）征	通常认为是病理反射，但也有认为是深反射亢进的表现。检查者左手持患者腕部，然后以右手中指与示指夹住患者中指远端指间关节并稍向上提，使腕部处于轻度背伸位，以拇指迅速弹刮患者的中指指甲，引起其余四指轻度掌屈反应则为阳性

重点提醒

病理反射指锥体束病损时，大脑失去了对脑干和脊髓的抑制作用而出现的异常反射。1 岁以内的婴幼儿由于神经系统发育未完善，也可出现这种反射，不属于病理性。

4. 脑膜刺激征 检查时，让受检者去枕仰卧位，全身放松。见表17-37。

表17-37 神经系统脑膜刺激征

检查要点	检查方法
颈强直	检查者左手置于受检者枕部，转动颈部，观察是否有疼痛，以排除颈椎和周围软组织病变。然后右手轻按受检者胸部，左手托起枕部屈颈，感觉是否有抵抗及程度。正常无颈抵抗
克尼格（Kernig）征	检查者左手置于受检者下肢膝关节前方，右手置于受检者下肢跟腱处，令受检者下肢屈髋90°，屈膝90°。然后右手将受检者小腿抬高伸膝，同时保持屈髋。同样方法检查另一侧。正常伸膝可达135°以上。如伸膝受阻并疼痛为阳性
布鲁津斯基（Brudzinski）征	受检者去枕仰卧，下肢伸直，放松。检查者右手轻按受检者胸部，左手托起枕部屈颈，正常下肢无屈曲，如有屈髋、屈膝动作为阳性

重点提醒

脑膜刺激征为脑膜受激惹的体征，见于脑膜炎、蛛网膜下腔出血和颅压增高等。

第三单元 操作项目

考点：心肺复苏术

1. 目的 包括基础生命支持（初期复苏、心肺复苏）和高级生命支持（后期复苏）和复苏后治疗，其目的是尽快恢复患者自主循环及呼吸，减少重要器官损害，最终实现拯救生命的目的。

2. 适应证 所有心搏、呼吸骤停的患者。

3. 操作步骤

（1）识别和呼救：早期识别心搏骤停，并迅速启动紧急医疗服务体系。心肺复苏术的识别和呼救见表17-38。

表17-38 心肺复苏术的识别和呼救

检查内容	具体操作
意识的判断	使患者平卧，用双手拍打患者双肩，同时在患者双耳附近呼唤患者，以判断是否有意识
呼吸的判断	如果患者没有呼吸动作或仅有濒死样喘息，则应立即判断已发生心搏骤停，为心肺复苏的指征
大动脉搏动的判断	单手放在体表大动脉搏动位置（如颈动脉、股动脉），来判断是否有大动脉搏动，上述3项总用时不超过10秒
呼救	判断患者出现猝死后，立刻开始心肺复苏的同时，及时进行呼救

（2）基础生命支持：顺序为胸外按压→打开气道→人工呼吸，若存在心室颤动或无脉性室性心动过速（无脉性室速），应尽早进行电除颤。

1）胸外按压：尽快开始有效的胸外按压是心搏骤停复苏成功的基础。胸外按压见表17-39。

表 17-39 心肺复苏术的胸外按压

项目	内容
体位	去枕平卧，置于硬板床或地上
按压部位	两乳头连线中点或胸骨中下段 1/3 处
按压方法	一只手掌根部紧贴按压处，另一只手重叠于手背上，指尖抬起，避免触碰患者胸壁。与患者胸壁垂直，肘关节保持固定伸直状态，身体前倾，以髋关节为支点，用上半身及肩臂肌力量向下按压。按压和放松时间相等；放松时保证胸廓充分回弹，手掌根部不可离开患者胸壁
按压速率	100~120 次/分
按压幅度	5~6cm

2）打开气道：打开气道方法见表 17-40。

表 17-40 心肺复苏术的打开气道方法

方法	具体操作
仰头举颏法	一手置于患者额部加压使其头后仰，另一手同时抬举患者下颏，尽量使其下颌角与耳根连线与地面垂直，开放气道
推举下颌法	适用于有颈椎损伤者。急救者位于患者头侧，双手拇指放置于患者口角旁，其余四指托住患者下颌部，保证头部及颈部固定，用力将患者下颌角向上抬起

重点提醒

对怀疑有头、颈部创伤的患者用推举下颌法更安全；开放气道后及时清除口腔及气道异物。

3）人工呼吸：开放气道后立即开始 2 次人工呼吸，胸外按压与人工呼吸比例为 30：2，以免过度通气，人工呼吸方法见表 17-41。

表 17-41 心肺复苏术的人工呼吸方法

人工呼吸方法	具体操作
口对口人工呼吸	操作者用置于前额的拇指和示指捏住患者鼻孔，正常吸气后用口唇把患者口唇全部包住，匀速向患者口中吹气，每次吹气应持续 1 秒，确保患者有明显的胸廓起伏。患者被动呼气时，开放鼻道
口对鼻人工呼吸	操作者用置于下颌的手指使患者口部闭合，正常吸气后，用口唇把患者鼻孔全部包住，匀速向患者鼻孔吹气，每次吹气应持续 1 秒，确保患者有明显的胸廓起伏。患者被动呼气时，开放口部。此方法适用于口部外伤或张口困难者
球囊面罩（或简易呼吸器）	面罩完全覆盖患者口鼻，单人操作时操作者用一手拇指和示指固定面罩，另外 3 指抬举下颌，另一只手挤压气囊。双人操作时，一人双手拇指和示指固定面罩，双手另外 3 指抬举下颌。另一人单手挤压气囊进行通气

必考热点

1. 胸外按压与人工呼吸比例为 30：2，以免过度通气。
2. 口对比人工呼吸适用于口部外伤或张口困难者。

4）电除颤：电除颤的使用方法见表17-42。

表17-42 电除颤的使用方法

项目	内容
使用条件	如果存在心室颤动或无脉性室性心动过速，应尽早进行非同步电除颤
卧位	使患者仰卧于硬板床或平整的地面，身体不能接触任何金属，有条件应连接心电监护仪
操作步骤	1. 打开除颤仪，选择“非同步”状态 2. 充分暴露患者前胸，将两个电极板均匀涂抹导电糊或导电液 3. 将电极板分别置于患者胸骨右侧第2肋间及左胸壁心尖部，两电极之间至少相距10cm，按压电极使其贴紧皮肤 4. 按下“充电”按钮。目前除颤器多选用双相波，所需除颤能量为200J；单项波的除颤能量为360J 5. 通知其他救护人员及操作者本人身体远离病床和患者身体 6. 充电完毕后，按下“放电”按钮

重点提醒

单次除颤后立即开始心肺复苏，5个循环的心肺复苏术（2分钟）后再判断心律是否需要再次电除颤。

4. 注意事项

（1）及时、高质量的心肺复苏术是抢救成功的关键，也是恢复自主循环、神经系统等重要脏器不至于严重受损的关键。

（2）心肺复苏术中更加强调循环恢复的重要性，若发现心室颤动或无脉性室性心动过速，及时的电除颤尤其重要。

（3）心肺复苏术需要多名医护人员熟练配合才能提高患者抢救的成功率。

考点：吸氧术

1. 目的 紧急情况或有影响心肺功能的某些慢性病时，通过吸氧以改善机体缺氧状况。

2. 适应证与禁忌证 吸氧的适应证与禁忌证见表17-43。

表17-43 吸氧的适应证与禁忌证

项目	内容
适应证	紧急情况：休克、心脑血管意外事件（如心肌梗死、脑梗死、脑出血等）、心力衰竭、肺水肿、气管异物、一氧化碳中毒、氰化物中毒、镇静催眠药中毒等
	其他引起缺氧的情况：重度肺炎、大量胸腔积液、慢性阻塞性肺疾病、重度先天性心脏病、重度贫血、高海拔地区、胸部畸形等
禁忌证	吸氧无绝对禁忌证，但除上述适应证外，应权衡医疗吸氧是否有必要；同时，应注意避免大流量、高浓度、长时间吸氧；如严重呼吸功能衰竭，应考虑机械通气等治疗

3. 操作前准备 核对患者相关信息→解释吸氧目的、方法等→检查患者鼻腔是否通畅→检查环境有无明火、热源等→戴口罩、帽子，洗手，准备治疗台（盘）→物品放置合理。

4. **操作步骤** 操作步骤见表 17-44。

表 17-44 操作步骤

步骤	具体操作
核对	床边核对患者相关信息，解释操作过程、注意事项、配合要点等
卧位	使患者取舒适卧位，用湿棉签清洁、湿润鼻腔
安装	安装氧气表，吹尘。安装湿化瓶，将湿化瓶里注入适量蒸馏水后，连接湿化瓶与供氧装置
连接	连接吸氧管与吸氧装置
打开	打开流量表，调节氧气流量。将鼻导管放入盛水容器中，湿滑并测试是否通畅
插管	将鼻导管轻插入患者鼻腔，固定吸氧管。嘱患者闭唇用鼻呼吸

5. **操作后处理**

（1）观察患者状况。

（2）洗手，记录开始吸氧时间、流量（浓度）、持续时间、呼吸和缺氧改善情况等。

6. **注意事项**

（1）注意用氧安全：环境中应无明火、热源，防震、防油，勿吸烟等。

（2）交代患者及其家属，不能自行操作、改动流量等。

考点：切开、缝合、打结

1. **操作前准备（物品准备）** 操作前准备（物品准备）见表 17-45。

表 17-45 操作前准备（物品准备）

准备内容	具体操作
核对	核对患者相关信息，了解患者年龄、病情、意识状态、治疗情况、心理反应等
解释	解释手术目的、方法等
检查	检查患者一般情况，如血压、心率、呼吸等。检查手术局部情况，如伤口大小、深度、组织损伤程度、出血量等。
物品	戴口罩、帽子，洗手，准备治疗台（盘）。物品放置合理，根据手术需要准备相应手术包或手术器具如手术刀、止血钳、缝合针、缝合线、持针钳、镊子（有齿及无齿镊）、剪刀、纱布、引流条、生理盐水、绷带、胶布、碘酊、75%乙醇等。
洗穿戴	洗手，穿手术衣、戴手套

2. **操作后（术后）处理原则**

（1）缝合完毕之后用乙醇或安尔碘棉球皮肤消毒，覆盖无菌纱布，胶布固定。

（2）安置患者，交代注意事项。

（3）整理操作台面，处理用物。

（4）洗手，记录操作过程、术后观察事项等。

3. **皮肤切开**

（1）目的：是外科手术的第一步，目的是为后续操作如体表肿物切除、脓肿引流等做准备。

（2）切口选择：见表 17-46。

表 17-46 切口选择

项目	内容
位置	病变部位附近，以最短途径、最佳视野显露病变
对组织损伤小	对组织损伤小，不伤及邻近重要结构如神经、血管等，不影响该部位生理功能
照顾美观	愈合快速而牢固，并尽量照顾美观，不遗留难看瘢痕，如颜面部手术切口应与皮纹一致，并尽可能选取较隐蔽的切口
长度	切口必须有足够的长度，便于手术操作和放进必要的器械，切口宁可稍大而勿太小，并且需要时应易于延长。应根据患者的体型、病变深浅、手术的难度及麻醉条件等因素来计划切口的大小

（3）操作步骤：见表 17-47。

表 17-47 皮肤切开的操作步骤

步骤	具体操作
切口标记与消毒	将选好的切口用1%甲紫划上标记，外涂 2.5%碘酊，然后消毒皮肤及铺巾
安装刀片	一般是左手持刀柄，右手用持针钳夹持刀片前部，将刀片套在刀柄前端安装槽，向后推拉，装配而成。（拆下时，只需用持针钳夹住刀片尾背角，轻抬前推即可）
切开时皮肤的固定	较大的切口由手术者与助手用手在切口两旁或上下将皮肤固定，小切口由术者用拇指及示指在切口两旁固定
手术刀执刀手法	执弓式：动作幅度大、灵活，在做较大的皮肤切口时多用此法
	执笔式：动作轻巧精细，适用于短小切口，血管、神经等重要组织的分离以及一些精细手术的操作
	握持式：较常用的执刀法，适用于用力较大，切割范围广的手术操作，多用于皮肤的切开
	反挑式：用于切开管道器官、浅表组织脓肿切开引流等，能避免邻近组织的损伤；执刀姿势与执笔式相似，区别在于刀刃向上，运刀时刀尖先刺入组织，再向上反挑
皮肤切开	刀腹刃部与组织垂直，防止斜切，刀尖先垂直刺入皮肤，然后再转至与皮面成 45°斜角，用刀均匀切开皮肤及皮下组织，直至预定切口的长度，再将刀转成 90°与皮面垂直方向，将刀提出切口
隔离保护伤口	切开皮肤和皮下组织后随即用手术巾覆盖切口周围（现临床上多用无菌薄膜粘贴切口部位后再行切开）以隔离和保护伤口免受污染

（4）注意事项：①切开时要掌握用刀力度，力求 1 次切开全层皮肤，使切口呈线状，切口边缘平滑，避免多次切割造成切口边缘参差不齐影响愈合。②切开时不可用力过猛，以免误伤深部重要组织。③皮下组织宜与皮肤同时切开，并保持同一长度，如果皮下组织切开长度较皮肤切口为短，则可用剪刀剪开。

4. 缝合

（1）目的：缝合是将已经切开或外伤断裂的组织、器官进行对合或重建其通道，恢复其功能，是保证良好愈合的基本条件。不同部位的组织器官需采用不同的方式方法进行缝合。

（2）操作方法（皮肤间断缝合）：见表 17-48。

表 17-48 缝合的操作方法

项目	内容
对齐	将切口创缘两侧的皮肤、皮下组织等整理、直接对齐
进针	左手执有齿镊，提起皮肤边缘，右手执持针钳，用腕臂力由外旋进，在距离创缘 0.5cm 处针尖垂直刺入皮肤，顺针的弧度经皮下从对侧切口皮缘垂直穿出；皮缘两侧缝合深度要相等，这对深度不等的伤口尤为重要。在缝合时要注意创缘两侧的层次要对合正确，两侧进针和出针距创口的边缘要相等。在皮内缝合时，要在真皮深度缝合，这样既能保证皮缘无张力，又能减少异物对瘢痕的刺激作用

续 表

项目	内容
拔针	可用有齿镊在针的前端顺针的弧度外拔，同时持针钳从针后部顺势前推
出针与夹针	当针要完全拔出时，阻力已很小，可松开持针钳，单用镊子夹针继续外拔，持针钳迅速转位再夹针体后1/3弧处，将针完全拔出，打结、剪线，完成缝合步骤
针距	皮肤切口（如腹部皮肤）针距一般在1cm左右

（3）注意事项：注意事项见表17-49。

表17-49 注意事项

项目	内容
良好对合	保证缝合创面或伤口的良好对合
分层	缝合应分层进行，按组织的解剖层次进行缝合，使组织层次严密，不要卷入或缝入其他组织；不应留有无效腔，以防止积液、积血及感染
均匀一致	进针和出针距切口边缘、皮缘两侧缝合深度、针间距必须均匀一致，使各缝合线受力及分担的张力一致并且缝合严密
松紧度	结扎缝合线的松紧度应以切口边缘紧密相接为准，过紧、过松均可导致愈合不良
针、线的选择	缝合线和缝合针的选择要适宜，无菌切口或污染较轻的伤口在清创和消毒清洗处理后可选用丝线，已感染或污染严重的伤口应选用可吸收缝线

5. 打结 打结见表17-50。

表17-50 打结的目的、操作方法、注意事项

<table>
<tr><th colspan="2">项目</th><th>内容</th></tr>
<tr><td colspan="2">目的</td><td>打结的目的是术中结扎止血，或缝合后防止缝线滑脱、皮肤及组织裂开影响愈合</td></tr>
<tr><td rowspan="7">操作方法</td><td rowspan="3">打结方法</td><td>单手打结法</td></tr>
<tr><td>双手打结法</td></tr>
<tr><td>持器械打结法</td></tr>
<tr><td rowspan="4">结的种类</td><td>单结：易松开，一般做术中标记或临时止血用</td></tr>
<tr><td>方结：使用最多的结，由2个相反的单结组成</td></tr>
<tr><td>外科结：与方结类似，但第一个结为2个环，当第二个结扎紧时，第一个结的2个环更稳定、牢固</td></tr>
<tr><td>三重结：由3个单结组成，相邻的2个单结方向均相反，适用于大血管结扎或特殊缝线（如肠线或尼龙线）的打结</td></tr>
<tr><td colspan="2" rowspan="5">注意事项</td><td>打结必须牢固，否则滑脱可能导致出血或组织裂开</td></tr>
<tr><td>拉紧结时应沿结的方向，垂直或成角拉线易将缝线拉断</td></tr>
<tr><td>打第二个或第三个结时，前一个结不能松开，如缝合张力较大，可请助手协助固定</td></tr>
<tr><td>过多的结不能增加其强度或牢固性，只会增加结的大小，影响可吸收缝线的吸收</td></tr>
<tr><td>打结后剪线时，体内的丝线留1~2mm，尼龙线、肠线留3~4mm，体外的线头留5~6mm</td></tr>
</table>

重点提醒

错误的“结”有假结和滑结。

必考热点

打结后剪线时，体内的丝线留1~2mm，尼龙线和肠线留3~4mm，体外的丝线留5~6mm。

考点：开放性伤口的止血包扎

1. 目的 及时正确的包扎可以达到保护伤口、压迫止血、减少疼痛及感染机会、固定敷料或夹板等目的。

重点提醒

在有活动出血的情况下，外伤包扎须以止血为前提，如不及时给予止血，则可造成严重失血、休克，甚至危及生命。

2. 物品准备

（1）有条件时，可准备纱布、棉垫、绷带、三角巾、止血带等。

（2）紧急情况下，若无专用物品，可用尽量干净的床单、衣物、毛巾等替代。

3. 止血的操作步骤 包扎本身就是止血的措施，但对于由较大血管损伤引起的“动脉出血”（出血呈搏动性、喷射状，血液颜色鲜红，可在短时间内大量失血）和由静脉血管损伤引起的“静脉出血”（出血缓缓不断外流，血液颜色紫红），单纯的压迫包扎伤口不能达到止血目的时，则需要运用表17-51的方法止血。

表17-51 止血的操作步骤

止血方法	具体操作
指压止血法	在伤口的近心端找到搏动的血管，用手指紧紧按压在其下的骨面上。需注意的是，此法仅能用于短时间控制血流，应随即采用止血带法等方法进一步控制出血
止血带法	绑扎部位要准确，应在伤口的近心端，如上肢在上臂上1/3、下肢在大腿中上段、手指在指根部
	一定要在显著的部位标明止血带使用时间，一般1.0~1.5小时放松止血带一次，使血液流通5~10分钟后再重新绑扎。放松止血带时可暂用手指压迫止血

重点提醒

止血带应是具弹性的橡胶带，亦可用宽的布条、领带等代替。止血带与皮肤之间应加衬垫，如厚纱布、棉垫，紧急情况可用衣物、床单等。止血带松紧要合适，以远端出血停止、不能摸到动脉搏动为宜，过松时动脉供血未压住，静脉回流受阻，反使出血加重；过紧时容易发生组织坏死。

必考热点

止血带法：绑扎部位要准确，应在伤口的近心端，如上肢在上臂上1/3、下肢在大腿中上段、手指在指根部。

4. 包扎的操作步骤

（1）包扎前处理：①如有出血，应先行止血。②受伤部位禁止用水冲洗，也不要涂抹药物等。③包扎前尽可能清除泥土等异物。④如遇内脏脱出时不应送回，以免导致严重的感染或发生其他意外；原则上可用消毒的大纱布或干净的布类包好后，用消毒碗（如无，可用干净的碗或小盆）扣在上面，再包扎固定。

重点提醒

伤口有异物时，大而易取的异物可酌情取出；深而小又不易取出的异物切勿勉强取出；如果有刺入体腔或血管附近的异物，现场可不必处理。切不可轻率地拔出，以免损伤血管或内脏引起危险。

（2）包扎方法

1）绷带包扎法：见表 17-52。

表 17-52 绷带包扎法

名称	特征	具体方法
环形法	绷带包扎法中最常用的基本方法，一般适用于小伤口及颈部、头部、腿部、胸腹等处	第一圈稍倾斜环绕伤处，第二圈、第三圈环绕后，将第一圈斜出的一角压于环形圈内后继续缠绕，后一圈应压住前一圈，最后用胶布将带尾固定，或将带尾剪开打结固定
蛇形法	多用于夹板固定	先将绷带环形法缠绕数圈固定，然后按绷带的宽度做间隔的斜着上缠或下缠，后一圈不压住前一圈，末端再以环形法缠绕数圈固定
螺旋法	多用在直径差不多的部位，如上臂、大腿	先按环形法缠绕数圈固定，然后再以后一圈压住前一圈的 1/2 成螺旋形继续缠绕，最后固定
“8”字形包扎法	多用于直径不一或屈曲的关节部位，如肘关节	先将绷带环形法缠绕数圈固定，然后将绷带由下向上缠绕过关节、再由上向下呈“8”字形来回缠绕，最后固定

2）三角巾包扎法：三角巾应用灵活，包扎面积大，各个部位都可以应用；对较大创面、固定夹板、手臂悬吊等，需用三角巾包扎法。三角巾包扎法见表 17-53。

表 17-53 三角巾包扎法

项目	内容
三角巾头部包扎	先把三角巾底边折叠放于前额，底边两角拉至枕部先打一结，然后绕至前额打结、固定
胸、背部包扎	右胸受伤，将三角巾顶角放在右肩上，将底边两角由腋下拉至背部在右面打结，然后再拉至肩部与顶角打结。背部包扎与胸部包扎的方法一样，唯位置相反，结打在胸部
手足的包扎	将手指（或足趾）尖朝向三角巾顶角放在三角巾上，顶角反折覆盖手、足背上，然后将底边缠绕打结固定
手臂的悬吊	如上肢骨折需要悬吊固定，可用三角巾吊臂。悬吊方法是：将患肢成屈肘状放在三角巾上，然后将底边一角绕过肩部，在背后打结即成悬臂状

5. 注意事项

（1）对伤者明显可见的伤口进行包扎之前或同时，一定要了解有无其他部位的损伤，特别要注意是否存在比较隐蔽的内脏损伤，不能因表面伤口的包扎耽误时间而忽略其他更严重的损伤。

（2）包扎止血后仍需加强监护、及时转诊，如头部受撞击的患者尤其是老年人，即使自觉良好，也需严密观察，如出现头胀、头痛加重，甚至恶心、呕吐，则表明可能存在颅内损伤，需要紧急转诊。

（3）及时记录，如伤情、生命体征、止血带使用时间等。

考点：换药

1. **目的** 换药是预防（或控制）创面感染，消除妨碍伤口愈合因素，促进伤口愈合的一项重要外科操作。

2. **术前准备（物品准备）** 术前准备（物品准备）见表17-54。

表17-54 术前准备（物品准备）

项目	内容
核对	核对患者相关信息，了解患者年龄、病情、意识状态、治疗情况、心理反应等
解释	解释换药的目的、方法等
检查	检查伤口及敷料情况
戴、洗、准备	戴口罩、帽子，洗手，准备治疗台（盘）
物品放置合理	一般常规换药物品包括无菌换药碗或弯盘2个，一个盛放换药用的无菌物品（如棉球、纱布等），另一个盛放从创面上取下的敷料、引流物和换药时用过的棉球、敷料等污物；无菌镊子2把；有时根据伤口创面的具体情况，还要准备引流条（管）、无菌剪刀、探针和必需的外用药、绷带、腹带或宽胶布等

3. **操作步骤** 操作步骤见表表17-55。

表17-55 操作步骤

项目	内容
床边核对	患者相关信息，解释操作过程、注意事项等
去除敷料	先取下伤口外层绷带及敷料，撕胶布时应由外向内揭开，可用手指轻轻推揉贴在皮肤上的胶布边沿，待翘起后用一只手轻压局部皮肤，另一只手牵拉翘起的胶布，紧贴皮面向相反的方向慢慢取下，切不可垂直地向上拉，防止产生疼痛或将表皮撕脱
	伤口内层敷料及引流物，应用无菌镊子取下，揭起时应沿伤口长轴方向进行；若内层敷料与创面干结成痂，先用过氧化氢溶液或生理盐水浸湿，待敷料与创面分离后再轻轻地顺创口长轴揭去
	取下的敷料等均放在弯盘内，不得随意丢弃，以防污染环境或交叉感染
伤口周围皮肤消毒	去除敷料后，用75%乙醇棉球在伤口周围由内向外消毒，范围为切口周围3~5cm，注意勿使消毒液流入伤口内。若创周皮肤粘有较多胶布痕迹及污垢，可用松节油或汽油棉棒擦去，以减少对皮肤的刺激
创面处理	用生理盐水棉球自内向外轻柔地拭去创面分泌物；切忌反复用力擦拭，以免损伤创面肉芽或上皮组织；擦拭创面所用棉球不应太湿
	脓腔深大者，棉球擦洗时应防止脱落在创口内
	创面拭净后，应彻底移除伤口内线头、死骨、腐肉等异物
	用乙醇棉球消毒创周皮肤
	如有需要，应根据伤口情况选择凡士林纱布、药物或盐水纱布覆盖，或放入引流管、纱布引流条等
固定	创面处理完毕，覆盖无菌干纱布，胶布粘贴固定。创面大、渗液多的伤口，可加用棉垫，若胶布不易固定时须用绷带包扎
操作后整理	安置患者，交待注意事项；整理操作台面，处理用物，污物倒入污物桶；洗手、记录

重点提醒

1. 如遇胶布粘着毛发时，可剪去毛发或用汽油、乙醚、松节油等湿润后揭去。
2. 在换药过程中要保持其中一把镊子始终处于相对的无菌状态，不可污净不分，随意乱用。

必考热点

去除敷料后，用75%乙醇棉球在伤口周围由内向外消毒，范围为切口周围3~5cm，注意勿使消毒液流入伤口内。

4. 注意事项

（1）严格无菌操作。

（2）动作轻柔。

（3）如同时多处伤口换药，顺序如下：清洁伤口→污染伤口→感染伤口；简单伤口→复杂伤口。

考点：拆线

拆线　相关内容见表17-56。

表17-56　拆线

项目		内容
目的		适时拆除伤口的缝线，可使伤口完全愈合，并避免缝线遗留造成感染等不良后果
适应证		1. 无菌手术切口，局部及全身无异常表现，已到拆线时间，切口愈合良好者 2. 术后伤口有红、肿、热、痛等明显感染者，应提前拆线并将伤口敞开以利引流
禁忌证		遇有以下情况，应延迟拆线：严重贫血、消瘦、合并恶病质者；严重脱水或水、电解质紊乱尚未纠正者；老年人及糖尿病患者；咳嗽者症状未控制时，胸、腹部切口应延迟拆线
术前准备	核对	核对患者相关信息：了解患者年龄、病情、意识状态、手术时间、治疗情况、心理反应等
	解释	解释拆线的目的、方法等
	检查	检查伤口愈合情况等
	戴、洗、准备	戴口罩、帽子，洗手，准备治疗台（盘）
	物品放置合理	包括无菌换药包，无菌镊子2把、拆线剪刀、无菌敷料、75%乙醇或安尔碘等
操作方法	再次核对	再次核对患者相关情况、解释
	拆线	1. 取下切口上的敷料，用75%乙醇或安尔碘棉球由切口向周围消毒皮肤1~2遍，范围为切口周围3~5cm 2. 用镊子将线头提起，将埋在皮内的线段拉出针眼之外少许，轻轻向上提起 3. 另一手用剪刀插进线结下空隙，紧贴针眼将缝线由皮内拉出部分处剪断，向剪断侧拉出缝线。 4. 全部拆完后用乙醇或安尔碘棉球皮肤消毒，覆盖无菌纱布，胶布固定
	拆线后的事项	安置患者，交待注意事项；整理操作台面，处理用物；洗手，记录操作过程、伤口愈合情况等
注意事项	拆线时间	头、面、颈部，4~5天；下腹、会阴部，6~7天；胸部、上腹部、背部、臀部，7~9天；四肢、关节，10~12天。张力过大的切口和老年人、糖尿病患者等应延迟拆线
	无菌	遵守无菌原则

必考热点

拆线时间：头、面、颈部，4~5天；下腹、会阴部，6~7天；胸部、上腹部、背部、臀部，7~9天。

考点：肌内注射、静脉注射、皮内注射（皮试）

1. 肌内注射

（1）目的和操作前准备：见表17-57。

表17-57　肌内注射的目的和操作准备

项目	内容
目的	肌内注射是一种常用的药物注射治疗方法，指将药液通过注射器注入肌肉组织内，达到治疗的目的
操作前准备	核对患者相关信息，了解患者年龄、病情、意识状态、治疗情况、心理反应和以往用药的过敏史等
	解释肌内注射的目的、方法等
	检查局部皮肤有无破溃等
	戴口罩、帽子，洗手，准备治疗盘
	物品放置合理，包括需注射的药品、一次性注射器、棉签、消毒液等

（2）操作步骤：见表17-58。

表17-58　肌内注射的操作步骤

项目	内容
核对医嘱	核对医嘱，检查备药的名称、剂量、浓度（剂型）、有效期、时间、有无外观异常等，检查一次性注射器的灭菌日期、外包装是否完整、气密性等，检查消毒液的开瓶时间等
消毒	消毒备药瓶，抽吸药液（粉剂按要求溶药后），排气后保持无菌，置于治疗盘备用
核对信息	核对患者相关信息，解释操作过程、注意事项等
体位	卧位：臀部肌内注射时，为使局部肌肉放松，减轻疼痛与不适，可采用侧卧位，上腿伸直、放松，下腿稍弯曲；或俯卧位，足尖相对，足跟分垂，头偏向一侧
	坐位：为门诊患者接受注射时常用体位，患者拟注射一侧放松，另一侧支撑地面
确定注射部位	最常用的为臀大肌，其次为臀中肌，股外侧肌及三角肌。以臀大肌为例，确定方法如下。①十字法：从臀裂顶点向左或右划一水平线，从髂嵴最高点做一垂直线，将臀部分为四个象限，其中的外上象限、避开其内角为注射区。②连线法：从髂前上棘到尾骨连线的外上1/3处为注射部位
消毒皮肤	用无菌棉签浸润聚维酮碘溶液，以注射部位为中心，由内向外缓慢旋转，逐步涂擦消毒（若以2%碘酊消毒，则需用75%乙醇脱碘），消毒皮肤面积不小于5cm×5cm，待干。再次核对患者相关信息、药物名称、剂量等
注射	左手取干棉签备用，用左手拇指和示指分开皮肤，右手持针如握笔姿势，以中指固定针栓，针头和注射部位垂直，快速刺入肌内
	松开左手，抽动活塞，如无回血，固定针头，缓慢注入药物，观察患者注射反应。注射毕，以干棉签按压进针处，同时快速拔针
再次核对	操作后再次核对。处理用物、洗手及记录等

重点提醒

肌内注射时，针头和注射部位垂直，快速刺入肌内，一般进针 2.5~3.0cm（针头的 2/3，消瘦者及患儿酌减）。

（3）注意事项：①严格无菌操作。②定位准确、动作轻柔，特别是臀大肌注射应避免损伤坐骨神经。③需要两种药液同时注射，应注意配伍禁忌。④回抽无回血时，方可注入药物。⑤切勿将针头全部刺入，防止针头从衔接处折断。一旦针头折断，保持局部及肢体不动，迅速用血管钳夹住断端拔出。若断端全部进入肌肉，则需手术取出。⑥拟注射部位如有破溃、瘢痕、硬结等，需更换注射部位。2 岁以下不宜选择臀大肌注射。需要长期肌内注射的患者，若出现硬结，则可采取热敷、理疗等处理。

2. 静脉注射

（1）目的、适应证和操作准备：见表 17-59。

表 17-59 静脉注射的目的、适应证和操作准备

项目	内容
目的	静脉注射是将药物、电解质溶液、营养液等液体物质直接注射到静脉中
适应证	需迅速产生药效时
	药物不宜口服、皮下或肌内注射的，或药物因浓度高、刺激性大、量多而不宜采取其他注射方法
	诊断试验或检查时，如肝、肾、胆囊等 X 线检查注射造影剂
操作前准备	核对患者相关信息，了解患者年龄、病情、意识状态、治疗情况、心理反应和以往用药的过敏史等
	解释静脉注射目的、方法等
	检查局部皮肤有无破溃，了解血管的充盈度、管壁的弹性等
	戴口罩、帽子，洗手，准备治疗盘
	物品放置合理，包括需注射的药品、注射器、棉签、消毒液、止血带，头皮针、治疗巾、输液贴等

（2）操作步骤：静脉注射的操作步骤的前三步与肌内注射相同，其他步骤见表 17-60。

表 17-60 静脉注射的操作步骤

项目	内容
确定注射部位	常用的有肘部贵要静脉、正中静脉、头静脉，或手背、足背、踝部等处浅静脉。再次核对患者相关信息、药物名称、剂量等
扎止血带	以手指探明静脉方向及深浅，在穿刺部位的肢体下垫治疗巾，在穿刺部位的上方（近心端）约 6cm 处扎紧止血带
消毒皮肤	用无菌棉签浸润聚维酮碘溶液，以穿刺部位为中心，由内向外缓慢旋转，逐步涂擦消毒（若以 2% 碘酊消毒，则需用 75% 乙醇脱碘），消毒皮肤面积不小于 5cm×5cm，待干
穿刺及注射	穿刺时，嘱患者握拳使静脉充盈，以左手拇指绷紧静脉下端皮肤，使其固定，右手持注射器，再次核对。针头斜面向上，针头和皮肤成 15°~30°，由静脉上方或侧方刺入皮下，再沿静脉方向潜行刺入；见回血，证实针头已入静脉，可再顺静脉进针少许，松开止血带，嘱患者松拳（若是静脉输液，松调节器开关），固定针头，缓慢注入药液。注射毕，以消毒棉签按压穿刺点，迅速拔出针头，按压穿刺点片刻，观察注射后反应
再次核对	操作后再次核对。处理用物、洗手及记录等

重点提醒

在注射过程中，若局部肿胀疼痛，提示针头滑出静脉，应拔出针头，更换部位，重新注射。

（3）注意事项：见表17-61。

表17-61　静脉注射的注意事项

项目	内容
无菌	严格无菌操作
禁忌	需要多种药物同时注射，应注意配伍禁忌
静脉选择	注射时应选择粗直、弹性好、不易滑动的静脉。如需长期静脉给药，注射部位应由远心端到近心端进行顺次选择
速度	根据病情及药物性质，掌握注入药液的速度，并随时听取患者的主诉，观察体征及其病情变化
强烈刺激的药物	对组织有强烈刺激的药物，注射前应先做穿刺，注入少量生理盐水，证实针头确在血管内，再推注药物，以防药液外溢于组织内而发生坏死

3. 皮内注射（皮试）

（1）操作目的与操作准备：皮内注射的操作目的与操作准备见表17-62。

表17-62　皮内注射的操作目的与操作准备

项目		内容
操作目的		用于药物皮肤过敏试验
操作准备	用物准备	注射盘
		药液：核对标签（药名、剂量、浓度、有效期），检查瓶身、安瓿有无破损，药液有无变质
		1ml注射器、$4\frac{1}{2}$号针头、注射卡
		0.1%盐酸肾上腺素和注射器
	操作者准备	衣帽整洁，修剪指甲，洗手，戴口罩
		评估并解释：①询问、了解患者病情、治疗情况、用药史及药物过敏史。②评估患者意识状态、心理状态、对用药的认知及合作程度。③了解注射部位皮肤状况。④向患者及家属解释皮内注射的目的、方法、注意事项及配合要点
	患者准备	取舒适体位并暴露注射部位
	环境准备	注射环境安静、清洁，光线适宜或有足够照明

（2）操作步骤：见表17-63。

表17-63　皮内注射的操作步骤

项目	内容
药液的吸取	按医嘱和无菌操作原则
核对	携带物品至患者床旁，核对注射单与医嘱（患者床号、姓名、药名、剂量、浓度、用法）

续 表

项目	内容
部位选择	药物过敏试验常选择前臂掌侧下段。因该处皮肤较薄，易于注射，且易于辨认皮肤反应
消毒	用75%乙醇消毒皮肤，如果对乙醇过敏，则使用生理盐水清洁
二次核对	二次核对，排尽注射器内空气
穿刺、注射	一手绷紧局部皮肤，另一手持注射器，针头斜面向上，与皮肤成5°刺入皮内
	针头斜面完全进入皮内后，放平注射器
	用绷紧皮肤之手的拇指固定针栓，注药0.1ml在局部形成皮丘
注射完毕	迅速拔出针头。嘱患者勿按揉局部，以免影响结果的观察，20分钟后观察局部反应，判断结果并告知患者
皮试结果判断方法	阴性：局部皮丘大小无改变，周围不红肿，无红晕，全身无自觉症状，无不适表现
	阳性：局部皮丘隆起，并出现红晕、硬块，直径大于1cm或红晕周围有伪足、痒感；可有头晕、心悸、恶心等不适，严重时可出现过敏性休克
操作后处理	协助患者取舒适卧位
	按消毒隔离原则清理用物并归还原处
	洗手
	记录：结果记录在体温单、注射单、床头卡、书面交班簿等处，阳性用红笔或专用图章标记“+”，阴性用蓝、黑笔或专用图章标记“-”

考点：导尿术

1. **目的、术前准备** 导尿术的目的、术前准备见表17-64。

表17-64 导尿术的目的、术前准备

项目	内容
目的	为各种原因导致的急性尿潴留患者临时排出尿液，减轻痛苦
	昏迷、尿失禁或会阴部损伤时，留置导尿管以保持局部干燥、清洁，预防泌尿系统感染
	手术前留置导尿，排空膀胱、避免手术中误伤
	抢救休克或危重患者时，记录尿量、比重等，观察肾功能
	协助临床诊断及治疗，如尿细菌培养，测量膀胱容量、压力及残余尿量，膀胱癌局部化疗等
术前准备（物品准备）	核对患者相关信息，了解患者年龄、病情、意识状态、治疗情况、心理反应等
	解释导尿目的、方法、如何配合等
	男性患者应询问有无前列腺增生问题
	戴口罩、帽子，洗手，准备治疗台（盘）
	物品放置合理，包括一次性导尿包、无菌持物钳、无菌手套、棉签、消毒溶液（聚维酮碘或苯扎溴铵）、一次性尿垫（或中单）、便盆等
操作前准备	床边核对患者相关信息，解释操作过程、注意事项等
	操作者站在患者右侧，患者取仰卧位，屈髋屈膝，双腿略向外展，脱去对侧裤腿，盖在近侧腿上，对侧大腿用盖被遮盖，露出会阴；将一次性尿垫垫于患者臀下

2. 操作步骤

（1）女性患者：见表17-65。

表17-65 女性患者导尿术的操作步骤

项目	内容
外阴初步消毒	左手戴手套，右手持镊子夹消毒液棉球擦洗外阴（阴阜及大阴唇），左手拇、示指分开大阴唇，擦洗左、右小阴唇及尿道口，自外向内，由上而下，每个棉球限用一次；脱去手套
打开导尿包	取无菌导尿包置于患者两腿之间，打开导尿包；戴无菌手套，铺洞巾，使洞巾与导尿包包布形成一无菌区；整理导尿包内物品，选择合适导尿管，检查导尿管球管是否良好，用液状石蜡棉球润滑导尿管前部后放于洞巾口旁的弯盘内
再次消毒	左手持无菌纱布分开并固定小阴唇，右手用镊子夹消毒液棉球自上而下、由内向外分别消毒尿道口及左、右小阴唇，尿道口加强消毒1次（停留片刻）每个棉球限用1次
导尿	嘱患者缓慢深呼吸，用另一镊子持导尿管对准尿道口插入尿道4~6cm，见尿液流出，再插入1cm左右，将尿液引入无菌盘内后夹闭导尿管尾端，固定导尿管
导尿后操作	若需做尿培养或其他检查时，弃去前段尿，用无菌标本瓶接取中段尿，盖好瓶盖送检
	非留置性导尿，导尿后可拔出导尿管，撤下洞巾，擦洗外阴，脱手套
	留置性导尿，见尿后再插入7~10cm，根据导尿管标注的气囊容积注入生理盐水（10~20ml），轻拉导尿管有阻力感则导尿管已固定于膀胱内，连接集尿袋，撕开洞巾，将集尿袋固定于床边，擦洗外阴，脱手套

（2）男性患者：见表17-66。

表17-66 男性患者导尿术的操作步骤

项目	内容
外阴初步消毒	左手戴手套，右手持镊子夹消毒液棉球先依次擦洗阴阜、阴茎（阴茎根部向尿道口方向）、阴囊；左手再以无菌纱布包裹阴茎、将包皮后推至冠状沟，自尿道口向外、向后擦洗至冠状沟；每个棉球限用1次，脱手套
打开导尿包及铺洞巾	取无菌导尿包置于患者两腿之间，打开导尿包；戴无菌手套，铺洞巾，使洞巾与导尿包包布形成一无菌区；整理导尿包内物品，选择合适导尿管，检查导尿管球管是否良好，用液状石蜡棉球润滑导尿管前部后放于洞巾口旁的弯盘内
再次消毒	左手以无菌纱布包裹阴茎、将包皮后推暴露尿道口，右手持镊子夹消毒液棉球依次消毒尿道口、龟头、冠状沟；由内向外，每个棉球限用1次，尿道口加强消毒1次（停留片刻）
导尿	嘱患者缓慢深呼吸，右手用镊子持导尿管对准尿道口插入4~6cm，见尿液流出，再插入1~2cm，将尿液引入无菌盘内，夹闭导尿管尾端，固定导尿管
导尿后操作	若需做尿培养或其他检查时，弃去前段尿，用无菌标本瓶接取中段尿，盖好瓶盖送检
	非留置性导尿，导尿后可拔出导尿管，撤下洞巾，擦洗阴茎
	留置性导尿，见尿后再插入7~10cm，根据导尿管标注的气囊容积注入生理盐水（10~20ml），轻拉导尿管有阻力感则导尿管已固定于膀胱内，连接集尿袋，撕开洞巾，将集尿袋固定于床边

3. 操作后整理

（1）协助患者整理衣裤、床铺，取舒适卧位。

（2）用物处理恰当、送验标本等，洗手后记录。

4. 注意事项

（1）严格无菌操作。

（2）动作轻柔，注意保暖及患者隐私。

（3）插管深度适宜，女性患者如果误入阴道需更换尿管、重新消毒。

（4）操作过程中注意患者感受及反应，出现不适及时暂停。

（5）尿潴留患者导尿时，一次放尿不超过1000ml，避免腹压突降出现虚脱、血尿等。

重点提醒

导尿用物必须严格消毒，并且按照无菌技术操作原则、按顺序进行，防止尿路感染。选择导尿管，大小应适当。

考点：四肢骨折现场急救外固定

1. 目的 急救时的固定主要是对骨折临时固定，防止骨折断端活动刺伤血管、神经等周围组织造成继发性损伤，并减少疼痛，便于抢救转运。

2. 物品准备

（1）三角巾，木质、铁质、塑料制作的夹板或固定架。

（2）就地取材，选用适合的木板、竹竿、树枝、纸板等简便材料。

3. 操作步骤 四肢骨折现场急救外固定的操作步骤见表17-67。

表17-67 四肢骨折现场急救外固定的操作步骤

分类	夹板固定法	无夹板固定法
肱骨（上臂）骨折固定方法	用两块夹板分别放在上臂内、外两侧（如果只有一块夹板，则放在上臂外侧），用绷带或三角巾等将上下两端固定。肘关节屈曲90°，前臂用小悬臂带悬吊	将三角巾折叠成10~15cm宽的条带，其中央正对骨折处，将上臂固定在躯干上，于对侧腋下打结。屈肘90°，再用小悬臂带将前臂悬吊于胸前
尺、桡骨（前臂）骨折固定方法	用两块长度超过肘关节至手心的夹板分别放在前臂的内、外侧（如只有一块夹板，则放在前臂外侧），并在手心放好衬垫，让伤员握好，以使腕关节稍向背屈，再固定夹板上下两端。屈肘90°，用大悬臂带悬吊，手略高于肘	采用大悬臂带、三角巾固定法。用大悬臂带将骨折的前臂悬吊于胸前，手略高于肘。再用一条三角巾将上臂带一起固定于胸部，在健侧腋下打结
股骨干（大腿）骨折固定方法	伤员仰卧，伤腿伸直。用两块夹板（内侧夹板长度为上至大腿根部，下过足跟；外侧夹板长度为上至腋窝，下过足跟）分别放在伤腿内、外两侧（若只有一块夹板则放在伤腿外侧）。关节处及空隙部位均放置衬垫，用5~7条三角巾或布带先将骨折部位的上下两端固定，然后分别固定腋下、腰部、膝、踝等处。足部用三角巾"8"字形固定，使足部与小腿成直角	伤员仰卧，伤腿伸直，健肢靠近伤肢，双下肢并列，两足对齐。在关节处与空隙部位之间放置衬垫，用5~7条三角巾或布条将两腿固定在一起（先固定骨折部位的上、下两端）。足部用三角巾"8"字形固定，使足部与小腿成直角
胫腓骨（小腿）骨折固定方法	伤员仰卧，伤腿伸直。用两块夹板（夹板长度超过膝关节，上端固定至大腿，下端固定至踝关节及足底）分别放在伤腿内、外两侧。关节处及空隙部位均放置衬垫，用5~7条三角巾或布带先将骨折部位的上下两端固定，然后分别固定大腿、膝、踝等处。足部用三角巾"8"字形固定，使足部与小腿成直角	伤员仰卧，伤腿伸直，健肢靠近伤肢，双下肢并列，两足对齐。在关节处与空隙部位之间放置衬垫，用5~7条三角巾或布条将两腿固定在一起（先固定骨折部位的上、下两端）。足部用三角巾"8"字形固定，使足部与小腿成直角

4. 注意事项

（1）有创口应先止血、消毒、包扎，再固定。

（2）固定前应先以布料、棉花、毛巾等软物，铺垫在夹板上，防止损伤皮肤。

（3）用绷带固定夹板时，应先从骨折的下部缠起，以减少患肢充血水肿。

（4）夹板应放在骨折部位的下方或者两侧，应固定上下各一个关节。

（5）大腿、小腿及脊柱骨折者，不宜随意搬动，应临时就地固定。

（6）固定应松紧适宜。

重点提醒

骨折时夹板长度超过骨折处上下关节，目的是通过限制骨折两端的活动，减少骨折端的移位，避免加重疼痛或导致更大的损伤。

考点：脊柱损伤患者的搬运

脊柱损伤患者的搬运见表17-68。

表17-68 脊柱损伤患者的搬运

项目	内容
目的	避免脊柱骨折端在搬运过程中对周围重要组织（如血管、神经），特别是对脊髓的再次损伤，减少骨折端的活动，减轻患者的疼痛并便于运送
物品准备	脊柱固定担架、固定带、颈托、头部固定器等，必要时可就地取材，如木板、门板
操作步骤	用担架或木板搬运
	先使伤员两下肢伸直，两上肢也伸直放身旁。担架或木板放在伤员一侧，三人用手同时平托将伤员移至担架或木板上（平托法）；或两至三人将伤员躯干成一整体滚动，移至担架或木板上（滚动法）
	注意不要使躯干扭转，特别注意勿使伤者呈屈曲体位搬运。禁用搂抱或一人抬头、另一人抬足的方法，因这些方法将增加脊柱的弯曲，加重脊柱和脊髓的损伤
	用几条带子把伤员固定在木板或硬质门板上，使伤员不能左右转动、移动（一般用四条带子；在胸、肱骨水平，前臂腰水平，大腿水平，小腿水平各使用一条带子，将伤员绑在硬质担架上）
	对颈椎损伤的伤员，要有专人托扶头部，沿纵轴向上略加牵引，使头、颈随躯干一同移动，躺到木板上后，用沙袋或折好的衣物放在颈两侧加以固定
注意事项	脊柱损伤搬运始终保持脊柱伸直位，严禁弯曲或扭转
	各项抢救措施的重要性排序：环境安全>生命体征平稳（CPR）>开放性创伤及严重骨折（创口止血、骨折固定）>搬运
	转运过程中需注意观察生命体征和病情变化

重点提醒

只要怀疑有脊柱损伤就应按脊柱损伤情况处理，将脊柱不稳定的患者仰卧固定在一块坚硬长背板上并将其放置在中心直线位置，即头部、颈部、躯干、骨盆应以中心直线位置逐一固定，保持脊柱伸直位，严禁弯曲或扭转。

考点：刷牙指导（改良Bass刷牙法）

刷牙指导（改良Bass刷牙法）见表17-69。

表17-69 刷牙指导（改良Bass刷牙法）

项目	内容
目的	清除牙面和牙间隙的菌斑、软垢与食物残屑，减少口腔细菌和其他有害物质，减少菌斑的堆积，防止牙石的形成

续　表

项目	内容
操作要领	将刷头置于牙颈部，刷毛指向牙根方向（上颌牙向上，下颌牙向下），刷毛与牙长轴大约成45°，轻微加压，使刷毛部分进入牙龈沟内，部分置于牙龈上
	从后牙颊侧以2~3颗牙为一组开始，用短距离水平颤动的动作数次往返，然后将牙刷向牙冠方向转动，拂刷颊面。刷完第一个部位后，将牙刷移至下一组2~3颗牙的位置重新放置，注意与前一个部位保持有重叠的区域，继续刷下一个部位，按顺序刷完上下牙齿的唇（颊）面
	用同样的方法刷后牙的舌（腭）面
	刷上前牙舌面时，将刷头竖放在牙面上，使前部刷毛接触龈缘，自上而下拂刷。刷下前牙舌面时，自下而上拂刷
	刷咬合面时，刷毛指向咬合面，稍用力做前后来回刷
注意事项	刷牙时间：普通人群建议每次刷牙时间至少2分钟
	刷牙次数：每天至少要早晚各刷牙1次，晚上睡前刷牙更重要
	刷牙顺序：按照一定顺序刷牙，做到每个牙面都要刷到，不能遗漏
	难刷的部位：上、下颌最后一颗牙的远中面，上颌牙的腭面，下颌牙的舌面，排列不齐的牙等容易被忽视或牙刷不易达到，需要补充一些刷牙动作

第十八章　中医辨证施治和适宜技术应用

第一单元　中医学基本概念

考点：整体观念、辨证论治阴阳和五脏

1. 整体观念　整体，就是完整性和统一性。整体观念，是中医学关于人体自身的完整性及人与自然、社会环境的统一性的认识。

2. 辨证论治

（1）病、症、证的概念：见表18-1。

表18-1　病、症、证概念

项目	概念
病	特定病因、发病形式、病机、发展规律和转归的一种完整的过程
症	疾病的具体临床表现，即症状和体征
证	证指在疾病发展过程中，某一阶段的病理概括，包括病的原因、病的部位、病的性质和邪正关系，反映了疾病发展过程中，该阶段病理变化的本质

（2）辨证论治的内容：见表18-2。

表18-2 辨证论治的内容

项目	内容
辨证	将四诊（望、闻、问、切）所收集的资料（症状和体征），通过分析、综合，辨清疾病的原因、性质、部位，以及邪正之间的关系，概括、判断为某种性质的证候的过程
论治	又称施治，根据辨证的结果，确定相应的治疗原则和方法的过程

重点提醒

辨证是论治的前提和依据，论治是辨证的目的，通过论治的效果，可以检验辨证是否正确。

必考热点

1. 中医学整体观念的内涵是人体是一个整体，人与自然、社会相互统一。
2. 中医学的基本特点是整体观念与辨证论治。
3. 证包括病的原因、病的部位、病的性质和邪正关系，反映了疾病发展过程中，该阶段病理变化的全面情况。
4. 根据辨证的结果，确定相应的治疗原则和方法的过程，称为论治。
5. 机体阴阳失调后的一个完整的异常生命过程，指的是疾病。
6. 疾病过程中某一阶段或某一类型的病理概括，指的是证候。

3. 阴阳

（1）阴阳是中国古代哲学的一对范畴，是对自然界相互关联的某些事物或现象对立双方属性的概括。它既可以代表2个相互对立的事物，也可以代表同一事物内部所存在的相互对立的两个方面。

（2）在疾病的发展过程中，阴阳的转化常常表现为在一定条件下表证与里证、寒证与热证、虚证与实证的相互转化。阴阳归类见表18-3。

表18-3 阴阳归类

属性	内容
属阳	凡是运动的、外向的、上升的、弥散的、温热的、明亮的、兴奋的
属阴	相对静止的、内守的、下降的、凝聚的、寒冷的、晦暗的、抑制的

必考热点

对自然界相互关联的某些事物或现象对立双方属性的概括是阴阳。

4. 五脏 五脏是心、肺、脾、肝、肾的合称。五脏的共同生理特点是化生和贮藏精气。五脏虽各有所司，但彼此协调，共同维持生命活动。五脏的生理功能见表18-4。

表 18-4　五脏的生理功能

五脏	生理功能
心	心主宰人的整个生命活动，又称“君主之官”“生之本”“五脏六腑之大主”。心主血脉，主神志
肺	肺覆盖五脏六腑，位置最高，故有“华盖”之称。肺叶娇嫩，不耐寒热燥湿诸邪之侵；肺又上通鼻窍，外合皮毛，与自然界息息相通，易受外邪侵袭，故又有“娇脏”之称。肺主气、司呼吸，主宣发和肃降，通调水道，朝百脉
脾	脾胃同居中焦，是人体消化系统的主要脏器，脾胃共为后天之本，气血生化之源。脾主运化，主统血。脾在志为思，在体合肌肉，主四肢，开窍于口，其华在唇，在液为涎
肝	肝喜条达而恶抑郁，有“刚脏”之称。肝主疏泄，主藏血。肝在志为怒，在体合筋，其华在爪，开窍于目，在液为泪
肾	肾藏先天之精，主生殖，为人体生命之本原，故称肾为“先天之本”。肾主藏精，主水，主纳气。肾在志为恐，在体合骨生髓，其华在发，开窍于耳及二阴，在液为唾

第二单元　诊　法

第一节　望　诊

考点：望面色

面部的病色可分为青、赤、黄、白、黑五种，分别见于不同的脏腑和不同性质的疾病。这种根据患者面部五色变化以诊察疾病的方法，称为五色主病，或称为“五色诊”。五色主证和表现见表 18-5。

表 18-5　五色主证和表现

病色	主证	表现
青色	主寒证、气滞、血瘀、疼痛、惊风	1. 面色淡青或青黑者，属寒盛、痛剧 2. 突见面色青灰，口唇青紫，肢凉脉微，多为心阳暴脱，心血瘀阻 3. 久病面色与口唇青紫者，多属心气、心阳虚衰，血行瘀阻，或肺气闭塞，呼吸不利 4. 面色青黄（即面色青黄相兼，又称苍黄）者，多为肝郁脾虚。小儿眉间、鼻柱、唇周发青者，多属惊风
赤色	主热证，亦可见于戴阳证	1. 满面通红者，属实热证 2. 午后两颧潮红者，属阴虚内热证 3. 久病重病面色苍白，却时而泛红如妆、游移不定者，属戴阳证，主病重
黄色	主脾虚、湿证	1. 面色萎黄者，多属脾胃气虚 2. 面黄虚浮者，属脾虚湿蕴 3. 面黄鲜明如橘皮色者，属阳黄，乃湿热为患 4. 面黄晦暗如烟熏色者，为阴黄，乃寒湿为患
白色	主虚证（包括血虚、气虚、阳虚）、寒证、失血证	1. 患者面色发白，多为气虚血少，或阳衰寒盛 2. 面色淡白无华，唇舌色淡者，多属血虚证或失血证 3. 面色㿠白者，多属阳虚证 4. 若㿠白虚浮，则多属阳虚水泛 5. 面色苍白者，多属亡阳、气血暴脱或阴寒内盛

续 表

病色	主证	表现
黑色	主肾虚、寒证、水饮、血瘀、剧痛	1. 面黑暗淡或黧黑者，多属肾阳虚 2. 面黑干焦者，多属肾阴虚 3. 眼眶周围发黑者，多属肾虚水饮或寒湿带下 4. 面色黧黑，肌肤甲错者，多由血瘀日久所致

重点提醒

记忆口诀：肝、心、脾、肺、肾对应青、赤、黄、白、黑。

必考热点

1. 面色黧黑，肌肤甲错的病机是瘀血。

【热点提示】面色黧黑，肌肤甲错多因瘀血阻滞，肌失所养而致。肾阳虚衰，水饮不化可见面色黧黑，但无肌肤甲错。

2. 脾胃气虚的面色是萎黄。
3. 满面通红者多属于外感发热，属实热证。
4. 阳气暴脱的面色是苍白。
5. 戴阳证患者的表现为面色苍白，颧颊部嫩红如妆。
6. 主血虚证的面色为白色。

考点：望舌

正常舌象的主要特征是舌体柔软灵活，舌色淡红明润，舌苔薄白均匀，苔质干湿适中，简称“淡红舌，薄白苔”。

1. 常见舌色 常见舌色及其舌象特征、主证和临床意义见表18-6。

表18-6 常见舌色及其舌象特征、主证和临床意义

常见舌色	舌象特征	主证	临床意义
淡红舌	舌质淡红润泽	为气血调和的征象，常见于正常人。病中见之多属病轻	1. 外感病轻浅阶段，尚未伤及气血和内脏时，舌色仍可保持正常而呈现淡红 2. 内伤杂病中，若舌色淡红明润，提示阴阳平和，气血充盈，病情尚轻，或为疾病转愈之佳兆
淡白舌	比正常舌色浅淡。舌色白，几无血色者，称为枯白舌	主气血两虚、阳虚。枯白舌主脱血夺气	1. 若淡白光莹，舌体瘦薄，属气血两虚 2. 若淡白湿润，舌体胖嫩，多属阳虚水湿内停 3. 脱血夺气，病情危重，舌无血气充养，则显枯白无华
红舌	较正常舌色红，甚至呈鲜红色。红舌可见于整个舌体，亦可只见于舌尖、舌边	主实热、阴虚	1. 舌色稍红，或仅舌边尖略红，多属外感风热表证初起 2. 舌体不小，色鲜红，多属实热证 3. 舌尖红，多为心火上炎；舌两边红，多为肝经有热 4. 舌体小，舌鲜红少苔，或有裂纹，或红光无苔，为虚热证
绛舌	较红舌颜色更深，或略带暗红色	主里热亢盛、阴虚火旺	1. 舌绛有苔，多属温热病热入营血，或脏腑内热炽盛。绛色愈深，热邪愈甚 2. 舌绛少苔或无苔，或有裂纹，多属久病阴虚火旺，或热病后期阴液耗损

续　表

常见舌色	舌象特征	主证	临床意义
青紫舌	全舌呈现紫色，或局部现青紫斑点，统称为青紫舌。舌淡而泛现青紫者，为淡紫舌；舌红而泛现紫色者，为紫红舌；舌绛而泛现紫色者，为绛紫色；舌体局部出现青紫色斑点，大小不等，不高于舌面者，为斑点舌	主血气瘀滞	1. 全舌青紫者，其病多是全身性气血瘀滞 2. 舌有紫色斑点者，可能是瘀血阻滞于某局部，或是局部血络损伤所致。舌色淡红中泛现青紫者，多因肺气壅滞，或肝郁血瘀，或气虚无力推动血液运行，使血流缓慢所致；亦可见于先天性心脏病，或某些药物、食物中毒等 3. 舌淡紫而湿润，可由阴寒内盛，阳气被遏，血行凝滞，或阳气虚衰，气血运行不畅，血脉瘀滞所致。紫红舌、绛紫舌多为红绛舌的进一步发展，其舌紫红、绛紫而干枯少津，为热毒炽盛，内入营血

必考热点

1. 青紫舌的临床意义是血气瘀滞。

2. 舌色稍红，或仅舌边尖略红，多属外感风热表证初起。

3. 邪入营血证的舌象是舌质绛红。

4. 气血瘀滞证的舌象是舌质紫暗。

5. 患者，女性，32岁。平素性情急躁易激惹，月经不调，因胃痛1周就诊，胃脘灼痛，痛势急迫，胃灼热、泛酸，口苦口干，舌红苔黄，脉弦。

（1）该患者舌红提示属于实热证。

（2）该患者弦脉提示病位相关之脏是肝。

2. 常见舌形　常见舌形及其舌象特征、主证和临床意义见表18-7。

表18-7　常见舌形及其舌象特征、主证和临床意义

常见舌形	舌象特征	主证	临床意义
老、嫩舌	舌质纹理粗糙或皱缩，坚敛而不柔软，舌质暗红者，为苍老舌；舌质纹理细腻，浮胖娇嫩，舌色浅淡者，为娇嫩舌	老舌多见于实证；嫩舌多见于虚证	实邪亢盛，充斥体内，而正气未衰，邪正交争，邪气壅滞于上，故舌质苍老；气血不足，舌体脉络不充，或阳气亏虚，运血无力，寒湿内生，以致舌嫩色淡白
胖、瘦舌	舌体比正常舌大而厚，伸舌满口，称为胖大舌；舌体肿大满嘴，甚至不能闭口，不能缩回，称为肿胀舌。舌体比正常舌瘦小而薄，称为瘦薄舌	胖大舌多主水湿内停、痰湿热毒上泛。瘦薄舌多主气血两虚、阴虚火旺	舌淡胖大者，多为脾肾阳虚，津液输布障碍，水湿之邪停滞于体内的表现。舌红胖大者，多属脾胃湿热或痰热内蕴，或平素嗜酒，湿热酒毒上泛所致。舌肿胀色红绛，多见于心脾热盛，热毒上壅。舌体瘦薄而色淡者，多是气血两虚；舌体瘦薄而色红绛干燥者，多见于阴虚火旺，津液耗伤
点、刺舌	点，指突起于舌面的红色或紫红色星点。大者为星，称红星舌；小者为点，称红点舌。刺，指舌乳头突起如刺，摸之棘手的红色或黄黑色点刺，称为芒刺舌。点和刺相似，时常并见，故可合称点刺舌。点刺多见于舌尖部	提示脏腑热极，或为血分热盛。一般点刺越多，邪热越重	舌红而生芒刺，多为气分热盛；点刺色鲜红，多为血热内盛，或阴虚火旺；点刺色绛紫，为热入营血而气血壅滞。舌尖生点刺，多为心火亢盛；舌边有点刺，多属肝胆火盛；舌中生点刺，多为胃肠热盛

续 表

常见舌形	舌象特征	主证	临床意义
裂纹舌	舌面上出现各种形状的裂纹、裂沟，沟裂中并无舌苔覆盖。舌上裂纹可多少不等，深浅不一，可见于全舌，亦可见于舌前部或舌尖、舌边等处，裂纹可呈现“人”“川”“爻”等形状，严重者可如脑回状、卵石状，或如刀割、剪碎一样	多由邪热炽盛、阴液亏虚、血虚不润、脾虚湿侵所致	舌红绛而有裂纹，多属热盛伤津或阴液亏虚；舌淡白而有裂纹，多为血虚不润；舌淡白胖嫩，边有齿痕又兼见裂纹者，则多属脾虚湿侵
齿痕舌	舌体边缘有牙齿压迫的痕迹	主脾虚，或水湿内盛证	舌淡胖大而润，舌边有齿痕者，多属寒湿壅盛，或阳虚水湿内停；舌质淡红而舌边有齿痕者，多为脾虚或气虚；舌红而肿胀满口，舌有齿痕者，为内有湿热痰浊壅滞

重点提醒

舌下络脉异常及其临床意义：舌下络脉短而细，周围小络脉不明显，舌色偏淡者，多属气血不足，脉络不充；舌下络脉粗胀，或呈青紫、绛、绛紫、紫黑色，或舌下细小络脉呈暗红色或紫色网络，或舌下络脉曲张如紫色珠子状大小不等的结节等改变，都是血瘀的征象。

必考热点

1. 舌边有点刺，多属肝胆火盛。
2. 舌质纹理粗糙或皱缩，坚敛而不柔软，舌质暗红者，称为苍老舌。
3. 舌体肿大满嘴，甚至不能闭口，不能缩回，称为肿胀舌。

3. 望舌苔

（1）望苔色：舌苔舌象特征、主证及临床意义见表18-8。

表18-8 舌苔舌象特征、主证及临床意义

苔色	舌象特征	主证	临床意义
白苔	舌面上附着的苔垢呈现白色。白苔有厚薄之分，苔白而薄，透过舌苔可看到舌体者，是薄白苔；苔白而厚，不能透过舌苔见到舌体者，是厚白苔	可为正常舌苔，病中多主表证、寒证、湿证，亦可见于热证	1. 苔薄白而润，可为正常舌象，或为表证初起，或是里证病轻，或是阳虚内寒。苔薄白而滑，多为外感寒湿，或脾肾阳虚，水湿内停。苔薄白而干，多由外感风热所致 2. 苔白厚腻，多为湿浊内停，或为痰饮、食积。苔白厚而干，主痰浊湿热内蕴；苔白如积粉，扪之不燥者，称为积粉苔，常见于瘟疫或内痈等病，系秽浊湿邪与热毒相结而成。苔白而燥裂，粗糙如砂石，提示燥热伤津，阴液亏损

续 表

苔色	舌象特征	主证	临床意义
黄苔	舌苔呈现黄色。根据苔黄的程度，有淡黄、深黄、焦黄之分。淡黄苔又称微黄苔，苔呈浅黄色，多由薄白苔转化而来；深黄苔又称正黄苔，苔色黄而深厚；焦黄苔又称老黄苔，是正黄色中夹有灰黑色苔。黄苔还有厚薄、润燥、腐腻等苔质变化。黄苔多分布于舌中，亦可布满全舌。黄苔多与红绛舌同时出现	主热证、里证	1. 一般来说，苔色愈黄，说明热邪愈甚。淡黄苔为热轻，深黄苔为热甚，焦黄苔为热极。舌尖苔黄，为热在上焦；舌中苔黄，为热在胃肠；舌根苔黄，为热在下焦；舌边苔黄，为肝胆有热 2. 舌苔由白转黄，或呈黄白相间，为外感表证处于化热入里，表里相兼阶段 3. 薄黄苔提示热势轻浅，多见于风热表证，或风寒化热入里。苔淡黄而润滑多津者，称为黄滑苔，多为阳虚寒湿之体，痰饮聚久化热；或为气血亏虚，复感湿热之邪所致 4. 苔黄而干燥，甚至苔干而硬，颗粒粗大，扪之糙手者，称黄糙苔；苔黄而干涩，中有裂纹如花瓣状，称黄瓣苔；黄黑相兼，如烧焦的锅巴，称焦黄苔。均主邪热伤津，燥结腑实之证。黄苔而质腻者，称黄腻苔，主湿热或痰热内蕴，或为食积化腐
灰黑苔	苔色浅黑，称为灰苔；苔色深灰，称为黑苔。灰苔与黑苔只是颜色浅深之差别，故常并称为灰黑苔。灰黑苔的分布，在人字形界沟附近苔黑较深，越近舌尖，灰黑色渐浅。灰黑苔多由白苔或黄苔转化而成，多在疾病持续一定时日、发展到相当程度后才出现	主阴寒内盛，或里热炽盛等	灰黑苔可见于热性病中，亦可见于寒湿病中，但无论寒热均属重证，黑色越深，病情越重。苔质的润燥是辨别灰黑苔寒热属性的重要指征。在寒湿病中出现灰黑苔，其舌苔灰黑必湿润多津；在热性病中出现，其舌苔灰黑必干燥无津液

必考热点

苔黄而干燥，甚至苔干而硬，颗粒粗大，扪之糙手者，称黄糙苔。

（2）望苔质：苔质的舌象特征、主证、临床意义见表 18-9。

表 18-9 苔质的舌象特征、主证、临床意义

苔质	舌象特征	主证	临床意义
薄、厚苔	透过舌苔能隐隐见到舌体者，称为薄苔，又称见底苔；不能透过舌苔见到舌体者，称为厚苔，又称不见底苔	主要反映邪正的盛衰和邪气之深浅	1. 外感疾病初起在表，病情轻浅，或内伤病病情较轻，胃气未伤，可见到薄苔 2. 舌苔厚或舌中根部尤著者，多提示外感病邪气已入里，或胃肠内有宿食，或痰浊停滞，病情较重。舌苔由薄转厚，提示邪气渐盛，主病进；舌苔由厚转薄，或舌上复生薄白新苔，提示正气胜邪，主病退。如薄苔突然增厚，提示邪气极盛，迅速入里；苔骤然消退，舌上无新生舌苔，为正不胜邪，或胃气暴绝
润、燥苔	舌苔润泽有津，干湿适中，不滑不燥，称为润苔。舌面水分过多，伸舌欲滴，扪之湿滑，称为滑苔。舌苔干燥，扪之无津，甚则舌苔干裂，称为燥苔。苔质粗糙，扪之碍手，称为糙苔	主要反映体内津液的盈亏和输布情况	润苔表明津液未伤；滑苔为水湿之邪内聚的表现，主痰饮、水湿。燥苔提示体内津液已伤。如高热、大汗、吐泻后，或过服温燥药物等，导致津液不足。亦有因痰饮、瘀血内阻，阳气被遏，不能上蒸津液濡润舌苔而见燥苔，属津液输布障碍。糙苔可由燥苔进一步发展而成，多见于热盛伤津之重证

续 表

苔质	舌象特征	主证	临床意义
腻、腐苔	苔质致密，颗粒细小，融合成片，如涂有油腻之状，中间厚边周薄，紧贴舌面。揩之不去，刮之不脱，称为腻苔。苔质疏松，颗粒粗大，形如豆腐渣堆积舌面，边中皆厚，揩之易去，称为腐苔。若舌上黏厚一层，有如疮脓，则称脓腐苔	皆主痰浊、食积；脓腐苔主内痈	1. 舌苔薄腻，或腻而不板滞者，多为食积，或脾虚湿困；舌苔白腻而滑者，为痰浊、寒湿内阻；舌苔黏腻而厚，口中发甜，是脾胃湿热；舌苔黄腻而厚，为痰热、湿热、暑湿等邪内蕴 2. 腐苔多因阳热有余，蒸腾胃中秽浊之邪上泛，聚积舌面，主食积胃肠，或痰浊内蕴。脓腐苔，多见于内痈或邪毒内结，是邪盛病重的表现。病中腐苔渐退，续生薄白新苔，为正气胜邪之象，是病邪消散。若腐苔脱落，不能续生新苔者，为病久胃气衰败，属于无根苔
剥（落）苔	舌面本有舌苔，疾病过程中舌苔全部或部分脱落，脱落处光滑无苔而可见舌质。舌前半部苔剥脱者，称前剥苔；舌中部苔剥脱者，称中剥苔；舌根部苔剥脱者，称根剥苔。舌苔多处剥脱，舌面仅斑驳残存少量舌苔者，称花剥苔；舌苔全部剥脱，舌面光洁如镜者，称为镜面舌。舌苔不规则地剥脱；边缘凸起，界限清楚，形似地图，部位时有转移者，称为地图舌。舌苔剥脱处，舌面不光滑，仍有新生苔质颗粒，或舌乳头可见者，称为类剥苔	一般主胃气不足，胃阴枯竭或气血两虚，亦是全身虚弱的一种征象	舌红苔剥多为阴虚；前剥苔多为肺阴不足，中剥苔多为胃阴不足，根剥苔多为肾阴枯竭。舌淡苔剥或类剥苔，多为血虚或气血两虚。镜面舌色红绛者，为胃阴枯竭；舌色㿠白如镜，甚则毫无血色者，主营血大虚，阳气虚衰，病重难治。舌苔部分脱落，未剥脱处仍有腻苔者，多为正气亏虚，痰浊未化
真、假苔	舌苔紧贴于舌面，刮之难去，刮后仍留有苔迹，不露舌质，舌苔像从舌体上长出者，称为有根苔，此属真苔。若舌苔不紧贴舌面，不像舌所自生而似涂于舌面，苔易刮脱，刮后无垢而舌质光洁者，称为无根苔，即是假苔	对辨别疾病的轻重、预后有重要意义	病之初期、中期，舌见真苔且厚，为胃气壅实，病较深重；久病见真苔，说明胃气尚存。新病出现假苔，乃邪浊渐聚，病情较轻；久病出现假苔，是胃气匮乏，病情危重

重点提醒

舌苔的厚薄，以“见底”和“不见底”作为衡量标准。舌苔由薄转厚，提示邪气渐盛，主病进；舌苔由厚转薄，或舌上复生薄白新苔，提示正气胜邪，主病退。

必考热点

1. 可以作为判断邪正的盛衰和邪气之深浅的是厚薄苔。
2. 舌苔全部剥脱，舌面光洁如镜者，称为镜面舌。
3. 舌苔不规则地剥脱，边缘凸起，界限清楚，形似地图，部位时有转移者，称为地图舌。
4. 患者干咳无痰，胸痛，午后颧红，夜间低热，盗汗，口干咽燥，形体消瘦，脉细数。其典型舌象应是舌红少苔。

【热点提示】本题为阴虚内热证，阴虚的典型舌象为舌红（绛）少苔。

第二节　闻　　诊

考点：听声音

1. 咳嗽　咳嗽的听诊见表 18-10。

表 18-10　咳嗽的听诊

类别	主证
咳声重浊沉闷	多属实证，是寒痰湿浊停聚于肺，肺失肃降所致
咳声轻清低微	多属虚证，多因久病肺气虚损，失于宣降所致
咳声不扬，痰稠色黄，不易咯出	多属热证，因热邪犯肺，肺津被灼所致
咳有痰声，痰多易咯	多属痰湿阻肺所致
干咳无痰或少痰	多属燥邪犯肺，或阴虚肺燥所致
咳声短促，呈阵发性、痉挛性，连续不断，咳后有鸡鸣样回声，并反复发作者，称为顿咳（百日咳）	多因风邪与痰热搏结所致，常见于小儿
咳声如犬吠，伴有声音嘶哑，吸气困难	是肺肾阴虚，疫毒攻喉所致，多见于白喉

必考热点

1. 痰湿阻肺的特征是咳有痰声，痰多易咳。
2. 燥邪犯肺的特征是干咳少痰或无痰。
3. 咳声短促，连续不断，咳后有鸡鸣样回声称为顿咳。
4. 寒痰停肺咳嗽的特点是咳声重浊沉闷。

2. 喘　喘的类型、表现及病机见表 18-11。

表 18-11　喘的类型、表现及病机

类型	表现	病机
实喘	发作急骤，呼吸深长，息粗声高，唯以呼出为快	风寒袭肺或痰热壅肺、痰饮停肺，肺失宣肃，或水气凌心
虚喘	病势徐缓，呼吸短浅，急促难续；息微声低，唯以深吸为快，动则喘甚	肺肾亏虚，气失摄纳，或心阳气虚

3. 哮　哮的类型及特征见表 18-12。

表 18-12　哮的类型及特征

类型	特征
哮必兼喘	哮以喉间哮鸣音为特征
喘不兼哮	喘以气息急迫、呼吸困难为主

4. 呕吐 呕吐的类型及主证见表18-13。

表18-13 呕吐的类别及主证

类别	主证
吐势徐缓，声音微弱，呕吐物清稀	属虚寒证，多为脾胃阳虚，胃气上逆所致
吐势较猛，声音壮厉，呕吐出黏稠黄水，或酸或苦	属实热证，常因热伤胃津，胃失濡养所致
呕吐呈喷射状者	多为热扰神明，或因颅脑外伤，颅内有瘀血，或有肿瘤等
呕吐酸腐味的食糜	多因暴饮暴食，或过食肥甘厚味，以致食滞胃脘，胃气上逆所致
朝食暮吐、暮食朝吐	为胃反，多属脾胃阳虚
口干欲饮，饮后则吐	称为水逆，因饮邪停胃，胃气上逆所致

必考热点

1. 呼吸急迫困难，张口抬肩，甚至鼻翼扇动，难以平卧的是喘。
2. 哮是指呼吸急促似喘，声高断续，喉间有哮鸣音的症状。
3. 呕吐呈喷射状者多为热扰神明，或因颅脑外伤，颅内有瘀血、肿瘤所致。
4. 热邪犯胃其呕吐的特点是呕声壮厉，吐黏稠黄水。
5. 水逆呕吐的特点是口干欲饮，饮后则吐。
6. 患者，女性，30岁。近1周呼吸急促似喘，张口抬肩，甚至鼻翼扇动，难以平卧，喉间有哮鸣音。其诊断是哮。

5. 嗳气 嗳气的类型及主证见表18-14。

表18-14 嗳气的类型及主证

类型	主证
嗳气酸腐，兼脘腹胀满	多因宿食内停所致，属于实证
嗳气频作而响亮，嗳气后脘腹胀减，嗳气发作因情志变化而增减	多为肝气犯胃，属于实证
嗳气频作，兼脘腹冷痛，得温症减	多为寒邪犯胃，或为胃阳亏虚
嗳声低沉断续，无酸腐气味，兼见纳呆食少	为胃虚气逆，属虚证。多见于老年人或体虚之人

重点提醒

中医的哮、喘和西医哮喘的区别：哮以声响名，喘以气息言。中医的哮大致等于西医的哮喘。

必考热点

患者，25岁。嗳气酸腐，兼脘腹胀满，多为宿食内停所致。

考点：嗅气味

嗅气味的类别、气味、病因见表 18-15。

表 18-15　嗅气味的类别、气味、病因

类别	气味	病因
口气	口气酸臭，并伴食欲缺乏，脘腹胀满	多属食积胃肠
	口气臭秽	多属胃热
	口气腐臭，或兼咳吐脓血	多是内有溃腐脓疡
	口气臭秽难闻，牙龈腐烂	为牙疳
大、小便	大便酸臭难闻	多为肠中郁热
	大便溏泄而腥	多为脾胃虚寒
	大便泄泻臭如败卵，或夹未消化食物，矢气酸臭	多为伤食
	小便臊臭，黄赤混浊	多属膀胱湿热
	尿甜并散发烂苹果气味	为消渴病
经带	月经臭秽	多为热证
	月经气腥	多为寒证
	带下臭秽而黄稠	多属湿热
	带下腥而清稀	多属寒湿
	带下奇臭，并见异常颜色	常见于癌病

必考热点

1. 口气臭秽者多属于胃热。
2. 口臭难闻，牙龈腐烂者多属于牙疳。
3. 胃有宿食，可闻到口气酸臭。
4. 消渴重证，可闻到尿中散发烂苹果气味。
5. 口气酸臭，脘腹胀满者，属食积胃肠。
6. 患者口气腐臭或吐脓血，多为内有脓疡。
7. 带下臭秽而黄稠者，多属湿热。

第三节　问　诊

考点：问寒热的临床意义

问寒热的临床意义见表 18-16。

表 18-16　问寒热的临床意义

类别		临床意义
恶寒发热	表证	恶寒重发热轻，属风寒表证
		发热轻而恶风，属伤风表证

续 表

类别		临床意义
恶寒发热	表证	发热重恶寒轻，属风热表证
但寒不热	寒证	新病恶寒，属里实寒证，亦可见于风寒表证的初期阶段
		久病畏寒，属里虚寒证
但热不寒	里热证	壮热，属里实热证
		日晡潮热：下午3~5时（即申时）热势较高，常见于阳明腑实证，亦称阳明潮热
		午后或夜间潮热：有热自骨内向外透发，称骨蒸潮热。多属阴虚火旺
		湿温潮热：午后热甚，身热不扬，属湿温病
		微热：发热不高，一般不超过38℃，或体温正常仅自觉发热。长期微热，劳累则甚，兼疲乏、少气、自汗等症者，多属气虚发热。时有低热，兼面白、头晕、舌淡、脉细等症者，多属血虚发热。长期低热，兼颧红、五心烦热等症者，多属阴虚发热。每因情志不舒而时有微热，兼胸闷、急躁易怒等症者，多属气郁发热，亦称郁热。小儿于夏季气候炎热时长期发热，兼有烦渴、多尿、无汗等症，至秋凉自愈者，多属气阴两虚发热
寒热往来	半表半里证	寒热往来无定时，多见于少阳病
		寒热往来有定时，常见于疟疾

重点提醒

1. 壮热：指高热（体温在39℃以上）持续不退，不恶寒只恶热的症状。
2. 潮热：指按时发热，或按时热势加重，如潮汐之有定时的症状。

必考热点

1. 午后和夜间有低热者，称为午后或夜间潮热。有热自骨内向外透发的感觉者，称为骨蒸潮热，多属阴虚火旺。
2. 寒热往来，发有定时指患者恶寒战栗与高热交替发作，发有定时，每日发作一次，或两三日发作一次的症状，兼见头痛剧烈、口渴、多汗等症。多见于疟疾。
3. 久病畏寒指患者经常怕冷，四肢凉，得温可缓的症状。常兼面色㿠白，舌淡胖嫩，脉弱等症。主要见于里虚寒证。
4. 长期微热，劳累则甚，兼疲乏、少气、自汗等症者，多属气虚发热。
5. 时有低热，兼面白、头晕、舌淡、脉细等症者，多属血虚发热。
6. 午后热甚，身热不扬，兼头身困重、胸脘满闷，舌苔黄腻。其临床意义是湿温潮热。

考点：问汗的临床意义

问汗的临床意义见表18-17。

表18-17 问汗的临床意义

类别		临床意义
有汗无汗	无汗	1. 表证无汗，多属风寒表证 2. 里证无汗，多因津血不足，或阳气亏虚

续　表

类别		临床意义
有汗无汗	有汗	1. 表证有汗，多见于风邪犯表证和风热表证 2. 里证有汗，多见于里热证，或阳气亏虚，或阴虚内热
特殊汗出	自汗	醒时经常汗出，活动尤甚：气虚证和阳虚证
	盗汗	睡则汗出，醒则汗止：阴虚证
	绝汗	病情危重，大汗不止：亡阴或亡阳
	战汗	先恶寒战栗而后汗出：正邪剧争，病变发展的转折点
局部汗出	头汗	上焦热盛；中焦湿热蕴结；元气将脱，虚阳上越；进食辛辣、热汤、饮酒，热蒸于头
	半身汗	无汗的半身常是病变的部位，多见于痿病、中风及截瘫患者
	手足心汗	阴经郁热熏蒸；阳明燥热内结，热蒸迫津外泄；脾虚运化失常，津液旁达四肢

必考热点

1. 手足心汗出量多见于阳气内郁。

【热点提示】手足心汗出量多，原因多为阴经郁热熏蒸；阳明燥热内结，热蒸迫津外泄；脾虚运化失常，津液旁达四肢。

2. 睡时汗出，醒则汗止，称为盗汗。主阴虚。

3. 先恶寒战栗，继而汗出者，称为战汗，提示邪正斗争激烈，为病情变化的转折点。

4. 战汗后仍发高热，脉来急疾，提示邪盛正衰。

【热点提示】战汗后若汗出热退、脉静身凉，是邪去正复之佳兆，主疾病向愈；若汗出而身热不减，仍烦躁不安，脉来急疾，为邪盛正衰之危候，主病情恶化。

5. 手足心汗出，与之相关的脏是脾。

【热点提示】手足心汗是手足心出汗过多，其他部位无汗或少汗。阴经郁热熏蒸，或阳明燥热内结，或脾虚运化失常所致。故与脾有关。

考点：问疼痛的临床意义

1. 疼痛的性质　疼痛的性质及病因见表 18-18。

表 18-18　疼痛的性质及病因

疼痛的性质	病因
胀痛	气滞作痛，但头目胀痛，多因肝火上炎或肝阳上亢所致
刺痛	瘀血致痛
冷痛	寒邪阻滞经络所致者，为实证；阳气亏虚，脏腑经脉失于温煦所致者，为虚证
灼痛	火邪窜络所致者，为实证；阴虚火旺所致者，为虚证
重痛	湿邪困阻气机
酸痛	湿邪侵袭肌肉关节，气血运行不畅；肾虚骨髓失养
绞痛	有形实邪阻闭气机，或寒邪凝滞气机
空痛	气血亏虚，阴精不足，脏腑经脉失养

续 表

疼痛的性质	病因
隐痛	阳气精血亏虚，脏腑经脉失养
走窜痛	胸胁脘腹疼痛，多因气滞所致；四肢关节疼痛，多见于痹病，因风邪偏胜所致
掣痛	亦称“引痛”“彻痛”，多因筋脉失养，或筋脉阻滞不通

必考热点

1. 酸痛的常见原因是湿浸肌肉关节。

【热点提示】酸痛指疼痛伴有酸软感的症状。多因风湿侵袭，气血运行不畅，或肾虚、气血不足，组织失养所致。常见于四肢、腰背的关节、肌肉处。

2. 因有形实邪闭阻气机所致疼痛的性质是绞痛。

【热点提示】绞痛，痛势剧烈，如刀绞割的症状。多因有形实邪阻闭气机，或寒邪凝滞气机所致。

3. 月经后期或行经后小腹隐痛、空痛，多属气血两虚。

【热点提示】痛经又称经行腹痛。指在行经时，或行经前后，周期性出现小腹疼痛，或痛引腰骶，甚至剧痛难忍的症状。若经前或经期小腹胀痛或刺痛拒按，多属气滞或血瘀；小腹灼痛拒按，平素带下黄稠臭秽，多属湿热蕴结；小腹冷痛，得温痛减者，多属寒凝或阳虚；月经后期或行经后小腹隐痛、空痛，多属气血两虚，或肾精不足，胞脉失养所致。

2. **疼痛的部位** 疼痛的部位及其临床意义见表18-19。

表18-19 疼痛的部位及其临床意义

疼痛的部位	临床意义
头痛	1. 前额连眉棱骨痛：病在阳明经 2. 后头连项痛：病在太阳经 3. 头两侧痛：病在少阳经 4. 巅顶痛：病在厥阴经
胸痛	1. 左胸心前区憋闷作痛，时痛时止：多因痰、瘀等邪阻滞心脉，可见于胸痹等病 2. 胸痛剧烈，面色青灰，手足青冷：心脉急骤闭塞所致，可见于厥心痛（真心痛） 3. 胸痛，颧赤盗汗，午后潮热：多因肺阴亏虚，虚火灼络所致，可见于肺痨等病 4. 胸痛，咳喘气粗，壮热面赤：多因热邪壅肺，肺络不利所致，可见于肺热病等病 5. 胸痛，壮热，咳吐脓血腥臭痰：多因痰热阻肺，热壅血瘀所致，可见于肺痈等病
胁痛	多与肝胆病变有关
胃脘痛	1. 实证：因寒、热、气滞、瘀血和食积所致，多在进食后疼痛加剧 2. 虚证：因胃阴虚或胃阳不足，胃失所养引起，多在进食后疼痛缓解
腹痛	1. 实证：因寒、热、寒湿、湿热、气滞、瘀血、结石、虫积和食积等所致 2. 虚证：因气虚、血虚、阳虚、阴虚所致
腰痛	1. 腰部经常酸软而痛：多因肾虚所致 2. 腰部冷痛沉重，阴雨天加重：多因寒湿所致 3. 腰部刺痛，或痛连下肢：多因瘀血阻络或腰椎病变所致 4. 腰部突然剧痛，向少腹部放射，尿血：多因结石阻滞所致 5. 腰痛连腹，绕如带状：多因带脉损伤所致

重点提醒

1. 一般而言，新病疼痛，痛势剧烈，持续不解，或痛而拒按，多属实证；久病疼痛，痛势较轻，时痛时止，或痛而喜按，多属虚证。

2. 询问患者有无疼痛的现象，疼痛的部位、性质，发作时程度的轻重、持续时间的长短、喜恶、缓解方式及发作的诱因与伴随症状等。

必考热点

1. 头脑空痛，腰膝酸软者属于肾虚头痛。

【热点提示】根据头痛的不同性质，可辨识病性的寒热虚实：①头痛连项，遇风加重者，属风寒头痛。②头痛怕热，面红目赤者，属风热头痛。③头痛如裹，肢体困重者，属风湿头痛。④头痛绵绵，过劳则盛者，属气虚头痛。⑤头痛眩晕，面色苍白者，属血虚头痛。⑥头脑空痛，腰膝酸软者，属肾虚头痛。

2. 腰部刺痛，痛连下肢者，其病机是瘀血阻络。

3. 腰部突然剧痛，向少腹部放射，尿血者，其病机是结石阻滞。

4. 前额头痛连及眉棱骨属于阳明头痛。

考点：问头身的临床意义

问头身的临床意义见表 18-20。

表 18-20　问头身的临床意义

类别		临床意义
头晕	头晕胀痛，口苦，易怒，脉弦数	多因肝火上炎、肝阳上亢，脑神被扰所致
	头晕面白，神疲乏力，舌淡脉弱	多因气血亏虚，脑失充养所致
	头晕而重，如物缠裹，痰多苔腻	多因痰湿内阻，清阳不升所致
	头晕耳鸣，腰酸遗精	多因肾虚精亏，髓海失养所致
	外伤后头晕刺痛	多因瘀血阻滞脑络所致
身重	身重，脘闷苔腻	多因湿困脾阳，阻滞经络所致
	身重，浮肿	系水湿泛溢肌肤所致
	身重，嗜卧，疲乏	多因脾气虚，不能运化精微布达四肢、肌肉所致
	热病后期见身重乏力	多系邪热耗伤气阴，形体失养所致
麻木	患者自觉皮肤发麻，或肌肤感觉减退，甚至消失	气血亏虚、风寒入络、肝风内动、风痰阻络、痰湿或瘀血阻络，肌肤、筋脉失养所致

必考热点

1. 头晕昏沉，痰多苔腻多为痰湿内阻。

2. 头晕面白，神疲乏力，舌淡脉弱者多为气血亏虚。

考点：问耳目的临床意义

问耳目的临床意义见表18-21。

表18-21　问耳目的临床意义

类别		临床意义
问耳	耳鸣	1. 耳鸣声大，按之更甚属实证，多因肝胆火盛所致 2. 耳鸣声小，按之可减属虚证，多因肝肾阴亏所致
	耳聋	1. 暴病耳聋多属实证，与肝胆火盛有关 2. 久病耳聋、老年耳聋多属虚证，为肾精亏虚所致
	重听	1. 日久渐发之重听为虚证，与肾精亏虚有关 2. 骤发之重听为实证，多是痰浊上蒙，或风邪上扰所致
问目	目昏	多为肝肾亏虚，精血不足，目失所养而致
	目眩	1. 由肝阳上亢、肝火上炎、肝阳化风及痰湿上蒙清窍所致者，多为实证，或本虚标实证 2. 由气虚、血亏、阴精不足，目失所养引起者，多为虚证
	目痒	1. 两目痒甚如虫行，伴有畏光流泪、灼热者，多属实证，因肝火上炎或风热上袭等所致 2. 目微痒而势缓，多属虚证，因血虚，目失濡养所致
	目痛	1. 痛剧者，多属实证；痛微者，多属虚证 2. 目剧痛难忍，面红目赤者，多为肝火上炎所致；目赤肿痛，羞明多眵者，多为风热上袭所致；目微痛微赤，时痛时止而干涩者，多为阴虚火旺所致
	雀盲	白昼视力正常，黄昏以后视力减退，视物不清。多由肝肾亏虚，精血不足，目失所养引起

必考热点

1. 视物旋转动荡，如在舟车之上，或眼前如有蚊蝇飞动，称为目眩。

2. 突发耳鸣，声大如潮，按之不减者属肝胆火盛。

【热点提示】耳鸣指患者自觉耳内鸣响的症状。有虚实之分：耳鸣声大，按之更甚属实证，多因肝胆火盛所致；耳鸣声小，按之可减属虚证，多因肝肾阴亏所致。

3. 目赤肿痛，羞明多眵者，多因风热上袭。

【热点提示】目痛指患者自觉单目或双目疼痛的症状。一般痛剧者，多属实证；痛微者，多属虚证。目剧痛难忍，面红目赤者，多因肝火上炎所致；目赤肿痛，羞明多眵者，多因风热上袭所致；目微痛微赤，时痛时止而干涩者，多因阴虚火旺所致。

4. 耳聋逐渐加重且有腰酸眩晕者，属肾虚耳聋。

考点：问睡眠的临床意义

问睡眠的临床意义见表18-22。

表18-22　问睡眠的临床意义

类别		临床意义
失眠	虚证	营血亏虚，或阴虚火旺，心神失养，或心胆气虚，心神不安所致
	实证	火邪、痰热内扰心神，心神不安，或食积胃脘所致

续　表

类别		临床意义
嗜睡	困倦嗜睡，头目昏沉，胸闷脘痞，肢体困重	多为痰湿困脾，清阳不升所致
	饭后困倦嗜睡，纳呆腹胀，少气懒言	多为脾失健运，清阳不升所致
	精神极度疲惫，神识朦胧，困倦易睡，肢冷脉微	多为心肾阳虚，神失温养所致

重点提醒

嗜睡与昏睡、昏迷不同，后者难以呼醒，强行唤醒而仍神志模糊，甚至呼之不醒。

必考热点

1. 常见饭后嗜睡，其原因多为脾气虚弱。
2. 精神疲惫，神识朦胧，困倦嗜睡，肢冷脉微，多见于心肾阳衰。

【热点提示】困倦嗜睡，头目昏沉，胸闷脘痞，肢体困重者，多是痰湿困脾，清阳不升所致。饭后困倦嗜睡，纳呆腹胀，少气懒言者，多因脾失健运，清阳不升所致。精神极度疲惫，神志蒙眬，困倦易睡，肢冷脉微者，多因心肾阳虚，神失温养所致。大病之后，神疲嗜睡，乃正气未复的表现。

考点：问饮食与口味的临床意义

问饮食与口味的临床意义见表 18-23。

表 18-23　问饮食与口味的临床意义

类别		临床意义
饮食	食欲减退	1. 新病食欲减退：一般是邪气影响脾胃功能，正气抗邪的保护性反应 2. 久病食欲减退，兼面色萎黄，食后腹胀，疲倦：多为脾胃虚弱，腐熟运化无力所致 3. 纳呆少食，脘闷腹胀，头身困重，苔腻脉濡：多因湿邪困脾，运化机能障碍所致 4. 纳呆少食，脘腹胀闷，嗳腐食臭：多为食滞胃脘，腐熟不及引起
	厌食	1. 厌食，兼脘腹胀痛，嗳腐食臭，舌苔厚腻：为食滞胃脘 2. 厌食油腻，脘闷呕恶，便溏不爽，肢体困重：为湿热蕴脾 3. 厌食油腻，胁肋灼热胀痛，口苦泛恶者，为肝胆湿热；孕妇厌食，伴有严重恶心呕吐者，谓之妊娠恶阻
	消谷善饥	1. 消谷善饥，兼多饮多尿，形体消瘦：多见于消渴病，属胃火炽盛 2. 消谷善饥，兼大便溏泄：属胃强脾弱
	饥不欲食	饥不欲食，兼脘痞，干呕呃逆：多属胃阴虚证
	偏嗜食物或异物	多为虫积
口味	口淡	多见于脾胃虚弱、寒湿中阻及寒邪犯胃
	口甜	多因湿热蕴结于脾
	口黏腻	常见于痰热内盛、湿热中阻及寒湿困脾
	口酸	多见于伤食、肝胃郁热等

续 表

类别		临床意义
口味	口苦	多见于心火上炎或肝胆火热之证
	口涩	为燥热伤津，或脏腑热盛，气火上逆所致
	口咸	是肾病及寒水上泛之故

重点提醒

询问患者有无食欲的改变、食量的多少、对事物的喜恶等，以分辨是否存在食欲缺乏、厌食、消谷善饥、饥不欲食、偏嗜食物等。

必考热点

1. 厌食油腻，脘闷呕恶，便溏不爽多见于湿热蕴脾。

【热点提示】厌食指厌恶食物，甚至恶闻食臭的症状。厌食，兼脘腹胀痛，嗳腐食臭，舌苔厚腻者，为食滞胃脘。厌食油腻，脘闷呕恶，便溏不爽，肢体困重者，为湿热蕴脾。厌食油腻，胁肋灼热胀痛，口苦泛恶者，为肝胆湿热。孕妇厌食，伴有严重恶心呕吐者，谓之妊娠恶阻。

2. 患者口淡乏味，常提示的是脾胃虚弱。

【热点提示】口淡是舌上味觉减退，口中乏味，甚至无味的症状。多见于脾胃虚弱证。

3. 妇女怀孕厌食、呕恶称为恶阻。

【热点提示】孕妇厌食，多是妊娠反应，因妊娠后冲脉之气上逆，影响胃之和降，一般属生理现象。若厌食兼严重恶心呕吐者，为妊娠恶阻。

4. 肝胆火热之证多见口苦。
5. 伤食、肝胃郁热多见口酸。
6. 燥热伤津常见口味为口涩。

【热点提示】口涩多与舌燥同时出现。

7. 心火上炎常见口味为口苦。
8. 口有涩味，如食生柿子，其病机是燥热伤津。
9. 口中有咸味，其病机是寒水上泛。

考点：问口渴与饮水的临床意义

口渴即口中干渴的感觉，饮水是指实际饮水量的多少。见表18-24。

表18-24 问口渴与饮水的临床意义

类别		临床意义
口不渴饮	提示津液未伤，多见于寒证、湿证	
口渴欲饮	口渴咽干，鼻干唇燥，发于秋季者	多为燥邪伤津所致
	口干微渴，发热，脉浮数者	多见于温热病初期，邪热伤津不甚
	大渴喜冷饮，壮热，大汗出者	里热炽盛，津液大伤
	口渴咽干，夜间尤甚，颧赤盗汗，五心烦热者	阴虚津亏，虚火内炽

续　表

类别		临床意义
口渴欲饮	口渴而多饮，小便量多，形体消瘦者	属消渴病
	渴不多饮，兼身热不扬，心中烦闷，苔黄腻者	属湿热证
	渴不多饮，兼身热夜甚，心烦不寐，舌红绛者	属温病营分证
	渴喜热饮而量不多，或水入即吐者	痰饮内停
	口干，但欲漱水不欲咽，兼面色黧黑，或肌肤甲错者	瘀血

必考热点

1. 口干，但欲漱水不欲咽，兼面色黧黑多见于瘀血。
2. 渴喜热饮而量不多，或水入即吐多为痰饮内停。

【热点提示】渴喜热饮而量不多，或水入即吐者，多由痰饮内停所致。因痰饮内阻，津液不能气化上承于口，故口渴，但体内有饮邪，故不多饮，或水入即吐。

重点提醒

询问患者有无口渴、饮水的多少、喜冷喜热等，以区分其属于口不渴或口渴，口渴多饮或渴不多饮，渴喜冷饮或渴喜热饮等。

考点：问大、小便的临床意义

1. **大便**　见表 18-25。

表 18-25　问大便的临床意义

类别		临床意义
便次异常	便秘	多因胃肠积热，或阳虚寒凝，或气血阴津亏损，或腹内癥块阻结
	泄泻	外感风寒湿热疫毒之邪，或饮食所伤，食物中毒，痨虫或寄生虫积于肠道，或情志失调，肝气郁滞，或久病脾肾阳气亏虚
便质异常	完谷不化	病久体弱者，多为脾肾阳虚；新起者多为食滞胃肠
	溏结不调	多因肝郁脾虚，肝脾不调所致
	脓血便	多见于痢疾或肠癌
	便血	多因脾胃虚弱，气不统血，或胃肠积热、湿热蕴结、气血瘀滞等所致
排便感异常	肛门灼热	多因大肠湿热，或热结旁流，热迫直肠所致
	里急后重	常见于湿热痢疾
	排便不爽	泻下如黄糜而黏滞不爽者，多因湿热蕴结大肠；腹痛欲便而排出不爽，抑郁易怒者，多因肝郁脾虚；腹泻不爽，大便酸腐臭秽者，多因食积化腐，肠道气机不畅所致。
	大便失禁	常因督脉损伤，年老体衰，久病正虚，久泄不愈，脾虚气陷，肠道湿热瘀阻等，引起脾肾虚损所致
	肛门气坠	多因脾虚中气下陷所致

必考热点

1. 大便溏结不调多见于肝郁脾虚。
2. 大便先干而后稀多见于脾虚。

【热点提示】大便溏结不调指大便时干时稀的症状。多因肝郁脾虚，肝脾不调所致；若大便先干后稀，多为脾虚。

3. 脾肾阳虚大便的特点是完谷不化。

【热点提示】完谷不化指大便中含有较多未消化食物的症状。病久体弱者见之，多为脾肾阳虚；新起者多为食滞胃肠。

4. 泻下如黄糜而黏滞不爽者，其病机是湿热蕴结大肠。
5. 腹痛欲便而排出不爽，抑郁易怒者，其病机是肝郁脾虚。
6. 大便溏泄而腥者，多为脾胃虚寒。大便泄泻臭如败卵，矢气酸臭者，多为伤食。

2. 小便　见表18-26。

表18-26　问小便的临床意义

类别		临床意义
尿次异常	小便频数	1. 新病尿频，尿急，尿痛，小便短赤：多为湿热蕴结膀胱 2. 久病尿频，色清量多，夜间明显：多为肾阳虚或肾气不固
	癃闭	1. 实性癃闭：多由瘀血、结石或湿热、败精阻滞、阴部手术等所致 2. 虚性癃闭：多因久病或年老气虚、阳虚所致
尿量异常	尿量增多	1. 小便清长量多：属虚寒证 2. 多饮、多尿而形体消瘦：属消渴病
	尿量减少	多由热盛伤津、腹泻伤津、汗吐下伤津，小便化源不足；或心阳衰竭及脾、肺、肾功能失常，气化不利，水液内停；或湿热蕴结，或尿路损伤、阻塞等，水道不利所致
排尿感异常	尿道涩痛	因湿热内蕴、热灼津伤、结石或瘀血阻塞、肝郁气滞、阴虚火旺等所致
	余沥不尽	多因病久体弱、肾阳亏虚，肾气不固，湿热邪气留著于尿路等所致
	小便失禁	多因肾气亏虚，下元不固，膀胱失约，或脾虚气陷及膀胱虚寒，不能约摄尿液所致
	遗尿	多因禀赋不足，肾气亏虚或脾虚气陷及膀胱虚寒所致。亦可因肝经湿热，下迫膀胱引起

重点提醒

癃闭：小便不畅，点滴而出为癃；小便不通，点滴不出为闭。

必考热点

1. 肾气不固所导致的小便改变是小便频数而清。
2. 尿后余沥不尽的病机是肾气不固。
3. 久病小便频数，色清量多，夜间明显者多见于肾阳不足。
4. 小便频数，量少色赤刺痛属膀胱湿热。

【热点提示】小便短赤，频数急迫者，为淋证，是湿热蕴结下焦，膀胱气化不利所致。

考点：问情志的临床意义

1. 七情与七情内伤的概念　见表 18-27。

表 18-27　七情与七情内伤的概念

项目	内容
七情	喜、怒、忧、思、悲、恐、惊 7 种正常的情志活动
七情内伤	突然、强烈或长期持久的情志刺激，超过了人体生理和心理的适应及调节能力，损伤脏腑精气，导致机能失调
	人体正气虚弱，脏腑精气虚衰，对情志刺激的适应和调节能力低下，引发或诱发疾病

2. 七情内伤的致病特点　见表 18-28。

表 18-28　七情内伤的致病特点

项目	内容
直接伤及内脏	怒伤肝，喜伤心，悲忧伤肺，思伤脾，惊恐伤肾
	七情首先影响心神
	数情交织，多伤心、肝、脾
	易损伤潜病之脏腑
影响脏腑气机	怒则气上：头胀头痛，面红目赤，呕血，甚则昏厥猝倒等症
	喜则气缓：精神不能集中，甚则神志失常，狂乱，或见心气暴脱的大汗淋漓、气息微弱、脉微欲绝等症
	悲（忧）则气消：意志消沉、精神不振、气短胸闷、乏力懒言等症
	恐则气下：大、小便失禁，甚则遗精等症
	惊则气乱：惊悸不安，慌乱失措，甚则神志错乱等症
	思则气结：不思饮食、腹胀纳呆、便秘或便溏等症
多发为情志病证	因情志刺激而发病：郁证、癫、狂等
	因情志刺激而诱发：胸痹、真心痛、眩晕等
	其他原因所致：如消渴、恶性肿瘤、慢性肝胆疾病
七情变化影响病情	情绪积极乐观，七情反应适当，有利于病情的好转乃至痊愈
	七情异常波动，可诱发疾病发作或使病情加重或恶化

重点提醒

七情内伤的本质：攻强守弱。

必考热点

1. 因情志不舒而时有微热，兼胸闷，急躁易怒等症者，多属气郁发热。

【热点提示】每因情志不舒而时有微热，兼胸闷，急躁易怒等症者，多属气郁发热。

2. 数情交织，多伤心肝脾。

【热点提示】数情交织，多伤心肝脾。情志所伤，以心、肝、脾三脏和气血失调为多见。

3. 过度悲伤对气机的影响是气消。

4. 惊则气乱，喜则气缓。

【热点提示】怒则气上，喜则气缓，悲（忧）则气消，恐则气下，惊则气乱，思则气结。

考点：问经带的临床意义

1. 月经 见表18-29。

表18-29 问月经的临床意义

类别		临床意义
经期异常	月经先期	多因脾气亏虚、肾气不足，冲任不固，或因阳盛血热、肝郁化热、阴虚火旺，热扰冲任所致
	月经后期	1. 多因营血亏损、肾精不足，或因阳气虚衰，无以化血所致 2. 亦可因气滞血瘀、寒凝血瘀、痰湿阻滞、冲任不畅所致
	月经先后无定期	多因肝气郁滞，气机逆乱，或脾肾虚损，冲任失调所致
经量异常	月经过多	1. 多因血热内扰，迫血妄行 2. 或因气虚，冲任不固，经血失约 3. 或因瘀血阻滞冲任，血不归经所致
	月经过少	1. 多因营血不足，或肾气亏虚，精血不足，血海不盈 2. 或因寒凝、血瘀、痰湿阻滞，血行不畅所致
	崩漏	1. 热伤冲任，迫血妄行 2. 瘀血阻滞，血不循经 3. 脾气亏虚，血失统摄 4. 肾阳虚衰，冲任不固 5. 肾阴不足，阴虚火旺，虚火迫血妄行所致
	闭经	1. 多因肝肾不足，气血亏虚，阴虚血燥，血海空虚 2. 或因痨虫侵及胞宫，或气滞血瘀、阳虚寒凝、痰湿阻滞胞脉，冲任不通所致
经色、经质异常		1. 经色淡红质稀，为血少不荣 2. 经色深红质稠，乃血热内炽 3. 经色紫暗，夹有血块，兼小腹冷痛，属寒凝血瘀
痛经		1. 若经前或经期小腹胀痛或刺痛拒按，多属气滞或血瘀 2. 小腹灼痛拒按，平素带下黄稠臭秽，多属湿热蕴结 3. 小腹冷痛，得温痛减者，多属寒凝或阳虚 4. 月经后期或行经后小腹隐痛、空痛，多属气血两虚，或肾精不足，胞脉失养所致

2. 带下 见表18-30。

表18-30 问带下的临床意义

类别	临床意义
白带	带下色白量多、质稀如涕、淋漓不绝而无臭味。多因脾肾阳虚，寒湿下注所致

续 表

类别	临床意义
黄带	带下色黄、质黏臭秽。多因湿热下注或湿毒蕴结所致
赤白带	白带中混有血液赤白杂见。多因肝经郁热，或湿毒蕴结所致

重点提醒

崩漏：来势迅猛，出血量多者，谓之崩（中）；势缓而量少，淋漓不断者，谓之漏（下）。崩中漏下。

必考热点

1. 月经先期的临床意义是肝郁化热。

【热点提示】月经先期多因脾气亏虚、肾气不足，冲任不固；或因阳盛血热、肝郁化热、阴虚火旺，热扰冲任，血海不宁所致。

2. 月经来势迅猛，出血量多者，谓之崩中。月经来势缓而量少，淋漓不断者，谓之漏下。

3. 妇女带下色白，清稀如涕，无臭味，多属寒湿下注。

4. 带下色黄，质黏臭秽，多属湿热下注。

5. 患者，女性，18岁。近2个月月经后期常感少腹冷痛，按压疼痛加重，喜暖，口淡不渴，舌淡，苔白而润，脉紧。其临床意义是寒凝。

第四节 切 诊

考点：常见脉象及临床意义

常见脉象及临床意义见表18-31。

表18-31 常见脉象及临床意义

脉象	脉象特征	临床意义
浮脉	轻取即得，重按稍减而不空，举之有余，按之不足	见于表证
沉脉	轻取不应，重按始得，举之不足，按之有余	多见于里证。有力为里实，无力为里虚。亦可见于正常人
迟脉	脉来迟慢，一息不足四至（相当于每分钟脉搏在60次以下）	多见于寒证。有力为实寒，无力为虚寒。亦见于邪热结聚之实热证
数脉	脉来急促，一息五至以上而不满七至（每分钟脉搏在90~120次）	多见于热证，亦见于里虚证
滑脉	往来流利，应指圆滑，如盘走珠	多见于痰湿、食积和实热等病证。亦是青壮年的常脉，妇女的孕脉
弦脉	端直以长，如按琴弦	多见于肝胆病、疼痛、痰饮等，或为胃气衰败者。亦见于老年健康者
细脉	脉细如线，但应指明显	多见于气血两虚、湿邪为病
虚脉	三部脉举之无力，按之空豁，应指松软。亦是无力脉象的总称	见于虚证，多为气血两虚

续 表

脉象	脉象特征	临床意义
实脉	三部脉充实有力，其势来去皆盛，应指愊愊。亦为有力脉象的总称	见于实证。亦见于常人

重点提醒

对比记忆：浮沉一对，迟数一对，弦滑一对，洪细一对，虚实一对。

必考热点

1. 轻取即得，重按稍减而不空，举之有余，按之不足，为浮脉。
2. 轻取不应，重按始得，举之不足，按之有余，为沉脉。
3. 数脉一息是五到七至。
4. 痰饮证的脉象多见弦脉，肝胆病的脉象常为弦脉。
5. 迟脉的临床意义是寒证。
6. 患者，男性，22岁。近2天，恶风寒，鼻塞流清涕，头身疼痛，喷嚏频发，舌淡红，苔薄。其最可能出现的脉象是浮脉。

第三单元　八纲辨证

考点：表里辨证

1. 概念　见表18-32。

表18-32　表证、里证、半表半里证的概念

项目	内容
表证	六淫、疫疠等邪气，经皮毛、口鼻侵入机体的初期阶段，正（卫）气抗邪于肤表浅层，以新起恶寒发热为主要表现的轻浅证候
里证	病变部位在内，脏腑、气血、骨髓等受病所反映的证候
半表半里证	病变既非完全在表，又未完全入里，病位处于表里进退变化之中，以寒热往来等为主要表现的证候

2. 临床表现及鉴别要点　见表18-33。

表18-33　表里辨证的临床表现及鉴别要点

要点	表证	里证	半表半里证
发热恶寒	同时并见	但热不寒或但寒不热	寒热往来
症状特点	头身疼痛，喷嚏，鼻塞，流涕，咽喉痒痛，微有咳嗽、气喘	以内脏证候，如咳喘、心悸、腹痛、呕泻之类表现为主症	胸胁苦满，心烦喜呕，默默不欲饮食，口苦，咽干，目眩

续　表

要点	表证	里证	半表半里证
舌苔	变化不明显	多有变化	变化不明显
脉象	浮脉	沉脉	弦脉

重点提醒

表证和里证的辨别，主要审察寒热症状，内脏证候是否突出，舌象、脉象等变化。

表证是正气抗邪于外的表现，故不能简单地将表证理解为就是皮肤等浅表部位的病变，也不能机械地以为皮毛的病变就一定是表证。

必考热点

1. 表证与里证最主要的鉴别点是寒热是否并见。

【热点提示】表证和里证的辨别，主要审察寒热症状，内脏证候是否突出，舌象、脉象等变化。外感病中，恶寒发热同时并见者属表证，但热不寒或但寒不热属里证。

2. 表证与里证最主要的区别是寒热。

【热点提示】表证和里证的辨别，主要审察寒热症状。

3. 半表半里证临床表现为寒热往来，胸胁苦满，心烦喜呕，默默不欲饮食，口苦，咽干，目眩，脉弦。

考点：寒热辨证

1. 概念　见表18-34。

表18-34　寒热辨证的概念

项目	内容
寒证	感受寒邪，或阳虚阴盛；导致具有冷、凉特点的证候
热证	感受热邪，或脏腑阳气亢盛，或阴虚阳亢，导致具有温、热特点的证候

2. 临床表现及鉴别要点　见表18-35。

表18-35　寒热辨证的临床表现及鉴别要点

要点	寒证	热证
寒热喜恶	恶寒喜温	恶热喜凉
口渴	不渴	渴喜冷饮
面色	白	红
四肢	冷	热
大便	稀溏	秘结
小便	清长	短赤
舌象	舌淡苔白润	舌红苔黄

续 表

要点	寒证	热证
脉象	紧或迟	数

必考热点

1. 寒证临床表现为恶寒，畏寒，冷痛，喜暖，口淡不渴，肢冷蜷卧，痰、涎、涕清稀，小便清长，大便稀溏，面色白，舌淡，苔白而润，脉紧或迟等。

2. 寒证与热证的鉴别，应对疾病的全部表现进行综合观察，尤其是恶寒发热、对寒热的喜恶、口渴与否、面色的赤白、四肢的温凉、二便、舌象、脉象等，是辨别寒证与热证的重要依据。

3. 热证临床表现为发热，恶热喜冷，口渴欲饮，面赤，烦躁不宁，痰、涕黄稠，小便短黄，大便干结，舌红，苔黄燥少津，脉数等。

考点：虚实辨证

1. 概念 见表18-36。

表18-36 虚证和实证的概念

项目	内容
虚证	人体阴阳、气血、津液、精髓等正气亏虚，而邪气不著，表现为不足、松弛、衰退特征的各种证候
实证	人体感受外邪，或疾病过程中阴阳气血失调，体内病理产物蓄积，以邪气盛、正气不虚为基本病理，表现为有余、亢盛、停聚特征的各种证候

2. 临床表现及鉴别要点 见表18-37。

表18-37 虚实辨证的临床表现及鉴别要点

要点	虚证	实证
病程	长（久病）	短（新病）
体质	多虚弱	多壮实
精神	萎靡	亢奋
声息	声低息微	声高气粗
疼痛	喜按	拒按
胸腹胀满	按之不痛，胀满时减	按之疼痛，胀满不减
发热	五心烦热，午后微热	蒸蒸壮热
恶寒	畏寒，得衣近火则减	恶寒，添衣加被不减
舌象	质嫩，苔少或无苔	质老，苔厚腻
脉象	无力	有力

必考热点

1. 虚证的病理特点是正虚邪少。

【热点提示】虚证指人体阴阳、气血、津液、精髓等正气亏虚，而邪气不著，表现为不足、松弛、衰退特征的各种证候。

2. 临床一般以久病、势缓者多虚证，耗损过多者多虚证，体质虚弱者多虚证。苔厚腻为实证的表现。

3. 临床一般是新起、暴病者多实证，病情急剧者多实证，体质壮实者多实证。

考点：阴阳辨证

1. 概念　见表18-38。

表18-38　阴证和阳证的概念

类别	概念
阴证	抑制、沉静、衰退、晦暗等表现的里证、寒证、虚证，以及症状表现于内的、向下的、不易发现的，或病邪性质为阴邪致病、病情变化较慢等
阳证	兴奋、躁动、亢进、明亮等表现的表证、热证、实证，以及症状表现于外的、向上的、容易发现的，或病邪性质为阳邪致病、病情变化较快等

2. 临床表现及鉴别要点　见表18-39。

表18-39　阴阳辨证的临床表现及鉴别要点

要点	阴　证	阳　证
望	面色苍白或暗淡，精神萎靡，身重蜷卧，倦怠无力，舌淡胖嫩，舌苔润滑	面色潮红或通红，狂躁不安，口唇燥裂，舌红绛，苔黄燥或黑而生芒刺
闻	语声低微，静而少言，呼吸怯弱，气短	语声壮厉，烦而多言，呼吸气粗，喘促痰鸣
问	恶寒畏冷，喜温，食少乏味，不渴或喜热饮，小便清长或短少，大便溏泄气腥	身热，恶热，喜凉，恶食，心烦，口干渴引饮，小便短赤涩痛，大便干硬，或秘结不通，或有奇臭
切	腹痛喜按，肢凉，脉沉、细、迟、无力等	腹痛拒按，肌肤灼热，脉浮、洪、数、大、滑、有力等

必考热点

1. 卧时向外，身轻自能转侧，语声高亢，属于阳证

【热点提示】阳证：凡见兴奋、躁动、亢进、明亮等表现的表证、热证、实证，以及症状表现于外的、向上的、容易发现的，或病邪性质为阳邪致病、病情变化较快等，均属阳证范畴。

2. 蜷卧少动，精神萎靡，倦怠无力，属于阴证。

【热点提示】阴证：凡见抑制、沉静、衰退、晦暗等表现的里证、寒证、虚证，以及症状表现于内的、向下的、不易发现的，或病邪性质为阴邪致病、病情变化较慢等，均属阴证范畴。

3. 凡符合“阳”的一般属性的证候称为阳证，如表证、热证、实证。

4. 患者，男性，35岁。近2天发热，口渴欲饮，面赤，烦躁不宁，大便干结，舌红，苔黄燥，脉数。其临床意义是阳气亢盛。

第四单元 脏腑辨证

第一节 肝与胆病辨证

考点：肝血虚证与肝阴虚证

肝血虚证与肝阴虚证的概念、临床表现、辨证依据及鉴别要点见表18-40。

表18-40 肝血虚证与肝阴虚证的概念、临床表现、辨证依据及鉴别要点

要点	肝血虚证	肝阴虚证
概念	血液亏损，肝失濡养，以眩晕、视力减退、经少、肢麻手颤等及血虚症状为主要表现的虚弱证候	指阴液亏损，肝失濡润，阴不制阳，虚热内扰，以头晕、目涩、胁痛、烦热等为主要表现的虚热证候。又名肝虚热证
临床表现	头晕眼花，视力减退或夜盲，或肢体麻木，关节拘急，手足震颤，肌肉瞤动或为妇女月经量少、色淡，甚则闭经，爪甲不荣，面白无华，舌淡，脉细	头晕眼花，两目干涩，视力减退，或胁肋隐隐灼痛，面部烘热或两颧潮红，或手足蠕动，口咽干燥，五心烦热，潮热盗汗，舌红少苔乏津，脉弦细数
辨证依据	眩晕、视力减退、经少、肢麻手颤等与血虚症状共见	头晕、目涩、胁痛等与虚热症状共见
鉴别要点	血虚，无热象，常见眩晕、视物模糊、经少、肢麻手颤等症	阴虚，虚热表现明显，常见眼干涩、潮热、颧红、手足蠕动等症

必考热点

肝血虚证以眩晕、视力减退、经少、肢麻手颤等与血虚症状共见为辨证依据。

考点：肝郁气滞证

肝郁气滞证的概念、临床表现及辨证依据见表18-41。

表18-41 肝郁气滞证的概念、临床表现及辨证依据

项目	内容
概念	肝失疏泄，气机郁滞，以情志抑郁、胸胁或少腹胀痛等为主要表现的证候
临床表现	情志抑郁，善太息，胸胁、少腹胀满疼痛，走窜不定。或咽部异物感，或颈部瘿瘤、瘰疬，或胁下肿块。妇女可见乳房作胀疼痛，月经不调，痛经。舌苔薄白，脉弦。病情轻重与情绪变化关系密切
辨证依据	情志抑郁、胸胁或少腹胀痛

必考热点

肝郁气滞证多见情志抑郁、胸胁或少腹胀痛等。

考点：肝火炽盛证与肝阳上亢证

肝火炽盛证与肝阳上亢证的概念、临床表现、辨证依据及鉴别要点见表18-42。

表18-42 肝火炽盛证与肝阳上亢证的概念、临床表现、辨证依据及鉴别要点

要点	肝火炽盛证	肝阳上亢证
概念	指火热炽盛，内扰于肝，气火上逆，以头痛、烦躁、耳鸣、胁痛等及火热症状为主要表现的实热证候。又名肝火上炎证、肝经实火证，简称肝火（热）证	指肝阳亢扰于上，肝肾阴亏于下，以眩晕耳鸣、头目胀痛、面红、烦躁、腰膝酸软等为主要表现的证候
临床表现	头晕胀痛，痛如刀劈，面红目赤，口苦口干，急躁易怒，耳鸣如潮，甚或突发耳聋，失眠，噩梦纷纭，或胁肋灼痛，吐血、衄血，小便短黄，大便秘结，舌红苔黄，脉弦数	眩晕耳鸣，头目胀痛，面红目赤，急躁易怒，失眠多梦，头重脚轻，腰膝酸软，舌红少津，脉弦有力或弦细数
辨证依据	头痛、烦躁、耳鸣、胁痛等与火热症状共见	眩晕耳鸣、头目胀痛、面红、烦躁、腰膝酸软等
鉴别要点	属火热过盛的实证，以目赤头痛、胁肋灼痛、口苦口渴、便秘尿黄等火热症为主，阴虚证候不突出，病程较短，病势较急	属上实下虚，虚实夹杂，系肝肾阴虚阳亢所致，以眩晕、头目胀痛、头重脚轻等上亢症状为主，且见腰膝酸软、耳鸣等下虚症状，阴虚证候明显，病程较长

重点提醒

两证的共同表现：头晕胀痛，面红目赤，口苦口干，急躁易怒，耳鸣，失眠。

必考热点

肝阳上亢与肝火炽盛的主要区别症状是头重脚轻。

【热点提示】肝火炽盛证属于火热过盛的实证，以火热症为主，阴虚症候不突出。肝阳上亢属于上实下虚，虚实夹杂，系肝肾阴虚阳亢所致。

考点：肝风内动证

1. 肝风内动证四证的概念、临床表现及辨证依据 见表18-43。

表18-43 肝风内动证四证的概念、临床表现及辨证依据

证候	概念	临床表现	辨证依据
肝阳化风证	指肝阳上亢，亢则化风，肝风内动，以眩晕、肢麻震颤、头胀痛、面赤，甚至突然昏仆、口眼㖞斜、半身不遂等为主要表现的证候	眩晕欲仆，步履不稳，头胀头痛，急躁易怒，耳鸣，项强，头摇，肢体震颤，手足麻木，语言謇涩，面赤，舌红，或有苔腻，脉弦细有力，甚至突然昏仆，口眼㖞斜，半身不遂，舌强语謇	眩晕、肢麻震颤、头胀痛、面赤，甚至突然昏仆、口眼㖞斜、半身不遂等

续 表

证候	概念	临床表现	辨证依据
热极生风证	指邪热炽盛，热极动风，以高热、神昏、抽搐为主要表现的证候。本证在卫气营血辨证中归属血分证	高热口渴，烦躁谵语或神昏，颈项强直，两目上视，手足抽搐，角弓反张，牙关紧闭，舌质红绛，苔黄燥，脉弦数	高热、神昏、抽搐
阴虚动风证	肝阴亏虚，虚风内动，以眩晕，手足震颤、蠕动，或肢体抽搐等及阴虚症状为主要表现的证候	手足震颤、蠕动，或肢体抽搐，眩晕耳鸣，口燥咽干，形体消瘦，五心烦热，潮热颧红，舌红少津，脉弦细数	眩晕，手足震颤、蠕动与阴虚内热症状共见
血虚生风证	肝血亏虚，虚风内动，以眩晕、肢体震颤、麻木、拘急、瘙痒等及血虚症状为主要表现的证候	眩晕，肢体震颤、麻木，手足拘急，肌肉眴动，皮肤瘙痒，爪甲不荣，面白无华，舌质淡白，脉细或弱	眩晕、肢麻、震颤、瘙痒、拘急

2. 肝风内动四证的鉴别要点 见表18-44。

表18-44 肝风内动四证的鉴别要点

要点	肝阳化风证	热极生风证	阴虚动风证	血虚生风证
性质	上实下虚证	实热证	虚证	虚证
主症	眩晕欲仆，头摇肢颤，言语謇涩或舌强不语	手足抽搐，颈项强直，两目上视，牙关紧闭，角弓反张	手足蠕动	手足震颤，肌肉眴动，关节拘急不利，肢体麻木
兼症	手足麻木，步履不正	高热神昏，燥热如狂	午后潮热，五心烦热，口咽干燥，形体消瘦	眩晕耳鸣，面白无华
舌象	舌红，苔白或腻	舌质红绛	舌红少津	舌淡，苔白
脉象	弦而有力	弦数	弦细数	细

必考热点

1. 肝阳化风证以眩晕、肢麻震颤、头胀痛、面赤，甚至突然昏仆、口眼㖞斜、半身不遂等为辨证依据。
2. 热极生风证以高热、神昏、抽搐为辨证依据。

考点：寒滞肝脉证、肝胆湿热证、胆郁痰扰证

概念、临床表现及辨证依据见表18-45。

表18-45 概念、临床表现及辨证依据

证候	概念	临床表现	辨证依据
寒滞肝脉证	指寒邪侵袭，凝滞肝经，以少腹、前阴、巅顶等肝经经脉循行部位冷痛为主要表现的实寒证候。又名寒凝肝经证、肝寒证、肝经实寒证	少腹冷痛，阴部坠胀作痛，或阴器收缩引痛，或巅顶冷痛，得温则减，遇寒痛增，恶寒肢冷，舌淡，苔白润，脉沉紧或弦紧	少腹、前阴、巅顶冷痛与实寒症状共见

续 表

证候	概念	临床表现	辨证依据
肝胆湿热证	湿热内蕴，肝胆疏泄失常，以身目发黄、胁肋胀痛等及湿热症状为主要表现的证候。以阴痒、带下黄臭等为主要表现者，称肝经湿热（下注）证	身目发黄，胁肋胀痛，或胁下有痞块，纳呆，厌油腻，泛恶欲呕，腹胀，大便不调，小便短赤，发热或寒热往来，口苦口干，舌红，苔黄腻，脉弦滑数，或为阴部潮湿、瘙痒、湿疹，阴器肿痛，带下黄稠臭秽等	胁肋胀痛、身目发黄，或阴部瘙痒、带下黄臭等与湿热症状共见
胆郁痰扰证	指痰浊或痰热内扰，胆郁失宣，以胆怯、惊悸、烦躁、失眠、眩晕、呕恶等为主要表现的证候	胆怯易惊，惊悸不宁，失眠多梦，烦躁不安，胸胁胀闷，善太息，头晕目眩，口苦呕恶，舌淡红或红，苔白腻或黄滑，脉弦缓或弦数	胆怯、惊悸、烦躁、失眠、眩晕、呕恶等

必考热点

1. 患者，男性，54 岁。睾丸坠胀冷痛，右侧少腹时痛，痛引会阴部，畏寒肢冷，舌淡苔白，脉弦有力。其证候是寒滞肝脉证。

【热点提示】寒滞肝脉证以少腹、前阴、颠顶冷痛与实寒症状共见为辨证依据。

2. 患者，女性，38 岁。近来失眠多梦，胆怯易惊，惊悸不宁，胸胁闷胀，善太息，口苦，舌红苔白腻，脉弦缓。其证候是胆郁痰扰证。

【热点提示】胆郁痰扰证以胆怯、惊悸、烦躁、失眠、眩晕、呕恶等为辨证依据。

第二节 心与小肠病辨证

考点：心气虚证与心阳虚证

心气虚证与心阳虚证的概念、临床表现、辨证依据及鉴别要点见表 18-46。

表 18-46 心气虚证与心阳虚证的概念、临床表现、辨证依据及鉴别要点

要点	心气虚证	心阳虚证
概念	指心气不足，鼓动无力，以心悸、神疲及气虚症状为主要表现的虚弱证候	指心阳虚衰，温运失司，鼓动无力，虚寒内生，以心悸怔忡、心胸憋闷及阳虚症状为主要表现的虚寒证候
临床表现	心悸，胸闷，气短，精神疲倦，或有自汗，活动后诸症加重，面色淡白，舌质淡，脉虚	心悸怔忡，心胸憋闷或有疼痛，气短，自汗，畏冷肢凉，神疲乏力，面色㿠白，或面唇青紫，舌质淡胖或紫暗，苔白滑，脉弱或结或代
辨证依据	心悸、神疲与气虚症状共见	心悸怔忡、心胸憋闷与阳虚症状共见
鉴别要点	心阳虚证有畏冷肢凉等表现	心气虚证无寒象，疲乏等症表现明显

重点提醒

心气虚证与心阳虚证均可见心悸、胸闷、气短等症。

必考热点

心气虚证除心悸气短外，还具有的临床表现是胸闷自汗。
【热点提示】心气虚证以心悸、神疲与气虚症状共见为辨证依据。

考点：心血虚证与心阴虚证

心血虚证与心阴虚证的概念、临床表现、辨证依据及鉴别要点见表18-47。

表18-47 心血虚证与心阴虚证的概念、临床表现、辨证依据及鉴别要点

要点	心血虚证	心阴虚证
概念	指血液亏虚，心与心神失于濡养，以心悸、失眠、多梦及血虚症状为主要表现的虚弱证候	指阴液亏损，心与心神失养，虚热内扰，以心烦、心悸、失眠及阴虚症状为主要表现的虚热证候
临床表现	心悸，头晕目眩，失眠，多梦，健忘，面色淡白或萎黄，舌色淡，脉细无力	心烦，心悸，失眠，多梦，口燥咽干，形体消瘦，或见手足心热，潮热盗汗，两颧潮红，舌红少苔乏津，脉细数
辨证依据	心悸、失眠、多梦与血虚症状共见	心烦、心悸、失眠与阴虚症状共见
鉴别要点	有血虚表现——面色淡白或萎黄，唇舌色淡，脉细无力	有阴虚表现——口燥咽干，形体消瘦，五心烦热，潮热盗汗，两颧潮红，舌红少苔乏津，脉细数

重点提醒

心血虚与心阴虚虽均可见心悸、失眠、多梦等症。

必考热点

患者，女性，48岁。心悸怔忡，失眠多梦，夜间盗汗，手足心热，舌红少津，脉细数。其病机是心阴虚。
【热点提示】心阴虚证以心烦、心悸、失眠与阴虚症状共见为辨证依据。

考点：心脉痹阻证

1. **概念** 心脉痹阻证指瘀血、痰浊、阴寒、气滞等因素阻痹心脉，以心悸怔忡、胸闷、心痛为主要表现的证候。又名心血（脉）瘀阻证。

2. **临床表现** 主症为心悸怔忡，心胸憋闷疼痛，痛引肩背内臂，时作时止。

3. **辨证依据** 心悸怔忡、心胸憋闷疼痛与瘀血、痰浊、寒凝、气滞等症状共见。由于诱因的不同，临床又有瘀阻心脉证、痰阻心脉证、寒凝心脉证、气滞心脉证等之分。鉴别要点见表18-48。

表18-48 瘀阻心脉证、痰阻心脉证、寒凝心脉证、气滞心脉证的鉴别要点

主症	临床表现	证候
心悸怔忡，心胸憋闷疼痛，痛引肩背内臂，时作时止	心胸刺痛，舌暗或有青紫斑点，脉细涩或结代	瘀阻心脉证
	心胸闷痛，体胖痰多，身重困倦，苔白腻，脉沉滑或沉涩	痰阻心脉证
	心胸剧痛，遇寒加重，得温痛减，形寒肢冷，舌淡苔白，脉沉迟或沉紧	寒凝心脉证
	心胸胀痛，胁胀善太息，舌淡红，脉弦	气滞心脉证

必考热点

心脉痹阻证以心胸闷痛为特点者，属于痰阻心脉。

【热点提示】痰阻心脉以闷痛为主，瘀阻心脉以刺痛为主，气滞心脉以胀痛为主，寒凝心脉以痛势剧烈、突然发作、遇寒加剧、得温痛减为特点。

考点：痰蒙心神证与痰火扰神证

痰蒙心神证与痰火扰神证的概念、临床表现、辨证依据及鉴别要点见表 18-49。

表 18-49　痰蒙心神证与痰火扰神证的概念、临床表现、辨证依据及鉴别要点

要点	痰蒙心神证	痰火扰神证
概念	指痰浊蒙蔽心神，以神志抑郁、错乱、痴呆、昏迷为主要表现的证候。又名痰迷心窍证	指火热痰浊交结，扰闭心神，以狂躁、神昏及痰热症状为主要表现的证候。又名痰火扰心（闭窍）证
临床表现	神情痴呆，意识模糊，甚则昏不知人，或神情抑郁，表情淡漠，喃喃独语，举止失常，或突然昏仆，不省人事，口吐涎沫，喉有痰声。并见面色晦暗，胸闷，呕恶，舌苔白腻，脉滑等症	发热，口渴，胸闷，气粗，咯吐黄痰，喉间痰鸣，心烦，失眠，甚则神昏谵语，或狂躁妄动，打人毁物，不避亲疏，胡言乱语，哭笑无常，面赤，舌质红、苔黄腻，脉滑数
辨证依据	神志抑郁、错乱、痴呆、昏迷与痰浊症状共见	神志狂躁、神昏谵语与痰热症状共见
鉴别要点	痰浊，其症以抑郁、痴呆、错乱为主，有痰无火，无热证表现	痰热，其症以神志狂躁、神昏谵语为主，既有痰，又有火

必考热点

痰火扰神证以神志狂躁、神昏谵语与痰热症状共见为辨证依据。

考点：心火亢盛证、瘀阻脑络证和小肠实热证

心火亢盛证、瘀阻脑络证与小肠实热证的概念、临床表现、辨证依据见表 18-50。

表 18-50　心火亢盛证、瘀阻脑络证与小肠实热证的概念、临床表现、辨证依据

要点	心火亢盛证	瘀阻脑络证	小肠实热证
概念	指火热内炽，扰乱心神，迫血妄行，上炎口舌，热邪下移，以发热、心烦、吐衄、舌赤生疮、尿赤涩灼痛等为主要表现的实热证候	指瘀血犯头，阻滞脑络，以头痛、头晕及瘀血症状为主要表现的证候	指心火下移小肠，致小肠里热炽盛为主要表现的证候
临床表现	发热，口渴，心烦，失眠，便秘，尿黄，面红，舌尖红绛，苔黄，脉数有力。甚或口舌生疮、溃烂疼痛；或见小便短赤、灼热涩痛；或见吐血、衄血；或见狂躁谵语、神识不清	头晕、头痛经久不愈，痛如锥刺、痛处固定，或健忘、失眠、心悸，或头部外伤后昏不知人，面色晦暗，舌质紫暗或有斑点，脉细涩	心烦失眠，面赤口渴，口舌生疮，溃烂灼痛，小便赤涩，尿道灼痛，尿血，舌红苔黄，脉数
辨证依据	发热、心烦、吐衄、舌赤生疮、尿赤涩灼痛	头痛、头晕与瘀血症状共见	小便赤涩灼痛与心火炽盛

重点提醒

心火亢盛证：

1. 以口舌生疮、赤烂疼痛为主者，称为心火上炎证。
2. 兼小便赤、涩、灼、痛者，称为心火下移证，习称为心移热于小肠。
3. 吐血、衄血表现突出者，称为心火迫血妄行证。
4. 以狂躁谵语、神识不清为主症者，称为热扰心神证或热闭心神证。

必考热点

心热下移小肠，致小肠里热炽盛，为小肠实热证，表现以小便赤涩灼痛与心火炽盛为主。

第三节　脾与胃病辨证

考点：脾气虚证、脾阳虚证、脾虚气陷证、脾不统血证

脾气虚证、脾阳虚证、脾虚气陷证、脾不统血证的概念、临床表现、辨证依据及鉴别要点见表18-51。

表18-51　概念、临床表现、辨证依据及鉴别要点

要点		脾气虚证	脾阳虚证	脾虚气陷证	脾不统血证
概念		指脾气不足，运化失职，以食少、腹胀、便溏及气虚症状为主要表现的虚弱证候	指脾阳虚衰，失于温运，阴寒内重，以食少、腹胀腹痛、便溏等为主要表现的虚寒证候。又名脾虚寒证	指脾气虚弱，中气下陷，以脘腹重坠、内脏下垂及气虚症状为主要表现的虚弱证候。又名脾（中）气下陷证	指脾气虚弱，不能统摄血行，以各种慢性出血为主要表现的虚弱证候。又名脾（气）不摄血证
临床表现		不欲食，纳少，脘腹胀满，食后胀甚，或饥时饱胀，大便溏稀，肢体倦怠，神疲乏力，少气懒言，形体消瘦，或肥胖、浮肿，面色淡黄或萎黄，舌淡苔白，脉缓或弱	食少，腹胀，腹痛绵绵，喜温喜按，畏寒怕冷，四肢不温，面白少华或虚浮，口淡不渴，大便稀溏，甚至完谷不化，或肢体浮肿，小便短少，或白带清稀量多，舌质淡胖或有齿痕，舌苔白滑，脉沉迟无力	脘腹重坠作胀，食后益甚，或便意频数，肛门重坠，或久泻不止，甚或脱肛，或小便混浊如米泔，或内脏、子宫下垂，气短懒言，神疲乏力，头晕目眩，面白无华，食少，便溏，舌淡苔白，脉缓或弱	各种慢性出血，如便血、尿血、吐血、鼻衄、紫斑，妇女月经过多、崩漏，食少便溏，神疲乏力，气短懒言，面色萎黄，舌淡，脉细无力
辨证依据		食少，腹胀，便溏与气虚症状共见	食少、腹胀腹痛、便溏与虚寒症状共见	脘腹重坠，内脏下垂与气虚症状共见	各种慢性出血与气血两虚证共见
鉴别要点	相同症状	纳呆腹胀，食后尤甚，便溏肢倦，食少懒言，神疲乏力，面色萎黄			
	不同症状	或浮肿，或消瘦	腹痛喜温喜按，肢冷尿少等	脘腹坠胀，或便意频数，肛门坠重，甚则脱肛，或子宫下垂等脏器脱垂表现	便血，尿血，鼻衄，或妇女月经过多、崩漏等各种出血证
	舌象	舌质淡或胖嫩有齿痕，苔白润	舌质淡胖或边有齿痕，苔白滑	舌质淡，苔薄白	舌淡苔白
	脉象	脉缓弱或沉细弱或虚大	脉沉迟无力	脉缓弱	脉细弱

必考热点

患者月经量过多，面色萎黄，神疲乏力，气短，舌淡，脉细无力。最宜诊断为脾不统血证。

【热点提示】脾不统血证以各种慢性出血与气血两虚证共见为辨证依据。

考点：湿热蕴脾证与寒湿困脾证

湿热蕴脾证与寒湿困脾证的概念、临床表现、辨证依据及鉴别要点见表 18-52。

表 18-52 湿热蕴脾证与寒湿困脾证的概念、临床表现、辨证依据及鉴别要点

要点		湿热蕴脾证	寒湿困脾证
概念		指湿热内蕴，脾失健运，以腹胀、纳呆、发热、身重、便溏不爽等为主要表现的湿热证候。又名中焦湿热、脾经湿热证	指寒湿内盛，困阻脾阳，脾失温运，以纳呆、腹胀、便溏、身重等为主要表现的寒湿证候。又名湿困脾阳证、寒湿中阻证、太阴寒湿证
临床表现		脘腹胀闷，纳呆，恶心欲呕，口中黏腻，渴不多饮，便溏不爽，小便短黄，肢体困重，或身热不扬，汗出热不解，或见面目发黄鲜明，或皮肤发痒，舌质红，苔黄腻，脉濡数或滑数	脘腹胀闷，口腻纳呆，泛恶欲呕，口淡不渴，腹痛便溏，头身困重，或小便短少，肢体肿胀，或身目发黄，面色晦暗不泽，或妇女白带量多，舌体淡胖，舌苔白滑或白腻，脉濡缓或沉细
辨证依据		腹胀、纳呆、发热、身重、便溏不爽、苔黄腻等	纳呆、腹胀、便溏、身重、苔白腻等
鉴别要点	相同症状	脘腹痞闷，纳呆，恶心呕吐，便溏，肢体困重	
	不同症状	身热起伏，汗出热不解，肌肤发黄色泽鲜明，皮肤发痒，小便短赤	口淡不渴，肢体浮肿，小便不利
	舌象	舌红苔黄腻	舌淡苔白腻
	脉象	濡数	濡缓

必考热点

1. 寒湿困脾证以纳呆、腹胀、便溏、身重、苔白腻等为辨证依据。
2. 患者，男性，65 岁。近半年纳呆少食，脘闷，头身困重，苔腻，脉濡。其临床意义是湿邪困脾。

考点：胃气虚证、胃阳虚证和胃阴虚证

胃气虚证、胃阳虚证和胃阴虚证的概念、临床表现、辨证依据及鉴别要点见表 18-53。

表 18-53 胃气虚证、胃阳虚证、胃阴虚证的概念、临床表现、辨证依据及鉴别要点

要点	胃气虚证	胃阳虚证	胃阴虚证
概念	指胃气虚弱，胃失和降，以胃脘隐痛或痞胀、喜按，食少等为主要表现的虚弱证候	指阳气不足，胃失温煦，以胃脘冷痛、喜温喜按，畏冷，肢凉等为主要表现的虚寒证候。又名胃虚寒证	指阴液亏虚，胃失濡润、和降，以胃脘嘈杂，饥不欲食，脘腹痞胀、灼痛等为主要表现的虚热证候。又名胃虚热证。虚热证不明显者，则称胃燥津亏证

续 表

要点		胃气虚证	胃阳虚证	胃阴虚证
临床表现		胃脘隐痛或痞胀，按之觉舒，食欲不振，或得食痛缓，食后胀甚，嗳气，口淡不渴，面色萎黄，气短懒言，神疲倦怠，舌质淡，苔薄白，脉弱	胃脘冷痛，绵绵不已，时发时止，喜温喜按，食后缓解，泛吐清水或夹有不消化食物，食少脘痞，口淡不渴，倦怠乏力，畏寒肢冷，舌淡胖嫩，脉沉迟无力	胃脘嘈杂，饥不欲食，或痞胀不舒，隐隐灼痛，干呕，呃逆，口燥咽干，大便干结，小便短少，舌红少苔乏津，脉细数
辨证依据		胃脘痞满、隐痛喜按，食少与气虚症状共见	胃脘冷痛、喜温喜按，畏冷肢凉	胃脘嘈杂、灼痛，饥不欲食与虚热症状共见
鉴别要点	相同症状	胃脘痞胀		
	不同症状	胃部按之觉舒，气短懒言，神疲乏力	胃脘冷痛，喜温喜按，畏寒肢冷	胃脘嘈杂，饥不欲食，或痞胀不舒，隐隐灼痛，干呕，呃逆，口燥咽干
	舌象	舌质淡，苔薄白	舌淡胖嫩	舌红少苔乏津
	脉象	脉弱	脉沉迟无力	脉细数

必考热点

胃阳虚证与胃阴虚证均会出现的症状是胃痛痞胀。

【热点提示】胃阳虚证为胃阳不足，胃失温煦；胃阴虚证为胃阴亏虚，胃失濡润。两者相同症状为胃痛痞胀。

考点：胃热炽盛证与寒饮停胃证

胃热炽盛证与寒饮停胃证的概念、临床表现、辨证依据及鉴别要点见表18-54。

表18-54 胃热炽盛证与寒饮停胃证的概念、临床表现、辨证依据及鉴别要点

要点		胃热炽盛证	寒饮停胃证
概念		火热壅滞于胃，胃失和降，以胃脘灼痛、消谷善饥等为主要表现的实热证候。又名胃（实）热（火）证	指寒饮停积于胃，胃失和降，以脘腹痞胀、胃中有振水声、呕吐清水等为主要表现的证候
临床表现		胃脘灼痛、拒按，渴喜冷饮，或消谷善饥，或口臭，牙龈肿痛溃烂，齿衄，小便短黄，大便秘结，舌红苔黄，脉滑数	脘腹痞胀，胃中有振水声，呕吐清水痰涎，口淡不渴，眩晕，舌苔白滑，脉沉弦
辨证依据		胃脘灼痛、消谷善饥等与实火症状共见	脘腹痞胀、胃中有振水声、呕吐清水等
鉴别要点	相同症状	胃痛痞胀	
	不同症状	胃部灼痛，渴喜冷饮，口臭，牙龈肿痛溃烂	胃脘痞胀，呕吐清水痰涎，口淡不渴
	舌象	舌红苔黄	舌苔白滑
	脉象	脉滑数	脉沉弦

必考热点

胃热炽盛证与寒饮停胃证均会出现的症状是胃痛痞胀。

考点：寒滞胃肠证与食滞胃肠证

寒滞胃肠证与食滞胃肠证的概念、临床表现、辨证依据及鉴别要点见表 18-55。

表 18-55 寒滞胃肠证与食滞胃肠证的概念、临床表现、辨证依据及鉴别要点

要点		寒滞胃肠证	食滞胃肠证
概念		指寒邪侵袭胃肠，阻滞气机，以胃脘、腹部冷痛，痛势急剧等为主要表现的实寒证候。又名中焦实寒证	指饮食停积胃肠，以脘腹痞胀疼痛、呕泻酸馊腐臭食物等为主要表现的证候。又名食滞胃脘证
临床表现		胃脘、腹部冷痛，痛势暴急，遇寒加剧，得温则减，恶心呕吐，吐后痛缓，口淡不渴，或口泛清水，腹泻清稀，或腹胀便秘，面白或青，恶寒肢冷，舌苔白润，脉弦紧或沉紧	脘腹胀满疼痛、拒按，厌食，嗳腐吞酸，呕吐酸馊食物，吐后胀痛得减，或腹痛，肠鸣，矢气臭如败卵，泻下不爽，大便酸腐臭秽，舌苔厚腻，脉滑或沉实
辨证依据		多有寒冷刺激的诱因，以胃脘、腹部冷痛，痛势急剧等	多有伤食病史，以脘腹痞胀疼痛、呕泻酸馊腐臭等
鉴别要点	相同症状	胃痛痞胀	
	不同症状	胃脘部冷痛，痛势剧烈，得温则减	脘腹痞胀疼痛、呕泻酸馊腐臭
	舌象	舌苔白润	舌苔厚腻
	脉象	脉弦紧或沉紧	脉滑或沉实

必考热点

寒滞胃肠证与食滞胃肠证均会出现的症状是胃痛痞胀。

第四节 肺与大肠病辨证

考点：肺气虚证与肺阴虚证

肺气虚证与肺阴虚证的概念、临床表现、辨证依据及鉴别要点见表 18-56。

表 18-56 肺气虚证与肺阴虚证的概念、临床表现、辨证依据及鉴别要点

要点		肺气虚证	肺阴虚证
概念		指肺气虚弱，呼吸无力，卫外不固，以咳嗽无力、气短而喘、自汗等为主要表现的虚弱证候	指肺阴亏虚，虚热内扰，以干咳少痰、潮热、盗汗等为主要表现的虚热证候。又名肺虚热证
临床表现		咳嗽无力，气短而喘，动则尤甚，咯痰清稀，声低懒言，或有自汗、畏风，易于感冒，神疲体倦，面色淡白，舌淡苔白，脉弱	干咳无痰，或痰少而黏、不易咯出，或痰中带血，声音嘶哑，口燥咽干，形体消瘦，五心烦热，潮热盗汗，两颧潮红，舌红少苔乏津，脉细数
辨证依据		咳嗽无力、气短而喘、自汗与气虚症状共见	干咳、痰少难咯、潮热、盗汗等
鉴别要点	相同症状	咳嗽	
	不同症状	咳嗽无力，气短而喘，伴有气虚症状	干咳少痰，伴有虚热内扰、潮热盗汗等阴虚症状

必考热点

肺阴虚证以干咳、痰少难咯、潮热、盗汗等为辨证依据。

考点：风寒犯肺证、寒痰阻肺证和饮停胸胁证

风寒犯肺证、寒痰阻肺证和饮停胸胁证的概念、临床表现、辨证依据及鉴别要点见表18-57。

表18-57　风寒犯肺证、寒痰阻肺证和饮停胸胁证的概念、临床表现、辨证依据及鉴别要点

要点		风寒犯肺证	寒痰阻肺证	饮停胸胁证
概念		指风寒侵袭，肺卫失宣，以咳嗽、咯稀白痰、恶风寒等为主要表现的证候	指寒饮或痰浊停聚于肺，肺失宣降，以咳喘、痰白量多易咯等为主要表现的证候。又名寒饮停肺证、痰浊阻肺证	指水饮停于胸腔，阻碍气机，以胸廓饱满、胸胁胀闷或痛等为主要表现的证候
临床表现		咳嗽，咯少量稀白痰，气喘，微有恶寒发热，鼻塞，流清涕，喉痒，或见身痛无汗，舌苔薄白，脉浮紧	咳嗽，痰多、色白、质稠或清稀、易咯，胸闷，气喘，或喉间有哮鸣声，恶寒，肢冷，舌质淡，苔白腻或白滑，脉弦或滑	胸廓饱满，胸胁部胀闷或痛，咳嗽，气喘，呼吸、咳嗽或身体转侧时牵引胁痛，或有头目晕眩，舌苔白滑，脉沉弦
辨证依据		多有外感风寒的病史，以咳嗽、咯稀白痰与风寒表证共见	以咳喘、痰白量多易咯等为辨证的主要依据。痰稀者为寒饮停肺证，痰稠者为寒痰阻肺证	胸廓饱满、胸胁胀闷或痛
鉴别要点	相同症状	咳嗽，咳痰，痰色白		
	不同症状	多为风寒侵袭，伴有风寒表证，舌苔薄白，脉浮紧	寒饮或痰浊停聚于肺，伴有寒象，舌质淡，苔白腻或白滑，脉弦或滑	水饮停于胸胁，伴有胸廓饱满、胸胁胀闷或痛，舌苔白滑，脉沉弦

必考热点

1. 患者咳嗽声音重浊，痰白清稀，兼鼻塞不通，恶寒发热，苔薄白，脉浮紧。其病机为风寒犯肺。

【热点提示】风寒犯肺证多有外感风寒的病史，以咳嗽，咳稀白痰与风寒表证共见为辨证依据。

2. 寒痰阻肺证以咳喘，痰多量多易咳等为辨证依据。

考点：风热犯肺证、肺热炽盛证、痰热壅肺证、燥邪犯肺证

风热犯肺证、肺热炽盛证、痰热壅肺证、燥邪犯肺证的概念、临床表现、辨证依据及鉴别要点见表18-58。

表18-58　风热犯肺证、肺热炽盛证、痰热壅肺证、燥邪犯肺证的概念、临床表现、辨证依据及鉴别要点

要点	风热犯肺证	肺热炽盛证	痰热壅肺证	燥邪犯肺证
概念	指风热侵袭，肺卫失宣，以咳嗽、发热恶风等为主要表现的证候。本证在三焦辨证中属上焦病证，在卫气营血辨证中属卫分证	指火热炽盛，壅积于肺，肺失清肃，以咳喘气粗、鼻翼扇动等为主要表现的实热证候。简称肺热证或肺火证。本证在卫气营血辨证中属气分证，在三焦辨证中属上焦病证	指痰热交结，壅滞于肺，肺失清肃，以发热、咳喘、痰多黄稠等为主要表现的证候	指外感燥邪，肺失宣降，以干咳痰少、鼻咽口舌干燥等为主要表现的证候，简称肺燥证。燥邪有偏寒、偏热的不同，而有温燥袭肺证和凉燥袭肺证之分

续 表

要点		风热犯肺证	肺热炽盛证	痰热壅肺证	燥邪犯肺证
临床表现		咳嗽，痰少而黄，气喘，鼻塞，流浊涕，咽喉肿痛，发热，微恶风寒，口微渴，舌尖红，苔薄黄，脉浮数	发热，口渴，咳嗽，气粗而喘，甚则鼻翼扇动，鼻息灼热，胸痛，或有咽喉红肿疼痛，小便短黄，大便秘结，舌红苔黄，脉洪数	咳嗽，咯痰黄稠而量多，胸闷，气喘息粗，甚则鼻翼扇动，喉中痰鸣，或咳吐脓血腥臭痰，胸痛，发热口渴，烦躁不安，小便短黄，大便秘结，舌红苔黄腻，脉滑数	干咳无痰，或痰少而黏、不易咯出，甚则胸痛，痰中带血，或见鼻衄，口、唇、鼻、咽、皮肤干燥，尿少，大便干结，舌苔薄而干燥少津。或微有发热恶风寒，无汗或少汗，脉浮数或浮紧
辨证依据		咳嗽、痰少色黄与风热表证共见	新病势急，咳喘气粗、鼻翼扇动与火热症状共见	发热、咳喘、痰多黄稠	干咳痰少、鼻咽口舌干燥
鉴别要点	症状	咳嗽痰稠色黄，恶寒轻发热重，鼻塞流黄浊涕，身热恶风，口干咽痛	发热，口渴，咳嗽，气粗而喘，甚则鼻翼扇动，鼻息灼热，咽喉红肿，小便短黄	咳嗽，咯痰黄稠而量多，胸闷，气喘息粗，发热口渴，烦躁不安	干咳痰少质黏，口舌咽喉干燥，恶寒发热，无汗或少汗
	舌象	舌尖红苔薄黄	舌红苔黄	舌红苔黄腻	舌苔薄而干燥
	脉象	脉浮数	脉洪数	脉滑数	脉浮偏数

必考热点

痰热壅肺证以发热、咳喘、痰多黄稠等为辨证依据。

考点：肠道湿热证、肠热腑实证、肠燥津亏证

肠道湿热证、肠热腑实证、肠燥津亏证的概念、临床表现、辨证依据及鉴别要点见表 18-59。

表 18-59 肠道湿热证、肠热腑实证、肠燥津亏证的概念、临床表现、辨证依据及鉴别要点

要点	肠道湿热证	肠热腑实证	肠燥津亏证
概念	指湿热内蕴，阻滞肠道，以腹痛、暴泻如水、下痢脓血、大便黄稠秽臭及湿热症状为主要表现的证候。又名大肠湿热证	指里热炽盛，腑气不通，以发热、大便秘结、腹满硬痛为主要表现的实热证候。又名大肠热结证、大肠实热证。六经辨证中称为阳明腑证，卫气营血辨证中属气分证，三焦辨证中属中焦证	指津液亏损，肠失濡润，传导失职，以大便燥结、排便困难及津亏症状为主要表现的证候
临床表现	身热口渴，腹痛腹胀，下痢脓血，里急后重，或暴泻如水，或腹泻不爽、粪质黄稠秽臭，肛门灼热，小便短黄，舌质红，苔黄腻，脉滑数	高热，或日晡潮热，汗多，口渴，脐腹胀满硬痛、拒按，大便秘结，或热结旁流，大便恶臭，小便短黄，甚则神昏谵语、狂乱，舌质红，苔黄厚而燥，或焦黑起刺，脉沉数或迟有力	大便干燥如羊屎，艰涩难下，数日一行，腹胀作痛，或可于左少腹触及包块，口干，或口臭，或头晕，舌红少津，苔黄燥，脉细涩
辨证依据	腹痛、暴泻如水、下痢脓血、大便黄稠秽臭等与湿热症状共见	发热、大便秘结、腹满硬痛	大便燥结、排便困难与津亏症状共见

续 表

要点		肠道湿热证	肠热腑实证	肠燥津亏证
鉴别要点	症状	身热口渴，下痢脓血，里急后重，或暴泻如水，或腹泻不爽、粪质黄稠秽臭，肛门灼热，小便短黄	高热，或日晡潮热，汗多，口渴，脐腹胀满硬痛、拒按，大便秘结，或热结旁流，大便恶臭，小便短黄，甚则神昏谵语、狂乱	大便干燥如羊屎，艰涩难下，数日一行，腹胀作痛，或可于左少腹触及包块，口干，或口臭，或头晕
	舌象	舌质红，苔黄腻	舌质红，苔黄厚而燥，或焦黑起刺	舌红少津，苔黄燥
	脉象	脉滑数	脉沉数或迟有力	脉细涩

必考热点

1. 肠燥津亏证与气候干燥有关，以干咳痰少、鼻咽口舌干燥等为辨证的主要依据。

2. 患者日晡潮热，汗多，口渴，腹满拒按，大便臭秽秘结，小便短黄，舌红苔黄厚，脉数有力。其临床意义为肠热腑实。

第五节 肾与膀胱病辨证

考点：肾阳虚证与肾虚水泛证

肾阳虚证与肾虚水泛证的概念、临床表现、辨证依据及鉴别要点见表18-60。

表18-60 肾阳虚证与肾虚水泛证的概念、临床表现、辨证依据及鉴别要点

要点		肾阳虚证	肾虚水泛证
概念		指肾阳亏虚，机体失却温煦，以腰膝酸冷、性欲减退、夜尿多为主要表现的虚寒证候。又名元阳亏虚证、命门火衰证	指肾的阳气亏虚，气化无权，水液泛溢，以水肿下肢为甚、尿少、畏冷肢凉等为主要表现的证候
临床表现		头目眩晕，面色㿠白或黧黑，腰膝酸冷疼痛，畏冷肢凉，下肢尤甚，精神萎靡，性欲减退，男子阳痿早泄、滑精精冷，女子宫寒不孕，或久泻不止，完谷不化，五更泄泻，或小便频数清长，夜尿频多，舌淡，苔白，脉沉细无力，尺脉尤甚	腰膝酸软，耳鸣，身体浮肿，腰以下尤甚，按之没指，小便短少，畏冷肢凉，腹部胀满，或见心悸，气短，咳喘痰鸣，舌质淡胖，苔白滑，脉沉迟无力
辨证依据		腰膝酸冷、性欲减退、夜尿多与虚寒症状共见	水肿下肢为甚、尿少、畏冷肢凉
鉴别要点	相同症状	都有畏寒肢冷、腰膝酸冷、面白神疲等虚寒之象	
	症状	头晕目眩，面色㿠白或黧黑，腰膝酸冷疼痛，畏寒肢冷，下肢尤甚，精神萎靡，性欲减退，男子阳痿早泄、滑精精冷，女子宫寒不孕，或久泻不止，完谷不化，五更泄泻，或小便频数清长，夜尿频多	腰膝酸软，耳鸣，身体浮肿、腰以下为甚、按之没指，小便短少
	舌象	舌淡苔白	舌质淡胖苔白滑
	脉象	沉细无力，尺部尤甚	沉迟无力

必考热点

肾虚水泛证以水肿下肢为甚，尿少、畏寒肢冷等为辨证依据。

考点：肾阴虚证与肾精不足证

肾阴虚证与肾精不足证的概念、临床表现、辨证依据及鉴别要点见表 18-61。

表 18-61　肾阴虚证与肾精不足证的概念、临床表现、辨证依据及鉴别要点

要点		肾阴虚证	肾精不足证
概念		指肾阴亏损，失于滋养，虚热内扰，以腰酸而痛、遗精、经少、头晕耳鸣等为主要表现的虚热证候。又名真阴（肾水）亏虚证	指肾精亏损，脑与骨、髓失充，以生长发育迟缓、早衰、生育机能低下等为主要表现的虚弱证候
临床表现		腰膝酸软而痛，头晕，耳鸣，齿松，发脱，男子阳强易举、遗精、早泄，女子经少或经闭、崩漏，失眠，健忘，口咽干燥，形体消瘦，五心烦热，潮热盗汗，骨蒸发热，午后颧红，小便短黄，舌红少津、少苔或无苔，脉细数	小儿生长发育迟缓，身体矮小，囟门迟闭，智力低下，骨骼痿软；男子精少不育，女子经闭不孕，性欲减退；成人早衰，腰膝酸软，耳鸣耳聋，发脱齿松，健忘恍惚，神情呆钝，两足痿软，动作迟缓，舌淡，脉弱
辨证依据		腰酸而痛、遗精、经少、头晕耳鸣等与虚热症状共见	生长发育迟缓、早衰、生育机能低下
鉴别要点	相同症状	腰膝酸软、头晕耳鸣、齿松发脱	
	症状	失眠多梦，阳强易举，遗精早泄，潮热盗汗，咽干颧红，溲黄便干	成人精少，经闭，发脱齿摇，健忘耳聋，动作迟缓，足痿无力，精神呆钝
	舌象	舌红少津	舌淡红苔白
	脉象	细数	沉细

考点：肾气不固证与膀胱湿热证

肾气不固证与膀胱湿热证的概念、临床表现、辨证依据见表 18-62。

表 18-62　肾气不固证与膀胱湿热证的概念、临床表现、辨证依据

要点	肾气不固证	膀胱湿热证
概念	指肾气亏虚，失于封藏、固摄，以腰膝酸软，小便、精液、经带、胎气不固等为主要表现的虚弱证候	指湿热侵袭，蕴结膀胱，以小便频急、灼涩疼痛及湿热症状为主要表现的证候
临床表现	腰膝酸软，神疲乏力，耳鸣失聪；小便频数而清，或尿后余沥不尽，或遗尿，或夜尿频多，或小便失禁；男子滑精、早泄；女子月经淋漓不尽，或带下清稀量多，或胎动易滑。舌淡，苔白，脉弱	小便频数，排尿灼热涩痛，小便短赤，尿血或有砂石，小腹胀痛，腰痛，发热口渴，舌红苔黄腻，脉濡数
辨证依据	腰膝酸软，小便、精液、经带、胎气不固与气虚症状共见	新病势急，以小便频急、灼涩疼痛等与湿热症状共见

必考热点

膀胱湿热证新病势急，以小便频急、灼涩疼痛等与湿热症状共等为辨证依据。

第五单元　经络腧穴、刺灸法总论

第一节　经络腧穴总论

考点：十二经脉在四肢部的分布规律

手经行于上肢，足经行于下肢；阴经行于内侧面，阳经行于外侧面。十二经脉在四肢部的分布规律见表18-63。

表18-63　十二经脉在四肢部的分布规律

部位		前缘	中线	后缘
上肢内侧		手太阴肺经	手厥阴心包经	手少阴心经
上肢外侧		手阳明大肠经	手少阳三焦经	手太阳小肠经
下肢内侧	内踝尖上八寸以上	足太阴脾经	足厥阴肝经	足少阴肾经
	内踝尖上八寸以下	足厥阴肝经	足太阴脾经	足少阴肾经
下肢外侧		足阳明胃经	足少阳胆经	足太阳膀胱经

必考热点

1. 患者疼痛沿三焦经放散，其病变部位在上肢外侧中线。

【热点提示】手少阳三焦经在上肢外侧中线。

2. 患者病发心绞痛，沿手少阴经放散，其病变部位在上肢内侧后缘。

【热点提示】手少阴心经在上肢内侧后缘。

3. 足三阴经在内踝尖上8寸以上的分布规律是太阴在前、厥阴在中、少阴在后。
4. 足三阴经在内踝尖上8寸以下的分布规律是厥阴在前、太阴在中、少阴在后。
5. 足三阳经在下肢的分布规律是阳明在前，少阳在中，太阳在后。
6. 足太阳膀胱经分布于下肢外侧后缘。
7. 循行于上肢内侧中线的经脉是手厥阴经。
8. 循行于下肢外侧中线的经脉是胆经。
9. 分布于上肢内侧前缘的经脉是手太阴肺经。
10. 足三阳经在四肢的排列从前到后是阳明、少阳、太阳。
11. 手三阴经在四肢的排列从前到后是太阴、厥阴、少阴。

考点：腧穴的主治特点

腧穴的主治特点见表 18-64。

表 18-64　腧穴的主治特点

作用	内容	
近治作用	腧穴所在，主治所在	
	眼区周围的睛明、承泣、攒竹、瞳子髎等：能治疗眼疾	
	胃脘部周围的中脘、建里、梁门等：能治疗胃痛	
	膝关节周围的鹤顶、膝眼等奇穴：能治疗膝关节疼痛	
	阿是穴：治疗所在部位局部的病痛	
远治作用	经脉所过，主治所及	
	合谷穴不仅能治疗手部的局部病证，还能治疗本经所过处的颈部和头面部病证	
特殊作用	双向良性调整作用	腹泻时针天枢穴可止泻，便秘时针天枢穴可以通便
		内关可治心动过缓，又可治疗心动过速
	相对的特异治疗作用	大椎穴退热
		至阴穴矫正胎位
		阑尾穴治疗阑尾炎

重点提醒

1. 奇穴：十四经穴以外具有固定位置和有较为特殊治疗作用的腧穴。
2. 阿是穴：以痛为腧，即“有痛便是穴”。

必考热点

1. 合谷治疗牙痛属远治作用。

【热点提示】合谷穴不仅治疗手部的局部病证，还能治疗本经循行所过的颈部和头面部病证，属腧穴的远治作用。

2. 大椎退热属于腧穴特殊作用。

【热点提示】某些腧穴具有双向的良性调整作用和相对特异的治疗作用，即特殊作用。

3. 除近治作用、远治作用外，腧穴的主治特点还包括特殊作用。

4. 针刺内关穴既能治疗心动过速，又能治疗心动过缓，这属于腧穴的双相的良性调整作用。

【热点提示】所谓双向良性调整作用，是指同一腧穴对机体不同的病理状态，可以起到两种相反而有效的治疗作用。

5. 患者，女性，29 岁。转移性右下腹疼痛，疼痛呈持续性，阵发性加剧，舌红，苔黄腻，脉洪数。针灸治疗应选用阑尾。

【热点提示】相对的特异治疗作用，指某些腧穴的治疗作用具有相对特异性。如大椎穴退热，至阴穴矫正胎位，阑尾穴治疗阑尾炎等。患者上述表现属于阑尾炎，其中奇穴阑尾较之其他选项治疗阑尾炎更加有效。

考点：骨度分寸定位法

骨度分寸定位法见表 18-65。

表 18-65　骨度分寸定位法

部位	起止部位	骨度	度量法
头面部	前发际正中至后发际正中	12 寸	直寸
	眉间（印堂）至前发际正中	3 寸	直寸
	第七颈椎棘突下（大椎）至后发际正中	3 寸	直寸
	眉间（印堂）至后发际正中第 7 颈椎棘突下（大椎）	18 寸	直寸
	前额两发角（头椎）之间	9 寸	横寸
	耳后两乳突（完骨）之间	9 寸	横寸
胸腹胁部	胸骨上窝（天突）至胸剑联合中点（耻骨）	9 寸	直寸
	胸剑联合中点（耻骨）至脐中	8 寸	直寸
	脐中至耻骨联合上缘（曲骨）	5 寸	直寸
	两乳头之间	8 寸	横寸
	腋窝顶点至第 11 肋游离端	12 寸	直寸
背腰部	肩胛骨内缘（近脊柱侧点）至后正中线	3 寸	横寸
	肩峰缘至后正中线	8 寸	横寸
上肢部	腋前、后纹头至肘横纹（平肘尖）	9 寸	直寸
	肘横纹（平肘尖）至腕掌（背）侧横纹	12 寸	直寸
下肢部	耻骨联合上缘至股骨内上髁上缘	18 寸	直寸
	胫骨内侧踝下方至内踝尖	13 寸	直寸
	股骨大转子至腘横纹	19 寸	直寸
	腘横纹至外踝尖	16 寸	直寸

重点提醒

不用记忆，考试时用自己的同身寸测量即可。

必考热点

1. 天突至歧骨的骨度分寸是 9 寸。脐中至曲骨的骨度分寸是 5 寸。
2. 前发际至后发际的骨度分寸是 12 寸。
3. 两肩胛骨内缘之间的骨度分寸是 6 寸。

【热点提示】肩胛骨内侧缘至后正中线为 3 横寸，故两肩胛骨内缘之间的骨度分寸是 6 横寸。

4. 股骨大转子至腘横纹间骨度分寸为 19 寸。

5. 根据常用骨度分寸，印堂穴至后发际正中的距离是15寸。

【热点提示】眉间（印堂）至前发际正中为3直寸，前发际正中至后发际正中为12直寸，故印堂穴至后发际正中的距离是15直寸。

6. 胸剑联合中点至脐中的骨度分寸是8寸。

7. 肘横纹（平肘尖）至腕掌（背）侧横纹的骨度分寸是12寸。

8. 耻骨联合上缘至股骨内上髁上缘的骨度分寸是18寸。

9. 肩胛骨内缘（近脊柱侧点）至后正中线的骨度分寸是3寸。

10. 耳后两乳突之间的骨度分寸是9寸。

第二节　刺法灸法总论

考点：刺法的种类及适应范围

1. 刺法的种类　刺法根据不同针具和操作技术的运用分为毫针刺法、三棱针法、火针法、皮肤针法、皮内针法、电针法、头针法、耳针法、穴位注射法、穴位埋线法等。

2. 刺法的适应范围　刺法的适应范围见表18-66。

表18-66　刺法的适应范围

种类	功效	适用范围
毫针刺法	各种针法的基础	临床大多数病症
三棱针法	通经活络、开窍泻热、调和气血、消肿止痛	多用于实证、热证、瘀血、疼痛等，如高热、中暑、中风闭证、咽喉肿痛、目赤肿痛、顽癣、痈疖初起、扭挫伤、疳证、痔疮、顽痹、头痛、丹毒、指（趾）麻木等
皮肤针法	激发经络功能，调整脏腑气血	对疼痛、麻木、皮肤病、目疾、胃肠病有较好疗效，如腰痛、肌肤麻木、牛皮癣、斑秃、近视眼、视神经萎缩、感冒、咳嗽、头痛、失眠、痛经等。也可用于高血压、中风后遗症等。对畏针者及小儿更为适合
火针法	温经散寒、活血化瘀、软坚散结、去腐生肌、止痛缓急、清热解毒	治疗疼痛类疾病，如风寒湿痹、颈痹、漏肩风、腰痛、膝痛、软组织扭伤；皮外科疾病，如蛇串疮、湿疹、神经性皮炎、痈疽、疮疡、瘘、痔、瘰疬等。也可用于胃下垂、泄泻、痢疾、脱肛、痛经、阳痿、小儿疳积、扁平疣、痣等经性皮炎、痈疽、疮疡、瘘、痔、瘰疬等。也可用于胃下垂、泄泻、痢疾、脱肛、痛经、阳痿、小儿疳积、扁平疣、痣等
皮内针法	调整经络脏腑功能	经常发作的疼痛性疾病，如偏头痛、三叉神经痛、牙痛、胃痛、胆绞痛、肋间神经痛、关节炎、痛经等；慢性顽固性疾病，如高血压、神经衰弱、失眠、面肌抽搐、咳喘、遗尿、月经不调等

考点：毫针刺法的注意事项

毫针刺法的注意事项见表18-67。

表18-67　毫针刺法的注意事项

项目	注意事项
时间	患者在过于饥饿、疲劳、精神过度紧张时，不宜立即进行针刺

续　表

项目	注意事项
手法	对身体瘦弱，气虚血亏的患者，进行针刺时手法不宜过强，并应尽量选用卧位
禁忌	1. 妇女妊娠3个月以内者，不宜针刺小腹部的腧穴。妊娠3个月以上者，腹部、腰骶部腧穴也不宜针刺。三阴交、合谷、昆仑、至阴等通经活血的腧穴，在怀孕期应予禁刺。如妇女行经时，若非为了调经，亦慎用针刺 2. 小儿囟门未合时，头顶部的腧穴不宜针刺 3. 常有自发性出血或损伤后出血不止的患者，不宜针刺 4. 皮肤有感染、溃疡、瘢痕或肿瘤的部位，不宜针刺 5. 对胸、胁、腰、背脏腑所居之处的腧穴，不宜直刺、深刺。肝大、脾大、心脏扩大、肺气肿患者更应注意
特殊部位的针刺	针刺眼区和项部的风府、哑门等穴以及脊椎部的腧穴，注意掌握一定的角度，不宜大幅度的提插、捻转和长时间的留针，以免伤及重要组织器官，产生严重的不良后果
特殊留患者的针刺	对于尿潴留等患者，在针刺小腹部的腧穴时，也应掌握适当的针刺方向、角度、深度等，以免误伤膀胱等器官出现意外事故

必考热点

针刺眼区和项部的风府、哑门等穴以及脊椎部的腧穴，注意掌握一定的角度，不宜大幅度的提插、捻转和长时间的留针，以免伤及重要组织器官，产生严重的不良后果。

考点：灸法种类、艾灸法的作用

1. 常用灸法种类

- 常用灸法
  - 艾灸
    - 艾炷灸
      - 直接灸
        - 瘢痕灸
        - 无瘢痕灸
      - 间接灸
        - 隔姜灸
        - 隔蒜灸
        - 隔附子饼灸
    - 艾条灸
      - 悬起灸
        - 温和灸
        - 雀啄灸
        - 回旋灸
      - 实按灸
    - 温针灸
    - 温灸器灸
  - 其他灸法
    - 灯火灸
    - 天灸
      - 蒜泥灸
      - 细辛灸
      - 白芥子灸

图 18-1

必考热点

1. 艾炷灸可分为直接灸和间接灸。
2. 艾条灸可分为悬起灸与实按灸。

2. **艾灸法的作用** 见表 18-68。

表 18-68 艾灸法的作用

作用	内容及用途	
温经散寒	温通经络、驱散寒邪	常用于治疗寒凝血滞、经络痹阻所引起的寒湿痹痛、痛经、经闭、胃脘痛、寒疝腹痛、泄泻、痢疾等
扶阳固脱	扶助阳气、举陷固脱	多用于治疗脱证和阳气下陷、中气亏虚而引起的遗尿、脱肛、阴挺、崩漏、带下、久泄、久痢等
消瘀散结	行气活血、消瘀散结	常用于治疗气血凝滞之疾，如乳痈初起、瘰疬、瘿瘤等
引热外行	艾火的温热能使皮肤腠理开放，毛窍通畅，引热外行	临床上可治疗疖肿、带状疱疹、丹毒、甲沟炎等实热病证。对于阴虚热证，也可以用灸法治疗，如虚痨咳嗽、骨蒸潮热等，但施灸量不宜过大
防病保健	激发人体正气，增强抗病能力	无病施灸可以使人精力充沛，长寿不衰

考点：艾灸法的注意事项

艾灸法的注意事项见表 18-69。

表 18-69 艾灸法的注意事项

项目	内容
先后顺序	应先灸阳经，后灸阴经；先灸上部，再灸下部；先灸少而后灸多
禁忌及注意事项	1. 面部穴位、乳头、大血管等处均不宜使用直接灸，以免烫伤形成瘢痕 2. 关节活动部位亦不适宜用化脓灸，以免化脓溃破，不易愈合，甚至影响功能活动 3. 空腹、过饱、极度疲劳和对灸法恐惧者，应慎施灸 4. 对于体弱患者，灸治时艾炷不宜过大，刺激量不可过强，以防晕灸。一旦发生晕灸，应立即停止施灸，并作出及时处理，其方法参考晕针的处理 5. 孕妇的腹部和腰骶部不宜施灸 6. 施灸过程要防止燃烧的艾绒脱落烧伤皮肤和衣物，应注意在通风环境中进行
灸后的处理	1. 施灸过量，时间过长，局部可出现水疱。小疱只要不擦破，可任其自然吸收；如水疱较大，可用消毒毫针刺破水疱，放出水液，再涂以烫伤油或消炎药膏等 2. 瘢痕灸者，在灸疮化脓期间，疮面局部勿用手搔，要注意保护痂皮，保持清洁，防止感染；若灸疮脓液呈黄绿色或有渗血现象，可以用消炎药膏和玉红膏涂敷

重点提醒

施灸的顺序，临床上需结合病情，灵活应用，不能拘执不变。

第六单元 常见病、多发病

考点：感冒

1. **概述** 感冒是感受风邪，邪犯卫表而导致的常见外感疾病，临床表现以鼻塞、流涕、喷嚏、咳嗽、头痛、恶寒、发热、全身不适、脉浮为其特征。

必考热点

导致感冒的主因是风邪。

2. 辨证论治 见表18-70。

表18-70 感冒的辨证论治

常见证型	主症	治法	常用中成药
风寒感冒	一问诊：恶寒发热，无汗，头痛身痛，鼻塞流清涕 二舌诊：舌淡，苔薄白 三脉诊：脉浮紧	辛温解表，宣肺散寒	感冒清热颗粒、正柴胡饮颗粒
风热感冒	一问诊：发热，恶风，头胀痛，鼻塞流浊涕，咽红肿痛，咳嗽 二舌诊：舌边尖红，苔白或微黄 三脉诊：脉浮数	辛凉解表，宣肺清热	银翘解毒丸、双黄连合剂
暑湿感冒	一问诊：发热，汗出不解，鼻塞流浊涕，头晕胀痛，身重倦怠，心烦口渴，胸闷欲呕 二舌诊：苔黄腻 三脉诊：脉濡数	清暑祛湿解表	藿香正气水、丸、胶囊保济丸

必考热点

1. 治疗风寒感冒，常用的中成药是正柴胡饮颗粒。
2. 风热感冒的治法是辛凉解表，宣肺清热。
3. 风热感冒宜选用银翘解毒丸。
4. 患者，男性，45岁。身热，汗少，头昏重胀而痛，心烦口渴，胸闷恶心，小便短赤，舌苔薄黄腻，脉濡数。此患者应诊断为暑湿感冒。

【热点提示】暑湿感冒主要症状：发热，汗出不解，鼻塞流浊涕，头昏胀痛，身重倦怠，心烦口渴，胸闷欲呕。苔黄腻，脉濡数。

5. 患者昨日受凉后出现恶寒，发热，头痛，肢节酸痛，鼻塞声重，流清涕，口不渴，舌苔薄白，脉浮紧。治疗应首选的中成药是正柴胡饮颗粒。
6. 暑湿感冒的代表方宜首选藿香正气水。

3. 适宜治疗技术 见表18-71。

表18-71 感冒的拔罐法和刮痧法治疗

治疗方法	具体内容
拔罐法	取大椎、大杼、肺俞。行留罐操作，留罐10~15分钟。或用闪罐法
刮痧法	首先采用轻刮法刮拭背部督脉循行区域，主要从大椎刮至至阳，10~15次，然后采用重刮法刮拭背部两侧足太阳膀胱经循行区域，从大杼、肺俞刮至膈俞，每侧刮拭20~30次

重点提醒

基本证型：风寒、风热、暑湿。基本用方：风寒正柴胡饮、风热银翘解毒片、暑湿藿香正气水。

必考热点

1. 拔罐治疗风寒感冒，选取的穴位有大椎、大杼、肺俞。

【热点提示】在颈椎、胸椎附近选择大椎、大杼、肺俞拔罐，拔罐后留罐 10~15 分钟起罐，或用闪罐法。适用于风寒感冒。

2. 感冒时刮痧的部位一般是背部。

【热点提示】刮痧法治疗感冒：首先采用轻刮法刮拭背部督脉循行区域，主要从大椎刮至至阳，10~15 次，然后采用重刮法刮拭背部两侧足太阳膀胱经循行区域，从大杼、肺俞刮至膈俞，每侧刮拭 20~30 次。

考点：咳嗽

1. 概述　咳嗽是指肺失宣降，肺气上逆，引起发出咳声，或咯吐痰液的一种肺系病证。有声无痰为咳，有痰无声为嗽，一般多为痰声并见。

2. 辨证论治　见表 18-72。

表 18-72　咳嗽的辨证论治

常见证型	主　症	治　法	常用中成药
风寒咳嗽	一问诊：咳嗽痰稀薄色白，咽痒，常伴鼻塞、恶寒，发热 二舌诊：苔薄白 三脉诊：脉浮紧	疏风散寒，宣肺止咳	通宣理肺丸 桂龙咳喘宁胶囊
风热咳嗽	一问诊：咳嗽痰黏稠色白或黄，常伴咽痛，涕黄，发热 二舌诊：苔薄白或薄黄 三脉诊：脉浮数	疏风清热，肃肺化痰	急支糖浆 连花清瘟颗粒
痰湿咳嗽	一问诊：反复咳嗽，痰多色白，胸脘作闷，食少便溏 二舌诊：苔白腻 三脉诊：脉滑	燥湿化痰，理气止咳	橘红痰咳液 半夏糖浆
痰热咳嗽	一问诊：咳嗽气粗，痰黄黏稠，胸闷口干，大便秘结 二舌诊：苔黄腻 三脉诊：脉滑数	清热肃肺，豁痰止咳	橘红丸 金荞麦片
阴虚咳嗽	一问诊：干咳，咳声短促，痰少黏白，或痰中带血丝，或声音逐渐嘶哑，口干咽燥，或午后潮热，颧红，盗汗，日渐消瘦，神疲 二舌诊：舌质红少苔 三脉诊：脉细数	滋阴润肺，化痰止咳	养阴清肺丸 强力枇杷露

必考热点

1. 风热咳嗽选用的中成药为急支糖浆、连花清瘟颗粒。
2. 痰热咳嗽的治法是清热肃肺，豁痰止咳。
3. 治疗风寒咳嗽证的常用药是通宣理肺丸。

4. 治疗咳嗽之阴虚咳嗽证，应首选养阴清肺丸。

5. 患者咳嗽痰稀薄色白，咽痒，常伴鼻塞，恶寒，发热，苔薄白，脉浮紧。属咳嗽之风寒咳嗽。

【热点提示】风寒咳嗽主要症状：咳嗽痰稀薄色白，咽痒，常伴鼻塞，恶寒，发热。苔薄白，脉浮紧。

6. 患者干咳，咳声短促，痰少黏白，痰中带血丝，舌质红少苔，脉细数。证型诊断为阴虚咳嗽。

【热点提示】阴虚咳嗽：干咳，咳声短促，痰少黏白，或痰中带血丝，或声音逐渐嘶哑，口干咽燥，或午后潮热，颧红，盗汗，日渐消瘦，神疲，舌质红少苔，脉细数。

7. 患者咳嗽痰黏稠色黄，常伴咽痛，涕黄，发热。苔薄白，脉浮数。证型诊断为风热咳嗽。

【热点提示】风热咳嗽：咳嗽痰黏稠色白或黄，常伴咽痛，涕黄，发热。苔薄白或薄黄，脉浮数。

8. 患者咳嗽，气息粗促，痰多色黄质黏稠，咳吐不爽，胸胁胀满，口干欲饮，大便秘结，舌苔黄腻，脉滑数。其治法是清热肃肺，豁痰止咳。

9. 患者，男性，30岁。咳嗽1周，痰多色黄而黏稠，口干胸闷，舌红苔黄腻，脉滑数。其诊断是痰热咳嗽，治疗用橘红丸。

3. 适宜治疗技术 见表18-73。

表18-73 咳嗽的推拿法和刮痧法治疗

治疗方法	具体内容
推拿法	按揉肺俞穴、风门穴、大椎穴、合谷穴各2分钟，以酸胀为度，搽两侧膀胱经皮部2~3分钟，以微痛为度
刮痧法	首先采用直线刮法刮拭背部足太阳膀胱经循行区域，主要从风门刮至膈俞，每侧刮20~30次，点压按揉肺俞穴3~5次，然后采用轻刮法刮拭胸部正中任脉区，从天突向下刮至剑突处，刮拭10~20次为宜，之后采用轻刮法、角刮法由内向外刮拭胸部两侧，每一肋间隙刮拭10~20次为宜，从上向下依次刮至乳上

重点提醒

基本证型："四实一虚"风寒、风热、痰湿、痰热、阴虚。桂龙祛风寒，急支祛风热，橘红祛痰湿，龙胆泻痰热，阴虚清肺颗。

必考热点

1. 推拿法治疗咳嗽宜选用的穴位有肺俞、风门、大椎、合谷。
2. 刮痧疗法治疗咳嗽，首先采用直线刮痧法刮拭背部足太阳膀胱经循行区域，主要从风门刮至膈俞。

考点：心悸

1. 概述

（1）心悸是心中悸动不安，甚则不能自主的一种自觉病证，包括惊悸、怔忡。惊悸多因惊恐、恼怒等情志过极而诱发，病情较轻，实证居多；惊悸日久，可发展为怔忡。怔忡是并未受惊，而自觉心慌不安，稍劳即发，病情较重，多属虚证，或虚中夹实。

（2）现代医学中各种原因导致的心律失常、神经症等以心悸为主要临床表现的疾病，可参考本证辨证论治。

2. 辨证论治 见表18-74。

表18-74 心悸的辨证论治

常见证型	主症	治法	常用中成药
心虚胆怯	一问诊：心悸不宁，善惊易恐，坐卧不安，多梦易醒 二舌诊：苔薄白 三脉诊：脉细略数或细微弦	镇惊定志，养心安神	安神定志丸、朱砂安神丸、柏子养心丸
阴虚火旺	一问诊：心悸易惊，五心烦热，虚烦不寐，口干咽燥，腰酸耳鸣，盗汗，头晕目眩 二舌诊：舌红少苔 三脉诊：脉细数	滋阴降火，宁心安神	天王补心丹、朱砂安神丸、稳心颗粒
瘀阻心脉	一问诊：心悸不安，胸闷、胸痛时作，痛如针刺，或见唇甲青紫 二舌诊：舌质紫黯 三脉诊：脉涩或结代	活血化瘀，理气通络	舒心宁片、血府逐瘀口服液、心宁胶囊

必考热点

心悸怔忡，虚烦失眠，神疲健忘，或梦遗，手足心热，口舌生疮，大便干结，舌红少苔，脉细数。治疗主方选天王补心丹。

【热点提示】心悸阴虚火旺治法为滋阴降火，宁心安神。常用中成药为天王补心丹、朱砂安神丸、稳心颗粒。

3. 适宜治疗技术

（1）基本刺灸方法：毫针平补平泻。心血瘀阻者膈俞可用刺络拔罐。

（2）其他治疗方法：见表18-75。

表18-75 耳针法、穴位注射法和皮肤针法

治疗方法	具体内容
耳针法	取心、交感、神门、皮质下。毫针刺或用埋针法、压丸法
穴位注射法	取心俞、厥阴俞、内关、膻中。用维生素 B_1 或维生素 B_{12} 注射液，每次选用1~2穴，每穴注射0.5ml，隔日1次
皮肤针法	取心俞、厥阴俞、巨阙、内关、膻中，叩至局部皮肤微微发红为度

考点：胸痹

1. 概述

（1）胸痹是指以胸部闷痛，甚则胸痛彻背，喘息不得卧为主症的一种疾病，轻者仅感胸闷如窒，呼吸欠畅，重者则有胸痛，严重者心痛彻背，背痛彻心。

（2）主要与西医学所指的冠状动脉粥样硬化性心脏病（心绞痛、心肌梗死）关系密切，其他如心包炎、二尖瓣脱垂综合征、病毒性心肌炎、心肌病、慢性阻塞性肺气肿、慢性胃炎等，出现胸闷、心痛彻背、短气、喘不得卧等症状者，亦可参照本证辨证论治。

2. **辨证论治** 见表18-76。

表18-76 胸痹的辨证论治

常见证型	主症	治法	常用中成药
气滞心胸	一问诊：心胸满闷，隐痛阵发，痛无定处，时欲太息，或兼有脘腹胀闷 二舌诊：苔薄或薄腻 三脉诊：脉细弦	疏肝理气，活血通络	柴胡疏肝丸 复方丹参滴丸
心血瘀阻	一问诊：胸痛部位固定不移，入夜尤甚，伴胸闷心悸、面色晦暗 二舌诊：舌紫暗，或有瘀斑 三脉诊：舌下络脉青紫，脉沉涩结代	活血化瘀，通脉止痛	通心络胶囊 血府逐瘀丸/胶囊/口服液
痰浊闭阻	一问诊：心胸窒闷，气短喘促，形体肥胖，肢体沉重，脘痞，痰多口黏 二舌诊：苔浊腻 三脉诊：脉滑	通阳泄浊，豁痰宣痹	丹蒌片 苏合香丸

必考热点

1. 气滞胸痹的治法是疏肝理气，活血通络。

2. 患者，女性，64岁。有冠心病病史半年，昨日与邻居发生口角后即感觉心痛阵作，痛无定处，脘腹胀闷，嗳气较舒，苔薄，脉细弦。治疗主方选柴胡疏肝丸。

【热点提示】气滞胸痹主要症状：心胸满闷，隐痛阵发，痛无定处，时欲太息，或兼有脘腹胀闷。苔薄或薄腻，脉弦细。常用中成药：柴胡疏肝丸、复方丹参滴丸。

3. 患者胸痛部位固定不移，入夜尤甚，伴胸闷心悸、面色晦暗。舌紫暗，脉沉涩结代。证属心血瘀阻。

【热点提示】血瘀胸痹主要症状：胸痛部位固定不移，入夜尤甚，伴胸闷心悸、面色晦暗。舌紫暗，或有瘀斑，舌下络脉青紫，脉沉涩结代。

3. **适宜治疗技术** 推拿法：按压膻中、内关、足三里，每穴按压3~5分钟，以比较强烈的膨胀为度。

必考热点

按压法治疗胸痹，应选取的穴位有膻中、内关、足三里。

4. **急性发作时处理** 舌下含服：麝香保心丸，每次1~2粒。或速效救心丸，每次10~15粒。

必考热点

胸痹急性发作时应含服麝香保心丸。

考点：不寐

1. **概述** 不寐是以经常不能获得正常睡眠为特征的一类病证，主要表现为睡眠时间、深度的不足，轻者入睡困难，或寐而不酣，时寐时醒，或醒后不能再寐，重则彻夜不寐，常影响人们的正常工作、生活、学习和健康。

2. **辨证论治**　见表18-77。

表18-77　不寐的辨证论治

常见证型	主症	治法	常用中成药
肝火扰心	一问诊：不寐多梦，甚则彻夜不眠，急躁易怒，伴头晕头胀，目赤耳鸣，便秘溲赤 二舌诊：舌红苔黄 三脉诊：脉弦数	疏肝泻火，镇心安神	龙胆泻肝丸
心脾两虚	一问诊：多梦易醒，心悸健忘，头晕目眩，神疲食少，面色少华 二舌诊：舌淡红，苔薄白 三脉诊：脉细	补益心脾，养血安神	归脾丸 柏子养心丸
心肾不交	一问诊：心烦不寐，头晕目眩，耳鸣，腰酸梦遗，五心烦热 二舌诊：舌红，少苔 三脉诊：脉细数	滋阴降火，交通心肾	天王补心丹 乌灵胶囊
心胆气虚	一问诊：虚烦不寐，触事易惊，胆怯心悸，伴气短自汗，倦怠乏力 二舌诊：舌淡 三脉诊：脉弦细	益气镇惊、安神定志	复方枣仁胶囊

必考热点

1. 不寐之心脾两虚证常用中成药：归脾丸、柏子养心丸。
2. 不寐肝火扰心的治法是疏肝泄火，镇心安神。
3. 复方枣仁胶囊适用于不寐的心胆气虚。
4. 天王补心丹适用于不寐的心肾不交。
5. 治疗不寐心胆气虚证，常用中成药是复方枣仁胶囊。
6. 患者不寐多梦，甚则彻夜不眠，急躁易怒，伴头晕头胀，目赤耳鸣，口干而苦，不思饮食，便秘溲赤，舌红苔黄，脉弦而数。其治法是疏肝泄火，镇心安神。

【热点提示】不寐肝火扰心证主要症状：不寐多梦，甚则彻夜难眠，急躁易怒，伴头晕头胀，目赤耳鸣，便秘溲赤。舌红苔黄，脉弦数。治法：疏肝泻火，镇心安神。

7. 妇女产后，心烦不寐，心悸多梦，伴头晕耳鸣，腰膝酸软，潮热盗汗，五心烦热，咽干少津，舌红少苔，脉细数，治疗首选天王补心丹。

【热点提示】不寐心肾不交证主要症状：心烦不寐，头晕目眩，耳鸣，腰酸梦遗，五心烦热。舌红，少苔，脉细数。常用中成药：天王补心丹、乌灵胶囊。

8. 患者不寐多梦，甚则彻夜不眠，急躁易怒，伴头晕头胀，目赤耳鸣，口干而苦，不思饮食，便秘溲赤，舌红苔黄，脉弦而数，治疗首选龙胆泻肝丸。

【热点提示】不寐肝火扰心主要症状：不寐多梦，甚则彻夜不眠，急躁易怒，伴头晕头胀，目赤耳鸣，便秘溲赤。舌红苔黄，脉弦数。常用中成药：龙胆泻肝丸。

9. 患者，男性，65岁。失眠多梦，心悸，健忘，面色不华，舌质淡，脉细。其治法是养血安神。

【热点提示】不寐心脾两虚主要症状：多梦易醒，心悸健忘，头晕目眩，神疲食少，面色少华。舌淡红，苔薄白，脉细。治法：补益心脾，养血安神。

10. 患者心烦不寐，心悸不安，头晕，耳鸣，健忘，腰酸梦遗，五心烦热，口干津少，舌红，脉细数。其治法是滋阴降火，交通心肾。

【热点提示】不寐心肾不交主要症状：心烦不寐，头晕目眩，耳鸣，腰酸梦遗，五心烦热。舌红，少苔，脉细数。治法：滋阴降火，交通心肾。

11. 患者，女性，48岁。不寐多梦，易惊，胆怯心悸，遇事善惊，舌淡苔白，脉虚弦。其治法是益气镇惊。

【热点提示】不寐心胆气虚主要症状：虚烦不寐，触事易惊，胆怯心悸，伴气短自汗，倦怠乏力。舌淡，脉弦细。治法：益气镇惊，安神定志。

12. 患者失眠多梦，易醒，胆怯心悸，遇事易惊，气短自汗，倦怠乏力，小便清长，舌质淡，脉弦细。治疗应选用的中成药是复方枣仁胶囊。

3. **适宜治疗技术** 见表18-78。

表18-78 不寐的推拿法和药枕法治疗

治疗方法	具体内容
推拿法	按揉印堂穴、安眠穴、照海穴、申脉穴、四神聪穴各2~3分钟，动作舒缓，20~30次/分，沿督脉、手少阴心经、阴维脉，顺经行擦法3~5遍，以患者舒适为度
药枕法	川芎300g、当归300g、丹皮300g、白芷150g、菊花300g。用布缝制一枕袋，装入上药，睡眠时做枕头用

必考热点

推拿法治疗不寐，选取的穴位有印堂、安眠、照海、申脉、四神聪。

考点：中风

1. **概述** 中风是以猝然昏仆，不省人事，半身不遂，口眼㖞斜，语言不利为主症的病证。

2. **辨证论治** 见表18-79。

表18-79 中风的辨证论治

常见证型	主症	治法	常用中成药
中风恢复期风痰瘀阻	一问诊：口舌㖞斜，舌强语謇或失语，半身不遂，肢体麻木 二舌诊：舌暗紫，苔滑腻 三脉诊：脉弦滑	搜风化痰，行瘀通络	解语丹
气虚血瘀	一问诊：肢体偏枯不用，肢软无力，面色萎黄 二舌诊：舌质淡紫或有瘀斑，苔薄白 三脉诊：脉细涩或细弱	益气养血，化瘀通络	华佗再造丸 脑安胶囊
阴虚瘀阻	一问诊：半身不遂，患肢僵硬，拘挛变形，舌强不语，或偏瘫，肢体肌肉萎缩 二舌诊：舌红脉细，或舌淡红 三脉诊：脉沉细	滋养肝肾，化瘀通络	通塞脉片 杞菊地黄丸 血府逐瘀胶囊

必考热点

1. 中风之阴虚瘀阻证的治法宜滋养肝肾，化瘀通络。
2. 中风气虚血瘀证常用中成药：华佗再造丸、脑安胶囊。

3. 中风气虚血瘀证的治法是益气养血，化瘀通络。

4. 患者，男性，60 岁。肢体偏枯不用，肢软无力，面色萎黄。舌质淡紫或有瘀斑，苔薄白，脉细涩或细弱。诊断为中风。

（1）该患者辨证为气虚血瘀。

（2）该患者治法宜益气养血，化瘀通络。

（3）该患者宜选中成药华佗再造丸。

【热点提示】中风之气虚血瘀的主要症状有：肢体偏枯不用，肢软无力，面色萎黄。舌质淡紫或有瘀斑，苔薄白，脉细涩或细弱。中风之气虚血瘀的治法是：益气养血，化瘀通络。中风之气虚血瘀的常用中成药有：华佗再造丸、脑安胶囊。

3. 适宜治疗技术 见表 18-80。

表 18-80 中风的推拿法和拔罐法治疗

治疗方法	具体内容
推拿法	1. 常用手法有推、按、捻、搓、拿、搽等 2. 上肢的风池、肩井、天宗、肩髃、曲池、手三里、合谷等 3. 下肢的环跳、阳陵泉、委中、承山等 4. 沿手三阳经、足三阳经顺经拿捏 3~5 遍，牵抖患肢 3~5 下
拔罐法	1. 恢复期：肩髃、曲池、合谷、环跳、伏兔、阳陵泉、足三里 2. 病程日久者，上肢配肩髎、肩外俞；下肢配腰阳关、白环俞 3. 肘部拘挛配曲泽 4. 膝部拘挛加曲泉 5. 患者取适当体位，选用大小适宜的火罐，行留罐操作，留罐 15 分钟，每天 1 次

必考热点

1. 拔罐法治疗中风病程日久者，上肢配肩髎、肩外俞。

2. 拔罐法治疗肘部拘挛配曲泽。

3. 推拿法治疗中风后半身不遂，常用穴有风池、肩井、天宗、肩髃、曲池、手三里、合谷等，以及下肢的环跳、阳陵泉、委中、承山等。

4. 患者中风 5 个月，现遗留语言謇涩。拔罐法治疗时除常用的主穴外，应加用的配穴是廉泉。

考点：头痛

1. 概述 头痛，是指因外感六淫、内伤杂病而引起的，以头痛为主要表现的一类病证。

2. 辨证论治 见表 18-81。

表 18-81 头痛的辨证论治

常见证型	主症	治法	常用中成药
风寒头痛	一问诊：头痛连及项背，常有拘急收紧感，或伴恶风畏寒，遇风尤甚 二舌诊：舌淡红，苔薄 三脉诊：脉浮紧	疏风散寒止痛	川芎茶调丸

续 表

常见证型	主症	治法	常用中成药
肝阳头痛	一问诊：头晕胀痛，两侧为重，心烦易怒，夜寐不宁，口苦面红，或兼胁痛 二舌诊：舌红苔黄 三脉诊：脉弦数	平肝潜阳息风	天麻钩藤颗粒
风热头痛	一问诊：头痛而胀，甚则胀痛如裂，面红，发热恶风，口渴欲饮 二舌诊：舌质红，舌苔薄黄 三脉诊：脉浮数	疏风清热	银翘解毒颗粒、芎菊上清丸、桑菊感冒片、双黄连口服液等
痰浊头痛	一问诊：头痛昏蒙，胸脘满闷，呕恶痰涎 二舌诊：舌苔白腻 三脉诊：脉滑	化痰降浊	半夏天麻丸、六君子丸

必考热点

1. 肝阳头痛的治法是平肝潜阳息风。

2. 风寒头痛选用的中成药是川芎茶调丸。

3. 患者，男性，37岁。头痛连及项背，恶风畏寒，口不渴，舌苔薄白，脉浮紧。治疗应首选川芎茶调丸。

【热点提示】风寒头痛主要症状：头痛连及项背，常有拘急收紧感，或伴恶风畏寒，遇风尤甚。舌淡红，苔薄，脉浮紧。常用中成药：川芎茶调丸。

4. 患者眩晕耳鸣，头胀痛，每因烦劳或恼怒而增剧，急躁易怒，少寐多梦，舌红苔黄，脉弦。治疗应首选天麻钩藤颗粒。

【热点提示】眩晕肝阳上亢主要症状：眩晕欲仆，耳鸣，头痛且胀，每因劳烦或恼怒而头晕加剧，面红，急躁易怒。舌红苔薄，脉弦。常用中成药：天麻钩藤颗粒、养血清脑颗粒。

5. 患者，男性，32岁。外感风寒，头痛连及项背，常有拘急收紧感，或伴恶风畏寒，遇风尤甚。舌淡红，苔薄，脉浮紧。辨病属头痛。

（1）其辨证为风寒头痛。

（2）其治法宜疏风散寒止痛。

6. 患者头痛连及项背，常有拘急性紧张，舌淡红，苔薄，脉浮紧。治疗应选用的中成药是川芎茶调散。

3. 适宜治疗技术 见表18-82。

表18-82 头痛的推拿法、刮痧法和耳针法治疗

治疗方法	具体内容
推拿法	按揉百会穴、合谷穴、太阳穴、太冲穴、风池穴各2~3分钟，以酸胀为度，并沿着疼痛部位所在经络逆经推按3~5遍
刮痧法	1. 先刮头部两侧胆经循行区域，从头前侧太阳穴附近向风池穴方向刮拭，然后刮拭头顶部督脉及膀胱经循行区域，从百会穴向前额方向刮拭，之后头顶部向后刮痧，从头顶部的百会穴向头后部至颈项方向刮拭，每个部位刮拭10~20次为宜 2. 或者以梳刮法从前向后梳头，或以百会为中心，向四周散射刮头，每个方向刮拭10~20次。重点刮拭百会、风池穴，可短距离直线刮法，也可点压按揉3~5分钟
耳针法	1. 常用穴：额、枕、神门、皮质下、枕小神经 2. 方法：采用耳穴压丸法，每天自行按揉3~4次

必考热点

1. 按摩法治疗头痛，宜选取的穴位有合谷、太阳、印堂、风池、百会。
2. 刮痧法治疗头痛，头部宜选取的穴位有风池、百会、太阳。
3. 耳针法治疗头痛常用穴是额、枕、神门、皮质下、枕小神经。

【热点提示】耳针法治疗头痛常用穴：额、枕、神门、皮质下、枕小神经。方法：采用耳穴压丸法，每天自行按揉3~4次。

考点：眩晕

1. 概述 眩是指眼花或眼前发黑，晕是指头晕甚或感觉自身或外界景物旋转。二者常同时并见，故统称为“眩晕”。

2. 辨证论治 见表18-83。

表18-83 眩晕的辨证论治

常见证型	主症	治法	常用中成药
肝阳上亢	一问诊：眩晕欲仆，耳鸣，头痛且胀，每因烦劳或恼怒头晕加剧，面红，急躁易怒 二舌诊：舌红苔薄 三脉诊：脉弦	平肝潜阳，清火息风	天麻钩藤颗粒 养血清脑颗粒
气血亏虚	一问诊：眩晕绵绵，动则加剧，劳累则发，面色少华，神疲懒言 二舌诊：舌淡，边有齿印 三脉诊：脉细	补益气血，调养心脾	归脾丸

必考热点

1. 眩晕肝阳上亢：天麻钩藤颗粒、养血清脑颗粒。
2. 眩晕气血亏虚：归脾丸。
3. 眩晕的特点是头晕目眩。
4. 眩晕肝阳上亢的主症是眩晕，耳鸣，头目胀痛。
5. 患者突发眩晕，耳鸣，头目胀痛，口苦，失眠多梦，遇烦劳、郁怒而加重，颜面潮红，急躁易怒，肢麻震颤，舌红苔黄，脉弦。证属肝阳上亢。

【热点提示】眩晕之肝阳上亢证主要症状：眩晕欲仆，耳鸣，头痛且胀，每因烦劳或恼怒头晕加剧，面红，急躁易怒。舌红苔薄，脉弦。

6. 患者眩晕，动则加剧，劳则即发，面色㿠白，唇甲不华，心悸少寐，神疲懒言，饮食减少。舌质淡，脉细。其治法是补益气血，调养心脾。

【热点提示】眩晕气血亏虚主要症状：眩晕绵绵，动则加剧，劳累则发，面色少华，神疲懒言。治法：补益气血，调养心脾。

3. **适宜治疗技术** 见表18-84。

表18-84 眩晕的穴位贴敷法和刮痧法治疗

治疗方法	具体内容
穴位贴敷法	1. 敷涌泉穴，将吴茱萸20g、肉桂2g共研细末，米醋调匀，捏成饼状，于睡前贴敷于双侧涌泉穴，次晨取下，连续贴敷3~5天 2. 取吴茱萸适量，研为细末，用米醋或凡士林适量调为膏糊状外敷双侧涌泉穴，每天更换1次，连续治疗10~15天
刮痧法	1. 首先刮头部，先刮头部两侧胆经循行区域，从头前侧太阳穴附近向风池穴方向刮拭，然后刮拭头顶部督脉及膀胱经循行区域，从百会穴向前额方向刮拭，之后头顶部向后刮痧，从头顶部的百会穴向头后部至颈项方向刮拭，每个部位刮拭10~20次为宜 2. 点压揉按百会、太阳、风池，各10~20次 3. 注意头部不强求出痧 4. 用弧线刮法刮拭肩部胆经循行区域，从风池到肩井、肩峰一线，每侧各刮20~30次 5. 用直线刮法刮拭前臂大肠经、肺经循行区域，每侧刮拭20~30次，重点刮拭合谷穴和内关穴，可用点压法、按揉法

必考热点

1. 敷涌泉穴治疗眩晕，选取的中药有吴茱萸、肉桂。
2. 刮痧法治疗眩晕，选取的穴位有百会、太阳、风池、合谷、内关。
3. 治疗眩晕耳鸣、烦躁多梦、颜面潮红等症的适宜技术是吴茱萸、肉桂适量研末敷涌泉法。

考点：胁痛

1. **概述** 胁痛是指以一侧或两侧胁肋部疼痛为主要表现的病证。
2. **辨证论治** 见表18-85。

表18-85 胁痛的辨证论治

常见证型	主症	治法	常用中成药
肝郁气滞	一问诊：胁肋胀痛，走窜不定，疼痛每因情志变化而增减 二舌诊：苔薄白 三脉诊：脉弦	疏肝理气	逍遥丸
瘀血阻络	一问诊：胁肋刺痛，痛有定处，痛处拒按，入夜尤甚，胁肋下或见有癥块 二舌诊：舌暗紫 三脉诊：脉沉涩	祛瘀通络	血府逐瘀胶囊
肝络失养	一问诊：胁肋隐痛，悠悠不休，遇劳加重，口干咽燥，心中烦热，头晕目眩 二舌诊：舌红少苔 三脉诊：脉细弦数	养阴柔肝	六味地黄丸

重点提醒

胁痛治疗根据“通则不痛”的理论，以疏肝和络止痛为基本治则，结合肝胆的生理特点，灵活运用。

必考热点

1. 胁痛肝郁气滞证选用的中成药是逍遥丸。

2. 患者，男性，45岁。3个月前因胸胁部撞伤后，而出现胁肋刺痛，痛有定处，入夜痛甚，舌质紫暗，脉沉涩。治疗应首选血府逐瘀胶囊。

【热点提示】胁痛瘀血阻络主要症状：胁肋刺痛，痛有定处，痛处拒按，入夜尤甚，胁肋下或见有癥块。舌紫暗，脉沉涩。常用中成药：血府逐瘀胶囊。

3. 患者，男性，58岁。久患胁痛，悠悠不休，遇劳加重，头晕目眩，口干咽燥，舌红少苔，脉弦细。治疗应首选六味地黄丸。

【热点提示】胁痛肝络失养主要症状：胁肋隐痛，悠悠不休，遇劳加重，口干咽燥，心中烦热，头晕目眩。舌红少苔，脉细弦数。常用中成药：六味地黄丸。

4. 患者胁肋隐痛，遇劳加重，口干咽燥，心中烦热，头晕目眩，舌红少苔，脉弦细数。治疗应选用的中成药是六味地黄丸。

3. 适宜治疗技术　见表18-86。

表18-86　胁痛的推拿法和刮痧法治疗

治疗方法	具体内容
推拿法	治疗慢性胆囊炎引起的胁痛，在耳穴胆区找压痛点，按揉3分钟。按揉肝俞、胆俞各2分钟，摩揉右上腹2分钟，点按三阴交、胆囊穴各2分钟
	治疗胆石症引起的胁痛，在脚全息穴肝、胆区找压痛点，按揉3~5分钟。按揉胆俞、中脘、阳陵泉穴各2分钟。在耳穴胰、胆区找压痛点，用王不留行籽贴压
刮痧法	首先刮两胸胁部，采用轻刮法、角刮法由内向外刮拭，每一肋间隙刮拭10~20次为宜，从上向下依次刮至乳根，乳头部位跳过。然后刮背部，用直线泻刮法，沿膀胱经循行线刮拭脊柱两侧，从肝俞至胆俞，每侧各刮10~20次。点压按揉太冲穴10~20次

必考热点

1. 推拿法治疗慢性胆囊炎引起的胁痛，选取的穴位有肝俞、胆俞、三阴交、胆囊穴。

2. 推拿法治疗慢性胆囊炎引起的胁痛，在耳穴胆区找压痛点，按揉3分钟。按揉肝俞、胆俞各2分钟，摩揉右上腹2分钟，点按三阴交、胆囊穴各2分钟。

3. 刮痧法治疗胁痛，首先刮两胸胁部。

考点：胃痛

1. 概述　胃痛，又称胃脘痛，是以上腹胃脘部近心窝处疼痛为主症的病证。

2. 辨证论治　见表18-87。

表18-87　胃痛的辨证论治

常见证型	主症	治法	常用中成药
寒邪客胃	一问诊：胃痛暴作，恶寒喜暖，得温痛减，遇寒加剧，口淡不渴 二舌诊：苔薄白 三脉诊：脉弦紧	温胃散寒，行气止痛	良附丸 附子理中丸

续 表

常见证型	主症	治法	常用中成药
肝气犯胃	一问诊：胃脘胀痛，攻撑作痛，脘痛连胁，胸闷嗳气，喜叹息，大便不畅，得嗳气、矢气则舒，遇烦恼则痛作或痛甚 二舌诊：苔薄白 三脉诊：脉弦	疏肝解郁，理气止痛	胃苏颗粒 气滞胃痛颗粒
食滞胃脘	一问诊：胃脘疼痛，胀满拒按，嗳腐吞酸，或呕吐不消化食物，其味腐臭，吐后痛减，不思饮食，大便不爽 二舌诊：苔厚腻 三脉诊：脉滑	消食导滞，和胃止痛	保和丸

必考热点

1. 胃痛寒邪客胃，其治法是温胃散寒，行气止痛。

2. 治疗胃痛食滞胃脘证，应首选保和丸。

3. 患者，男性，31 岁。胃痛暴作，恶寒喜暖，脘腹得温则痛减，口淡不渴，喜热饮，舌苔薄白，脉弦紧。治疗应首选良附丸。

4. 患者胃痛暴作，恶寒喜暖，脘腹得温则痛减，口干不渴，喜热饮，舌苔薄白，脉弦紧。治疗应首选良附丸。

【热点提示】胃痛寒邪客胃主要症状：胃痛暴作，恶寒喜暖，得温痛减，遇寒加剧，口淡不渴。苔薄白，脉弦紧。常用中成药：良附丸、附子理中丸。

5. 患者，男性，29 岁。近 3 天因生气后出现胃脘胀痛，攻窜不定，嗳气频作，大便不畅，舌苔薄白，脉弦。治宜选用胃苏颗粒。

6. 患者，女性，33 岁。有胃脘部疼痛史 5 年，其主要表现为胃脘胀痛，痛连两胁，遇烦恼即发加重，嗳气矢气则舒，喜长叹息，大便不畅，脉弦。其治疗宜选气滞胃痛颗粒。

7. 患者生气后感胃脘胀痛，痛连两胁，恼怒痛甚，嗳气则痛减，胸闷，喜长叹息，大便不畅，舌苔薄白，脉弦。治疗应首选的中成药是胃苏颗粒。

3. 适宜治疗技术 见表 18-88。

表 18-88 胃痛的推拿法、外敷法和灸法治疗

治疗方法	具体内容
推拿法	按内关穴、外关穴：将中指和拇指分别放在患者的外关穴和内关穴上，二指对合用力按压 0.5~1.0 分钟，以明显的酸困胀痛感为度
	点按足三里穴：将双手拇指放在足三里穴上，其余 4 指附在小腿后侧，适当用力点按 0.5~1.0 分钟
	对急性胃疼可在背部的脾俞、胃俞周围寻找压痛点，每个压痛点用力按揉 2~3 分钟
外敷法	食盐（原粗盐为好）500g，大葱白（切段）200g。共炒至食盐呈黄色时，倒入布袋内，敷患处，上盖棉被保温，一般 15~30 分钟即可止痛
灸法	取中脘、足三里、内关，急性胃痛加梁丘。用艾条温和灸，每穴 15 分钟

重点提醒

胃痛适宜治疗技术：一按二掐三敷四灸。

必考热点

1. 按摩法治疗胃痛，宜选取的穴位有内关、外关、足三里、脾俞、胃俞。
2. 灸法治疗胃痛常用的腧穴有中脘、足三里、内关。

考点：呕吐

1. 概述　呕吐是指胃失和降，气逆于上，迫使胃中之物从口中吐出的一种病证。一般以有物有声谓之呕，有物无声谓之吐，无物有声谓之干呕，临床呕与吐常同时发生，故合称为呕吐。

必考热点

有物无声谓之吐。

2. 辨证论治　见表18-89。

表18-89　呕吐的辨证论治

常见证型	主症	治法	常用中成药
外邪犯胃	一问诊：突然呕吐，起病急，常伴有发热恶寒，头身疼痛，胸脘满闷，不思饮食 二舌诊：舌苔白 三脉诊：脉濡缓	疏邪解表，化浊和中	藿香正气胶囊/水
肝气犯胃	一问诊：呕吐吞酸，嗳气频作，胸胁胀满，烦闷不舒，每因情志不遂而呕吐吞酸加重 二舌诊：舌边红，苔薄腻 三脉诊：脉弦	疏肝理气，和胃降逆	加味左金丸
食滞胃脘	一问诊：呕吐酸腐，脘腹胀满，嗳气厌食，得食愈甚，吐后反快，大便或溏或结，气味臭秽 二舌诊：苔厚腻 三脉诊：脉滑实	消食化滞，和胃降逆	保和丸

必考热点

1. 治疗呕吐肝气犯胃证，常用中成药是左金丸。
2. 患者突然呕吐，脘闷不舒，兼见恶寒发热，头身疼痛，舌苔白，脉濡缓。治宜选用藿香正气丸。

【热点提示】呕吐外邪犯胃证主要症状：突然呕吐，起病较急，常伴有发热恶寒，头身疼痛，胸脘满闷，不思饮食。舌苔白，脉濡缓。常用中成药：藿香正气胶囊/水。

3. 患者呕吐吞酸，嗳气频繁，胸胁胀满，每因情志不遂而呕吐吞酸加重，舌边红，苔薄腻，脉弦。治法宜用疏肝理气，和胃降逆。

【热点提示】呕吐肝气犯胃主要症状：呕吐吞酸，嗳气频作，胸胁胀满，烦闷不舒，每因情志不遂而呕吐吞酸加重。舌边红，苔薄腻，脉弦。治法：疏肝理气，和胃降逆。

4. 患者呕吐酸腐，脘腹胀满，嗳气厌食，大便不爽，气味臭秽。苔厚腻，脉滑实。此属呕吐之食滞胃脘。

【热点提示】呕吐食滞胃脘主要症状：呕吐酸腐，脘腹胀满，嗳气厌食，得食愈甚，吐后反快，大便或溏或结，气味臭秽。苔厚腻，脉滑实。

5. 患者，女性，34岁。饱食后出现呕吐，气味酸腐，脘腹胀满，嗳气厌食，大便干结，舌苔厚腻，脉滑实。其证候是食滞胃脘证。

【热点提示】呕吐食滞胃脘主要症状：呕吐酸腐，脘腹胀满，嗳气厌食，得食愈甚，吐后反快，大便或溏或结，气味臭秽。苔厚腻，脉滑实。

6. 患者，女性，35岁。外感后，突发呕吐，恶寒头痛，胸脘满闷，舌苔白腻，脉濡缓。治疗应首选藿香正气丸。

【热点提示】呕吐外邪犯胃主要症状：突然呕吐，起病较急，常伴有发热恶寒，头身疼痛，胸脘满闷，不思饮食。舌苔白，脉濡缓。常用中成药：藿香正气胶囊/水。

7. 患者呕吐腐酸，脘腹胀满，嗳气厌食，吐后反快，大便溏，气味臭秽，苔厚腻，脉滑。治疗应首选的中成药是保和丸。

3. 适宜治疗技术 毫针法：取中脘、胃俞、内关、足三里。寒吐配上脘、公孙；热吐配商阳、内庭，并可用金津、玉液点刺出血；食滞配梁门、天枢；肝气犯胃配肝俞、太冲。足三里平补平泻法，内关、中脘用泻法，配穴按虚补实泻法操作。呕吐发作时，可在内关穴行强刺激并持续运针1~3分钟。

必考热点

1. 针灸治疗呕吐，常用穴位是中脘、胃俞、内关、足三里。
2. 针灸治疗呕吐，除主穴外，热吐者加商阳、内庭并可用金津、玉液点刺出血。
3. 针灸治疗呕吐，除主穴外，寒吐者加上脘、公孙。
4. 食滞胃脘所致呕吐，配穴有梁门、天枢。
5. 肝气犯胃所致呕吐，配穴有肝俞、太冲。

【热点提示】针灸治疗呕吐：主穴为中脘、胃俞、内关、足三里。配穴：寒吐者加上脘、公孙；热吐者加商阳、内庭，并可用金津、玉液点刺出血；食滞加梁门、天枢；肝气犯胃加肝俞、太冲。

考点：泄泻

1. 概述 泄泻是以排便次数增多，粪质稀溏或完谷不化，甚至泻出如水样为主症的病证。古有将大便溏薄而势缓者称为泄，大便清稀而势急者称为泻，现临床一般统称为泄泻。

必考热点

1. 大便溏薄而势缓者称为泄。
2. 大便清稀如水而势急者称为泻。

2. 辨证论治 见表18-90。

表18-90 泄泻的辨证论治

常见证型	主症	治法	常用中成药
食滞肠胃	一问诊：腹痛肠鸣，泻下大便臭如败卵，并夹有完谷，泻后痛减，脘腹胀满，嗳腐酸臭，不思饮食 二舌诊：舌苔垢浊或厚腻 三脉诊：脉滑	消食导滞，和中止泻	保和丸

续　表

常见证型	主症	治法	常用中成药
寒湿内盛	一问诊：泄泻清稀，甚如水样，脘闷食少，腹痛肠鸣 二舌诊：苔白腻 三脉诊：脉濡缓 一问诊：兼外感风寒，则泄泻暴起，恶寒发热，头痛，肢体酸痛 二舌诊：苔薄白 三脉诊：脉浮	芳香化湿，解表散寒	藿香正气水/胶囊
湿热伤中	一问诊：泄泻腹痛，泻下急迫，或泻而不爽，粪色黄褐，气味臭秽，肛门灼热，烦热口渴，小便短黄 二舌诊：舌质红，苔黄腻 三脉诊：脉滑数或濡数	清热燥湿，分利止泻	香连丸 复方黄连素片
脾肾阳虚	一问诊：黎明前脐腹作痛，肠鸣即泻，完谷不化，腹部喜暖，泻后则安，形寒肢冷，腰膝酸软 二舌诊：舌淡苔白 三脉诊：脉沉细	温肾健脾，固涩止泻	四神丸

必考热点

1. 湿热伤中的泄泻粪便特点是泄下粪色黄褐而臭。
2. 患者泄泻清稀，甚如水样，腹痛肠鸣，脘闷纳少，苔白腻，脉濡缓。应诊为寒湿内盛。
3. 患者泄泻清稀，脘闷食少，腹痛肠鸣，恶寒，发热，头痛，肢体酸痛，舌苔白，脉濡缓，首选藿香正气胶囊。
4. 患者泄泻腹痛，泻下急迫，粪色黄褐，气味臭秽，肛门灼热，烦热口渴，舌质红，苔黄腻，脉滑数。其治法是清热燥湿。治疗应首选香连丸。
5. 患者腹痛肠鸣，泻下粪便臭如败卵，但泻而不爽。脘腹胀满，舌苔白厚而腐，脉滑。治疗应首选保和丸。
6. 患者，男性，65 岁。黎明之前泄泻，腹痛肠鸣即泻，泻后则安，形寒怕冷。舌淡苔白，脉沉细。其病机为脾肾阳虚。

【热点提示】泄泻脾肾阳虚主要症状：黎明前脐腹作痛，肠鸣即泻，完谷不化，腹部喜暖，泻后则安，形寒怕冷，腰膝酸软。舌淡苔白，脉沉细。

7. 治疗泄泻寒湿内盛证，应首选藿香正气水。
8. 患者腹泻 2 天，泻下急迫，大便黄褐，气味臭秽，烦热口渴，小便短黄，舌红、苔黄腻，脉滑数。其证候是湿热伤中。

3. 适宜治疗技术　见表 18-91。

表 18-91　泄泻的刮痧法和拔罐法治疗

治疗方法	具体内容
刮痧法	首先刮背部，用直线补刮法刮拭背部脊柱两侧膀胱经第 1 侧线，主要从脾俞刮至大肠俞，每侧各刮 10~20 次 然后刮拭腹部正中任脉循行区域，从上脘刮至下脘，从气海刮至关元，从上向下刮拭，中间绕开肚脐，刮拭 20~30 次为宜，之后用边刮法、重刮法短距离直线刮拭腹部两侧胃经天枢穴区域，也可点压按揉 20~30 次，逆时针方向绕脐用摩擦法刮 5~10 圈 刮拭下肢胃经循行区域，从足三里至丰隆，每侧各刮 10~20 次

续 表

治疗方法	具体内容
留罐法	取天枢、足三里、脾俞、关元、大肠俞。选用大小适宜的火罐，行留罐操作，留罐15分钟

必考热点

1. 刮痧法治疗泄泻，首先刮背部，用直线补刮法刮拭背部脊柱两侧膀胱经第1侧线，主要从脾俞刮至大肠俞，每侧各刮10~20次。

2. 刮痧法治疗泄泻，刮拭腹部正中任脉循行区域时，从上脘刮至下脘，从气海刮至关元，从上向下刮拭，中间绕开肚脐，刮拭20~30次为宜。

3. 留罐法治疗泄泻，取天枢、足三里、脾俞、关元、大肠俞。选用大小适宜的火罐，行留罐操作，留罐15分钟。

考点：便秘

1. 概述 便秘是指大便在肠内滞留过久，秘结不通，排便周期延长，或周期不长，但粪质干结，排出艰难，或粪质不硬，虽有便意，但便而不畅的病证。

2. 辨证论治 见表18-92。

表18-92 便秘的辨证论治

常见证型	主症	治法	常用中成药
热秘	一问诊：大便干结，小便短赤，身热面赤，口干口臭，腹胀而痛 二舌诊：舌红苔黄燥 三脉诊：脉滑数	泻热导滞，润肠通便	麻仁润肠丸
气秘	一问诊：大便秘结，欲便不得，嗳气频作，胸胁痞满，甚则腹中胀痛，肠鸣矢气，纳食减少 二舌诊：苔薄腻 三脉诊：脉弦	顺气行滞	木香顺气丸、麻仁丸
气虚秘	一问诊：大便并不干硬，虽有便意，但排便困难，用力努挣则汗出短气，便后乏力，面白神疲，肢倦懒言 二舌诊：舌淡苔白 三脉诊：脉弱	益气润肠	补中益气丸

必考热点

1. 气虚秘型便秘，应选补中益气丸。

2. 麻仁润肠丸主治热秘。

【热点提示】麻仁润肠丸：润肠泄热，行气通便。主要治疗大便干结，小便短赤（热秘）。

3. 患者大便干结，排解困难数月，伴身热面赤，腹胀满痛，口干口臭，小便短赤，舌红，苔黄燥，脉滑数。最佳选方为麻仁丸。

【热点提示】热秘主要症状：大便干结，小便短赤，身热面赤，口干口臭，腹胀而痛。舌红苔黄燥，脉滑数。常用中成药：麻仁丸。

4. 患者大便并不干硬，虽有便意，但排便困难，用力努挣则汗出短气，便后乏力，面白神疲，肢倦懒言，舌淡苔白，脉弱。其治法是益气润肠。

【热点提示】气虚秘主要症状：大便并不干硬，虽有便意，但排便困难，用力努挣则汗出短气，便后乏力，面白神疲，肢倦懒言。舌淡苔白，脉弱。治法：益气润肠。

5. 热秘的特征为大便干结，小便短赤。

3. 适宜治疗技术 毫针法：取大肠俞、天枢、归来、支沟、上巨虚。热秘配合谷、内庭；气虚配脾俞、气海。主穴用毫针泻法，配穴按虚补实泻法操作。

必考热点

1. 针灸治疗便秘，主穴取大肠俞、天枢、归来、支沟、上巨虚。
2. 针灸治疗气虚秘，配穴是脾俞、气海。
3. 老年患者，大便干结，腹中胀满，口干口臭，面红身热，心烦不安，多汗，时欲饮冷，小便短赤，舌红，苔黄燥，脉滑数。针灸治疗除主穴外，还应选取的配穴是合谷、内庭。

考点：淋证

1. 概述

（1）淋证是湿热蕴结下焦，肾与膀胱气化不利所致，以小便频数短涩、淋漓刺痛、小腹拘急引痛为主症的病证；病久或反复发作后，常伴有低热、腰痛、小腹坠胀、疲劳等临床表现。根据病因和症状特点的不同，可分为热淋、石淋、血淋、气淋、膏淋和劳淋六种证型。

（2）现代医学中的急、慢性尿路感染，急、慢性前列腺炎，泌尿系统结石，泌尿系统结核，尿道综合征及乳糜尿等疾病类似于上述淋证特征的，均可参照本证辨证施治。

2. 辨证论治（表 18-93）

表 18-93 淋证的辨证论治

常见证型	主症	治法	常用中成药
热淋	一问诊：小便频数短涩，灼热刺痛，急迫不爽，尿色黄赤，少腹拘急胀痛，或腰痛拒按，或有寒热口苦，恶心呕吐，大便秘结 二舌诊：舌红，苔黄腻 三脉诊：脉滑数或濡数	清热利湿，通淋止痛	八正合剂、癃清片、热淋清颗粒、三金片
石淋	一问诊：尿中有时可夹砂石，小便涩痛，或排尿时突然中断，尿道刺痛窘迫，少腹拘急，往往突然发病，腰腹绞痛难忍，尿中带血 二舌诊：舌红，苔薄黄 三脉诊：脉弦紧	清热利湿，通淋排石	排石颗粒、石淋通片、复方金钱草颗粒
气淋	一问诊：实证多见于郁怒之后，小便涩滞，淋漓不已，少腹胀满疼痛；虚证可见少腹坠胀明显，迫切作痛，尿有余沥，面白少华 二舌诊：实证苔薄白，虚证舌淡苔白 三脉诊：实证脉沉弦，虚证脉虚细无力	实证当理气疏导，通淋利尿；虚证当补中益气，利水通淋	沉香散

3. 适宜治疗技术（表 18-94）

表 18-94 淋证的针灸治疗

方法	内容
基本治疗	治法：利尿通淋，取膀胱的背俞穴，募穴为主
	主穴：中极、膀胱俞、三阴交、阴陵泉
	配穴：热淋配委中、行间，石淋配秩边、透水道、委阳，气淋配蠡沟、太冲
	操作：毫针常规刺，针刺中极前应尽力排空小便，不可进针过深，以免刺伤膀胱
其他治疗	皮肤针：取三阴交、曲泉、关元、曲骨、归来、水道、腹沟部、第 3 腰椎至第 4 骶椎夹脊，叩刺至皮肤潮红为度
	耳针：取膀胱、肾、交感、肾上腺，毫针刺法或压丸法
	电针：取肾俞、三阴交，针刺得气后接电针，选用疏密波或断续波，强度以患者能耐受为度
	灸法：取肾俞、关元、气海、中极、三阴交，常规灸法，多用于膏淋、劳淋

考点：郁证

1. 概述

（1）郁证是情志所伤，气机郁滞所致的一类疾病，以心情抑郁、情绪不宁、胸部满闷、胁肋胀痛，或易怒善哭、咽如有异物感等为主要临床表现。郁有广义、狭义之分。广义的郁包括外邪、情志等因素所致的郁在内。狭义的郁单指情志不舒所致的郁。根据成因及临床表现，郁证可分为“气郁”“火郁”“血郁”“湿郁”“痰郁”“食郁”等。

（2）现代医学中的神经症、癔症、焦虑症、围绝经期综合征、反应性精神病等疾病的过程中出现郁证的临床表现，可参考本证进行辨证论治。

2. 辨证论治（表 18-95）

表 18-95 郁证的辨证论治

常见证型	主症	治法	常用中成药
气郁化火	一问诊：急躁易怒，胸闷胁胀，口干口苦，或嘈杂吞酸，大便秘结，或头痛，目赤耳鸣 二舌诊：舌红，苔黄 三脉诊：脉弦数	疏肝解郁，清肝泻火	丹栀逍遥丸
心肾阴虚	一问诊：虚烦少寐，惊悸多梦，头晕耳鸣，健忘，腰膝酸软，五心烦热，盗汗，口咽干燥，男子遗精，女子月经不调 二舌诊：舌质红，少苔或无苔 三脉诊：脉细数	滋养心肾	天王补心丹、乌灵胶囊

3. 适宜治疗技术（表 18-96）

表 18-96 郁证的针灸治疗

方法	内容
基本治疗	治法：调神解郁，疏利气机。取督脉、手足厥阴、手少阴经穴为主
	主穴：百会、印堂、水沟、内关、神门、太冲
	配穴：气郁化火配行间、侠溪；心肾阴虚配心、肾俞
	操作：水沟行泻法，其余主穴行平补平泻法

续　表

方法	内容
其他治疗	耳针法：取肝、心、神门、交感，毫针刺或用埋针法、压丸法
	电针法：取百会、印堂、内关、神门、太冲，用连续波
	穴位注射法：取心俞、内关，用丹参注射液，每穴 0.3~0.5ml

考点：内伤发热

1. 概述　内伤发热是指以内伤为病因，脏腑功能失调，气、血、阴、阳失衡为基本病机，以发热为主要临床表现的病证。

2. 辨证论治　见表 18-97。

表 18-97　内伤发热的辨证论治

常见证型	主症	治法	常用中成药
血虚发热	一问诊：发热，热势多为低热，头晕眼花，身倦乏力，心悸不宁，面白少华，唇甲色淡 二舌诊：舌质淡 三脉诊：脉细弱	益气养血	归脾丸
阴虚发热	一问诊：午后潮热，或夜间发热，不欲近衣，手足心热，烦躁，少寐多梦，盗汗，口干咽燥 二舌诊：舌质红，或有裂纹，苔少甚至无苔 三脉诊：脉细数	滋阴清热	知柏地黄丸
气虚发热	一问诊：发热，地势或低或高，常在劳累后发作或加剧，倦怠乏力，气短懒言，自汗，易感冒，食少便溏 二舌诊：舌质淡，苔薄白 三脉诊：脉细弱	益气健脾，甘温除热	补中益气丸
阳虚发热	一问诊：发热而欲近衣，形寒怯冷，四肢不温，少气懒言，头晕嗜卧，腰膝酸软，纳少便溏，面色㿠白 二舌诊：舌质淡胖，或有齿痕，苔白润 三脉诊：脉沉细无力	温补阳气，引火归原	金匮肾气丸
气郁发热	一问诊：发热多为低热或潮热，热势常随情绪波动而起伏，精神抑郁，胁肋胀满，烦躁易怒，口干而苦，纳食减少 二舌诊：舌红，苔黄 三脉诊：脉弦数	疏肝理气，解郁泻热	丹栀逍遥丸
血瘀发热	一问诊：午后或夜晚发热，或自觉身体某些部位发热，口燥咽干，但不多饮，肢体或躯干有固定痛处或肿块，面色萎黄或晦暗 二舌诊：舌质青紫或有瘀点、瘀斑 三脉诊：脉弦或涩	活血化瘀	血府逐瘀胶囊/口服液

必考热点

1. 治疗血瘀发热证，常用中成药是血府逐瘀胶囊。
2. 治疗内伤发热之阴虚发热证，最佳选方为知柏地黄丸。

3. 患者发热，热势不高，常在劳累后加剧，身倦乏力，气短懒言，自汗，易于感冒，食少便溏，舌质淡，苔白薄，脉细弱。辨证应属气虚发热证。其治法是益气健脾，甘温除热。

4. 患者发热，热势较低，头晕眼花，身倦乏力，心悸不宁，面色少华，唇甲色淡，舌质淡，脉细弱。辨证应属血虚发热证。其治法是益气养血。

5. 患者夜间发热，自觉身体某些部位发热，口燥咽干，但不欲多饮，肢体疼痛，面色萎黄，舌有瘀点，脉弦。辨证应属血瘀发热证。

6. 患者低热，热势随情绪而起伏，精神抑郁，胁肋胀满，烦躁易怒，口干而苦，舌质红，苔黄，脉弦数。辨证应属气郁发热证。治疗应首选丹栀逍遥丸。

7. 患者午后发热，不欲近衣，手足心热，烦躁，少寐多梦，盗汗，口干咽燥，舌质红，苔少，脉细数。辨证应属阴虚发热证。其治法是滋阴清热。

8. 患者常在劳累之后低热，伴有头晕乏力，气短懒言，食少纳呆，大便溏薄，舌淡苔白，脉细弱。其治法是甘温除热。

3. 适宜治疗技术 见表18-98。

表18-98 内伤发热的毫针法治疗

治疗方法	内容
毫针法	气虚发热：取大椎、内关、间使，或灸气海、关元、百会、神阙、足三里
	气郁发热：取期门、行间、三阴交

必考热点

1. 针灸治疗气虚发热，取穴大椎、内关、间使，或灸气海、关元、百会、神阙、足三里。
2. 针灸治疗气郁发热，取穴期门、行间、三阴交。

考点：腰痛

1. 概述 腰痛又称“腰脊痛”，是指因外感、内伤或挫闪导致腰部气血运行不畅，或失于濡养，引起腰脊或脊旁部位疼痛为主要症状的一种病证。

2. 辨证论治 见表18-99。

表18-99 腰痛的辨证论治

常见证型	主症	治法	常用中成药
寒湿腰痛	一问诊：腰部冷痛重着，转侧不利，逐渐加重，静卧病痛不减，寒冷和阴雨天则加重 二舌诊：舌体淡，苔白腻 三脉诊：脉沉而迟缓	散寒行湿，温经通络	小活络丸
湿热腰痛	一问诊：腰部疼痛，重着而热，暑湿阴雨天气加重，活动后或可减轻，身体困重，小便短赤 二舌诊：苔黄腻 三脉诊：脉濡数或弦	清热利湿，舒筋止痛	四妙丸

续 表

常见证型	主症	治法	常用中成药
瘀血腰痛	一问诊：腰痛如刺，痛有定处，痛处拒按，日轻夜重，轻者俯仰不便，重则不能转侧 二舌诊：舌质暗紫，或有瘀斑 三脉诊：脉涩	活血化瘀，通络止痛	舒筋活血片
肾虚腰痛	一问诊：腰痛以酸软为主，喜按喜揉，腿膝无力，遇劳更甚，卧则减轻，常反复发作。偏阳虚者伴面色㿠白，手足不温，少气乏力；偏阴虚者伴心烦失眠，口燥咽干，面色潮红，手足心热 二舌诊：偏阳虚者舌淡；偏阴虚者舌红少苔 三脉诊：偏阳虚者脉沉细；偏阴虚者脉细数	补肾壮阳，温煦经脉 滋补肾阴，濡养经脉	右归丸 左归丸

必考热点

1. 寒湿腰痛的特点是腰部冷痛重着。
2. 湿热腰痛的特点是腰部疼痛，重着而热。
3. 瘀血腰痛的特点是腰痛如刺，痛有定处。
4. 治疗寒湿腰痛常用的中成药是小活络丸。
5. 瘀血腰痛，治宜选用舒筋活血片。
6. 患者腰部疼痛，重着而热，暑湿阴雨天气加重，身体困重，舌苔黄腻，脉濡数，治宜清热利湿，舒筋止痛。

【热点提示】湿热腰痛主要症状：腰部疼痛，重着而热，暑湿阴雨天气症状加重，活动后或可减轻，身体困重，小便短赤。苔黄腻，脉濡数或弦。治法：清热利湿，舒筋止痛。

7. 患者腰部冷痛重着，静卧痛不减，遇阴雨天疼痛加重，舌苔白腻，脉沉缓。其证候是寒湿腰痛。
8. 患者腰痛如刺，痛有定处，痛处拒按，日轻夜重，舌质紫暗，脉涩，治疗当活血化瘀，通络止痛。

【热点提示】瘀血腰痛主要症状：腰痛如刺，痛有定处，痛处拒按，日轻夜重，轻者俯仰不便，重则不能转侧。舌质暗紫，或有瘀斑，脉涩。治法：活血化瘀，通络止痛。

9. 患者腰部隐痛反复发作3年，酸软无力，伴心烦失眠，口燥咽干，面色潮红，手足心热，舌红少苔，脉细数。其辨证属肾阴虚腰痛。

3. 适宜治疗技术 见表18-100。

表18-100 腰痛的针灸、推拿法和刮痧法治疗

治疗方法	具体内容
针灸治疗	主穴：阿是穴、大肠俞、委中。寒湿腰痛配腰阳关，瘀血腰痛配膈俞，肾虚腰痛配肾俞，腰脊中线痛配腰夹脊、后溪，腰脊两侧痛配志室、昆仑，腰骶部痛配次髎、腰俞，腰眼部痛配腰眼。主穴均采用泻法，寒湿证加艾灸，瘀血证加刺络拔罐，肾虚证配穴用毫针补法，肾阳虚证加灸法
推拿法	1. 患者俯卧，分别用㨰法、掌根推法、掌擦法在患侧沿太阳经来回3~5遍，以背腰部肌肉放松、皮肤微红为度 2. 按揉肾俞穴、腰阳关穴、八髎穴、环跳穴、委中穴、承山穴各2~3分钟，以酸胀为度 3. 患者侧卧位，用推、拉、压、扳行腰椎复位，先复患侧，后复健侧
刮痧法	先刮腰部督脉循行区域，用轻刮法，采用轻刮法，刮拭10~20次为宜。身体消瘦、椎体棘突明显突出者，宜用刮痧板的边角，由上向下依次点压按揉每一个椎间隙3~5次，以局部有酸胀感为宜。再刮背腰部脊柱两侧膀胱经第一、第二侧线之间的区域。从上向下采用直线重刮法刮拭，每侧刮拭20~30次为宜。然后刮下肢后侧，用直线刮法，刮拭下肢后侧膀胱经，从殷门到委中，从委中到承山。委中穴可用点压按揉法，也可用拍打法

必考热点

1. 针灸治疗腰痛的常用穴位是阿是穴、大肠俞、委中。
2. 寒湿腰痛针灸常用的配穴是腰阳关。
3. 腰脊两侧痛针灸常用的配穴是志室、昆仑。
4. 瘀血腰痛针灸常用的配穴是膈俞。
5. 腰骶部痛针灸常用的配穴是次髎、腰俞。

考点：痹证

1. **概述** 痹证是由于风、寒、湿、热等邪气闭阻经络，影响气血运行，导致肢体筋骨、关节、肌肉等处发生疼痛、重着、酸楚、麻木，或关节屈伸不利、僵硬、肿大、变形等症状的一种疾病。

2. **辨证论治** 见表18-101。

表18-101 痹证的辨证论治

常见证型	主症	治法	常用中成药
行痹	一问诊：肢体关节、肌肉疼痛酸楚，屈伸不利，可涉及肢体多个关节，痛呈游走性，初起可见有恶风、发热等表证 二舌诊：苔薄白 三脉诊：脉浮或浮缓	祛风通络，散寒除湿	九味羌活丸 祖师麻片
痛痹	一问诊：肢体关节疼痛，痛势较剧，部位固定，遇寒则痛甚，得热则痛缓，关节屈伸不利，局部皮肤或有寒冷感 二舌诊：舌质淡，苔薄白 三脉诊：脉弦紧	散寒通络，祛风除湿	小活络丸
着痹	一问诊：肢体关节、肌肉酸楚、重着、疼痛，肿胀散漫，关节活动不利，肌肤麻木不仁 二舌诊：舌质淡，苔白腻 三脉诊：脉濡缓	除湿通络，祛风散寒	木瓜丸 正清风痛宁片

必考热点

1. 行痹的主症是肢体关节、肌肉疼痛酸楚，屈伸不利，疼痛呈游走性。

【热点提示】行痹：疼痛呈游走性，不受冷热影响。

2. 着痹的主症是肢体关节、肌肉酸楚、重着、疼痛，肿胀散漫，关节活动不利。
3. 痛痹的主症是肢体关节疼痛，痛势较剧，部位固定，遇寒则痛甚，得热则痛缓。
4. 痛痹的治法是散寒通络，祛风除湿。
5. 着痹的治法是除湿通络，祛风散寒。
6. 治疗行痹，应首选九味羌活丸。
7. 患者肢体关节疼痛较剧，部位固定，遇寒痛甚，得热则痛缓，关节屈伸不利，舌质淡，苔薄白，脉弦紧，治疗选用的中成药是小活络丸。
8. 患者肢体关节酸楚，重着，疼痛，关节活动不利，麻木不仁，舌苔白腻，脉濡缓。治疗应首选木瓜丸。
9. 痹证治疗的基本原则是祛邪通络。

10. 患者长期居住在地下室，1 个月前出现肢体关节漫肿、疼痛，肌肉酸楚、重着，关节活动不利，皮肤麻木不仁，舌质淡，苔白腻，脉濡缓。其治法是除湿通络，祛风散寒。

3. 适宜治疗技术　见表 18-102。

表 18-102　痹证的推拿法和外敷法治疗

治疗方法	具体内容
推拿法	1. 局部擦法 5 分钟，局部皮肤微红为度 2. 局部取穴，每穴点按 3~5 分钟，以酸胀为度 3. 肌肉丰厚处可用拿法 3 分钟（背部用配合弹拨法，四肢可配合拿捏法），以患者耐受为度
外敷法	食盐 500g，小茴香 120g，研末，共炒热，用布包熨痛处

考点：疖

1. 概述　疖是指发生在肌肤浅表部位、范围较小的急性化脓性疾病。其特点是肿势局限，范围多小于 3cm，突起根浅，色红、灼热、疼痛，易脓、易溃、易敛。发于暑天的又称"暑疖"或"热疖"。疖病好发于项后发际、背部及臀部。

必考热点

1. 起于浅表，形小而圆，红肿热痛，易化脓者为疖。
2. 疖病的好发部位是项后发际、背部及臀部。

2. 辨证论治　见表 18-103。

表 18-103　疖的辨证论治

常见证型	主症	治法	常用中成药
热毒蕴结证	一问诊：常见于气实火盛患者。好发于项后发际、背部、臀部。轻者疖肿只有一两个，多则可散发全身，或簇集一处，或此愈彼起。伴发热，口渴，溲赤，便秘 二舌诊：苔黄 三脉诊：脉数	清热解毒	连翘败毒丸
暑热浸淫证	一问诊：发于夏秋季节，以小儿及产妇多。局部皮肤红肿结块，灼热疼痛，根脚很浅，范围局限。可伴发热，口干，便秘，溲赤等 二舌诊：舌苔薄腻 三脉诊：脉滑数	清暑化湿解毒	六神丸
阴虚内热证	一问诊：疖肿常此愈彼起，不断发生。或散发全身各处，或固定一处，疖肿较大，易转变成有头疽。常伴口干唇燥 二舌诊：舌质红苔薄 三脉诊：脉细数	养阴清热解毒	防风通圣丸
脾胃虚弱证	一问诊：疖肿泛发全身各处，成脓、收口时间均较长，脓水稀薄。常伴面色萎黄，神疲乏力，纳少便溏 二舌诊：舌质淡或边有齿痕，苔薄 三脉诊：脉濡	健脾和胃，清化湿热	参苓白术丸

必考热点

1. 疖之热毒蕴结证的治法是清热解毒。

2. 8月上旬，某男性儿童前额部出现2个红肿结块，约2cm×2cm，中央有一个脓头未溃，疼痛拒按，伴口渴便秘，尿短赤，舌苔薄腻。应选用六神丸。

【热点提示】疖暑热浸淫证主要症状：发于夏秋季节，以小儿及产妇多见。局部皮肤红肿结块，灼热疼痛，根脚很浅，范围局限。可伴发热，口干，便秘，溲赤等。舌苔薄腻，脉滑数。常用中成药：六神丸。

3. 患者疖肿常此愈彼起，不断发生，伴口干唇燥。舌质红苔薄，脉细数。宜选用的中成药是防风通圣丸。

【热点提示】疖之体虚毒恋，阴虚内热证：疖肿常此愈彼起，不断发生。常伴口干唇燥。常用中成药：防风通圣丸。

4. 患者疖肿泛发全身各处，成脓、收口时间均较长，脓水稀薄，伴面色萎黄，神疲乏力，纳少便溏，苔薄，脉濡。宜选用的中成药是参苓白术丸。

【热点提示】疖之体虚毒恋，脾胃虚弱证：疖肿泛发全身各处，成脓、收口时间均较长，脓水稀薄。常伴面色萎黄，神疲乏力，纳少便溏。常用中成药：参苓白术丸。

5. 患者，男性，30岁。背部、臀部疖肿此愈彼起。伴发热，口渴，溲赤，便秘。苔黄，脉数。治疗应选用连翘败毒丸。

【热点提示】疖之热毒蕴结证主要症状：常见于气实火盛患者。好发于项后发际、背部、臀部。轻者疖肿只有一两个，多则可散发全身，或簇集一处，或此愈彼起。伴发热，口渴，溲赤，便秘。苔黄，脉数。常用中成药：连翘败毒丸。

3. 外治法

疖的外治法见表18-104。

表18-104 疖的外治法

项目	内容
初起时	小者用千捶膏盖贴或三黄洗剂外搽；大者用金黄散或玉露散，以金银花露或菊花露调成糊状敷于患处，或紫金锭水调外敷；也可用鲜野菊花叶、蒲公英、芙蓉叶、龙葵、败酱草、丝瓜叶取其一种，洗净捣烂敷于患处，每日1～2次，或煎后每日外洗2次
脓成	宜切开排脓，掺九一丹、太乙膏盖贴；深者可用药线引流。脓尽用生肌散掺白玉膏收口
蝼蛄疖	宜做“十”字形剪开，如遇出血，可用棉垫加多头带缚扎以压迫止血。若有死骨，待松动时用镊子钳出。可配合垫棉法，使皮肉粘连而愈合

必考热点

1. 疖初起，小者用千捶膏盖贴或三黄洗剂外搽。

2. 疖初起，大者用金黄散或玉露散，以金银花露或菊花露调成糊状敷于患处，或紫金锭水调外敷。

3. 蝼蛄疖宜做“十”字形剪开，如遇出血，可用棉垫加多头带缚扎以压迫止血。

4. 患者有糖尿病病史4年。昨日臀部发现1个直径约3cm大小的肿块，上有黄白色脓头，周围色红而硬，根脚浅，范围局限，灼热疼痛，伴发热、口干、小便黄、大便干，舌质红，苔薄黄，脉滑数。其外治法是太乙膏盖贴。

考点：痔

1. 概述　痔是直肠末端黏膜下和肛管皮下的静脉丛发生扩大曲张所形成的柔软静脉团或肛管下端皮下血栓形成或增生的结缔组织，俗称痔疮。痔的分类见表 18-105。

表 18-105　痔的分类

依据	内容	
根据发病部位分类	内痔	是指肛门齿状线以上，直肠末端黏膜下的痔内静脉丛扩大曲张和充血所形成的柔软静脉团，是肛门直肠病中最常见的疾病
		好发于截石位的 3、7、11 点处
		便血，痔核脱出，肛门不适感
	外痔	由痔外静脉丛扩大曲张或痔外静脉丛破裂或反复发炎纤维增生而成的疾病
		发生于齿状线以下
		表面被皮肤覆盖，不易出血。其特点是自觉肛门坠胀、疼痛，有异物感
	混合痔	是指同一方位的，内外痔静脉丛曲张，相互沟通吻合，使内痔部分和外痔部分形成一整体者。多发于截石位 3、7、11 点处，以 11 点处最为多见
		兼有内痔、外痔的双重症状。
根据临床症状和病理特点及其过程的不同分类	静脉曲张性外痔、血栓性外痔和结缔组织外痔等	

必考热点

1. 内痔的好发部位是膀胱截石位 3、7、11 点。

【热点提示】内痔好发于截石位 3、7、11 点处，又称为母痔区，其余部位发生的内痔均称为子痔。

2. 内痔的特点是便血，痔核脱出，肛门不适感。
3. 外痔的特点是自觉肛门坠胀、疼痛，有异物感。

2. 辨证论治　见表 18-106。

表 18-106　痔的辨证论治

常见证型	主症	治法	常用中成药
风热肠燥证	一问诊：大便带血，滴血或喷射状出血，血色鲜红，大便秘结或有肛门瘙痒 二舌诊：舌质红，苔薄黄 三脉诊：脉数	清热凉血祛风	地榆槐角丸
湿热下注证	一问诊：便血色鲜，量较多，肛内肿物外脱，可自行回纳，肛门灼热，重坠不适 二舌诊：苔黄腻 三脉诊：脉弦数	清热利湿止血	痔康片
气滞血瘀证	一问诊：肛内肿物脱出，甚或嵌顿，肛管紧缩，坠胀疼痛，甚则内有血栓形成，肛缘水肿，触痛明显 二舌诊：舌质红，苔白 三脉诊：脉弦细涩	清热利湿，行气活血	痔速宁片

续 表

常见证型	主症	治法	常用中成药
脾虚气陷证	一问诊：肛门松弛，内痔脱出不能自行回纳，需用手法还纳。便血色鲜或淡，伴头晕、气短、面色少华、神疲自汗，纳少、便溏等 二舌诊：舌淡，苔薄白 三脉诊：脉细弱	补中益气，升阳举陷	补中益气丸

必考热点

1. 地榆槐角丸适用于治疗痔疮的风热肠燥证。
2. 痔速宁片适用于治疗痔疮的气滞血瘀证。
3. 治疗内痔脾虚气陷证，常用中成药是补中益气丸。
4. 患者痔疮病史10年，现大便带血，喷射状出血，血色鲜红，大便秘结，肛门瘙痒。舌质红，苔薄黄，脉数。可以判断证型为风热肠燥证。其治法是清热凉血祛风。
5. 患者Ⅱ期内痔，便血鲜红，量多，便时有物脱出，可自行还纳，肛门灼热，舌红，苔黄腻，脉弦数。治疗应首选痔康片。
6. 患者有痔疮病史10余年，大便后经常有异物脱出肛外。昨日腹泻后，有异物卡在肛门，出血鲜红并污及内裤，继而肛门肿胀、疼痛。肛门视诊：内痔嵌顿并发肛门水肿。舌质红，苔黄腻，脉弦细涩。其内治法是清热利湿，行气活血。

3. 外治法

（1）熏洗法、外敷法、塞药法：见表18-107。

表18-107 熏洗法、外敷法、塞药法

方法	做法	功效	用药
熏洗法	以药物加水煮沸，先熏后洗，或用毛巾蘸药液作湿热敷	活血止痛、收敛消肿	五倍子汤、苦参汤
外敷法	将药物敷于患处	消肿止痛、收敛止血、去腐生肌	根据不同症状选用油膏、散剂，如麝香痔疮膏、肛泰膏、九华膏、五倍子散等
塞药法	将药物制成栓剂，塞入肛内	消肿、止痛、止血等作用	化痔栓、麝香痔疮栓

（2）注射法与手术法：见表18-108。

表18-108 注射法与手术法

方法	适用证	禁忌证
注射法	各期内痔及混合痔的内痔部分	外痔、内痔伴肛门周围急慢性炎症或腹泻；内痔伴有严重肺结核、高血压、肝肾疾病或血液病患者；因腹腔肿瘤引起的内痔和临产期孕妇等
手术法	保守治疗无效的痔可考虑手术治疗。内痔可采用结扎疗法，包括贯穿结扎和胶圈套扎法；结缔组织外痔采用外痔切除术；静脉曲张性外痔采用静脉丛剥离术；血栓外痔采用血栓外痔剥离术；混合痔采用外痔剥离内痔结扎术	包括肛门周围有急性脓肿或湿疮者；内痔伴有痢疾或腹泻患者，因腹腔肿瘤引起的内痔；内痔伴有严重肺结核、高血压、肝肾疾病或血液病患者；临产期孕妇等

必考热点

1. 治疗静脉曲张性外痔采用的手术方法是静脉丛剥离术。
2. 治疗结缔组织外痔采用的手术方法是外痔切除术。
3. 注射法治疗痔疮的禁忌证：外痔、内痔伴肛门周围急慢性炎症或腹泻；内痔伴有严重肺结核、高血压、肝肾疾病或血液病患者；由腹腔肿瘤引起的内痔和临产期孕妇。

考点：湿疮

1. 概述　湿疮是一种过敏性炎症性皮肤病。相当于西医的湿疹。其特点是：皮损对称分布，多形损害，剧烈瘙痒，有渗出倾向，反复发作，易成慢性等。湿疮根据皮损形态及发病部位的不同，名称各异，见表18-109。

表18-109　湿疮的名称

依据	名称	部位
根据皮损形态	浸淫疮	浸淫全身，滋水较多者
根据发病部位	血风疮或粟疮	以丘疹为主者
	旋耳疮	发于耳部者
	肾囊风	发于阴囊部者
	脐疮	发于脐部者
	四弯风	发于肘、膝弯曲部者
	乳头风	发于乳头者

必考热点

1. 湿疮发于耳部者，称为旋耳疮。
2. 湿疮发于阴囊部者，称为肾囊风。
3. 浸淫全身，滋水较多者，称为浸淫疮。

2. 辨证论治　见表18-110。

表18-110　湿疮的辨证论治

常见证型	主症	治法	常用中成药
湿热蕴肤证	一问诊：发病快，病程短，皮损有潮红、丘疱疹，灼热瘙痒无休，抓破渗液流脂水；伴心烦口渴，身热不扬，大便干，小便短赤 二舌诊：舌红，苔薄白或黄 三脉诊：脉滑或数	清热利湿止痒	二妙丸 龙胆泻肝丸
血虚风燥证	一问诊：病程久，反复发作，皮损色暗或色素沉着，或皮损粗糙肥厚，剧痒难忍，遇热或肥皂水后瘙痒加重；伴有口干不欲饮，纳差，腹胀 二舌诊：舌淡，苔白 三脉诊：脉弦细	养血润肤，祛风止痒	皮肤病血毒丸

必考热点

1. 湿疮血虚风燥证首选的中成药是皮肤病血毒丸
2. 湿疮湿热蕴肤证首选的中成药是龙胆泻肝丸。
3. 湿疮湿热蕴肤证的治法是清热利湿止痒。
4. 湿疮血虚风燥证的治法是养血润肤，祛风止痒。
5. 患者，女性，30岁。平素喜食辛辣刺激食物，在暑夜吃了火锅之后，两手突起丘疱疹，灼热瘙痒无休，抓破渗液流脂水；伴心烦口渴，身热不扬，大便干，小便短赤；舌红，苔薄黄，脉滑。其治法为清热利湿止痒。
6. 患者两腿腘窝皮疹瘙痒3年，反复发作。现两腿各有一元硬币大小皮损，肥厚，暗红，界清，有少量糜烂、渗出和抓痕，舌淡，苔白，脉弦细。其证候是血虚风燥。

3. **外治法** 见表18-111。

表18-111 湿疮的外治法

类别	治疗方法
急性湿疮	1. 初起：外治宜清热安抚，可选用清热止痒的中药苦参、黄柏、地肤子、荆芥等煎汤湿敷，或三黄洗剂、炉甘石洗剂外搽 2. 若水疱糜烂、渗出明显：外治宜收敛、消炎，促进表皮恢复，可选用黄柏、生地榆、马齿苋、野菊花等煎汤，或10%黄柏溶液，或2%~3%硼酸水冷敷
亚急性湿疮	外治原则为消炎、止痒、干燥、收敛，选用青黛膏、3%黑豆馏油、5%黑豆馏油软膏外搽
慢性湿疮	各种软膏剂、乳剂，一般可外搽湿疹膏、5%硫黄软膏、5%~10%复方松馏油软膏、10%~20%黑豆馏油软膏

必考热点

1. 急性湿疮初起仅有潮红、丘疹，或少数水疱而无渗液时，外治宜清热安抚，避免刺激，可选用清热止痒的中药苦参、黄柏、地肤子、荆芥等煎汤湿敷，或三黄洗剂、炉甘石洗剂外搽。
2. 急性湿疮，若水疱糜烂、渗出明显时，外治宜收敛、消炎，促进表皮恢复，可选用黄柏、生地榆、马齿苋、野菊花等煎汤，或10%黄柏溶液，或2%~3%硼酸水冷敷。再用青黛散麻油调搽。
3. 亚急性湿疮外治原则为消炎、止痒、干燥、收敛，选用青黛膏、3%黑豆馏油、5%黑豆馏油软膏外搽。
4. 慢性湿疮可选用各种软膏剂、乳剂，一般可外搽湿疹膏、5%硫黄软膏、5%~10%复方松馏油软膏、10%~20%黑豆馏油软膏。

考点：痛经

1. **概述** 痛经是指妇女正值经期或经行前后出现周期性小腹疼痛或痛引腰骶，甚至剧痛晕厥者，又称“经行腹痛”。

2. 辨证论治 见表 18-112。

表 18-112 痛经的辨证论治

常见证型	主症	治法	常用中成药
气滞血瘀证	一问诊：经前或经期小腹胀痛拒按，经血量少，行而不畅，血色紫暗有块，块下痛减；乳房胀痛，胸闷不舒 二舌诊：舌质紫暗或有瘀点 三脉诊：脉弦	理气行滞，化瘀止痛	血府逐瘀胶囊/口服液
寒凝血瘀证	一问诊：经前或经期小腹冷痛拒按，得热痛减；月经或有推后，量少，经色暗而有瘀块；面色青白，肢冷畏寒 二舌诊：舌暗，苔白 三脉诊：脉沉紧	温经散寒，化瘀止痛	少腹逐瘀颗粒 痛经丸

必考热点

1. 因气滞血瘀而致的痛经，最佳治法是理气行滞，化瘀止痛。最佳选方是血府逐瘀胶囊。
2. 痛经寒凝血瘀证的治法是温经散寒，化瘀止痛。首选少腹逐瘀颗粒。
3. 患者，女性，25 岁。经前小腹胀痛拒按，经血量少，色紫暗有块；胸胁、乳房胀痛不适；舌质暗，有瘀点，脉弦。诊断为痛经，辨证属气滞血瘀。
4. 患者，女性，28 岁。经期小腹冷痛，得热痛减，月经推后，量少，色暗有块；面色青白，肢冷畏寒；舌暗苔白，脉沉紧。最佳治法是温经散寒，化瘀止痛。

3. 适宜治疗技术 见表 18-113。

表 18-113 痛经的推拿法、拔罐法、灸法、刮痧法和穴位贴敷法治疗

治疗方法	内容
推拿法	摩法：双手折叠放在小腹上，以 10 次/分的频率做顺时针按摩，以小腹内有热度为宜，3~5 分钟
	擦法：斜擦小腹两侧，双掌分置于小腹两侧（脐外侧 3 横指处），方向由上稍斜向下，不往返，20 次
	点按法：点揉子宫穴、血海、三阴交、太冲，左右各 1~2 分钟以患者耐受为度；患者俯卧，点按肾俞、肝俞、脾俞、八髎各 2~3 分钟，以酸胀为度
拔罐法	痛经实证：取次髎、三阴交，行留罐法操作，留罐 10 分钟
灸法	痛经虚证和寒凝血瘀证：取关元、三阴交，隔姜灸法
刮痧法	先刮腹部正中任脉循行区域，从气海刮至关元，用直线刮法沿膀胱经循行线刮拭脊柱两侧，从肝俞刮至肾俞，从肾俞刮至八髎，每部位各刮 20~30 次。用直线刮法刮拭下肢内侧足太阴脾经循行区域，从阴陵泉经地机到三阴交，每侧各刮 10~20 次。点压、按揉血海、三阴交、太冲，各 10~20 次
穴位贴敷法	将香附 30g、元胡 15g、当归 45g、片姜黄 10g 研成细末，用布包外敷，用于气滞血瘀证痛经。若属寒凝血瘀型证，可加入吴茱萸 30g

必考热点

1. 痛经按摩治疗，点揉法治疗取穴子宫、血海、三阴交、太冲、肾俞、肝俞、脾俞、八髎。

【热点提示】点揉子宫、血海、三阴交、太冲，左右各1~2分钟以患者耐受为度；患者俯卧，点按肾俞、肝俞、脾俞、八髎各2~3分钟，以酸胀为度。

2. 痛经留罐法治疗，取穴次髎、三阴交，行留罐法操作。

【热点提示】留罐法取次髎、三阴交，行留罐法操作，留罐10分钟。适用于痛经实证。

3. 痛经灸法治疗，取关元、三阴交，采用隔姜灸法，适用于痛经虚证和寒凝血瘀证。

4. 痛经穴位贴敷法治疗，取肚脐或腹痛部位。将香附30g、元胡15g、当归45g、片姜黄10g研成细末，用布包外敷，用于气滞血瘀证痛经。

5. 患者经期小腹冷痛，得热痛减，月经推后，量少，色暗有块，面色青白，肢冷畏寒，舌暗苔白，脉沉紧。采用灸法治疗时，应选取的腧穴是关元、三阴交。

考点：月经先后无定期

1. 概述 月经先后无定期又称“经水先后无定期”“月经愆期”“经乱”等，是指月经周期时或提前时或延后7天以上，连续3个周期以上者，称为“月经先后无定期”，本病以月经周期紊乱为特征。

2. 辨证论治 见表18-114。

表18-114 月经先后无定期的辨证论治

常见证型	主症	治法	常用中成药
肝郁证	一问诊：经来先后无定，经量或多或少，色暗红或紫红，或有血块，或经行不畅；胸胁、乳房、少腹胀痛，脘闷不舒，时叹息，嗳气食少 二舌诊：苔薄白或薄黄 三脉诊：脉弦	疏肝理气调经	逍遥丸
肾虚证	一问诊：经行或先或后，量少，色淡暗，质清；或腰骶酸痛，或头晕耳鸣 二舌诊：舌淡，苔白 三脉诊：脉细弱	补肾调经	左归丸

必考热点

1. 肾虚型月经先后无定期的首选方是左归丸。

2. 患者，女性，35岁。已婚。月经先后无定期，质稀、量少，腰痛，头晕，舌淡少苔，脉沉细尺弱。其证候是肾虚。

3. 患者，女性，40岁。近2年月经或提前或延后，经量或多或少，色暗红，胸胁、乳房、少腹胀痛，脘闷不舒，时叹息，嗳气食少；苔薄黄，脉弦。确诊为月经先后无定期。

（1）根据患者的临床表现，可以判断为肝郁型。

（2）治疗选用的中成药是逍遥丸。

4. 患者月经先后无定期，经量时多时少，色暗红，经行乳房胀痛，脘闷不舒，嗳气食少，舌淡苔白，脉弦。其治法是疏肝理气调经。

3. **适宜治疗技术** 见表 18-115。

表 18-115 月经先后无定期的拔罐法和刮痧法治疗

治疗方法	具体内容
拔罐法	1. 取穴：①八髎、膈俞、期门、关元。②三阴交、肝俞、脾俞、肾俞 2. 两组交替使用，行留罐法操作，留罐 10~15 分钟
刮痧法	先刮背部，用直线刮法刮拭脊柱两侧膀胱经第 1 侧线，从肝俞到小肠俞，每侧刮拭 20~30 次。再刮腹部，用边刮法、重刮法刮拭腹部正中任脉，从气海刮至关元，用轻刮法短距离刮拭奇穴子宫穴区，或点压按揉 20~30 次。用轻刮法刮拭小腿内侧肾经循行区域，从三阴交刮至太溪。每侧刮拭 10~20 次

必考热点

拔罐法治疗月经先后无定期取穴：①八髎、膈俞、期门、关元。②三阴交、肝俞、脾俞、肾俞。两组交替使用。

考点：带下病

1. **概念** 带下病是指带下量明显增多或减少，色、质、气味发生异常，或伴有全身或局部症状者。带下明显增多者称为带下过多；带下明显减少者称为带下过少。

2. **辨证论治** 见表 18-116。

表 18-116 带下病的辨证论治

常见证型	主症	治法	常用中成药
湿热下注证	一问诊：带下量多，色黄或呈脓性，质黏稠，有臭气，或带下色白质黏，呈豆渣样，外阴瘙痒；小腹作痛，口苦口腻，胸闷纳呆，小便短赤 二舌诊：舌红，苔黄腻 三脉诊：脉滑数	清利湿热，佐以解毒杀虫	妇科千金片 花红颗粒/片
肾阳虚证	一问诊：带下量多，绵绵不断，质清稀如水；腰酸如折，畏寒肢冷，小腹冷感，面色晦暗，小便清长，或夜尿多，大便溏薄 二舌诊：舌质淡，苔白润 三脉诊：脉沉迟	温肾培元，固涩止带	右归丸

3. **适宜治疗技术** 艾灸法：取神阙、中极、气海、阴陵泉、肝俞、脾俞、八髎，用温灸盒灸，每次 15~20 分钟。

必考热点

1. 患者带下量多，色黄，质黏稠，有臭气，胸闷口腻，纳差，舌苔黄腻，脉濡数。治法应是清热利湿，佐以解毒杀虫。治疗应首选妇科千金片。

2. 患者，女性，45 岁。带下量多，质清稀如水；腰酸如折，畏寒肢冷，小腹冷感，面色晦暗，小便清长，夜尿多，大便溏薄；舌质淡，苔白润，脉沉迟。

（1）根据临床表现，确诊为带下病的肾阳虚证型。

（2）最佳治法是温肾培元，固涩止带。

（3）应首选的中成药是艾附暖宫丸。

3. 艾灸法治疗带下病，取穴神阙、中级、气海、阴陵泉、肝俞、脾俞、八髎。

考点：肺炎喘嗽（小儿咳嗽）

1. 概述 咳嗽是小儿常见的一种肺系病证。有声无痰为咳，有痰无声为嗽，有声有痰谓之咳嗽。小儿咳嗽有外感和内伤之分，临床上小儿外感咳嗽多于内伤咳嗽。

2. 辨证论治 见表18-117。

表18-117 肺炎喘嗽（小儿咳嗽）的辨证论治

常见证型	主症	治法	常用中成药
风寒闭肺	一问诊：咳嗽频作，咽痒声重，痰白清稀，鼻流清涕，或恶寒无汗，发热头痛 二舌诊：舌淡红，苔薄白 三脉诊：脉浮紧或指纹浮红	疏风散寒，宣肺止咳	通宣理肺丸
风热闭肺	一问诊：咳嗽不爽，痰黄黏稠，不易咳出，咽痛，鼻流浊涕，伴有发热恶风，头痛 二舌诊：舌红，苔薄黄 三脉诊：脉浮数或指纹浮紫	疏风清热，宣肺止咳	小儿咳喘灵口服液/颗粒、清宣止咳颗粒
痰热闭肺	一问诊：咳嗽痰多，色黄黏稠，难以咳出，甚则喉间痰鸣，或伴发热口渴，烦躁不安，小便黄少，大便干结 二舌诊：舌质红，苔黄腻 三脉诊：脉滑数或指纹青紫	清热化痰，宣肺止咳	清金化痰丸

必考热点

1. 患儿，5岁。发热咳嗽5天。症见发热，无汗，咳嗽频作，咽痒声重，痰白清稀，鼻流清涕，舌淡红，苔薄白，脉浮紧。治疗首选通宣理肺丸。

2. 患儿，6岁。发热咳嗽2天。症见发热恶风，咳嗽不爽，痰黄黏稠，不易咳出，咽痛，鼻流浊涕，舌红，苔薄黄，脉浮数。其治法是疏风解表，宣肺止咳。

3. 患儿，10岁。发热咳嗽3天，症见高热烦躁，咳嗽痰多，色黄黏稠，难以咳出，喉间痰鸣，面赤口渴，大便干燥，舌红，苔黄腻，脉滑数。

（1）根据患儿的表现，属于痰热闭肺证。

（2）最佳治法是清热化痰，宣肺止咳。

（3）治疗首选清金化痰丸。

4. 清宣止咳颗粒治疗小儿肺炎咳嗽的适宜证候是风热闭肺。

5. 患儿，10个月。高热烦躁，气急鼻扇，张口抬肩，喉中痰鸣，声如拽锯，口唇发绀，舌红，苔黄腻，指纹青紫。其治法是清热化痰，宣肺止咳。

3. 适宜治疗技术 见表18-118。

表18-118 肺炎喘嗽（小儿咳嗽）的拔罐法和刮痧法治疗

治疗方法	内容
拔罐法	取大椎、风门、肺俞，选择大小适宜的火罐，行留罐法操作，留罐10分钟，或沿上背部督脉、膀胱经行闪罐法操作至皮肤潮红，再于大椎、风门、肺俞留罐5分钟

续　表

治疗方法	内容
刮痧法	1. 用轻刮法逆刮前臂肺经、心经循行区域，即从肘横纹刮至腕横纹，刮至皮肤潮红，或者皮肤出现粟粒状斑点 2. 用轻刮法刮背部肺俞穴区 20~30 次，小儿出痧宜轻

拔罐治疗小儿肺炎喘嗽，常取的穴位是大椎、风门、肺俞。

考点：小儿泄泻

1. 概述　泄泻是婴幼儿时期最常见的疾病之一，可由多种原因引起，以大便次数增多，粪质稀薄或如水样为特征。

2. 辨证论治　见表 18-119。

表 18-119　小儿泄泻的辨证论治

常见证型	主症	治法	常用中成药
风寒泄泻	一问诊：大便清稀，夹有泡沫，臭气不甚，肠鸣腹痛，或伴恶寒发热，鼻流清涕，咳嗽咽痒 二舌诊：舌质淡，苔薄白 三脉诊：脉浮紧或指纹淡红	疏风散寒，燥湿止泻	藿香正气液
湿热泄泻	一问诊：大便泻下急迫，量多次频，呈黄褐稀水或蛋花汤样，或夹少许黏液，气味臭秽，腹痛阵作，发热烦躁，口渴，肢倦乏力，小便短黄，肛门红赤 二舌诊：舌质红，苔黄腻 三脉诊：脉滑数或指纹紫	清肠解毒，利湿止泻	葛根芩连微丸
伤食泄泻	一问诊：脘腹胀满，腹痛即泻，泻后痛减，大便酸臭，或如败卵，嗳气腐浊，不思饮食，夜卧不安 二舌诊：舌苔厚腻或微黄	消食化滞，运脾和胃	小儿化食丸
脾虚泄泻	一问诊：大便稀溏，多于食后作泻，色淡不臭，时轻时重，面色萎黄，形体消瘦，神疲倦怠 二舌诊：舌淡苔白 三脉诊：脉缓弱或指纹淡	健脾益气，升提止泻	健脾八珍糕

重点提醒

泄泻治疗，以运脾化湿为基本治法。实证以祛邪为主，针对不同病因，分别给予祛风解表、清热利湿、消食导滞等法。虚证以扶正为主。

必考热点

1. 健脾八珍糕治疗小儿泄泻的证候是脾虚泻。

2. 藿香正气液适用于小儿泄泻的风寒泄泻。

3. 患儿，20 个月。昨晚进食过多过杂，今早腹泻数次，脘腹胀满，肚腹作痛，粪便酸臭，嗳气酸馊，不欲食，苔厚腻。应诊断为泄泻之伤食泻。

4. 患儿，3岁。起病1天，大便如蛋花汤样，日行10余次，泻下急迫，气味秽臭，恶心，呕吐，腹痛时作，小便短黄，舌质红，苔黄腻。其证候是湿热泻。

5. 患儿，5岁。泄泻1天，泻下稀薄如水注，粪色深黄臭秽，夹有少量黏液。腹部时感疼痛，食欲缺乏，恶心欲吐，口渴引饮，舌红苔黄腻。其证候是湿热泻。

6. 患儿，10个月。泄泻2周。起病时每日泻10余次，经治疗大减，但近日仍日行3~4次，大便稀溏色淡，每于食后作泻，面色萎黄，神疲倦怠，舌质淡，苔薄白。其证候是脾虚泻。

7. 患儿，2岁。腹泻1天，大便清稀，中多泡沫，不甚臭，肠鸣腹痛，恶寒发热，舌质淡，苔白。其治法应为疏风散寒。

8. 患儿，5岁。昨日晚餐进食过饱，夜间出现脘腹胀痛，泻下酸臭粪便3次，泻后腹痛减轻，夜卧不安。今晨不思饮食，舌淡，苔微黄。治疗应首选的中成药是小儿化食丸。

3. 适宜治疗技术 见表18-120。

表18-120 小儿泄泻的推拿法和穴位贴敷法治疗

治疗方法	内容	
推拿疗法	湿热泻	清补脾土，清大肠，清小肠，退六腑
	风寒泻	揉外劳宫，推三关，摩腹，揉龟尾
	伤食泻	推板门，清大肠，补脾土，摩腹，逆运外八卦
	脾虚泻	推三关，补脾土，补大肠，摩腹，推上七节骨，捏脊
穴位贴敷法	吴茱萸30g，丁香2g，胡椒30粒。共研细末，每次1~3g，黄酒调成糊状，敷贴脐部，每天1次。适用于风寒泻、脾虚泻	

必考热点

1. 小儿湿热泻的推拿疗法是清补脾土，清大肠，清小肠，退六腑。
2. 小儿泄泻的推拿疗法中，揉外劳宫，推三关，摩腹，揉龟尾是风寒泻。
3. 小儿泄泻的推拿疗法中，推板门，清大肠，补脾土，摩腹，逆运外八卦是伤食泻。
4. 小儿泄泻的推拿疗法中，推三关，补脾土，补大肠，摩腹，推上七节骨，捏脊是脾虚泻。
5. 患儿，11个月。2天前鼻塞流涕。今日大便清稀，中多泡沫，腹痛肠鸣，舌淡，苔薄白，指纹淡红。其应采用的推拿治疗方法是揉外劳宫、推三关、摩腹、揉龟尾。

考点：面瘫

1. 概述 面瘫是以口角向一侧歪斜、眼睑闭合不全为主症的病证，又称为“口眼㖞斜”。若病久不愈，则可致口眼㖞斜难以恢复而致“倒错”。

2. 针灸治疗 面瘫的针灸治疗见表18-121。

表18-121 面瘫的针灸治疗

方法	内容	
基本治疗	治法	祛风通络，疏调经筋。治疗以局部穴和手足阳明经穴为主

续 表

方法		内容
基本治疗	主穴	阳白、颧髎、颊车、地仓、翳风、合谷
	配穴	1. 风寒证加风池、列缺 2. 风热证加外关、曲池 3. 气血不足加足三里、气海 4. 人中沟㖞斜加水沟 5. 鼻唇沟浅加迎香
	操作	1. 急性期：面部穴位手法不宜过重，针刺宜浅，取穴宜少，肢体远端的腧穴手法宜重 2. 恢复期：可加灸法
其他治疗	皮肤针法	取阳白、颧髎、地仓、颊车。用梅花针叩刺，以局部潮红为度，每日或隔日1次，适用于恢复期
	拔罐法	取阳白、颧髎、地仓、颊车。用三棱针点刺后再加拔火罐，每周2次。适用于恢复期
	电针法	取太阳、阳白、地仓、颊车。接通电针仪，选断续波，通电10~20分钟，强度以患者面部肌肉微见跳动而能耐受为度。如通电后，见牙齿咬嚼者，为针刺过深，刺中咬肌所致，应调整针刺的深度。适应于恢复期
	穴位贴敷法	取穴太阳、阳白、颧髎、地仓、颊车。将马钱子锉成粉末，撒于胶布上，然后贴于穴位处，5~7天换药1次
中药外洗	牵正散加减，趁热外敷患侧面部及耳后、颈项等部位，每天1次	

重点提醒

面瘫选穴手足阳，病在上者取其下，急针浅刺选穴少，恢复灸法调阴阳。

必考热点

1. 与面瘫关系密切的经穴是手足阳明经穴。

【热点提示】面瘫治疗取穴以局部穴和手足阳明经穴为主。

2. 针灸治疗面瘫，主穴取阳白、颧髎、颊车、地仓、翳风、合谷。

3. 针灸治疗面瘫气血不足证，常用配穴有足三里、气海。

4. 面瘫风热证的配穴是外关、曲池。

5. 针灸治疗面瘫风寒证，常用配穴有风池、列缺。

6. 患者，女性，25岁。2天前受风后出现左侧面部麻木，额纹消失，眼裂变大，鼻唇沟变浅，口角下垂歪向左侧，舌淡，苔薄白。针刺面部穴位应采用轻刺浅刺。

【热点提示】在急性期，面部穴位手法不宜过重，针刺宜浅，取穴宜少。

7. 患者，男性，33岁。口角歪斜2天。现症见口角左歪，右侧眼睑闭合不全，右侧额纹消失，右口角漏水，纳食可，二便调，舌质淡红，苔薄白，脉缓。中药热敷的部位是右侧面部及耳后。

考点：漏肩风

1. 概述 漏肩风是以肩部持续疼痛，活动受限为主症的疾病，俗称“五十肩”；后期常出现肩关节的粘连和肌肉萎缩，肩部呈现固结状，活动明显受限，故称“肩凝症”“冻结肩”等。

2. 适宜治疗技术 见表 18-122。

表 18-122 漏肩风的针灸、刺络拔罐法、刮痧、推拿治疗法

方法	内容	
针灸治疗	治法	通经活络，祛风止痛。以局部阿是穴为主，配合循经远端取穴
	主穴	肩前、肩髃、肩髎、肩贞、阿是穴、阳陵泉、条口透承山
	配穴	1. 手太阳经证（以肩后侧疼痛为主，肩内收时疼痛加剧）者，加后溪 2. 手阳明经证（以肩前区疼痛为主，肩内收时疼痛加剧）者，加合谷 3. 手少阳经证（以肩外侧疼痛为主，外展时疼痛加剧）者，加外关 4. 手太阴经证（以肩前近腋窝部疼痛为主且压痛明显）者，加列缺
	操作	先刺远端穴，做较长时间的手法，行针后鼓励患者运动肩关节；肩部穴位要求有强烈的针感，可加灸法
刺络拔罐法	用皮肤针在肩部压痛点叩刺，使少量出血，加拔罐	
刮痧治疗	刮肩上部	从后发际两侧凹陷处的风池穴向肩井穴、肩髃穴方向刮拭，每侧刮拭 20~30 次为宜。风池穴、肩井穴可采用点压法、按揉法
	刮肩胛内侧	沿肩胛内侧膀胱经循行区域，从后发际天柱穴向大杼穴、膈俞穴方向刮拭，宜用直线刮法、重手法刮拭，每侧刮拭 20~30 次为宜
	刮肩后部	先用直线轻刮法由内向外刮拭肩胛冈上下，然后用弧线刮法刮拭肩关节后缘的腋后线，每一部位刮拭 20~30 次为宜
	刮肩前部	采用弧线刮法刮拭腋前线，每侧从上向下刮拭 20~30 次为宜
	刮肩外侧	术者一手握住患者前臂手腕处，使上肢外展 45°，刮拭肩关节外侧的三角肌正中及两侧缘，用重刮法、直线刮法刮拭，每侧刮拭 10~20 次为宜
推拿治疗	治法	活血化瘀，舒筋活络，松解粘连
	取穴	肩井、肩髃、肩髎、肩贞、曲池、臂臑、天宗
	操作	肩胛部、肩背部用滚法、按、揉、点、拨、擦法等交替治疗；环旋摇动

必考热点

1. 针灸治疗漏肩风手太阳经证，常用配穴是后溪。
2. 针灸治疗漏肩风手少阳经证，常用配穴是外关。
3. 针灸治疗漏肩风手太阴经证，常用配穴是列缺。
4. 漏肩风手阳明经证的针灸配穴是合谷。
5. 漏肩风的针灸治法是通经活络，祛风止痛。
6. 患者，女性，54 岁。肩关节活动受限，主动和被动外展、后伸、上举等功能明显受限，常因感受风寒而加重。应用刺络拔罐法治疗，用皮肤针在肩部压痛点叩刺，使少量出血，加拔罐。
7. 患者，女性，53 岁。肩关节主动和被动外展、后伸、上举等功能明显受限 5 年，肩部肌肉已经出现萎缩。推拿治疗应选取肩井、肩髃、肩髎、肩贞、天宗、臂臑、曲池。

第七单元　中成药应用

考点：中成药与西药的配伍禁忌

中成药与西药的配伍禁忌见表 18-123。

表 18-123　中成药与西药的配伍禁忌

项目	内容
降低药物的疗效	含麻黄碱的中成药（如麻杏止咳露、止咳定喘丸、防风通圣丸等）与降压药不宜合用。因为麻黄碱有收缩血管，降低降压药的作用
	含酸性药物的中成药（如六味地黄丸与西药氢氧化铝凝胶、氨茶碱、碳酸氢钠、复方氢氧化铝片）不宜同时服用。四种西药为碱性药物，同时服用则会发生酸碱中和，使中药、西药均失去治疗作用
	含多种金属元素，如钙、镁、铁等矿物质成分的中药（石膏、石决明、瓦楞子、龙骨、牡蛎等）及中成药（止咳定喘丸、龙牡壮骨冲剂等）不宜与四环素类、大环内酯类、异烟肼、利福平等配伍。因为多价金属离子能与上述药物分子内的酰胺基和酚羟基结合，生成难溶性的化合物或络合物 含有鞣质的中药（如五倍子、石榴皮、山茱萸、虎杖、大黄等）以及中成药（黄连上清丸、牛黄解毒片、七厘散等）不宜与四环素类、红霉素、克林霉素等同服。这些中药中所含的鞣质可与这些抗生素在胃肠道结合产生沉淀，降低生物利用度
影响体内酶代谢或破坏酶的作用	含雄黄的中成药（如牛黄解毒丸、六神丸等）不宜与酶制剂合用，因为雄黄的主要成分为硫化砷，砷可与酶蛋白、氨基酸分子结构上的酸性基团形成不溶性沉淀，从而抑制酶的活性，降低疗效
	以大黄为主要成分的中成药（如牛黄解毒片、麻仁丸、解暑片等）不能与胰酶、胃蛋白酶等合用，因为大黄的主要成分大黄酚可抑制酶类的消化作用
	含黄连成分的中成药不宜与乳酶生合用，因为前者能使乳酶菌活力丧失，导致乳酶生失去助消化的功能
增加药物的毒副作用	麻黄忌与氨茶碱同服，二者药效减低，且毒性增加 1～3 倍，引起恶心、呕吐、心动过速、头痛、头晕、心律失常、震颤等
	含莨菪烷类生物碱的中药及制剂（如华山参、洋金花、颠茄合剂等）不宜与强心苷类药物配伍，易引起中毒反应
	小活络丹、香莲丸、贝母枇杷糖浆中分别含有乌头碱、黄连碱、贝母碱，与西药阿托品、咖啡因、氨茶碱同服，增加毒性，出现药物中毒
加重或诱发并发症	中药桃仁、白果、杏仁等不能与催眠镇静药（如氯氮平、地西泮等）合用，因为它们会抑制呼吸中枢，损害肝功能
	六神丸、麝香保心丸、益心丹等中成药与普罗帕酮、奎尼丁同服，可导致心搏骤停
	富含钾的中药（如夏枯草、白茅根）不宜与保钾利尿药合用，否则可产生高血钾，引起血压升高
	银杏叶制剂不能与阿司匹林合用，能诱发出血；与对乙酰氨基酚、麦角胺或咖啡因等成分的药物同服会引起膜下血肿。与噻嗪类利尿药同服会引起血压升高
药物作用相互拮抗	麻黄碱不宜与镇静催眠药氯丙嗪、苯巴比妥等同用，会产生药效的拮抗
	枳实抗休克的有效成分 N-甲基酰胺对羟福林主要作用于 α 受体，不宜与 α 受体阻断药酚妥拉明同用，会使药效降低
	中药鹿茸中含糖皮质激素，使血糖升高，不宜与降糖药同用
	含糖皮质激素样物质的中药（如鹿茸、何首乌、甘草、人参等）不能与降血糖药（如甲苯磺丁脲、苯乙双胍、胰岛素）同服，因前者能使氨基酸、蛋白质从骨骼肌中转移到肝脏，在相关酶的作用下使葡萄糖和糖原的产生增加，引起血糖升高，若与降糖药物合用会产生药理拮抗作用
引起沉淀或变态反应	复方丹参注射液与低分子右旋糖酐注射液混合静脉滴注，可导致过敏性休克或严重的过敏症
	庆大霉素与柴胡注射液混合使用，可能引起过敏性休克

续 表

项目	内容
影响药物排泄	如山楂、乌梅等能酸化尿液，使利福平、阿司匹林等酸性药物吸收增加，加重肾脏的毒性反应；与碱性药物四环素、红霉素同用，使其排泄增加，疗效降低；与磺胺类药物同用，使乙酰化后磺胺溶解度降低，易在肾小管析出结晶，引起血尿、尿闭等症状

重点提醒

掌握具体例子的机制之间的对应关系即可，如含麻黄碱的中成药与降压药合用属于降低药效，又如中药鹿茸不宜与降糖药同用属于药物之间拮抗作用。

必考热点

1. 六味地黄丸不宜与西药氢氧化铝凝胶、氨茶碱同时服用。

【热点提示】六味地黄丸含有酸性药物，与碱性的西药氢氧化铝凝胶、氨茶碱、碳酸氢钠、复方氢氧化铝片同时服用会发生酸碱中和，使中药、西药均失去治疗作用，故不宜同时服用。

2. 牛黄解毒丸不宜与酶制剂合用。

3. 六神丸与普罗帕酮同服，可导致心搏骤停。

4. 患者，52岁。因心律失常服用普罗帕酮控制，近因心前区时有疼痛，遂找出家中的麝香保心丸拟自服用。若普罗帕酮与麝香保心丸同时服用，易出现的不良反应是心搏骤停。

5. 复方丹参注射液和低分子右旋糖酐注射液混合静脉滴注，易导致的不良反应是变态反应。

考点：中成药的用药禁忌

中成药的用药禁忌见表18-124。

表18-124　中成药的用药禁忌

<table>
<tr><th>项目</th><th colspan="2">内容</th></tr>
<tr><td>证候禁忌</td><td colspan="2">如安宫牛黄丸，功能清热解毒，豁痰开窍，属于凉开宣窍、醒神救急之品，若见面青身凉，苔白脉迟，寒闭神昏者，则当禁用本药</td></tr>
<tr><td rowspan="2">配伍禁忌</td><td colspan="2">附子理中丸与金匮肾气丸均含有附子，不能合用</td></tr>
<tr><td colspan="2">两个含有“十八反”“十九畏”药对的中成药同用</td></tr>
<tr><td rowspan="5">妊娠禁忌</td><td>禁用药</td><td>引产堕胎药、破血消癥药、峻下逐水药，如砒霜、雄黄、轻粉、斑蝥、蟾酥、麝香、马钱子、乌头、附子、土鳖虫、水蛭、虻虫、三棱、莪术、商陆、甘遂、大戟、芫花、牵牛子、巴豆等</td></tr>
<tr><td rowspan="4">慎用药</td><td>通经祛瘀类的桃仁、红花、牛膝、蒲黄、五灵脂、穿山甲、王不留行、凌霄花、虎杖、卷柏、三七等</td></tr>
<tr><td>行气破滞类的枳实、大黄、芒硝、番泻叶、郁李仁等</td></tr>
<tr><td>辛热燥烈类的干姜、肉桂等</td></tr>
<tr><td>滑利通窍类的冬葵子、瞿麦、木通、漏芦等</td></tr>
<tr><td rowspan="3">饮食禁忌</td><td colspan="2">甘草忌猪肉、菘菜、海菜</td></tr>
<tr><td colspan="2">薄荷忌鳖肉</td></tr>
<tr><td colspan="2">麦冬忌鲫鱼</td></tr>
</table>

续　表

项目		内容
饮食禁忌	常山忌生葱、生菜	
	鳖甲忌苋菜	
	牡丹忌蒜、胡荽	
	丹参、茯苓、茯神忌醋及一切酸	
	威灵仙、土茯苓忌面汤茶	
特殊人群禁忌	儿童	根据体重或年龄计算用药剂量和给药途径
		避免滥用滋补类药物和注射液
		尽量避免使用含有毒性较大成分的中成药
		尽量缩短儿童用药疗程，及时减量或停药
	老年人	避免使用对心、肝、肾、血管等组织有损害的药物
	运动员	避免使用含有兴奋性成分的药物

重点提醒

凡禁用药妊娠期间绝对不能使用，慎用药可根据孕妇体质及病情需要审慎使用。

必考热点

甘草忌猪肉、菘菜、海菜，薄荷忌鳖肉，麦冬忌鲫鱼，常山忌生葱、生菜，鳖甲忌苋菜，牡丹忌蒜、胡荽。

考点：影响中成药的安全因素及控制措施

影响中成药的安全因素及控制措施见表 18-125。

表 18-125　影响中成药的安全因素及控制措施

项目	内容
与药品相关的安全性风险因素	1. 中成药本身存在毒性 2. 中药饮片质量存在差异 3. 中成药制备工艺存在差异 4. 中成药说明书安全信息缺乏
与临床应用相关的风险因素	1. 中药自身的药理作用或所含毒性成分引起的不良反应 2. 特异性体质对某些药物的不耐受、过敏等 3. 方药证候不符，如辨证不当或适应证把握不准确 4. 长期或超剂量用药，特别是含有毒性中药材的中成药，如朱砂、雄黄、蟾酥、附子、川乌、草乌、北豆根等，过量服用即可中毒 5. 不适当的中药或中西药的联合应用

必考热点

含有毒性中药材的中成药，如朱砂、雄黄、蟾酥、附子、川乌、草乌、北豆根等，过量服用即可中毒。

考点：内服药用法

内服药用法见表18-126。

表18-126 内服药用法

方法	内容
直接吞服法	露剂、合剂、乳剂、酒剂、酊剂、糖浆剂、流浸膏剂等液体制剂
开水送服法	蜜丸剂、水丸剂、糊丸剂、蜡丸剂、浓缩丸、滴丸剂、散剂、丹剂、片剂等多种固体制剂
沸水冲服法	茶剂、饮剂；冲服剂（颗粒散）、膏滋剂或流浸膏剂
药汁送服法	丸剂、散剂、丹剂、片剂等用盐水、醋、黄酒、白酒、蜜水、竹沥汁、姜汁等送服
煎服法	茶剂中的午时茶等须用水煎煮去滓取汁服用
舔服法	温胃止痛的散剂如胃活散
调服法	儿童常用的服药法，用乳汁或糖水将散剂调成稀糊状喂服
含化法	用于治咽痛、喉痹、乳蛾、口糜、齿痛等疾患，如六神丸、喉症丸等
炖服法	如鹿角胶、龟板胶、鳖甲胶、阿胶等单服时均可加黄酒或糖、水，隔水加热使之溶化（又称烊化）后服下
吸入法	气雾剂；开窍醒神，辟秽化浊的散剂如通关散、避瘟散等；止咳平喘的烟剂如定喘烟，辟秽解毒的香剂如苍术艾叶香等
鼻饲法	常用治中风痰迷、热病神昏、小儿惊风等急重病证的安宫牛黄丸、紫雪散、局方至宝丹等可用鼻饲法给药

重点提醒

一般内服的中成药，宜空腹服用，但特殊疾病应特殊对待，需根据病情而定。如补养类中成药宜饭前服，对胃肠有刺激的饭后服为宜，驱虫药最好清晨空腹服，安神药睡前服效果佳，呕吐者应少量多次服用，调经药宜在临近经期前数日服用。对于急性病，须遵医嘱，视病情及药物特点决定用法。

必考热点

1. 午时茶采用的服用方法是煎服法。

【热点提示】茶剂中的午时茶等须用水煎煮去滓取汁服用，实际上可视为固定处方的汤剂。

2. 胃活散采用的服用方法是舔服法。

【热点提示】中成药中温胃止痛的散剂适用舔服法，如胃活散，即不需用水送服，而直接舔服法服用，以使药物在胃部多停留一些时间发挥治疗作用，一般服后1小时再饮水为宜。

3. 采用直接吞服法的制剂是露剂、合剂、乳剂、酒剂、酊剂、糖浆剂、流浸膏剂等液体制剂。

4. 儿童常用的服药法是调服法。

【热点提示】儿童常用的服药法为调服法，即用乳汁或糖水将散剂调成稀糊状喂服的一种服法，这样既可矫味又不致呛喉，此法也可用于吞咽困难者。

5. 阿胶单服时的服用方法为炖服法。

6. 用茶水调敷的是如意金黄散。

【热点提示】用茶水调服如意金黄散，取茶叶解毒消肿之效。

考点：外用药用法

外用药用法见表 18-127。

表 18-127　外用药用法

方法	内容
撒敷法	外用散剂直接均匀地撒布患处，如生肌散、提毒散、珍珠散等
调敷法	将外用散剂或锭剂用适当的液体调成或研成糊状，敷于患处。如用茶水调服如意金黄散，取茶叶解毒消肿之效；醋研紫金锭，取醋干燥止痛之功；黄酒或白酒调敷七厘散、九分散、五虎丹等，取酒活血通经、疗伤止痛之效；花椒油调敷青蛤散，以取花椒燥湿止痒之功；也有用香油或蛋清调敷的，则取其润肤的保护作用
涂敷法	外用的油膏剂、水剂等直接涂敷于患处，如紫草膏、生肌玉红膏、擦癣药水等
吹敷法	将一些外用中成药散剂装入硬纸筒中，吹到患处，如用锡类散吹喉治咽喉肿痛；用冰硼散吹敷治口腔糜烂、牙痛龈肿；用红棉散吹耳治耳道流脓
点入法	将中成药眼用散剂用原所附的消毒玻璃棒蘸水点于眼角内，如拨云散；还可用眼用锭剂蘸水点于眼角内，如瓜子眼药；眼膏剂则可用点眼棒直接将药物点于眼内，如明目眼药膏。滴眼剂又称眼药水，是专供直接点入眼内的制剂，治疗各种眼科疾患，和眼膏剂一样亦为眼科最常用的点入法剂型
贴敷法	将中成药外用黑膏药加热烘软后贴敷患处，如狗皮膏；橡胶膏剂则不用加温烘软可直接贴敷患处。中成药膜剂可用于贴敷口腔黏膜、眼结膜、阴道黏膜等患处表面，如养阴生肌散膜等

重点提醒

绝大多数外用药不能内服，尤其外用药含有汞、铅、砷等有毒成分时。

必考热点

生肌散采用的外用法是撒敷法。

【热点提示】外用散剂多采用撒敷法，即将药粉直接均匀地撒布患处，可用消毒敷料或外贴朱砂膏固定，以奏消肿解毒、提腐拔脓、生肌敛疮之效，如生肌散、提毒散、珍珠散等。

考点：肺系病证常用中成药的功效、主治及注意事项

肺系病证常用中成药的功效、主治及注意事项见表 18-128。

表 18-128　肺系病证常用中成药的功效、主治及注意事项

常用中成药	功效	主治	注意事项
感冒清热颗粒	疏风散寒，解表清热	风寒感冒	表虚自汗、风热外感、阴虚盗汗及虚喘者慎用
通宣理肺丸	解表散寒，宣肺止嗽	风寒束表、肺气不宣所致的感冒咳嗽	风热或痰热咳嗽、阴虚干咳者不适用
银翘解毒丸	疏风解表，清热解毒	风热感冒	孕妇慎用
连花清瘟胶囊	清瘟解毒，宣肺泄热	流行性感冒（热毒袭肺证）	风寒感冒者不适用

续 表

常用中成药	功效	主治	注意事项
双黄连合剂	疏风解表，清热解毒	外感风热感冒	脾胃虚寒者慎服
板蓝根颗粒	清热解毒，凉血利咽	肺胃热盛，急性扁桃体炎、腮腺炎	阴虚火旺之喉痹、乳蛾者不宜用
藿香正气水（丸、胶囊）	解表化湿，理气和中	外感风寒、内伤湿滞或夏伤暑湿所致的感冒，胃肠型感冒	阴虚火旺者不宜用
防风通圣丸（颗粒）	解表通里，清热解毒	外寒内热，表里俱实	虚寒证者不宜用，孕妇慎用
玉屏风颗粒	益气，固表，止汗	表虚不固	热病汗出不宜服用
橘红丸	清肺，化痰，止咳	痰热咳嗽	气虚喘咳及阴虚燥咳者不宜用
急支糖浆	清热化痰，宣肺止咳	外感风热咳嗽，急性支气管炎、慢性支气管炎急性发作	寒证者慎用，孕妇慎用
养阴清肺丸	养阴润燥，清肺利咽	阴虚肺燥	孕妇慎用

重点提醒

寒症 4 药，热症 6 药，虚症 2 药。

必考热点

1. 感冒清热颗粒的功效是疏风散寒，解表清热。
2. 口服银翘解毒丸应用的药引是芦根汤。
3. 银翘解毒丸的主治是风热感冒。
4. 疏风解表，清热解毒的是银翘解毒丸。
5. 玉屏风颗粒的服用方法是开水冲服。
6. 玉屏风颗粒的功效：益气，固表，止汗。
7. 橘红丸的功效：清肺，化痰，止咳。
8. 通宣理肺丸中黄芩的功效是防肺气郁久化热。
9. 治疗流行性感冒热毒袭肺证，用连花清瘟胶囊。
10. 双黄连合剂的功效是疏风解表，清热解毒。
11. 藿香正气水的功效是解表化湿，理气和中。
12. 急支糖浆的功效是清热化痰，宣肺止咳。
13. 养阴清肺丸的功效是养阴润燥，清肺利咽。
14. 治疗肺胃热盛所致的咽喉肿痛、口咽干燥、腮部肿胀，用板蓝根颗粒。
15. 治疗恶寒壮热，头痛咽干，小便短赤，大便秘结，瘰疬初起，风疹湿疮，用防风通圣丸。
16. 治疗痰热咳嗽，痰多，色黄黏稠，胸闷口干，用橘红丸。
17. 患者，男性，29 岁。换季受寒，症见发热、恶寒、咳嗽、鼻塞流涕、头痛、无汗、肢体酸痛。治疗宜选用通宣理肺丸。

（1）通宣理肺丸功能是解表散寒，宣肺止嗽。

（2）通宣理肺丸的主治是风寒束表、肺气不宣所致的感冒咳嗽。

18. 患者，男性，23 岁。高热恶寒，鼻塞流涕，咽干痛，咳嗽，头痛，肌肉酸痛，舌偏红，苔黄。其诊断是流行性感冒，治疗选用连花清瘟胶囊。
19. 板蓝根颗粒的功效是清热解毒，凉血利咽。

考点：心脑系病证常用中成药的功效、主治及注意事项

心脑系病证常用中成药的功效、主治及注意事项见表 18-129。

表 18-129　心脑系病证常用中成药的功效、主治及注意事项

常用中成药	功效	主治	注意事项
速效救心丸	行气活血，祛瘀止痛	气滞血瘀型冠心病，心绞痛	寒凝血瘀、阴虚血瘀胸痹心痛不宜单用
复方丹参滴丸（片）	活血化瘀，理气止痛	气滞血瘀所致的胸痹	孕妇慎用
血府逐瘀丸（胶囊、口服液）	活血祛瘀，行气止痛	气滞血瘀所致的胸痛、头痛，痛如针刺而有定处	孕妇禁用
麝香保心丸	芳香温通，益气强心	气滞血瘀所致的胸痹	孕妇禁用
清开灵口服液	清热解毒，镇静安神	外感风热毒，火毒内盛所致高热不退、烦躁不安、咽喉肿痛、舌质红绛、苔黄、脉数者；上呼吸道感染、病毒性感冒、急性化脓性扁桃体炎、急性咽炎、急性气管炎、高热等病症见上述证候者	久病体虚者出现腹泻时慎用，风寒感冒者不适用
安宫牛黄丸	清热解毒，镇惊开窍	邪入心包，高热惊厥，神昏谵语	脱证禁用
苏合香丸	芳香开窍，行气止痛	痰迷心窍所致的痰厥昏迷、中风偏瘫、肢体不利，以及中暑、心胃气痛	孕妇禁用、热病、阳闭、脱证不宜用
川芎茶调丸	疏风止痛	外感风邪所致头痛	孕妇慎服；久病气虚、血虚，或因肝肾不足，肝阳上亢之头痛不宜用
华佗再造丸	活血化瘀，化痰通络，行气止痛	痰瘀阻络之中风恢复期和后遗症	平素大便干燥者慎服；中风痰热壅盛证，表现为面红目赤、大便秘结者不宜用
天王补心丸	滋阴养血，补心安神	心阴不足，心悸健忘，失眠多梦，大便干燥	脾胃虚寒者不宜用，不可与溴化物、碘化物药物同用，不宜长期服用
地奥心血康胶囊	活血化瘀，行气止痛，扩张冠脉血管，改善心肌缺血	预防和治疗冠心病、心绞痛以及瘀血内阻之胸痹、眩晕、气短、心悸、胸闷或痛	月经期妇女及出血倾向者慎用
生脉饮	益气复脉，养阴生津	气阴两亏，心悸气短，脉微自汗	脾胃虚弱，呕吐泄泻，腹胀便溏、咳嗽痰多者慎用；感冒患者不宜用；服用本品时，不宜同时服用藜芦、五灵脂、皂荚或其制剂
通心络胶囊	通络止痛	用于气虚血瘀络阻型中风，症见半身不遂或偏身麻木，口舌歪斜，言语不利。也可用于冠心病心绞痛属心气虚乏、血瘀络阻症，症见胸部憋闷、刺痛、绞痛、固定不移、心悸自汗、气短乏力、舌质紫黯或有瘀斑、脉细涩或结代	出血性疾患，孕妇及妇女经期及阴虚火旺型中风禁用
培元通脑胶囊	益肾填精，息风通络	用于肾元亏虚，瘀血阻络证，症见半身不遂、口眼㖞斜、言语謇涩、半身麻木、眩晕耳鸣、腰膝酸软、脉沉细；缺血性中风中经络恢复期见上述证候者	产妇慎用；忌辛辣、油腻，禁烟酒；个别患者服药后出现恶心，一般不影响继续服药；偶见嗜睡、乏力，继续服药能自行缓解

必考热点

1. 复方丹参滴丸的功效是活血化瘀，理气止痛。
2. 可以治疗中暑、心胃气痛的是苏合香丸。
3. 功效为芳香温通、益气强心的中成药为麝香保心丸。
4. 用于治疗气滞血瘀型冠心病的中成药为速效救心丸。
5. 血府逐瘀丸除活血祛瘀外，还具有的功效是行气止痛。
6. 清开灵口服液的功效是清热解毒，镇静安神。
7. 华佗再造丸的功效是活血化瘀，化痰通络。
8. 生脉饮的功效是益气复脉，养阴生津。
9. 苏合香丸的功效是芳香开窍，行气止痛。
10. 治疗痰迷心窍所致的痰厥昏迷、中风偏瘫、肢体不利，用苏合香丸。
11. 患者胸胁疼痛如针刺，痛有定处，舌边有瘀点，脉弦涩者，治宜用血府逐瘀汤。
12. 治疗心阴不足，心悸健忘，失眠多梦，大便干燥，用天王补心丸。
13. 治疗视网膜中央静脉阻塞、眼前房出血，可用血栓通注射液。

【热点提示】血栓通注射液的功效：活血祛瘀；扩张血管，改善血液循环。用于视网膜中央静脉阻塞、脑血管病后遗症、内眼病、眼前房出血等。

14. 患者，男性，28岁。高热烦躁，神昏谵语，口干舌燥，痰涎壅盛，舌绛，脉数。中医辨证论治之后处方安宫牛黄丸。

（1）安宫牛黄丸的功能是清热解毒，镇惊开窍。

（2）安宫牛黄丸的主治病证不包括尿赤便秘。

15. 患者，男性，64岁。近2年经常心悸，容易疲劳，自汗、盗汗，劳累后症状较明显，舌淡红，边有齿痕，脉沉细。其诊治是气阴两亏，生脉饮。

考点：脾胃系病证常用中成药的功效、主治及注意事项

脾胃系病证常用中成药的功效、主治及注意事项见表18-130。

表18-130　脾胃系病证常用中成药的功效、主治及注意事项

常用中成药	功效	主治	注意事项
补中益气丸	补中益气，升阳举陷	脾胃虚弱、中气下陷所致的泄泻、脱肛、阴挺	高血压患者慎服，有恶寒发热表证时不宜用
参苓白术丸	补脾胃，益肺气	脾胃虚弱，食少便溏，气短咳嗽，肢倦乏力	孕妇慎用；湿热内蕴所致泄泻、厌食、水肿及痰火咳嗽者不宜用；泄泻兼有大便不畅者不宜用
归脾丸	益气健脾，养血安神	心脾两虚，气短心悸，失眠多梦，头晕头晕，肢倦乏力；食欲缺乏，崩漏便血	外感或实热内盛者不宜用，阴虚火旺者不宜用
附子理中丸	温中健脾	脾胃虚寒，脘腹冷痛，呕吐泄泻，手足不温	孕妇慎用；大肠湿热泄泻者不宜用；急性肠胃炎，泄泻兼有大便不畅、肛门灼热者不宜用
香砂养胃丸	温中和胃	胃阳不足、湿阻气滞所致的胃痛、痞满，症见胃痛隐隐、脘闷不舒、呕吐酸水、嘈杂不适、不思饮食、四肢倦怠	湿热中阻所致痞满、胃痛、呕吐者慎用；孕妇慎用；胃阴虚，表现为口干欲饮、大便干结、小便短少者不宜用

续　表

常用中成药	功效	主治	注意事项
气滞胃痛颗粒	疏肝理气，和胃止痛	肝郁气滞，胸痞胀满，胃脘疼痛	肝胃郁火、胃阴不足所致胃痛者慎用；孕妇慎用
保和丸	消食，导滞，和胃	食积停滞，脘腹胀满，嗳腐吞酸，不欲饮食	哺乳期妇女慎用；身体虚弱或老年人不宜长期服用；肝病或心肾功能不全所致之不欲饮食、脘腹胀满者不宜用
麻仁润肠丸	润肠通便	肠胃积热，胸腹胀满，大便秘结	孕妇忌服；虚寒性便秘、慎用
复方黄连素片	清热燥湿，行气止痛，止痢止泻	大肠湿热，赤白下痢，里急后重或暴注下泻，肛门灼热；肠炎、痢疾	本品苦寒，虚寒性泻痢者慎用；妊娠期慎用
四神丸	温肾散寒，涩肠止泻	肾阳不足所致的泄泻	湿热痢疾、湿热泄泻者不宜用

必考热点

1. 归脾丸可治失眠。

2. 气滞胃痛颗粒的功效是疏肝理气，和胃止痛。

3. 四神丸的功效是温肾散寒，涩肠止泻。

4. 治疗脾胃虚弱、中气下陷所致的泄泻、脱肛、阴挺，用补中益气丸。

5. 治疗脾胃虚弱，食少便溏，气短咳嗽，肢倦乏力，用参苓白术丸。

6. 治疗脾胃虚寒，脘腹冷痛，呕吐泄泻，手足不温，用附子理中丸。

7. 治疗胃阳不足、湿阻气滞所致的胃痛、痞满，用香砂养胃丸。

8. 治疗肾阳不足所致的泄泻，用四神丸。

9. 治疗大肠湿热，赤白下痢，里急后重，肛门灼热，用复方黄连素片。

10. 治疗肠胃积热，胸腹胀满，大便秘结，用麻仁润肠丸。

11. 患者，男性，45 岁。久泻脱肛，体倦肢软，自汗出，渴喜热饮，少气懒言，舌淡苔薄白，脉洪而虚。治疗应选用补中益气丸。

12. 患者脘腹胀痛，嗳腐吞酸，恶食呕逆，舌苔厚腻，脉滑，治宜用保和丸。

13. 患者，女性，19 岁。主心脾两虚，气短心悸，失眠多梦，头晕，肢倦乏力；食欲缺乏，崩漏便血。属脾胃系病症。

（1）以上症状适合选用的中成药为归脾丸。

（2）所选中成药的功效主治为益气健脾，养血安神。

（3）所选中成药的用法用量为用温开水或生姜汤送服。水蜜丸 1 次 6g，小蜜丸 1 次 9g，大蜜丸 1 次 1 丸；1 日 3 次。

（4）所选中成药的注意事项为外感或实热内盛者、阴虚火旺者不宜用，宜饭前服用。

14. 具有益气健脾、养血安神功效的中成药是归脾丸。

15. 患者，男性，35 岁。胃脘隐隐作痛，脘闷嘈杂，泛酸纳少，气短懒言，便溏肠鸣。宜选用的中成药是香砂养胃丸。

16. 患者，男性，34 岁。下痢 1 周，大便为脓血便，里急后重，肛门灼热。某医院诊断为细菌性痢疾。宜选用的中成药是复方黄连素片。

考点：肝胆系病证常用中成药的功效、主治及注意事项

肝胆系病证常用中成药的功效、主治及注意事项见表18-131。

表18-131 肝胆系病证常用中成药的功效、主治及注意事项

常用中成药	功效	主治	注意事项
逍遥丸	疏肝健脾，养血调经	肝郁脾虚所致的郁闷不舒、胸胁胀痛、头晕目眩、食欲不振、月经不调	感冒时不宜用；胁痛属湿热毒瘀所致的肝胆病，如急、慢性肝炎，急性胆囊炎症见口苦、发热，舌苔黄厚腻者不宜用；胁肋隐痛属慢性肝病（如肝硬化），症见咽干口燥、烦躁易怒、劳累加重、舌红少津者慎用。肝肾阴虚，久而化火者不宜用
茵栀黄颗粒	清热解毒，利湿退黄	肝胆湿热所致的黄疸，症见面目悉黄、胸胁胀痛、恶心呕吐、小便黄赤；急、慢性肝炎见上述证候者	寒湿所发黄疸，症见黄色晦暗，肢凉怕冷，大便溏泄者不宜用；肝衰竭的黄疸、梗阻性黄疸以及残留黄疸不宜用；自身免疫性肝炎、原发性胆汁性肝硬化和原发性硬化性胆管炎的黄疸应慎用；妊娠及哺乳期妇女慎用
消炎利胆片	清热，祛湿，利胆	肝胆湿热所致的胁痛、口苦；急性胆囊炎、胆管炎见上述证候者	孕妇慎用；慢性胆囊炎及胆石症不属急性发作期慎用；脾胃虚寒者慎用；不宜过量、久服；忌烟酒及油腻厚味食物
护肝片	疏肝理气，健脾消食。具有降低转氨酶的作用	慢性肝炎及早期肝硬化	脾胃虚寒者不宜用；重症肝炎、肝衰竭及肝硬化失代偿期患者不宜用；服药期间应绝对戒酒

必考热点

1. 逍遥丸所主证候的病机要点是肝郁血虚，脾失健运。
2. 含有活血祛瘀，通经止痛，清心除烦，凉血消痈功效的药物是丹参注射液。
3. 具有疏肝健脾，养血调经作用的方剂是逍遥丸。
4. 具有降低转氨酶作用的药物是护肝片。
5. 茵栀黄颗粒的功效是清热解毒，利湿退黄。
6. 消炎利胆片的功效是清热，祛湿，利胆。
7. 患者肝郁血虚而致两胁作痛，寒热往来，头痛目眩，口燥咽干，神疲食少，脉弦而虚，治宜用逍遥丸。
8. 患者，男性，21岁。近日乏力、食欲缺乏、腹胀、胁隐痛，见咽干口燥，烦躁易怒，劳累加重，舌红少津，属慢性肝病（如肝硬化）症，中医辨证论治之后处方护肝片。

（1）护肝片的药物组成包括柴胡、板蓝根、猪胆粉、茵陈、五味子、绿豆。

（2）护肝片的功能是疏肝理气，健脾消食。

（3）护肝片的用法用量为口服，一次4片，一日3次。

9. 患者，男性，55岁。为降转氨酶，服用护肝片治疗。疗程结束时，正确的停药方法是肝功能全面好转后，递减剂量。

考点：肾系病证常用中成药的功效、主治及注意事项

肾系病证常用中成药的功效、主治及注意事项见表 18-132。

表 18-132 肾系病证常用中成药的功效、主治及注意事项

常用中成药	功效	主治	注意事项
六味地黄丸	滋阴补肾	肾阴亏损，头晕耳鸣，腰膝酸软，骨蒸潮热，盗汗遗精，消渴	脾虚、气滞、食少纳呆者慎用；感冒者慎用
金匮肾气丸	温补肾阳，化气行水	肾虚水肿，腰膝酸软，小便不利，畏寒肢冷	湿热壅盛，风水泛溢水肿者不宜用；不可过服、久服
知柏地黄丸	滋阴降火	阴虚火旺，潮热盗汗，口干咽痛，耳鸣遗精，小便短赤	气虚发热及实热者不宜用；脾虚便溏、气滞中满者不宜用；感冒者慎用
杞菊地黄丸	滋肾养肝	肝肾阴亏，眩晕耳鸣，羞明畏光，迎风流泪，视物昏花	实火亢盛所致的头晕、耳鸣慎用；脾胃虚寒，大便稀溏者慎用
五苓散	温阳化气，利湿行水	阳不化气、水湿内停所致的水肿，症见小便不利、水肿腹胀、呕逆泄泻、渴不思饮	湿热下注，气滞水停，风水泛溢所致水肿不宜用；阴虚津液不足之口渴、小便不利者不宜用；痰热犯肺，气喘咳嗽者不宜用；湿热下注，伤食所致泄泻不宜用；孕妇慎用
排石颗粒	清热利水，通淋排石	下焦湿热所致的石淋，症见腰腹疼痛、排尿不畅或伴有血尿；尿路结石见上述证候者	孕妇忌服，体虚者慎用；服药期间应多饮水并适当活动，忌油腻食物

必考热点

1. 五苓散的功效是温阳化气，利湿行水。

2. 排石颗粒的功效是清热利水，通淋排石。

3. 患者头晕目眩，耳鸣耳聋，腰膝酸软，盗汗遗精，口燥咽干，舌红少苔，脉细数。治疗应首选六味地黄丸。

【热点提示】患者属眩晕肾阴不足证，治当滋阴补肾，方用六味地黄丸。

4. 患者以口渴，小便频数为主症，伴下肢冰冷，腰痛脚软，舌淡而胖，苔薄白，脉沉弦。治疗应选用金匮肾气丸。

【热点提示】患者属消渴肾阳不足证，治当补肾助阳，方用金匮肾气丸。

5. 因水饮内停，气化失职而致水肿，小便不利，头痛发热，口渴欲饮，苔白脉浮者，治宜用五苓散。

【热点提示】五苓散用于阳不化气、水湿内停所致的水肿，症见小便不利、水肿腹胀、呕逆泄泻、渴不思饮。

6. 治疗阴虚火旺，潮热盗汗，口干咽痛，耳鸣遗精，小便短赤，用知柏地黄丸。

【热点提示】知柏地黄丸的功效：滋阴降火。用于阴虚火旺，潮热盗汗，口干咽痛，耳鸣遗精，小便短赤。

7. 治疗肝肾阴亏，眩晕耳鸣，迎风流泪，视物模糊，用杞菊地黄丸。

【热点提示】杞菊地黄丸的功效：滋肾养肝。用于肝肾阴亏，眩晕耳鸣，羞明畏光，迎风流泪，视物模糊。

8. 杞菊地黄丸的主治及功效是肝肾阴亏，视物昏花。

考点：其他病证常用中成药

其他病证常用中成药见表 18-133。

表 18-133　其他病证常用中成药

常用中成药	功效	主治	注意事项
小活络丸	祛风散寒，化痰除湿，活血止痛	风寒湿邪闭阻、痰瘀阻络所致的弊病，症见肢体关节疼痛，或冷痛，或刺痛，或疼痛夜甚、关节屈伸不利、麻木拘挛	孕妇忌服，湿热瘀阻或阴虚有热者慎用，脾胃虚弱者慎用，不可过量服用
尪痹颗粒	补肝肾，强筋骨，祛风湿，通经络	肝肾不足、风湿阻络所致的尪痹，症见肌肉、关节疼痛，局部肿大，僵硬畸形，屈伸不利，腰膝酸软，畏寒乏力；类风湿关节炎见上述证候者	孕妇禁用；湿热实证慎用
消渴丸	滋肾养阴，益气生津	气阴两虚所致的消渴病，症见多饮、多尿、多食、消瘦、体倦乏力、眠差、腰痛，2 型糖尿病见上述证候者	严格按处方药使用，并注意监测血糖

必考热点

1. 尪痹颗粒的功效：补肝肾，强筋骨，祛风湿，通经络。
2. 治疗风寒湿邪引起的风寒湿痹，肢节疼痛，麻木拘挛，半身不遂，行步艰难，用复方小活络丸。
3. 治疗肝肾不足、风湿阻络所致的尪痹，用尪痹颗粒。
4. 患者，女性，54 岁。患 2 型糖尿病多年，近日多饮、多尿、多食、消瘦、体倦乏力、眠差、腰痛。
（1）以上患者症状适合选用的中成药为消渴丸。
（2）所选中成药的功效主治为滋肾养阴，益气生津。
（3）所选中成药的用法用量为口服，1 次 5~10 丸，1 日 2~3 次。饭前用温开水送服，或遵医嘱。
5. 消渴丸的功效是滋肾养阴，益气生津。

考点：调经类常用中成药的功效、主治及注意事项

调经类常用中成药的功效、主治及注意事项见表 18-134。

表 18-134　调经类常用中成药的功效、主治及注意事项

常用中成药	功效	主治	注意事项
乌鸡白凤丸	补气养血，调经止带	气血两虚，身体瘦弱，腰膝酸软，月经不调，崩漏带下	孕妇禁用；气滞血瘀或血热实证引起的月经不调或崩漏不宜用；经行有块伴腹痛拒按或胸胁胀痛者不宜用；感冒时不宜用；不宜同时服用藜芦、五灵脂、皂荚及其制剂
艾附暖宫丸	理气养血，暖宫调经	血虚气滞、下焦虚寒所致的月经不调、痛经，症见行经后错、经量少、有血块、小腹疼痛、经行小腹冷痛喜热、腰膝酸痛	热证、实证者不宜用；经行有块伴腹痛拒按或胸胁胀痛者不宜用；治疗痛经，宜在经前 3~5 天开始服药，连服 1 周。如有生育要求应在医师指导下服用；感冒时不宜用
益母草膏（颗粒）	活血调经	血瘀所致的月经不调、产后恶露不绝，症见月经量少、淋漓不净、产后出血时间过长；产后子宫复旧不全见上述证候者	孕妇禁用；青春期少女及更年期妇女应在医师指导下服药；气血两虚引起的月经量少，色淡质稀，头晕心悸，疲乏无力不宜用；不宜过量服用

续　表

常用中成药	功效	主治	注意事项
更年安片	滋阴清热，除烦安神	肾阴虚所致的绝经前后诸证，症见烦热出汗、眩晕耳鸣、手足心热、烦躁不安；围绝经期综合征见上述证候者	脾肾阳虚者不宜用；感冒时不宜用
桂枝茯苓丸	活血，化瘀，消癥	妇人宿有癥块，或血瘀经闭，行经腹痛，产后恶露不尽	孕妇忌用，或遵医嘱；经期停服

必考热点

1. 既补气养血，又调经止带的常用中成药是乌鸡白凤丸。
2. 艾附暖宫丸除了暖宫调经外，还可理气养血。
3. 益母草颗粒的功能是活血调经。
4. 更年安片的功效是滋阴清热，除烦安神。
5. 桂枝茯苓丸的功效是活血，化瘀，消癥。
6. 治疗气血两虚，身体瘦弱，腰膝酸软，月经不调，崩漏带下，用乌鸡白凤丸。
7. 患者，女性，27 岁。近期月经不调、痛经，行经后错、经量少、有血块、小腹疼痛、经行小腹冷痛喜热、腰膝酸痛。

（1）以上症状适合选用的中成药为艾附暖宫丸。

（2）所选中成药的用法用量为口服。小蜜丸 1 次 9g，大蜜丸 1 次 1 丸，1 日 2~3 次。

8. 患者，女性，24 岁。每月均痛经，诊断为下焦虚寒痛经，服用艾附暖宫丸。正确的服药法是经前 3~5 天开始服药，大蜜丸 1 次 1 丸，1 日 2~3 次，连服 1 周。

考点：止带类常用中成药的功效、主治及注意事项

止带类常用中成药的功效、主治及注意事项见表 18-135。

表 18-135　止带类常用中成药的功效、主治及注意事项

常用中成药	功效	主治	注意事项
妇科千金片	清热除湿，益气化瘀	湿热瘀阻所致的带下病、腹痛。症见带下量多、色黄质稠、臭秽，小腹疼痛，腰骶酸痛，神疲乏力；慢性盆腔炎、子宫内膜炎、慢性宫颈炎见上述证候者	气滞血瘀证、寒凝血瘀证者不宜用；糖尿病患者慎用；青春期少女、哺乳期妇女应在医师指导下服用
花红颗粒（片）	清热解毒，燥湿止带，祛瘀止痛	湿热瘀滞所致带下病、月经不调，症见带下量多、色黄质稠、小腹隐痛、腰骶酸痛、经行腹痛；慢性盆腔炎、附件炎、子宫内膜炎见上述证候者	妇女经期、哺乳期慎用。月经过多者慎用

必考热点

1. 花红颗粒的功效清热解毒，燥湿止带，祛瘀止痛。
2. 患者，女性，39 岁。患有慢性盆腔炎 4 年，近日带下量多、色黄质稠、臭秽，小腹疼痛，腰骶酸痛，神疲乏力。

（1）以上症状适合选用的中成药为妇科千金片。
（2）所选中成药的功效主治为清热除湿，益气化瘀。
（3）所选中成药的用法用量为口服，1次6片，1日3次。
（4）妇科千金片的药物组成包括千斤拔、金樱根、穿心莲、功劳木、单面针、当归、鸡血藤、党参。

考点：小儿肺系病证常用中成药的功效、主治及注意事项

小儿肺系病证常用中成药的功效、主治及注意事项见表18-136。

表18-136　小儿肺系病证常用中成药的功效、主治及注意事项

常用中成药	功效	主治	注意事项
小儿肺咳颗粒	健脾益肺，止咳平喘	肺脾不足，痰湿内壅所致咳嗽或痰多稠黄，咳吐不爽，气短，喘促，动辄汗出，食少纳呆，周身乏力，舌红苔厚；小儿支气管炎见上述证候者	高热咳嗽慎用

必考热点

1. 小儿肺咳颗粒的功效是健脾益肺，止咳平喘。

2. 患儿，女，3岁。痰多稠黄，咳吐不爽，气短，喘促，动辄汗出，食少纳呆，周身乏力，舌红苔厚。考虑小儿支气管炎，选药应主治健脾益肺，止咳平喘，用于肺脾不足，痰湿内壅，最为对症的中成药是小儿肺咳颗粒。

考点：小儿脾胃系病证常用中成药的功效、主治及注意事项

小儿脾胃系病证常用中成药的功效、主治及注意事项见表18-137。

表18-137　小儿脾胃系病证常用中成药的功效、主治及注意事项

常用中成药	功效	主治	注意事项
小儿化食丸	消食化滞，泻火通便	食滞化热所致的积滞。症见厌食、烦躁、恶心呕吐、口渴、脘腹胀满、大便干燥	脾虚夹积者慎用，不宜长期服用
健儿消食口服液	健脾益胃，理气消食	小儿饮食不节损伤脾胃引起的纳呆食少，脘胀腹满，手足心热，自汗乏力，大便不调，以致厌食、恶食	患儿平时应少吃巧克力及带颜色的饮料和油腻厚味等不易消化的食品；胃阴不足者慎用
小儿泻速停颗粒	清热利湿，健脾止泻，缓急止痛	小儿泄泻、腹痛、纳差（尤适用秋季腹泻及迁延性、慢性腹泻）	虚寒泄泻者不宜使用

必考热点

1. 治疗小儿慢性腹泻，常用小儿泻速停颗粒。
2. 小儿化食丸的功效是消食化滞，泻火通便。
3. 健儿消食口服液的功效是补中益气，升阳举陷。

4. 治疗食滞化热所致的积滞，用小儿化食丸。

5. 患儿，女，8岁。纳呆食少，脘胀腹满，手足心热，自汗乏力，大便不调，以致厌食、恶食。

（1）以上症状适合选用的中成药为健儿消食口服液。

（2）所选中成药的功效主治为健脾益胃，理气消食。

（3）所选中成药的药物组成包括黄芪、炒白术、陈皮、麦冬、黄芩、炒山楂、炒莱菔子。

6. 小儿泻速停颗粒的功效是清热利湿，健脾止泻，缓急止痛。

考点：皮肤与外科常用中成药的功效、主治及注意事项

皮肤与外科常用中成药的功效、主治及注意事项见表18-138。

表18-138　皮肤与外科常用中成药的功效、主治及注意事项

常用中成药	功　效	主　治	注意事项
连翘败毒丸	清热解毒，消肿止痛	热毒蕴结肌肤所致的疮疡，症见局部红肿热痛、未溃破者	孕妇禁用；疮疡阴证者慎用
防风通圣丸（散）	解表通里，清热解毒	外寒内热，表里俱实，恶寒壮热，头痛咽干，小便短赤，大便秘结，瘰疬初起，风疹湿疮	孕妇慎用；虚寒证者不宜用；不宜久服
京万红软膏	活血解毒，消肿止痛，去腐生肌	轻度水、火烫伤、疮疡肿痛、创面溃烂	不可内服；孕妇慎用
马应龙麝香痔疮膏	清热燥湿，活血消肿，去腐生肌	湿热瘀阻所致的各类痔疮、肛裂，症见大便出血，或疼痛、有下坠感；亦用于肛周湿疹	孕妇慎用或遵医嘱；用于痔疮便血肿痛时应将备用的注入管轻轻插入肛门内，挤入2g左右药膏；用于肛裂时，把药膏敷于裂口内；不可内服

必考热点

1. 治疗热毒蕴结肌肤所致的疮疡，用连翘败毒丸。

2. 防风通圣丸的功效是解表通里，清热解毒。

3. 治疗湿热瘀阻所致的痔疮，常用马应龙麝香痔疮膏。功效是清热燥湿，活血消肿，去腐生肌。

4. 患者，男性，25岁。感冒5天，服羚羊感冒片不见缓解。症见恶寒壮热，头痛咽干，小便短赤，大便秘结。证属外寒内热、表里俱实，宜选用的成药是防风通圣丸。

5. 患者，男性，33岁。被热水轻度烫伤，疮疡肿痛、创面溃烂，急需活血解毒，消肿止痛，去腐生肌。

（1）患者应该选用的中成药为京万红软膏。

（2）所选中成药的功能是活血解毒，消肿止痛。

【热点提示】京万红软膏主要用于轻度水、火烫伤、疮疡肿痛、创面溃烂。京万红软膏的功效为活血解毒，消肿止痛，去腐生肌。

考点：骨伤科常用中成药的功效、主治及注意事项

骨伤科常用中成药的功效、主治及注意事项见表18-139。

表18-139　骨伤科常用中成药的功效、主治及注意事项

常用中成药	功效	主治	注意事项
七厘散	化瘀消肿，止痛止血	跌仆损伤，血瘀疼痛，外伤出血	孕妇禁用
跌打丸	活血散瘀，消肿止痛	跌打损伤，筋断骨折，瘀血肿痛，闪腰岔气	孕妇禁用
云南白药	化瘀止血，活血止痛，解毒消肿	跌打损伤，瘀血肿痛，吐血、咳血、便血、痔血、崩漏下血，手术出血，疮疡肿毒及软组织挫伤，闭合性骨折，支气管扩张及肺结核咳血，溃疡病出血，以及皮肤感染性疾病	孕妇忌用；服药1天内，忌食蚕豆、鱼类及酸冷食物

必考热点

1. 七厘散的功效是化瘀消肿，止痛止血。
2. 云南白药的功效是化瘀止血，活血止痛，解毒消肿。
3. 跌打损伤，闪腰岔气，筋伤骨折，瘀血肿痛，宜选用的中成药是跌打丸。

考点：五官科常用中成药的功效、主治及注意事项

五官科常用中成药的功效、主治及注意事项见表18-140。

表18-140　五官科常用中成药的功效、主治及注意事项

常用中成药	功效	主治	注意事项
明目地黄丸	滋肾，养肝，明目	肝肾阴虚，目涩畏光，视物模糊，迎风流泪	肝经风热、肝火上扰者不宜用；脾胃虚弱，运化失调者宜慎用
鼻炎康片	清热解毒，宣肺通窍，消肿止痛	风邪蕴肺所致的急、慢性鼻炎，变应性鼻炎	肺脾气虚或气滞血瘀者慎用；变应性鼻炎属虚寒证者慎用；孕妇慎用；不宜过量、长期服用
黄氏响声丸	疏风清热，化痰散结，利咽开音	风热外束、痰热内盛所致的急、慢性喉瘖，症见声音嘶哑，咽喉肿痛，咽干灼热，咽中有痰，或寒热头痛，或便秘尿赤；急、慢性喉炎及声带小结、声带息肉初起见上述证候者	阴虚火旺所致急、慢喉瘖者慎用；声嘶、咽痛，兼见恶寒发热、鼻流清涕等外感风寒者慎用；胃寒便溏者慎用；孕妇慎用；不宜在服药期间同时服用温补性中成药
口腔溃疡散	清热，消肿，止痛	火热内蕴所致的口舌生疮、黏膜破溃、红肿灼痛；复发性口疮、急性口炎见上述证候者	阴虚火旺者慎用，老人、儿童及脾胃虚弱者慎用

必考热点

1. 鼻炎康片的功效是清热解毒，宣肺通窍，消肿止痛。
2. 黄氏响声丸的功效是疏风清热，化痰散结，利咽开音。

3. 治疗火热内蕴所致的口舌生疮，常用口腔溃疡散。

4. 患者，女性，22 岁。近日肝肾阴虚，目涩畏光，视物模糊，迎风流泪。选药应滋肾，养肝。

（1）以上症状适合选用的中成药为明目地黄丸。

（2）所选中成药的功效主治为滋肾养肝，益精升阴。

（3）所选药物的组成包括熟地黄、牡丹皮、茯苓、枸杞子、当归、蒺藜、酒萸肉、山药、泽泻、菊花、白芍、煅石决明。

5. 患者，男性，63 岁。因目涩畏光，视物模糊，迎风流泪，服用明目地黄丸。本品的主治证是肝肾阴虚。

第八单元　中医基本技能

考点：常用腧穴的定位与操作

常用腧穴的定位与操作见表 18-141。

表 18-141　常用腧穴的定位与操作

名称	定位	操作
列缺	在前臂，腕掌侧远端横纹上 1.5 寸，拇短伸肌腱和拇长展肌腱之间，拇长展肌腱沟的凹陷中。简便取穴法：两手虎口自然平直交叉，一手示指按在另一手桡骨茎突上，指尖下凹陷中是穴	向上斜刺 0.5~0.8 寸
少商	在手指，拇指末节桡侧，指甲根角侧上方 0.1 寸（指寸）	浅刺 0.1 寸，或点刺出血
合谷	在手背，第 2 掌骨桡侧的中点处	直刺 0.5~1.0 寸，可灸。孕妇禁针灸
曲池	在肘区，尺泽与肱骨外上髁连线的中点处	直刺 1.0~1.5 寸，可灸
肩髃	在三角肌区，肩峰外侧缘前端与肱骨大结节两骨间凹陷中。简便取穴法：屈臂外展，肩峰外侧缘呈现前后两个凹陷，前下方的凹陷即是本穴	直刺或向下斜刺 0.8~1.5 寸。肩周炎宜向肩关节直刺，上肢不遂宜向三角肌方向斜刺
颊车	在面部，下颌角前上方一横指（中指），闭口咬紧牙时咬肌隆起，放松时按之有凹陷处	直刺 0.3~0.5 寸或平刺 0.5~1.0 寸，可向地仓穴透刺
下关	在面部，颧弓下缘中央与下颌切迹之间凹陷中	直刺 0.5~1.0 寸。留针时不可做张口动作，以免折针
天枢	在腹部，横平脐中，前正中线旁开 2 寸	直刺 1.0~1.5 寸，可灸
足三里	在小腿外侧，犊鼻穴下 3 寸，犊鼻与解溪连线上	直刺 1~2 寸，可灸
丰隆	在小腿外侧，外踝尖上 8 寸，胫骨前肌外缘；条口外侧一横指处	直刺 1.0~1.5 寸
三阴交	在小腿内侧，内踝尖直上 3 寸，胫骨内侧缘后际	直刺 1.0~1.5 寸，可灸。孕妇禁针
地机	在小腿内侧，阴陵泉下 3 寸，胫骨内侧缘后际	直刺 1.0~1.5 寸
阴陵泉	在小腿内侧，胫骨内侧髁下缘与胫骨内侧缘之间的凹陷中	直刺 1~2 寸
神门	在腕前区，腕掌侧远端横纹尺侧端，尺侧腕屈肌腱的桡侧缘	直刺 0.3~0.5 寸
后溪	在手内侧，第 5 掌指关节尺侧近端赤白肉际凹陷中	直刺 0.5~1.0 寸。治手指挛痛可透刺合谷穴
肾俞	在脊柱区，第 2 腰椎棘突下，后正中线旁开 1.5 寸	直刺 0.8~1.2 寸，可灸
大肠俞	在脊柱区，第 4 腰椎棘突下，后正中线旁开 1.5 寸	直刺 0.8~1.2 寸

续 表

名称	定位	操作
次髎	在骶区，正对第2骶后孔中	直刺1.0~1.5寸
委中	在膝后区，腘横纹中点	直刺1.0~1.5寸，或用三棱针点刺腘静脉出血。针刺不宜过快，过强，过深
承山	在小腿后区，腓肠肌两肌腹与肌腱交角处	直刺1~2寸。不宜做过强的刺激，以免引起腓肠肌痉挛
太溪	在踝区，内踝尖与跟腱之间的凹陷中	直刺0.5~1.0寸，可灸
照海	在踝区，内踝尖下1寸，内踝下缘边际凹陷中	直刺0.5~0.8寸
内关	在前臂前区，腕掌侧远端横纹上2寸，掌长肌腱与桡侧腕屈肌腱之间	直刺0.5~1.0寸，可灸
外关	在前臂后区，腕背侧远端横纹上2寸，尺骨与桡骨间隙中点	直刺0.5~1.0寸
支沟	在前臂后区，腕背侧远端横纹上3寸，尺骨与桡骨间隙中点	直刺0.5~1.0寸
风池	在颈后区，胸锁乳突肌与斜方肌上端之间的凹陷中	针尖微下，向鼻尖斜刺0.8~1.2寸，或平刺透风府穴。深部中间为延髓，必须严格掌握针刺的角度与深度
环跳	在臀部，股骨大转子最凸点与骶管裂孔连线的外1/3与内2/3交点处	直刺2~3寸，可灸
阳陵泉	在小腿外侧，腓骨头前下方凹陷处	直刺1.0~1.5寸，可灸
行间	在足背，第1、2趾间，趾蹼缘后方赤白肉际处	直刺0.5~0.8寸
太冲	在足背，第1、2跖骨间，跖骨底结合部前方凹陷中，或触及动脉搏动	直刺0.5~0.8寸，可灸
腰阳关	在脊柱区，第4腰椎棘突下凹陷中，后正中线上	直刺或向上斜刺0.5~1.0寸，多用灸法
大椎	在脊柱区，第7颈椎棘突下凹陷中，后正中线上	向上斜刺0.5~1.0寸，可灸
百会	在头部，前发际正中直上5寸	平刺0.5~0.8寸，可灸
水沟	在面部，人中沟的上1/3与下2/3交点处	向上斜刺0.3~0.5寸，一般不灸
关元	在下腹部，脐中下3寸，前正中线上	直刺1~2寸，需排尿后进行针刺，可灸。孕妇慎用
气海	在下腹部，脐中下1.5寸，前正中线上	直刺1.0~1.5寸，多用灸法。孕妇慎用
中脘	在上腹部，脐中上4寸，前正中线上	直刺1.0~1.5寸，可灸
太阳	在头部，眉梢与目外眦之间，向后约一横指的凹陷中	直刺0.3~0.5寸，可灸
四神聪	在头部，百会前后左右各旁开1寸，共4穴	平刺0.5~0.8寸，可灸
十宣	在手指，十指尖端，距指甲游离缘0.1寸（指寸），左右共10穴	浅刺0.1~0.2寸，或点刺出血

必考热点

1. 少商在手指，拇指末节桡侧，指甲侧上方0.1寸（指寸）。
2. 足三里在小腿外侧，犊鼻穴下3寸，犊鼻与解溪连线上。
3. 四神聪在头部，百会前后左右各旁开1寸，共4穴。
4. 十宣在手指，十指尖端，距指甲游离缘0.1寸（指寸），左右共10穴。

考点：针刺操作

针刺操作见表 18-142。

表 18-142　针刺操作

方法	提插法	捻转法	平补平泻
概念	将毫针刺入腧穴的一定深度后，施以上提下插动作的操作方法。将针由浅层向下刺入深层的操作谓之插；从深层向上引退至浅层的操作谓之提	将针刺入腧穴一定深度后，施予向前向后的捻转动作，使针在腧穴内反复前后来回旋转的行针手法。是针身在腧穴基点上的左右旋转运动	进针得气后施予均匀的提插、捻转的手法
器材	毫针、75%乙醇、消毒干棉球、消毒棉签、棉球缸、针盘、镊子或止血钳等	同提插法	同提插法
操作步骤	①穴区皮肤、术者双手消毒，选择毫针。②将毫针刺入腧穴一定深度。③实施提、插操作。将针由浅层向下刺入到深层（插），再由深层向上引退至浅层（提）。④如此反复运针，针体在穴位内反复地上提下插。操作时，提插幅度要均匀一致，一般以 3～5 分为宜；频率快慢一致，每分钟 60 次左右；用力均匀，勿时轻时重；保持针身垂直，不改变针刺的角度和方向	①将穴区皮肤、术者双手消毒，选择规格适宜的毫针。②将毫针刺入腧穴一定深度。③实施捻、转操作。用拇、示、中指三指或拇、示指二指的指腹持针柄，向前向后来回旋转捻动针柄。④如此反复运针，使针身在穴位内反复前后来回双向旋转，使针身始终处于旋转状态。操作时，捻转角度要均匀（180°～360°）；频率一致；用力轻重一致；向前后双向捻转，连贯流畅	进针得气后，施予均匀的提插、捻转手法。即每次提插的幅度、捻转的角度要基本一致，频率适中，节律和缓，针感强弱适当
注意事项	①提插幅度的大小、层次的变化、频率的快慢和操作时间的长短，应根据患者的体质、病情、腧穴部位和针刺目的等不同而灵活掌握。②多用于肌肉较丰厚部位的行针，肌肉浅薄部位的腧穴一般不用提插法。某些特殊部位的腧穴，如睛明、承泣等也不适合用提插法。③注意上提时不要提出皮肤，下插时不要刺伤脏器与筋骨。④提插法可与捻转法结合应用	①捻转角度的大小、层次的变化、频率的快慢、操作时间的长短等，需根据患者的体质、病情、腧穴的部位、针刺目的等具体情况而定。②捻转法适用于人体绝大多数部位的腧穴。③捻转手法应轻快自然，连续交替，不要在向前向后之间有停顿。④捻转法可与提插法结合应用	①操作时间的长短要适中，要根据患者的体质、病情、腧穴的部位而定。②适用于虚实不明显或虚实兼有的病情

重点提醒

提插法多用于肌肉较丰厚部位的腧穴，捻转法适用于人体绝大多数部位的腧穴。

必考热点

1. 提插法：提插幅度的大小、层次的变化、频率的快慢和操作时间的长短，应根据患者的体质、病情、腧穴部位和针刺目的等不同而灵活掌握。
2. 捻转法适用于人体绝大多数部位的腧穴。
3. 平补平泻法适用于虚实不明显或虚实兼有的病情。
4. 捻转手法应轻快自然，连续交替，不要在向前向后之间有停顿。

考点：艾灸操作

艾灸操作见表18-143。

表18-143 艾灸操作

方法	隔姜灸	隔盐灸	温和灸	雀啄灸
概念	将鲜姜切成直径2~3cm、厚0.2~0.3cm的薄片，中间以针刺数孔，然后将姜片置于应灸的腧穴部位或患处，再将艾炷放在姜片上点燃施灸	又称神阙灸。用纯净干燥的精制食盐填敷于肚脐，使其与脐平，上置艾炷施灸，如患者稍感灼痛，即更换艾炷。也可于盐上放置姜片后再施灸，一般灸5~9壮	施灸时将灸条的一端点燃，对准应灸的腧穴部位或患处，距皮肤2~3cm，进行熏烤	施灸时，艾卷点燃的一端与施灸部位的皮肤并不固定在一定的距离，而是像鸟雀啄食一样，一上一下，忽近忽远地移动施灸，以给施灸局部一个变量的刺激
器材	艾绒、艾炷器、洗净的新鲜老姜、小刀、毫针、镊子、弯盘、火柴、线香、消毒棉签、酒精灯、万花油、灭火工具等	艾绒、艾炷器、干燥纯净的精制食盐、镊子、弯盘、火柴、线香、消毒棉签、酒精灯、万花油、灭火工具等	纯艾卷、弯盘、火柴、消毒棉签、酒精灯、万花油、灭火工具等	纯艾卷、弯盘、火柴、消毒棉签、酒精灯、万花油、灭火工具等
操作步骤	①制备姜片。②选择体位，定取腧穴。③放置姜片和艾炷，点燃艾炷。④调适温度。⑤更换艾炷和姜片。⑥掌握灸量。⑦灸后处理。若灸后有轻微烫伤起泡，应该用消毒棉签蘸万花油涂擦局部	①选择体位，定取腧穴。患者宜采取仰卧位，准确定取神阙穴。②食盐填脐。③置放艾炷。④调适温度，更换艾炷。⑤把握灸量。如上反复施灸，灸满规定壮数，一般灸5~10壮。⑥清理脐中食盐。⑦若有轻微起泡，用消毒棉签蘸万花油涂擦局部	①选择体位、腧穴。②点燃艾卷。选用纯艾卷，将其一端点燃。③燃艾施灸。④把握灸量。一般每穴灸5~10分钟或10~15分钟。⑤清除艾灰	①选择体位、腧穴。②点燃艾卷。③燃艾施灸。术者手持艾卷的中上部分，将艾卷燃烧端对准腧穴，像麻雀啄米一样一上一下移动，动作要匀速。④把握灸量。一般灸5~10分钟。⑤清除艾灰，灸毕灭火
注意事项	①隔姜灸应选用新鲜老姜，宜现切现用，不可用干姜或嫩姜。②施灸中患者不可移动体位，以免艾炷滑落，灼伤患者，烧损衣物。③艾炷不宜过小，否则影响疗效。④随时观察局部皮肤情况，不要施灸过量，以免局部起泡。如若烫伤起泡，必须注意防止感染	①施灸中患者不可移动体位，以免艾炷滑落，灼伤患者，烧损衣物。②本法只用于脐部，若脐窝太浅，填盐时可适当增加盐的厚度，高出皮肤，以避免烫伤。③如若局部起泡，必须注意皮肤清洁，及时更换外用药物，防止感染	①施灸中患者尽量不要移动体位，以免灼伤皮肤，烧损衣物。②施灸时手持艾卷宜上下调适与皮肤的距离，不要前后左右移动。③随时观察局部皮肤情况，不要施灸过量，以免局部起泡。④如若烫伤起泡，应及时处理，防止感染	①施灸中患者尽量不要移动体位，以免灼伤皮肤，烧损衣物。②施灸时手持艾卷宜上下移动，但不要前后左右移动。③随时观察局部皮肤情况，不要施灸过量，以免局部起泡。④如若烫伤起泡，应及时处理，防止感染

重点提醒

1. 隔盐法有回阳、救逆、固脱之功，但需要连续施灸，不拘壮数，以待脉起、肢温、症状改善。

2. 温和灸，若遇到小儿或局部知觉减退者，医者可将示、中指两指，置于施灸部位两侧，通过医者的手指来测知患者局部受热程度，以便随时调节施灸时间和距离，防止烫伤。

3. 雀啄灸，术者手持艾卷的中上部分，将艾卷燃烧端对准腧穴，像麻雀啄米一样一上一下移动，动作要匀速。如此操作，艾卷燃烧端与皮肤的距离远近不一，给予施灸局部以变量刺激。

必考热点

1. 隔盐法只用于脐部，若脐窝太浅，填盐时可适当增加盐的厚度，高出皮肤，以避免烫伤。
2. 隔姜灸应选用新鲜老姜，宜现切现用，不可用干姜或嫩姜。
3. 隔盐法有回阳、救逆、固脱之功，但需要连续施灸，不拘壮数，以待脉起、肢温、症状改善。
4. 温和灸，施灸时将灸条的一端点燃，对准应灸的腧穴部位或患处，距皮肤2~3cm，进行熏烤。

考点：刮痧操作

1. 握持、运板方法、刮痧方向和顺序 见表18-144。

表18-144 握持、运板方法、刮痧方向和顺序

项目	内容
握持	单手握板，将刮痧板放置掌心，由拇指和示指、中指夹住刮痧板，无名指和小指紧贴刮痧板边角，从三个角度固定刮痧板
运板方法	利用指力和腕力调整刮痧板角度，使刮痧板与皮肤之间夹角为45°~90°，以肘关节为轴心，前臂做有规律的移动
刮痧方向	头部一般采用梳头法，由前向后；面部一般由正中向两侧，下颌向外上刮拭；颈肩背部正中、两侧由上往下，肩上由内向外，肩前、肩外、肩后由上向下；胸部正中应由上向下，肋间则应由内向外；腹部则应由上向下，逐步由内向外扩展；四肢宜向末梢方向刮拭
刮痧顺序	选择刮痧部位顺序的总原则为先头面后手足，先背腰后胸腹，先上肢后下肢，由上向下、由内向外，单方向刮拭，尽可能拉长距离

2. 刮痧力度和补泻 刮痧力度和补泻见表18-145。

表18-145 刮痧力度和补泻

方法	力度	应用
刮痧补法	刮痧板按压的力度（力量）小，刮拭速度慢，刮拭时间相对较长	宜用于体弱多病、久病虚弱的虚证患者，或对疼痛敏感者等
刮痧泻法	刮痧时，刮痧板按压的力度（力量）大，刮拭速度快，刮拭时间相对较短	宜用于身体强壮、疾病初期的实证患者以及骨关节疼痛患者
刮痧平补平泻法	介于刮痧补法和刮痧泻法之间。刮痧时，刮痧板按压的力度和速度适中，时间因人而异	宜用于虚实夹杂体质的患者，尤其适宜于亚健康人群或慢性疾病患者的康复刮痧

重点提醒

刮痧时用力要均匀，由轻到重，先轻刮6~10次，然后力量逐渐加重，尤其是经过穴位部位，以患者能够耐受为度，刮拭6~10次后，再逐渐减力，轻刮6~10次。

3. 刮痧时间和疗程 刮痧时间和疗程见表18-146。

表18-146 刮痧时间和疗程

项目	内容
治疗时间	每个部位一般刮拭20~30次，每位患者通常选3~5个部位；局部刮痧一般5~10分钟，全身刮痧宜10~20分钟
治疗间隔	宜间隔3~6天，或以皮肤上痧退、手压皮肤无疼痛感为宜；若病情需要，或刮痧部位的痧斑未退，不宜在原部位进行刮拭，可另选其他相关部位进行刮痧
疗程	急性病疗程以痊愈为止，慢性疾病一般以7~10次为一疗程

4. 刮痧程度 刮痧程度见表18-147。

表18-147 刮痧程度

项目	内容
力量强度	用力要均匀，由轻到重，以患者能够承受为度
出痧程度	一般刮至皮肤出现潮红、紫红色等颜色变化，或出现粟粒状、丘疹样斑点，或片状、条索状斑块等形态变化，并伴有局部热感或轻微疼痛

重点提醒

刮痧时，对一些不易出痧或出痧较少的患者，不可强求出痧。

5. 刮痧手法 刮痧手法见表18-148。

表18-148 刮痧手法

手法	特点	应用
直线刮法	又称直板刮法。用刮痧板在人体体表进行有一定长度的直线刮拭	宜用于身体比较平坦的部位，如背部、胸腹部、四肢部位
弧线刮法	刮拭方向呈弧线形，刮拭后体表出现弧线形的痧痕，操作时刮痧方向多循肌肉走行或根据骨骼结构特点而定	宜用于胸背部肋间隙、肩关节和膝关节周围等部位
摩擦法	将刮痧板与皮肤直接紧贴，或隔衣布进行有规律地旋转移动，或直线式往返移动，使皮肤产生热感	宜用于麻木、发凉或绵绵隐痛的部位，如肩胛内侧、腰部和腹部；也可用于刮痧前，使患者放松
梳刮法	使用刮痧板或刮痧梳从前额发际处及双侧太阳穴处向后发际处做有规律的单方向刮拭，如梳头状	宜用于头痛、头晕、疲劳、失眠和精神紧张等病证

6. **注意事项与禁忌证**　见表 18-149。

表 18-149　注意事项与禁忌证

项目	内容
注意事项	刮痧治疗时应注意室内保暖
	刮痧后不宜即刻食用生冷食物，出痧后 30 分钟以内不宜洗澡
	年迈体弱、儿童、对疼痛较敏感的患者宜用轻刮法刮拭
	凡肌肉丰满处（如背部、臀部、胸部、腹部、四肢）宜用刮痧板的横面（薄面、厚面均可）刮拭
	对某些关节处、四肢末端、头面部等肌肉较少、凹凸较多的部位宜用刮痧板的棱角刮拭
	下肢静脉曲张或下肢肿胀者，宜采用逆刮法，由下向上刮拭
禁忌证	严重心脑血管疾病、肝肾功能不全等疾病出现浮肿者
	有出血倾向的疾病，如严重贫血、血小板减少性紫癜、白血病、血友病等
	感染性疾病，如急性骨髓炎、结核性关节炎、传染性皮肤病、皮肤疖肿包块等
	急性扭挫伤、皮肤出现肿胀破溃的局部
	刮痧不配合者，如醉酒、精神分裂症、抽搐等
	特殊部位，如眼睛、口唇、舌体、乳头、肚脐、前后二阴以及大血管显现处，孕妇的腹部、腰骶部

必考热点

1. 凡肌肉丰满处（如背部、臀部、胸部、腹部、四肢）宜用刮痧板的横面（薄面、厚面均可）刮拭。
2. 直线刮法宜用于身体比较平坦的部位，如背部、胸腹部、四肢部位。
3. 摩擦法宜用于麻木、发凉或绵绵隐痛的部位，如肩胛内侧、腰部和腹部；也可用于刮痧前，使患者放松。
4. 刮痧平补平泻法宜用于虚实夹杂体质的患者，尤其适宜于亚健康人群或慢性疾病患者的康复刮痧。

考点：拔罐操作

1. **几种拔罐操作方法的概念、器材准备及应用**　见表 18-150。

表 18-150　几种拔罐操作方法的概念、器材准备及应用

方法	概念	器材准备	应用
留罐法	留罐法是指将罐吸附在体表后，使罐子吸拔留置于施术部位 10~15 分钟，然后将罐起下	罐具（玻璃罐、陶罐、竹罐或木罐等）、止血钳或镊子、火柴（或打火机）、95%乙醇、棉球、灭火工具等	一般疾病均可应用，或用于平素保健、解除疲劳，视情况可用单罐或多罐
走罐法	拔罐时先在所拔部位的皮肤或罐口上，涂一层凡士林等润滑油，再将罐拔住，然后，医者用右手握住罐子，向上、下或左、右需要拔的部位，往返推动，至所拔部位的皮肤红润、充血，甚或瘀血时，将罐起下	玻璃罐、润滑剂（凡士林、万花油等）、止血钳或镊子、打火机、95%乙醇、棉球、灭火工具等	适宜于面积较大、肌肉丰厚的部位，如脊背、腰臀、大腿等部位

续 表

方法	概念	器材准备	应用
闪罐法	即将罐拔住后，立即起下，如此反复多次地拔住起下，起下拔住，直至皮肤潮红、充血或瘀血为度	罐（玻璃罐、陶罐、竹罐等）、止血钳或镊子、95%乙醇、棉球、打火机、灭火工具等	适用于局部皮肤麻木、疼痛或功能减退等疾病；肌肉松弛，吸拔不紧的部位；不宜留罐的患者或部位，如小儿、年轻女性的面部等

2. **几种拔罐操作方法的操作步骤** 见表18-151。

表18-151 几种拔罐操作方法的操作步骤

方法	选择体位	选择罐具	操作	起罐
留罐法	根据病情、体质、穴位所在部位等选取坐位或卧位，暴露施术部位	根据需要选用玻璃罐或陶罐、竹罐或木罐等	①吸附留罐：用止血钳或镊子夹住95%的乙醇棉球，点燃后在火罐内壁中段绕1~2圈，或短暂停留后迅速退出，并及时将火罐迅速拔在施术部位上，即可吸住。②留置火罐：罐子吸附于皮肤穴位上后，根据病情、年龄、体质、患者耐受程度、拔罐时肤色变化等决定留罐时间，一般为10~15分钟，以局部皮肤红润、充血或瘀血为度	一手握罐，另一手用拇指或示指按压罐口周围的皮肤，使之凹陷，空气进入罐内，罐体自然脱下
走罐法	一般多选取卧位，暴露施术部位	选择大小合适的玻璃罐	①在施术部位涂抹适量的润滑剂。选择起润滑作用的液体，如凡士林、水，也可选择红花油等中药制剂。②走罐。先用闪火法将罐吸拔在施术部位上，然后用单手或双手握住罐体，在施术部位上下、左右往返推移，以施术部位红润、充血甚至瘀血为度。吸拔力、推拉速度要合适	起罐
闪罐法	可取坐、卧位，充分暴露施术部位	常选用大小适宜的玻璃罐	用止血钳或镊子夹住95%的乙醇棉球，点燃后使着火的棉球在罐内绕1~2圈，或短暂停留后迅速将火退出，并迅速将罐拔在施术部位，再立即将罐起下，如此反复多次地拔住起下、起下拔住，直至施术部位皮肤潮红、充血或瘀血为度	—

3. **几种拔罐操作方法的注意事项** 见表18-152。

表18-152 几种拔罐操作方法的注意事项

方法	内容	
留罐法	罐具选择	罐的大小应与施术部位相应，胸背部宜选用中小罐，腰腹部宜选用中大罐。体质强壮、肌肉丰厚、病变范围广，后背膀胱经者宜选用较大者，反之宜选用较小者
	体位	留罐过程中体位不移动为好
	吸拔力大小的选择	要根据体质、留罐部位、肌肉丰厚程度、患者的耐受力而定
	吸拔力大小的控制与调节	根据火源的大小、火源在罐内停留时间的长短、闪拔动作的快慢对吸拔力的大小进行调节。另外在留罐过程中，若感觉吸拔力过大，可以采用启罐时的动作往罐内放进少许空气
	动作娴熟程度	吸拔罐时不应为增加吸拔力而用力将罐具按压在皮肤上，应使其依靠负压自然吸附
	留罐时间要适当	留罐时间过长可致皮肤表面起水泡；过短影响疗效
	起罐	起罐时不应强拽。起罐时强拉硬拽会导致施术处皮肤疼痛

续　表

方法	内容	
走罐法	体位选择	多取卧位，以施术部位保持平坦为原则
	走罐部位选择	多选择背部、下肢部等肌肉比较丰厚、面积较大的部位
	罐具选择	根据病情、走罐部位、体质、年龄等选择大小适中的罐。罐口以光滑弧圆者为佳
	吸拔力的选择、控制	吸力要适中，以皮肤潮红、患者可耐受为原则。吸力过松，应起罐重拔；吸力过紧时，应稍压罐口周围的皮肤，适当放入气体，减小吸拔力
	用力方向的控制	推拉用力要求均匀一致。走罐时将罐口的前进侧的边缘稍抬起，另一侧边缘稍着力，可以减轻阻力，利于罐子的推拉
	推拉速度的选择	虚证推拉速度不宜过快，实证可适当增加推拉速度
	起罐	不可强拉硬拽，以免导致施术处皮肤疼痛
闪罐法	体位选择	根据需要取坐位或卧位，要使拔罐部位保持平坦，肌肉放松
	罐具选择	根据施术部位、病情、体质决定罐的大小。如面部多选小罐，腰背等皮肉丰厚部位多选用稍大火罐等
	吸拔操作	闪火、吸拔、起罐动作要连贯，不能有间隙停顿，手腕要求放松，吸拔时翻转灵活自如
	点火操作	闪拔时火焰在罐口停留不可过久或用一个罐子操作时间不宜过长，以免罐口烧烫，烫伤皮肤
	起罐	同上

重点提醒

留罐法操作后，局部出现小水疱，可不处理，任其自然吸收；水疱较大，可在局部严格消毒后，用消毒的三棱针或毫针刺破水疱，放出水液，涂以烫伤油，并以纱布包敷。

必考热点

1. 起罐时，不可强拉硬拽，以免导致施术处皮肤疼痛。
2. 走罐法适宜于面积较大、肌肉丰厚的部位，如脊背、腰臀、大腿等部位。
3. 闪罐法适用于局部皮肤麻木、疼痛或功能减退等疾病；肌肉松弛，吸拔不紧的部位；不宜留罐的患者或部位，如小儿、年轻女性的面部等。
4. 留罐法操作后，局部出现小水疱，可不处理，任其自然吸收；水疱较大，可在局部严格消毒后，用消毒的三棱针或毫针刺破水疱，放出水液，涂以烫伤油，并以纱布包敷。

考点：推拿操作

1. 推法的操作方法及动作要领　见表 18-153。

表 18-153　推法的操作方法及动作要领

分类		操作方法	动作要领
平推法	拇指平推法	术者用拇指螺纹面着力紧贴体表，其余四指分开助力，肘关节屈伸带动拇指按经络循行或肌纤维平行方向作单方向沉缓推动，连续操作 5~15 遍	肘关节屈伸幅度较小，以拇指及腕臂部主动用力，做短距离单方向直线推动

续 表

分类		操作方法	动作要领
平推法	掌平推法	术者用手掌按于体表，以掌根部（或全掌）为着力点，肘关节屈伸带动手掌向一定方向沉缓推动，连续操作5~15遍	操作时，以掌根部（或全掌）着力，腕关节略背伸，肩关节为运动支点，上臂主动用力，带动肘关节屈伸，使手掌向前做单方向推动
	肘平推法	术者屈肘，以肘尖（尺骨鹰嘴）部着力于一定部位，沿肌纤维走行方向做直线缓慢推动	借助躯体力量推动，刺激较强
直推法		术者用拇指桡侧面或示、中两指螺纹面着力于一定部位或穴位上，做单方向的直线推动	以肘关节的伸屈带动腕、掌、指，做单方向的直线运动，所用压力较平推法较轻，动作要求轻快连续，一拂而过，如帚拂尘之状，以推后皮肤不发红为佳
旋推法		术者用拇指螺纹面在穴位上做螺旋形推动，频率为每分钟200次	要求肘、腕关节放松，仅靠拇指做小幅度的环旋运动，不带动皮下组织运动
分推法		术者用双手拇指螺纹面或掌面紧贴在体表上，自穴位中间推向穴位两旁，频率为每分钟120次	操作时，要求两手用力均匀，动作柔和协调一致，向两旁分推时既可做直线推动，也可沿弧形推动
合推法		术者用双手拇指螺纹面或掌面紧贴在体表上，自穴位两旁推向穴位中间	合推法的操作要领同分推法，只不过方向相反。常与分推法配合使用。一分一合，起到相辅相成的作用

重点提醒

平推法是推法中着力较大的一种，推的时候需用一定的压力，用力要平稳，推进速度要缓慢，要沿直线做单方向运动。

2. 拿法与按法的操作方法及动作要领 见表18-154。

表18-154 拿法与按法的操作方法及动作要领

方法		操作方法	动作要领
拿法		术者腕关节放松，以拇指与示、中指或其余手指的螺纹面相对用力夹紧治疗部位，将肌肤提起，并做轻重交替而连续的揉捏动作	①腕关节放松，手指伸直，以平坦的指腹着力夹住治疗部位，与拇指相对手指掌指关节屈曲，做类似剪刀式相对用力提捏皮肤及皮下软组织。②用力缓慢柔和而均匀，由轻到重，再由重到轻，揉捏动作连贯
按法	指按法	拇指伸直，用拇指指端或螺纹面按压体表经络穴位上，其余四指张开，扶持在旁相应位置上以助力，单手指力不足时可用另一手拇指重叠按压其上，使拇指指面用力向下按压	①按压方向要垂直，用力要由轻到重，稳而持续，使刺激充分透达机体组织的深部，然后逐渐减轻压力，遵循从轻到重再到轻的原则。②按法如需较大刺激时，可略前倾身体，借助躯干的力量增加刺激
	掌按法	用掌根、鱼际或全掌着力按压体表，单手力量不足时，可用双手掌重叠按压	

3. **揉法的操作方法及动作要领**　见表 18-155。

表 18-155　揉法的操作方法及动作要领

方法		操作方法	动作要领
揉法	鱼际揉法	术者以手掌鱼际部着力，肘关节微屈 120°~140°，以肘关节为支点，前臂作主动摆动，带动鱼际在治疗部位揉动摆动，频率为每分钟 120~160 次	①揉法要做到沉肩、垂肘、腕关节放松，以前臂小幅度的主动摆动，通过腕关节传递，带动接触部位回转运动。②揉法操作时要带动皮下组织一起运动，动作要灵活协调而有节律。③揉法所施压力要适中，以受术者感到舒适为度
	掌根揉法	术者以掌根部位着力，手指自然弯曲，腕关节略背伸，肘关节微屈作为支点，前臂做主动摆动，带动掌根在治疗部位揉动，频率为每分钟 120~160 次	
	拇指揉法	以拇指螺纹面着力，其余手指扶持于合适部位，腕关节微屈或伸直，前臂做小幅度摆动，带动拇指在施术部位上做环转运动，频率为每分钟 120~160 次	
	中指揉法	以中指螺纹面着力，中指指尖关节伸直，掌指关节微屈，以肘关节为支点，前臂做小幅度主动运动，带动中指螺纹面在施术部位做环转运动，频率为每分钟 120~160 次	
	以示指或示、中、无名指并拢做指揉法	分称为示指揉法和三指揉法，操作要领同中指揉法	

4. **㨰法的操作方法及动作要领**　见表 18-156。

表 18-156　㨰法的操作方法及动作要领

方法	操作方法	动作要领
㨰法	术者拇指自然伸直，手握空拳，小指、无名指的掌指关节自然屈曲约 90°，其余手指掌指关节屈曲角度依次减小，使手背沿掌横弓排列成弧面，以手掌背部近小指侧部分贴附于治疗部位上，前臂主动摆动，带动腕关节较大幅度的屈伸和前臂旋转的协同运动，使手背尺侧在治疗部位上做持续不断的来回滚动，摆动频率每分钟 120 次左右	沉肩，垂肘，肘关节自然屈曲 140°，距胸壁一拳左右，松腕，手握空拳，小指至示指掌指关节屈曲角度依次减小，手背呈弧形，吸定于治疗部位
		腕关节屈伸幅度要在 120°左右，即外摆时屈腕约 80°，回摆时伸腕约 40°，使手掌背部分的 1/2 面积依次接触治疗部位。外摆的同时前臂外旋，回摆时前臂内旋
		刺激轻重交替，着力重轻之比为 3∶1，即“三回一”
		㨰法在体表移动时应在吸定的基础上，保持手法的固有频率，移动速度不宜过快
		㨰法在临床应用时经常配合患者肢体的被动运动，可在一手㨰法同时，另一手协同肢体做被动运动，两手要协调，被动运动要“轻巧、短促、随发随收”

必考热点

1. 拇指平推法，术者用拇指螺纹面着力紧贴体表，其余四指分开助力，肘关节屈伸带动拇指按经络循行或肌纤维平行方向作单方向沉缓推动，连续操作 5~15 遍。

2. 㨰法在体表移动时应在吸定的基础上，保持手法的固有频率，移动速度不宜过快。

3. 揉法要做到沉肩、垂肘、腕关节放松，以前臂小幅度的主动摆动，通过腕关节传递，带动接触部位回转运动。

4. 按法如需较大刺激时，可略前倾身体，借助躯干的力量增加刺激。